U0113840

崔姗姗　高小玲　梁　鹤　主编

中医入门百日通

中医学发源于中国，是以中医药理论与实践经验为主体，研究人类生命活动中健康与疾病转化规律及其预防、诊断、治疗、康复和保健的综合性科学。

河南科学技术出版社

·郑州·

内容简介

《中医入门百日通》从中医基础到中医临床，理、法、方、药完备，内、外、妇、儿科齐全。一册在手，概览中医之全貌，领悟中医之真谛；知病从何来，晓病从何去；既可做自己的医生，也能解他人之疾苦。

全书分为六讲，第一讲，中医基础入门；第二讲，中医诊断入门；第三讲，中医经络入门；第四讲，中药学入门；第五讲，中医方剂入门；第六讲，中医常见病入门。第六讲包括中医内科常见病诊治、中医妇科常见病诊治、中医儿科常见病诊治、中医外科常见病诊治、中医皮肤科常见病诊治五大部分。

本书内容浅显易懂，语言通俗，实用性强。集专业与科普于一体，适用于广大中医爱好者、中医临床医生、西医学习中医人员等读者。

图书在版编目（CIP）数据

中医入门百日通/崔姗姗，高小玲，梁鹤主编.—郑州：河南科学技术出版社，2023.6
ISBN 978-7-5725-1056-4

Ⅰ.①中… Ⅱ.①崔… ②高… ③梁… Ⅲ.①中医学-基本知识 Ⅳ.①R2

中国国家版本馆CIP数据核字（2023）第010090号

出版发行：河南科学技术出版社

地址：郑州市郑东新区祥盛街27号　邮编：450016

电话：（0371）65737028　65788613

网址：www.hnstp.cn

责任编辑：邓　为

责任校对：牛艳春　丁秀荣　臧明慧

封面设计：中文天地

责任印制：朱　飞

印　　刷：洛阳和众印刷有限公司

经　　销：全国新华书店

开　　本：787 mm×1020 mm　1/16　印张：53.5　字数：1005千字

版　　次：2023年6月第1版　2023年6月第1次印刷

定　　价：128.00元

前　言

中医学历史悠久，博大精深，是我国的国粹。几千年来，中医以其"誓救含灵之苦"之精神，护佑着中华民族的繁衍与昌盛。我们的民族，正是因为还有中医这一理论体系完备、疗效确切可靠的医学模式，当面对未知疾病的来袭，使得我们有更多的选择，审证求因，辨证论治，药到病除。无论是防治新冠肺炎还是非典，无不证实了这一点。

党的十八大以来，党和国家高度重视和大力支持中医药发展。2017年，习近平主席在向世界卫生组织赠送针灸铜人仪式上致辞："中国期待世界卫生组织为推动传统医学振兴发展发挥更大作用，为促进人类健康、改善全球卫生治理作出更大贡献，实现人人享有健康的美好愿景。"全民健康是建设健康中国的根本目的。

中医药对防病治病、养生康复发挥着重要作用，是维护全民健康的重要途径，且已经融入了人民生活的各个方面。众多专业或者非专业人士对中医具有浓厚的兴趣，希望能系统、深入地学习中医。然而，中医药学体系宏大庞杂，中医药古籍文字深奥含蓄，初业中医者或中医爱好者常感其抽象难学、望而生畏。

为普及中医药以及中医药文化，亟需出版并推广包含中医理论知识及临床诊疗方法的中医入门书籍，使中医初学者能在较短时间内理解中医思维方式与基础理论，并能够初步掌握中医诊疗方法。

医圣张仲景在其旷世名作《伤寒杂病论》序中有言，"留神医药，精究方术，上以疗君亲之疾，下以救贫贱之厄，中以保身长全，以养其生"。翻译过来可以说，学习中医，探寻理法方药，对上可以治疗尊长和父母的疾病，对下用来解救贫困人的疾病困苦，对自身来讲，也可以养生健身，延年益寿。而对于一般大众读者而言，"保身长全，以养其生"是最为紧要的诉求。我们编写此书之目的即是将中医之博大深厚与神秘奥妙，用浓缩与通俗之方式，讲与大众一听。

本书遵循中医理论，立足于临床实用，共分中医基础入门、中医诊断入门、中医经络入门、中药学入门、中医方剂入门、中医常见病入门六讲。

①中医基础入门部分包括初识中医，气一元论和阴阳五行学说，中医对正常人体

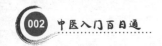
的认识（藏象、精气血津液神、体质），中医对疾病的认识（病因、发病、病机）和养生与治则等中医学的基本概念、基本知识、基本原理和基本规律。

②中医诊断入门系统介绍中医诊断学概述、望闻问切诊法及常用辨证论治方法——八纲辨证、气血津液辨证及脏腑辨证，揭示中医诊病辨证奥秘。

③中医经络入门深入浅出地介绍人体经络与腧穴、十二经脉、奇经八脉、常用腧穴，以及针灸方法与常见疾病的针灸治疗。

④中药学入门带领读者认识中药学，熟悉中药的产地与采集，了解中药的炮制，理解药性理论、中药的配伍、用药禁忌与用法，并重点介绍了常用中药的性味、归经和功用。

⑤中医方剂入门详细介绍了各种治疗大法及临床常用方剂。

⑥中医常见病入门包括中医内科、妇科、儿科、外科及皮肤科常见病诊治。在临床学科中，重点介绍临床常见疾病的基本概念、病因病机、辨证要点、治疗原则、证治分类及诊疗方法，包括针灸、外治及其他简单易行的办法，方便读者学习和运用。

本书将中医的道理娓娓道来，把中医的智慧涓流讲述，用简明通俗的语言系统地讲述中医基本理论与理法方药以及临床运用等内容，是一本具有学术性的中医科普读物，既适合广大群众和中医爱好者自学中医，亦适用于中医专业人士学习和参考。

书中所言，皆是中医界目前定论、规范之内容，但由于编写时间有限，编者在中医这一"伟大的宝库"面前，也多感觉由于才识驽下，力有不逮，书中可能存在挂一漏万之处，还烦请读者不吝指正，以臻完善。

编者

2022 年 2 月

目 录
CONTENTS

第一讲　中医基础入门

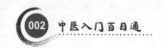
第二讲　中医诊断入门

第三讲　中医经络入门

第四讲　中药学入门

第五讲　中医方剂入门

第六讲　中医常见病入门

第一讲

中医基础入门

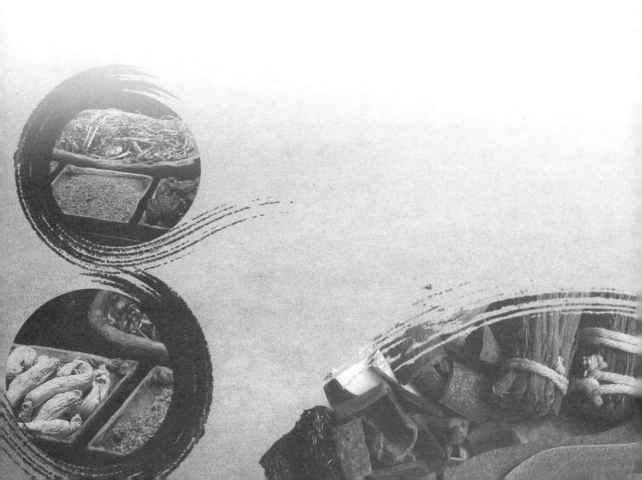

第一章　初识中医

第一节　带你认识中医学

一、中医学的内涵与学科属性

1. 什么是中医学　中医学发源于中国，是以中医药理论与实践经验为主体，研究人类生命活动中健康与疾病转化规律及其预防、诊断、治疗、康复和保健的综合性科学。

2. 中医学的学科属性　中医学的学科属性是以自然科学为主体，与人文社会科学等多学科知识相交融的综合性医学知识体系。中医学以人–自然（环境）–社会（心理）为医学模式，强调"以人为本"，同时重视自然环境和社会环境对人的影响。

二、什么是中医学理论体系

中医学理论体系是包括理、法、方、药在内的医学理论体系。

理，是指中医理论；法，是法则，主要是指诊法和治法；方，具有君、臣、佐、使配伍原则所组成的方剂，也包括针灸疗法，推拿熏蒸等其他治疗方法；药，是指各种种类的中药。

以桂枝汤为例，桂枝、白芍、炙甘草、生姜、大枣是常用的五味中药，这五味药以一定的量组成的方，就叫作桂枝汤。其治法是调和营卫，主要用来治疗营卫失调的病证。

那么什么是营气和卫气？为什么会出现营卫失调？营卫失调的异常表现又是什么？这就是我们要学习的医理。

中医学理论体系：以阴阳学说和五行学说为哲学思辨模式，以整体观念为指导思想，以脏腑、经络和精气血津液神等理论为生理、病理基础，以辨证论治为诊疗特点。

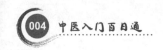

第二节　中医学理论体系的基本特点

中医学理论体系的基本特点，一是整体观念，二是辨证论治。

一、整体观念

整体观念是中医学认识人体自身以及人与环境之间联系性和统一性的学术思想。包括三大方面：一是人是一个有机整体；二是人与自然环境的统一性；三是人与社会环境的统一性。整体观念贯穿于中医学的生理、病理、诊断、辨证、养生和治疗等各个方面。

（一）人是一个有机整体

1. 生理功能的整体性　包括五脏一体观与形神一体观。

五脏一体观，是指人体以五脏为中心，配合六腑、形体官窍，通过经络系统的联络，构成了心、肝、脾、肺、肾五个生理系统。中医学所说的五脏，不仅仅是指五个脏器，而是指的五个系统。见表1-1。

表1-1　人体五脏生理系统简表

系　统	五脏	六腑	五体	官窍	经脉
心系统	心	小肠	脉	舌	手少阴心经，手太阳小肠经
肝系统	肝	胆	筋	目	足厥阴肝经，足少阳胆经
脾系统	脾	胃	肉	口	足太阴脾经，足阳明胃经
肺系统	肺	大肠	皮	鼻	手太阴肺经，手阳明大肠经
肾系统	肾	膀胱	骨	耳及二阴	足少阴肾经，足太阳膀胱经

形神一体观，是指形体与精神的协调与统一。形与神相互依附，不可分离。形是神的藏舍之处，神是形的生命体现。形健则神旺，形神统一是生命存在的根本保证。

2.病机变化的整体性　中医学认识疾病的变化，善于从局部推及整体，查找局部病机变化的整体性根源。内脏病变可以反映于体表，如肝气郁结可见胸胁胀痛；体表受邪可以内传于里，如外感寒邪内传于肺，可见恶寒无汗、咳嗽咳痰等症。人体内在脏腑之间的联系也非常密切，生活中可以见到有的人生气吵架之后，胃痛，吃不下饭，这是肝气犯胃所造成的。

3. **诊治上的整体性** 治疗上也是立足局部,着眼整体,局部的变化往往是全身脏腑功能失调所致,比如更年期的女性容易出现两目干涩的情况,中医认为,肝开窍于目,可通过滋补肝肾精血来改善眼睛的干涩,治疗上可以用杞菊地黄丸。上病可以治下,下病也可以治上。如久泻不愈,其病虽发于下,但可以艾灸头顶百会穴使阳气得温,这是下病上治;有的人肝火旺,头胀头痛,可以取脚上肝经的太冲穴来治疗,这属于上病下治。

4. **养生上的整体性** 养生康复,中医同样强调整体调理的思想,不是说只要吃得好就养生了,也不是一天走一两万步就养生了,而是要调摄饮食,生活起居有规律,适量运动,心情舒畅等进行综合性的调理与养生。中医尤其强调调摄精神,《黄帝内经》(以下简称《内经》)指出"恬淡虚无,真气从之,精神内守,病安从来"。也就是说心情愉快,各脏腑功能活动就井然有序,这是健康的前提保障。

(二)人与自然环境的统一性

《内经》指出:"人以天地之气生,四时之法成。"人生于天地间,一定是按照四时的规律而成长。所以,中医强调"天人一体观"的整体性思想。

下面我们从季节气候、昼夜时辰、地域环境三个方面来认识人与自然之间的关系。人体随着自然界的各种变化做出相应的反应与调节,就是生理的适应性;自然界的各种变化超越了人体的适应范围,就是病理性反应。

1. **季节气候对人体生理、病理的影响** 大家是不是发现有这种现象:春夏季节人体多汗少尿,而在秋冬季节则表现为多尿少汗。这是为什么呢?这是因为春夏季节天气热,人们出汗多来排出体内多余的热量;秋冬季节天气冷,汗出减少,从而防止热量大量散失。

但是人体的调节能力是有一定限度的,如果酷暑炎热,也会伤暑或中暑而病,或者寒冷异常,也会导致人体发病。所以,季节气候对疾病的影响,一是容易发生一些季节性多发病或时令性流行病。二是某些慢性宿疾,往往由于季节交替或气候剧变,而旧病复发或病情加重。如关节疼痛的病证,常遇寒冷或阴雨天气时加重。

2. **昼夜时辰对人体生理、病理的影响** 《内经》中说:"阳气者,一日而主外,平旦人气生,日中而阳气隆,日西而阳气已虚,气门乃闭。"古人认识到,人体的阳气与自然界的阳气同步,会随着自然界阳气的升降而变化。千百年来,人们一直遵循着"日出而作,日落而息"的生活规律。

疾病与时辰的关系在《内经》中有一个概括性总结,就是:旦慧、昼安、夕加、夜甚。大多数疾病,具有白天比较轻,夜晚加重的特点。所以,对于重病之人,一定要注意夜间的观察和护理,因为夜间病情会加重,甚者会危及生命。

3. 地域环境对人体生理、病理的影响　不同地域存在着气候、地理环境的差异和人们生活习惯的不同，在一定程度上，也影响着人体的生理活动。在我国，北方人体格高大、性格豪爽，因为北方寒冷而干燥，人体要抵御寒冷，腠理就比较致密，体型壮实；南方人相对柔弱婉约，因为南方湿热，人体经常出汗，腠理就疏松，体型比较清瘦。长期居住某地的人迁居异地，常出现"水土不服"的现象，但会逐渐适应。说明人具有主动适应自然环境的能力。

地域不同，易患疾病也有所不同。东南沿海，气候潮湿，故多发湿痹；西北高原，气候寒冷，则多发寒痹。某些地方性疾病的发生常与地域环境密切相关。

基于上述分析，中医学在防治疾病时，也非常重视自然环境的因素，强调在养生防病中要顺应自然规律，在治疗中要遵循因时、因地制宜的原则。

（三）人与社会环境的统一性

人除了生物性之外，还有社会属性。人的社会地位、经济地位、家庭状况、文化程度、人际关系等，常常影响着人的健康与疾病。

人与社会环境的关系表现在方方面面。比如社会的治乱与健康息息相关，天下太平多长寿人，如果战争连绵不断，疾病就会增加；社会转型期的一些特征，会使疾病谱发生改变。大家思考一下，为什么现在糖尿病、高血压、高血脂，也就是我们所说的"三高"迅速增多？肥胖人群在不断地增加？

经济快速发展，带来的废水、废气及严重的雾霾，威胁着人们的健康。智能手机、电脑的普及，使得肥胖、颈椎病、腰椎病等发病率迅速攀升，这些可以说是社会因素带来的生活方式疾病。

地位变化也会造成心理的落差，精神的失落等会影响躯体的机能，甚则伤及心神及耗伤营血，造成疾病。社会的快速发展，竞争的激烈，人际关系日趋复杂，亚健康和身心疾病也逐渐增多。

二、辨证论治

辨证论治，是中医学认识疾病和治疗疾病的基本原则。

（一）病、症、证的概念

病，即疾病的简称，指有特定的致病因素、发展规律和转归的病理过程。疾病反映的是贯穿一种疾病全过程的总体属性、特征和规律，常常有较固定的临床症状和体征。如感冒、胸痹、痢疾、麻疹等，皆属疾病的概念。

症，包括症状与体征，是疾病的临床表现。症状是患者主观感到的痛苦或不适，如头痛、眩晕、心烦等；体征指医生客观能检测出来的异常征象，如舌象、脉象、面色等。症是判断疾病、辨识证的主要依据。

证，是对疾病过程中一定阶段的病因、病位、病性、病势等病机本质的概括。如脾胃虚弱证，病位在脾胃，病性为虚。如肝胆湿热、风寒咳嗽、肝气犯胃等皆属证的名称。证候，即证的外候，一般由一组相对固定的、有内在联系的、能揭示疾病某一阶段病变本质的症状和体征构成。如食少纳呆，腹胀便溏，倦怠乏力，面黄，舌淡红、苔白，脉沉缓，即是脾胃虚弱证的证候表现。

病、证、症三者既有区别又有联系。病与证，虽然都是对疾病本质的认识，但病所反映的重点是贯穿疾病全过程的基本矛盾，而证反映的重点是当前阶段的主要矛盾。症是患病机体表现出来的，可以被感知的疾病现象。症状和体征是认识疾病和证的着眼点，是病和证的基本构成要素。

（二）辨证论治的基本概念

辨证论治，是将四诊（望、闻、问、切）所收集的资料进行综合分析，辨清疾病的病因、病位、病性、病势，判断概括为某种性质的证，进而确定相应的治则治法与方药的过程。

辨证和论治是诊治疾病过程的两个阶段，辨证是论治的前提和依据；论治是辨证的目的，是检验辨证正确与否的手段与方法。辨证和论治是疾病诊疗过程中相互联系、不可分割的两个方面。

中医学在辨识证时，需要辨病因、辨病位、辨病性、辨病势。

辨病因：即探求疾病发生的根本原因，从症状来反推病因，是其主要思路与方法。比如，在长夏季节，有人会出现四肢倦怠沉重、食欲欠佳，大便不成形，舌苔白腻。这些症状表现符合湿邪的致病特点，我们就可以推及病因为湿邪。

辨病位：即分析、判别以确定疾病所在部位。比如上述案例，其病变部位主要在脾。因为脾运化水液功能减退可以生湿；反之，湿邪最容易犯脾。

辨病性：即确定疾病的虚实寒热之性。上述案例可以判断为寒湿。

辨病势：即辨明疾病的发展变化趋势及转归。

论治过程一般分以下几个步骤：因证立法，即依据证候而确立治则治法。如风寒表证，当用辛温解表法；风热表证，当用辛凉解表法。随法选方，即依据治则治法选择相应的治疗方案，如选用药物疗法，应开出方剂，并注明剂量、煎煮或制作、服用方法等。若选用针灸疗法，应开出穴位配方及针灸手法、刺激量、刺激时间等。

（三）辨证论治的应用

1. 同病异治与异病同治

（1）同病异治　指同一种疾病，由于发病的时间、地域不同及患者机体的反应性

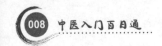

不同，或处于不同的发展阶段，所表现的证不同，因而治法也不同。比如感冒，中医没有一个统治感冒的方，必须辨证来治疗。风寒感冒证，要用辛温解表法，可以选用麻黄汤等方。风热感冒证用辛凉解表法，可以选用银翘散或桑菊饮来治疗。暑湿感冒证用祛湿解表法，选用藿香正气散来治疗等。

（2）异病同治：指不同的疾病，在其发展变化过程中出现了大致相同的证，因而可以采用大致相同的治法和方药来治疗。如久泄脱肛、胃下垂和子宫下垂，本是不同的疾病，但如果均表现为"中气下陷"证候，都可以用"升提中气"的方法来治疗。

2. **辨证与辨病相结合**　中医不但重视"辨证"，也强调"辨病"，注重辨证与辨病相结合。运用辨病思维来确诊疾病，再运用辨证思维，判断该病当前处于病变的哪一阶段，从而确立此时该病的"证候"。这样既把握了疾病的基本矛盾，又抓住了疾病当前的主要矛盾。一般采用"以辨病为先，以辨证为主"的诊治思路。对某些难以确诊的疾病，可发挥辨证思维的优势，依据患者的临床表现，辨出证候，随证施治。根据具体情况，有时也使用"辨病施治"的方法，如以常山、青蒿治疟，黄连治痢等。

第二章　阴阳五行学说

中医学理论体系的形成具有深刻的哲学渊源。中医学主要运用古代哲学思想中的阴阳五行学说，来认识人的生命、健康与疾病，归纳总结医学知识及临床实践经验，并指导制定养生和诊治原则。

第一节　阴阳学说

一、阴阳——天地之大道

（一）阴阳概念的产生与形成

哲学中的阴阳是这样来定义的：阴阳是对自然界相互关联的事物或现象对立双方属性的概括，既可代表相互对立的事物，又可用以分析一个事物内部相互对立的两个方面。

那么，阴阳学说是如何产生的呢？

在远古时期，中国的先民通过对自然现象的观察，特别是对人类生活、生产影响很大的日升月落、昼夜交替的自然现象的观察，由此形成了阴阳的最初含义，即向日为阳，背日为阴。比如洛阳的地名由来，是因为地处洛水的北面；而淮阴，则是因为地处淮河南岸。随着对自然的观察不断扩展，阴阳的含义逐渐得到引申，如天地、上下、明暗、寒热、动静等。

春秋战国时期，阴阳学说作为哲学思想逐渐形成。《国语·周语》记载周幽王二年（公元前780年）伯阳父以"阳伏而不能出，阴迫而不能烝"解释陕西发生的大地震。《老子·四十二章》说："万物负阴而抱阳，冲气以为和。"认为阴阳相互作用所产生的冲和之气是推动事物发生和发展变化的根源。

（二）阴阳的属性与特性

1. 阴阳的属性规定　从日光的向背这一基本含义进行延伸，凡是具有运动、外向、上升、弥散、温热、明亮、兴奋等特性的事物和现象，都属于阳；反之，相对静止、内守、下降、凝聚、寒冷、晦暗、抑制等特性的事物和现象，都属于阴。由于水与火具备了寒热、动静、明暗的特性，集中反映了阴阳的属性，因此，常被作为阴阳的象征。所以《素问·阴阳应象大论》说："水火者，阴阳之征兆也。"（表1-2）。

表1-2 事物阴阳属性归类

属性	空间						时间	季节	温度	湿度	重量	性状	高度	事物运动状态				性别
阳	上	外	左	南	天	昼		春夏	温热	干燥	轻	清	明亮	上升	运动	兴奋	亢进	男
阴	下	内	右	北	地	夜		秋冬	寒凉	湿润	重	浊	晦暗	下降	静止	抑制	衰退	女

2. 阴阳的特性

（1）阴阳的普遍性：阴阳是一个抽象的概念，不代表任何物质实体。正如《灵枢·阴阳系日月》所言："阴阳者，有名而无形。"阴阳概念具有极大的普适性，阴阳的对立统一思想广泛地存在于宇宙万物之中，是事物发生、发展、变化的普遍规律。《素问·阴阳应象大论》曰："阴阳者，天地之道也，万物之纲纪，变化之父母，生杀之本始，神明之府也。"

（2）阴阳的相关性：对事物属性的阴阳划分，必须是在同一范畴、同一层次内进行，才有意义。比如空间的上与下，时间的昼与夜，温度的寒与热，生命物质的气与血等。若不是在一个统一体中，如左与火、天与水，则不能用阴阳来概括说明。

（3）阴阳的规定性：阴阳的属性从日光的向背推演，有着明确的规定，具有不可变性和不可反称性。如热为阳，寒为阴，不可反称。寒不能反称为阳，热不能反称为阴。

（4）阴阳的相对性：所谓相对性，是指对具体事物或现象进行阴阳划分时，其阴阳属性并非一成不变的。

其一，阴阳属性随比较对象而变。若比较的对象发生了改变，事物的阴阳属性也随之改变。如60℃到底属阴或者属阳，只能随比较对象不同而相对地来确定。

$$90℃——60℃——10℃$$

阴↑阳

其二，阴阳之中复有阴阳，即阴阳的可分性。阴阳双方的任何一方都可以再分阴阳。如昼为阳，夜为阴。白昼的上午与下午相对而言，则上午为阳中之阳，下午为阳中之阴；夜晚的前半夜与后半夜相对而言，则前半夜为阴中之阴，后半夜为阴中之阳。

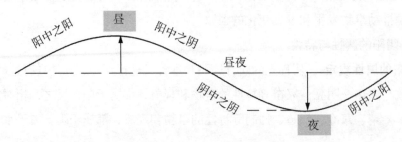

人体脏腑的阴阳也是如此。比如就心、肾而言，心在上属火为阳，肾在下属水为阴。而为阳脏的心可以再分为心阴、心阳；同样，属阴脏的肾也可以再分为肾阴、肾阳。正如《素问·阴阳离合论》所说："阴阳者，数之可十，推之可百，数之可千，推之可万。万之大不可胜数，然其要一也。"

二、阴阳的关系及运动规律

阴阳学说的基本内容，主要就是探讨阴阳的关系及运动规律的。可以概括为四个基本方面：阴阳对立制约、阴阳互根互用、阴阳消长平衡、阴阳相互转化。

（一）阴阳对立制约

阴阳对立制约，是指属性相反的阴阳双方在一个统一体中相互抑制、相互约束。

对立相反是阴阳的基本属性。宇宙间众多事物和现象都存在对立相反的两个方面。如天与地、水与火、寒与热、动与静等。

只有属性相反的阴阳双方，才能通过相互制约达到动态平衡，取得了统一。如温热可以驱散寒冷，冰冷可以降低高温。阴阳对立制约的意义，在于防止阴阳的任何一方亢盛为害，以维持阴阳之间的协调平衡。俗话说"冬吃萝卜夏吃姜，不用医生开药方"，正是体现了这个规律。冬天人们出汗减少，阳热之气内郁，容易上火，进食性寒属阴的白萝卜就可以制约体内的邪热。夏天人们出汗较多，阳气浮越于表，容易发生中寒泄泻，进食性热属阳的生姜就可以制约体内的阴寒，最终使得阴阳平衡，维护身体健康。即《素问·生气通天论》所谓"阴平阳秘，精神乃治"。

如果阴阳之间对立制约关系失调，在人体标志着疾病的发生，可表现为"制约太过"的"阳胜则阴病""阴胜则阳病"，或表现为"制约不及"的"阳虚则阴盛""阴虚则阳亢"，从而形成阴阳失调的病机变化。经常吃烧烤、辛辣食物较多，而吃青菜、水果不足，会导致体内阳热偏胜，从而导致上火，口干口渴的"阳胜则阴病"的病理状态。

（二）阴阳互根互用

阴阳互根，指相互对立的阴阳两个方面，具有相辅相成、相互依存的关系。阴阳互用，是指阴阳双方在相互依存的基础上不断资生、促进和助长对方。

在人类社会，夫妻之间是典型的阴阳关系，常常要"你耕田来我织布，你挑水来我浇园"，评剧《刘巧儿》里唱得很好："他帮助我，我帮助他，争一对模范夫妻立业成家。"

在人身，阴精主内，阳气主外。《素问·阴阳应象大论》说："阴在内，阳之守也；阳在外，阴之使也。"概括了阴阳相互依存，不可分离的关系。又如人体气与血的关系，

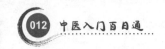

表现为气为血之帅，血为气之母，二者相互助长，相互为用。

阴阳互根互用的意义，在于阴阳双方的密不可分。如果阴阳双方不能相互促进和助长，即"无阴则阳无以生，无阳则阴无以化"，日久可以导致对方的不足，形成"阴损及阳"或"阳损及阴"的"阴阳互损"的病变。当阴阳之间不能相互依存而分离决裂时，导致有阴无阳或有阳无阴，"孤阴不生，独阳不长"，则"阴阳离决，精气乃绝"，生命即将告终。

（三）阴阳消长平衡

阴阳消长，指阴阳双方不是静止不变的，而是处于不断的消减和增加的运动变化之中。

阴阳消长的形式包括两种，即阴阳互为消长和阴阳同消同长。

1.阴阳互为消长　即此长彼消、此消彼长，是阴阳对立制约的体现。表现为矛盾统一体中我强你弱，或者我弱你强的消长变化。

以自然界四时气候为例，"冬至一阳生"，从冬到春再到夏季，气候从寒冷逐渐转暖变热，即是"阳长阴消"的过程；由夏季到秋天再到冬季，气候由炎热逐渐转凉变寒，这是"阴长阳消"的过程。一年当中，阴阳消长处于一定范围和限度，形成相对的动态平衡，则有四时寒暑交替推移、周而复始的正常规律。

2.阴阳同消同长　即此长彼长、此消彼消，是阴阳互根互用的体现。表现为矛盾统一体中你强我也强，你弱我也弱的消长变化。

就四季气候变化而言，随着春夏气温的逐渐升高而降雨量逐渐增多，随着秋冬气候的转凉而降雨量逐渐减少，即是阴阳同长和阴阳同消的消长变化。

就人体生理活动而言，在饥饿时出现的气力不足，即是因为属于阴的水谷之精不足不能化生属于阳的能量，属阳随阴消；而通过进食补充阴精之后，产生能量，增加了气力，则属阳随阴长。常用的补气以生血，补血以养气，阳中求阴，阴中求阳等治法，皆据此而立。

阴阳消长的意义在于维持阴阳双方相对的、动态的平衡状态。在自然界为正常气候变化，在人体则为正常生命活动。因此，阴阳消长是绝对的，阴阳平衡是相对的，保持阴阳双方在消长运动过程中的动态平衡极其重要。如果由于某种原因，导致阴阳消长平衡的运动变化失调，则为异常。

（四）阴阳相互转化

阴阳转化，指事物的阴阳属性，在一定条件下可以向其相反的方向转化。其根据就是一个事物内部含有阴阳两个方面。此时，阳占主导地位，在一定条件下，可以转换为阴占主导地位。

　　阴阳的转化，必须具备一定的条件。"重阴必阳，重阳必阴"，"寒极生热，热极生寒"这里的"重"和"极"就是促进转化的条件，也就是事物变化的"物极"阶段，即"物极必反"。从四季气候变迁来看，由春温发展到夏热之极点，就是向寒凉转化的起点，所谓"夏至一阴生"；秋凉发展到冬寒之极点，就是逐渐向温热转化的起点，所谓"冬至一阳生"。

　　在疾病发展过程中，阴阳转化常表现为在一定条件下寒证与热证的相互转化。如某些急性温热病，患者出现高热、面红、咳喘、气粗、烦渴、脉数有力等实热性表现，属阳证。若邪热极盛，正气大伤，患者突然出现面色苍白、四肢厥冷、精神萎靡、脉微欲绝等虚寒性表现，即属于由阳证转化为阴证。热势盛极，即是促成阳转化为阴的必备条件。

三、阴阳学说在中医学中的应用

　　阴阳学说贯穿于中医学理论体系的各个方面，广泛用来说明人体的组织结构、生理功能、病理变化，并指导疾病的诊断、预防和治疗。

（一）说明人体的组织结构——人生有形，不离阴阳

　　1. 部位分阴阳　　人体是一个有机整体。组成人体的所有脏腑经络形体组织，都可以根据其部位、功能特点来划分阴阳（表1-3）。

表1-3　人体组织结构的阴阳属性分类

属性	脏腑	形体
阳	六腑	上部、体表、外侧、背部
阴	五脏	下部、体内、内侧、腹部

（二）概括人体的生理功能——阴平阳秘，精神乃治

　　人体是一个有机整体，其气血运行、经络通畅、物质与功能相互协调等皆可用阴阳学说概括说明。如物质属阴、功能属阳，功能的产生须以物质为基础，而物质的化生又以脏腑功能活动为前提，二者彼此消长、互根互用。

　　人体的各种生理功能，均是通过气的升降出入而实现的。升与出属阳，降与入属阴。升降出入相互制约、相互为用。《素问·阴阳应象大论》有"清阳出上窍，浊阴出下窍；清阳发腠理，浊阴走五脏；清阳实四肢，浊阴归六腑"的论述。

　　所以，只有人体阴阳关系相互协调，才能维持健康状态；反之，如果阴阳关系紊乱，则导致疾病。正如《素问·生气通天论》所言："阴平阳秘，精神乃治，阴阳离决，精气乃绝。"

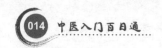

（三）阐释人体的病理变化——阴阳失调，病机总纲

疾病的发生发展关系到正气和邪气两个方面。正气有阴精和阳气之别，邪气也有阳邪和阴邪之分，如六淫之中寒和湿为阴邪，风和暑为阳邪。邪正相搏导致阴阳失调，引起机体的阴阳偏盛偏衰。

1. **阴阳偏盛**　即阴偏盛、阳偏盛，是阴或阳任何一方高于正常水平的病理状态。

《素问·阴阳应象大论》指出："阴胜则阳病，阳胜则阴病，阳胜则热，阴胜则寒。"

（1）阳胜则热，阳胜则阴病：阳胜，是指在阳邪作用下，机体呈现出机能亢奋、产热过剩的病机变化。由于阳的特性是热，故说"阳胜则热"。

如热邪侵犯人体，可出现高热、面赤、烦躁、脉数等"阳胜则热"的表现。

由于阳能制约阴，故阳盛必然消耗阴，高热之余出现口干、口渴、尿少等表现，即为"阳胜则阴病"。

（2）阴胜则寒，阴胜则阳病：阴胜是指感受阴邪，机体功能抑制，反应性减弱的病机变化。由于阴的特性是寒，故说"阴胜则寒"。

如寒邪侵犯人体，可出现形寒、面白、脘腹冷痛、泻下清稀、脉迟等"阴胜则寒"的表现。这些表现都是由于寒邪伤及人体阳气而引起的，故说"阴胜则阳病"。

2. **阴阳偏衰**　即阴虚、阳虚，是阴或阳任何一方低于正常水平的病理状态。

（1）阳虚则寒：人体阳虚无力制约阴寒，则会虚寒内生，可见面色苍白、畏寒肢冷、神疲蜷卧、脉微弱等虚寒表现。

（2）阴虚则热：人体阴虚无力制约阳热，则阳相对偏亢而虚热内生，可见潮热盗汗、五心烦热、口干舌燥、脉细数等虚热表现。

3. **阴阳互损**　由于阴阳互根互用，所以在阴阳偏衰到一定程度时，就会出现阴损及阳，阳损及阴的阴阳互损的情况。

如气虚则生血的机能减退，日久可以导致血虚；血虚人体的气也会不足。

（四）指导疾病的诊断

《素问·阴阳应象大论》说："善诊者，察色按脉，先别阴阳。"疾病临床表现错综复杂，千变万化，均可用阴或阳概括辨析。

1. **分析四诊资料**　即将望、闻、问、切四诊所收集的各种资料，包括症状和体征，以阴阳理论辨析其阴阳属性（1-4）。

表 1-4　疾病诊断的阴阳属性归类

属性	色泽	气息	动静	脉象
阳	鲜明	声音高亢、多言	喜动、恶热	寸部、浮大滑数
阴	晦暗	声音低微、少言	喜静、恶寒	尺部、沉涩细小

2. 概括疾病证候　通过四诊收集资料，辨清证候，为论治奠定基础。证候辨证中，八纲辨证是纲领，其中表证、热证、实证属阳；里证、寒证、虚证属阴。所以阴阳又是八纲辨证的总纲。

（五）用于疾病的防治——调整阴阳，纠偏致和

调整阴阳，使之保持或恢复相对平衡，达到阴平阳秘，是防治疾病的基本原则。阴阳学说在防治疾病中的应用主要有三个方面：

1. 指导养生　养生最根本的原则是要"法于阴阳"。《素问·四气调神大论》提出了"春夏养阳，秋冬养阴"的原则。如对"能夏不能冬"的阳虚阴盛体质者，夏用温热之药预培其阳，则冬不易发病，就是这一原则的具体运用。

2. 确定治疗原则

（1）阴阳偏盛的治疗原则："实则泻之"，即损其有余。

阳偏盛所致的实热证，则用"热者寒之"的治疗方法，比如平时上火很多人都会喝点金银花茶。阴偏盛所致的寒实证，则用"寒者热之"的治疗方法，比如受凉以后很多人会喝点热姜汤。

（2）阴阳偏衰的治疗原则："虚则补之"，即补其不足。

阴偏衰产生的虚热证，当滋阴制阳，比如中成药六味地黄丸就是滋阴的好药。

阳偏衰产生的虚寒证，治疗当扶阳抑阴，比如中医外科治疗阴疽的阳和汤。

（3）阴阳互损的治疗原则：阴阳互损导致阴阳两虚，故应采用阴阳双补的治疗原则。

对阳损及阴导致的以阳虚为主的阴阳两虚证，当补阳为主，兼以补阴；对阴损及阳导致的以阴虚为主的阴阳两虚证，当补阴为主，兼以补阳。如此则阴阳双方相互资生，相互为用。

3. 归纳药物的性能　药物的性能由其气（性）、味和升降浮沉决定，而药物的气、味和升降浮沉，可用阴阳来归纳说明。

药性：主要指寒、热、温、凉四种药性，又称"四气"。寒凉属阴，温热属阳。能减轻或消除热证的药物，大多属寒性或凉性，如黄芩、栀子等；反之，能减轻或消除寒证的药物，一般属温性或热性，如附子、干姜之类。

五味：即指辛、甘、酸、苦、咸五味，另有淡味。其中辛、甘、淡属阳，酸、苦、咸属阴。《素问·至真要大论》说："辛甘发散为阳，酸苦涌泄为阴，咸味涌泄为阴，淡味渗泄为阳。"

升降浮沉，是指药物在体内发挥作用的趋向。升浮之药，多具有上升发散的特点，故属阳，例如升麻、浮萍等。沉降之药，多具有收涩、泻下、重镇的特点，故属阴，例如龙骨、沉香等。

治疗疾病，就是根据病证的阴阳偏盛偏衰情况，确定治疗原则，再运用药物性味的阴阳属性，以纠正人体的阴阳失调状态，达到治愈疾病的目的。

第二节　五行学说

一、五行——朴素的系统论

中国古代哲学中的五行学说对中医学理论体系的形成和发展有着深刻影响，中医学用以阐释人体自身及其与外界环境的统一性，以系统的观点阐明生命、健康和疾病。

（一）五行的概念、特性与归类

1. 五行的概念　五行，即木、火、土、金、水五类物质属性及其运动变化。五行的起源，古代有"五星""五材""五方"等说法。以木、火、土、金、水五类物质属性及其运动规律来认识世界、解释世界和探求宇宙变化规律的世界观和方法论，就是五行学说。

2. 五行的特性　《尚书·洪范》中对五行特性的高度凝练为"水曰润下，火曰炎上，木曰曲直，金曰从革，土爰稼穑"，对后世五行研究具有重要指导意义。

（1）木曰曲直：曲，弯曲；直，伸直。曲直，指树木具有生长、升发、柔和，能屈能伸的特性。因此，木的特性为：生长、升发、条达、舒畅。

（2）火曰炎上：炎，炎热；上，升腾。炎上，指火具有炎热、上升、光明的特性。因此，火的特性为：炎热、升腾、光明。

（3）土爰稼穑：稼，春种；穑，秋收。稼穑，泛指农事活动。因此，土的特性为：承载、受纳、生化。

（4）金曰从革：从，即参与；革，变革。从革，指金具有顺从变革、刚柔相济之性。因此，金的特性为：沉降、肃杀、收敛、变革。

（5）水曰润下：润，即滋润；下，下行。润下，指水具有滋润、下行的特性。因此，水的特性为：滋润、下行、寒冷、闭藏。

3. 五行的归类 五行学说依据五行各自的特性，对自然界的各种事物和现象进行归类，构建了自然界和人体之间相互联系的五行系统（表 1-5）。

表 1-5 事物属性的五行归类

自然界							五行	人体						
五音	五味	五色	五化	五气	方位	季节		五脏	五腑	五官	五体	五志	五声	变动
角	酸	青	生	风	东	春	木	肝	胆	目	筋	怒	呼	握
徵	苦	赤	长	暑	南	夏	火	心	小肠	舌	脉	喜	笑	忧
宫	甘	黄	化	湿	中	长夏	土	脾	胃	口	肉	思	歌	哕
商	辛	白	收	燥	西	秋	金	肺	大肠	鼻	皮	悲	哭	咳
羽	咸	黑	藏	寒	北	冬	水	肾	膀胱	耳	骨	恐	呻	栗

二、五行生克制化及乘侮相及

五行学说的基本内容包括两个方面：一是五行生克制化的正常规律；二是五行乘侮及母子相及的异常变化。

（一）五行生克制化

1. 五行相生 五行相生是指木、火、土、金、水之间存在着有序的资生、助长和促进的关系。五行相生次序是：木生火，火生土，土生金，金生水，水生木（图 1-1）。

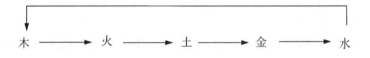

图 1-1 五行相生次序

《难经》把五行相生关系比喻为母子关系，生我者为母，我生者为子。正是因为存在这种母子相生的关系，才使得五行的和谐发展有了源源不断的动力。

2. 五行相克 五行相克是指五行之间存在有序的克制和制约关系。五行相克次序是：即木克土，土克水，水克火，火克金，金克木（图 1-2）。

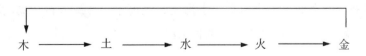

图 1-2 五行相克次序

古代思想家在发现事物之间具有积极促进作用的同时，也发现了一种事物对另一种事物的生长具有抑制作用，以防止其过亢为害。

五行之间的相克，是"我克"和"克我"并存，《内经》称之为"所胜"与"所不胜"。"克我"者为我"所不胜"，"我克"者为我"所胜"。

3. 五行制化 制，即制约；化，即化生。五行制化，指五行之间既相互资生，又相互制约，生中有克，克中有生，以维持事物间协调平衡的正常状态（图1-3）。

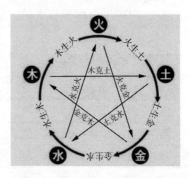

图1-3 五行生克制化示意图

五行制化的规律：五行中一行亢盛时，必然随之有制约，以防止亢而为害；一行相对不及时，必然随之有相生，以维持生生不息。五行制化是五行系统正常状态下的自我调控机制。

（二）五行母子相及与乘侮

当五行之间正常的生克关系遭到破坏时，就会出现异常生克反应，母子相及是相生关系异常的变化；相乘、相侮是相克关系的异常。

1. 五行母子相及 包括母病及子和子病及母两类。母病及子，是母行异常，累及到子行；子病及母，指子行的异常，累及到母行，最终使母子皆异常。如木材干燥、充足，则易于引燃而火势剧烈难控；木材潮湿、量少，则难以引燃或火力微弱易于熄灭等。

2. 五行相乘、相侮

（1）五行相乘：指五行中所不胜一行对其所胜一行的过度制约或克制。五行相乘的次序与相克相同，即木乘土，土乘水，水乘火，火乘金，金乘木。

相乘发生的原因有所不胜一行"太过"和所胜一行"不及"两种情况。比如，正常情况下，金属器具修剪树木枝干，防止其过度生长，是谓金克木。

如果金属器具修剪砍伐过度，使树木的长势严重受损，称之为金旺乘木；反之，如果树木长势低弱，修剪、砍伐稍有不慎，则容易伤重而亡，这叫作木虚金乘。

（2）五行相侮：是指五行中所胜一行对其所不胜一行的反向克制，即反克，又称"反侮"。即木侮金，金侮火，火侮水，水侮土，土侮木。导致五行相侮的原因，为所胜一行"太过"和所不胜一行"不及"两种情况。如火本受水克制，但火势过猛则容易使水大量蒸发等。

三、五行学说在中医学中的应用

（一）说明人体的生理功能

1. 说明五脏的生理特点 人以五脏为中心，首先以五行的特性来说明五脏的生理功能特点。如肝喜条达，有疏泄的功能，而木有生发的特性，故以肝属"木"；心阳有温煦的作用，而火有阳热的特性，故以心属"火"；脾为气血生化之源，而土有生化万物的特性，故以脾属"土"；肺气主肃降，而金有清肃、收敛的特性，故以肺属"金"；肾有主水、藏精的功能，而水有润下的特性，故以肾属"水"。

2. 构建天人合一的五脏系统 中医学运用五行学说，构建了以五脏为中心，内外环境相联系的天人合一的五脏系统，体现了天人相应的整体观念。

3. 说明五脏之间的生理联系 五行学说中人体的每一脏都具有生我、我生和克我、我克的生理联系，即每一脏在功能上因有他脏的资助而不至于虚损（相生），又因有他脏的制约和克制，而不至于过亢（相克）。以脾土为例，木克土，火又生土。肝气疏泄，助脾气之运化，以防脾气壅滞；心阳温暖脾气，又可以促进脾的运化功能正常。

这种制化关系体现了五行内部自我调节的机制，从而保证了人体脏腑功能活动的协调，以及内环境的相对稳定。

需要注意的是，由于五脏功能及其相互关系的复杂性，因此，五行学说并不能完全说明五脏所有功能及相互联系。

（二）说明脏腑病变的相互影响

疾病是不断发展变化的，某脏有病可以传至他脏，他脏疾病也可以传至本脏，这种病理上的相互影响称之为传变。具体可分为相生关系的传变和相克关系的传变两类。

1. 相生关系的传变 包括"母病及子"和"子病及母"两个方面。

如肾水(阴)不足，不能涵养肝木，导致肝阴不足，属于母病及子的传变。心火旺盛引动肝火所致的心肝火旺证，属于子病及母的传变。

2. 相克关系的传变 包括"相乘"和"相侮"两个方面。

相乘传变，如肝木之郁实或肝火过旺，可克伐脾土，形成肝脾不和或肝胃不和之证。

相侮传变，如肺金本克肝木，当肝木之气太过时，肺金不仅不能克制肝木，反为肝木所克，形成肝火犯肺证。

值得注意的是，疾病是复杂多变的，五脏间的疾病传变也不能完全依靠五行乘侮、母子相及规律来说明，应依据实际情况把握疾病的具体传变。

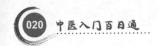

（三）指导疾病的诊断

1. 推断病变部位　从本脏所主之色、味、脉等来诊断本脏之病。如面见青色，喜食酸味，脉见弦象，可诊断为肝病。以他脏所主之色、味、脉来推断五脏相兼病变。如脾虚患者，面见青色，为木来乘土，是肝气犯脾。

2. 推断病情的轻重顺逆　依据五色之间的生克关系，观察"主色"和"客色"的变化，可帮助推测病情的顺逆。"主色"指五脏本色，"客色"为应时之色。"主色"胜"客色"，其病为逆；反之，"客色"胜"主色"，其病为顺。值得注意的是，推断疾病轻重还必须四诊合参。

（四）指导疾病的治疗

1. 确定治则治法

（1）根据相生规律确立的治则治法：

确立治疗原则：即"虚则补其母，实则泻其子"（《难经·六十九难》）。

"虚则补其母"，指一脏之虚证，既可以补其本脏治疗，还可依据五行相生规律，补其"母脏"，通过相生作用促使其恢复。适用于母子关系的虚证。

"实则泻其子"，指一脏之实证，既可以泻除本脏亢盛之气，还可依据五行相生规律，泻其子脏以泻除其母脏亢盛之气。适用于母子关系的实证。

常用治疗方法：主要包括滋水涵木法、益火补土法、培土生金法、金水相生法。

滋水涵木法：指滋肾阴以养肝阴的治法，又称滋肾养肝法、滋补肝肾法。适用于肾阴亏损而肝阴不足，甚或肝阳上亢之证。如杞菊地黄丸可以用来治疗肝阴虚不能濡润目窍的眼干目涩，五心烦热，腰膝酸软等病症。

益火补土法：指温肾阳以补脾阳的治法，又称温肾健脾法、温补脾肾法。适用于肾阳衰微而致脾阳不振之证。五行理论中心属火，脾属土，益火补土应是温心阳以暖脾土。但自命门学说兴起，多认为命门之火具有温煦脾土的作用。故临床多将"益火补土"法用于肾阳（命门之火）衰微而致脾失健运之证。如四神丸治疗脾肾阳虚的五更泻。

培土生金法：指通过健脾益气以补益肺气的治法。主要适用于脾虚胃弱不能滋养肺气而致肺脾虚弱之证。如久咳不已，痰多清稀，食欲减退，大便溏薄，四肢乏力，舌淡脉弱等，可选用四君子汤、苓桂术甘汤、参苓白术散等辨证使用。

金水相生法：是滋补肺肾阴虚的一种治疗方法。主要适用于肺虚不能输布津液以滋肾，或肾阴不足，精气不能上荣于肺，所致的肺肾阴虚证。表现为干咳或咳血，骨蒸潮热，腰膝酸软，舌红苔少，脉细数等。可选用百合固金汤、麦味地黄丸辨证治疗。

（2）根据相克规律确立的治则治法：

确立治疗原则：导致相乘、相侮的原因为"太过"和"不及"，故治疗原则是抑强和扶弱。

抑强，适用于相克太过引起的相乘和相侮。治疗的重点在于泻其有余。如肝气亢盛引发的"木旺乘土"证，治疗应以疏肝平肝为主，兼顾健胃。

扶弱，适用于相克不及引起的相乘和相侮。治疗的重点在于补其不足。如脾胃虚弱引发的"土虚木乘"证，治疗以健脾益气为主，兼顾和肝等。

常用治疗方法：主要包括抑木扶土法、培土制水法、佐金平木法、泻南补北法。

抑木扶土法：指疏肝健脾或平肝和胃以治疗肝脾不和或肝气犯胃的病证，又称疏肝健脾法、调理肝脾法（或平肝和胃法）。适用于土虚木乘或木旺乘土证。如肝气犯胃导致的胁痛、胃痛，可选用柴胡疏肝散化裁治疗。

培土制水法：指健脾利水以治疗水湿停聚病证的治法，又称为敦土利水法。适用于脾虚不运，水湿泛滥而致水肿胀满之证。其代表方如实脾饮。

佐金平木法：指滋肺阴清肝火以治疗肝火犯肺病证的治法，也可称为"滋肺清肝法"。适用于肝火亢盛，热灼肺金的肝火犯肺证，以清肝平木为主，兼以清肺热滋肺阴。

泻南补北法：指泻心火补肾水以治疗心肾不交的病证。因心属火，位于南方；肾属水，位于北方，故称泻南补北法。

2. 指导情志病治疗　"情志相胜法"是中医治疗情志失调病证的重要方法。依据五行相克理论，运用情志的相互制约关系来达到治疗的目的。即怒胜思、思胜恐、恐胜喜、喜胜悲（忧）、悲（忧）胜怒。即所谓"以情胜情"（图1-4）。

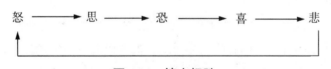

图1-4　情志相胜

总之，阴阳五行学说是中国传统哲学的重要范畴，不仅为中医学认识生命、健康和疾病提供了方法论指导，而且帮助中医学构建了理论框架，成为中医学不可分割的组成部分。

第三章 中医对正常人体的认识

第一节 开放的人体系统——藏象学说

中医藏象学，以系统整体观为指导，主要采用司外揣内的方法，通过人体外部的生理、病理征象来探索内在脏腑功能活动规律，实现了在认识上从实体结构到综合功能的转变，建立了"天人合一"的"四时五脏阴阳"藏象理论，进而全面阐述了人体的生理和病理现象。

一、藏象——中医整体观念的重要体现

（一）什么是藏象

藏象，又称"脏象"，是指藏于体内的内脏及其表现于外的生理病理征象及与自然界相通应的事物和现象。

这是中医整体观念的一个重要体现，也就是说，人是一个有机整体，人体复杂的生命活动都是起源于内脏，而内脏的功能活动，都可以通过一定的途径反映在外，都有一定的象可循。这是中医先贤们通过长期临床实践而得到的经验总结。

此外，"象"又有"比象"之义。就是通过与自然现象的类比而得到的认识，这是中医整体观念的又一个体现，也就是天人相应。

比如，肝为木之象，五行中木的特性是曲直，即树木生长，自由自在，曲直自如。人体的肝调畅气机，喜条达而恶抑郁，这个特点与自然界的木很类似，所以，中医学称肝为风木之脏。

所以说，藏象是基于对生命活动进行整体观察所得到的认识，与西医基于解剖学的脏器概念有着很大的区别。藏象之"象"，有生理之象、也有病理之象，所以，藏象研究的范围非常广泛，是涵盖生理、病理及其外在表现的综合知识体系。

（二）藏与象的关系

脏在内，象在外，我们如何把握脏与象的关系呢？

脏与象的关系，可以概括为：以脏定象，以象测脏。

以脏定象，是说藏是象的内在本质，有什么样的内脏就有什么样的外象。心主血脉，其华在面。正常情况下心气充沛，心血充盈，脉道通利，表现在外，可见面色红润有光泽，精神振奋。反之，如果一个人出现了心血瘀阻，脉道不通，就可见面色发暗，舌上出现瘀斑、瘀点，这就是象随着脏的变化而变化，脏决定象。临床上我们诊察疾病，是采用以象测脏的方法，通过象变来推测体内脏的变化。

比如，舌干而且有裂纹，就像土地干涸缺水一样，说明体内津液严重不足，营养不良。

这叫作：有诸内，必形诸外，而作为医生就要能够视其外应，以知其内脏。也就是中医经常讲的：以表知里、司外揣内。

想想生活当中挑西瓜，使用的就是以表知里的方法。

（三）藏象学说的形成

1.古代解剖学的认识 古代解剖知识为藏象理论的产生奠定了形态学基础。《灵枢·经水》中指出，人"其死可解剖而视之。"《难经》更详细论述了脏腑的形态、重量、容量、色泽等。中医学对人体某些脏腑生理功能的认识，如心主血脉、肺主呼吸等，大部分是在形态学知识基础上建立的。

2.长期生活实践的观察 人体生命活动极其复杂，单凭解剖学肉眼直接观察难以全面、系统地认识。为此，古人基于"有诸内，必形诸外"的理论，通过对人体生命现象的整体观察，分析人体对不同环境条件和外界刺激所作出的不同反应，来认识人体的生理、病理规律，这是藏象学说形成的主要依据。如在已知脾主运化的基础上，发现数天不进食或食量不足，会出现四肢乏力、消瘦等现象，从而推理出"脾主四肢肌肉"等。

3.医疗实践经验的积累 从病理现象和治疗效应来分析和反证脏腑的某些功能，在医疗实践中不断修正完善，使藏象理论日趋丰富。如食用动物肝脏可治夜盲，多次重复的经验得到验证，佐证了"肝开窍于目"的理论等。所以，藏象学说是以长期大量的医学实践为基础，通过理论与实践结合、反复探索而建立的关于人体生命活动规律的系统理论。

4.古代哲学思想的渗透 古代哲学思想渗透到中医学中，对藏象理论的形成及系统化起到重要作用。在古代哲学精气学说、阴阳学说和五行学说的影响下，促成了"四时五行藏象体系"的建立，分析脏腑的病变离不开精气和阴阳五行学说。

（四）脏腑分类及各自的生理特点

藏象学说的基础是脏腑，脏腑又称内脏。中医学根据脏腑的生理功能特点及形态结构，将内脏分为五脏、六腑和奇恒之腑三类。五脏，即心、肺、脾、肝、肾（在经络学说中，心包亦作为脏，故又称"六脏"）。六腑，即胆、胃、大肠、小肠、三焦、膀胱。奇恒之腑，即脑、髓、骨、脉、胆、女子胞（表1–6）。

表1–6　脏腑分类及功能特点

脏　腑	结构	功能	特点
五脏	实体性脏器	化生和贮藏精气	藏精气而不泻 满而不能实
六腑	中空有腔性脏器	受盛和传化水谷	传化物而不藏 实而不能满
奇恒之腑	中空有腔性脏器	贮藏精气	藏精气而不泻

五脏六腑的生理特点，对临床辨证论治有重要指导意义。一般说来，病理上"脏病多虚""腑病多实"，治疗上"五脏宜补""六腑宜泻"。

（五）藏象学说的特点

藏象学说的主要特点是以五脏为中心的整体观，主要体现在以五脏为中心的人体自身的整体性及五脏与外在环境的统一性两个方面。

1.五脏功能系统观　藏象学说以五脏为中心，通过经络系统"内属于腑脏，外络于肢节"，将六腑、五体、五官、九窍、四肢百骸等全身脏腑形体官窍联结成一个有机整体，形成了肝、心、脾、肺、肾五大功能系统。

五脏功能系统是藏精之"形脏"与藏神之"神脏"的协调统一，体现出中医学形（身）神（心）一体的生命观。

2.五脏阴阳时空观　藏象学说应用五行学说将自然界的时间（五时）、空间（五方）及其相关的五气、五化、五色、五味等与人体五大功能系统联系在一起，形成人与自然相参、相应的"天地人一体"系统。五脏的阴阳属性及气机升降浮沉与四时（或五时）之气的阴阳消长相互通应。如春季多发眩晕、风疹、中风等肝系疾病；长夏多见腹痛、腹泻等脾系疾病等。故治疗用药及养生应当顺应四时之气。

二、五脏系统——藏象学说的核心

五脏，即心、肝、脾、肺、肾的合称。在经络学说中，心包络（简称心包）也作为脏，故又称为六脏。五脏各司其职，分别与形体、官窍、五液、五志等有特定的联系，构成以五脏为中心的五大系统，其中心发挥着主导作用。

心

心位于胸腔偏左，两肺之间，横膈之上，外有心包护卫。心形圆而下尖，如未开之莲蕊。

心的主要生理功能是主血脉，主藏神。正如《医学入门·心》所说："有血肉之心……有神明之心。"心的系统包括：在体合脉，其华在面，在窍为舌，在液为汗，在志为喜，与夏气相通应，心与小肠通过经络构成表里关系。心在五行属火，为阳中之阳。心系统主宰人的整个生命活动，《内经》称心为"君主之官""生之本""五脏六腑之大主"。

（一）心的主要生理功能

1.心主血脉　指心气推动和调控血液在脉管中运行，流注全身，发挥营养和滋润作用。心主血脉可以从心主血和心主脉两个方面来理解。

心主血，指心气推动和调控血液运行，输送营养物质于全身各脏腑组织的作用。

心主脉，是指心气推动和调控心脏的搏动和脉管的舒缩，维持脉道通利的作用。

随着心脏的跳动，脉管亦随之产生有规律的搏动，称之为"脉搏"。左乳下触及心脏搏动之处，称之为"虚里"。

心、血、脉三者密切相连，构成一个相对独立的系统。其生理功能都由心所主，都有赖于心脏的正常搏动。正如《素问·六节藏象论》所说："心者……其充在血脉。"

心主血脉，以心气充沛，血液充盈，脉道通利为基本条件。其中心气充沛又起着主导作用。心气充沛，心阴与心阳协调，才能维持正常的心力、心率和心律。血液的正常运行也有赖于血液本身的充盈和脉道通利。

心主血脉的功能是否正常，可从心胸部感觉、面色、舌色、脉象等反映出来。心主血脉功能正常，则心胸部舒畅，面色红润有光泽，舌质淡红，脉和缓有力。若心气不充，或阴阳失调，或血虚失养，则见心悸胸闷，面白舌淡，脉弱无力；若心脉壅阻，血行不畅，则见胸部刺痛，唇舌青紫，脉细涩或结代等症。

2.心藏神　又称心主神明，是指心有主宰全身脏腑、经络、形体、官窍的生理活动和精神意识思维活动的功能。《素问·灵兰秘典论》说："心者，君主之官也，神明出焉。"

人体之神，有广义与狭义之分。广义之神指整个人体生命活动的主宰；狭义之神指人的精神、意识、思维等精神活动。心所藏之神，既包括广义之神，又包括狭义之神。

《灵枢·邪客》称心为"五脏六腑之大主"，即指心主广义之神。人体的脏腑、经络、形体、官窍，各有不同的生理功能，但它们都必须在心所藏神的主宰和调节下，分工合作，共同完成整体生命活动。《素问·灵兰秘典论》说："主明则下安，以此养生则寿，殁世不殆……主不明则十二官危。"

《灵枢·本神》说："所以任物者谓之心。"指的是心具有接受外界客观事物和各种刺激并作出反应，进行意识、思维、情志等活动的功能。心主神明正常，则神志清晰、思维敏捷、反应灵敏、睡眠良好。

心主血脉与藏神功能密切相关。血是神志活动的主要物质基础，如《灵枢·营卫生会》说："血者，神气也。"心主血脉正常，则心神灵敏不惑；而心神清明，则能主宰和调控血液的正常运行。正如《灵枢·本神》所说："心藏脉，脉舍神"。

（二）心的生理特性

1. 心为阳脏　心位于胸中，在五行属火，为阳中之阳，故称为"阳脏"，又称"火脏"。心之阳气有促进心动、温通血脉、兴奋精神，以使生机不息的作用。

2. 心主通明　是指心脉以通畅为本，心神以清明为要。心脉畅通，需要心阳的温煦和推动作用。若心的阳气不足，失于温煦鼓动，常致血行迟缓，瘀滞不畅，又可见精神委顿、神识恍惚等。

（三）心与体、窍、志、液、时的关系

1. 心在体合脉，其华在面　体，即形体。形体有广义、狭义之分。广义的形体，泛指人体形体结构的各部分。狭义的形体，指筋、脉、肉、皮、骨，即五体。心在体合脉，指全身的血脉与心相连通，并与心配合，共同完成血液在脉中运行的功能。故《素问·五藏生成》说："心之合，脉也。"脉象常可反映心主血脉的功能。

华，荣华光彩。爪、面、唇、毛、发，合称"五华"，是五脏精气体现在体表的五个相应部位。心其华在面，指心脏精气所荣泽反映在外的部位，主要在面部。反过来讲，从面部的一些变化，也可以初步察知心的功能状态。因为头面部的血脉非常丰富。同时面部的组织比较柔嫩，容易观察。

从脉象和面部的一些变化可以初步来判断心的功能状态。面色红润，表示心气充沛，心血充盈，脉道通利。心气不足，可见脉弱无力，面色㿠白、晦滞；心血亏虚，则见脉象细弱，面色淡白无华；心脉痹阻，则脉象细涩或结、代，面色青紫晦暗等。

2. 心在窍为舌　窍，即孔窍，头面的眼、耳、口、鼻、舌及下窍二阴，合称为"九窍"。五脏与官窍之间有相对应的关系。心在窍为舌，是指舌为心之外候，也称"舌为心之苗"，因为心的经脉上通于舌，舌体血供丰富，外无表皮覆盖，故能灵敏地反映心主血脉的功能状态。同时舌与言语、声音有关。舌体运动及语言表达皆与心神有关。

心主血脉、藏神功能正常，则舌体红活荣润，柔软灵活，味觉灵敏，语言流利。若心血不足，则舌淡瘦薄；心火上炎，则舌红生疮；心血瘀阻，则舌质紫暗，或有瘀斑。若心主神明的功能失常，可见舌强、语謇，甚或失语等。

3. 心在志为喜　志，即情志。情志变化的喜、怒、思、悲（忧）、恐（惊），合称为"五志"。五脏与五志有一定的对应关系。心在志为喜，是指心的生理功能和情志活动的喜有关。人保持愉悦的心情，有益于身心健康。但是，喜乐过度又可使心神受伤。《灵枢·本神》说："喜乐者，神惮散而不藏。"《儒林外史》里面的范进中举，就是因为喜极而狂，喜乐过度导致心神涣散而不藏的事例。

反之，心的功能失常可产生喜志太过与不及的变化。若痰火扰乱心神，则喜笑不休；心气不足，神失所养，则悲伤欲哭。正如《素问·调经论》所说："神有余则笑不休，神不足则悲。"

4. 心在液为汗　泪、汗、涎、涕、唾称为"五液"。五脏与五液之间有某种特定的关系。汗是人体津液经阳气蒸化、从汗孔排泄于外的液体。

心在液为汗的依据，一个是津血同源、血汗同源。一个是汗液的排泄受心神主宰。

汗出过多，津液受伤，必然耗及心气、心血，可见心悸等症。如果大汗、大量耗散津液，心气或心阳无所依附而亡失，会出现心气脱失或心阳暴脱的危候。

由于汗液的生成与排泄受心神的主宰与调节。当人突然受惊吓或精神过度紧张时也会冷汗自出，这是精神性的出汗，和心神有直接的关系。

由此可见，心在液为汗，以心主血脉和主神明为基础。

5. 心与夏气相通应　心为阳脏，在五行属火，与夏季阳热之气相通。我们怎么应用它更好地养生和治疗呢？比如，心阳虚的患者，夏季会适当缓解。这是由于得到了自然界阳气的资助和补充。如果是阴虚阳盛的心脏患者，在夏季往往会加重。

从治疗角度看，中医学提出了"冬病夏治"理论。比如阳虚性心脏病在冬季易于发作，而在夏季阳气隆盛的时候给以适当调理，疗效显著。

对于气阴两虚的患者，由于夏季汗出过多容易耗伤心的气阴，加重心悸气短神疲等症状。李东垣据此创制名方生脉饮。方中有西洋参，根据体质，也可选用党参或者人参。配伍麦冬、五味子，能够益气敛汗，养阴生津，使脉搏复振。

【附】心包络

心包络，简称心包，亦称"膻中"，是裹护在心脏外面的包膜，有保护心脏的作用。古代医家认为，心为人身之君主，不能受邪，如果外邪侵犯心，则心包应首当其冲，来保护君主——心。心包保护心脏，如同心的宫城一样，所以，清心开窍的一个名方，命名为"安宫牛黄丸"。

在经络学说中，手厥阴心包经与手少阳三焦经互为表里，所以心包络属脏。

肺

肺位于胸腔，左右各一，覆盖于心之上。肺通过气管、支气管与喉、鼻相连，故称喉为肺之门户，鼻为肺之外窍。肺在五脏六腑中位置最高，覆盖诸脏，故有"华盖"之称。

肺的主要生理功能是主气司呼吸，主通调水道，朝百脉。宣发肃降为肺气的主要运动形式。肺系统包括：在体合皮，其华在毛，在窍为鼻，在液为涕，在志为忧（悲），与秋气相通应，肺与大肠通过经络构成表里关系。肺在五行属金，为阳中之阴。肺为"相傅之官，治节出焉"（《素问·灵兰秘典论》）。

（一）肺的主要生理功能

1. 肺主气司呼吸 肺主气包括主呼吸之气和主一身之气两个方面。

（1）主呼吸之气：指肺具有吸入自然界清气，呼出体内浊气的生理功能。肺是体内外气体交换的场所，通过呼吸不断吸入清气、排出浊气，实现机体与外界环境之间的气体交换，以维持人体生命活动。《素问·阴阳应象大论》说："天气通于肺。"

肺主呼吸的功能，离不开肺气的宣发与肃降运动。

肺司呼吸的功能失调，常见胸闷、咳嗽、喘促、呼吸不利等症状。肺气不能正常宣发则会胸闷；肺气不能肃降而上逆就会咳嗽、喘促。所以《素问·藏气法时论》中说："肺苦气上逆。"

肺气上逆最常表现为咳嗽，临床常可分为外感和内伤。

（2）主一身之气：指肺有主司一身之气的生成和运行的作用。《素问·六节藏象论》说："肺者，气之本。"

其一，主气的生成。肺吸入自然界的清气是人体一身之气生成的主要来源之一，尤其是宗气的生成。其二，调节全身气机。肺有节律的呼吸，对全身气机升降出入具有调节作用。当全身气机不畅时，可有意识地调整呼吸来调节。

因此，肺主一身之气，取决于肺主呼吸的功能。呼吸调匀是气的生成和气机调畅的根本条件。

如果肺的呼吸失常，影响宗气的生成，导致一身之气不足，即"气虚"，出现少气不足以息、声低气怯、肢倦乏力等症。若肺丧失了呼吸功能，新陈代谢停止，人的生命活动也就终结。

2. 肺主通调水道 是指通过肺气宣发肃降对体内水液的输布、运行和排泄具有疏通和调节作用。

主要体现在两方面：一是通过肺气宣发，将脾转输至肺的津液，向上、向外布散，上至头面诸窍，外达全身皮毛肌腠以濡养之；并宣发卫气，排泄汗液；呼出浊气而排出少量水分。二是通过肺气肃降，将脾转输至肺的津液，向下、向内输送到其他脏腑以濡养之，并将脏腑代谢所产生的浊液下输至肾，成为尿液生成之源。

肺参与调节全身津液代谢，又因肺为华盖，在五脏六腑中位置最高，故称"肺为水之上源"。如果肺通调水道功能失常，使水液停聚而出现痰饮、尿少，甚则水泛为肿等，临床可用"宣肺利水"的方法进行治疗。即《内经》所谓"开鬼门"之法，古人喻之为"提壶揭盖"。

3. 肺朝百脉　是指全身的血液通过百脉流经于肺，经肺的呼吸进行气体交换，而后输布于全身。

人体的血液循环由心所主，但必须由肺来辅助，心肺相连，肺通过肺动脉、肺静脉直接与心相连，推动血液运行。同时肺所参与形成的宗气有"贯心脉"以推动血液运行的作用，即肺气具有助心行血的作用。

临床上有一种病，叫肺源性心脏病，简称为肺心病。是由肺先病影响到心。反之，心气虚衰，心血运行不畅，也能影响肺的功能。

心肺的密切关系，也可以从抢救心脏骤停患者时体现出来。对于心搏骤停的患者，在抢救时，施行心前区按压一定要同时配合人工呼吸。这就是肺的呼吸对心主血脉的促进作用。

肺对气、血、津液的治理和调节作用，称为"肺主治节"。主要体现于四个方面：一是治理调节呼吸运动，使之保持呼吸节律有条不紊；二是随着肺的呼吸运动，治理和调节全身气机；三是辅助心脏，推动和调节血液运行；四是治理和调节津液代谢。因此，肺主治节，实际上是对肺主要生理功能的高度概括。

（二）肺的生理特性

1. 肺为娇脏　指肺清虚娇嫩，不耐寒热，易受邪袭的特性。肺上通鼻窍，外合皮毛，又为百脉之所朝会。因此，外感、内伤病变，皆可累及于肺而为病，故有"娇脏"之称。

2. 肺气宣降　指肺气向上向外宣发与向下向内肃降的运动。肺气宣发，作用有三：一是呼出体内浊气；二是将脾转输至肺的水谷精微和津液上输头面诸窍，外达皮毛肌腠；三是宣发卫气于皮毛肌腠，以温分肉、充皮肤、肥腠理、司开阖，将代谢后的津液化为汗液排出体外。若肺失宣发，则可出现呼吸不畅，胸闷喘咳，以及卫气被遏、腠理闭塞的鼻塞喷嚏，恶寒无汗等症状。

肺气肃降，体现也有三：一是吸入自然界之清气，下纳于肾，以资元气；二是将脾转输至肺的水谷精微和津液向下向内布散于其他脏腑；三是将脏腑代谢后产生的浊液下输于肾和膀胱，成为尿液生成之源。若肺失肃降，常出现呼吸短促、喘息、咳痰；或水液停留体内而见尿少、水肿等症。

肺气的宣发和肃降，既相反又相成，是肺进行一切生理功能的基础。

3. 肺气以降为顺 人体脏腑气机运动规律一般是在上者宜降，在下者宜升。肺位胸中，居阳位，为五脏六腑之华盖，其气通天，天气下降，故肺气相对其他脏腑而言以降为顺。肺气顺则五脏六腑之气亦顺，故有"肺为脏之长"和"肺为华盖"之说。在病理上，《内经》指出："肺苦气上逆"。

（三）肺与体、窍、志、液、时的关系

1. 肺在体合皮，其华在毛 皮毛为一身之表，具有防御外邪，调节体温，辅助呼吸等作用。肺与皮毛的关系可以从两个方面来理解，一个是肺主皮毛，另一个是肺合皮毛。

（1）肺主皮毛——肺输精于皮毛：肺主皮毛主要讲的是以肺为主，以皮毛为从。

1）肺之精气润养皮毛：皮毛的营养来自于肺宣发的精微物质。

2）肺卫温养皮毛、司腠理开阖：肺气宣发卫气到达皮毛，可温养皮毛，抵御外邪入侵，调节汗液排泄。

肺有病变，可影响到皮毛。比如，肺津不足，皮毛不能得到濡润，导致皮毛焦枯、干燥。临床上一些阴虚的患者，或者肺结核的患者，病久以后会出现这种情况。

当肺卫不足时，皮毛得不到温养，人体抵抗力比较差，易于感冒。常用益气固表的代表方玉屏风散，能增强抵抗力，防止感冒。

（2）肺合皮毛——皮毛宣肺气助呼吸：肺合皮毛，说的是肺与皮毛的并列关系。肺与皮毛在呼吸运动中相互配合。中医学称汗孔为"气门"。皮毛汗孔不仅排泄汗液，实际上也是肺宣发气体到达皮毛后的出路。

所以在病理上，往往是皮毛先受邪，然后影响到肺，我们叫作邪气内合于肺或内舍于肺。如寒邪侵犯人体，束闭皮毛，毛窍闭塞，导致肺气宣发不畅，可出现胸闷、咳嗽、气喘。这就是为什么我们在临床上治疗外感疾病的时候，在解表药当中要配合宣肺药的道理，因为许多解表药本身也有宣肺气的作用。一方面解表，另一方面解除肺气郁闭的状态。

2. 肺在窍为鼻，喉为肺之门户 鼻是呼吸之气出入的通道，肺的生理和病理状况，可由鼻反映出来。鼻主通气和司嗅觉的功能须赖肺津的滋养和肺气的宣发。若肺津亏虚或肺失宣发，则鼻窍失润而干燥，或见鼻塞、流涕、喷嚏、嗅觉减退。反之，外邪侵袭，也常从鼻而入，引发肺部疾病。

喉为呼吸气息出入之门户，肺之经脉上通于喉。喉的通气与发音有赖于肺津的滋养与肺气的推动。若肺失宣发，则呼吸不畅，语音重浊、嘶哑，甚或失音，称为"金实不鸣"；若肺津不足或肺阴亏虚，喉失所养，则气怯声低，声音嘶哑，称为"金破不鸣"。

3. 肺在志为忧（悲） 悲忧同情，皆属肺志。过度悲哀、忧伤，则属不良情志变化，主要损伤肺精、肺气，可出现少气懒言、胸闷叹息、精神萎靡等症。《素问·举痛论》说："悲则气消。"反之，肺精气虚衰或肺气宣降失调，机体对外来非良性刺激的耐受能力下降，易产生悲忧的情志变化。

4. 肺在液为涕　涕液由肺津所化，通过肺气宣发布散于鼻窍，有润泽、保护鼻窍及抵御外邪的作用。肺津、肺气充足，则鼻涕润泽鼻窍而不外流。寒邪袭肺，肺气失宣，可见鼻流清涕；风热犯肺，则鼻流黄涕；燥邪犯肺，则涕少鼻干。

5. 肺与秋气相通应　秋令气燥，其气肃降，草木皆凋。而人体肺脏主清肃下行，同气相求，故肺与秋气相应。人体气血运行随"秋收"之气而内敛，渐向"冬藏"过渡。故养生家主张："秋三月……使志安宁，以缓秋刑；收敛神气，使秋气平；无外其志，使肺气清。"此外，秋燥太过易伤肺，常见干咳无痰、口鼻干燥、皮肤干裂等症。

脾

脾位于中焦，在横膈之下。"脾与胃以膜相连"，中医的脾包括现代医学的胰脏。

脾的主要生理功能是主运化，主统血。人出生之后，精气血津液的化生和充实，均赖于脾胃运化的水谷精微，故称脾胃为"后天之本""气血生化之源""仓廪之本"。脾系统包括：在体合肌肉，其华在唇，在窍为口，在液为涎，在志为思，与长夏之气相通应，脾与胃通过经络构成表里关系。脾在五行属土，为阴中之至阴。

（一）脾的主要生理功能

1. 脾主运化　是指脾具有把饮食水谷化生为水谷精微和津液，并将其吸收、转输到全身的功能。脾主运化包括运化食物和运化水液。

（1）脾运化食物：指脾促进食物消化和吸收并转输其精微的功能。

1）脾磨谷消食：指脾帮助胃肠将食物化为精微和糟粕。饮食物的消化和吸收虽然是在胃和小肠进行，但中医学认为此过程必须依靠脾气的推动、激发。

2）脾吸收输布精微物质：《素问·刺禁论》说："脾为之使，胃为之市。"市，集市。胃称为太仓，可受纳各种饮食物，但集市需要买卖流通，而脾就如奔走不息的使者，输布水谷精微，使得水谷精微能够及时地布散全身各处。

脾的运化功能强健，称为"脾气健运"，脾的运化功能减退，称为"脾失健运"。

脾失健运，一方面消化吸收功能减弱，出现食少、腹胀等症；另一方面精气血津液化生乏源，而见倦怠乏力、面黄肌瘦等气血不足之症。

（2）运化水液：指脾将水液化为津液，并将津液吸收、转输和布散到全身的作用。脾吸收输布津液，是水液代谢的第一关卡；脾位于中焦，也是水液升降输布的枢纽。

若脾运化水液功能失常，导致水液在体内停聚，产生水湿痰饮等病理产物，甚至导致水肿。故《素问·至真要大论》说："诸湿肿满，皆属于脾。"临床治疗一般采用健脾化痰、健脾燥湿或健脾利水之法。

运化食物和运化水液，是同时进行的，二者关系密切。

脾（胃）为"后天之本"，对养生防治疾病具有重要意义。养生与治疗注意保护脾胃，使正气充足，不易受到邪气侵袭。

2. 脾主统血　指脾有统摄、控制血液在脉中正常运行，防止逸出脉外的功能。

脾统血与脾为气血生化之源密切相关。脾气健运，则气血充盈，气的固摄作用强健，则血液能循脉运行而不逸出脉外。脾气或脾阳亏虚，则统摄血液失职，可见各种出血病症，称为"脾不统血"。由于脾气主升，外合肌肉，所以脾不统血，常见人体下部和肌肉皮下出血，如便血、尿血、崩漏及肌衄等病症，并多伴有气虚见症，如倦怠乏力、面色萎黄等，治以补脾摄血之法。

（二）脾的生理特性

1. 脾气宜升　指脾气以上升为主，以升为健的气机运动特点。包括脾主升清和升举内脏。

（1）脾主升清：包括三个方面内容。

第一，升提精微，上输心肺化生气血营养全身。

第二，升清气于头面，充养五官七窍，使人头目清爽。

第三，升津液于口为涎。脾在液为涎，涎是脾气蒸腾阴液上腾于口而形成。

金元四大家之一的李东垣非常重视脾气的上升作用，创立补中益气汤、升阳益胃汤等名方。

（2）升举内脏：脾气上升能维持内脏位置的相对恒定，是防止内脏下垂的重要保证。

比如胃下垂、肾下垂、久泻脱肛（直肠脱垂）、子宫脱垂等常由脾气虚弱，无力升举，反而下陷而致。临床也常采用补中益气汤加减进行治疗。

2. 脾喜燥恶湿　指脾喜燥洁而恶湿浊的生理特性。

水湿属于阴邪，要靠脾中阳气运化。当脾气不足尤其是脾阳不足时，运化水液无力，可导致水湿痰饮内生，称为"脾生湿"；水湿产生之后，又反过来困遏脾气，导致脾气不升，脾阳不振，称之为"湿困脾"。

临床上，对脾生湿、湿困脾的病证，多健脾与利湿同治，正所谓"治湿不理脾，非其治也"。

（三）脾与体、窍、志、液、时的关系

1. 脾在体合肉，主四肢　指脾具有运化水谷精微，充养肌肉和四肢的功能。四肢相对于躯干而言，为人体之末，故又称"四末"。脾气健运，水谷精微充盛，四肢肌肉得养，则肌肉丰满坚实，四肢活动轻劲有力。若脾失健运，水谷精微匮乏，四肢肌肉失养，则肌肉瘦削，四肢软弱无力，甚或痿废不用。临床上，肌肉痿废不用等疾患可以从脾胃治疗，如《素问·痿论》指出"治痿独取阳明"。

2. 脾在窍为口，其华在唇 脾开窍于口，是指人的食欲、口味与脾的运化功能密切相关。

脾气健旺则知饥欲食。反之，口淡乏味，多有脾气虚弱；口黏、口腻，多责之于痰湿；口臭多是由于食积化热。还有的人出现口甜、口干，也多和脾胃功能失常有关。

其华在唇，是指口唇色泽可反映脾气功能盛衰，如《素问·五藏生成》说："脾之合肉也；其荣唇也。"脾气健旺，气血充足，则口唇红润光泽；脾失健运，气血衰少，则唇淡无泽。

3. 脾在志为思 脾的生理功能与情志之思相关。思为脾志，又与心神有关，故有"思出于心而脾应之"之说。

正常思虑，对机体并无不良影响。脾气健运，气血充足，人就能思善虑。若脾虚则不耐思虑；反之思虑太过又容易伤脾。比如人心情好时胃口较好，而思虑太过、所愿不遂，心情不好的时候就会出现不思饮食、脘腹胀闷、头目眩晕等症。

4. 脾在液为涎 涎为口津，即唾液中较清稀的部分，由脾气布散脾精上溢于口而化生。

涎具有保护口腔、润泽口腔的作用，在进食时分泌旺盛，帮助食物的咀嚼和消化，所以有"涎出于脾而溢于胃"的说法。

正常情况下，涎上行于口而不溢出口外。涎分泌异常，可见口涎自出或涎少口干舌燥。

与流口水相反的是，涎液分泌减少。严重的会影响进食吞咽，西医称为干燥综合征。治疗时要阴阳兼顾。

5. 脾与长夏之气相通应 "长夏"多指农历六月，气候炎热，雨水较多，阴阳充沛，万物华实，合于土生万物之象；长夏之湿虽主生化，但湿之太过，反困于脾，使脾运不展，易出现食欲减退、四肢困倦、大便溏泄，口中黏腻，或伴随身热不扬。老百姓称之为苦夏，或叫疰夏。治疗时应重在除湿，所谓"湿去热孤"。有形之邪祛除，热自然就无所依附。常选用六一散、藿香正气散等。

此外，有"脾主四时"之说，或称"脾不主时"。《内经》提出脾主四季之末的各十八日，表明四时之中皆有土气，而脾不独主某一时节。故有"四季脾旺不受邪"之说。体现了脾作为"后天之本""气血生化之源"的重要地位。

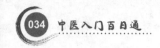

肝

肝位于腹腔，横膈之下，右胁之内。

肝的主要生理功能是主疏泄，主藏血。肝系统包括：在体合筋，其华在爪，在窍为目，在液为泪，在志为怒，与春气相通应，肝与胆通过经络构成表里关系。肝在五行属木，为阴中之阳。《素问·灵兰秘典论》说："肝者，将军之官，谋虑出焉。"《素问·六节藏象论》说："肝者，罢极之本，魂之居也。"

（一）肝的主要生理功能

1. 肝主疏泄 肝主疏泄指肝具有保持全身气机疏通畅达，通而不滞，散而不郁的作用。

肝主疏泄的中心环节是调畅气机。肝气疏通、畅达全身气机，气的升降出入运动协调，则全身脏腑、经络、形体、官窍等活动有序进行。若肝的疏泄功能失常，气机失调，可导致五脏病变。

肝气疏泄失常，其本身病机变化主要有两个方面：一是疏泄不及，形成气机郁结的病理变化，称为"肝气郁结"，多见闷闷不乐，悲忧欲哭，胸胁、两乳或少腹等部位胀痛不舒等。二是疏泄太过，气机亢逆，称为"肝气上逆"，多表现为急躁易怒、失眠头痛、面红目赤、胸胁乳房常走窜胀痛，或血随气逆而吐血、咯血，甚则卒然昏厥。

肝气疏泄，调畅气机的作用，派生的功能活动如下：

（1）调畅情志：情志活动以气机调畅、气血调和为重要条件。肝疏泄正常，人体气机调畅，气血调和，则情志舒畅。若肝气郁结，常表现为情志抑郁、善太息等症；若肝气上逆，常见急躁易怒、心烦失眠等症。反之，情志异常，也可影响肝之疏泄，造成肝气郁结或肝气亢逆的病理变化。

（2）协调脾升胃降和促进胆汁分泌排泄：肝主疏泄是保证脾胃运化功能正常的重要条件。

主要体现在以下两个方面：

一是协调脾升胃降。脾胃运化功能正常与否的一个极重要环节，就是脾的升清与胃的降浊之间是否协调平衡，这与肝气疏泄有密切关系。所谓"土得木而达"（《素问·宝命全形论》）。若肝疏泄异常，则不仅影响脾的升清，在上为眩晕，在下为飧泄；且能影响胃的降浊，在上为呕逆嗳气，在中为脘腹胀满疼痛，在下为便秘。前者称作"肝气犯脾"，后者称作"肝气犯胃"，二者可统称为"木乘土"。

二是调节胆汁的分泌与排泄。饮食物的消化吸收依赖于胆汁的分泌和排泄，而胆汁的分泌、排泄是在肝气的疏泄作用下完成的。肝疏泄正常，则胆汁能正常分泌和排泄，有助于脾胃运化。如肝气疏泄失常，出现肝气郁结，胆汁则不能正常分泌与排泄，可致胆汁郁滞，影响饮食物消化吸收，出现食欲减退、厌食油腻、腹胀、腹痛、黄疸等病症；若肝气亢逆，疏泄太过，可致胆汁上溢，出现口苦等症。

（3）促进血液与津液的运行输布：血液运行和津液输布代谢，有赖于气机调畅。肝气调畅，气行则血行，气行则津行，故能促进血液与津液的运行输布。

若肝疏泄不及，气机郁结，则血运不畅，停滞而为瘀血，可见胸胁刺痛，或为癥积、肿块，在女子可出现经行不畅、经迟、痛经、经闭等。若肝疏泄太过，肝气上逆则血随气逆，血不循经出现呕血、咯血，或女子月经过多、崩漏不止等症。肝气疏泄不及，气滞津停，可形成水湿痰饮等病理产物，导致梅核气、瘰疬、痰核、瘿瘤、乳癖、鼓胀等病变。所以，临床上治疗血证离不开调理肝气。

（4）促进男子排精与女子排卵行经：男子精液的贮藏与施泄，女子月经的排泄与胎儿的孕育，是肝的疏泄与肾的闭藏作用相互协调的结果。肝气疏泄正常，则精液排泄通畅有度。若肝气郁结，疏泄失职，则排精不畅而见精瘀；若肝火亢盛，疏泄太过，精室被扰，则见梦遗等。肝的疏泄功能正常，是月经周期正常，经行通畅的重要保障。若肝气郁结，常致月经后期、量少、经行不畅、甚或痛经等；若肝气亢逆，疏泄太过，血不循经，常致月经先期、量多、崩漏等。由于肝的疏泄对女子生殖机能尤为重要，叶天士有"女子以肝为先天"之说。

2. 肝主藏血　指肝具有贮藏血液、调节血量和防止出血的功能。

肝藏血的生理意义主要有三大方面：

（1）贮藏血液：肝藏血，与冲脉并称为"血海"，以供给机体各部分生理功能之所需。肝贮藏血液，一是濡养肝及筋、爪、目等组织。若肝血不足，濡养功能减退，筋、爪、目等常失养，可见肢体麻木、筋脉拘挛、目涩、视物不清、目珠刺痛、爪甲色淡等。二是为经血生成之源。女子月经来潮，与冲脉充盛、肝血充足及肝气畅达密切相关。冲脉起于胞中而通于肝，肝血充足、肝气畅达则肝血流注冲脉，冲脉血海充盛则月经按时来潮。若肝血不足，可致月经量少，甚或闭经。三是涵养肝气。肝贮藏充足的血液，化生和涵养肝气，使之冲和畅达，发挥其正常的疏泄功能，防止疏泄太过而亢逆。四是藏血舍魂。魂随神而动，以血为养。肝血充足，魂有所养，则夜寐安宁。肝血不足，血不养魂，则魂不守舍，而见惊骇噩梦、卧寐不安、梦游等症。

（2）调节血量：肝贮藏充足血液，可根据生理需要调节人体各部分血量分配。正常情况下，人体各部分血量相对恒定，但可随机体活动量增减、情绪变化、外界气候等因素的变化而变化。这种变化是通过肝的藏血和疏泄实现的。当机体活动剧烈或情绪激动时，肝就通过疏泄作用将所贮藏的血液向外周输布，以供机体需要。当人体处于安静或情绪稳定时，机体外周对血液的需求量相对减少，部分血液便又归藏于肝。

（3）防止出血：肝为藏血之脏，具有收摄血液、防止出血的功能。肝气充足，则能固摄肝血而不致出血；又因阴气主凝，肝阴充足，涵养肝阳，阴阳协调，则能发挥凝血功能而防止出血。

肝不藏血引起的出血：一是肝气虚弱，收摄无力而出血；二是肝气有余，疏泄太过，血随气逆而致出血，或肝火亢盛，灼伤脉络，迫血妄行而出血；三是肝阴不足，肝阳偏亢，血不得凝而出血。临床上均可出现吐血、衄血、咯血，或月经过多甚则崩漏等各种出血病症。

肝主疏泄，又主藏血，二者相互为用，故有"肝体阴而用阳"之说。"体阴"是指肝藏阴血，本体为阴；"用阳"指肝主疏泄，肝气主升、主动的特点，其用为阳。临床多见肝血、肝阴不足，肝气、肝阳常有余的病机特点。

（二）肝的生理特性

1.肝主升发　指肝气向上升动、向外发散，生机不息之性。

肝在五行属木，通于春气。取象比类，肝气的升发，能启迪各脏腑生长化育，如破土的嫩芽，奋力向上。所以有"人之生机系于肝"的说法。

肝气升发有度，有赖于肝阴与肝阳协调。肝阴凉润、柔和，肝阳温煦、升动。肝阴与肝阳协调，肝气才能柔和而升发。肝阴不足，易致肝阳偏盛而升发太过，出现肝气亢逆；肝阳不足，易发生升发不足，可见寒滞肝脉。

2.肝喜条达而恶抑郁　肝属木，应自然界春生之气，以疏通、畅达为顺，不宜抑制、郁结。肝气疏通畅达，与情志活动密切相关。乐观愉悦有助于肝气疏通和畅达；情志郁结则肝失条达，见胸胁、乳房、少腹胀痛或窜痛等症状。

3.肝为刚脏　指肝具有刚强、躁急的生理特性。古人把肝喻为"将军之官"，是指肝性刚烈，具有易亢、易逆的特点。临床上肝病多见因阳亢、火旺、热极、阴虚而致肝气升动太过的病理变化，如肝气上逆、肝火上炎、肝阳上亢和肝风内动等，从而出现眩晕、面赤、烦躁易怒、筋脉拘挛，甚则抽搐、角弓反张等症状，治疗多用镇肝补虚、泻火滋阴等法。

肝为刚脏与肺为娇脏相对而言，肝气主左升，肺气主右降，左升与右降相反相成。若肝气升动太过，肺气肃降不及，则可出现"左升太过，右降不及"的肝火犯肺的病机变化。

（三）肝与体、窍、志、液、时的关系

1.肝在体合筋，其华在爪　筋，包括肌腱、韧带和筋膜，附着于骨而聚于关节，是连接关节、肌肉，主司关节运动的组织。《素问·五藏生成》说："诸筋者，皆属于节。"

筋依赖肝血和肝气的濡养。肝血充足，筋得其养，运动灵活而有力。如果肝血亏虚，筋脉失养，则运动能力减退。

肝之气血充足，筋得其养，运动灵活而有力，并且能耐受疲劳。故《素问·六节藏象论》称肝为"罢极之本"。若肝之气血亏虚，筋脉失养，则运动能力减退。老年人动作迟缓不便，容易疲劳。《素问·上古天真论》说："丈夫……七八，肝气衰，筋不能动。"若肝之阴血不足，筋失所养，还可出现手足震颤、肢体麻木、屈伸不利，甚则瘈疭等症。故《素问·至真要大论》说："诸风掉眩，皆属于肝。"

爪，即爪甲，包括指甲和趾甲，乃筋之延续，所以有"爪为筋之余"之说。爪甲亦赖肝血、肝气的荣养。肝血、肝气的盛衰及其作用的强弱，可从爪甲的色泽与形态上表现出来。肝血充足，则爪甲坚韧，红润光泽；肝血不足，则爪甲萎软而薄，枯而色夭，甚则变形、脆裂。

2. 肝在窍为目 目又称"精明"，为视觉器官。目的视物功能，主要依赖肝血的濡养和肝气的疏泄。肝之气血循经脉上注于目，使其发挥视觉作用。

肝之精血充足，肝气调和，则视物精明。若肝精血不足，目失所养，则见两目干涩、视物不清、目眩、目眶疼痛等症；肝经风热，循经入目，则目赤痒痛；肝阳上亢，上扰清窍，则头目眩晕；肝胆湿热，熏蒸于目，则白睛色黄；因情志不畅，致肝气郁结，久而火动痰生，蒙阻清窍，可致两目昏蒙、视物不清。

目视物功能的发挥，还有赖于五脏六腑之精的濡养。《灵枢·大惑论》说："五脏六腑之精气，皆上注于目而为之精。精之窠为眼，骨之精为瞳子，筋之精为黑眼，血之精为络，其窠气之精为白眼，肌肉之精为约束。"后世医家据此发展为"五轮"学说，即风轮（黑睛）、血轮（两眦血络）、肉轮（上下眼睑）、气轮（白睛）、水轮（瞳孔），为眼科疾病的辨证论治奠定了理论基础。

3. 肝在志为怒 怒是人在情绪激动时的一种情志变化，人皆有之。一定限度内的情绪发泄有利于肝气疏导和调畅，对维持机体生理平衡有重要意义。但大怒或郁怒不解对机体是一种不良的刺激，既可引起肝气郁结，气机不畅，精血津液运行输布障碍，痰饮瘀血内生；又可致肝气上逆，血随气逆，发为出血或中风昏厥。故有"怒伤肝"之说。反之，若肝气过亢，或肝阴不足、肝阳偏亢时，常可表现出易于激动，情绪失控，易于发怒；若肝气虚则易产生恐惧。故《灵枢·本神》说："肝气虚则恐，实则怒。"

4. 肝在液为泪 目为肝窍，泪从目出，泪由肝精、肝血经肝气疏泄于目而化生。泪有濡润、清洁眼睛的作用。肝之阴血充足，肝气冲和，则泪液分泌适量，滋润目窍而不外溢。异物入目时，泪液大量分泌，起到清洁眼目和排出异物的作用。肝的功能失调常可导致泪液的分泌、排泄异常。如肝血不足，可见两目干涩；肝经湿热或肝经风热，则见目眵增多、迎风流泪等。

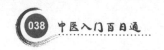

5.肝与春气相通应　春季为一年之始，阳气始生，自然界生机勃发。肝气主升、主动，喜条达而恶抑郁，肝与春气相通应。春季养生，须顺应春生之气和肝气的畅达之性，保持情志舒畅，力戒暴怒忧郁。春季天气转暖而风气偏胜，人体之肝气应之而旺，故素体肝气偏旺、肝阳偏亢之人在春季易发病，可见头痛眩晕、烦躁易怒等病症。

肾

肾位于腰部，脊柱两侧，左右各一。《素问·脉要精微论》说："腰者，肾之府。"

肾的主要生理功能是藏精，主水，主纳气。肾系统包括：在体合骨，生髓通脑，其华在发，在窍为耳及二阴，在液为唾，在志为恐，与冬气相通应，肾与膀胱通过经络构成表里关系。肾在五行属水，为阴中之阴。由于肾藏先天之精，主生殖，为人体生命之本原，故称肾为"先天之本"。肾阴与肾阳能资助、促进、协调全身脏腑之阴阳，故肾又称为"五脏阴阳之本"。肾藏精，主蛰，为"封藏之本"。

（一）肾的主要生理功能

1.肾主藏精　是指肾具有贮存、封藏人体之精的生理功能。精藏于肾而不无故流失，是其发挥正常生理效应的重要条件。故《素问·六节藏象论》说："肾者，主蛰，封藏之本，精之处也。"

肾所藏之精，其来源包括"先天之精"和"后天之精"。先天之精禀受于父母，是生命活动的原始物质；后天之精指人出生后，由水谷和脏腑化生的精微物质，故《素问·上古天真论》说："肾者主水，受五脏六腑之精而藏之。"先天之精、后天之精的关系可以概括为先天促后天，后天养先天。

肾精所化之气为肾气。肾中精气的主要生理效应如下：

（1）主生长发育和生殖：肾中精气主司人体生长发育和生殖功能。

《素问·上古天真论》说："女子七岁，肾气盛，齿更发长；二七而天癸至，任脉通，太冲脉盛，月事以时下，故有子；三七，肾气平均，故真牙生而长极；四七，筋骨坚，发长极，身体盛壮；五七，阳明脉衰，面始焦，发始堕；六七，三阳脉衰于上，面皆焦，发始白；七七，任脉虚，太冲脉衰少，天癸竭，地道不通，故形坏而无子也。丈夫八岁，肾气实，发长齿更；二八，肾气盛，天癸至，精气溢泻，阴阳和，故能有子；三八，肾气平均，筋骨劲强，故真牙生而长极；四八，筋骨隆盛，肌肉满壮；五八，肾气衰，发堕齿槁；六八，阳气衰竭于上，面焦，发鬓颁白；七八，肝气衰，筋不能动，天癸竭，精少，肾藏衰，形体皆极；八八，则齿发去。"

人体生、长、壮、老、已的生命过程与肾中精气的盛衰密切相关。其中，人体"齿、骨、发"的生长状况是观察肾中精气盛衰的外候。若肾中精气不足，小儿则表现出生长发育迟缓，可见身材矮小，或出现五迟（站迟、语迟、行迟、发迟、齿迟）、五软（头软、项软、手足软、肌肉软、口软）；成人则易早衰，可见精神不振、健忘恍惚、反应迟钝、牙齿松动易落、须发早白易脱、腰膝酸软、骨质疏松疼痛、足痿无力、头昏、耳鸣耳聋等。

肾中精气与人体的生殖功能密切相关。

人出生后，随着肾中精气的不断充盈，产生天癸。天癸是肾中精气充盈到一定程度而产生的促进和维持人体生殖功能的物质。天癸至，女子月经来潮，男子出现排精，具备了生殖能力。进入老年期，肾中精气衰少，天癸逐渐衰减，生殖功能随之下降直至消失。

若肾中精气亏虚，成年人则生殖功能减退，可见男子精少不育，女子经闭不孕等病症。临床上防治某些先天性疾病、生长发育迟缓、生殖功能低下，以及养生保健、延年益寿等，补益肾中精气是基本原则。

（2）肾为脏腑阴阳之本：肾中精气所分化的肾阴、肾阳具有主宰和调节全身阴阳，以维持人体阴阳动态平衡的作用。

肾阴，对人体各脏腑组织起着滋养、濡润、宁静的作用，又称元阴、真阴、真水和命门之水，为人体阴液的根本。

肾阳，对机体各脏腑组织起着激发、推动、温煦的作用，又称元阳、真阳、真火和命门之火，为人体阳气的根本。

肾阴和肾阳相互制约、相互为用，维护着各脏阴阳的相对平衡。因此，肾被喻为人体"阴阳之根""水火之宅"。

肾阴不足，脏腑功能虚性亢奋，精神虚性躁动，发为虚热性病证。表现出腰膝酸软，头晕耳鸣，潮热盗汗，五心烦热，口干咽燥，颧红，失眠多梦，遗精早泄，小便短少，大便干结，舌红少津，脉细数等。

肾阳虚衰，脏腑功能减退，精神不振，发为虚寒性病证。表现为畏寒肢冷，腰膝冷痛，精神不振，面色㿠白或黧黑，性欲减退，阳痿早泄，女子宫寒不孕，或五更泄泻，小便清长，夜尿频多，舌淡苔白，脉无力等。

肾阴和肾阳是五脏阴阳之本。故肾的阴阳失调，会导致其他脏腑的阴阳失调。如肝失去肾阴滋养，称作"水不涵木"，可出现肝阳上亢，甚则肝风内动；脾失去肾阳温煦，可出现五更泄泻、下利清谷等。反之，其他各脏阴阳失调，"久病及肾"，也可导致肾阴虚或肾阳虚。

此外，肾藏精，还有生髓化血及抵御外邪的功能。

2.肾主水 指肾有主持和调节全身水液代谢的功能。人体水液代谢是十分复杂的生

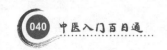

理过程，需要多个脏腑的共同参与，其中肾对水液代谢的作用最为重要。主要体现在：

（1）促进与调节参与水液代谢脏腑的作用：肾气及肾阴肾阳能促进和调节参与水液代谢各脏腑的功能。水液代谢是在肺、脾、肾、胃、大肠、小肠、三焦、膀胱等脏腑的共同参与下完成，水液的吸收、输布及排泄，需要脾的运化、肺的通调水道等脏腑的作用，但都离不开肾中精气的蒸腾气化和肾阴肾阳的协调共济。

（2）调节尿液的生成和排泄：尿液的生成和排泄主要是由肾和膀胱的共同作用来完成的。尿液的质和量如何，直接关系到水液代谢是否正常。

若肾阳虚衰，气化不利，可致尿少、小便不利、甚则水肿；若肾气不足，固摄无力，则见小便清长、遗尿或尿失禁；若肾阴不足，虚热与水湿蕴结，可见尿频数。

3. 肾主纳气　指肾具有摄纳肺吸入的清气以保持呼吸深度的作用。人体呼吸由肺所主，呼气赖肺宣发，吸气赖肺肃降。但吸气维持一定的深度，还有赖于肾气的摄纳潜藏。

肾纳气功能，实际上是肾气封藏作用在呼吸运动中的具体体现。肾中精气充沛，摄纳有权，则呼吸均匀、和调深长。若肾中精气不足，摄纳无权，肺吸入之清气不能下纳于肾，则会出现呼吸表浅，或呼多吸少，动则气喘等病理表现，称之为"肾不纳气"。

（二）肾的生理特性

肾的生理特性是肾主蛰藏。《素问·六节藏象论》说："肾者主蛰，封藏之本……通于冬气。"肾主蛰，以越冬虫类伏藏喻指肾的封藏之性，故称"肾为封藏之本"。

肾气封藏则精气盈满，人体生机旺盛；如果肾气封藏失职，会出现滑精、喘息、遗尿，甚则小便失禁、多汗、大便滑脱不禁及女子带下、崩漏、滑胎等。

（三）肾与体、窍、志、液、时的关系

1. 肾在体合骨，生髓，其华在发　肾精具有生髓而充养骨骼的功能。

肾精生髓，上通于脑，肾精充盛，则脑力聪明。肾精生髓充养骨，则骨骼坚固有力。

如果肾精不足，骨骼失养，小儿可出现囟门迟闭，还会出现骨软无力，甚至形成鸡胸、龟背。老年人随着肾精的亏虚，骨质变得脆弱，很容易骨折。

发的生长赖血以养，故称"发为血之余"。但由于肾藏精，精化血，故发的生机根源于肾。精血旺盛，则毛发浓密而润泽。发之生长与脱落、润泽与枯槁，常能反映肾精的盛衰，故称"发为肾之外候"。青壮年精血旺盛，发长而润泽；老年人精血衰少，发白而脱落。若肾精不足，发失所养，则见头发枯萎，早脱早白等。

2. 肾在窍为耳及二阴　耳的听觉与肾精密切相关。《灵枢·脉度》说："肾气通于耳，肾和则耳能闻五音矣。"只有肾精充足，上濡耳窍，听觉灵敏；反之，若肾精亏虚，耳窍失养，则听力减退，或耳鸣耳聋。除肾之外，耳的功能也与其他脏腑有关，如心开窍于耳、少阳经脉循行于耳等。所以，耳的病变也与心和肝胆有关。

二阴，即前阴和后阴。前阴是排尿和生殖的器官。前阴的排尿与生殖功能，为肾所主，在肾主水中已叙述。

后阴即肛门，是排泄粪便的通道。粪便的排泄虽属于大肠的传导功能，但也与肾中阴阳关系密切。

肾阴是一身阴液的根本。肾阴亏虚，肠道的阴液自然也不足，肠道失于滋润，大便则干结难解。老年人和产妇多为这种阴虚的便秘。治法当滋肾通便。肾阳不足也可导致大便难解。我们叫作肠寒气滞，传导推动无力，所以大便的艰涩难解。治疗可以温肾通便。若肾阳虚损，不能温脾阳以助运化，可见泄泻等病证。

3. **肾在志为恐**　是指恐的精神活动与肾关系密切。肾精充足，虽遇恐惧但能做出心理调节，使恐而不过。若肾精不足，稍受刺激，即恐惧不安。反之，过恐易伤肾，肾气不固，易出现二便失禁，遗精、滑胎等病症。

4. **肾在液为唾**　唾是唾液中较稠厚部分，有润泽口腔、滋养肾精的功能。足少阴肾经挟舌本，唾由肾精所化。由于唾源自肾精，若吞而下咽，可滋养肾精；若多唾久唾，则能耗伤肾精。如肾阳虚衰，蒸化和固摄减退，可见唾出不已，质稀而冷等症；若肾阴亏虚，则见唾少口干，甚至唇焦齿槁。

唾与涎皆为口津，二者同中有异。涎为脾精所化，出自两颊，质地较清稀，病时多自口角流出；唾为肾精所生，出自舌下，质地较稠厚，病则从口中唾出。

5. **肾与冬气相通应**　冬季气候寒冷，自然界的物类，静谧闭藏，蓄积生机。肾五行属水，为阴中之阴，主藏精而为封藏之本，同气相求，故肾应冬藏之气。冬季养生重在保养肾精，要"早卧晚起，必待日光""使志若伏若匿"（《素问·四气调神大论》），以利阴精积蓄，阳气潜藏。若冬不藏精，则"春必病温"，易发外感热病。素体阳虚，或久病肾阳不足者，在冬季易发病或病情加重，即所谓"耐夏不耐冬"。

所以从养生预防的角度来讲，冬天一是要避寒，二是要藏精。

【附】命门

命门即性命之门，指生命的关键和根本。命门一词，首见于《灵枢·根结》："命门者，目也。"自《难经》提出"右肾为命门"之后，历代医家对命门的部位、形态及生理功能，各有发挥，提出了众多不同的见解。从部位来讲，有左肾右命门说、两肾为命门说、两肾之间为命门说等。从形态而言，分有形与无形之论。

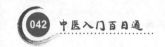

肾与命门在部位、功能等方面都有相同之处，所以历代医家都把肾与命门放在一起讨论。

命门与肾同为脏腑之本、阴阳之根、水火之宅，所以称肾阳为命门之火，肾阴为命门之水。古代医家之所以提出"命门"，无非是强调肾阴肾阳在生命活动中的重要性。

三、六腑

六腑，是胆、胃、小肠、大肠、膀胱、三焦的合称，具有受盛和传化水谷的作用。生理特点是"泻而不藏""实而不能满"。饮食物入口到化为糟粕排出体外，要经过七个比较关键的部位，《难经》称为"七冲门"，即："唇为飞门，齿为户门，会厌为吸门，胃为贲门，太仓下口为幽门，大肠、小肠会为阑门，下极为魄门。"

六腑具有通降下行的特性，《素问·五藏别论》说："水谷入口，则胃实而肠虚；食下，则肠实而胃虚。"即每一腑都必须适时排空其内容物，以保持六腑通畅，故"六腑以通为用，以降为顺"。

胆

胆位于右胁，附于肝之下。胆居六腑之首，又为奇恒之腑。足少阳胆经与足厥阴肝经相互属络而成表里关系。

1. 贮藏和排泄胆汁　胆汁味苦，色黄绿，由肝之余气（精气）所化生，故称之为"精汁""清汁"，称胆为"中精之府""清净之府""中清之府"。胆汁的生成和排泄受肝主疏泄功能的调控。若肝失疏泄，胆汁化生与排泄障碍，影响脾胃纳运功能，可出现胁下不适、厌食、腹胀、腹泻等症状。若胆汁上逆，可见口苦、呕吐黄绿苦水等；若湿热蕴结肝胆，胆汁外溢，可发为黄疸，则见目黄、身黄、小便黄等症。

2. 胆主决断　胆主决断，指胆具有对事物进行判断、做出决定的功能。《素问·灵兰秘典论》说："胆者，中正之官，决断出焉。"胆气强者勇敢果断，胆气弱者则数谋虑而不决。肝主谋虑，胆主决断，二者相成互济，谋虑定而后决断出。临床上，肝胆气虚或心胆气虚者多见善惊易恐、胆怯失眠等症。

胆既属六腑，又属奇恒之腑。由于胆之形态中空有腔，排泄胆汁助消化，并与肝有表里关系，故属六腑之一。但其贮藏"精汁"功同五脏，不直接传化水谷，故又属奇恒之腑之一。

胃

胃居中焦，与脾以膜相连，上连食管，下通小肠。胃又称为胃脘，胃脘分上、中、下三部。胃的上部为上脘，包括贲门；胃的下部为下脘，包括幽门；上下脘之间为中脘。足阳明胃经与足太阴脾经相互属络而成表里关系。

1. 胃主受纳和腐熟水谷　是指胃接受、容纳食物，经过胃的初步消化形成食糜的作用。故胃又称为"太仓""水谷之海"。胃受纳和腐熟水谷的功能，必须依赖脾的运化功能来帮助。因此，《素问·灵兰秘典论》称："脾胃者，仓廪之官，五味出焉。"

2. 胃主通降，喜润恶燥

胃主通降。指胃气具有向下运动以维持胃肠道通畅的生理特性。藏象学说以脾升胃降来概括整个消化过程，因此，胃的通降包括：①饮食物入胃而容纳之；②经胃腐熟作用形成的食糜，下传小肠作进一步消化；③小肠将食物残渣下移大肠，燥化后形成粪便，并有节制地排出体外。若胃失通降，饮食物停滞于胃，可见胃脘胀满、纳呆厌食、大便秘结等症；胃气上逆，则出现口臭、恶心、嗳气、呃逆、呕吐等症。另外，中医有"胃不和则卧不安"之论。

胃喜润恶燥。与脾喜燥而恶湿相对应。胃中津液充足，则能维持其受纳腐熟功能和通降下行的特性。胃为阳土，其病易成燥热之害，胃中津液每多受损。所以，临床治疗各种疾病，强调保护胃阴。若用苦寒泻下之剂，当中病即止，以免化燥伤阴。

中医学把脾胃对饮食水谷的消化吸收功能概括称为"胃气"，认为"人以胃气为本"，胃气强则五脏俱盛，胃气弱则五脏俱衰。后世医家非常重视"胃气"，常把"保胃气"视为养生和治疗的重要原则。

小肠

小肠迂曲回环迭积于腹腔之中，上端与胃在幽门相接，下端与大肠在阑门相连。手太阳小肠经与手少阴心经相互属络而成表里关系。

1. 主受盛化物　指小肠具有接受容纳胃腐熟之食糜，并做进一步消化的功能。"受盛"，指小肠接受由胃腑下传来的食糜而容纳之；"化物"，指饮食物要在小肠内停留一定的时间，以便充分消化和吸收。《素问·灵兰秘典论》说："小肠者，受盛之官，化物出焉。"

2. 主泌别清浊　指小肠对食糜做进一步消化，并将其分为水谷精微和食物残渣两部分的功能。清者经脾气转输至全身；浊者经阑门传送到大肠。小肠在吸收水谷精微的同时，也吸收了大量的水液，故有"小肠主液"之说。所以，小肠的泌别清浊功能，还与尿量有关。若小肠泌别清浊的功能失常，清浊不分，可见尿少而便溏、泄泻等症，临床常以"利小便即所以实大便"的方法进行治疗。

小肠受盛化物和泌别清浊是整个消化吸收过程的重要阶段，中医藏象学说将其归属于脾胃纳运及升清降浊功能之中。因此，小肠的功能失调，既可引起浊气在上的腹

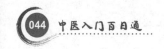
胀、腹痛、便秘等症，又可引起清气在下的便溏、泄泻等症。故临床上小肠病变多从脾胃论治。

大肠

大肠位于腹腔之中，上口在阑门处与小肠相接，回环腹腔，其下端为肛门，又称为"魄门"。手阳明大肠经与手太阴肺经相互属络而成表里关系。大肠的主要生理功能是主传导糟粕。

大肠接受由小肠下传的食物残渣，吸收其中多余的水液，形成粪便，经肛门而排出体外。《素问·灵兰秘典论》说："大肠者，传道之官，变化出焉。"由于大肠具有吸收食物残渣中部分水分的作用，故有"大肠主津"之说。大肠传导糟粕功能失常，主要表现为排便的异常。若大肠虚寒，无力吸收多余水分，水粪俱下，可见肠鸣、泄泻；若大肠实热，消烁津液，或大肠津亏，肠道失润，可见腹痛、便秘；若湿热蕴结大肠，可见腹痛、里急后重、下痢脓血等症。

大肠的传导糟粕，与胃气的通降、肺气的肃降、脾气的运化、肾气的推动和固摄作用密切相关。

膀胱

膀胱位于下腹部，其上经输尿管与肾相通，下接尿道。足太阳膀胱经与足少阴肾经相互络属，构成表里关系。

膀胱的生理功能是贮存和排泄尿液。

在人体津液代谢过程中，水液通过肺、脾、肾等脏的共同作用，布散周身，发挥滋润濡养机体的作用。其代谢后的水液则下归于肾，经肾的气化作用，升清降浊，清者被人体再利用，浊者下输于膀胱，形成尿液。《素问·灵兰秘典论》将这一功能形象地概括为："膀胱者，州都之官，津液藏焉，气化则能出矣。"

膀胱的贮尿、排尿功能，有赖于肾气的蒸化和固摄作用。如果肾的气化失司，膀胱不利，可见尿少、水肿，甚则癃闭。如果肾气不固，则膀胱失约，可见遗尿、小便余沥，甚或小便失禁。《素问·宣明五气》将这类病症总结为："膀胱不利为癃，不约为遗溺。"如果湿热侵及膀胱，则会出现小便赤涩疼痛、尿急尿频等症。

三焦

三焦的概念有二：一是指六腑之一，即脏腑之间和脏腑内部的间隙互相沟通所形成的通道。二是三焦是上焦、中焦、下焦的合称。通常以膈以上为上焦，膈至脐为中焦，脐以下为下焦。《内经》首先提出三焦的概念，将其作为六腑之一，并论述了三焦的大体部位和功能,《难经》在其基础上进一步将三焦的功能深化总结为"三焦者，水谷之道路，气之所终始也"。

三焦的主要功能是通行元气和运行津液。

1. 三焦的主要生理功能

（1）通行元气：元气是生命活动的原动力，根源于肾，通过三焦输布到五脏六腑，运行于全身，以激发和推动各个脏腑组织的功能活动。三焦是人体之气升降出入的道路，是全身气化活动的场所。三焦具有主持诸气，总司全身气机和气化的功能。

（2）运行津液：《素问·灵兰秘典论》说："三焦者，决渎之官，水道出焉。"三焦是全身津液上下输布运行的通道。全身津液的输布和排泄，是在肺、脾、肾等多个脏腑的协同作用下完成的，但必须以三焦为通道，以三焦通行元气为动力。三焦疏通水道、运行津液，调节津液代谢平衡的作用，称作"三焦气化"。三焦气化失常，水道不利，可导致津液代谢失调。正如《类经·藏象类》所说："上焦不治则水泛高原，中焦不治则水留中脘，下焦不治则水乱二便。三焦气治，则脉络通而水道利。"

2. 上、中、下三焦的部位划分及功能特点　《内经》指出"上焦如雾，中焦如沤，下焦如渎"。

（1）上焦：指胸膈以上部位，主要包括心、肺两脏，以及头面部。"上焦如雾"，是对心肺输布营养至全身作用的形象化描写与概括。喻指上焦宣发卫气，敷布水谷精微、血和津液的作用，如雾露之灌溉。

（2）中焦：指胸膈以下至脐之间，主要包括脾胃、肝胆等脏腑；"中焦如沤"，是对脾胃、肝胆等脏腑消化饮食物作用的形象化描写与概括。

（3）下焦：指脐以下的部位，主要包括小肠、大肠、肾和膀胱等。"下焦如渎"，是对小肠、大肠、肾和膀胱排泄糟粕和尿液作用的描写与概括。

应当指出，就解剖位置而言，肝胆属中焦。明清时期，温病学以三焦辨证为纲领，将三焦视为温病发展过程中由浅及深的三个不同病变阶段。将外感热病后期出现的精血亏虚和动风病证，归于下焦范围。由于肝肾同源、精血互生，故而将肝归属于下焦。

四、奇恒之腑

奇恒之腑，是脑、髓、骨、脉、胆、女子胞的合称。其形态多中空有腔而似腑，功能贮藏精气而似脏，似脏非脏、似腑非腑，故称为奇恒之腑。除胆外，均与五脏无表里配合，也无五行配属，但与奇经八脉有关。脉、髓、骨、胆的生理功能前已述及，本节主要论述脑与女子胞。

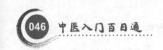

脑

脑居颅内，由髓汇聚而成。《素问·五藏生成》说："诸髓者，皆属于脑。"《灵枢·海论》说："脑为髓之海。"脑的主要生理功能是主宰生命活动、精神活动和主感觉运动。

1. 主宰生命活动　脑是生命的枢机，主宰人体的生命活动。《素问·刺禁论》说："刺头中脑户，入脑立死。"古人已认识到脑对生命至重的作用。精是构成脑髓的物质基础。《灵枢·经脉》说："人始生，先成精，精成而脑髓生。"《灵枢·本神》说："两精相搏谓之神。"两精相搏，随形具而生之神，即为元神，属先天之神。李时珍提出"脑为元神之府"。元神旺盛，则人体精力充沛，思维敏锐，脏腑气血安和。元神失常，则人体脏腑功能失控失序。元神存则生命立，元神亡则生命息。

2. 主宰精神活动　意识、思维、情志是精神活动的高级形式，脑为"髓海"，为元神之所在。除先天"元神"外，又有后天"识神"之说。识神是在"元神"的调控下，通过心的"任物"作用而进行的思维活动。脑主精神活动的功能正常，则精神饱满，意识清晰，思维灵敏，记忆力强，语言清晰，情志正常。反之，可出现或情感淡漠，或烦躁狂乱等意识思维及情志方面的异常。

3. 主感觉运动　目、耳、口、鼻、舌等五官，皆位于头面，与脑相通，因此人的视、听、言、动、嗅等，皆与脑有密切关系。《灵枢·海论》说："髓海不足，则脑转耳鸣，胫酸眩冒，目无所见，懈怠安卧。"脑髓充盈，感觉运动功能正常，则视物精明，听觉聪灵，嗅觉灵敏，感觉敏锐，语言流畅，运动自如。脑髓不足，脑主感觉、运动功能失常，可出现视物不明，听觉失聪，嗅觉不灵，感觉迟钝，肢体运动无力或失调等症。

藏象学说把脑的生理和病理统归于心而分属于五脏，其中与心、肝、肾三脏的关系尤其密切。因此，脑的病变，多从五脏论治。

女子胞

女子胞，又称胞宫、子宫、子脏、胞脏、子处等，位于小腹部，在膀胱之后，直肠之前，下口与阴道相连。女子胞的主要生理功能是主持月经和孕育胎儿。

1. 主持月经　月经，又称月信、月事、月水，是女子天癸来至后周期性子宫出血的生理现象。《素问·上古天真论》说："女子二七而天癸至，任脉通，太冲脉盛，月事以时下，故有子。"《血证论·男女异同论》说："女子胞中之血，每月换一次，除旧生新。"约到49岁，肾气渐衰，天癸竭绝，月经闭止。月经的产生，是脏腑经脉气血及天癸作用于胞宫的结果。

2. **孕育胎儿** 胞宫是女性孕育胎儿的器官。天癸至，月经来潮，正常排卵，若两精相合，则可形成胎孕。受孕之后，月经停止来潮，脏腑经络血气皆下注于冲任，到达胞宫以养胎，直至成熟而分娩。

女子月经来潮和孕育胎儿，是一个复杂的生理活动过程，与脏腑及经脉有着密切的联系，尤其与肾、心、肝、脾和冲、任二脉的关系最为密切。第一，肾中精气的盛衰直接影响天癸的产生与衰竭，对女子胞的发育和生殖功能起着决定性作用。第二，月经的来潮，胎儿的孕育，均依赖于血液，而心主血、肝藏血、脾为气血生化之源而统血，当其功能失调时，均可引起女子胞的功能失常。肝失疏泄，气机不调，可出现月经紊乱、痛经等症；若脾虚气血生化乏源或肝血亏虚，胞宫失养，可出现经少、经闭或者不孕等病症；若脾不统血或肝不藏血，可导致月经过多或者崩漏等病症。第三，冲、任二脉的作用。冲脉和任脉同起于胞中。"冲为血海""十二经脉之海"；任脉为"阴脉之海"，主妊养胎儿，为妇人妊养之本，故称"任主胞胎"。冲脉、任脉气血旺盛，注入女子胞，是月经来潮和孕育胎儿的基本保障。

总之，奇恒之腑虽与五脏没有表里配合关系，但其功能隶属于五脏，而且与奇经八脉关系密切。故奇恒之腑的病变，应结合五脏及经脉进行治疗。

【附】精室

男子之胞，名为"精室"，是男性生殖器官，具有藏精、生殖功能。精室为肾所主，与肾中精气的盛衰关系密切。精室所藏之精的有度施泄，受肝主疏泄功能的调控。此外，还与冲脉、任脉、督脉等经脉相关。睾丸，又称外肾，亦称势，"宦者少时去其势，故须不生。势，阴丸也，此言宗筋，亦指睾丸而言"（丹波元简注《灵枢·五音五味》）。临床实践中，精少、精冷、精浊等精室病变多从肾、肝、任脉、督脉论治。

五、脏腑关系——脏腑之间的分工与协作

藏象学说以五脏为中心，以精气血津液为物质基础，通过经络系统，将五脏、六腑、奇恒之腑沟通联系成有机整体。脏腑之间的关系是多重而复杂的，本节主要介绍脏与脏之间的关系、腑与腑之间的关系、脏与腑之间的关系。

脏与脏之间的关系

五脏既各司其职，又存在着密不可分的联系。五脏之间的关系以精气血津液为物质基础，其生理功能相互资生、相互制约、相互为用。

（一）心与肺

心与肺的关系，主要是气血互助，即心主行血和肺主呼吸之间的关系。

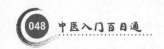

心主一身之血，肺主一身之气，两者相互协调，保证气血的正常运行。其中宗气是联系心搏动和肺呼吸的中心环节。

心与肺的病变相互影响，常表现为气血失和。如心脉瘀阻，导致肺气壅滞，气失宣降，表现为咳嗽喘促、胸闷气短等；肺气不足，导致心血瘀阻，表现为心悸心痛、胸闷气短、面唇青紫等症。

（二）心与脾

心与脾的关系，主要表现在血液生成与血液运行两个方面。

1. 血液生成　脾主运化为气血生化之源，脾气健运，则血液化生充足，而心有所主。心气推动血液运行全身，则脾得其养。若脾失健运，化源不足，或劳神思虑过度，不仅暗耗心血，又可损伤脾气，形成心脾两虚证。临床常见眩晕，心悸，失眠多梦，腹胀食少，体倦乏力，精神萎靡，面色无华等症，治之以补养心脾的归脾汤之类。

2. 血液运行　血液在脉中正常运行，既有赖于心气的推动，又依靠脾气的统摄，心主行血与脾主统血相反相成、协调平衡，维持着血液的正常运行。若心气不足，行血无力，或脾气虚损，统摄无权，均可导致血行失常，或见气虚血瘀，或见气不摄血的出血。

（三）心与肝

心与肝的关系，主要表现在血液运行和精神情志活动两个方面。

1. 血液运行　人体的血液，生化于脾，贮藏于肝，通过心运行全身。心主血脉，推动血行，则肝有所藏；肝藏血充足，疏泄有度，调节人体各部分的血量分配，也有利于心行血功能的正常进行。临床常见的血虚或血瘀病机，主要表现在心肝血虚及心肝血瘀方面。心肝血虚，可见头晕目眩，心悸失眠，爪甲色淡，面色无华等症状。

2. 精神情志活动　精神情志活动由心主宰，由肝调节，心肝协调共同维持正常的精神情志活动。病理上，心神不安与肝气郁结，心火亢盛与肝火亢逆，可两者并存或相互引动。前者可出现以精神恍惚、情绪抑郁为主症的心肝气郁证，后者则出现以心烦失眠、急躁易怒为主症的心肝火旺的病理变化。

（四）心与肾

心与肾的关系，主要表现为水火既济、精神互用两个方面。

1. 水火既济　心居上焦，五行属火；肾居下焦，五行属水。心火必须下降于肾，与肾阳共同温煦肾阴，使肾水不寒；肾水必须上济于心，与心阴共同涵养心阳，使心火不亢，这种心肾阴阳水火上下交通、互济互制的关系，称为"心肾相交"，即"水火既济"。病理上，若心火独亢于上，不能下降于肾；或肾水亏虚于下，不能上济于心，则导致心肾阴虚火旺的"心肾不交"证，表现为心烦失眠、眩晕耳鸣、腰膝酸软、梦遗梦交、五心烦热等症状。

2. 精神互用　心藏神，神全可以统驭精气，神清则精固；肾藏精，精能化气生神，积精可以全神，二者相辅相成、相互为用。病理上，可见肾精与心神失调的精亏神逸的病机变化，表现为健忘、失眠、多梦、头昏、耳鸣及失精等病症。

（五）肺与脾

肺与脾的关系，主要表现在气的生成与津液代谢两个方面。

1. 气的生成　肺主呼吸，吸入自然界的清气；脾主运化，化生水谷之精气。二者在胸中化为宗气。后天之气的盛衰，主要取决于宗气的生成。所以，肺与脾的密切配合，是后天之气生成的主要来源，故有"肺为主气之枢，脾为生气之源"之说。肺气虚累及脾，脾气虚影响肺，可导致肺脾两虚证，症见少气懒言，咳喘无力，食少倦怠，腹胀便溏等。

2. 津液代谢　肺气宣降主行水，使津液正常输布与排泄；脾主运化生成与转输津液。肺脾两脏协调配合，相互为用，是保证津液正常输布与排泄的重要环节。脾失健运，津液停聚，上干于肺，影响肺气宣降，可见咳嗽、气喘、痰多等症，故有"脾为生痰之源，肺为贮痰之器"之说。反之，肺病日久，上病及中，也可致脾气虚损，出现纳食不化，腹胀，便溏，甚则水肿等病变。

（六）肺与肝

肺与肝的关系，主要体现在调节人体气机升降方面。

"肝生于左，肺藏于右"（《素问·刺禁论》），是对肝肺气机升降特点的概括。肝气以升发为宜，肺气以肃降为顺。一升一降，升降协调，对全身气机调畅、气血调和，起着重要的调节作用。

肺与肝的病变相互影响，如肝郁化火，木火刑金，出现咳嗽胸痛、甚则咯血等肝火犯肺之证。肺的气阴不足，失于清肃，金虚木侮，可见咳嗽气短、胸胁隐痛等症状。

（七）肺与肾

肺与肾的关系，主要表现在呼吸运动、津液代谢及阴液互资三个方面。

1. 呼吸运动　肺主呼吸，肾主纳气。肺主呼吸的功能需要纳气作用协助，以维持呼吸深度。故称"肺为气之主，肾为气之根"。若肺气久虚、久病及肾，或肾气不足、摄纳无权，均可导致呼吸表浅、动则气喘、呼多吸少等肾不纳气的病机变化。

2. 津液代谢　肺主通调水道，为水之上源。肺气宣发肃降而主行水的功能，有赖于肾中阳气的激发与推动；肾为主水之脏，肾所主的水液，有赖于肺气肃降，使之下归于肾和膀胱。肺肾功能相互配合，对保证津液的正常输布与排泄具有重要作用。病理上，若肺宣肃失职，水液不能下输到肾及膀胱，则出现尿少、水肿；肾的气化失司，水气内停，寒水上泛射肺，可见水肿、尿少、咳喘不能平卧等。

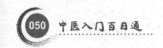

3. 阴液互资 肺与肾母子相生，阴液互资，称为"金水相生"。肾阴为一身阴液的根本，肺阴依赖肾阴滋养而充盛。金能生水，肾阴亦赖肺阴不断充养。若肾阴不足不能上滋肺阴，或肺阴亏虚，久虚及肾，可出现干咳少痰、声音嘶哑、潮热、五心烦热、颧红盗汗、腰酸耳鸣等肺肾阴虚之证。

（八）肝与脾

肝与脾的关系，主要表现在疏泄与运化的相互为用、藏血与统血的相互协调两个方面。

1. 疏泄与运化互用 肝主疏泄，调畅气机，协调脾胃升降，并泌泄胆汁，促进脾胃运化功能；脾气健运，水谷精微充足，气血生化有源，肝体得以濡养而使肝气冲和条达，有利于疏泄功能的发挥。若肝失疏泄，气机郁滞，易致脾失健运，可出现精神抑郁、胸闷太息、纳呆腹胀、肠鸣泄泻等肝脾不调之证；也可影响胃的降浊，出现胸胁胀满、恶心、呕吐等肝胃不和之证。此外，若脾胃湿热，郁蒸肝胆，则可形成黄疸。

2. 藏血与统血协调 肝主疏泄，调畅气机，促进血行；肝藏血，调节血量，防止出血，有助于脾统血；脾气健运，生血有源，且血不逸出脉外，则肝有所藏。若脾气虚弱，则血液生化无源而血虚；或脾不统血而出血，均可导致肝血不足。此外，肝不藏血可与脾不统血同时并见，临床称为"藏统失司"，可见各种虚性出血。

（九）肝与肾

肝与肾的关系，主要表现在肝肾同源、藏泄互用两个方面。

1. 肝肾同源 "肝肾同源"又称"乙癸同源"（以脏腑配天干与五行，肝属乙木，肾属癸水，故称）。

肝肾同源主要包括三方面的内容：①精血同源。肝藏血，肾藏精，精血同源于水谷精微，且能相互转化资生，故曰"精血同源"。肝血不足与肾精亏虚多相互影响，以致出现头昏目眩、耳聋耳鸣、腰膝酸软等肝肾精血两亏之证。②阴液互养。肾阴充盛滋养肝阴，使肝阳不致上亢；肝阴充足亦能补充肾阴。从五行学说而言，肾属水为母，肝属木为子，这种母子相生关系，称为水能涵木。若肾阴不足则累及肝阴，阴不制阳，水不涵木，易致肝阳上亢证，可见腰膝酸软、眩晕、中风等病症。③同具相火。相火与心之君火相对而言，一般认为相火源于命门，寄于肝、肾、胆和三焦等，尤其和肝肾关系密切。肝之相火称为"雷火"，肾之相火称为"龙火"。"龙雷之火"寓于肝肾之阴中，潜藏守位而不上亢。

2. 藏泄互用 肝主疏泄，肾主闭藏。肝肾之间存在着相互为用，相互制约的关系。肝气疏泄可使肾气闭藏而开合有度，肾气闭藏可防止精液无故丢失。肝肾之间藏泄协调，从而调节女子的排卵、月经来潮和男子的排精功能。若肝肾藏泄失职，女子可见月经失调，月经量过多或过少甚者闭经，或排卵障碍；男子可见阳痿、遗精、滑精或阳强不泄等症。

此外，肾阳资助肝阳，温煦肝脉，可防肝脉寒滞。肾阳虚衰累及肝阳，导致肝脉寒滞，可见少腹冷痛，阳痿精冷、宫寒不孕等症。

（十）脾与肾

脾与肾的关系，主要表现在先天后天相互资生与津液代谢两个方面。

1. 先天后天相互资生　脾之健运，化生精微，需肾阳的温煦蒸化，所谓"脾如釜，命如薪"，即先天激发温养后天；肾中精气需脾胃运化的水谷精微不断充养，才能充盈和成熟，即后天补养培育先天。若脾虚后天之精乏源，不能充养先天，可见生长发育迟缓、早衰，或生殖功能异常等肾精亏虚之证；肾阳不足，不能温煦脾阳，或脾阳虚，累及肾阳，均可致脾肾阳虚，可见肢冷畏寒、脘腹冷痛、食少便溏、五更泄泻等。

2. 津液代谢　肾主水，主持调节全身津液代谢，肾之气化促进脾气运化水液；脾主运化，输布津液，使肾升清降浊得以实现，防止水湿停聚。脾失健运，水湿内生，可致肾虚水泛；而肾虚气化失司，水湿内蕴，也可影响脾的运化，最终均可导致尿少水肿、腹胀便溏、畏寒肢冷等脾肾两虚、水湿内停之证。

腑与腑之间的关系

胆、胃、小肠、大肠、膀胱、三焦的六腑之间的关系，主要体现于对饮食物的消化、吸收和排泄过程中的相互联系与密切配合。

饮食入胃，经胃腐熟而成食糜，下传小肠。小肠受盛，进一步消化，在胆汁的参与下，泌别清浊，清者（水谷精微）由脾转输以养全身；其中的水液经三焦渗入膀胱，经气化作用排出体外；浊者为食物残渣下传大肠，经燥化与传导作用，形成粪便，通过肛门排出体外。三焦不仅是水谷传化的通道，更重要的是三焦的气化，推动和支持着六腑传化功能的正常运行。六腑传化水谷，虚实更替，完成受纳、消化、吸收、传导和排泄过程，宜通而不宜滞，故《素问·五藏别论》有"胃实而肠虚""肠实而胃虚"的论述，说明饮食物在胃肠中须更替运化而不能久留，故有"六腑以通为用""腑病以通为补"之说。

六腑在病变上相互影响，如胃有实热，津液被灼，可致大肠传导不利而见大便燥结。大肠传导失常，肠燥便秘也可引起胃失和降，胃气上逆，出现嗳气、呕恶等症。胆疏泄不利，常可犯胃，出现胁痛、恶心、呕吐苦水、食欲不振等症。

脏与腑之间的关系

脏与腑的关系，是脏腑阴阳表里配合关系。脏属阴主里，腑属阳主表，一脏一腑，

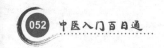

一阴一阳，一表一里，相互配合，组成心与小肠、肺与大肠、脾与胃、肝与胆、肾与膀胱的"脏腑相合"关系。

脏腑相合关系，其依据主要有四：①经脉属络。属脏的经脉络于所合之腑，属腑的经脉络于所合之脏，如手太阴肺经属肺络大肠，手阳明大肠经属大肠络肺，肺与大肠构成脏腑表里关系。②生理配合。脏行气于腑，腑输精于脏。五脏和六腑的功能相互配合。③病机相关。脏病可影响到其相合的腑，腑病也可影响其相合的脏。④脏腑兼治。根据脏腑相合关系，临床上有脏病治腑、腑病治脏、脏腑同治等方法。

（一）心与小肠

心与小肠通过经脉相互属络构成表里关系。心与小肠的关系，主要体现为心主血脉和小肠化物之间的相互为用。

生理上，心主血脉，心阳的温煦，心血的滋养，有助于小肠的化物功能；小肠化物、泌别清浊，清者经脾上输心肺，化赤为血，滋养于心。

病理上，心经实火可循经下移于小肠，引起尿少、尿赤、尿痛等症状；而小肠有热，亦可循经上炎于心，出现心烦、失眠、舌赤、口舌生疮等症状。

（二）肺与大肠

肺与大肠通过经脉的相互属络构成表里关系。肺与大肠的关系，主要体现为肺气宣降与大肠传导之间的相互为用。

生理上，肺气宣通清肃下降，肺津下达，能促进大肠传导，有利于糟粕的排出；大肠传导正常，糟粕下行，亦有利于肺气的肃降。

病理上，肺气壅塞，失于肃降，津不下达，可引起腑气不通，而致大便秘结。若大肠实热，传导不畅，腑气不通，也可影响到肺的宣降，出现胸满、咳喘等症。肺气虚弱，气虚无力传导，可见大便艰涩难行，此为"气虚便秘"。

（三）脾与胃

脾与胃同居中焦，通过经脉的相互属络构成表里关系，脾胃同为气血生化之源，后天之本。脾与胃的关系，主要包括纳运协调、升降相因、燥湿相济等方面。

1. 纳运协调　胃主受纳、腐熟水谷，是脾主运化的前提；脾主运化水谷并转输精微，为胃的继续受纳提供条件。脾胃病常相互影响。若脾失健运，可导致胃纳不振，而胃气失和，也可导致脾运失常，出现纳少脘痞、腹胀泄泻等脾胃纳运失调之症。

2. 升降相因　脾气宜升，胃气宜降，二者相反而相成。脾气上升，则清气上布，有助于胃气的通降；胃气下降，则水谷下行，助脾气升运。脾气升则水谷之精微得以输布；胃气降则食糜及糟粕得以下行。脾胃之气升降相因，既保证了饮食纳运功能的正常进行，又维护着内脏位置的相对恒定。故《临证指南医案·脾胃门》中说："脾宜升则健，胃宜降则和。"

在病理上，若脾气不升反而下陷，可出现泄泻或内脏下垂等症状。胃失和降而上逆，可产生脘腹胀满、呕吐、呃逆等症状。即所谓"清气在下，则生飧泄；浊气在上，则生膜胀"（《素问·阴阳应象大论》）。

3. 燥湿相济 脾喜燥而恶湿，胃喜润而恶燥。故《临证指南医案·卷二》说："太阴湿土，得阳始运，阳明燥土，得阴自安。以脾喜刚燥，胃喜柔润故也。"胃津充足，才能受纳腐熟水谷，为脾之运化吸收水谷精微提供条件；脾不为湿困，才能健运不息，从而保证胃的受纳和腐熟功能不断地进行。若脾湿太过，湿阻中焦，可致纳呆、嗳气、呕恶、脘腹胀痛等胃气不降之症；胃津或胃阴不足，亦可影响脾气健运，而见不思饮食、腹胀便秘、口渴等症。

（四）肝与胆

肝与胆通过经脉的相互属络构成表里关系。肝与胆的关系，主要表现在同司疏泄、共主勇怯等方面。

1. 同司疏泄 肝主疏泄，分泌胆汁；胆附于肝，藏泄胆汁。两者协调合作，疏利胆汁于小肠，帮助脾胃消化饮食物。如肝失疏泄，可影响胆汁的分泌和排泄；胆汁排泄不畅，亦会影响肝的疏泄，出现胁肋胀痛、恶心呕吐、口苦、黄疸等症。

2. 共主勇怯 《素问·灵兰秘典论》说："肝者，将军之官，谋虑出焉。胆者，中正之官，决断出焉。"人之谋虑以肝血为基础，谋虑后做出决断需要胆气中正刚强。正如《类经·藏象类》所说："胆附于肝，相为表里，肝气虽强，非胆不断，肝胆相济，勇敢乃成。"肝胆配合共主勇怯。若肝胆疏泄失常，肝气郁滞，或胆郁痰扰，可见情志抑郁，或失眠多梦、惊恐胆怯等症状。

（五）肾与膀胱

肾与膀胱通过经脉的相互属络构成表里关系。

肾为水脏，膀胱为水腑，共同完成尿液的生成、贮存与排泄。肾气充足，蒸化及固摄功能正常，则尿液正常生成，贮于膀胱并有度地排泄。膀胱贮尿排尿有度，也有利于肾气的主水功能。若肾气虚弱，蒸化无力，或固摄无权，可影响膀胱的贮尿排尿，而见尿少、癃闭或尿失禁。膀胱湿热，可影响到肾，出现尿频、尿急、尿痛、腰痛等症。

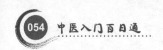

第二节　生命的物质与主宰——精、气、血、津、液、神

一、生命的基本物质——精

（一）精的概念与分类

精是构成和维持人体生命活动的最基本物质，是生命活动的根本。《素问·金匮真言论》说："夫精者，身之本也。"

从范畴大小上，人体之精有广义之精与狭义之精之分。

精，指体内的精微物质。人体之精有广义、狭义之分，广义之精指能够维系人体生理功能活动过程的所有物质，包括精、血、津、液等。狭义之精专指生殖之精。

从生成来源上讲，精可分为先天之精与后天之精。

先天之精源于父母的生殖之精，与生俱来，是构成胚胎的原始物质，是生命产生的本原，是维系生命活动的根本。

后天之精源于饮食水谷精微，通过脾胃的运化以及脏腑功能的综合作用而生成，是维持生命活动的重要物质。

（二）人体之精的生成、贮藏和施泄

人体之精的生成从父母给予的先天之精开始，出生之后源源不断地化生后天之精布散到全身。

人体之精贮藏于五脏，主要藏于肾。

精的施泄一方面就像润滑油一样能够对人体起到濡养的作用，或者像燃料一样化气、化神，以激发、推动和调控人体的生理功能。另外生殖之精，以男子排精，女子排卵的形式排出体外。

总之，精的贮藏与施泄相互为用，协调共济，是气的推动和固摄作用统一的结果，也是肝疏泄与肾封藏生理功能协调的结果。

（三）人体之精的功能

1.繁衍生命　先天之精在后天之精培育下生成的生殖之精，具有繁衍生命的作用。父母将生命物质通过生殖之精遗传给子代。生殖之精承载着生命遗传物质，是新生命的"先天之精"。

2.濡养作用　精能濡养、滋润脏腑、形体、官窍，是各脏腑组织生理功能得以正常发挥的基础。如肾精亏损，可见性功能减退或生育能力下降；脾精不足，则见营养不良，气血衰少；肺精不足，则见呼吸障碍、皮毛干枯无泽等病症。

3. 化血、化气、化神作用 精能化血，是血液生成的来源之一。一方面水谷之精化生血液，另一方面肾精生髓化生血液。故精足则血旺，精亏则血虚。临床多用鹿茸、紫河车、龟甲胶等血肉有情之品来补益精髓以治血虚。

精可化气。精如同发动机的燃料，燃料需要燃烧起来，才能最大限度地提供动力，这种变化称为气化。如先天之精化为元气，可行使促生长发育、激发五脏六腑的功能；水谷之精化为水谷之气，才能行于脉中化为营气发挥营养作用，行于脉外化为卫气起防卫作用等。

精能化神。精如油灯中的油一般，灯发出光亮则类似人体之精生出的神。我们平时经常说"积精全神"，只有灯油充足了，发出的光亮才能充足，精是化神的物质基础。

4. 抗邪作用 精足是生命力强盛的基础，精足则正气盛，不易受到病邪的侵扰，精虚则无力抗邪，在一定条件下更容易发病。

二、生命的动力与能量——气

（一）人体之气的概念

气是人体内活力很强、运动不息的极细微物质，是构成和维持人体生命活动的基本物质。

首先，气是构成人体的基本物质。万物由气构成，人是自然界的产物，故人的生命活动也是以气为物质基础。

其次，气是维持人体生命活动的物质基础。《素问·六节藏象论》中说："天食人以五气，地食人以五味。"天地之气为人提供空气与饮食营养来源。

（二）人体之气的生成

1. 物质基础——先后天两大来源 先天之气来源于父母，由先天之精所化生，是人体之气的根本和生命活动的原动力。

后天之气由水谷精气和自然界清气结合而成。由饮食水谷化生的水谷之精气布散周身，成为人体之气的重要部分。

2. 脏腑功能——综合作用 肾为生气之根。肾藏精，先天之精化生的先天之气，是人体之气的根本。肾精充则元气足，肾精亏则元气衰。

脾胃为生气之源。脾胃运化产生的水谷之精化生水谷之气，是人体后天之气的主要来源。若脾胃功能衰退，则一身之气衰少。

肺为生气之主。肺主气，自然界清气必须依靠肺的呼吸运动，吐故才能纳新。如果肺丧失了呼吸功能，人体之气不能正常生成，会危及生命。

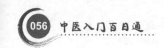

（三）人体之气的运动与变化

气的运动称为气机。机，机要、枢机、关键之意，表达了气的运动规律及重要性。

气的基本形式可以概括为升、降、出、入四种。

气的升降出入运动，可以通过脏腑的功能活动体现出来。如肺气宣发，推动肺呼出浊气，体现了肺气升与出的运动；肺气肃降，推动肺吸入清气，体现了肺气降与入的运动。

从全身脏腑之气的运动规律来看，心肺在上，其气宜降；肝肾在下，其气宜升；脾胃位居中焦，脾气升而胃气降，斡旋四脏之气的升降运动，为人体气机升降之枢纽。人体之气的运动，从局部某个脏腑而言，各有侧重，但从整体的生理活动而言，升与降、出与入之间又是协调平衡的。一般可体现出升已而降、降已而升、升中有降、降中有升的特点。

气的运动畅通无阻，并且升降出入之间协调平衡，称之为"气机调畅"。

气的升降出入运动之间平衡失调，称为"气机失调"。

如气的运行受阻而不畅通，局部阻滞不通，称作"气滞"。气滞可由外邪侵袭、情志刺激、痰湿、食积、瘀血等有形之邪所致。主要表现出胀、满、痛等特点。如肝气郁滞可出现胁肋胀痛，可用柴胡疏肝散之类进行疏肝理气，气畅则郁除。

气的上升太过或下降不及，称作"气逆"。多见于肝肺胃等脏腑病证。如肝气上逆，可上冲于头目，出现眩晕，急躁易怒等表现，可用代赭石、龙骨、牡蛎等镇肝降逆或益阴潜阳；胃气上逆则可见呃逆恶心甚则呕吐等，宜和胃降逆，可用旋覆花、代赭石、半夏等降逆和胃，下气消痰等；肺气上逆，出现咳、喘、哮等，可采用桑白皮、杏仁、苏子等泻肺降气平喘，恢复肺自身肃降的特性。

气的上升不及或下降太过，称作"气陷"。气陷多由气虚病变发展所致。如脾气虚可以表现为上气不足与中气下陷两方面。

上气不足，指水谷之精微不能上输于头目，头目失养，可见头晕、眼花、耳鸣、疲倦乏力等症。中气下陷，指脾气虚损，升举无力，可致内脏器官位置下移，形成胃下垂、肾下垂、子宫脱垂、脱肛等病变。治疗时宜升举清阳，用补中益气汤类进行治疗。

此外，气陷也可见于胸中大气下陷。

气的外出太过不能内守，称作"气脱"。气脱病变多由正不敌邪，或慢性病长期消耗，气不内守而外散脱失；或因大出血、汗吐下太过等所致。可见面色苍白、汗出不止、目闭口开、全身软瘫、手撒身软、二便失禁、脉微欲绝等症。气脱之证病势危急，可用独参汤益气固脱，取人参急煎，顿服。

气不能外达而郁结闭塞于内，称作"气闭"。多由情志抑郁，或外邪、痰浊等闭塞气机所致。有因触冒秽浊之气所致的闭厥，突然精神刺激所致的气厥，剧痛所致的痛厥，痰阻气道之痰厥等。发病多急骤，以突然昏厥、不省人事为特点。

《素问·举痛论》指出："百病皆生于气也。"故调畅气机为防治疾病的基本法则。

（四）人体之气的功能

1. 推动作用——激发兴奋　气具有强大的推动力，生命活动的动力就在于气的激发与推动。

主要体现于：①激发和促进人体的生长发育与生殖功能；②激发和促进各脏腑经络的生理功能；③激发和促进精、血、津液的生成与运行；④激发和兴奋精神活动。

病理状态下，气的推动、激发作用减弱，儿童会出现五软五迟，成人未老早衰等；脾气虚则食欲减退，消化力弱；肺气不足，则气短气喘等。气推动激发精、血、津液的运行功能下降，就会导致血瘀、痰饮、水肿等病理产物的形成。诸如此类的病症，补气为第一要务。

2. 温煦作用——气主煦之　气是人体热量的来源，具有温煦人体的作用。《难经·二十二难》说："气主煦之。"主要体现于：①温煦机体，维持相对恒定的体温；②温煦脏腑、经络、形体、官窍，维持其正常生理活动；③温煦精、血、津液，维持其正常运行、输布与排泄，即所谓血"得温而行，得寒而凝"。

气的温煦作用失常，可出现体温低下、畏寒、脏腑功能减弱、血和津液运行迟滞等寒象，所以有"气不足便是寒"之说。所以，寒者温之，如果是脾胃虚寒，可选用理中汤加减治疗，可使用炮姜、附子等温养阳气的药物。

3. 防御作用——正气存内，邪不可干　气的强大活力具有护卫肌表、防御外邪和驱邪外出的作用。一是抵御外邪的入侵，《素问·刺法论（遗篇）》说："正气存内，邪不可干。"二是驱邪外出，促进康复。气的防御功能正常，邪气不易侵入；即使发病，也易于治愈。

气的防御功能减弱，一是易染疾病，故《素问·评热病论》说："邪之所凑，其气必虚。"二是患病后难以速愈。所以，防御功能与疾病的发生、发展与转归有着密切的关系。

4. 固摄作用——固阴摄精　气的固摄作用，指气对体内液态物质的固护、统摄和控制，使其不无故丢失。主要体现于：①固摄血液，防止其逸出脉外，维持其正常循行；②固摄汗液、尿液、胃液、肠液等，防止其丢失；③固摄精液，防止妄泄。

若气的固摄作用减退，如气不摄血，可致各种出血；气不摄津，可导致自汗、多尿、小便失禁、流涎、泄下滑脱等；气不固精，可出现遗精、滑精和早泄；气虚而冲任不固，可出现早产、滑胎等。

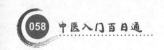

5. 中介作用——感应传递信息 气的中介作用主要指气感应传导信息，以维系机体联系的作用。

大千世界，一气相牵；生命活动，以气相连。比如对经穴刺激引起的感应及传导，称为"针感""经络感传"，《内经》称为"气至"，即"得气"。治疗上的整体观也是通过气的中介传导作用来实现的，比如上病下治，下病上治，以及"以右治左，以左治右"等。

（五）人体之气的分类

根据气的主要分布部位及功能特点不同，把气分为元气、宗气、营气、卫气。

1. 元气 元气又名原气，是人体最根本、最重要的气，是生命活动的原动力。

（1）生成与分布：元气由肾中先天之精化生，这是元气的根基，出生以后，又要得到后天水谷之精气的不断培育。故元气的盛衰，既与先天禀赋直接相关，亦与脾胃运化水谷精气的功能有关。

元气根于肾，通过三焦循行全身，内而五脏六腑，外而肌肤腠理，无处不到。

（2）生理功能：一是推动和调节人体的生长发育和生殖功能；二是推动和调节各脏腑、经络、形体、官窍的生理活动。所以说，元气是人体生命活动的原动力。

若先天禀赋不足，或后天失养，或久病、重病、大病会伤及元气，从而产生种种病变。

2. 宗气 宗气，是聚于胸中之气。宗气在胸中聚集之处，称作"气海"，又名"膻中"。

（1）生成与分布：宗气是由脾化生的水谷之精气，与肺吸入的自然之清气结合而生成。因此，肺的呼吸功能、脾的运化功能正常与否，直接影响着宗气的盛衰。

宗气分布途径有三：一是上出于肺，推动呼吸；二是贯注心脉，推动血行；三是沿三焦向下运行于脐下丹田（下气海），注入腹股沟部位足阳明胃经的气街，再下行于足。

（2）生理功能：主要有行呼吸、行气血和资先天三个方面。

1）走息道而行呼吸：宗气上走息道，助肺气进行呼吸运动。凡语言、呼吸、声音的强弱，都与宗气的盛衰有关。

2）贯心脉以行气血：宗气贯注于心脉，促进心脏推动血液运行。凡血液的运行、心搏的力量与节律等皆与宗气有关。

3）资助先天元气：宗气下行蓄积于脐下丹田，以资先天元气。

基于宗气的上述作用，又称宗气为"大气""动气"。

若虚里处搏动躁急，引衣而动，是宗气大虚之象。

3.营气 营气，是在脉中营运不休而具有营养作用的气。又名"荣气"。营有营养、营运之意。营气具有化生血液的作用，又称"营血"；营气与卫气相对而言，行于脉内为阴，故又被称为"营阴"。

（1）生成与分布：营气来源于脾胃化生的水谷精气，由水谷精气中的精华部分所化生。营气分布于脉中，成为血液的组成部分，循脉运行上下，内入脏腑，外达肢节，终而复始，营周不休。

（2）生理功能：营气的生理功能有化生血液和营养全身两个方面。

1）化生血液：营气是化生血液的物质基础，其与津液注入脉中，则化而为血。故《灵枢·邪客》有"营气者，泌其津液，注之于脉，化以为血"之说。

2）营养全身：营气循脉流注全身，为脏腑、经络等生理活动提供营养物质。营运全身上下内外，流乎于中而滋养五脏六腑，布散于外而灌溉皮毛筋骨。

4.卫气 卫气是行于脉外而具有保卫作用的气。卫气与营气相对而言，属性为阳，故又称为"卫阳"。

（1）生成与分布：卫气来源于脾胃运化之水谷精微，由水谷精微中的慓悍部分，即最具活力部分所化生。故《素问·痹论》说："卫者，水谷之悍气也，其气慓疾滑利。"

卫气行于脉外，不受脉道约束，外而皮肤肌腠，内而胸腹脏腑，布散全身。

（2）生理功能：卫气有防御外邪、温养全身和调节腠理的生理功能。

1）防御外邪：卫气布于肌表，构成一道抵御外邪入侵的防线，使外邪不能侵入机体。因此，卫气充盛则外邪难侵，卫气虚弱则外邪易袭。

2）温养全身：卫气对脏腑、肌肉、皮毛等发挥温养作用，维持人体体温的相对恒定。如《读医随笔·气血精神论》所说："卫气者，热气也——虚则病寒，实则病热。"

3）调节腠理：卫气调节腠理开阖、汗液排泄，能维持体温的相对恒定，调和气血，从而维持机体内外环境的阴阳平衡。卫气调节腠理开阖失职，可见无汗、多汗或自汗等症状。

此外，卫气循行与睡眠也有密切关系。卫气白昼出于体表，人便醒寤。卫气夜晚入于体内阴分，人便入睡；若卫气循行异常，则可导致寤寐异常。卫气行于阳分时间长则少寐，行于阴分时间长则多寐。

营气和卫气同源异流，关系密切，二者的关系见下表。

表 1-7　营气与卫气比较表

区别	营气	卫气
生成	脾胃水谷精微所化生	
特性	水谷之精气	水谷之悍气
分布	行于脉中	行于脉外
功能	化为血液 营养周身	防御外邪 温养全身 调节腠理
属性	阴	阳

营卫之气阴阳相随，内外相贯，一阴一阳，互为其根。若营卫不和，不但可以导致恶寒发热、无汗或身痛等外感疾病，也可导致营卫不足之虚劳等内伤病变。因此，营卫失调是临床多种病症产生的重要机制。

医圣张仲景创制的桂枝汤，是调和营卫的代表方，被称为"群方之冠"。

人体之气，除了上述四种气之外，还有"脏腑之气""经络之气"之说。它们既是构成各脏腑、经络的最基本物质，也是脏腑或经络生理功能的具体体现。

在中医学中，"气"这个名词还有多种含义。例如，将自然界六种不同气候变化称作"六气"，将体内不正常的水液称作"水气"，将中药的四种性质称为"四气"等，这些"气"与本章所论述的人体之气有明显的区别。

三、生命之至贵——血

（一）血的概念

血，是运行于脉中的富有营养和滋润作用的红色液体，是构成人体和维持生命活动的基本物质之一。

脉是血液运行的管道，故称为"血府"。血必须在脉中正常运行，才能发挥其生理功能。如因某些原因而逸出脉外，即为出血，又可称为"离经之血"。

（二）血的生成

水谷精微和肾精是血液化生的基础物质。在脾胃、心肺、肾等脏腑的共同作用下，化生为血液。

1. 物质基础

（1）水谷之精：中焦脾胃受纳、运化饮食水谷，吸收精微物质，经过气化生成红色的血液。水谷之精化生的营气和津液是血液的主要构成成分。

（2）肾精：肾所藏的精是生成血液的原始物质。肾藏精，精生髓，髓充于骨，可化为血。

2. 相关脏腑

（1）脾胃：脾胃为血液生化之源。脾胃运化的水谷精微所产生的营气和津液，是血液的主要构成成分。脾胃运化功能强健与否，直接影响着血液的化生。

（2）肾肝：肾在血的生成中主要有两方面的作用：一是肾藏精生髓而化血；二是肾精化生元气，激发脏腑功能活动而化血。血液的化生也与肝的作用密切相关。临床上治疗血虚证，可采用补益肝肾法，促进血液化生。

（3）心肺：脾胃运化的水谷精微，上输于心肺，在肺吐故纳新之后，复注于心脉化赤而变成新鲜血液。所以《侣山堂类辩》说："血乃中焦之汁，流溢于中以为精，奉心化赤而为血。"

（三）血的运行

1. 影响血液运行的因素

（1）气：血液正常运行，取决于气的推动作用与固摄作用之间的协调平衡。气的推动作用，是血液运行的动力；气的固摄作用，使血液行于脉中而不逸出脉外。临床治疗血行失常，首当调气。

（2）脉道：血行脉中，脉为血府。脉道完好无损和通畅无阻，是保证血液正常运行的重要因素。

（3）血液的状态：血液是否充盈、血液的清浊及黏稠等状态，都可以影响血液的运行。

此外，血液的运行也与机体自身和周围环境的寒热温凉等因素有关。

2. 相关脏腑 血液的正常运行，与五脏功能密切相关。

心主血脉，心气充沛，维持心的正常搏动，推动血液在全身循环流行，故心气是血液运行的基本动力。肺主气，朝百脉而助心行血；肝主疏泄，调畅周身之气机，促进血行。脾统血、肝藏血则是固摄血液运行的重要因素。所以，血液的正常运行，需要心、肺、肝、脾等脏生理功能相互协调、密切配合。此外，肾精所化元气是激发推动血液运行的原动力。所以，五脏功能失常，都可在不同方面影响血液的正常运行。

如果气的推动力不足，会导致气虚血瘀，补阳还五汤是代表方之一。如果是固摄力不足，亦可导致出血，如脾气亏虚，不能统血致便血、崩漏等，可选用归脾汤等加减进行治疗。如果气机亢逆，如肝气暴涨，上犯于肺胃，血随气涌，可引起咳血、呕血等，可用咳血方等加减治疗。

（四）血的功能

1. 濡养作用 血具有营养和滋润全身的生理功能。《难经·二十二难》说："血主濡之。"血的濡养作用，反映在面色、肌肉、皮肤、毛发、感觉和运动等方面。血液充盈，濡养功能正常，则面色红润，肌肉壮实，皮肤毛发润泽，感觉灵敏，运动自如。

若血虚，濡养功能减弱，则可出现脏腑功能低下，面色萎黄，肌肉瘦削，皮肤干涩，毛发不荣，肢体麻木或运动无力等。

2. 化神作用　血是人体神志活动的主要物质基础，《素问·八正神明论》云："血气者，人之神，不可不谨养。"《灵枢·平人绝谷》云："血脉和利，精神乃居。"说明人体的精神活动必须得到血液的营养。血液充盛，血脉和利，则精力充沛、神志清晰、思维敏捷、活动自如；若血虚、血热或血运失常时，则可见神疲、失眠、多梦、健忘、烦躁，甚至神志恍惚、谵狂、昏迷等多种临床表现。

四、生命的河流——津液

（一）津液的基本概念

津液，是人体一切正常水液的总称，包括脏腑、形体、官窍的内在液体及其正常的分泌物，如胃液、肠液、泪、汗、涎、涕、唾沫等，是构成和维持人体生命活动的基本物质。

这里需要注意，津液强调的是正常的水液，诸如水湿、痰饮这类病理产物，不能被称作津液。其次，从整体上来看，津与液性质类似于水，但是不等同于水，津液中含有许多营养物质。

津和液二者在性状、分布和功能上有所不同：质地较清稀，流动性较大，布散于体表皮肤、肌肉和孔窍，并能渗入血脉，起滋润作用的，称为津；质地较浓稠，流动性较小，灌注于骨节、脏腑、脑、髓等，起濡养作用的，称为液。

津与液虽有一定的区别，但两者同源于饮食水谷，生成于脾胃，并可相互渗透补充，所以津液常并称，不作严格区分，但在病理上，有"伤津""脱液"病机变化的分辨。

（二）津液的代谢

津液的代谢，包括津液的生成、输布和排泄，它依赖于多个脏腑生理功能相互协调与配合，是一个较为复杂的生理过程。《素问·经脉别论》简要概括为："饮入于胃，游溢精气，上输于脾，脾气散精，上归于肺，通调水道，下输膀胱，水精四布，五经并行。"

1. 津液的生成　津液的生成取决于两个方面：一是有充足的水饮类食物摄入；二是脾胃、小肠、大肠等脏腑的气化功能正常。

2. 津液的输布与排泄　津液的输布与排泄主要依赖脾、肺、肾三脏以及肝、三焦、膀胱等脏腑的综合作用而完成的。

津液经过脾的运化，一是上输于肺，二是直接将津液向四周布散至全身。若脾失健运，津液输布障碍，则易致水湿痰饮，或为水肿胀满等。

肺为水之上源，主通调水道。肺接受脾上输的津液，通过肺的宣发将津液向上向外布散于头面肌表，通过肺的肃降将津液向下向内输布于各脏腑组织，并下达于肾。若肺气通调水道功能失常，则可发为痰饮，甚则水泛为肿。

肾主水，由肺下输至肾的津液，在肾的气化作用下，升清降浊，清者蒸腾上升，浊者化为尿液注入膀胱。若肾气蒸化失常，则可引起尿少、尿闭、水肿等病变。

津液的输布还需要肝与三焦的参与。肝主疏泄，调畅气机，气行则津行。三焦为"决渎之官"，是津液在体内流注、输布的通道。若肝失疏泄，可致津液停滞，产生痰饮、水肿以及痰气互结的梅核气、瘿瘤、鼓胀等病证。

津液的排泄，除了尿液、汗液、呼气之外，大肠排出的粪便中亦带走一些津液。其中尿液的排泄是津液代谢的主要途径。

综上所述，津液的输布与排泄，需要多个脏腑的综合协调来完成，其中尤以肺、脾、肾三脏为要。津液代谢失常，除水液停滞，形成水湿痰饮这些病理产物之外。还有津液不足的病症。

津液不足的形成因素，一是生成不足，如久病体弱，脏腑功能减退等导致津液亏损；二是丢失消耗太过，如严重的吐泻，大汗，大面积的烧伤；或者外感热邪，灼伤津液；或内热耗伤津液而致。

（三）津液的功能

1. 滋润濡养 津液中含有大量水分和一些营养物质，广泛地渗灌于脏腑官窍、形体肢节等组织器官之中，发挥着濡润和滋养全身的作用。津液充足，则肌肤丰润，毛发光泽，关节滑利，屈伸自如，骨骼坚固，脑髓盈满。若津液不足，可致皮毛、肌肉、孔窍等失于滋润出现干燥的病变；骨节、脏腑以及脑髓失去濡养而生理活动受到影响，从而发生多种病理变化。

2. 充养血脉 津液渗入血脉，化生血液，并起着濡养和滑利血脉的作用。

此外，津液的代谢还能通过调节人体体温从而起到调节人体阴阳平衡的作用。主要是通过汗液的排泄进行调节。如气候炎热或体内发热时，津液化为汗液向外排泄以散热；而天气寒冷或体温低下时，津液因腠理闭塞而减少出汗，如此则可维持人体体温相对恒定。

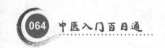

五、生命的主宰——神

（一）神的基本概念

人体之神有广义、狭义之分。广义之神指人体生命活动的主宰及其外在总体表现的统称，包括形色、眼神、言谈、表情、应答、举止、精神、情志、声息、脉象等方面；狭义之神指意识、思维、情志等精神活动。

神依附于形体而存在。如《灵枢·天年》说："血气已和，荣卫已通，五脏已成，神气舍心，魂魄毕具，乃成为人。"形为神之质，神为形之用。形存则神存，形亡则神灭。

（二）神的生成

精、气、血、津液是神产生的物质基础。《灵枢·本神》说："两精相搏谓之神。"先天精气所生之神，称为"元神"，是神志活动的原动力。神的活动又必须依赖于后天水谷精气的滋养。故《荀子·天论》说："形具而神生。"其中血液是神志活动的最主要的物质基础。

五脏藏精、气、血、津液，故五脏皆藏神。故《素问·宣明五气》说："心藏神，肺藏魄，肝藏魂，脾藏意，肾藏志。"五脏精、气、血、津液充盈，则五神安藏守舍；五脏精、气、血、津液亏虚，不能化生或涵养五神，则神志活动异常。

（三）神的功能

神是生命活动的主宰，又是生命活动的总体现，对人体生命活动具有重要的调节作用。故《素问·移精变气论》说："得神者昌，失神者亡。"

1. 主宰和调节生命活动　神是人体生理活动的主宰，其盛衰是生命力盛衰的综合体现。人体脏腑的生理功能，精、气、血、津液的代谢，都必须依赖神的统领与调控，故凡呼吸运动、血液循行、消化吸收、生长发育、生殖功能等，只有在神的统帅和调节下，才能发挥正常作用。

2. 主宰精神活动　神是人体精神活动的主宰。《类经·疾病类》说："心为五脏六腑之大主，而总统魂魄，兼赅志意。"神的生理功能正常，则意识清晰，思维敏捷，反应灵敏，睡眠安好，情志正常。神的生理功能异常，可见神疲健忘，思维迟钝，反应呆滞，失眠多梦，情志异常，甚则神昏，痴呆，癫狂等。

六、精、气、血、津液、神之间的关系

精、气、血、津液皆归属于"形"的范畴，神是生命活动的主宰。形与神相互依存、相互为用。形神统一是生命存在的根本保证。正如《灵枢·本脏》所说："人之血

气精神者，所以奉生而周于性命者也。"

精、气、血、津液、神都有各自的功能和特点，但又不是各自孤立、互不相干，而是有着密切的联系。学习精气血津液神之间的关系，对于从整体上、辨证地认识人体以及指导临床具有重要意义。

（一）气与血的关系

气与血是人体的基本生命物质，在生命活动中有着极其重要的意义，如《素问·调经论》说："人之所有者，血与气耳。"《难经·二十二难》说："气主煦之，血主濡之。"气与血的关系，通常概括为"气为血之帅""血为气之母"。

1. 气为血之帅 气为血之帅，指气对血有化生、推动、统摄等作用，具体表现为气能生血、气能行血、气能摄血。

（1）气能生血：指气参与并促进血液的生成。具体表现：一是指气为化生血液的原料。营气直接参与血液的生成，是血液的主要组成部分。二是指气化是血液生成的动力。从饮食物转化为水谷精微，水谷精微化生营气，营气和津液化赤为血，以及肾精化血，都离不开脾胃、心、肺、肾等脏腑之气的气化作用。所以，气旺则血充，气虚则化生血液功能减弱。临床治疗血虚病证，常以补气药配合补血药使用，即是气能生血理论的应用。如当归补血汤，当归和血补血，黄芪补气，黄芪用量为当归的五倍，就是取气能生血之意。

（2）气能行血：指气的推动作用是血液运行的动力。气行血乃流，《血证论·阴阳水火血气论》："运血者，即是气。"气行则血行，气率领、统帅血的正常运行。反之气行失常，则血行亦失常。如气虚或气滞则血瘀，气逆则血随气升，气陷则血随气下。因此，临床治疗血液运行失常的病证，可用补气、行气、降气、升提的药物，即是气能行血理论的应用。

（3）气能摄血：指气对血的统摄作用，使其正常循环于脉中而不逸于脉外。此与脾气统血的作用有关。如果气虚不足以统摄，则往往导致种种出血症状，称为"气不摄血"。治疗常用补气摄血之法。如脾气虚所致的尿血、便血、崩漏等出血病证，当治以健脾益气止血之法。

2. 血为气之母

（1）血能养气：血富含营养，为功能活动提供物质基础。临床上血虚常见气少，补血则能益气，著名的八珍汤包含四君子汤和四物汤，为气血双补的代表方。

（2）血能载气：指血液是气的载体。气活力很强容易逸脱，而血为气之府。《血证论·阴阳水火血气论》"守气者，即是血"；《张氏医通·诸血门》说："气不得血，则散而无统。"临床上每见大出血而气随血脱，当急用大剂"独参汤"补气

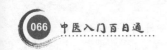

摄血、益气固脱。所谓"有形之血不能即生，无形之气所当急固"（《景岳全书·杂证谟》）。

（二）气与津液的关系

气属阳，血和津液皆属于阴。所以，津液与气的关系和血与气的关系相似。包括气能生津、行津、摄津和津能化气、载气。

1. 气对津液的作用——气能生津、行津、摄津　津液在人体的生成、输布与排泄，离不开三焦所行元气的激发、推动与蒸化。具体而言，又与各脏腑功能密切相关。当气化无力，可以造成津液生成不足，也可以导致津液代谢障碍而产生水湿痰饮等病理产物。

比如，当气不生津导致人体津液不足时，在用补津药的同时，必须加上人参或黄芪以补气生津。当气不行水形成水湿痰饮时，临床常将补气、行气法与利湿、化痰法配合使用，如《丹溪心法·痰》所谓"善治痰者，不治痰而治气，气顺则一身之津液，亦随气而顺矣"，即是气能行津理论的具体运用。当气不摄津时会导致遗尿、多涎、自汗等症状。在治疗这类症状时要注意补气摄津。

2. 津液对气的作用——津能化气、载气　津液作为有形物质，在脏腑阳气的蒸腾温化下，可以化生为气，如同发动机燃料的气化生成动能一般。病理上，津液亏虚亦会造成气虚。严重脱水的人，除了会出现口干舌燥的表现外，还会有四肢无力，气力不足的表现。

津液与血是气在人体运行的两大载体。若津液丢失过多，如暑热病证，不仅耗伤津液，而且气亦会随汗液外泄，可见少气懒言、体倦乏力等"气随津泄"症状。大汗、剧烈吐泻等津液大量丢失时，气亦随之大量外脱。故《金匮要略心典》中有说："吐下之余，定无完气。"因此，临床使用发汗、涌吐和泻下治法时，必须适当，中病即止，不要太过而变生他病。

（三）津液与血液之间的关系——津血同源

血和津液均由水谷精微所化生，同具营养和滋润的功能，两者之间可以相互资生、相互转化，称为"津血同源"。即津液不断渗入脉中，与营气相合，化为血液；脉内的血液，其液体成分渗于脉外便化为津液，二者同盛同衰。津液还可化为汗液排出体外，故又有"血汗同源"之说。

由于津液和血液在生理上密切联系，故在病理上也常相互影响。如失血过多，脉外之津液大量渗入脉内，在血虚的同时，可出现口干、尿少、皮肤干燥等津伤之症。因此，对于失血患者，治疗上不宜妄用汗法。反之，津液大量耗损时，脉内的津液也会较多地渗出于脉外，从而形成血脉空虚，津枯血燥或津亏血瘀等病变。所以，对于大汗等导致津液亏损的患者，也不可轻用破血逐瘀之峻剂。《灵枢·营卫生会》有"夺血者无汗，夺汗者无血"之说。这里的"无"通"勿"，不要之义。汉·张仲景《伤寒论》又有"衄家不可发汗"和"亡血家不可发汗"之诫。此即"津血同源"理论在临床上的实际应用。

（四）精、气、神之间的关系

精、气、神为人身"三宝"，三者之间存在着相互依存、相互为用的关系。精可化气，气能生精、摄精，精与气之间相互化生；精气能生神、养神。精和气是神的物质基础，而神又统御精与气。

1.精气互化生神　人体之精是人体之气的生化之源，而精的化生又离不开气化作用。精足则气旺，精亏则气衰；气充则精盈，气虚则精亏。精气互生理论的临床应用，如《景岳全书·阳不足再辨》所说："有善治精者，能使精中生气；善治气者，能使气中生精。此自有可分不可分之妙用也。"

精和气是构成和维持人体的基本物质，是神的物质基础。

2.神御精气　神是人体生命活动的主宰与总体现，神能统摄精与气。中医学提倡"积精则能全神"，同时也提倡"调神养气"。

精、气、神三者之间相互依存、相互为用的关系就叫作形与神俱，精神合一，是生命活动的根本保证。

第三节　认识体质

一、体质及其构成与特性

（一）概念

体质是指个体在先天禀赋和后天获得的基础上所形成的形态结构、生理功能和心理状态方面综合的相对稳定的特性。综合来看体质就是不同个体的身心特性。

（二）体质的构成要素

体质由形态结构、生理功能和心理状态三方面构成。

1.形态结构的差异性　人体外部形态和内部形态的差异性，构成个体体质形态结构的差异性。个体外观形态的特征，包括体格、体型、体重、性征、体姿、面色、唇色、毛发等。体格反映人体生长发育水平、营养状况和锻炼程度的状态。《灵枢·逆肥顺瘦》中将人分为肥人与瘦人，并指出："肥人血气充盈，肤革坚固；瘦人皮薄色少，易脱于气，易损于血。"元代医家朱丹溪在《格致余论》中进一步指出体型与发病的关系："肥人湿多，瘦人火多。"可见注重机体形态变化，是养生保健、增强体质的早期关键所在。

2. 生理功能的差异性 不同形态结构决定着不同的生理功能。不同个体在饮食、呼吸、二便、睡眠、感觉、毛发、舌象、脉象等方面都有所不同。有的人能吃，有的人能睡；有的人呼吸深长有力，有的人呼吸短促乏力；有的人吃得少但很容易胖，有的人怎么吃都吃不胖。这些都是脏腑经络及精气血津液不同生理功能状态的反映，是了解体质状况的重要内容。

3. 心理状态的差异性 由于个体脏腑精气及功能的不同，个体情志活动表现出的心理特征也不同。如《灵枢·阴阳二十五人》言具有"圆面、大头、美肩背、大腹、美股胫、小手足、多肉、上下相称"等形态特征的土型之人，多表现为"安心、好利人、不喜权势、善附人"等心理特征。人的心理特征不仅与形态、功能有关，而且与个人生活经历以及所处的社会文化环境有着密切的联系。

（三）体质的特点

1. **先天遗传性** "人之始生……以母为基，以父为楯"（《灵枢·天年》）。父母之精是生命个体形成的基础。个体的外表形态、精神情志、脏腑功能等特质均与父母的先天遗传有关。先天因素维持着个体体质的相对稳定，是决定体质形成和发展的根本原因。

2. **个体差异性** 由于先天禀赋和后天因素的不同，使不同个体在形态结构、生理功能和心理活动等多方面都呈现出显著的个体差异，这就是个体差异性。个体差异性是认识不同个体身心特征的核心所在。

3. **形神一体性** 体质主要有形态结构、生理功能和心理因素三大构成要素。从中医角度来说，形态结构和生理功能隶属于形的范围，心理因素则归属于神的范围，所以体质是形神一体的综合体现。理想的体质就是形健神旺。

4. **群类趋同性** 同一种族或聚居在同一地域的人，因为生存环境和生活习惯相同，从而使人群的体质具有相同或类似的特点。长期居住在某一地区或同一种族的人，由于共同的生存环境与生活习惯，遗传背景和生存环境具有同一性，因此体质具有群类趋同性。如人们常说山东大汉，却不说广东大汉。再如南方以米饭为主食，而北方更喜欢面食。面粉含淀粉较多，含糖量较高，所以相对而言，北方人的体型更显魁梧，健壮一些；而南方人更显精干，纤弱一些。

5. **相对稳定性** 有些个体的体质一旦形成，是不会轻易改变的。主要是个体秉承父母的遗传信息，所表现出的一些特征不会轻易改变。另外，长期稳定的环境也是维持体质相对稳定的重要因素。

6.动态可变性 先天禀赋决定着个体体质的相对稳定性，后天因素又使体质具有可变性。体质的可变性体现在机体随年龄变化呈现出不同的体质特点，或随外界环境因素变化而呈现变化等。这些因素互相影响，使体质呈现动态可变性。

二、测测你属于哪种体质

阴阳是天地自然和人体的普遍规律，也是中医体质分类的基本方法之一。以阴阳为总纲，可将体质简要概括为阴阳平和质、偏阳质和偏阴质三类。除阴阳体质分类法之外，还有很多其他的体质分类法。2009年4月9日，中华中医药学会颁行了《中医体质分类与判定》标准。将中国人的体质划分为九种，包括理想的平和质和八种偏颇体质，分别是：气虚质，阳虚质，阴虚质，痰湿质，湿热质，血瘀质，气郁质，特禀质。

1. 平和质

总体特征：阴阳气血调和，以体态适中、面色红润、精力充沛等为主要特征。

形体特征：体形匀称健壮。

常见表现：面色、肤色润泽，头发稠密有光泽，目光有神，鼻色明润，嗅觉灵敏，唇色红润，不易疲劳，精力充沛，耐受寒热，睡眠良好，胃纳佳，二便正常，舌色淡红，苔薄白，脉和缓有力。

心理特征：性格随和开朗。

发病倾向：平素患病较少。

对外界环境适应能力：对自然环境和社会环境适应能力较强。

2. 气虚质

总体特征：元气不足，以疲乏、气短、自汗等气虚表现为主要特征。

形体特征：肌肉松软不实。

常见表现：平素语音低弱，气短懒言，容易疲乏，精神不振，易出汗，舌淡红，舌边有齿痕，脉弱。

心理特征：性格内向，不喜冒险。

发病倾向：易患感冒、内脏下垂等病，病后康复缓慢。

对外界环境适应能力：不耐受风、寒、暑、湿邪。

3. 阳虚质

总体特征：阳气不足，以畏寒怕冷、手足不温等虚寒表现为主要特征。

形体特征：肌肉松软不实。

常见表现：平素畏冷，手足不温，喜热饮食，精神不振，舌淡胖嫩，脉沉迟。

心理特征：性格多沉静、内向。

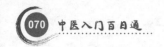
发病倾向：易患痰饮、肿胀、泄泻等病，感邪易从寒化。

对外界环境适应能力：耐夏不耐冬，易感风、寒、湿邪。

4. 阴虚质

总体特征：阴液亏少，以口燥咽干、手足心热等虚热表现为主要特征。

形体特征：体形偏瘦。

常见表现：手足心热，口燥咽干，鼻微干，喜冷饮，大便干燥，舌红少津，脉细数。

心理特征：性情急躁，外向好动，活泼。

发病倾向：易患虚劳、失精、不寐等病，感邪易从热化。

对外界环境适应能力：耐冬不耐夏，不耐受暑、热、燥邪。

5. 痰湿质

总体特征：痰湿凝聚，以形体肥胖、腹部肥满、口黏苔腻等痰湿表现为主要特征。

形体特征：体形肥胖，腹部肥满松软。

常见表现：面部皮肤油脂较多，多汗且黏，胸闷，痰多，口黏腻或甜，喜食肥甘甜黏，苔腻，脉滑。

心理特征：性格温和、稳重，善于忍耐。

发病倾向：易患消渴、中风、胸痹等病。

对外界环境适应能力：对梅雨季节及潮湿环境适应能力差。

6. 湿热质

总体特征：湿热内蕴，以面垢油光、口苦、苔黄腻等湿热表现为主要特征。

形体特征：形体中等或偏瘦。

常见表现：面垢油光，易生痤疮，口苦口干，身重困倦，大便黏滞不畅或燥结，小便短黄，男性易阴囊潮湿，女性易带下增多，舌质偏红，苔黄腻，脉滑数。

心理特征：容易心烦急躁。

发病倾向：易患疮疖、黄疸、热淋等病。

对外界环境适应能力：对夏末秋初湿热气候的潮湿或气温偏高环境较难适应。

7. 血瘀质

总体特征：血行不畅，以肤色晦暗、舌质紫暗等血瘀表现为主要特征。

形体特征：胖瘦均见。

常见表现：肤色晦暗，色素沉着，容易出现瘀斑，口唇黯淡，舌黯或有瘀点，舌下络脉紫暗或增粗，脉涩。

心理特征：易烦，健忘。

发病倾向：易患癥瘕及痛证、血证等。

对外界环境适应能力：不耐受寒邪。

8. 气郁质

总体特征：气机郁滞，以神情抑郁、忧虑脆弱等气郁表现为主要特征。

形体特征：形体瘦者为多。

常见表现：神情抑郁，情感脆弱，烦闷不乐，舌淡红，苔薄白，脉弦。

心理特征：性格内向不稳定，敏感多虑。

发病倾向：易患脏躁、梅核气、百合病及郁证等。

对外界环境适应能力：对精神刺激适应能力较差，不适应阴雨天气。

9. 特禀质

总体特征：先天失常，以生理缺陷、过敏反应等为主要特征。

形体特征：过敏体质者一般无特殊形体特征，先天禀赋异常者或有畸形，或有生理缺陷。

常见表现：过敏体质者常见哮喘、风团、咽痒、鼻塞、喷嚏等，患遗传性疾病者有垂直遗传、先天性、家族性特征，患胎传性疾病者具有母体影响胎儿个体生长发育及相关疾病特征。

心理特征：随禀质不同情况各异。

发病倾向：过敏体质者易患哮喘、荨麻疹、花粉症及药物过敏等，遗传性疾病如血友病、先天愚型等，胎传性疾病如五迟、五软、解颅、胎惊等。

对外界环境适应能力：适应能力差，如过敏体质者对易致过敏季节适应能力差，易引发宿疾。

三、体质学说的应用

（一）说明个体对某些病因的易感性和发病倾向性

体质能够反映机体阴阳寒热的盛衰偏颇，故影响着个体对某些病邪的易感性、耐受性。一般而言，偏阳质者易感受风、暑、热之邪而耐寒；偏阴质者易感受寒湿之邪而耐热。同时体质还影响着发病的倾向性。小儿脏腑娇嫩，体质未壮，易患咳喘、腹泻、食积等疾；年高之人，五脏精气多虚，体质转弱，易患痰饮、咳喘、眩晕、心悸、消渴等病；肥人或痰湿内盛者，易患中风、眩晕；瘦人或阴虚之体，易罹肺痨、咳嗽诸疾。

（二）阐释发病原理

体质是正气盛衰偏颇的反映，因此体质强弱决定着发病与否及发病情况。一般而言，体质强壮者正气旺盛，抗病力强，邪气难以侵入致病；体质羸弱者正气虚弱，抵抗

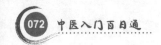

力差，邪气易于乘虚侵入而发病。

（三）解释病理变化

疾病的发展趋势常受到体质偏颇的影响，即从化，指病情随体质而变化。一般规律为：素体阴虚阳亢者，受邪后多从热化；阳虚阴盛者，受邪后多从寒化；津亏血耗者，易致邪从燥化；气虚湿盛者，受邪后多从湿化。体质强者正气足，抗邪能力强，不易传变，疾病易于治愈，病程短，预后良好；体质虚者正气不足，感邪易深入，病情多变，多难治愈，病程长，预后多不良。

（四）指导辨证

感受同样的病因，个体体质不同，则证不同，治疗就不同，即同病异证异治。感受不同的病因，体质类型相似，也可表现出相同或相类的证，从而可采用大致相同的方法治疗，即异病同证同治。

（五）指导治疗

体质特征在一定程度上决定着疾病的证候类型和个体对治疗反应的差异性，所以在治疗中，必须重视患者的体质状态。同时，针药宜忌也需要考虑体质因素。如偏阳质者多发实热证候，当慎用温热伤阴之剂；偏阴质者多发实寒证候，当慎用寒凉伤阳之药。一般来说，体质强壮者，对药物耐受性强，剂量宜大，用药可峻猛；体质瘦弱者，对药物耐受性差，剂量宜小，药性宜平和。针刺治疗也要依据患者体质施以补泻之法，体质强壮者，多实证，当用泻法；体质虚弱者，多虚证，当用补法。

（六）指导养生

养生要根据各自不同的体质特征，选择相应的措施和方法，纠正其体质之偏，以达延年益寿目的。如在食疗方面，体质偏阳者宜凉忌热；体质偏阴者宜温忌寒；形体肥胖者多痰湿，宜清淡忌肥甘。精神调摄方面如气郁质者，应注意情感上的疏导，消解其不良情绪；阳虚质者，多萎靡不振、自卑而缺乏勇气，应帮其树立生活信心等。

第四章　中医对疾病的认识

第一节　疾病之源——病因

导致疾病发生的原因即为病因，又称为病邪、病源、邪气，简称为"邪"。现代常将中医病因分为四大类：外感病因、内伤病因、病理产物性病因和其他病因。

一、外感病因——六淫、疠气

六淫
（一）六淫的概念

六淫，即风、寒、暑、湿、燥、火（热）六种外感病邪的统称。风、寒、暑、湿、燥、火（热）是自然界六种不同的气候变化，称为"六气"，对人体是无害的。只有在气候变化异常，超越了人体的适应能力，或者气候正常，但人体正气不足，抵抗力下降，而导致疾病发生时，六气即成为致病因素，称为"六淫"或"六邪"。

（二）六淫致病的共同特点

1. **外感性**　六淫致病，其侵犯途径多从肌表、口鼻而入，或两者同时受邪。因其由外而来，被称为外感致病因素，所致疾病被称为"外感病"，病证多为表证、实证。

2. **季节性**　六淫致病常具有明显的季节性，其所致病变又可称为"时令病"。如春季多风病，夏季多暑病，长夏多湿病，秋季多燥病，冬季多寒病等。但六淫致病受多因素影响，不能拘泥于季节。如夏季过用空调，也可感受寒邪而发病。由于气候异常变化的特殊性，夏季也可见寒病，冬季也可有热病。

3. **地域性**　六淫致病与生活、工作环境密切相关。如南方多阴雨、潮湿，长居此地之人易感受湿邪得挛痹；北方多寒冷、干燥，人体易出现气、血、水与阴寒互结而致的胀满之病。再如在特殊环境中工作的人群，像建筑工人长期从事户外劳动易感受暑邪；长期高温环境作业，多致燥热或火邪为病等。

4. 相兼性 六淫邪气可单独伤人，也可两种以上同时侵犯人体致病。如风热感冒、暑湿感冒、湿热泄泻、风寒湿痹等。

此外，六淫在一定条件下，如寒邪郁久化热，暑湿日久可化燥伤阴，六气皆可化火等。这些转化也与体质有关，如阴虚体质最易化燥；阳虚体质最易化寒等。

六淫涵盖范畴还应包括现代生物学、物理、化学等多种因素，可称为环境毒邪，如大气污染、水污染、海洋污染、噪声污染、生物污染、辐射污染等。因此，积极治理环境，研究环境毒邪损伤人体的特点及防治方法，也是新时期中医病因学发展的要求。

（三）六淫致病的各自特点

1. 风邪 风为春季主气，但终岁常在，四季皆有。自然界的风是一种无形的流动的气流，因此，自然界中具有轻扬、开泄、善动不居特性的外邪，称为风邪。

（1）风为阳邪，轻扬开泄，易袭阳位。自然界中，位置越高，风势越大。风为阳邪，具有轻扬、发散、透泄、向上、向外的特性，同气相求，风邪易侵犯人体阳位，如人体肌表、上部等。头面部、皮肤、胸背疾患多与风邪有关。风是无形的气流，具有轻扬发散的特点。风性开泄，穿透力很强，易致人体肌腠开泄，汗孔开张，而汗出同时，外邪易乘虚而入。

（2）风性善行而数变。"善行"指风性善动不居、游移不定，其致病具有病位游移、行无定处的特征。如风气偏盛引起的痹证称为行痹或风痹，常见游走性关节疼痛，痛无定处，时发时止等表现。

"数变"指风邪致病变幻无常，发病急骤。自然界的风会骤然而起，有时微风和煦，而刹那间又狂风大作。风邪发病急，变化快，也具有这些特点。如荨麻疹不仅表现为病位游移不定，还表现为起病迅速的特征，短时间内还可遍及全身，严重者可见口唇肿胀，喉头水肿，致使呼吸困难，甚至窒息。

（3）风性主动。炊烟袅袅、树枝摇曳、旗帜飘扬，就是风吹而动的现象。"风性主动"，指风邪致病具有动摇不定的特征。感受风邪，患者可出现眩晕、震颤、四肢抽搐、甚至颈项强直、角弓反张等动摇不定的症状。如感受外风而见面部肌肉颤动，或口眼㖞斜，为风中经络；小儿持续高热，突然抽搐，角弓反张，鼻根发青，则为惊风。

（4）风为百病之长。一是指风邪常兼他邪而伤人。因风性开泄，易致腠理疏松，风邪先打开人体缺口，为他邪入侵洞开门户。如外感风寒、风热、风湿、风燥、暑风等证。

其二，风邪终岁常在，一年四季皆可致病，具有广泛的时间性，发病机会多，致病范围广。古人甚至把风邪作为外感致病因素的总称。如《素问·风论》曰："风者，百病之长也，至其变化乃生他病也。"

2. **寒邪** 寒邪，指具有寒冷、凝结、收引特性的外邪。寒为冬季主气，冬季万物收藏，动物蛰居。水冰地坼之时最易受寒，故冬季多寒病。但寒邪为病也可见于其他季节，如气温骤降、贪凉露宿、空调过冷、恣食生冷等，也是感受寒邪的重要原因。

（1）寒为阴邪，易伤阳气。寒为阴气盛的表现，故为阴邪，易伤阳气。阳气本可制约阴寒，但若寒邪过盛，阳气不能驱除寒邪，反被其伤，即"阴盛则阳病"。寒邪损伤人体阳气，阳气温煦、气化功能减退，患者表现为恶寒、手足不温、小便清稀以及水样腹泻等；寒邪直中脾胃，脾阳受损，可见脘腹冷痛、呕吐泄泻等症。阳气是人体生命活动的动力源泉，寒邪伤及阳气，常是多种病症形成的根源。

（2）寒性凝滞，主痛。凝滞，即凝结阻滞。寒邪伤人，易使气血津液凝结、经脉阻滞。阴寒之邪侵犯人体，导致阳气受损，失于温煦，易使经脉气血运行不畅，甚或凝结阻滞不通，不通则痛。故疼痛是寒邪致病的重要临床表现。

（3）寒性收引。收引，即收缩牵引。正如自然界很多事物具有热胀冷缩的性质一样，人体感受寒邪常出现气机收敛，腠理、经络、筋脉收缩牵引而挛急。如寒伤肌表，卫阳被郁，毛窍、腠理闭塞，可见恶寒，无汗等；寒客血脉，气血凝滞，血脉挛缩，可见头身疼痛、脉紧等；寒客经络关节，则挛急作痛，屈伸不利，或冷厥不仁等。寒性收引使机体阳气运行受阻，影响其发挥正常功能。防治寒邪入侵，要注意保暖，衣着要暖，饮食要暖，少食生冷食品。受寒后，可通过艾灸或热敷的方法驱散寒邪。

3. **暑邪** 暑为夏季的主气，暑邪致病有明显的季节性，主要发生于夏至以后，立秋之前。暑邪，指致病具炎热、升散、兼湿特性的外邪。暑邪纯属外邪，无内暑之说。暑邪致病，起病缓，病情轻者为伤暑；发病急，病情重者为中暑。

（1）暑为阳邪，其性炎热。暑为盛夏火热之气所化，具酷热之性，故暑邪为阳邪。暑邪致病可引起全身或局部鲜明的实热症状，如高热、心烦、面赤、肌肤发热、口渴、脉洪大等。

（2）暑性升散，易扰心神，伤津耗气。升散，即向上升发、向外发散。暑为阳邪，其性升发，故易上扰心神，或侵犯头目，出现心胸烦闷不宁、头昏、目眩、面赤等。夏日炎炎，热似蒸笼，人在其中，热迫腠理开而多汗。暑邪易扰心神，心通于火气，汗出过多，心必有难。通常暑热可随汗而出，但汗出过多，不仅伤津，而且耗气，轻者可见身热、心烦、多汗口渴、倦怠乏力、小便短少等"伤暑"之症；严重者可出现突然昏倒、不省人事、冷汗自出、手足厥冷的"中暑"之症。

清代王孟英的清暑益气汤是治疗暑病的代表方。暑热当令，人们喜食的酸梅汤和西瓜等也有清热解暑、生津止渴的作用。

（3）暑多挟湿。暑季气候炎热，且多雨潮湿，热蒸湿动，水气弥漫，暑与湿常并存为患，故有"暑必挟湿"之说。临床常见身热不扬，汗出不畅，四肢困重，倦怠乏力，胸闷，恶心，呕吐，腹胀，大便溏泄不爽等症状。因暑多挟湿且易扰心神，古代医家王纶曾在《明医杂著》提出"治暑之法，清心利小便最好"，即用清心经之热结合渗利湿热、利小便之法，使无形之火附着有形之水而去除。暑湿为病，可以选用藿香正气丸、六一散来治疗。

4. **湿邪** 凡致病具有重浊、黏滞、趋下等特性的外邪，称为湿邪。黄河流域农历六月的季夏（长夏）以及长江流域农历五月初夏的梅雨时节，是一年中湿气最盛的时节。湿为长夏的主气，但四季均可发生。气候潮湿、涉水淋雨、居处潮湿、水中作业等均易感受湿邪。

（1）湿为阴邪，易伤阳气，易阻气机。湿性类水，故为阴邪。湿邪侵入，易伤阳气，尤易损伤脾阳，导致运化无权，从而使水湿内生，发为泄泻、水肿、尿少等症。湿为有形之邪，易阻遏气机，使气机升降失常，如湿阻胸膈，气机不畅则胸膈满闷等。

（2）湿性重浊。"重"，即沉重、重着。指湿邪致病，易出现以沉重感为特征的表现，如头身困重、四肢酸楚沉重等。"浊"，即秽浊不清、垢腻，易出现排泄物和分泌物秽浊不清的特征。如面垢眵多，小便混浊，妇女黄白带下，秽浊不清等。

（3）湿性黏滞。"黏滞"，即黏腻停滞。湿邪的黏滞性，主要表现在两方面：一是指症状的黏滞性。如排出物及分泌物多滞涩而不畅，如大便黏腻不爽，小便涩滞不畅等。二是指病程的缠绵性。湿邪为病，缠绵难愈，病程较长或反复发作，如湿痹、湿疹、湿温等。

（4）湿性趋下，易袭阴位。湿邪类水属阴而有趋下之势，故湿邪为病，多易伤及人体下部。如水肿、湿疹、脚气等病，以下肢较为多见。故《素问·太阴阳明论》说："伤于湿者，下先受之。"

5. **燥邪** 凡致病具有干燥、收敛等特性的外邪，称为燥邪。燥邪多见于秋季，此时气候干燥，自然界呈现一派肃杀景象。燥邪伤人多自口鼻而入，首犯肺卫，主要特征以干燥、易伤津液为主。

（1）燥性干涩，易伤津液。燥邪致病最易耗损人体阴津，出现各种干燥、涩滞的症状，如常见口鼻干燥，眼目干涩，咽干口渴，嘴唇干裂，毛发干枯，皮肤干涩等。

（2）燥易伤肺。肺为娇脏，喜清润而恶燥，燥邪最易损伤肺津，从而影响肺气之宣降，甚或燥伤肺络，出现干咳少痰，或痰黏难咯等症。

6. **火（热）邪** 凡致病具炎热、升腾等特性的外邪，称为火（热）之邪。火热之邪均为阳邪，火与热有别：以程度言，热为火之渐，火为热之极；以病理损伤言，热多弥散而表浅，火邪多局限而深入。火（热）旺于夏季，但并不像暑邪那样具有明显的季节性，也不受季节气候的限制，故火热之气太过伤人致病，一年四季均可发生。

（1）火热为阳邪，其性炎上。火性燔灼、升腾，故为阳邪。即所谓"阳胜则热"。临床多见高热、恶热、烦渴、汗出、脉洪数等症。火性趋上，火热之邪易侵害人体上部。如目赤肿痛、咽喉肿痛、口舌生疮、耳内肿痛或流脓等。

（2）火热易扰神。火与心相通应，"同气相求"，火邪易袭人体上部，扰乱心神。轻者见心神不宁、心烦、失眠；重者致神志失常，见烦躁、癫狂、抽搐、动风、昏迷等症。

（3）火热易伤津耗气。火热之邪伤人，一方面消灼煎熬津液，耗伤人体的阴气，临床表现除高热、恶热、面赤、脉洪数等一派热象外，常伴有口渴喜冷饮，咽干舌燥，小便短赤，大便秘结等津伤阴亏的征象；另一方面迫津外泄，使气随津泄，如火热过盛，大量伤津耗气，可兼见体倦乏力、少气懒言等气虚症状，重则可致全身津气脱失的虚脱证。

（4）火热易生风动血。"生风"指火热之邪可燔灼津液，劫伤肝阴，致筋脉失养，发生挛急动风之象，患者可见神志不清或昏睡，四肢抽搐，目睛上视，颈项强直，角弓反张等表现。

"动血"指火热邪气使血液妄行。火热之邪侵犯血脉，深入营血，轻则加速血行，重者灼伤脉络，迫血妄行，引起各种出血证。如吐血，衄血，便血，尿血，皮肤发斑，妇女月经过多，崩漏等。

（5）火邪易致疮痈。火邪入于血分，聚于局部，腐蚀血肉发为痈肿疮疡，以局部红肿热痛为特征。饮食化热或阳热之气影响血液运行常是疮痈发病之内因。火热之邪壅聚常易导致局部红肿热痛为主要表现的阳性疮疡，临证可选用清火栀麦片、龙胆泻肝丸、牛黄解毒丸等，注意在医师指导下选用，中病即止。

疠气

疠气是一类具有强烈传染性和致病性的外感病邪的统称。又称为"疫毒""疫气""异气""戾气""毒气""乖戾之气"等。

疠气多从口鼻侵犯人体，通过空气传染、饮食污染、蚊虫叮咬、虫兽咬伤、皮肤接触、性接触、血液传播等多途径感染而发病。其致病种类繁多，如时行感冒、痄腮（腮腺炎）、烂喉丹痧（猩红热）、白喉、天花、艾滋病（AIDS）、严重急性呼吸综合征（SARS）、禽流感、甲型 H1N1 流感、新冠肺炎等，都属感染疠气引起的疫病，包括了现代临床许多传染病和烈性传染病。疠气和六淫均属外邪，疠气所致疫病也可表现出寒、热、燥、湿等六淫特性，故中医治疗疫病未完全脱离"六淫学说"，但疠气的流行

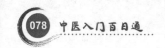

性和强烈传染性与六淫邪气有显著不同。

（一）疠气的性质和致病特点

1. 传染性强，易于流行　疠气最主要的致病特点是具有强烈的传染性和流行性。疠气可以通过空气、饮食、接触等多种途径在人群中广泛地传播。因此，有无疠气接触史是诊断疫病的重要依据。当处在疫疠流行地域时，无论男女老少，体质强弱，凡触之者多可发病。

2. 发病急骤，病情危笃　疠气多属热毒之邪，其性暴戾，其伤人致病，潜伏期短暂，具有发病急骤、来势凶猛、变化多端、病情险恶的特点。常见发热、扰神、动血、生风、剧烈吐泻等危重病状，致病病情凶险，死亡率高。

3. 一气一病，症状相似　疠气致病，具有特异的选择性，即"一气致一病"。某种疠气可专门侵犯某脏腑、经络或某一部位而发病，其发病过程中会出现基本相同的临床表现，有基本相同的发病规律。如痄腮常表现为耳下腮部肿胀；疫毒痢多表现为壮热，腹痛剧烈，里急后重，痢下赤白脓液等。

（二）影响疠气产生的因素

1. 气候因素　自然气候的反常变化，如久旱、酷热、洪涝、湿雾瘴气等，均可影响卫生状况，使微生物、细菌、病毒大量滋生，孳生疠气，导致人体抵抗力下降，从而导致疫疠流行。

2. 环境卫生不良　环境卫生不良，如水源、空气污染、食物污染等均可孳生疠气。很多民间习俗，如腊月大除尘，端午饮雄黄酒，挂艾叶等均可起到杀菌、抑菌的作用。对瘟疫的预防起到一定作用。

3. 预防措施不当　疠气具强烈传染性，人触之者皆可发病。预防隔离不好常使疫疠病发生或流行。应当在疫病流行时建立隔离区，对患者集中治疗，切断传染源，防止疫病扩散。

4. 社会因素　疠气发生和社会环境关系密切。生产水平低下，社会战乱，动荡不安，工作环境恶劣，或生活极度贫困等都是导致疠气发生和流行的重要因素。国家安定，且注意卫生防疫工作，采取积极有效的防疫和治疗措施，则疫疠能得到有效的控制。

二、内伤病因——七情内伤、饮食失宜、劳逸失度

七情内伤

七情内伤，是因七情过激引起脏腑气机失调而导致疾病发生的常见致病因素。七

情内伤致病，直接损伤内脏，可导致或诱发多种疾病。

（一）七情内伤的基本概念

中医学将人体对客观事物的情志反应概括为"七情"，即喜、怒、忧、思、悲、恐、惊。常情不会致病。只有当"七情"反应过于强烈或持久不去，超越人体生理、心理的调适能力时，才成为导致疾病发生的原因或诱因，成为"七情内伤"。

（二）七情内伤的致病特点

1.直接伤及内脏　七情太过首先影响心神，又可损伤相应之脏：心在志为喜，过喜则伤心；肝在志为怒，过怒则伤肝；脾在志为思，过度思虑则伤脾；肺在志为悲为忧，过度悲忧则伤肺；肾在志为恐，过恐则伤肾。由于情志的复杂性，七情内伤既可一种情志伤人，也可两种以上情志交织伤人致病，如忧思、郁怒、惊喜、惊恐等。数情交织致病，可损伤一个或多个脏腑，七情内伤以心、肝、脾三脏的病证和气血失调为多见。

2.影响脏腑气机　中医认为，百病生于气也，情志致病可以影响脏腑气机，导致脏腑气机升降失常而出现相应的临床表现。

怒则气上：过怒导致肝气疏泄太过，气机上逆，甚则血随气逆、并走于上。过怒时会出现头胀头痛，面红目赤等表现，甚至昏厥卒倒，出现脑血管意外等。若肝气横逆，可兼见腹痛、腹泻等症。

喜则气缓：过喜伤心，使心气涣散，而神不守舍。可见精神不集中，神志失常或狂乱等症，如"范进中举"。

思则气结：思属脾志，思虑过度易致脾气郁结，运化失职，精微物质不能正常布达；还会暗耗心血，使心神失养，出现心悸、健忘、失眠、多梦等症，致正气渐衰，抗病防病能力下降。

悲则气消：七情之中的"忧"和悲略有不同，但二者同属肺志，对人体影响大致相同。某些人过度悲伤时哀号不止，过度悲忧伤肺，耗伤肺气，导致气消。

恐则气下：气下，指过度恐惧使肾气不固、气陷于下的病变。长期恐惧或突然惊吓，肾气受损致精气不固，肾气摄纳失常，可表现为惊悸不安、慌乱失措，甚者神志错乱、二便失禁等。

惊则气乱：指突然受惊，致心神不定、气机逆乱的病机变化。可见心悸、惊恐不安等症状。

3.多发为情志病　情志病不仅可引起胸痹、真心痛、眩晕等表现为躯体疾患的心身疾病，还常可致郁、癫、狂等以精神失常为主的精神病证。对于此类患者要避免情绪刺激。

4.影响病情变化　情绪积极乐观，有利于病情的恢复。而不良的情志刺激，可加

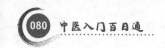

重病情，或使病情恶化。如素有眩晕病史的患者，若遇情志刺激而恼怒，可使肝阳暴张，诱发眩晕，甚至突然昏厥，出现危象。

饮食失宜

（一）饮食不节

饮食不节，是指饮食质量或时间没有节制，没有规律，如过饥、过饱或饮食无时等。

1. 过饥　过饥则摄食不足，气血生化之源缺乏，日久则气血衰少，正气虚弱，抵抗力不足而生病。

2. 过饱　饮食过饱，超过脾胃运化能力，食物不能及时腐熟、运化，滞留胃肠可引发食积，出现脘腹胀满疼痛、厌食、嗳腐吞酸、泻下臭秽等症状。若长期过饱，还会导致营养过剩，引发肥胖和其他代谢性疾病。

3. 饮食无时　指不能按时饮食而破坏人体正常的消化规律，也是导致人体疾病的常见原因之一。

此外，大病初愈者，若过食或食肉较多，可引起疾病复发，称为"食复"；小儿喂养过量，易致消化不良，久则可致"疳积"等症。

（二）饮食不洁

饮食不洁，指进食不洁净或有毒食物，引起的胃肠道疾病，轻者出现吐泻、腹痛、呕吐，重者甚至脱水、中毒、休克、昏迷或死亡。或引起寄生虫病，如蛔虫、蛲虫、寸白虫等，临床见腹痛、嗜食异物，面黄肌瘦等症。

（三）饮食偏嗜

1. 寒热偏嗜　饮食寒温适宜可平衡脾胃之气，偏食生冷寒凉，可伤脾胃阳气，导致寒湿内生，发生腹痛泄泻等症；若进食过烫食物，尤其是辛温燥热食物可烫伤食道，偏食辛温燥热，可使胃肠积热，出现口渴、腹满胀痛、便秘或酿成痔疮。

2. 五味偏嗜　五味，指酸、苦、甘、辛、咸。五味入五脏，《素问·至真要大论》说："酸先入肝，苦先入心，甘先入脾，辛先入肺，咸先入肾。"若长期偏嗜某种性味的食物，既可引起本脏功能失调，也会出现脏气偏盛导致的"伤己所胜"和"侮所不胜"的病机变化。如高血压患者多食咸菜、豆酱、腌肉等会使"血脉凝滞"，不利于控制血压；喜食辛辣之品的人除造成胃肠积热外，还可致肺盛乘肝，出现爪甲干枯不荣和筋脉拘急不利。

3. 食类偏嗜　指偏食某种或某类食品，或厌恶而不食某类食物，或膳食中缺乏某些营养物质等，久之也可成为导致某些疾病发生的原因，如瘿瘤发生与饮食缺碘有关；

夜盲症发生与维生素 A 缺乏有关等。过食肥甘厚味会导致脾胃气机壅滞，化生内热，聚湿生痰，导致肥胖、眩晕、中风等病。长期嗜酒可致酒精性肝炎、肝纤维化、肝硬化等。

劳逸失度

（一）过劳

1.劳力过度　劳力过度又称"形劳"，指较长时间过度用力、劳伤形体而积劳成疾，或病后体虚、勉强劳作而致病。劳力过度损耗内脏精气，常见少气懒言，体倦神疲，喘息汗出等；劳力过度损伤形体，即劳伤筋骨。筋骨、关节、肌肉的运动，如果长时间用力太过，易致形体组织损伤。

2.劳神过度　劳神过度又称"心劳"，指长期用脑过度，思虑劳神而积劳成疾，或思而不能得、朝思暮想，或事务繁杂，一心二用，甚至三用，日久形成被动的、无法控制的、不由自主地跳出杂念的状态，就是神劳太过。所以所谓的"过劳死"多指的是这种神劳。心藏神，脾主思，用神过度易耗伤心血，损伤脾气，造成心脾两虚证。

3.房劳过度　又称"肾劳"，指房事太过，或手淫恶习，或妇女早孕多育等，耗伤肾精、肾气而致病。肾精耗伤后可见腰膝酸软、头晕耳鸣、精神萎靡，或生殖功能失常，或过早出现倦怠乏力、双目无神、皮肤松弛，甚至老年斑光顾等早衰的表现。

（二）过逸

1.体力过逸　《素问·宣明五气》载："久卧伤气，久坐伤肉。"过逸少动会使人体阳气慵懒不行，气血运行迟缓，影响脏腑经络功能产生疾病。因此，保持适量运动有益身体健康。

2.脑力过逸　脑力过逸指长期用脑过少，而致神气衰弱，常见精神萎靡、健忘、反应迟钝等。处于朝阳阶段的年轻人若大脑长期不"运动"，也会使阳气不振，脏腑气机失调，功能紊乱。表现为：终日神思散漫、无所事事、不思进取；或思维反应迟钝，或情绪表达淡漠等。因此，适度保持脑力劳动，多思考，勤记忆，有助于保持健康，故提倡老年人应适当参加户外活动、保证适度的人际交流，以预防或延缓痴呆等多种老年疾病的发生。

三、病理产物性病因——痰饮、瘀血、结石

痰饮

（一）痰饮的概念

痰饮，指人体水液代谢障碍形成的病理产物，属继发性病因。痰饮形成后成为一

种新的致病因素作用于机体，引起各种复杂的病变。痰饮可分有形之痰和无形之痰。有形之痰，指视之可见，闻之有声，触之可及的痰，如咳嗽吐痰、喉中痰鸣、痰核等；无形之痰，指只见征象，不见形质的痰，如头目眩晕、恶心呕吐、心悸气短、神昏或癫狂等病证，也有可能是由无形之痰引起。

（二）水湿痰饮的形成

外感六淫，如久居湿地，聚湿为痰，火热之邪煎熬津液，寒邪凝滞津液，燥邪损伤津液等；内伤七情，导致气机不畅，气郁水停；饮食失宜，如过食肥甘，伤及脾胃，水液不化而生痰浊等，三者均可导致肺、脾、肾、肝及三焦、膀胱的功能失常，气化失司，水液停聚而形成水湿痰饮。

（三）水湿痰饮的致病特点

1. 阻滞气血运行 痰饮是水液代谢障碍形成的病理产物。一旦产生，可随一身之气流窜全身，无处不到。可阻滞气机，影响脏腑气机的升降，如痰饮停留于肺，影响肺气宣降，可见胸闷、咳嗽、咳痰、喘促等；也可流注经络，阻碍气血的运行，如痰饮停于肢体关节，患者可见肢体麻木、屈伸不利，甚至半身不遂等。

2. 影响水液代谢 痰饮本为水液代谢失常产生的病理产物，一旦形成之后，可作为继发性致病因素反作用于人体，进一步影响肺、脾、肾、三焦等脏腑的功能活动，影响水液代谢。如痰湿困脾，可致水湿不运；痰饮阻肺，可致宣降失职，水液不布等。

3. 易于蒙蔽心神 心主神明，心神以清明为要。痰饮为浊物实邪，常蒙蔽清窍，引发头昏目眩、精神不振等症；与风火相合蒙蔽心窍，造成失眠、易怒、神昏谵妄等，或引发癫、狂、痫等病症。

4. 致病广泛，变幻多端 痰饮随气流布可停留于人体内的各种"通道"，内而五脏六腑，外而四肢百骸、肌肤腠理，无处不到，因而致病异常广泛。痰饮致病，既可与他邪相兼，如与火结可成痰火；与寒凝可成寒痰；随风动可变生风痰；又会因痰浊日久，形成顽痰、伏饮，或造成复杂、怪异证候出现。由于其致病面广，发病部位不一，且又易于兼邪致病，因而在临床上形成的病证繁多，故有"百病多由痰作祟"和"怪病多从痰治"之说。

瘀血

（一）瘀血的概念

瘀血是体内血液停积而形成的病理产物。包括积于体内的离经之血，以及阻滞于血脉及脏腑内的运行不畅的血液。中医文献中，瘀血又称"恶血""蓄血""败血""衃血""污血"等。瘀血与血瘀不同，瘀血是疾病过程中产生的继发性致病因素，属病因学概念；血瘀指人体血液运行不畅或血液瘀滞不通的病机变化，属病机学概念。二者互为因果，瘀血阻滞于血脉或脏腑之中，可致血瘀；血液运行不畅，日久则发展为瘀血。

（二）瘀血的形成

瘀血是由于各种因素影响血液的正常运行，引起血液运行不畅，导致离经之血瘀积于脉外所产生的。正常血行离不开气、脉、血三大因素。故从瘀血存在形式、血行基本条件两方面入手来分析瘀血的形成原因。

因于"气"，如劳累过度或大病久病等造成气虚不摄，血溢脉外而成瘀。气虚推动无力可形成瘀血。气滞则血瘀，故情志郁结，气机不畅，会造成血液运行不畅，形成瘀血。此外，像痰饮等病理产物也会阻滞气机，妨碍血行，则导致痰瘀互结，常见眩晕头痛，心前区憋闷疼痛等症状。

因于"血"，血得温则行，得寒则凝。过食用寒凉食物或药物，或出血不究根源，过用止涩、寒凉之品，均可导致血液凝涩而运行不畅，在体内某些部位瘀积不散，形成瘀血。又可因血热灼伤脉络，迫血妄行，或血热互结，煎灼血中津液，使血液黏稠而运行不畅。

因于"脉"，各种内外伤，包括跌打损伤、金刃所伤、手术创伤、负重过度、饱后行房、血管畸形等均可致出血成瘀。

（三）瘀血的致病特点

瘀血致病的共同临床表现为：①疼痛：一般表现为刺痛，痛处固定不移，拒按，夜间痛势尤甚。②肿块：外伤肌肤局部，可见青紫肿胀；瘀积于体内，久聚不散，则可形成癥积，按之有痞块，质硬，固定不移。③出血：部分瘀血为病者，可见出血之象，血色紫暗，夹有瘀块。④色诊多见紫暗：面色、口唇、爪甲青紫，或舌质暗紫，或舌有瘀点、瘀斑，舌下静脉曲张等。⑤脉诊多见涩脉、结脉、代脉等。其他症状，亦可见肌肤甲错，善忘等。

1.易于阻滞气机　血为气之母，血能载气养气，故而瘀血一旦形成，必然影响和加重气机郁滞，所谓"血瘀必兼气滞"；气机郁滞，又可引起局部或全身的血液运行不畅，导致血瘀气滞、气滞血瘀的恶性循环。

2.影响血脉运行　瘀血形成之后，导致脉道不利，局部或全身的血液运行失常，影响相关脏腑组织的功能。如瘀血阻滞于心，导致心脉痹阻，见胸痹心痛。

3.影响新血生成　瘀血已失去对机体的正常濡养滋润作用。若阻滞体内，日久不散，会严重影响气血运行，导致脏腑失于濡养，功能失常，进而影响新血的化生。因而有"瘀血不去，新血不生"的说法。

4.病位固定，病证繁多　瘀血一旦停滞于某些脏腑组织，多难以及时消散，故其

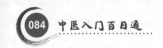

致病具有病位相对固定的特征。瘀血阻滞部位不同，形成原因各异，兼邪不同，其病理表现也不同。

结石

（一）结石的基本概念

结石是指体内某些部位形成并停滞为病的砂石样病理产物或结块。除胆结石外，还有肾结石、膀胱结石、胃结石等。

（二）结石的形成

1. 饮食不当 嗜食肥甘厚味内生湿热，蕴结于胆，日久则可形成胆结石。湿热下注，蕴结于下焦，致肾的气化失司，日久可形成肾结石或膀胱结石。若空腹过多食用柿子，易阻遏胃的腐熟和通降，日久可形成胃结石等。

2. 情志内伤 若情志不遂，肝气郁结，疏泄失职，可导致胆气不利，胆汁淤积，排泄受阻，日久也可形成胆结石。

3. 服药不当 长期过量服用某些药物，致使脏腑功能失调，或药物代谢产物沉积于局部，是形成肾或膀胱结石的原因之一。

4. 体质差异 由于先天禀赋及后天因素引起的体质差异，导致对某些物质的代谢异常，易于在体内形成结石。

（三）结石的致病特点

结石致病，由于致病因素、形成部位不同，临床表现差异很大。但总体而言，气机不畅为其基本病机，疼痛是各种结石的共同症状。

结石多产生于管腔性器官，且与肝肾等脏腑功能失调密不可分。多数结石形成过程较长。因结石大小和停留部位不同，临床表现差异较大。结石小的病情较轻，甚至可无任何症状；结石较大或梗阻在较狭窄部位则症状明显，发作频繁，发作时可出现剧烈疼痛。结石有形，易阻滞气机，影响津血运行，可见局部胀闷、胀痛或水液潴留等；若结石嵌顿在胆道、输尿管的狭窄部位，可表现为剧烈疼痛；若损伤脉络可引起出血。

四、其他病因

除上述病因之外的致病因素，统称为其他病因，主要有外伤、诸虫、药邪、毒邪、医过、先天因素等。

第二节　发病——正邪相争

一、人为什么会发病

发病，是正邪相争的结果。正气不足是发病的内在因素；邪气是发病的重要条件；正邪相搏胜负，决定发病与否，并影响着病证的性质和疾病的发展与转归。

（一）正气不足是发病的内在因素

1. 正气的基本概念　正气是一身之气相对邪气的称谓。包括人体正常生理功能及其产生的各种维护健康的能力，包括自我调节能力、适应环境能力、抗邪防病能力和康复自愈能力等。

2. 正气与发病　正气不足是发病的前提和内在依据。《素问遗篇·刺法论》说："正气存内，邪不可干。"《素问·评热病论》说："邪之所凑，其气必虚。"充分说明正气不足，是病邪侵入和发病的内在因素。

正气在发病中的主导作用体现于：①正虚感邪而发病。正气不足，抗邪无力，外邪易乘虚侵入而发病，或易因情志刺激而发病，比如体质差的人容易感受风寒之邪而经常感冒。②正虚生邪而发病。正气不足，脏腑经络气血功能紊乱，可产生"内生五邪"或病理产物而发病。比如老年人代谢调节能力低下，易致脏腑功能紊乱，精气血津液代谢失常，容易产生痰饮、瘀血等病理产物。③正气强弱可决定发病的证候性质。若正气充盛，邪正相搏剧烈，多表现为实证；若正气不足，多表现为虚证或虚实错杂证。

（二）邪气是发病的重要条件

1. 邪气的基本概念　邪气，泛指各种致病因素，简称为"邪"。包括外界以及人体内产生的各种致病因素，如六淫、疠气、饮食失宜、七情内伤、痰饮、瘀血、结石、外伤等。邪气侵犯人体，可导致生理功能失常，造成脏腑组织的形质损害，甚或改变体质类型。

2. 邪气与发病

（1）影响发病的性质、类型与特点　不同的邪气侵袭机体，表现出不同的发病特点和证候类型。如六淫邪气致病，发病急，病程相对较短；七情内伤，发病多缓，病程较长；外伤易损伤皮肉筋骨，甚至脏腑。

（2）影响病情与病位　邪气性质、感邪轻重、发病部位与发病病情的轻重有关。如风邪轻扬，易袭阳位；湿邪重浊，易袭阴位；疠气发病急，传变快，易入里。

（3）某些情况下在发病中起主导作用　在邪气的毒力和致病力超过正气的抗御能

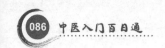

力和调节范围时，邪气对发病起决定作用。如疠气、烧烫伤、枪弹伤、虫兽伤等，即使正气强盛，也难免被损伤而发病。因此，避免病邪的侵害至关重要。

（三）正邪相搏的胜负与发病

邪正之间相互斗争，正气强盛，抗邪有力，邪气难以侵害致病；正气虚弱，抗邪无力，邪气乘虚入侵或邪自内生而发病。

二、发病类型及影响发病的因素

由于人体正气强弱的差异，邪气的种类、性质和致病途径不同，故发病的形式有所不同。概括起来大致包括感邪即发、伏而后发、徐发、继发、复发等类型。

（一）感邪即发

即感邪后立即发病者，又称为卒发、顿发。常见于新感伤寒或温病、疫疠致病、情志遽变、外伤或中毒等。

（二）伏而后发

指感邪之后，邪藏体内，逾时而发的发病类型。这种发病形式多见于外感病和某些外伤病。如感受温热邪气所形成的"伏气温病""伏暑"等。外伤所致的肌肤破损，经过一段时间后或发为破伤风、狂犬病，亦属伏而后发。

（三）徐发

与卒发相对而言。如外感湿邪，其性属阴，黏滞、重着，起病多缓慢。内伤病因致病，如思虑过度、房事不节、嗜酒成癖等，常可引起机体渐进性病变。

（四）继发

指在原发疾病未愈的基础上继而发生新的疾病，继发病必以原发病为前提，二者联系密切。如长期肝阳上亢继发中风，长期慢性腹泻继发脱肛，小儿食积或营养不良则致"疳积"等。

（五）复发

复发，指在疾病初愈后，原有疾病的再度发作。引起复发的机制是余邪未尽，正气未复，同时还有诱因的作用。复发的临床表现类似于初病，但又不完全是原有病变过程的再现，比初病的病变损害更为复杂、更为广泛，病情也更重。复发的次数愈多，预后越差，易留下后遗症。复发常见类型有：疾病少愈即复发；休止与复发交替；急性发作与慢性缓解交替。

第三节　病证之机要——病机

一、邪正盛衰

邪正盛衰，指在疾病的发生、发展过程中，机体正气的抗病能力与致病邪气之间相互斗争所发生的盛衰变化。一般来说，正盛则邪退，邪盛则正衰。因此，疾病的过程也就是邪正斗争及其盛衰变化的过程。

（一）邪正盛衰与虚实变化

《素问·通评虚实论》指出"邪气盛则实，精气夺则虚"，指出了虚与实病机的实质。

1. 虚实病机　实的病机，指邪气盛，是以邪气亢盛为矛盾主要方面的病机变化。虚的病机，指正气不足，是以正气虚损为矛盾主要方面的病机变化。

2. 虚实错杂

（1）虚中夹实：指以正虚为主，又兼有实邪为患的病机变化。临床上脾气虚弱兼见湿滞，见神疲乏力，食欲不振，食后腹胀，口黏，脘痞，舌苔厚腻等症状。

（2）实中夹虚：指以邪实为主，又兼有正气虚损的病机变化。如外感热病，邪热炽盛，消灼津液，而形成实热兼阴虚津亏证。既有壮热面赤，心烦不安，声高气粗，苔黄脉数等实热见症，又可见口渴引饮，舌燥少津等津亏气虚之症。

3. 虚实转化

（1）由实转虚：指病证本来以邪气盛为矛盾主要方面的实性病变，转化为以正气虚损为矛盾主要方面的虚性病变的过程。

（2）因虚致实：指以正气虚为主的病变，转变为邪气盛突出的病变过程。因虚致实的病变过程，由于正虚始终存在，邪实暂时居于突出地位，为虚实并存，而非单纯的实证。如气虚证日久导致血瘀，转化为气虚血瘀证。

4. 虚实真假

（1）真实假虚：指病机的本质为"实"，但表现出"虚"的临床假象。一般是由于邪气亢盛，结聚体内，阻滞经络，气血不能外达所致。

真实假虚，又称为"大实有羸状"。如热结肠胃，一方面出现腹痛硬满拒按，大便秘结，潮热，谵语等实热症状，同时因阳气被遏，不能外达，临床可见面色苍白，四肢逆冷，精神委顿等状似虚寒的假象。

（2）真虚假实：指病机的本质为"虚"，但表现出"实"的临床假象。一般是由于

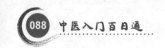

正气虚弱，脏腑经络气血不足，功能减退，气化无力所致。

真虚假实，又称为"至虚有盛候"。如脾气虚弱，运化无力，可见脘腹胀满（时有时无）、疼痛（喜按）等假实征象。

（二）邪正盛衰与疾病转归

邪正斗争发生的消长盛衰变化，对疾病发展的趋势与转归起着决定性作用。一般来说，正胜邪退，疾病趋向于好转和痊愈；邪胜正衰，则疾病趋向于恶化，甚则导致死亡；若邪正力量相持不下，则疾病趋向迁延或慢性化。

1. 正胜邪退　指在疾病过程中，正气渐趋强盛，而邪气渐趋衰减，促使疾病向好转和痊愈方向发展。

2. 邪去正虚　指在疾病过程中，正气抗御邪气，邪气退却而正气大伤的病机变化。多因邪气亢盛，正气耗伤较重；或正气素虚，感邪后重伤正气；或攻邪猛烈，如大汗、大吐、大下等，使正气大伤所致。此时的病机特点是邪气已退，对机体的损害作用也已消失，但正气被消耗的状况尚有待恢复，需要休养生息。邪去正虚多见于重病的恢复期。最终的转归一般仍然是趋向好转、痊愈。

3. 邪胜正衰　指在疾病过程中，邪气亢盛，正气虚弱，抗邪无力，疾病趋于恶化，甚至导致死亡的病机变化。如在疾病过程中，"亡阴""亡阳"等证候的出现，即是正不敌邪，邪胜正衰的典型表现。

4. 邪正相持　指在疾病过程中，正气不甚虚弱，而邪气亦不亢盛，双方势均力敌，相持不下，从而使疾病处于迁延状态；或者正气大虚，余邪未尽，正虚邪恋，疾病处于缠绵难愈的病理过程。多见于疾病后期，或由急性转为慢性，或遗留某些后遗症而经久不愈。

5. 正虚邪恋　正气大虚，余邪未尽，或邪气深伏伤正，正气无力祛除病邪，致使疾病处于缠绵难愈的过程，被称为正虚邪恋。正虚邪恋可视为邪正相持的特殊病机，一般多见于疾病后期，且是多种疾病由急性转为慢性，或慢性病久治不愈，或遗留某些后遗症的主要原因之一。

二、阴阳失调

阴阳失调，指在疾病的发生、发展过程中，由于致病因素的影响，导致机体阴阳双方失去相对的协调与平衡，形成阴阳偏胜、偏衰、互损、格拒、转化或亡失的病机变化。一般而言，邪正盛衰是虚实病证的机制，阴阳失调是寒热病证的病机。

（一）阴阳偏胜

1. 阳偏胜　即阳盛，指机体在疾病过程中所出现的阳邪偏盛、功能亢奋、机体反应性增强而产生热象的病机变化。形成阳偏盛的主要原因，多由于感受温热阳邪；或感受阴邪而从阳化热；或情志内伤，五志过极而化火；或因气滞、血瘀、食积等郁而化热所致。阳邪亢盛，以热、动、燥为其特点。可见壮热，烦渴，面红，目赤，尿赤，便干，苔黄，脉数等症。阳盛之初，对阴液的损伤不明显，从而出现实热证。随着阳邪亢盛，明显耗伤阴液，疾病则转化为实热兼阴虚津亏证；若阴气大伤，疾病可由实转虚而发展为虚热证。

2. 阴偏胜　即是阴盛，指机体在疾病过程中所出现的阴邪偏盛、功能抑制、机体反应性减弱而产生寒象的病机变化。形成阴偏盛的主要原因，多由感受寒湿阴邪，或过食生冷，或阴寒性病理产物集聚，寒邪中阻，导致阴寒内盛。阴邪亢盛，以寒、静、湿为其特点。可见形寒肢冷，口淡不渴，舌淡，脉迟等症。阴盛之初，对阳气损伤不明显，从而出现实寒证。随着阴邪亢盛，阴长阳消，"阴胜则阳病"，可损伤阳气。常伴有程度不同的阳气不足，形成实寒兼阳虚证；若阳气伤甚，疾病可由实转虚，发展为虚寒证。

(二)阴阳偏衰

1. 阳偏衰　即阳虚，指机体阳气虚损，温煦、推动、气化等功能减退，阳不制阴，出现虚寒内生的病机变化。形成阳偏衰的主要原因，多由于先天禀赋不足，或后天失养，或劳倦内伤，或久病损耗阳气。常见畏寒肢冷，四肢不温，面色㿠白，口淡不渴，精神不振，喜静蜷卧，小便清长，舌淡脉弱等表现。阳气不足，以脾肾阳虚为主，尤以肾阳虚衰为主。

阳虚则寒与阴胜则寒，不仅在病机上有区别，而且在临床表现方面也有不同。前者是虚而有寒；后者是以寒为主，虚象不明显。

2. 阴偏衰　即阴虚，指机体阴液不足，凉润、宁静、抑制等功能减退，阴不制阳，出现虚热内生的病机变化。形成阴偏衰的主要原因，多由于阳邪伤阴，或因五志过极，化火伤阴，或因久病伤阴所致。常见潮热，盗汗，五心烦热，颧红，失眠多梦，舌红少苔，脉细数等症。阴虚病变，五脏皆可发生，但一般以肺、肝、肾之阴虚为主，尤以肾阴亏虚为主。

阴虚则热与阳胜则热的病机不同，其临床表现也有所区别。前者是虚而有热；后者是以热为主，虚象并不明显。

(三)阴阳互损

阴阳互损，指阴或阳任何一方虚损到一定程度，而影响到另一方，形成阴阳两虚的病机变化。在阴虚的基础上，继而导致阳虚，称为"阴损及阳"；在阳虚的基础上，继而导致阴虚，称为"阳损及阴"。

1. **阴损及阳**　指由于阴气亏损，累及阳气生化不足或阳气无所依附而耗散，从而在阴虚的基础上又出现阳虚，形成以阴虚为主的阴阳两虚的病机变化。如肝阳上亢证，其病机主要为肝肾阴虚，水不涵木，阴不制阳的阴虚阳亢；但若病情发展，因肾阴亏虚进而影响肾阳化生，又出现畏寒肢冷，脉沉细等肾阳虚衰的症状，则形成阴损及阳的阴阳两虚证。

2. **阳损及阴**　指由于阳气虚损，无阳则阴无以生，从而形成以阳虚为主的阴阳两虚的病机变化。如肾虚水泛证，其病机主要为肾阳不足，气化失司，津液代谢障碍而水湿内生，溢于肌肤；但若其病变发展，又可因阳气不足而导致阴液化生无源，出现日益消瘦，烦躁不安，甚则阴虚风动而抽搐等肾阴亏虚之症状，即形成阳损及阴的阴阳两虚证。

（四）阴阳格拒

阴阳格拒是由阴阳双方相互排斥而出现寒热真假的病机变化。阴阳相互格拒的机制，在于阴阳双方的对立排斥，即阴或阳的一方偏盛至极，壅遏于内，将另一方排斥格拒于外，迫使阴阳之间不相维系，从而出现真寒假热或真热假寒的复杂病变，包括阴盛格阳和阳盛格阴两方面。

1. **阴盛格阳**　指阳气极虚，导致阴寒之气偏盛，壅闭于里，逼迫阳气浮越于外，而出现内真寒外假热的病机变化，临床表现为真寒假热证。由于阴盛而逼迫阳气浮越于体表，在原有面色苍白、四肢逆冷、精神萎靡、畏寒踡卧、脉微欲绝等寒盛于内表现的基础上，反见身热，烦躁，口渴等假热之象。若阴盛于下，虚阳浮越，可见面赤，称之为"戴阳"。仔细观察，则身虽热，反喜盖衣被；口虽渴而饮水不多；面虽红却浮如妆，游移不定，可作辨别。

2. **阳盛格阴**　指阳气偏盛至极，壅遏于内，排斥阴气于外，而出现内真热外假寒的病机变化，临床表现为真热假寒证。热盛于内是疾病的本质，可见壮热，面红，气粗，烦躁，舌红，脉数大有力等症状；由于阳盛而排斥阴气于外，可在原有热盛于内的基础上，又出现四肢厥冷等假寒之象。仔细观察，则四肢厥冷而胸腹灼热，可作辨别。

（五）阴阳转化

1. **由阳转阴**　指阳偏盛的热证，转化为阴偏盛的寒证的病机过程。临床表现为由热化寒的病性转化。由阳转阴的形成，多发生于阳虚阴盛体质，或邪侵属阴的脏腑或经络，在此条件下，热证从阴化寒；或失治误治伤阳，邪从寒化。如某些外感疾病，初期出现壮热，面赤，口渴，舌红苔黄，脉数等热邪亢盛之象，属阳证；若由于邪热炽盛，或失治误治，突然出现面色苍白，四肢厥冷，冷汗淋漓，脉微欲绝等亡阳危象，属阴证。

2. 由阴转阳 指阴偏盛的寒证，转化为阳偏盛的热证的病机过程。临床表现为由寒化热的病性转化。由阴转阳的形成，发生于阳盛或阴虚阳亢的体质，或邪侵属阳的脏腑经络，在此条件下寒证从阳化热；或失治误治伤阴，邪从热化。如太阳病，初起恶寒重，发热轻，头身痛，无汗，脉浮紧，此为表寒证，继而出现阳明证，症见壮热，汗出，心烦口渴，脉数等。此时，疾病的本质即由阴转化为阳，疾病的性质则由寒转化为热。

（六）阴阳亡失

指机体的阴气或阳气突然大量地亡失，导致生命垂危的病机变化，包括亡阳和亡阴。

1. 亡阳 指机体的阳气发生突然大量脱失，而致全身功能严重衰竭的病机变化。亡阳的形成，多由于邪气太盛，正不敌邪，阳气突然脱失；或因汗出过多，吐泻无度，津液过耗，气随津泄，阳气外脱；或由于素体阳虚，劳伤过度，阳气消耗过多；亦可因慢性疾病，长期大量耗散阳气，终至阳气亏损殆尽，而出现亡阳。

临床可见冷汗淋漓，心悸气喘，面色苍白，四肢逆冷，畏寒蜷卧，精神萎靡，脉微欲绝等生命垂危的症状。

2. 亡阴 指机体的阴液突然大量消耗或丢失，而致全身功能严重衰竭的病机变化。亡阴的形成，多由于热邪炽盛，或邪热久留，大量耗伤阴气，煎灼津液；或逼迫津液大量外泄而为汗，以致阴气随之大量消耗而突然脱失；也可由于长期大量耗损津液和阴气，日久导致亡阴。临床可见手足虽温，大汗不止，烦躁不安，体倦无力，脉数疾躁动等危重征象。

由于阴阳互根，亡阴可迅速导致亡阳，亡阳也会迅速导致亡阴，最终致"阴阳离决"而亡。亡阳与亡阴都是机体功能衰竭，都与气的耗损密切相关。有形之精血难以速生，无形之气所当急固。在亡阳、亡阴的治疗中，都要用大剂补气固摄药，以阻止气与津液的继续丢失。

三、内生五邪

内生五邪，指在疾病过程中，由于脏腑功能异常而导致化风、化寒、化湿、化燥、化火的病机变化。由于病起于内，且临床表现与风、寒、湿、燥、火外邪致病类似，为了和"外感六淫"予以区别，故分别称为"内风""内寒""内湿""内燥""内火"，统称为内生五邪。

（一）风气内动

风气内动，即"内风"，与外风相对而言，指脏腑阴阳气血失调，体内阳气亢逆而

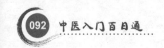

致风动之征的病机变化。因与肝关系密切，故又称"肝风内动"或"肝风"。

1. 肝阳化风 肝阳化风，指肝阳偏亢，或肝肾阴亏，阴不制阳，致肝阳亢逆无制而动风的病机变化。

多由情志所伤，肝郁化火；或年老肝肾阴亏；或操劳过度等，耗伤肝肾之阴，导致阴虚阳亢，水不涵木，日久则阳亢化风，形成风气内动。常见眩晕欲仆，筋惕肉瞤，肢麻震颤，或口眼㖞斜、半身不遂。严重者则卒然仆倒，或为闭厥，或为脱厥。

2. 热极生风 热极生风，又称热甚动风，指邪热炽盛，燔灼津液，劫伤肝阴，筋脉失常而动风。多见于热性病的极期，由于邪热炽盛，煎灼津液，燔灼肝经，使筋脉失其濡养所致。临床出现高热、痉厥、抽搐、鼻翼煽动、目睛上吊等症状。

3. 阴虚风动 多由热病后期，阴精亏损，或久病耗伤，阴液大亏，筋脉失养所致，可见筋挛肉瞤、手足蠕动等动风症状，以及五心烦热、舌红少苔、脉细等阴虚之候。

4. 血虚生风 血虚生风，是指血液虚少，筋脉失养而动风。多由生血不足或失血过多，或久病耗伤营血，致肝血不足，筋脉失养，或血不荣络，而虚风内动。临床可见肢体麻木、筋肉跳动，甚则手足拘挛等。

5. 血燥生风 多由久病耗损，或年老精亏血少，或生血不足等，导致血少津枯，局部或全身肌肤失润化燥，经脉气血失于和调而生风。临床可见皮肤干燥，或肌肤甲错，皮肤瘙痒或落屑等。

（二）寒从中生

寒从中生，又称"内寒"，指机体阳气虚衰，温煦气化功能减退，而使阴寒内生的病机变化。多由于先天禀赋不足，阳气素虚；或久病伤阳；或外感寒邪，过食生冷，损伤阳气，以致阳气虚衰，不能制阴，故阴寒内盛。

内寒病机主要包括两个方面：一是温煦失职，虚寒内生，可见面色苍白、形寒肢冷、肢节痹痛等。二是阳气不足，气化功能减退，而见尿、痰、涕、涎等澄澈清冷，或大便泄泻，或水肿等。内寒病变，以心、脾、肾之阳虚为主，其中肾阳虚衰尤为关键。

（三）湿浊内生

湿浊内生，又称"内湿"，指脏腑功能异常，水液代谢失调而致湿浊停聚的病机变化。内湿的形成，多因过食肥甘，恣食生冷，内伤脾胃，致使脾失健运而不能为胃行其津液，或素体肥胖，喜静少动，致气机不利，津液输布障碍，聚而成湿所致。因此，脾的运化失职是湿浊内生的关键。脾主运化有赖于肾阳的温煦气化，在肾阳虚衰时，亦必然影响脾之运化而导致湿浊内生。反之，由于湿为阴邪，湿胜则可损伤阳气，日久损及脾肾阳气，而致阳虚湿盛之证。

（四）津伤化燥

津伤化燥，又称"内燥"，指体内津液耗伤而干燥少津的病机变化。多因久病伤津耗液，或大汗、大吐、大下，或亡血失精导致津液亏少，以及热性病过程中的热盛伤津等所致。临床多见干燥失润等病变。内燥病变可发生于各脏腑组织，而以肺、胃及大肠为多见，临床常见口燥咽干，干咳无痰，肌肤干燥脱屑或皲裂，便秘等症。

（五）火热内生

火热内生，又称"内火"或"内热"，指脏腑阴阳失调，而致火热内扰的病机变化。

1. 阳盛化火　阳气过盛，机能亢奋，热量过剩，火热由此而生，即所谓"气有余便是火"。

2. 邪郁化火　外感六淫病邪，可郁久而从阳化热化火，如寒郁化热、湿郁化火等。另外，体内病理产物郁积（如痰浊、瘀血、结石等）和食积、虫积等，亦能郁而化火。

3. 五志过极化火　五志过极化火，又称为"五志之火"，指由于情志刺激，影响脏腑气血阴阳的协调平衡，导致气机郁结或亢逆，气郁日久则可化热，气逆自可化火，因之火热内生。

4. 阴虚火旺　阴虚火旺，属虚火，多由于阴液大伤，阴虚阳亢，虚热虚火内生。一般而言，阴虚内热多见全身性的虚热征象，如五心烦热、骨蒸潮热、面部烘热、消瘦、盗汗、舌红少苔、脉细数无力等。

四、疾病传变

传变，指疾病在机体脏腑经络组织中的传移和变化。一是病位的传移，二是病性的变化。

（一）病位传变

病位传变，指在疾病的发展变化中，病变部位发生相互转移的病理过程。外感病的基本传变是表里之间的传变，内伤病的基本传变是脏腑传变。说明掌握疾病传变规律，便能见微知著，将疾病治愈在初期阶段。

1. 表里传变

表邪入里：多因正气不足，或邪气过盛，或失治、误治等所致。常见于外感病初、中期，是疾病向纵深发展的反映。往往提示疾病进展和加重。

里病出表：指病邪由里透达于外，多为邪有出路，病势有好转或向愈之机。如小儿麻疹，麻毒由里外达，出疹顺畅，则为顺证；若麻毒内陷，邪不外达，则为逆证。

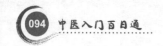

2. 内伤杂病的传变

（1）脏腑之间的传变：

脏与脏传变：即病位在五脏之间的传变，是内伤病最常见的病位传变形式。如见肝之病、知肝传脾等。

脏与腑传变：即病位在脏与腑之间传变。多见于表里相合脏腑之间的传变，如肺与大肠之间的传变。由于脏与腑关系的复杂性，故其病变不拘泥于表里相合的脏腑，如肝气横逆犯胃、脾胃湿热熏蒸导致黄疸等。

腑与腑传变：即病变部位在六腑之间发生传移变化。六腑传化水谷，以通为用，任何一腑的气机不通，均可影响整体的通降功能，导致其他腑的病变。如大肠传导失司，腑气不通，可导致胃气上逆，出现嗳气、呕恶等症状。

形脏内外传变：即病邪通过形体官窍内传于脏腑，或脏腑病变影响外在的形体官窍。如寒邪袭表，内传于肺而致肺失宣肃；肝火上炎可见两目红赤。

（2）脏腑经络之间的传变：指邪气由经脉传至脏腑或由脏腑传至经脉。如心肺有病，通过其所属经脉的循行部位反映出来，出现胸痛、臂痛等。

（二）病性转化

病性转化，即疾病证候的性质转化，主要包括寒热转化与虚实转化。

1. 寒热转化　指疾病过程中，病机性质由寒转化为热，或由热转化为寒的过程。其转化多在"极"或"重"的条件下发生，详见病机"阴阳失调"部分。

2. 虚实转化　指疾病过程中，病机性质由实转虚，或因虚致实的过程。虚实转化与邪正盛衰密切相关。详见病机"邪正盛衰"部分。

第五章 养生与治则

第一节 养生与治未病

一、养生、天年与衰老

（一）概念

1. **养生** 养生，即保养生命，又称摄生、道生、保生。养生的目的就是扶助人体正气，增强抗病能力，提高健康水平，减少疾病发生，从而延缓衰老、延长寿命。

2. **天年** 天年，即天赋的年寿，也就是人的自然寿命。中医学认为，人类自然寿命的最高限度在一百岁到一百二十岁左右。《左传》曰："上寿百二十岁，中寿一百，下寿八十。"

3. **衰老** 中医学认为，衰老是长期的阴阳失调、脏腑精气虚衰、情志失调以及痰、瘀、毒侵害的结果。因此，延缓衰老、健康长寿，应当注重内外两个方面的调养：从外而言，倡导顺应天地自然，适应外环境的变化；从内来讲，注重形神共养、培补脾肾精气、调理阴阳平衡。

（二）养生的基本原则

《素问·上古天真论》所说的"上古之人，其知道者，法于阴阳，和于术数，食饮有节，起居有常，不妄作劳，故能形与神俱，而尽终其天年，度百岁乃去"，即是对养生基本原则的精辟论述。

1. **天人合一、顺应自然** 人以天地之气生，四时之法成。人生活在天地自然之间，必须要顺应自然规律。在长期进化、适应自然的过程中，人类形成了与天地自然变化相应的生理节律性。故养生必须效法自然，在生活起居、衣食住行、精神调养等方面都要顺应自然界阴阳变化的规律。

外界环境除了自然环境，还有社会环境。社会的道德观念、生活方式、饮食起居、政治地位、人际关系等，都会对人的精神状态、身体机能和体质产生直接影响。人类寿命随着社会的进步而不断延长，但是也要看到人口的急速增长、环境污染、激烈的社会竞争和紧张的生活节奏等，都在时时刻刻影响着人的精神状态，成为心身疾病的促发因素。

2. **形神共养、养神为先**　形神共养，指形体与精神的协调统一，身心和谐的养生原则，体现了中医学"形与神俱"的生命观、健康观。中医养生以调神为第一要义。神为生命的主宰，宜清静内守，而不宜躁动妄耗。只有形体保养与精神调摄并重，动以养形，静以养神，动静结合，刚柔相济，才能保持健康长寿。

3. **保精护肾、调养脾胃**　肾为先天之本，脾为后天之本，保精护肾、护养脾胃，培补脾肾精气，也是养生的基本原则。肾是元气、阴精的生发之源，生命活动的调节中心。肾中精气的盛衰，决定着人的强壮衰弱、寿命的长短，在生长、发育、衰老过程中起着主导作用。

脾胃为气血生化之源，脾胃健旺，则水谷精微化源充足，脏腑功能强健。故脾胃之强弱与人体之盛衰、生命之寿夭关系甚为密切。调养脾胃的原则是益脾气、养胃阴。节饮食、调精神、常运动、防劳倦等均为健运脾胃、调养后天的重要方法。

二、治未病

治未病，就是指采取适当的预防或治疗手段，防止疾病的发生、发展及传变。治未病是中医学预防为主、防重于治的养生保健思想的集中体现，包括未病先防、既病防变和愈后防复三个方面。

（一）未病先防

未病先防，是指在疾病未发生之前，采取各种预防措施，增强机体的正气，消除有害因素的侵袭，以防止疾病的发生。

1. **扶助机体正气**　"正气存内，邪不可干"，通过各种养生保健方法调养正气是提高抗病能力的关键。

（1）顺应自然：人生活在天地自然之中，必须顺应天地自然之规律，效法自然界阴阳消长的变化规律，如春生、夏长、秋收、冬藏，选择适宜的修身养性方法，如形体锻炼、精神调养、食疗药膳的合理运用等。

（2）调摄精神：精神情志活动是脏腑功能活动的体现。良好的精神状态，可以增强脏腑机能，提高机体适应环境和抵抗疾病的能力，预防疾病发生，促进病情好转。调畅情志一方面要避免来自内外环境的不良刺激，另一方面要提高自我心理调适能力，保持开朗乐观的心态。

（3）锻炼身体：生命在于运动。适度的形体锻炼和体力劳动不仅可以促进气血流通，强健肌肉筋骨，还能提高生命力和抗御病邪能力，进而减少疾病的发生，促进健康长寿。形体锻炼要选择适合个人体质的运动方式，持之以恒，循序渐进，量力而行，做到"形劳而不倦"。

（4）饮食有节、起居有常："民以食为天"，维持人体生命活动的营养物质来源于饮食物。饮食养生要注意：①饮食种类合理搭配，平衡膳食结构。②饮食有节制，定时定量，不可过饥过饱或暴饮暴食。③克服饮食寒热、五味偏嗜，不可过食肥甘厚味。④注意饮食卫生，防止"病从口入"。

起居有常是指生活起居保持规律性，顺应四时和昼夜的变化，安排适宜的作息时间；还要注意劳逸结合，体力劳动与脑力劳动相结合，以达到增进健康和预防疾病的目的。

2. 防止病邪入侵 邪气是导致疾病发生的重要条件。避邪气的方法包括：防止六淫邪气的侵害，如夏日防暑邪，秋天防燥邪等；避疫毒，防止水源和食物的污染，预防疠气之传染；避免外伤、虫兽伤害和交通事故等。

我国在16世纪就发明了人痘接种术预防天花，开创人工免疫之先河。在疫病流行之时，如严重急性呼吸综合征（SARS）、甲型H1N1流感、新型冠状病毒感染等疫病，采取消毒或隔离措施，避免与传染病患者接触，尽量减少外出和不必要的社会交往，减少被传染和发病的机会；也可以根据体质辨证防护，提前服用中药以增强正气，提高抗病力。

（二）既病防变

既病防变，指在疾病发生之后，力求做到早期诊断，早期治疗，见微知著，防微杜渐，以防止疾病的发展和传变。

1. 早期诊治 疾病的发生非一朝一夕而成，在始发阶段必有先兆。不论是外感病还是内伤杂病的初期，由于邪未深入，脏腑气血未伤，病情轻浅，正气未衰，因此，诊治越早，疗效越好。否则容易延误病情，丧失治疗良机，使病邪步步深入，加重病情，乃至危及生命。

2. 防止传变

（1）阻截病传途径。根据不同疾病各自的传变规律，及时采取适当的防治措施，截断其传变途径，这是阻断病情发展或恶化的有效方法。

（2）先安未受邪之地。根据疾病传变规律，对尚未受邪而可能被传及之处，事先予以调养充实，实施预见性治疗，可以控制疾病的传变或恶化。如《金匮要略》说："见肝之病，知肝传脾，当先实脾。"临床上治疗肝病时常配合健脾和胃之法，就是要先

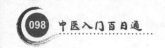

补脾胃，使脾气旺盛而不受邪，以防止肝病传脾。

（三）愈后防复

愈后防复，是指在疾病初愈、缓解或痊愈时，重视善后调理，预防疾病复发或病情反复。患者初愈后，正气尚虚，邪气留恋，生理功能尚未完全恢复，要注意休息、畅达情志、合理饮食、避邪防劳，以免旧病复发。

第二节　治　则

一、什么是治则与治法

（一）治病求本，基本大法

《素问·阴阳应象大论》说："治病必求于本。"治病求本是中医学治疗疾病的指导思想和总原则。中医所说的治病求本，实质上就是辨证治疗。治病求本是整体观念与辨证论治在治疗观中的体现，位于治则治法理论体系的最高层次。

（二）治则治法，相随而行

治则，是治疗疾病的基本原则。正治反治、治标治本、扶正祛邪、调整阴阳、调理气血、调和脏腑及三因制宜等，均属于基本治则。

治法是在一定治则指导下制定的治疗疾病的治疗大法、治疗方法和治疗措施。治疗大法，是针对一类相同病机的证候而确立的，如汗、吐、下、和、清、温、补、消八法以及寒者热之、热者寒之、虚者补之、实者泻之等，其适应范围相对较广，是治法中的较高层次。治疗方法，是针对某一具体证候所确立的具体治疗方法。治疗措施，是对病证进行直接治疗的具体技术、方式与途径。

二、常用七大治则

（一）逆者正治，从者反治

在错综复杂的疾病过程中，有疾病本质与临床征象一致的，也有疾病本质与临床征象不完全一致者，因而产生了正治与反治的差别。《素问·至真要大论》说："逆者正治，从者反治。"

1. 正治　是指采用与证候性质相反的方药进行治疗的法则，又称为"逆治"。适用于疾病的征象与其本质相一致的病证，这是治疗疾病的常规思路。

（1）寒者热之：是指用温热方药或具有温热功效的措施而治疗寒性病证的治法。

如治疗表寒证用麻黄汤、桂枝汤等辛温解表方药，治疗里寒证用理中汤、四逆汤等辛热温里方药或是艾灸关元穴等方法。

（2）热者寒之：是指用寒凉方药或具有寒凉功效的措施而治疗热性病证的治法。如治疗表热证用银翘散、桑菊饮等辛凉解表方药，治疗里热证用白虎汤、承气汤等苦寒清里方药。

（3）虚则补之：是指用补益方药或具有补益功效的措施而治疗虚性病证的治法。如肺脾气虚证用四君子汤，血虚证用四物汤等。

（4）实则泻之：是指用攻伐方药或具有攻伐功效的措施而治疗实性病证的治法。如阳明腑实证用大承气汤泻下通腑，血瘀证用血府逐瘀汤活血化瘀。

2. **反治**　是指顺从病证的外在假象治疗的法则，采用的方药性质与病证中假象的性质相同，又称为"从治"。当病情发展比较复杂，处于危重阶段，病变本质与临床表现不完全符合而出现假象时，使用反治（方药的性质与证候本质仍是相反的）。

（1）热因热用：是指用温热方药或具有温热功效的措施来治疗真寒假热证。如虚寒证，由于阳气虚极，阴寒之气壅闭于内，逼迫阳气浮越于外，反而表现为身热，面赤，口渴等症，但其症身热却喜盖衣被，面红却颧浮如妆，口渴而喜热饮，说明疾病本质是真寒。治疗应采用温热方药来温里散寒。

（2）寒因寒用：是指用寒凉方药或具有寒凉功效的措施来治疗真热假寒证。如里热盛极的热厥证，因阳气郁阻于内而格阴于外，表现为手足厥冷，脉沉伏的假寒之象。患者手足虽冷但胸腹灼热，手足冷却想要掀衣揭被，脉象沉伏但数而有力，说明疾病的本质是里热盛极。治疗以清泻里热为主。

（3）塞因塞用：是指用补益、固涩的方药或措施来治疗具有闭塞不通症状的真虚假实证。如有些女孩过度节食减肥后，由于血液亏虚无法下注于子宫，导致血虚经闭。治疗时应当补益气血，而不能采用活血化瘀之法，否则只会加重病情。

（4）通因通用：是指用通利方药或措施来治疗具有通泻症状的真实假虚证。比如小儿食积后容易发生腹痛腹泻，此时不能用止泻法治疗，而要采用消食导滞攻下之法推荡积滞，食积消除，腹泻自止。

（二）标本缓急，分清主次

标本是相对的：从邪正关系来说，人体正气为本，致病邪气为标；从病因与症状关系来说，病因为本，症状为标；从疾病先后来说，旧病、原发病为本，新病、继发病为标。标本先后治则遵循"急则治标，缓则治本，标本兼治"的原则。

1. **缓则治本**　是指病势缓和，病情缓慢，先治其本，针对主要病因、病证进行治疗，本病愈而标病自除。如肺阴虚所致的咳嗽，阴虚为本，咳嗽为标，治疗宜滋阴润燥、润肺止咳，肺阴充足则咳嗽自愈。

2. 急则治标 是指标病危急时必须先治其标，标病缓解后再治本病。适用于在疾病过程中出现危及生命的情况时，或者疾病突发且病情危重，或者疾病过程中出现某些急重症状并影响治疗时，应当先治其标。如妇人产后大出血，必须以止血治标为首务，待止血后再针对出血之病因治其本。

3. 标本兼治 是指标病与本病错杂并重，标病与本病俱缓或俱急时，应治标与治本兼顾。如虚人感冒患者可在补虚基础上用解表药兼治其标。

（三）扶正祛邪，灵活运用

扶正祛邪是针对邪正虚实病机而确立的治疗原则。扶正，即扶助正气，适用于正虚为主的虚证或真虚假实证。祛邪，即祛除邪气，适用于邪实为主的实证或真实假虚证。扶正祛邪的应用，以扶正不留邪、祛邪不伤正为准则。

1. 扶正祛邪同时并用

（1）虚中夹实：如素体脾胃虚弱者，症见形体消瘦、四肢乏力、食欲减退等，乃脾胃气虚，纳运失调，湿阻气机所致。治疗上以扶正为主，辅以祛邪。

（2）实中夹虚：若患者在发高热的同时，伴有口干渴、乏力、少气等症时，治疗上以祛邪为主，兼顾扶正。

2. 扶正祛邪先后使用

（1）先祛邪后扶正：即先攻后补。适用于邪盛正虚，但正气尚可耐攻的病证。如瘀血所致的崩漏证，瘀血不去，则崩漏难止。瘀阻胞宫之病因为本，崩漏难止之症状为标。

（2）先扶正后祛邪：即先补后攻。适用于机体过于虚弱，正气虚衰严重，病邪虽然盛实但不危急的虚实错杂证。如某些虫积患者，因久病正气大虚，不宜即行驱虫，必须先健脾和胃以扶正，使正气得到一定恢复后，再给予驱虫消积以攻邪。

（四）调整阴阳，以平为期

1. 损其有余 即"实则泻之"，适用于人体阴阳失调中阴或阳偏盛的实证。

根据阴阳对立制约原理，对"阳胜则热"所致的实热证，治疗用寒凉药物以清泻阳热的偏盛，即"热者寒之"。对"阴胜则寒"所致的实寒证，用温热药物治疗以消除其阴寒的偏盛，即"寒者热之"。

2. 补其不足 即"虚则补之"，适用于人体阴阳失调中阴或阳偏衰的虚证。

（1）阳病治阴、阴病治阳：是根据阴阳相互制约的关系而确立的治法。"阳病"指的是阴虚导致阳气相对偏亢，治阴即补阴之意。六味地黄丸用以治疗肾阴虚的虚火上炎之证，即王冰所谓"壮水之主，以制阳光"。"阴病"指的是阳虚导致阴气相对偏盛，治阳即补阳之意。金匮肾气丸用以治疗畏寒肢冷、腰膝冷痛、水肿、泄泻等肾阳虚证，即王冰所谓"益火之源，以消阴翳"。

（2）阳中求阴、阴中求阳：是根据阴阳互根互用原理而确立的治法。明代张介宾提出"阴中求阳"与"阳中求阴"以治疗虚热证和虚寒证。治疗真阴不足之证，在滋阴剂中适当佐以补阳药，即"阳中求阴"，阴得阳升则泉源不竭。治疗命门火衰的肾阳虚证，在助阳剂中适当佐以补阴药，即"阴中求阳"，使阳得阴助、生化无穷。

（3）阴阳双补：是针对阴阳两虚证而确立的治法，须兼顾不足，分清主次。

（4）回阳救阴：是针对阴阳亡失而确立的治法。亡阳者，治以回阳固脱；亡阴者，治以救阴固脱。阴阳亡失实际上都是人体内阴阳二气的突然大量脱失。因此，治疗时都要兼以峻剂补气，须用人参大补元气、救逆固脱。气脱导致大汗淋漓，也要注意使用止汗收摄药，如山茱萸、五味子等。

（五）调理气血，相互为用

1. 调气

（1）补气：适用于气虚证。补气主要是补后天肺脾之气，以调补脾胃为重点，若气虚之极，则需补肾，温阳化气。

（2）调理气机：适用于气机失调的病证。气滞者宜行气，气逆者宜降气，气陷者宜补气升气，气闭者宜顺气开窍通闭，气脱者则宜益气固脱。同时还须注意顺应脏腑气机的升降规律，如肝气郁结者可用逍遥散、柴胡疏肝散调理，中气下陷证常用补中益气汤治疗等。

2. 理血

（1）补血：适用于血虚证。补血须注意调补心、肝、脾胃、肾等脏腑的功能，以调补脾胃为重点，如归脾汤、四物汤均为临床常用的补血方。

（2）调理血行：血液运行失常的基本病变主要有血瘀、出血等，治疗血瘀宜活血化瘀，因血寒而瘀者宜温经散寒行血；出血者宜止血，根据出血的不同病机而采用不同治法。

3. 调理气血关系　气血两虚者，宜气血双补。气虚生血不足而致血虚者，宜补气为主，辅以补血；血虚导致气虚者，宜养血为主，酌加补气。

气虚行血无力而致血瘀者，宜补气为主，辅以活血化瘀；肝失疏泄、气滞不通而致血瘀者，宜行气为主，辅以活血化瘀。

气虚不能摄血者，补气为主，佐以收涩止血之剂等。

气随血脱者，先用独参汤益气固脱以止血，待病势缓和后再补血。

气血同病者，须把握"调气为上，调血次之"的原则。《医宗必读·水火阴阳论》

明确指出："气血俱要，而补气在补血之先，阴阳并需，而养阳在滋阴之上。"

（六）调和脏腑，兼顾关系

1. 调和脏腑的阴阳气血　调和脏腑首先要调整脏腑阴阳气血失调的状态。如肝气郁结者宜疏肝理气；肝火上炎者宜清泻肝火；肝血虚者宜补养肝血；肝阴不足者宜滋养肝阴；肝阳上亢化风者宜滋养肝肾、平肝息风潜阳等。

2. 顺应脏腑的生理特性　脏腑的生理特性是对其生理功能的概括。如脾主运化，其气主升，胃主受纳，其气主降；脾喜燥而恶湿，胃喜润而恶燥。治疗脾病宜用益气升提、苦温燥湿之剂，慎用阴寒之品，以免助湿伤阳；治疗胃病宜用消食和胃、降气止呕、甘寒生津之剂，慎用温燥之品，以免伤胃阴。

3. 调和脏腑相互关系

（1）根据脏腑相合关系调和脏腑：

脏病治腑：脏实泻其腑，如心火上炎之证，可通利小肠以泻心火，用导赤散使心经之热从小便而出，心火自降。

腑病治脏：腑虚补其脏，如膀胱气化无权而致的小便频数，甚则遗尿，用补肾固涩之法治之。

脏腑同治：如脾与胃纳运相得，燥湿相济，升降相因，脾病胃病常相互影响，治疗多脾胃同治。

（2）根据五行生克规律调和脏腑（内容详见五行）。

（七）三因制宜，整体治疗

三因制宜是因时、因地、因人制宜的统称。疾病的治疗应充分考虑天、地、人等对疾病的影响，制定适宜的治疗方法。

1. 因时制宜　即根据自然界的时令气候特点和年、月、日的时间变化规律而论治。治疗用药或饮食调摄必须根据四季气候变化而调整。春夏季节，阳气升发，人体腠理疏松而易于汗出，即使外感风寒，也应慎用麻黄、桂枝等发汗力强的辛温发散之品，以免耗伤气阴；秋冬季节，气候由凉变寒，人体腠理致密，阳气内藏，用药或饮食应避免过于寒凉。

人有悲欢离合，月有阴晴圆缺。人之气血，月满则盈，月亏则虚。《素问·八正神明论》提出了"月生无泻，月满无补"的治疗原则。如治疗妇女月经不调，可以参照月经的周期节律以及气血的盛衰变化而施治。

2. 因地制宜　指根据不同的地域环境特点，制定适宜治法和方药的原则。我国西北地区，气候寒燥，阳气内敛，人们腠理致密，外感风寒居多，常用麻黄、桂枝等辛温解表峻剂，药量也偏重。东南地区，气候温暖潮湿，阳气容易外泄，人们腠理较疏松，外感风热居多，常用桑叶、菊花、薄荷等辛凉解表药；若感受风寒，多用荆芥、防风等发汗解表轻剂，药量宜轻。

3. 因人制宜 指根据患者年龄、性别、体质等不同特点，来考虑治疗用药。

（1）年龄：小儿生机旺盛，但脏腑娇嫩，气血未充，脏腑调节能力还不健全，治疗小儿疾病，药量宜轻，疗程宜短，忌用峻剂和补剂。

青壮年气血旺盛，脏腑充实，病发多由于邪正相争剧烈而多表现为实证，可侧重于攻邪泻实，药量亦可稍重。

中年人处于生机由盛渐衰的转折时期，精血暗耗，阴阳渐亏，故容易出现脏腑机能失调的病机特点。所以治疗中年疾患，要及时调理脏腑功能。

老年人生机减退，气血日衰，脏腑功能衰减，病多表现为虚证，或虚中夹实；治疗上多用补虚之法，或攻补兼施，用药量应比青壮年少，中病即止，以免伤及正气。

（2）性别：男子以肾为先天，精气易虚，而有精室疾患及性功能障碍等病证，宜在调肾基础上结合具体病机而治。

女子以肝为先天，气有余而血常不足，而且多情志为患。故在临床治疗中应特别注意女性患者是否有肝郁、血虚之证。女性的生理特点决定了其在临床上易患经、带、胎、产诸疾及乳房、胞宫之病。月经期、妊娠期用药时，当慎用或禁用峻下、破血、重坠、开窍、滑利、走窜伤胎或有毒药物；带下病以祛湿健脾为主；产后诸疾则应考虑气血亏虚、恶露留存的特殊情况，治疗时兼顾补虚、化瘀。如成年女性停经，必须先排除怀孕后再考虑活血化瘀。

（3）体质：体质是治疗的重要依据。个体的体质有强弱之分、寒热之别，因此，要注意根据体质差异而进行个体化治疗。

一般而言，体质强者，病证多实，能够耐受攻伐，治疗宜攻邪，用药量宜重；体质弱者，病证多虚或虚实夹杂，体虚而不耐攻伐，治疗宜补虚，若属虚实夹杂，则攻伐药量宜轻。

体质差异使病情随体质变化而发生"从化"。偏于阳盛或阴虚体质者，病证多从体质而"热化"，治疗用药宜寒凉而慎用温热；偏于阴盛或阳虚体质者，病证多从体质而"寒化"，治疗用药宜温热而慎用寒凉。

"因人制宜"的核心就是把握体质的特异性，使治疗个体化。个体化诊疗是因人制宜的精华，也是中医辨证论治的精髓所在。

第二讲

中医诊断入门

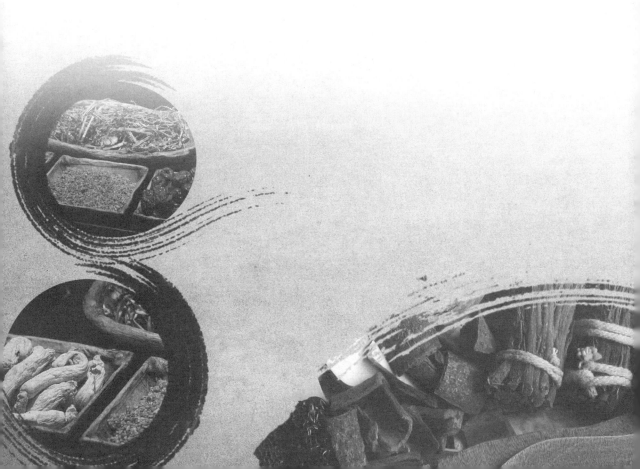

第一章　中医诊断学概述

第一节　中医诊断学的主要内容

一、什么是中医诊断学

诊，即诊察了解；断，指分析判断。"诊断"就是通过对患者的询问、检查，以掌握病情资料，进而对患者的健康状态和病变本质进行辨识，并做出概括性判断。中医诊断学是根据中医学的理论，研究诊法、诊病、辨证的基础理论、基本知识和基本技能的一门学科。

二、中医诊断学的主要内容

中医诊断学主要包括诊法、诊病、辨证和病历书写等内容。

（一）诊法

诊法，是中医诊察、收集病情资料的基本方法和手段，主要包括望、闻、问、切"四诊"。"望诊"是医生运用视觉观察患者的神、色、形、态、舌象、头面、五官、四肢、二阴、皮肤及排出物等，以发现异常情况、了解病情的诊察方法。"闻诊"是医生运用听觉诊察患者的语言、呼吸、咳嗽、呕吐、嗳气、肠鸣等声音，以及运用嗅觉诊察患者发出的异常气味、排出物的气味，以了解病情的诊察方法。"问诊"是医生询问患者有关疾病的情况、自觉症状、既往病史、生活习惯等，从而了解患者的各种异常感觉及疾病的发生发展、诊疗等情况的诊察方法。"切诊"是医生用手触按患者的脉搏和肌肤、手足、胸腹、腧穴等部位，探测脉象变化及异常征象，从而了解病变情况的诊察方法。

通过四诊所收集到的病情资料主要包括症状、体征和病史。"症状"是指患者对痛苦或不适的自我感受，如头痛、耳鸣、胸闷、腹胀等；"体征"是指医生运用望、闻、

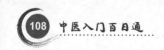

切等方法获得的具有诊断意义的客观征象，如面色白、喉中哮鸣、大便腥臭、舌苔黄、脉浮数等。在中医学中，症状和体征又可统称症状，或简称"症"，古代还有将其称为病状、病形、病候者。症虽然只是疾病所反映的现象，但它是判断病种、辨别证型的主要依据，因而在中医诊断中具有重要的意义。

（二）诊病

诊病，亦称辨病，是以中医学理论为指导，综合分析四诊资料，对疾病的病种做出判断，得出病名的思维过程。每一种疾病往往具有一些共同的特点与发展变化规律。病名，是对该疾病全过程的特点与规律所做的概括总结与抽象，如感冒、疟疾、痢疾、肺痈、痫病、消渴、痛经、麻疹等都是病名。对疾病做出病名诊断，是临床各科讨论的主要内容。因此，中医诊断学只是就疾病诊断的基本方法，以及疾病的命名、分类等做初步介绍。

（三）辨证

"证"是中医学特有的诊断概念。证是对疾病过程中所处一定（当前）阶段的病位、病性等所做的病理性概括，是指机体对致病因素做出的反应状态，是对疾病当前本质所做的结论。"证"实际包括证名、证型、证候等概念。

证名：将疾病当前阶段的病位、病性等本质，概括成一个诊断名称，这就是"证名"，如痰热壅肺证、肝郁脾虚证、卫分证、脾肾阳虚证、膀胱湿热证、瘀阻脑络证等，均为证名。

证型：临床较为常见、典型、证名规范或约定俗成的证，可称为"证型"。

证候：证的外候。临床上有时又将证称为"证候"，即证为证候的简称。但严格地说，证候应是指每个证所表现的、具有内在联系的症状及体征。

"辨证"是在中医学理论的指导下，对患者的各种临床资料进行分析、综合，从而对疾病当前的病位与病性等本质做出判断，并概括为完整证名的诊断思维过程。

（四）病历

病历，又称病案，古称诊籍。是对患者的病情、病史、诊断和治疗等情况的翔实记录。病历是医疗、科研、教学、管理及司法的重要资料。病历书写是临床工作者必须掌握的基本技能，属于中医诊断学的内容之一。

第二节　中医诊断的基本原则

中医学整体观念认为人体是一个内外协调统一的有机整体，中医诊断在诊察局部的同时，还要注意全身状况，并充分考虑自然与社会环境等因素可能对人体产生的影响。当医生面对错综复杂的病情，千变万化的临床表现，应熟悉中医学的理论与知识，还要遵循中医诊断的基本原则，才能对病、症做出正确的判断。

一、整体审察

整体审察的含义，是指通过诊法收集患者的临床资料以及对病情资料分析时，要求注重整体性。不能简单地把人分割成一个个"系统"，只顾一点，不及其余；也不能只注意到当前的、局部的、明显的病理改变，而忽视人是一个有机的整体，忽视时、地、人、病的特殊关系。一定要站在整体的高度，从疾病的前因后果、发展演变上综合考虑。

二、四诊合参

"四诊合参"，是指四诊并重，诸法参用，综合考虑所收集的病情资料，有利于得出准确的诊断。疾病是一个复杂的过程，其临床表现可体现于多个方面且千变万化，而望、闻、问、切四诊是从不同的角度了解病情和收集临床资料，各有其独特的方法与意义，不能互相取代。因此，若要保证临床资料的全面、准确、详尽，必须强调诊法合参。例如，在腹诊时，既要望其腹之色泽形状，又要叩之听其声音，还要按而知其冷热、软硬，并问其喜按、拒按等。古人称之："望而知之谓之神，闻而知之谓之圣，问而知之谓之工，切脉而知之谓之巧。"

三、病证结合

在中医学中，"病"与"证"是密切相关的不同概念。病是对疾病全过程的特点与发展变化规律所做的概括，证是对疾病当前阶段的病位、病性等所做的结论。辨病的目的是从疾病全过程、特征上认识疾病的本质，把握疾病的基本矛盾；辨证的目的则重在从疾病当前阶段的表现中判断病变的位置与性质，抓住当前的主要矛盾。由于"病"与"证"对疾病本质反映的侧重面有所不同，所以中医学强调要"辨病"与"辨证"相结合，有利于对疾病本质的全面认识。

第二章 诊 法

第一节 望 诊

望诊是医生运用视觉，对人体全身和局部的一切情况及其排出物等，进行有目的的观察，以了解健康或疾病情况。望诊内容可分为总体望诊和分部望诊，但在运用时，不用严格区分，兹分望神、色、形、态、头颈五官、舌象、皮肤、络脉、排泄物和分泌物等几项叙述。

一、望全身情况

（一）望神

神是人体生命活动的总称。广义的神，指整个人体生命活动的外在表现，可以说神就是生命；狭义的神，指人的意识思维、情志活动。望神应包括这两方面的内容。

神主要通过机体的面目表情、语言气息、形态动静等方面表现出来，突出地表现于目光。言谈举止、应答反应、面部表情等，也都表现了人的精神状态和情志变化。同时，脏腑气血的功能状态，也是神的表现，又需从声息、脉象等方面来了解，并不局限于望诊所见。

1. **得神** 即有神，是精充气足神旺的表现。若在病中，虽病而正气未伤，脏腑功能未衰，属病轻，预后良好。

2. **少神** 即神气不足，是轻度失神的表现。常见于虚证患者，属正气不足。

3. **失神** 即无神，是精损气亏神衰的表现。属病情严重，脏腑功能衰败阶段，预后不良。

4. **假神** 是垂危患者出现精神暂时好转的假象，是临终前的预兆。

得神、少神、失神、假神的鉴别可通过目光、面色、神情和体态来鉴别，见表2-1。

表 2-1　得神、少神、失神、假神的鉴别

	得神	少神	失神	假神
目光	两目灵活 明亮有神	两目晦滞 目光乏神	两目晦暗 目无光彩	虽目似有光 但浮光暴露
面色	面色荣润 含蓄不露	面色少华 暗淡不荣	面色无华 晦暗暴露	虽面似有华 但泛红如妆
神情	神志清晰 表情自然	精神不振 思维迟钝	精神萎靡 意识模糊	虽神识似清 但烦躁不安
体态	肌肉不削 反应灵敏	肌肉松软 动作迟缓	形体羸瘦 反应迟钝	虽思欲活动 但不能自转

5. 神乱　指神志意识错乱失常，包括烦躁不安，谵妄神昏，以及癫、狂、痫等精神失常的表现。

（1）癫病：表现为表情淡漠，寡言少语，闷闷不乐，精神痴呆，喃喃自语，哭笑无常，多为痰气凝结，阻蔽心神所致；或有神不守舍，心脾两虚者。

（2）狂证：表现为烦躁不宁，登高而歌，弃衣而奔，呼号怒骂，打人毁物，不避亲疏，或自高贤、自辩智、自尊贵、少卧不饥，妄行不休，多由气郁化火，痰火扰心所致，或为阳明热盛，邪热扰乱神明，或由蓄血瘀阻，蒙蔽神明。

（3）痫病：表现为突然跌倒，昏不知人，口吐涎沫，两目上视，四肢抽搐，口中作声，醒后如常，多由肝风夹痰、蒙蔽清窍或痰火扰心、肝风内动所致。

（二）望色

望色，应注意"色"和"泽"两个方面。"色"指青、黄、赤、白、黑等颜色。"泽"指荣润、鲜明而富有光泽。在临证望诊时，"色"和"泽"二者必须结合起来。五色的变化以面部表现最为明显。因此，本节以望面色来阐述五色诊的内容。色泽是脏腑气血的外荣，望色可了解脏腑气血之盛衰以及邪气之所在。

1. 常色　指人正常生理状态时面部的色泽，表示人体精神气血津液的充盈与脏腑功能的正常。我国正常人面色应是红黄隐隐，明润含蓄，这是有胃气、有神气的表现。

由于时间气候环境等变化，常色又有主色、客色之分。人群中，每个人的面色是不一致的，属于个体特征。其面色、肤色一生不变者，即为主色。由于生活条件的改变，人的面色、肤色也发生相应变化，则为客色。主色和客色都是正常的生理现象。

2. 病色　指人体在疾病状态时的面部色泽，可认为是除上述常色之外一切反常的色泽。凡五色光明润泽者为善色，说明虽病而脏腑精气未衰，胃气尚荣于面，多预后良好；凡五色晦暗枯槁者为恶色，说明脏腑或有败坏，胃气已竭，不能荣润，多预后不佳。

根据阴阳五行和藏象学说的理论，五脏应五色：青为肝，赤为心，白为肺，黄为脾，黑为肾。如脾虚湿盛患者，面色多黄；久病肾虚，面色多黑。《灵枢·五色》有"青黑为痛，黄赤为热，白为寒"的记载，以概括归纳五色所主不同的病证，现分述如下：

（1）青色：主寒证、痛证、气滞、血瘀、惊风。

阴寒内盛，经脉拘急，气血瘀阻，以致脘腹剧痛，可见面色苍白、淡青或青黑。

心阳不振，血行不畅，心血瘀阻，以致心胸刺痛，可见面色青灰、口唇青紫。

小儿惊风或欲作惊风，多在鼻柱、眉间及口唇四周显现青色。

（2）赤色：主热证、戴阳证。

赤甚属实热，微赤为虚热。

满面通红多为阳盛之外感发热，或脏腑实热；若两颧潮红娇嫩，则属阴虚火旺的虚热证。

若久病重病之人，面色苍白，却两颧潮红如妆，嫩红带白，游移不定，多为虚阳浮越之"戴阳"证。此属真寒假热之危重证候。

（3）黄色：主虚证、湿证。

面色淡黄，枯槁无光，称"萎黄"。常见于脾胃气虚，气血不足者。

面色黄而虚浮，称"黄胖"。多是脾气虚衰，湿邪内阻所致。

若面目一身俱黄为黄疸。黄色鲜明如橘皮色属于"阳黄"，为湿热熏蒸之故；黄而晦暗如烟熏者属"阴黄"，为寒湿郁阻之故。

小儿面黄肿或青黄或乍黄乍白，腹大青筋，是为疳积。

（4）白色：主虚证、寒证、失血证。

㿠白虚浮，或苍白，或晦滞，多为阳虚。突然苍白，伴冷汗淋漓，多为阳气暴脱。

淡白或㿠白，多为气虚；白而无华，或黄白如鸡皮者，为血虚或夺血。

里寒证剧烈腹痛或战栗时，亦可见面色苍白。

（5）黑色：主寒证、痛证、血瘀、肾虚、水饮。

凡黑而黯淡者，不论病之新久，总属阳气不振。

眼眶周围发黑，往往是肾虚或有水饮，或为寒湿下注之带下病。

面色黧黑而肌肤甲错，属瘀血。

面部的不同部位与内脏相应，临床上可以根据面部不同部位的颜色来测知相应内脏的不同变化，但应用时不可拘泥（图 2-1、图 2-2）。

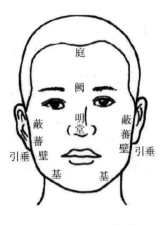 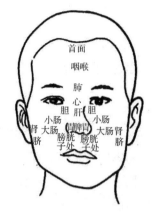

图 2-1　明堂藩蔽图　　　　　图 2-2　面部色诊分属部位图

（三）望形体

外形与五脏相应。一般地说，五脏强壮者，外形也强壮；五脏衰弱者，外形也衰弱。

身体强壮者：骨骼粗大、胸廓宽厚、肌肉充实、皮肤润泽等。

身体衰弱者：骨骼细小、胸廓狭窄、肌肉瘦削、皮肤枯燥等。

体型与体质有关，往往代表阴阳气血等禀赋特点，可分为偏阳质、偏阴质和阴阳平和质三大类。

偏阳质体型特点：偏于瘦长，头长形，颈细长，肩狭窄，胸狭长平坦，身体姿势多前屈。

偏阴质体型特点：偏于矮胖，头圆形，颈短粗，肩扁平，胸宽短圆形，身体姿势多后仰。

阴阳平和质之人则无偏盛偏衰，气血调匀，得其中正，故体形特点也得其中。

（四）望姿态

患者的动静姿态和体位与疾病有着密切关系。"阳主动，阴主静"，故喜动者属阳证，喜静者属阴证。如卧时身轻自能转侧，面常向外，多为阳证、热证、实证；卧时身重不能转侧，面常向里，多为阴证、寒证、虚证。喜加衣被或向火取暖者，多属寒证；常揭去衣被，不欲近火者，多属热证。

从患者形体的异常动作来看，眼睑、口唇或手指（足趾）不时颤动，可见于动风发痉的预兆，或属血虚阴亏、经脉失养。足膝软弱无力、行动不灵，多为痿证。一侧手足举动不遂，或麻木不仁，多为中风偏瘫。

痛证往往也有特殊的姿态，如以手护腹，行动前倾，多为腹痛；以手护腰，弯腰

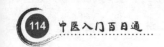

曲背，转动艰难，多有腰腿病；行走之际，突然停步，以手护心，不敢行动，多为真心痛。

二、望局部情况

（一）头与发

头项强直者，邪气实，多由温病火邪上攻所致；头项软弱，头重倾垂者，正气虚，多属肾气亏损。头摇不能自主者，多为风病，或气血虚衰。头发稀疏易落或干枯不荣，多为精血不足。突然大片脱落，多属血虚受风，又称"斑秃"。青壮年头发稀疏易落，多属肾虚或血热。

小儿发结如穗，多见于脾胃虚损之疳积。小儿囟门下陷，多属虚证；囟门高突，多属热证；囟门迟闭，骨缝不合，古称"解颅"，多为肾气不足或发育不良，常见于小儿佝偻病。

（二）目

全目赤肿，多属肝经风热。目清澈的为寒，目暗浊的为热。目眦淡白的为血虚，目胞色晦暗，多属肾虚。颈肿眼突多属瘿肿。单眼突出，多属恶候。目睛不灵活，上视、斜视或直视，多属肝风内动。昏睡露睛多属脾虚清阳之气不升，常见于小儿脾胃虚弱，或慢脾风。疾病后期见瞳孔散大，多属精气衰竭，为濒死危象。

（三）鼻

鼻头色红生粉刺者，是酒糟鼻，多因血热入肺所致。鼻柱溃陷，多见于梅毒患者；鼻柱崩塌，眉毛脱落，多是麻风恶候；鼻翼煽动，初病多是热邪风火壅塞肺脏，久病鼻煽，喘而汗出，有可能是肺绝之征。

（四）口唇

唇色淡白，多属血虚。唇色青紫，为寒凝瘀血。唇深红而干，多属热证。唇色鲜红，多属阴虚火旺。唇色青黑，为冷极。

口开不闭，多属虚证；牙关紧闭，多属实证。

口唇干裂，多为津液不足。

口角流涎，多属脾虚湿盛，或胃中有热。

口疮是口内唇边生白色小疱，溃烂后红肿疼痛，由于心脾二经积热上熏所致；实火者烂斑密布，色鲜红；虚火者，有白斑而色淡红。

婴儿满口白斑如雪片，称"鹅口疮"，系胎中伏热蕴积心脾所致。

（五）牙齿

牙齿洁白润泽，是津液内充，肾气充足的表现，虽病而津未伤。牙齿黄而干燥者，是热盛伤津，见于温病极期；若光燥如石，是阳明热盛；若燥如枯骨，是肾阴枯涸。

牙龈色白，是血虚的征象。龈肉萎缩而色淡者，多属胃阴不足，或肾气虚乏。

齿龈红肿者，多是胃火上炎。齿缝出血，痛而红肿，多属胃热伤络。

牙龈松动稀疏、齿龈外露者，多属肾虚，或虚火上炎。

（六）咽喉

咽红肿胀而痛，甚则溃烂或有黄白色脓点，为乳蛾，多因肺胃热毒壅盛；若红色娇嫩，不甚肿痛者，多因肾阴虚火旺。

咽喉溃烂处出现白腐，形似白膜，刮之可去，而不立即复生，属胃热，证较轻；若刮之不去，重剥出血，或随即复生，多是白喉，又称"疫喉"，因肺胃热毒伤阴而成。

（七）皮肤

1.**肿胀** 头周身肌肤浮肿，按之凹陷者，为水肿。腹部鼓起而膨隆者，为胀。

2.**色泽** 皮肤变红，如染脂涂丹，病名"丹毒"。皮肤、面目、爪甲皆黄，黄色超出常人，是黄疸病。黄而明亮如橘子色属阳黄，黄而晦暗如烟熏属阴黄。

3.**斑疹** 色红点大成片，平摊于肌肤上为斑；形如粟粒，色红而高起，摸之碍手者为疹。斑疹红色不深，是热毒轻浅；色红而深，为热毒炽盛，以上为阳斑。斑疹色呈淡红或暗紫，并见四肢冷，口不甚渴，脉细弱者，属正气不足或阳气衰微，为阴斑。

4.**痈、疽、疔、疖** 局部红肿焮热，根盘紧束的为痈，属阳证；漫肿无头，皮色不变，不热少疼者为疽，属阴证；初起如粟如米，根脚坚硬较深，麻木或发痒，顶白而痛者为疔；起于浅表，形小而圆，红肿热痛不甚，容易化脓，脓溃即愈者为疖。

三、望舌

望舌又称舌诊，是望诊的重要组成部分，是中医特色诊法之一。舌象能够比较客观地反映病情，且随病情的变化而及时地显现，是中医辨证的主要依据之一。

（一）望舌的方法

望舌时让患者面向光亮处，自然地将舌伸出口外，充分暴露舌体，不要卷缩，也不要过分用力向外伸。

望舌时需要充足的自然光线，夜间要在日光灯下进行，否则不易分辨舌质的颜色。望舌应注意辨别"染苔"和其他假象。某些食物和药品，会使舌苔染色，称为"染苔"。如饮牛奶或乳儿因乳汁关系，大都附有白苔；食瓜子、花生、豆类等富含脂肪的食品可使舌面附着黄白色渣滓，形似腻腐苔等。故一般不要在患者饮食和漱口后立即进行望舌。

（二）望舌的内容

望舌主要是观察舌质与舌苔两个方面。舌质是舌的肌肉脉络组织，又称舌体。舌苔是舌面上附着的苔状物。

正常舌象，其舌体柔软，活动自如，颜色淡红，舌面铺有薄薄的、颗粒均匀、干湿适中，不黏不腻的白苔，简称"淡红舌，薄白苔"。病理舌象，可见舌质（舌色、舌形、舌态）、舌苔（苔色、苔质）的不同变化，主要反映病位的深浅、疾病的性质和正邪的消长。

中医学将舌划分为舌尖、舌中、舌根和舌边（舌的两边）四个部分。并认为舌尖反映心肺的病变；舌中反映脾胃的病变；舌根反映肾的病变；舌边反映肝胆的病变（图2-3）。

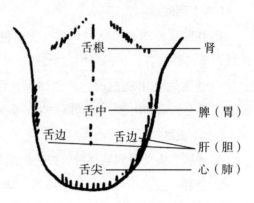

图2-3 舌诊五脏划分图

1. 望舌质

（1）舌色：正常舌质的颜色为淡红色，深浅适中，见于健康人，也可见于外感表证。若见于其他疾病，往往说明机体一般情况尚好，病情比较轻浅。

病理性舌色，约有五种。

淡白舌：舌色较正常浅淡，甚至全无血色，称为淡白舌。主寒证、虚证或气血两虚，若淡白湿润，而舌体胖嫩，多为阳虚寒证；淡白光莹，或舌体瘦薄，则属气血两虚。

红舌：较正常舌色为深的，甚至呈鲜红色，称为红舌，主热证。若舌鲜红而起芒刺，或兼黄厚苔，多属实热证；若鲜红而少苔，或有裂纹或光红无苔，则属虚热证。

绛舌：较红舌更深的舌色，称绛舌，主热盛；另有舌绛少苔而津润者，多为血瘀。

紫舌：舌质色紫，即为紫舌。绛紫而干枯少津，属热盛伤津、气血壅滞；淡紫或青紫湿润者，多属寒凝血瘀。

青舌：舌色如皮肤上暴露之"青筋"，缺少红色，称为青舌，主寒凝阳郁和瘀血。

（2）舌形：是指舌的形状，包括舌质的老嫩、胖瘦、芒刺、裂纹、齿痕等。

老嫩舌：舌质纹理粗糙，形色坚敛苍老为"老"，多属实证、热证；舌质纹理细腻，形色浮胖娇嫩为"嫩"，多属虚证。

肿大舌：舌体较正常舌胖大。多因水湿痰饮阻滞所致。若舌质淡白胖嫩，舌苔水滑，多属脾肾阳虚；若舌淡红或红而胖大，伴黄腻苔，多属湿热痰饮上溢所致。

瘦薄舌：舌体瘦小而薄。舌质浅淡瘦薄，多为气血两虚；舌红绛瘦薄干燥者，多属阴虚火旺，津液耗伤。

芒刺舌：舌乳头增生和肥大。舌生芒刺，总属热邪亢盛，舌尖起芒刺为心火亢盛；舌边有芒刺，多属肝胆火盛；舌中有芒刺多属胃肠热盛。

裂纹舌：舌体上有各种裂沟或裂纹。舌红绛而有裂纹者，多属热盛或阴虚液涸；淡白舌而有裂纹，多属血虚不润；若淡白胖嫩，边有齿痕而又有裂纹者，属脾虚湿侵。

齿痕舌：舌体边缘见牙齿印，多主脾虚和湿盛。

（3）舌态：是指舌体的动态，包括痿软、强硬、颤动、歪斜、短缩、吐弄等。

痿软舌：舌体软弱，无力屈伸。久病舌淡而痿，多是气血俱虚；舌绛而痿，是阴亏已极；新病舌干红而痿者，是热灼阴伤。

强硬舌：舌体板硬强直，运动不灵，以致语言謇涩，亦称"舌强"。外感热病，多属热入心包，痰浊内阻，或高热伤津，邪热炽盛；杂病多为中风或中风先兆。

颤动舌：舌体震颤抖动，不能自主。久病多属气血两虚或阳虚；外感热病见之，多为热极生风，或见于酒毒患者。

歪斜舌：舌体偏歪于一侧。多因风邪中络或风痰阻络所致。

短缩舌：舌体紧缩不能伸长。多是危重证候的反映。舌淡湿润，短缩或兼青色，属寒凝筋脉；舌胖短缩，属痰湿内阻；舌淡红干而短缩，多属热病伤津；舌淡白胖嫩，属气血俱虚。

吐弄舌：舌伸出口外者为"吐舌"；舌微露出口，立即收回，或舐口唇上下左右，抖动不停，称为"弄舌"。两者都属心脾有热。吐舌可见于疫毒攻心，或正气已绝，往往全舌色紫；弄舌多为动风先兆，或小儿智能发育不全。

2. 望舌苔

（1）苔色：主要有白、黄、灰、黑四种。

白苔：一般主表证、寒证。特殊情况下白苔亦主热证。如白苔干裂或如积粉，多属邪热内盛，津液已伤；若苔如积粉，乃暑湿秽浊之邪内蕴。

黄苔：主里证、热证。淡黄为微热，深黄为热重，焦黄是热结。

灰苔：即浅黑色，主里证，常见于里热证，也可见于里寒证。舌苔灰而干，属热炽伤阴。苔灰而润，见于痰饮内停，或为寒湿内阻。

黑苔：较灰苔色深，多由灰苔或焦黄苔发展而来，常见于疫病严重阶段。主里证，或为热极，或为寒盛。若苔黑而湿润，多属阳虚寒盛；若苔黑而燥裂，甚则生芒刺，多为热极津枯。

（2）苔质：即舌的形质。主要有舌苔的厚薄、润燥、腐腻、偏全、剥落和有无等变化。

厚薄苔：苔质的厚薄，以"见底"和"不见底"为标准，厚薄可以测邪气之浅深。苔薄，属正常舌苔，亦表示疾病轻浅，在外感病多见于表证。苔厚，表示邪盛入里，或里有痰饮食湿积滞。

润燥苔：舌苔润泽，干湿适中，称之为润苔，是正常的舌象。舌面有较多的水分，扪之湿而滑利，甚至伸舌涎流欲滴，称为水滑苔，多为水湿内停。望之干枯，扪之无津，此为燥苔，多属燥热伤津或阴虚津亏。

腐腻苔：苔质颗粒疏松粗大而厚，形如豆腐渣，堆积舌面，揩之可去，称为"腐苔"，多为食积痰浊。苔质颗粒细腻致密，擦之不去，刮之不脱，舌面上罩一层油腻黏液，称为"腻苔"，主湿浊、痰饮、食积、湿热等。

剥落苔：舌苔全部褪去，以致舌面光洁如镜，称为"光剥舌"，又叫镜面舌。舌苔剥落不全，剥落处光滑无苔，余处斑驳残存舌苔，界限明显，称为花剥苔，多属胃气阴不足。

无苔：舌苔的有无，常表示病情的变化。如胃气虚无苔而渐渐有苔，说明胃气渐复；若病本无苔而忽然有苔，是胃浊上泛，或是热邪渐盛。又如初病舌本有苔而忽然脱去，多是胃气大虚；但若厚苔渐渐脱去，而转薄白，则说明邪气渐退。

大抵观察舌苔的厚薄，可知邪气的深浅；舌苔的润燥，可知津液的存亡；舌苔的腐腻，可知脾胃的湿浊；舌苔的有无变化，可知病情的进退。

四、望排出物

排出物包括痰涎、呕吐物、大小便等。观察排出物的色、形、质变化，有助于了解相关脏腑的病变以及邪气的性质。一般地说，排出物清白稀薄者，多为寒证；黄浊稠黏者，多属热证。

五、望小儿食指络脉

望小儿指纹，又称望小儿食指络脉，是观察 3 岁以内小儿两手食指掌侧前缘部的浅表络脉形色变化以诊察病情的方法。

（一）三关部位

小儿食指按指节分为三关：即掌指横纹至第二节横纹之间，为风关；第二节横纹至第三节横纹之间，为气关；第三节横纹至指端，为命关（图2-4）。

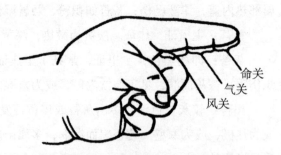

图 2-4　小儿食指三关划分图

（二）望指纹的方法

抱小儿面向光亮，医生用左手握小儿食指，以右手拇指用力适中从命关向气关、风关直推，推数次，指纹愈推愈明显，便于观察。

（三）三关辨轻重

指纹在三关出现的部位，可以反映邪气的深浅。指纹见于风关，表示病邪轻浅，至气关为较重，到命关则更重。指纹伸延到指端，即所谓"透关射甲"，病最为严重。

（四）形色主病

正常络脉，红黄相兼，隐于风关之内。一般来说，纹色鲜红多属外感风寒表证，紫色为热，青色主风、主惊、主痛，青兼紫黑为血络闭郁，病情危重。络脉增粗者，多属热证、实证；变细者，多属寒证、虚证。

第二节　闻　诊

闻诊是医生通过听声音和嗅气味，以诊察疾病的方法。

听声音包括听患者的声音、呼吸、语言、咳嗽、呕吐、呃逆、嗳气、鼻鼾、喷嚏、呵欠、太息、肠鸣、矢气等各种声响。嗅气味包括嗅病体所发出的各种异常气味，以及分泌物、排泄物和病室的气味。

一、听声音

（一）正常声音

正常语声表现为发声自然，应答切题，语音清晰。由于性别、年龄、身体等形质禀赋之不同，声音可存在个体差异，以及受其他因素如情绪、职业等影响，这些变化都属于正常范围。

（二）病变声音

1. 发声

（1）声重：语声重浊，可见于外邪袭表，或湿邪内困。

（2）音哑或失音：音哑为声音嘶哑，失音为完全不能发音。

新病音哑或失音，多因外感风寒、风热，或痰湿内蕴所致，属实证，古人喻为"金实不鸣"。

久病重病导致音哑或失音，多因肺肾阴亏，津不上承所致，属虚证，即所谓"金破不鸣"。

妊娠后期喑哑或失音者，称为"子喑"，为生理现象，妇女生产后常不治而愈。

（3）惊呼：指患者突然发出的惊叫声。小儿高热惊风，常见阵发性惊呼。喉中发声似猪羊鸣叫，多见于痫病发作。

2. **语言** 语言的辨别，主要是判断患者语言的表达与应答能力有无异常和吐字是否清晰，包括谵语、郑声、错语、独语、狂言、言謇等，其鉴别要点见表2-2，语言异常多与心神病变有关。

表2-2 谵语、郑声、错语、独语、狂言、言謇的鉴别

	表现	病机
谵语	神识不清，语无伦次，声高有力，烦躁多言	热扰心神之实证
郑声	神识不清，语多重复，时断时续，声音低微	心气大伤，精神散乱之虚证
错语	语言表达经常出错，但错后自知	气血不足，心神失养，或肾精亏虚，髓海空虚所致
独语	自言自语，喃喃不休，见人则止	气血不足，心神失养，或气郁生痰，痰蒙心窍所致，可见于癫病、郁病
狂言	精神错乱，语无伦次，笑骂狂言，不避亲疏，登高而歌，弃衣而行	情志不遂，气郁化火，痰火扰神所致，可见于狂病或伤寒蓄血证
言謇	神志清楚，但吐字含混不清或困难，可兼有半身不遂，口眼㖞斜	风痰阻络所致，常见于中风先兆或中风

3. **呼吸** 主要辨析呼吸之强弱缓急。呼吸气粗、气急，多属实证、热证。呼吸气微低怯，多属虚证、寒证。

（1）喘：指呼吸短促急迫，甚则张口抬肩，鼻翼煽动，难以平卧，为呼吸困难的表现。

喘有虚实之分。实喘者发病急骤，气粗声高息涌，唯以呼出为快。虚喘者发病徐缓，病程较长，喘声低微，息短不续，动则加剧，形体虚弱，动则气喘汗出，脉虚无力。

（2）哮：指呼吸急促，喉中痰鸣如哨或如水鸡声，甚则端坐呼吸，不能平卧的表现，多反复发作，不易痊愈。多因内有宿痰，复感外邪所引发。

哮与喘均有呼吸困难的表现，喘以呼吸气促困难为特征，而哮以喉有痰鸣或如水鸡声为特征。哮必兼喘，喘未必兼哮。

（3）少气：指呼吸微弱，语声低微无力。多因体质虚弱，或久病肺肾气虚所致。

（4）短气：指呼吸短促，不相接续，似喘而不抬肩，气急而无痰声。

4. **咳嗽** 咳嗽多见于肺脏疾患，与其他脏腑病变亦有密切关系。外感内伤皆可引

起咳嗽。

咳声重浊沉闷，多属实证，多因寒痰湿浊停聚于肺，肺失肃降所致。

咳声轻清低微，多属虚证，多因久病耗伤肺气，失于宣降所致。

5. **呕吐** 呕吐因胃失和降，胃气上逆所致。呕吐是指有声有物；吐指有物无声；有声无物，称干呕。

吐势徐缓，声低无力，呕吐物清稀者，多属虚寒证。

吐势较猛，声高有力，呕吐物呈黏痰黄水，或酸或苦者，多属实热证。

因食物中毒引起呕吐者，多兼有腹泻，常有集体发病的特点，需进一步了解饮食情况。

6. **呃逆** 是胃气上逆通过咽喉所发出不由自主的冲击声，声短而频。

呃声高亢洪亮、有力，多见于实热证；呃声沉缓、有力，多见于实寒证。

呃声低微无力，多见于脾胃阳虚；呃声急促少力，多见于胃阴不足。

若久病呃逆不止，声低气怯无力，形瘦骨立，是胃气衰败的危候。

7. **嗳气** 是胃中气体上冲，出于咽喉而发出的声音，声长而缓，是胃气上逆的一种表现。正常人饮食之后，偶有嗳气非病态。

嗳气酸腐，脘腹胀痛，多是食滞胃脘，属实证。

嗳气频频发作，嗳声响亮，可随情绪变化而减轻或加剧，多属肝气犯胃。

嗳气无酸腐气味，多属胃虚气逆。

8. **喷嚏** 是由肺气上冲于鼻而发出的声音。若偶发喷嚏者，不属病态。若新病喷嚏，兼鼻塞流涕，恶寒身痛，多属表证。久病不愈，忽有喷嚏者，是阳气来复，为疾病向好之兆。

9. **叹息** 古称"太息"，是指患者自觉胸中憋闷而发出的长吁或短叹声，吁后胸中觉舒的一种表现。多为肝郁气滞，气机不畅所致。

10. **肠鸣** 亦称腹鸣。指气体或液体通过胃肠道而产生的一种气过水声。当患者动摇身体，或推抚脘部时，脘部鸣响，漉漉有声者，称为振水声。大量饮水过后，脘中有振水声，多属正常。若非饮水而常闻此声者，多为饮停于胃。

二、嗅气味

嗅气味，指嗅辨与疾病有关的气味，包括病体的气味、分泌物和排泄物气味，以及病室的气味。一般来说，气味酸腐臭秽者，多属实热；无气味或微有腥臭者，多属虚寒。

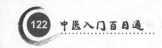

（一）病体气味

病体出现异常气味，与全身或局部病变有关，与分泌物、排泄物的异常变化也有关。

1. **口气**　口气明显或散发臭气，多因口腔不洁，或有龋齿，或饮食积滞，或睡前饱食。

口气秽臭，多属胃热所致。口气酸臭，兼胃脘胀闷者，为宿食内停所致。

2. **汗气**　周身有腥膻气味，多因持续汗出，久蕴于皮肤所致，常见于湿温、风湿、热病所致。

3. **痰涕之气**　咳吐脓血痰，味腥臭，多为肺痈，为热毒炽盛所致。

咳痰清稀、无气味，多属寒证；咳痰黄稠、气味腥，多属热证。

（二）病室气味

病室气味是由病体或患者排出物散发形成。

病室臭气触人，多为瘟疫类疾病。

病室有尸臭气味，提示病情危重，是脏腑败坏之征兆。

病室有尿臊气味，多见于水肿晚期。

病室有烂苹果样气味，多见于消渴晚期。

第三节　问　诊

问诊是医生通过对患者或陪诊者进行有目的的询问，了解疾病的发生、发展、诊治经过、现在症状和其他与疾病相关的情况，以诊察病情的一种方法。

一、问诊的意义及方法

（一）问诊的意义

问诊被视为"诊病之要领，临证之首务"，问诊可以较为全面地收集患者的一般情况、自觉症状、既往史、生活习惯、家族史等病情资料。有些疾病早期，客观征象不明显，仅有一些主观症状，问诊可作为疾病诊断的获取途径。此外，通过问诊，可直接了解患者的情绪和心理状况，利于医患沟通。

（二）问诊的方法

1. **抓住重点，全面询问**　医生问诊应重点突出，详尽全面。医生要认真倾听患者叙述的痛苦和不适，从中抓住主症、确定主诉，并围绕主诉进行深入、细致地询问。

2. **边问边辨，问辨结合** 在问诊过程中，医生要做到问辨结合，并应结合望、闻、切三诊所搜集的病情资料，进一步深入了解病情。

（三）问诊的注意事项

1. **诊室安静适宜** 问诊应在安静适宜的环境下进行，并注意保护患者隐私。

2. **态度和蔼认真** 问诊时，态度既要严肃认真，又要和蔼可亲，关心体贴患者。

3. **语言通俗易懂** 问诊时，语言应通俗易懂，不使用患者不懂的医学术语。

4. **避免套问或暗示** 问诊时，不可凭个人主观意愿去套问、暗示患者。

5. **分清主次缓急** 对危急患者应抓住主症，扼要询问，重点检查，迅速抢救。待病情缓解后再详细询问。

二、问诊的内容

问诊的内容主要包括一般情况、主诉、现病史、既往史、个人生活史、家族史等。询问时，应有针对性地进行询问。

（一）一般情况

一般情况包括姓名、性别、年龄、婚否、民族、职业、籍贯、工作单位、现住址、联系方式等。

（二）主诉

主诉是患者就诊时最感痛苦的症状、体征及持续时间。如"发热、咳嗽3天""咳喘反复发作5年，伴心悸2周"等。

主诉一般只有1~2个症状，反映了当前疾病的主要矛盾。问诊时医生要善于抓住主诉，并围绕主诉进行深入细致地询问。

（三）现病史

现病史是指围绕主诉从起病到此次就诊时疾病的发生、发展、变化以及诊治的经过。包括以下四个方面内容。

1. **发病情况** 主要包括发病时间、发病原因或诱因，最初的症状、性质、部位，当时处理情况等。

2. **病变过程** 一般可按发病时间的先后顺序，询问其病情演变的主要过程。

3. **诊治经过** 主要询问患者在患病后到此次就诊前，是否做过诊断与治疗，诊断结果和治疗效果如何等。

4. **现在症** 是问诊的主要内容，也是辨证与辨病的重要依据。现在症虽属现病史范畴，但内容较多，故单列讨论。

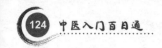

（四）既往史

既往史又称过去病史，主要包括患者平素身体健康状况以及过去曾患疾病情况。

（五）个人生活史

个人生活史主要包括生活经历、精神情志、生活起居、婚姻生育等。

（六）家族史

家族史主要询问患者的父母、兄弟姐妹、子女等有血缘关系的亲属的健康和患病情况，必要时应询问直系亲属的死亡原因。询问家族史，对诊断某些遗传病及传染病有重要意义。

三、问现在症

问现在症是指对患者就诊时所感到的痛苦和不适，以及与其病情相关的全身情况进行详细询问，范围广，内容多。清代陈修园在《景岳全书·传忠录·十问》的基础上，修改而成《十问歌》，即"一问寒热二问汗，三问头身四问便，五问饮食六问胸，七聋八渴俱当辨，九问旧病十问因，再兼服药参机变，妇人尤必问经期，迟速闭崩皆可见，再添片语告儿科，天花麻疹全占验"。十问歌内容言简意赅，目前仍有一定指导意义，但在临床运用中，须灵活运用。

（一）问寒热

指询问患者有无怕冷或发热的感觉。寒即怕冷，是患者的主观感觉，临床有恶风、恶寒、畏寒之别。恶风是指患者遇风觉冷，避之可缓的症状，较恶寒轻。恶寒是指患者自觉怕冷，多加衣被或近火取暖而寒冷不缓解者。畏寒是指患者身寒怕冷，加衣覆被，或近火取暖而寒冷能缓解者。

热即发热，除指体温高于正常外，还包括虽体温正常，但患者自觉全身或某一局部发热。

临床常见的寒热症状有恶寒发热、但寒不热、但热不寒、寒热往来四种类型。

1. 恶寒发热　指患者恶寒与发热同时并现，多见于外感病初期，是诊断表证的重要依据。

感受外邪的性质不同，寒热症状的轻重亦有不同。恶寒重发热轻主风寒表证。发热重恶寒轻主风热表证。发热轻而恶风多属伤风表证。此外，疮疡、瘟疫及邪毒内陷等，也可出现寒热并见的症状。

2. 但寒不热　指患者只感怕冷而不觉发热的症状。多属阴盛或阳虚所致的里寒证。

新病突然恶寒，四肢不温，或脘腹冷痛，或咳喘痰鸣者，属里实寒证。久病畏寒肢冷，得温可缓，属里虚寒证。

3. 但热不寒　指患者只发热不觉寒冷，或反恶热的症状。多属阳盛或阴虚所致的里热证。根据发热的轻重、时间、特点等不同，可分为壮热、潮热、微热三种类型：

（1）壮热：指患者高热（体温39℃以上）持续不退，不恶寒反恶热者。常见于外感温热病气分阶段或伤寒阳明经证，属里实热证。

（2）潮热：指发热如潮汐之有定时，即按时发热，或按时热甚者。常见于阳明腑实证，或湿温发热或阴虚潮热。

（3）微热：指热势不高，体温一般不超过38℃，或仅自觉发热者，多属虚证。

4. 寒热往来　指恶寒与发热交替发作，又称往来寒热。为半表半里证的特征，可见于少阳病或疟疾。

（二）问汗

汗为阳气蒸化津液从汗孔达于体表而成。正常汗出有调和营卫、滋润皮肤等作用。正常人在体力活动、进食辛辣、气候炎热、衣被过厚、情绪激动等情况下汗出，属生理现象。

若当汗出而无汗，不当汗出而汗多，或仅见身体的某一局部汗出，均属病理现象。问汗时，应注意了解患者有汗无汗，出汗的时间、多少、部位及其主要兼症等。

1. 有汗无汗

（1）有汗：表证汗出可见于伤风表证，或风热表证。里证汗出可见于阳盛实热、阴虚内热、阳气亏虚、亡阳或亡阴等。

（2）无汗：表证无汗多属风寒表证。里证无汗常因阳气不足，蒸化无力，或津血亏耗，生化乏源所致，见于久病虚证患者。

2. 特殊汗出　特殊汗出指具有某些特征的病理性汗出。常见的有以下四种：

（1）自汗：指醒时经常汗出不止，活动后尤甚的症状。多见于气虚证、阳虚证。

（2）盗汗：指入睡时汗出，醒后汗止的症状。多见于阴虚内热证。

（3）绝汗：指在病情危重的情况下，出现大汗不止的症状。常是亡阳或亡阴的表现或先兆，又称脱汗。

（4）战汗：指患者先恶寒战栗而后汗出的症状。常见于温病或伤寒邪正剧烈斗争阶段，是病变发展的转折点。

（三）问疼痛

疼痛是临床上最常见的自觉症状，机体的各个部位均可发生，疼痛有虚实之分。

1. 疼痛的性质

（1）胀痛：指疼痛伴有胀满的感觉，是气滞作痛的特点。

（2）刺痛：指疼痛如针刺之状，多为瘀血致痛。

（3）走窜痛：指痛处游走不定，或走窜攻痛。胸胁、脘腹走窜痛属气滞；肢体关节疼痛而游走不定，多属风邪偏胜所致之痹证。

（4）固定痛：指痛处固定不移。胸胁、脘腹等处固定作痛，多属血瘀；肢体关节固定疼痛，多见于寒或湿偏胜所致之痹证。

（5）冷痛：指疼痛伴有冷感而喜暖，属寒证。

（6）灼痛：指疼痛伴有灼热感，喜凉恶热，属热证。

（7）绞痛：指疼痛剧烈如刀绞，多因有形实邪阻闭气机，或寒邪凝滞气机所致。

（8）隐痛：指疼痛不甚剧烈，尚可忍耐，但绵绵不休，多属虚证。

（9）重痛：指疼痛伴有沉重感觉，多因湿邪困阻气机所致。

（10）酸痛：指疼痛伴有酸软感，多因湿邪侵袭肌肉关节，或肾虚骨髓失养而成。

（11）闷痛：指疼痛带有满闷、憋闷的感觉，多因痰浊内阻、气机不畅所致。

（12）掣痛：指痛由一处而连及他处，抽掣牵扯作痛。多因经脉阻滞不通，或经脉失养所致。

（13）空痛：指疼痛伴有空虚感觉，多由气血精髓亏虚，组织器官失于荣养所致。

2.疼痛的部位

（1）头痛：头痛连项者，属太阳经；两侧头痛者，属少阳经；前额连眉棱骨痛者，属阳明经；巅顶痛者，属厥阴经等。

（2）胸痛：左胸心前区憋闷作痛，时痛时止者，多见于胸痹等病。胸痛剧烈，面色青灰，手足青冷者，多见于厥心痛（真心痛）等病。胸痛，咳喘气粗，壮热面赤者，多见于肺热病。胸痛，壮热，咳吐脓血腥臭痰者，多见于肺痈。

（3）胁痛：多与肝胆病变有关。

（4）脘痛：指上腹部、剑突下疼痛。胃失和降，气机不畅，可导致胃脘痛。

（5）腹痛：指胃脘以下、耻骨毛际以上的部位发生疼痛。因寒凝、热结、气滞、血瘀、食积、虫积等所致者，属实证；由气虚、血虚、阳虚等所致者，属虚证。

（四）问头身胸腹不适

指询问头身胸腹部位除疼痛之外的其他不适或异常。如头晕、胸闷、心悸、胁胀、脘痞、腹胀、乏力等症状。

1.头晕　指患者自觉头脑有眩晕感，重者感觉自身或景物旋转，站立不稳的症状。

头晕而胀，烦躁易怒，舌红苔黄，脉弦数者，多为肝火上炎。

头晕胀痛，头重脚轻，耳鸣，腰膝酸软，舌红少苔，脉弦细者，多为肾阴不足、肝阳上亢。

头晕面白，神疲体倦，每因劳累而加重，舌淡脉弱者，多为气血亏虚。

头晕且重，如物裹缠，胸闷呕恶，舌苔白腻者，多为痰湿内阻。

外伤后头晕刺痛者，多属瘀血阻络。

2. **胸闷**　指患者自觉胸部有痞塞满闷的症状。

胸闷，伴心悸、气短者，多属心气不足，心阳不振。

胸闷，心痛如刺，多属心血瘀阻。

胸闷，伴咳喘痰多，多属痰湿蕴肺。

胸闷，伴胁胀，抑郁，善太息，多因肝郁气结所致。

3. **心悸**　指患者自觉心跳不安，不能自主的症状。

心悸，气短、乏力、自汗，多属心气、心阳亏虚。

心悸，面白唇淡、头晕气短，多属气血两虚。

心悸，颧红、盗汗，多属心阴不足。

心悸，下肢或颜面浮肿，喘促，多属水气凌心。

心悸，短气喘息，胸痛不移，舌紫暗，多属心脉痹阻。

4. **胁胀**　指患者自觉一侧或两侧胁部胀满不舒的症状。胁胀易怒，善太息，多为情志不舒，肝气郁结；胁胀口苦，舌苔黄腻，多属肝胆湿热。

5. **脘痞**　指患者自觉胃脘部胀闷不舒的症状。

脘痞纳呆，嗳腐吞酸者，多为饮食伤胃。

脘痞腹胀，纳呆呕恶，苔腻者，多为痰湿中阻。

脘痞食少，腹胀便溏者，多属脾胃虚弱。

脘痞干呕，饥不欲食者，多属胃阴亏虚。

6. **腹胀**　指患者自觉腹部胀满、痞塞不舒，如物支撑的症状。腹部时胀时减而喜按者，属虚证，多因脾胃虚弱。持续胀满不减而拒按者，属实证，多因食积胃肠，或实热内结。

7. **乏力**　指患者自觉肢体倦怠无力的症状，常因气血亏虚或脾虚湿困等导致。

此外，头身胸腹不适尚有身重、身痒、麻木、拘挛等症，临证时也应注意询问。

（五）问耳目

1. 耳鸣与耳聋

（1）耳鸣：指患者自觉耳内鸣响的症状。突发耳鸣，声大如潮，按之鸣声不减或加重者，多属实证。渐觉耳鸣，声音细小，如闻蝉鸣，按之鸣声减轻或暂止者，多属虚证。

（2）耳聋：指患者听力减退，甚至听觉丧失的症状。一般新病暴聋者，多属实证。久病或年老渐聋者，多属于虚证。

2. 目眩及目昏、雀盲、歧视

（1）目眩：指患者自觉视物旋转动荡，如坐舟车，或眼前如有蚊蝇飞动之感，亦称眼花，因肝阳上亢或痰湿上蒙清窍，或由气虚、血亏、阴精不足所致。

（2）目昏、雀盲、歧视：目昏指视物昏暗不明，模糊不清。雀盲指白昼视力正常，每至黄昏以后视物不清，亦称夜盲。歧视指视一物成二物而不清。三者均多由肝肾亏虚，精血不足，目失充养而致。

（六）问饮食口味

指询问患者口渴与饮水、食欲与进食量及口中味觉等情况。

1. 口渴与饮水　口渴即口中干而渴的感觉，饮水指实际饮水的多少。口渴与否，是体内津液盛衰和输布情况的反映。

（1）口不渴饮：指患者口不渴而不欲饮水，提示津液未伤，多见于寒证、湿证。

（2）口渴欲饮：指患者口干渴而欲饮水，提示津液损伤，多见于燥证、热证。

（3）渴不多饮：指患者口中干渴，但饮水不多，多因津液失于输布所致。常见于湿热证、痰饮内停、瘀血内停及温病营分证。

2. 食欲与进食量　食欲指对进食的要求和进食的欣快感觉，食量即实际的进食量。

（1）食欲减退：又称不欲食、食欲不振、纳呆、纳少，指患者进食的欲望减退，或食之无味，食量减少，常因脾胃虚弱或湿盛困脾所致。

（2）厌食：指厌恶食物，或恶闻食味，又称恶食。常因食滞胃肠，或脾胃湿热，或肝胆湿热所致。孕妇厌食，多为妊娠反应，但严重厌食，反复出现恶心呕吐者，为妊娠恶阻。

（3）消谷善饥：指食欲亢进，进食量多，但食后不久即感饥饿的症状，又称多食易饥。多因胃火炽盛，腐熟太过所致，多见于消渴，或瘿病。

（4）饥不欲食：指患者有饥饿感，但不想进食，或进食不多，多因胃阴不足，虚火内扰所致。

（5）偏嗜食物或异物：指偏嗜某种食物，或嗜食生米、泥土、纸张等异物。多见于小儿虫积，常伴有消瘦、腹痛、腹胀等。

3. 口味　指口中异常的味觉或气味。

（1）口淡：多见于脾胃虚弱、寒湿中阻及寒邪犯胃。

（2）口苦：多见于肝胆火旺，或肝胆湿热，或心火上炎。

（3）口酸：多因肝胃郁热或伤食所致。

（4）口甜：多见于脾胃湿热或脾虚之证。

（5）口涩：为燥热伤津，或脏腑阳热偏盛，气火上逆所致。

（6）口黏腻：多由湿热、痰热，或痰湿、寒湿中阻所致，常伴有舌苔厚腻。

（七）问睡眠

问睡眠主要询问睡眠时间的长短、入睡的难易、有无多梦等情况。睡眠异常主要有失眠和嗜睡。

1. 失眠　指经常不易入睡，或睡而易醒、难以复睡，或睡而不酣、时易惊醒，甚至彻夜不眠的症状，常伴有多梦。失眠是由于机体阴阳失调，阴虚阳盛所致。由阴血亏虚、心神失养，或心虚胆怯、神魂不安，或阴虚火旺、内扰心神所致者，属虚证；由邪气内扰，使心神不宁而致者，属实证。

2. 嗜睡　指神疲困倦，睡意很浓，经常不自主地入睡。嗜睡多因机体阴阳失调，阳虚阴盛，或痰湿内盛所致。

（八）问二便

大小便是水谷代谢的产物。问二便，应注意询问二便的性状、颜色、气味、便量、便次、排便感觉及兼有症状等。

1. 大便　健康人一般每日或隔日大便一次，为黄色成形软便，排便顺畅，便内无脓血、黏液及未消化的食物。便次、便质及排便感的异常，主要有下列情况：

（1）便次异常：

1）便秘：指大便秘结不通，排便时间延长，或欲便而艰涩不畅的症状。多因热结肠道，或津液亏少，或阴血不足所致；亦有气机郁滞，或气虚传送无力，或阳虚寒凝而致者。

2）泄泻：指便次增多，便质稀薄，甚至便稀如水样的症状。可因感受风寒湿热疫毒之邪，或内伤饮食，或脾胃虚弱，或命门火衰，或情志失调而致。一般新病泄急者，多属实证；病久泄缓者，多属虚证。若黎明前腹痛作泻，泻后则安，伴形寒肢冷、腰膝酸软者，为"五更泄"，多由肾虚命门火衰，阴寒湿浊内积所致。

（2）便质异常：

1）完谷不化：指大便中经常含有较多未消化的食物。新起者多为食滞胃肠；病久多属脾胃虚寒、肾虚命门火衰。

2）溏结不调：大便时干时稀，多因肝郁脾虚，肝脾不调所致；大便先干后稀，多属脾胃虚弱。

3）脓血便：指大便中夹有脓血、黏液。多见于痢疾。

4）便血：指血自肛门排出，包括血随便出，或便黑如柏油状，或单纯下血的症状。多因脾胃虚弱，气不摄血，或胃肠积热、湿热蕴结等所致。

（3）排便感异常：

1）肛门灼热：指排便时肛门有灼热感。多见于湿热泄泻或湿热痢疾。

2）里急后重：指腹痛窘迫，时时欲便，肛门重坠，便出不爽的症状。常见于湿热痢疾。

3）排便不爽：指排便不通畅，有滞涩难尽之感。多因湿热蕴结，肠道气机不畅；或肝气犯脾，肠道气滞；或因食滞胃肠等所致。

4）大便失禁：指大便不能控制，滑出不禁，甚则便出而不自知的症状。多因脾肾虚衰、肛门失约所致。

5）肛门重坠：指患者自觉肛门有沉重下坠的感觉，见于脾虚气陷或大肠湿热等证。

2. **小便** 一般情况下，健康成人日间排尿 3~5 次，夜间 0~1 次，每昼夜总尿量 1 000~1 800mL。了解小便有无异常，可诊察体内津液的盈亏和有关脏腑的气化功能。

（1）尿量异常：

1）尿量增多：小便清长量多，常见于虚寒证。多尿兼多饮、多食、消瘦等症者，为消渴。

2）尿量减少：常见于各种热病和水肿、癃闭、鼓胀等疾病。

（2）尿次异常：

1）小便频数：新病小便频数，短赤急迫，伴尿道灼痛者，属膀胱湿热；久病小便频数，量多色清，夜间尤甚者，多属肾气不固。

2）癃闭：指排尿困难，尿量减少，甚至小便闭塞不通的病证。虚性癃闭，多因久病或年老肾阳亏虚所致；实性癃闭多由瘀血、结石或湿热阻滞等所致。

（3）排尿感异常：

1）小便涩痛：指排尿时自觉小便涩滞不畅、尿道灼热疼痛的症状。常见于淋证。

2）余沥不尽：指小便后点滴不尽的症状，又称尿后余沥。多因肾气不固，膀胱失约所致。

3）小便失禁：指小便不能随意控制而自遗的症状。多属肾气不固或下焦虚寒所致。

4）遗尿：指成人或 3 周岁以上小儿，在睡眠中经常不自主地排尿的症状，俗称尿床。多因禀赋不足，肾气亏虚，膀胱失约所致。

（九）问经带

妇女月经、带下的异常，不仅是妇科常见疾病，也是全身病理变化的反映，因而即使一般疾病也应询问月经、带下情况。

1. 月经　月经指发育成熟的女子，胞宫周期性出血的生理现象。月经一般每月一次，周期一般 28 天左右，行经天数 3~5 天，经量中等（为 50~100mL），经色正红，经质不稀不稠，不夹血块。女子 14 岁左右月经初潮，49 岁左右绝经。

（1）经期异常：

1）月经先期：指连续 2 个月经周期出现月经提前 7 天以上的症状。多因气虚不摄，冲任不固；或因阳盛血热、阴虚火旺而致。

2）月经后期：指连续 2 个月经周期出现月经延后 7 天以上的症状。多因精血亏虚，或因气滞血瘀、寒凝血瘀、痰湿阻滞所致。

3）月经先后无定期：指月经周期或提前或延后达 7 天以上，并连续 3 个月经周期以上的症状。多因肝气郁滞，气机逆乱；或因脾肾虚损，冲任气血失调所致。

（2）经量异常：

1）月经过多：指月经周期、经期基本正常，但经量较常量明显增多。多因热扰冲任，迫血妄行；或因气虚不摄，冲任不固；或因瘀阻胞络，血不归经所致。

2）月经过少：指月经周期基本正常，但经量较常量明显减少，甚至点滴即净的症状。多因精血亏少，血海失充；或因寒凝、血瘀、痰湿阻滞、冲任气血不畅所致。

3）崩漏：指非正常行经期间阴道出血的症状。若出血势急而量多者，谓之崩；势缓而量少，淋漓不断者，谓之漏，合称崩漏。多因热伤冲任，迫血妄行；或因脾肾气虚，冲任不固；或因瘀阻冲任，血不归经所致。

4）闭经：指女子年逾 16 周岁，而月经尚未来潮，或已行经后又中断停经 3 个月以上者。在妊娠期、哺乳期或更年期、绝经期的月经停闭，属生理现象。病理性闭经，主要因冲任气血失调所致。

（3）经色、经质异常：色淡红质稀，多为气虚或血少不荣；色深红质稠，乃血热内炽；经色紫暗，夹有血块，兼小腹冷痛，属寒凝血瘀所致。

（4）痛经：指在经期或行经前后，出现周期性小腹疼痛，或痛引腰骶，甚至剧痛难忍的症状，亦称经行腹痛。若经前或经期小腹胀痛或刺痛，多属气滞或血瘀；小腹冷痛，得温则痛减者，多属寒凝或阳虚；经期或经后小腹隐痛，多属气血两虚，胞脉失养所致。

2. 带下　带下是妇女阴道内的分泌物。生理性带下为少量、无色、无臭的分泌物，具有润泽阴道的作用。若带下过多，淋漓不断，或有色、质、气味的异常变化，为病理性带下。

（1）白带：指带下色白量多。若白带质稀如涕，淋漓不绝而无臭味，多属脾肾阳虚，寒湿下注；白带质稠，状如凝乳或豆腐渣状，气味酸臭者，多属湿浊下注所致。

（2）黄带：指带下色黄，质地黏稠，气味臭秽的症状，多属湿热下注所致。

（3）赤白带：指白带中混有血液，赤白杂见的症状。多属肝经郁热，或湿毒蕴结所致。

（十）问小儿

小儿理解及表达能力有限，小儿问诊时医生还需要询问其父母或陪诊者。问小儿病除一般问诊内容外，还要结合小儿的特点，着重询问下列几个方面：

1. 出生前后情况　新生儿（出生后至1个月）应着重询问妊娠期及产育期母亲的营养健康状况，有何疾病，曾服何药，分娩时是否难产、早产等，以了解小儿的先天情况。婴幼儿（1个月至3周岁）阶段应重点询问喂养方法及坐、爬、立、走、出牙、学语的迟早等情况，了解小儿后天营养状况和生长发育是否符合规律。

2. 预防接种、传染病史　小儿6个月至5周岁，易感染水痘、麻疹等急性传染病，应当询问预防接种、传染病史。

3. 易使小儿致病的原因　小儿脏腑娇嫩，抵抗力弱，调节功能低下，易受气候及环境影响而发病。如因感受六淫之邪而导致外感病，出现发热恶寒、咳嗽、咽痛等症；小儿脾胃较弱，消化力差，易伤食，而出现呕吐、泄泻等症；婴幼儿脑神经发育不完善，易受惊吓，而见哭闹、惊叫等症，应注意围绕上述情况进行询问。

第四节　切　诊

切诊包括脉诊和按诊，两者都是医生用手对患者体表进行触摸按压，从而获得病情资料的一种诊察方法。

一、脉诊

脉诊是医生用手指切按患者某些特定部位的浅表动脉，以了解患者身体状况、辨别病证的一种诊察方法，又称为诊脉、切脉。脉象是手指感觉脉搏跳动的形象，是由动脉搏动的显现部位（深、浅），速率（快、慢），强度（有力、无力），节律（整齐与否、有无歇止）和形态等方面组成。

1. 诊脉的部位与方法

（1）部位：目前临床上主要运用寸口诊法，即切按患者桡骨茎突内侧一段桡动脉的搏动，根据其脉动形象，以推测人体生理、病理状态的一种诊察方法。

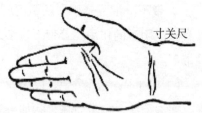

图2-5　寸口脉寸关尺示意图

寸口脉分为寸、关、尺三部（图 2-5），以腕后高骨（桡骨茎突）为标记，其内侧的部位为关，关前（腕侧）为寸，关后（肘侧）为尺。其长度约为一寸九分（中指同身寸）。两手各有寸、关、尺三部，共六部脉。寸关尺三部又可根据取脉压力的变化施行浮、中、沉三候的诊察。

关于寸口分候脏腑，文献记载有不同的说法。常用寸口三部分候脏腑（表 2-3）。

表 2-3　寸口三部分候脏腑

寸口	寸	关	尺
左	心	肝胆	肾
右	肺	脾胃	肾

（2）时间：清晨是诊脉的最佳时间。清晨未进食时，机体内外环境安定，脉象能较准确地反映机体情况。然而临床对于门诊、急诊的患者，要及时诊察病情，不能拘泥于平旦，但应尽量减少各种因素的干扰。

（3）体位：诊脉时患者应取正坐位或仰卧位，前臂自然向前平展，与心脏置于同一水平，手腕伸直，手掌向上，手指微微弯曲，在腕关节下面垫一松软的脉枕，使寸口部位充分伸展，局部气血畅通，便于诊察脉象。

（4）平息：一呼一吸谓之一息。医者在诊脉时要保持呼吸自然均匀，清心宁神。

（5）定三关：医生以食指、中指、无名指进行诊脉，下指时，先以中指按在掌后高骨内侧桡动脉处，称为中指定关，然后用食指按在关前（腕侧）定寸，用无名指按在关后（肘侧）定尺。小儿寸口脉部位狭小，可用"一指（拇指）定关法"，不细分三部。3 岁以下的小儿，用望指纹代替切脉。

（6）布指：寸、关、尺三部位置确定后，三指略呈弓形倾斜，指端平齐，与受诊者体表约呈 45° 角为宜，以指目紧贴于脉搏搏动处。指目即指尖与指腹交界棱起之处，与指甲二角连线指尖的部位（图 2-6）。

（7）运指：指医生布指之后，运用指力的轻重、挪移及布指变化以体察脉象。常用的指法有举、按、寻等（图 2-7）。

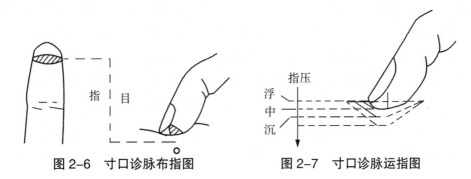

图 2-6　寸口诊脉布指图　　　　图 2-7　寸口诊脉运指图

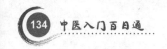

常用具体指法如下。

1）举法：举法是指医生用较轻的指力，按在寸口脉搏跳动部位，以体察脉象方法。亦称"轻取"或"浮取"。

2）按法：按法是指医生用较重的指力，甚至按到筋骨体察脉象的方法。此法又称"重取"或"沉取"。

3）寻法：寻是指切脉时指力从轻到重，或从重到轻，左右推寻，调节最适当指力的方法。在寸口三部细细寻找脉动最明显的部位，统称寻法，以捕获最丰富的脉象信息。

（8）候五十动：是指医生对患者诊脉时间一般不应少于50次脉搏跳动的时间。现代临床上诊脉每手应不少于1分钟，两手以3分钟为宜，必要时可延至3~5分钟。

2.**正常脉象**　健康人的脉象称为正常脉象，又称平脉、常脉。

正常脉象的基本特征是：寸关尺三部皆有脉，不浮不沉，不快不慢，一息四～五至，相当于72~80次/分（成年人），不大不小，从容和缓，节律一致，尺部沉取有一定的力量，并随生理活动、气候、季节和环境等的不同而有相应变化。古人将正常脉象的特点概括称为"有胃""有神""有根"。

（1）有胃：指脉有胃气。表现是指下具有从容、徐和、软滑的感觉。平人脉象不浮不沉，不疾不徐，来去从容，节律一致。反之，若应指坚搏、甚如循刀刃，则是无胃气之脉。诊察脉象有无胃气，对于推断疾病的预后具有重要的意义。

（2）有神：即脉有神气。脉之有神是指脉律整齐、柔和有力。反之，若脉来散乱，脉至无伦，或微弱欲无，都是无神的脉象。诊脉神之有无，可察精气之盈亏，脏腑之虚实。

（3）有根：即脉有根基。脉之有根无根主要说明肾气的盛衰。脉之有根，主要表现在尺脉有力、沉取不绝两个方面。若在病中，证虽危重，但尺脉沉取尚可摸得，则为肾气未绝，尚有生机。相反，若脉浮大散乱而稍按则无，或尺脉沉取绝不应手，则说明肾气已败，病情危笃。

脉和人体内外环境的关系非常密切。由于年龄、性别、体质及精神状态等因素的不同，脉象也可以发生某些变化。例如，年龄越小，脉跳越快。青壮年体强脉多有力，老年人体弱脉来较弱。瘦人脉多稍浮；胖人脉象多沉。有的人脉不见于寸口部，而是从尺部斜向手背，名"斜飞脉"；或脉显现于手背，名"反关脉"，均是桡动脉位置异常所致，不属病脉。正常人的脉象还可因季节气候的影响发生变化。如春季稍弦，夏季稍洪，秋季稍浮，冬季稍沉。上述脉象的变化，仍属"平脉"，应与病脉相鉴别。

3.**脉象要素**　脉象要素包括脉位、至数、长度、宽度、力度、流利度、紧张度和均匀度八个方面。

脉位：指脉动显现部位的浅深。脉位表浅者为浮脉，脉位深沉者为沉脉。

至数：指脉搏的频率。中医以一个呼吸周期为脉搏的计量单位，一呼一吸为"一息"。一息脉来四～五至为平脉，一息五至以上为数脉，一息三至或三至以下为迟脉。

脉长：指脉动应指的轴向范围长短。脉动范围超越寸、关、尺三部称为长脉，应指不及三部称为短脉。

脉力：指脉搏的强弱。脉搏应指有力为实脉，应指无力为虚脉。

脉宽：指脉动应指的径向范围大小，即手指感觉到脉道的粗细（不等于血管的粗细）。脉道宽大者为大脉，脉道狭小者为细脉。

流利度：指脉搏来势的流利通畅程度。脉来流利圆滑者为滑脉；来势艰难，不流利者为涩脉。

紧张度：指脉管的紧急或弛缓程度。脉管紧张度高如弦脉、紧脉；脉弛缓者可见于缓脉。

均匀度：均匀度包括两个方面。一是脉动节律是否均匀；二是脉搏力度、大小是否一致。

4. 病脉与主病　疾病反映于脉象的变化，叫病理脉象，简称"病脉"。根据临床的一般需要和便于初学掌握，本书着重叙述主要体现脉象某一要素改变的"单一脉"和某些临床常见脉象，共 16 种，其脉象和主病（表 2-4），分述如下：

表 2-4　常见病脉与主病

病脉	脉象	主病
浮脉	轻取即得，按之稍减不空	多主表证，亦主虚证
沉脉	轻取不应，重按始得	一般见于里证，有力为里实，无力为里虚
迟脉	一息脉来不足四至，较正常脉搏次数少，每分钟 < 60 次	多主寒证。有力为寒积，无力为虚寒
数脉	一息脉来五至以上，较正常脉搏次数多，每分钟 > 90 次	多主热证。有力为实热，无力为虚（热）
虚脉	三部脉举之无力，按之空虚。又为无力脉的总称	一般见于虚证。多为气血两虚
实脉	三部脉举按皆有力。为有力脉的总称	一般见于实证
滑脉	往来流利，应指圆滑	多主痰湿、食积、实热
涩脉	往来艰涩，迟滞不畅，如轻刀刮竹	多主精伤、血少；或气滞、血瘀、痰食内停
洪脉	脉来如波涛汹涌，来盛去衰	多主热盛
细脉	脉细如线，应指明显	主诸虚劳损，以阴血虚为主；又主湿

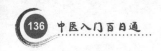

续表

病脉	脉象	主病
微脉	极细极软，似有似无，按之欲绝，至数不清	主阴阳气血诸虚，多为阳衰危证
濡脉	浮小而细软	主诸虚，又主湿
弦脉	端直以长，如按琴弦。特点是脉本身的紧张度高	多主肝胆病，诸痛，痰饮
紧脉	脉来绷急，应指紧张有力，状如牵绳转索。特点是动脉搏动的张力大	多主寒证、痛证、宿食内停
芤脉	浮大中空，如按葱管	失血、伤阴
促脉	脉来急数，时而一止，止无定数	阳盛热实，血气、痰饮、宿食停滞
结脉	脉来缓慢，时见一止，止无定数	阴盛气结
代脉	脉来动而中止，不能自还，良久复动，止有定数	脏气衰微，风证，痛证，七情惊恐，跌仆损伤

5. 相兼脉与主病　由两个或两个以上单一脉复合组成的脉象，称相兼脉，又称为"复合脉"。前面所述的濡脉、促脉、结脉等均属相兼脉。

相兼脉的一般规律是：相兼脉的主病，等于组成该相兼脉的各单一脉主病的总和。例如，浮紧脉，浮脉主表证，紧脉主寒证，浮紧脉即主表寒证；沉迟脉，沉脉主里证，迟脉主寒证，沉迟脉主里寒证；余可类推。

脉诊，是中医切诊的重要组成部分，但不能代替其他诊断方法，应当四诊合参，收集全面而合于实际的临床资料，为辨证打下可靠的基础。

二、按诊

按诊，是对患者的肌肤、手足、脘腹及其他病变部位的触摸按压，以观察疾病的变化，如或热或凉，或硬或软，或拒按或喜按等，从而推断疾病的部位和性质。

1. 按肌表　主要是察明肌表的寒热、荣枯、润燥以及肿胀等。按肌表冷暖以知寒热。此外，微热者初按热重，久按则热转轻的，是热在表；若久按其热更甚，热从内向外蒸发的，是热在里。

2. 按手足　主要是察寒热。诊手足温凉，可判断阳气的盛衰。

3. 按脘腹　主要是通过轻触表面，察皮肤的润燥；轻手循抚，问其痛与不痛；重手推按，审其软硬，以辨明脏腑虚实和病邪性质及其内积的程度。

第三章 辨 证

辨证是在中医整体思维指导下，对四诊所收集的资料进行综合分析、归纳，抓住疾病本质，判断并给予恰当证名的诊断思维过程。

在数千年的中医发展中，辨证论治作为中医诊断疾病的重要手段依据，发挥着重要作用。

第一节 八纲辨证

一、八纲辨证的概念与源流

八纲指表、里、寒、热、虚、实、阴、阳八个纲领。

八纲是从各种具体证候的个性中抽象出来的带有普遍规律的共性纲领，它能把错综复杂的临床表现，划分为表、里、寒、热、虚、实证，再进一步归纳为阴证、阳证两大类。八纲辨证是从四个角度对疾病本质加以判断辨别。即对于任何一种证候，从大致病位来说，无非表或里；从基本性质来说，可分为寒与热；从邪正斗争的关系来说，主要反映为实与虚；从病证类别来说，可归于阴或阳。因此，八纲辨证是中医辨证的总纲，是用于分析各种疾病共性的辨证方法，在诊断过程中能起到执简驭繁、提纲挈领的作用。

二、八纲辨证的基本证候

表证与里证、寒证与热证、虚证与实证、阴证与阳证，是四对既对立又统一的基本证候。

1.**表里辨证** 表里是辨别疾病病位深浅和病势趋向的一对纲领。就人体结构而言，皮毛、肌腠、经络在外属表，血脉、骨髓、脏腑在内属里。表证病在体表，病位轻浅；里证病在体内，病位深重。病邪由表入里，病势加重；由里出表，病势减轻。

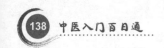

（1）表证：

【概念】指六淫等外邪经皮毛、口鼻侵犯机体时所表现的证候。多见于外感病的初期阶段，具有起病急、病位浅、病程短的特点。

【证候表现】恶寒（或恶风）发热，头身疼痛，鼻塞，流涕，咽喉痒痛，微有咳嗽，舌淡红、苔薄白，脉浮。

【辨证要点】新起恶寒发热、头身疼痛、脉浮。

（2）里证：

【概念】指病位在内，脏腑、气血、骨髓等病变所表现的证候。里证与表证相对而言，多见于外感病的中、后期或内伤杂病，具有病因复杂、病位较深、病情较重、病程较长的特点。

【证候表现】里证表现多样，其基本特征为无新起恶寒发热，以脏腑、气血、阴阳等失调的症状为主要表现。如发热，烦躁，神昏，口渴欲饮，或畏寒，肢冷蜷卧，身倦乏力，口淡多涎，腹痛，便秘或泄泻，呕吐，尿少色黄或清长，苔厚，脉沉等。

【辨证要点】寒热单见，无新起恶寒发热并见，以脏腑、气血、阴阳等失调的症状为辨证要点。

（3）半表半里证：

【概念】指病变既非完全在表，又未完全入里，病位处于表里进退变化之中，以寒热往来为主要表现的证候。

【证候表现】寒热往来，胸胁苦满，心烦喜呕，默默不欲饮食，口苦，咽干，目眩，脉弦。

【辨证要点】寒热往来，兼见胸胁苦满，心烦喜呕。

（4）表证与里证的鉴别要点：主要审察其寒热、有无脏腑症状、舌象和脉象等变化。此外，辨别表证和里证还需考虑起病的缓急、病情的轻重、病程的长短等情况（表2-5）。

表2-5 表证与里证鉴别

证名	寒热症状	内脏症状	舌象	脉象
表证	恶寒发热并见	不明显	少变化	浮
里证	寒热单见	明显	多变化	沉或其他
半表半里证	寒热往来	明显	少变化	弦

2.寒热辨证

寒热是辨别疾病性质的一对纲领。寒热突出反映疾病中机体阴阳的盛衰及病邪的阴阳性质。阴盛或阳虚表现为寒证；阳盛或阴虚表现为热证。

（1）寒证：

【概念】指感受阴寒邪气或机体阳虚阴盛所表现的证候。

【证候表现】恶寒或畏寒，冷痛，喜暖，面色白，肢冷蜷卧，口淡不渴，痰、涕清稀，小便清长，大便稀溏，舌淡苔白而润滑，脉迟或紧等。

【辨证要点】恶寒喜暖、肢冷蜷卧、面白、分泌物及排泄物清稀、舌苔白滑，脉迟或紧。

（2）热证：

【概念】指感受阳热邪气或机体阴虚阳亢所表现的证候。

【证候表现】发热，恶热喜冷，面红目赤，口渴喜冷饮，烦躁不宁，痰、涕黄稠，或五心烦热，盗汗，大便干结，小便短赤，舌红、苔黄而燥，脉数等。

【辨证要点】发热、面赤、分泌物及排泄物稠浊，舌红，脉数。

（3）寒证与热证的鉴别要点：辨别寒证与热证，应重视对寒热的喜恶、口渴与否、面色赤白、四肢温凉，以及二便、舌象、脉象等方面的鉴别（表2-6）。

表2-6 寒证与热证鉴别

证名	寒热	口渴	面色	痰、涕	四肢	二便	舌象	脉象
寒证	恶寒喜暖	口淡不渴	白	色白清稀	冷	大便稀溏，小便清长	舌色淡，苔白润滑	迟或紧
热证	恶热喜凉	渴喜冷饮	赤	色黄黏稠	热	大便干结，小便短赤	舌色红，苔黄燥或少苔	数

3.虚实辨证

虚实是辨别邪正盛衰的两个纲领。《素问·通评虚实论》谓："邪气盛则实，精气夺则虚。"虚实反映病变过程中人体正气的强弱和致病邪气的盛衰，邪气盛者表现为实证，正气不足者为虚证。

（1）实证：

【概念】指邪气亢盛所表现的证候。本证为邪实而正气未虚，具有起病急、病程短的特点。

【证候表现】各种实证的证候表现各不相同。临床一般多见于新起、暴病者，病情急剧者，体质壮实者，症状剧烈者，舌质苍老、脉实有力者。常见症状有：高热，胸闷，烦躁，甚至神昏谵语，呼吸气粗，痰涎壅盛，腹胀痛拒按，大便秘结或下利，里急后重，小便不利或涩痛、色黄量少，舌质苍老，舌苔厚腻，脉实等。

【辨证要点】新起、暴病，病情急剧，体质壮实，症状剧烈，舌质苍老、脉实者多为实证。

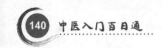

（2）虚证：

【概念】指人体正气不足所表现的证候。虚证包括气、血、阴、阳、精、津液不足，以及脏腑各种不同的虚损。

【证候表现】各种虚证的表现不尽一致。临床一般以久病、病势缓者多虚证，耗损过度者、体质素弱者多虚证，症状平缓者多虚证，舌质娇嫩、脉虚者为虚证。常见症状有：面色淡白或萎黄，精神萎靡，身倦乏力，形寒肢冷，自汗，大便稀溏或滑脱，小便清长或失禁，舌淡胖嫩，脉虚或弱，或形体消瘦颧红，五心烦热，潮热，盗汗，舌红少苔或无苔，脉细数无力。

【辨证要点】久病、病势缓，耗损过度，体质素弱，症状平缓，舌质娇嫩、脉虚者多为虚证。

（3）实证与虚证的鉴别要点：虚实证主要可从病程、病势、体质及症状、舌脉等方面鉴别（表2-7）。

表2-7　实证与虚证鉴别

证名	病程	体质	精神	声息	疼痛	二便	舌象	脉象
实证	新病 病程短	多壮实	亢奋	声高 息粗	拒按	大便秘结下利 小便不利或涩痛	舌质苍 老苔厚	有力
虚证	久病 病程长	多虚弱	萎靡	声低 息微	喜按	大便稀溏或滑脱 小便清长或失禁	舌嫩 苔少或无	无力

4. 阴阳辨证　阴阳辨证是八纲辨证的总纲，是辨别疾病属性的两个纲领性证候。八纲中的表里、寒热、虚实六纲，从不同侧面概括病情。阴阳则可统括六纲，即表证、热证、实证属于阳证范畴，里证、寒证、虚证属阴证范畴。有人将阴阳两纲统领其他六纲称为"二纲六变"。

阴证与阳证的划分不是绝对的，而是相对而言的。一般而言，具有抑制、沉静、衰退、晦暗等表现，症状表现于内的、向下的、不易发现的，或病情变化较慢的，属于阴证。具有兴奋、躁动、亢进、明亮等表现，症状表现于外的、向上的、容易发现的，或病情变化较快的，属于阳证。

阴证与阳证的鉴别要点见表2-8。

凡疾病的病因、病性、病位等，均可进行阴阳分类，所以，阴阳辨证又包含相对具体的辨证内容。主要有阳盛证、阴盛证；阳虚证、阴虚证；亡阳证和亡阴证。其中阳盛证即实热证，阴盛证即实寒证，具体内容见寒热辨证。

表 2-8　阳证与阴证鉴别

四诊	阳证	阴证
望诊	面红目赤，烦躁不安，痰、涕黄稠，舌红绛起芒刺，苔黄而干	面色淡白或晦暗，蜷卧，倦怠无力，精神萎靡，痰、涕清稀，舌淡胖嫩苔白滑
闻诊	语声高亢，多言，呼吸气粗而快	语声低怯，静而少言，呼吸气微而缓
问诊	消谷善饥，渴喜冷饮，大便秘结，尿少色黄而涩痛	纳呆，不渴或喜热饮，大便溏薄，小便清长
切诊	腹痛拒按，身热肢温，脉象浮、数、实	腹痛喜按，身寒肢冷，脉象沉迟、细涩、微弱

（1）阴虚证：

【概念】指人体阴液亏少，其滋润、濡养等作用减退所表现的虚热证。

【证候表现】形体消瘦，口燥咽干，五心烦热，午后潮热，盗汗，颧红，舌红少苔或无苔，脉细数。

【辨证要点】口燥咽干、五心烦热、潮热盗汗、舌红少苔、脉细数。

（2）阳虚证：

【概念】指人体阳气亏损，其温煦、推动、气化等作用减退所表现的虚寒证。

【证候表现】精神萎靡，少气懒言，畏寒肢冷，面色㿠白，口淡不渴或喜热饮，大便稀溏，小便清长或尿少浮肿，舌淡苔白滑，脉沉迟无力或弱。

【辨证要点】精神萎靡、少气懒言、畏寒肢冷、大便稀溏、小便清长、舌淡苔白滑、脉沉迟无力。

（3）亡阴证：

【概念】指机体阴液大量耗失，阴液严重亏乏欲竭所表现的危重证候。

【证候表现】汗热味咸而黏，虚烦躁扰，身灼肢温，恶热，口渴喜冷饮，呼吸急促，皮肤皱瘪，小便极少，面赤颧红，唇舌干燥，舌红而干，脉细数疾而按之无力。

【辨证要点】汗热味咸而黏、虚烦躁扰、身灼肢温、面赤颧红、脉细数疾而按之无力。

（4）亡阳证：

【概念】指机体阳气严重耗损，阳气欲脱所表现的危重证候。

【证候表现】冷汗淋漓、汗质稀淡，神情淡漠，肌肤不温，四肢厥冷，口不渴或渴喜热饮，呼吸微弱，面色苍白，舌淡而润，脉微欲绝。

【辨证要点】冷汗淋漓、汗质稀淡、四肢厥冷、呼吸微弱、面色苍白、脉微欲绝。

（5）亡阴证和亡阳证的鉴别：二者均是疾病危重证候的表现，临床应注意鉴别（表2-9）。

表 2-9 亡阴证和亡阳证鉴别

内容	亡阴证	亡阳证
寒热	身热畏热	身冷畏寒
四肢	温热	厥冷
汗出	汗热味咸而黏	冷汗淋漓，汗质清稀
口渴	口渴喜冷饮	口不渴或渴喜热饮
呼吸	呼吸急促	呼吸微弱
舌象	舌红而干	舌淡而润
脉象	脉细数疾，按之无力	脉微欲绝

三、八纲证候间的关系

阴阳、表里、寒热、虚实，各自从不同的角度概括说明病变的本质，只有将八纲联系起来对病情做综合性的分析考察，才能对证候有比较全面、正确的认识。八纲证候间的相互关系，可归纳为证候相兼、证候错杂、证候真假、证候转化四类。

1. 证候相兼

八纲辨证在临床上常见的相兼证候有表实寒证、表实热证、里实寒证、里实热证、里虚寒证、里虚热证等。

（1）表实寒证：指寒邪袭表所表现的证候，常简称为表寒证。临床可见恶寒重，发热轻，头身疼痛，无汗，苔薄白润，脉浮紧。

（2）表实热证：指热邪侵袭肌表所表现的证候，又称为表热证。临床可见发热，微恶风寒，头痛，少汗，口微渴，舌边尖红，脉浮数。

（3）里实寒证：指寒邪侵袭脏腑，困遏阳气，阴寒内盛所表现的证候。临床可见恶寒喜暖，面色白，四肢欠温，口淡不渴，腹冷痛拒按，大便溏泄，小便清长，舌苔白润，脉迟有力或紧。

（4）里实热证：指邪气内犯脏腑，阳热内盛所表现的证候。临床可见发热，恶热喜凉，面红目赤，口渴喜冷饮，烦躁不安，腹胀满痛拒按，便秘溲黄，舌红苔黄燥，脉洪数等。

（5）里虚寒证：指体内阳气亏损所表现的证候，又称阳虚证。详见阴阳辨证中的阳虚证。

（6）里虚热证：指机体阴液不足所表现的证候，又称阴虚证。详见阴阳辨证中的阴虚证。

2. 证候错杂

证候错杂指在疾病某一阶段，同时出现表里、寒热、虚实等不同病位或性质的证候。八纲中的证候错杂主要有表里同病、寒热错杂、虚实夹杂。

（1）表里同病：指表证和里证在同一时期出现。表里同病往往与寒热、虚实并见，常见表热里寒、表寒里热、表实里虚以及表里俱寒、表里俱热、表里俱实等。

（2）寒热错杂：指既有寒证又有热证，寒热同时出现。常见类型有上热下寒证、上寒下热证、表寒里热证、表热里寒证等。

（3）虚实夹杂：指患者同时存在着正虚和邪实的证候。包括实证夹虚、虚证夹实、虚实并重。实证夹虚指以邪实为主，正虚为次的证候。虚证夹实指以正虚为主，邪实为次的证候。虚实并重指正虚和邪实均十分明显的证候。

3. 证候真假

证候真假指某些疾病在病情的危重阶段，可以出现一些与疾病本质相反的"假象"，掩盖着病情的真象。所谓"真"，指与疾病本质相符的证候；所谓"假"，指疾病表现的某些不符合常规认识的假象，即与病理本质所反映的常规证候不相符的表现。证候真假主要有寒热真假和虚实真假。

（1）寒热真假：当病情发展到寒极或热极的时候，有时会出现一些与其真寒或真热本质相反的"假象"症状，即所谓真寒假热、真热假寒。这些假象常见于病情危笃的严重阶段。

1）真寒假热证：患者的临床表现为身热、口渴、面赤、脉大等，似是热证，但身虽热而反欲近衣被取暖；口渴但不欲饮，或喜少量热饮；面虽赤但颧红如妆，游移不定；脉虽大却按之无力；同时还可见四肢厥冷、小便清长、大便稀溏、精神萎靡、舌淡苔白等一派寒象。此为阴寒内盛，格阳于外，故又称"阴盛格阳"。

2）真热假寒证：患者的临床表现是四肢厥冷、脉沉等，似是寒证，但手足冷而身体灼热，不恶寒而反恶热；脉虽沉却数而有力；并见口渴喜冷饮、烦躁不安、大便干结、尿少色黄、舌红苔黄等一派热象。这种手足厥冷、脉沉为假寒象，是由于内热炽盛，阳气郁闭，不能外达所致。内热才是疾病的本质，即阳盛于内，格阴于外，故又称"阳盛格阴""阳厥""热厥"，并且内热愈盛，则肢冷愈严重，即所谓"热深厥亦深"。

（2）虚实真假：在疾病发展变化过程中，会出现与疾病虚实本质相反的假象，即"至虚有盛候"的真虚假实证、"大实有羸状"的真实假虚证。

1）真实假虚证：指疾病本质属实，反见某些虚羸现象的证候，称为真实假虚证。如热结肠胃、痰食壅滞、大聚大积之实证，却见神情默默、畏寒肢冷、脉涩等类似虚证的表现。虽神情默默，而语时有力，声高气粗；脉虽涩，而按之有力；虽畏寒肢

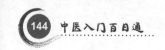

冷，而胸腹按之灼手。

2）真虚假实证：指疾病本质属虚证，但又出现一些类似实证现象的证候，称为真虚假实证。如素体脾虚，运化乏力，因而出现腹部胀满、脉弦等类似实证的表现。但腹满时有缓解，不似实证之腹满不减；腹痛而喜按，按之不痛或按之痛减，不似实证之拒按；脉虽弦，但按之无力。

4.证候转化 证候转化指疾病在发展变化过程中，八纲中相互对立的证候之间可以相互转化，转化后原来证候的本质和现象均已改变。在证候转化这种质变之前，往往有一个量变的过程，因而在证候转化之前，往往有证候相兼、证候错杂的关系。八纲的证候转化包括表里出入、寒热转化、虚实转化三类。

第二节　气血津液辨证

气血津液辨证是根据气血津液的生理功能、病理特点，对四诊所收集的各种病情资料进行分析、归纳，以辨别疾病当前病理本质是否存在着气血津液病证的辨证方法。

气血津液辨证的主要内容包括气病辨证、血病辨证、气血同病辨证、津液辨证。

一、气病辨证

脏腑功能的正常发挥，有赖于人体气机和畅通达，升降出入有序，所以当气失调和，百病乃变化而生。气病以气的功能减退、气机失调为基本病机。气病的常见虚证有气虚证、气陷证、气不固证、气脱证；常见实证有气滞证、气逆证、气闭证。

（一）气虚证

【概念】指机体元气不足，脏腑组织功能减退，以神疲乏力，少气懒言，脉虚等为主要表现的证。

【证候表现】气短，神疲乏力，少气懒言，头晕目眩，自汗，动则诸症加剧，舌质淡嫩、苔白，脉虚。

【证候分析】元气亏虚，则脏腑组织功能减退；气虚清阳不升，则头目失养；气虚则卫外不固，腠理疏松；劳则耗气，故活动时诸症加剧；气虚无力鼓动血脉，血不上荣于舌，则舌淡、脉虚。

【辨证要点】神疲乏力，少气懒言，自汗，脉虚，动则诸症加剧。

（二）气陷证

【概念】指气虚无力升举，清阳之气反而下陷，以自觉坠胀或内脏下垂为主要表现的证。

【证候表现】头晕目眩，神疲乏力，气短，腹部有坠胀感，或久痢久泄，或见内脏下垂、脱肛、子宫脱垂等，舌淡苔白，脉虚。

【证候分析】本证多由气虚进一步发展而来，故可见气虚症状。中气亏虚，脾失健运，清阳不升，气陷于下，升举无力，故觉腹部坠胀，或见内脏下垂。

【辨证要点】以气坠、脏器下垂与气虚症状共见为辨证要点。

（三）气不固证

【概念】指气虚失其固摄功能，以自汗，或慢性出血，或二便、经血、精液、胎元等不固为主要表现的证。

【证候表现】气短，疲乏，面白，舌淡，脉虚无力，或自汗不止；或流涎不止；或遗尿，余溺不尽，小便失禁；或大便滑脱失禁；或各种出血；或妇女月经过多，崩漏；或为滑胎、小产；或见男子遗精、滑精、早泄等。

【证候分析】本证多由气虚证进一步发展而来，故可见气虚症状；并有各种不固的证候特点。气不固津，可致自汗、流涎；不能固摄二便；或气不能固摄血液可致各种慢性出血；气虚胎元不固则可致滑胎、小产；气不摄精则可致遗精、滑精、早泄等。

【辨证要点】以自汗，或出血，或二便失禁，或精液、胎元不固等与气虚症状共见为辨证要点。

（四）气脱证

【概念】指元气亏虚已极而欲脱，以气息微弱为主要表现的危重证。

【证候表现】呼吸微弱而不规则，汗出不止，面色苍白，口开目合，手撒身软，神志朦胧，昏迷或昏仆，二便失禁，舌质淡白，苔白润，脉微欲绝。

【证候分析】元气亏虚至极，肺无力司呼吸；气脱无以养心，则神失所养；气脱失于固摄，则汗出不止，二便失禁；气脱无力运血，血不上荣，无以鼓动血脉，故见面色苍白、脉微欲绝；元气亏虚欲脱故见口开目合，手撒身软。

【辨证要点】病势危重，气息微弱，汗出不止，脉微，二便失禁，手撒身软。

（五）气滞证

【概念】指人体某一部分或某一脏腑、经络的气机阻滞，运行不畅，以胀痛为主要表现的证。

【证候表现】胸胁、脘腹等处胀闷或疼痛，疼痛性质可为胀痛、窜痛、攻痛，时轻时重，部位不定，按之一般无形，痛胀常随嗳气、肠鸣、矢气等而减轻，或症状随情绪变化而增减，脉象多弦，舌象可无明显变化。

【证候分析】气机郁滞，轻则胀闷，重则疼痛；气聚散无常，故其痛时轻时重，痛无定处，按之无形；嗳气、矢气、叹息或情绪舒畅时，气机暂时得以通畅，故胀、痛可缓解；情绪不舒时，气机郁滞加重，故症状加剧。

【辨证要点】胸胁、脘腹胀痛、窜痛。

（六）气逆证

【概念】指气机升降失常，逆而向上，以咳喘、呕恶等为主要表现的证。主要包括肺气上逆、胃气上逆、肝气上逆。

【证候表现】咳嗽、喘促，或恶心、呕吐、呃逆、嗳气，或头痛、眩晕、甚至昏厥、呕血等。

【证候分析】肺失肃降，肺气上逆发为咳喘；胃失和降，胃气上逆而为呃逆、嗳气、恶心、呕吐；肝气升发太过，气火上逆，阻闭清窍，轻则头痛、眩晕，重则昏厥；血随气逆，并走于上，络破血溢则呕血。

【辨证要点】以咳喘，呕吐呃逆，头痛眩晕与气滞证共见为辨证要点。

（七）气闭证

【概念】指邪气阻闭神机或脏器、官窍，致气机逆乱，闭塞不通，以突发神昏晕厥、绞痛为主要表现的实性急重证。

【证候表现】突发昏仆或晕厥；或脏器绞痛，或二便闭塞，呼吸气粗，声高，脉沉实有力。

【证候分析】气机逆乱，心窍闭塞，故见突然昏仆或晕厥；气机闭塞，肺气不宣，则呼吸气粗、声高；瘀血、砂石、蛔虫、痰浊等阻塞脉络、管腔，气机闭塞而发绞痛，二便闭塞；脉沉实有力为实邪内阻之征。

【辨证要点】突然昏厥，绞痛，二便不通，呼吸气粗。

二、血病辨证

血病的主要病理变化为血液亏虚或血液运行障碍，其常见证有血虚证、血脱证、血瘀证、血热证、血寒证，其中，血虚证、血脱证属于血病的虚证；血瘀证、血热证、血寒证属于血病的实证。

（一）血虚证

【概念】指血液亏虚，不能濡养脏腑、经络、组织，以面、舌、唇等色淡白为主要表现的证。

【证候表现】面色淡白或萎黄，眼睑、口唇、舌质、爪甲的颜色淡白，头晕眼花，心悸，失眠多梦，肢体麻木，妇女月经量少、色淡、延期或经闭，脉细无力等。

【证候分析】血液亏虚，则不能濡养头目，上荣舌面；血虚则心失所养，神失所养；

血虚不能濡养筋脉、肌肤；女子以血为用，血虚则冲任失充，故妇女月经量少、色淡；舌淡，脉细均为血虚之象。

【辨证要点】面、睑、唇、舌、甲色淡白、脉细。

（二）血脱证

【概念】指突然大量出血或长期反复出血，致血液亡脱，以面色苍白、脉微或芤为主要表现的危重证。

【证候表现】面色苍白，头晕，眼花，心悸，气短，四肢逆冷，舌色枯白，脉微或芤。

【证候分析】本证多因突然大量出血，或长期失血、血虚发展而成。血液大量耗失，血脉空虚，不得荣润则面色苍白，舌色枯白，脉微或芤；血液亡失，心脏、清窍失养则心悸，头晕眼花；气随血脱，阳气失于温养则四肢逆冷。

【辨证要点】有血液严重损失的病史，面色苍白、脉微或芤。

气脱证、血脱证、亡阳证、亡阴证，皆属疾病发展到濒危阶段的证候，且可同时存在。亡阳、血脱、气脱均可见面色苍白、脉微；亡阴、亡阳、气脱均有汗出的特点；亡阴证有身热烦渴的特征，亡阳证以身凉肢厥为特征，气脱证以气息微弱尤为突出，血脱证有血液大量耗失的病史。

（三）血瘀证

【概念】指由瘀血内阻，以疼痛、肿块、出血、瘀血为主要表现的证。

【证候表现】疼痛，刺痛、痛处拒按、固定不移、常在夜间痛甚；体表包块色青紫，腹内包块质硬而推之不移；出血反复不止，色紫暗或夹血块；面色黧黑，或唇甲青紫，或皮下紫斑，或肌肤甲错，或腹露青筋，或皮肤出现丝状红缕，舌质紫暗、紫斑、紫点，或舌下络脉曲张，脉涩或结、代等。

【证候分析】瘀血内停，不通则痛；夜间阴血凝滞更甚，故夜间疼痛加重；瘀血凝聚，在体表呈青紫色，在体内形成肿块；瘀阻血脉，血不循经则见出血；停聚体内者，又堵塞脉络，成为再次出血的原因，故出血反复不止；瘀血内阻，气血不能濡养肌肤，则见肌肤甲错；血行瘀滞，故见面色黧黑，唇甲青紫；脉络瘀阻，则见舌下络脉曲张，皮肤出现丝状红缕，腹露青筋，皮下紫斑；舌质紫暗、紫斑、紫点，脉涩或结、代均为瘀血之征。

【辨证要点】刺痛，肿块，出血色暗，唇舌爪甲瘀斑青紫。

（四）血热证

【概念】指火热炽盛，热迫血分，以出血、热象为主要表现的实热证。

【证候表现】咳血、吐血、衄血、尿血、便血、月经过多、崩漏等急性出血证，血色鲜红质稠，身热，面红，口渴，心烦，失眠，或局部疮疡，红、肿、热、痛，舌红绛，脉滑数或弦数。

【证候分析】热为阳邪，其性燔灼蒸腾而煎熬津液，火热炽盛，内迫血分，损伤脉络，致血液妄行而溢于脉外，故见各种急性出血证，血色鲜红质稠；火热内炽，灼伤津液，则身热，面红，口渴；血热上扰心神，故见心烦，失眠；火热邪毒积于局部，灼血腐肉，使局部血液壅聚，故见局部疮疡；舌红绛，脉滑数或弦数为血热炽盛的表现。

【辨证要点】以急性出血，血色鲜红质稠与实热症状共见为辨证要点。

（五）血寒证

【概念】指寒邪客于血脉，凝滞气机，血行不畅，以冷痛、形寒、肤色紫暗为主要表现的实寒证。

【证候表现】手足、巅顶、少腹、小腹等处冷痛拘急，得温则痛减，遇寒则加剧，皮肤紫暗发凉，形寒肢冷，妇女月经延期，经色紫暗，夹有血块，舌淡紫苔白，脉沉迟涩或紧。

【证候分析】寒邪侵犯血脉，脉道收引，血行不畅，故见手足冷痛拘急，皮肤紫暗发凉；寒滞肝脉，则见巅顶、少腹冷痛拘急；寒凝胞宫，则见妇女小腹冷痛，月经延期，经色紫暗，夹有血块；寒邪伤阳，故形寒肢冷；舌淡紫苔白，脉沉迟涩或紧为阴寒内盛，血行不畅的表现。

【辨证要点】患处局部冷痛拘急，肤色紫暗，恶寒、唇舌青紫，形寒肢冷，妇女月经延期、经色紫暗夹血块，脉沉迟涩或紧。

三、气血同病辨证

气与血在生理上具有相互依存，相互资生和相互为用的关系，在病理上则相互影响，气病可影响及血，血病可波及气，这种既见气病，又见血病的状态即为气血同病。临床常见的气血同病证候有气滞血瘀证、气虚血瘀证、气血两虚证、气不摄血证和气随血脱证等。

（一）气滞血瘀证

【概念】指气滞导致血行瘀阻或血瘀导致气行瘀阻，以气滞和血瘀症状相兼为主要表现的证。

【证候表现】局部（胸胁、脘腹）胀满走窜疼痛，甚或刺痛，部位固定，拒按；或有肿块坚硬，局部青紫肿胀；或有情志抑郁，急躁易怒；妇女可见经闭，痛经，经色紫暗夹血块，乳房胀痛等症；或有面色紫暗，皮肤青筋暴露；舌质紫暗或有紫斑，脉弦涩。

【辨证要点】以气滞证与血瘀证的症状共见为辨证要点。

（二）气虚血瘀证

【概念】气虚运血无力而致血行瘀滞，以气虚和血瘀症状相兼为主要表现的证。

【证候表现】身倦乏力，少气懒言，或有自汗，胸腹或其他局部有固定痛处、刺痛不移、拒按，面色淡白，舌质淡紫或有紫斑，脉沉涩无力。

【辨证要点】以气虚证与血瘀证的症状共见为辨证要点。

（三）气血两虚证

【概念】指气血不能相互化生，以气虚与血虚症状相兼为主要表现的证。

【证候表现】神疲乏力，少气懒言，或有自汗，面色淡白无华或萎黄，口唇、爪甲、目眦淡白不荣，头晕目眩，心悸失眠，肢体麻木，形体消瘦，月经量少色淡，甚或闭经，舌质淡白，脉弱或虚。

【辨证要点】以气虚证与血虚证的症状共见为辨证要点。

（四）气不摄血证

【概念】指气虚不能统摄血液而致出血，以气虚及出血症状为主要表现的证。

【证候表现】鼻衄、肌衄、齿衄、吐血、便血、尿血、月经过多、崩漏等各种出血，神疲乏力，少气懒言，面色淡白无华，心悸失眠，舌淡，脉弱。

【辨证要点】以慢性出血与气血两虚症状共见为辨证要点。

（五）气随血脱证

【概念】指大量出血时引起气随之暴脱的危重证候，以大出血及气脱症状为主要表现的证。

【证候表现】大量出血的同时，突然见面色苍白，四肢厥冷，大汗淋漓，气息微弱，甚至昏厥，舌淡，脉微欲绝或见芤脉、散脉。

【辨证要点】以大失血同时，随即出现面色苍白，四肢厥冷，大汗淋漓，脉象微细欲绝等症状为辨证要点。

四、津液辨证

津液病主要以津液亏虚和津液输布与运化障碍为主，常见证有津液亏虚证、痰证、饮证、水停证。

（一）津液亏虚证

【概念】指由于机体津液亏少，导致脏腑、组织、器官失其滋润濡养，以口干、尿少及皮肤干等为主要表现的证。

【证候表现】口、鼻、唇、舌、咽、皮肤干燥，或皮肤枯瘪而缺乏弹性，眼球深陷，小便短少而黄，大便干结，舌红少津，脉细数无力等。

【证候分析】津液亏虚，不能滋润濡养脏腑、组织、器官；津液耗伤，不能化生尿液，滋润大肠；津液亏少，不能制阳，则舌红少津，脉细数。

【辨证要点】口、鼻、唇、舌、咽、皮肤干燥，尿少便干。

（二）痰证

【概念】指痰浊停聚或流窜于脏腑、经络、组织之间，以痰多、体胖等为主要表现的证。

【证候表现】胸闷，咳喘，痰多黏稠，脘痞，纳呆，恶心，呕吐痰涎，头晕目眩，形体肥胖，或神昏而喉中痰鸣，或神志错乱而为癫、狂、痴、痫；或肢体麻木，半身不遂；或某些部位出现圆滑柔韧的包块等，如瘰疬气瘿、痰核乳癖等，喉中异物感，舌苔腻，脉滑。

【证候分析】痰浊内停，肺失宣降则咳吐痰多、胸闷；痰浊中阻，胃失和降则脘痞、纳呆、泛恶、呕吐痰涎；痰蒙清窍则头晕目眩；痰湿泛于肌肤则形体肥胖；痰蒙心神，则为癫、狂、痴、痫；痰浊停聚或流窜经络，气血运行不利，可见肢体麻木，半身不遂；痰结皮下、肌肉，局部气血不畅，凝聚成块，在颈多见瘰疬、气瘿；在乳房多见乳癖；在咽喉多见梅核气；痰浊内阻而见苔腻、脉滑。

【辨证要点】咳吐痰多、喉中痰鸣、体胖，或局部有圆滑包块，苔腻、脉滑。

（三）饮证

【概念】指饮邪停滞于胃肠、胸胁、心肺、四肢等处，以胸闷脘痞、呕吐清水、咳吐清稀痰涎、肋间饱满等为主要表现的证。

【证候表现】脘腹痞满，沥沥有声，泛吐清水，咳嗽气喘，痰多清稀，喉中有哮鸣声，胸闷心悸，甚或咳逆倚息不得平卧，或胸胁饱满，支撑胀痛，随呼吸、咳嗽、转身而痛加剧，小便不利，肢体浮肿、沉重痛，头晕目眩，苔白滑，脉弦或滑。

【证候分析】饮邪停积，水饮停聚，或脘腹痞满，沥沥有声，泛吐清水；或喉中有哮鸣声；或胸胁饱满，支撑胀痛；或肢体浮肿。水饮阻滞气机，清阳不升，则头晕目眩。苔白滑，脉弦或滑为饮邪内停的表现。

【辨证要点】咳痰清稀量多，呕吐清水痰涎，胃脘有振水声，胸胁积水，苔滑，脉弦。

（四）水停证

【概念】指体内水液停聚，以水肿、尿少等为主要表现的证。

【证候表现】水肿，或见于下肢，或见于面睑，甚或全身皆肿，按之凹陷而不易起，或腹满如鼓，叩之声浊，水肿可随体位而改变；小便短少、不利；周身困重，舌淡胖，苔白滑，脉濡缓。

【证候分析】水液停聚，泛溢肌肤则见水肿；停于腹腔则腹满如鼓，叩之声浊；浸渍肢体，则周身困重；水液内停，膀胱气化失司，则小便短少，不利。舌淡胖，苔白滑，脉象濡缓均为水湿内停之征。

【辨证要点】肢体浮肿、小便不利，或腹大如鼓，舌胖苔滑。

湿、水、饮、痰均为津液代谢失常的病理产物，本属一类，难以截然划分，且可相互转化，故常互相通称，如有痰饮、痰湿、水饮、水湿、湿饮、湿痰等名。

第三节　脏腑辨证

脏腑病辨证，是在认识脏腑生理功能和病理特点的基础上，综合分析四诊所收集的症状、体征及相关病情资料，从而判断疾病所在的脏腑部位及病性的一种辨证方法。脏腑病辨证首辨病位，次辨病性。每一脏腑均有独特的生理功能、病机特点和常见症状，可据此对病位做出判断；病性辨证包括气血津液、六淫、阴阳虚损等。病位与病性有机结合后，形成完整的证的诊断。脏腑病辨证是中医辨证体系中的重要内容，具有广泛的适用性。

一、心病辨证

心的病变主要反映在心脏本身及心主血脉、心主藏神功能的失常，心病的常见症状主要有：心悸、胸痛、心痛、心烦、神昏、神志错乱、脉结，或代或促、失眠、多梦、健忘等。

（一）心气虚证

【概念】指心气虚弱，鼓动乏力所表现的证候。

【证候表现】心悸，胸闷，气短懒言，神疲乏力，自汗，动则尤甚，面色淡白或萎黄，舌淡白，脉虚或左寸脉弱。

【证候分析】心气不足，故心悸，胸闷；气虚卫外不固，动则气耗，运血无力，故气短懒言，神疲乏力，自汗，动则尤甚，面色淡白或萎黄。舌淡白，脉虚或左寸脉弱为气虚之征。

【辨证要点】以心悸、胸闷与气虚症状共见为辨证要点。

（二）心阳虚证

【概念】指心阳亏虚，温运无力，虚寒内生所表现的证候。

【证候表现】心悸，心胸憋闷疼痛，气短，自汗，畏寒肢冷，神疲乏力，面色㿠白，或面唇青紫，舌质淡胖或紫暗，苔白滑，脉弱或结代。

【证候分析】在心气虚表现的基础上，心气虚及阳，阳虚则寒，寒凝心脉故心悸，心胸憋闷疼痛，脉结代；寒则不能温煦肢体，血行不畅，故畏寒肢冷，或面唇青紫。

【辨证要点】以心悸、心胸憋闷疼痛与阳虚症状共见为辨证要点。

（三）心阳暴脱证

【概念】指心阳虚衰至极，阳气暴脱所表现的危重证候。

【证候表现】在心阳虚证表现的基础上，突然心悸，心胸剧痛，冷汗淋漓，四肢厥冷，面色苍白，呼吸微弱，或神志模糊，甚则昏迷，唇舌青紫，脉微欲绝。

【证候分析】心阳衰亡，血运不畅，瘀阻心脉不通则痛；阳气亡脱，不能卫外，不能温煦肢体，不能助肺以行呼吸；心阳衰亡无力推动血行，血液不能外荣肌肤，不能养心神，则心神失养涣散。唇舌青紫，脉微欲绝为亡阳之征。

【辨证要点】以心悸、胸痛与亡阳症状共见为辨证要点。

（四）心血虚证

【概念】指血液亏虚，心失所养所表现的证候。

【证候表现】心悸，失眠，多梦，健忘，头晕眼花，面色淡白或萎黄，唇舌色淡，脉细无力。

【证候分析】心血不足，心神失养则神不守舍；血虚则不能上荣头面。唇舌色淡，脉细无力为血虚之征。

【辨证要点】以心悸、失眠与血虚症状共见为辨证要点。

（五）心阴虚证

【概念】指阴液亏虚，心失濡养，虚热内扰所表现的证候。

【证候表现】心悸，心烦，失眠多梦，口燥咽干，形体消瘦，两颧潮红，手足心热，潮热盗汗，舌红少苔，脉细数。

【证候分析】心阴亏虚，阴虚火旺，虚火扰神，则神不守舍；阴液亏虚，官窍形体失于滋润则虚热内生。舌红少苔，脉细数为阴虚之征。

【辨证要点】以心悸、心烦、失眠与阴虚症状共见为辨证要点。

（六）心火亢盛证

【概念】指心火亢盛，扰神迫血，上炎下移所表现的实热证候。

【证候表现】心烦，失眠，口渴，尿黄，便秘，面红，舌尖红绛，苔黄，脉数有力。或见狂躁谵语、神志不清，或见口舌生疮，溃烂疼痛，或见小便短赤灼痛。

【证候分析】心火亢盛，扰乱心神则神不守舍或神乱；火热伤津，火热上炎或移于小肠。舌尖红绛，苔黄，脉数有力为火热内盛之征。

【辨证要点】以心烦、舌赤口疮与实热症状共见为辨证要点。

（七）心脉痹阻证

【概念】指瘀血、痰浊、阴寒、气滞等痹阻心脉所表现的证候。由于致病因素的不同，临床又可分为瘀阻心脉证、痰阻心脉证、寒凝心脉证、气滞心脉证等。

【证候表现】心胸憋闷疼痛，痛引肩背内臂，时作时止，心悸；或以刺痛为主，舌质晦暗或有青紫斑点，脉细、涩、结、代；或以心胸憋闷疼痛为主，体胖，身重困倦，痰多，舌苔腻，脉沉滑或沉涩；或以遇寒痛剧，得温痛减为主，畏寒肢冷，舌淡苔白，脉沉迟或沉紧；或以胀痛为主，随情志变化而增减，胁肋胀痛，喜太息，脉弦。

【证候分析】瘀血内阻，痰浊停聚，阴寒凝滞，气机阻滞等病理变化致心脉痹阻，不通则痛。本证多属本虚标实，在辨证上必须分清瘀、痰、寒、气的不同。瘀阻心脉证以刺痛为特点；痰阻心脉证以闷痛为特点；寒凝心脉证以痛势剧烈，遇寒加剧，得温痛减为特点；气滞心脉证以胀痛为特点，其发作往往与情志变化有关。

【辨证要点】以心胸憋闷疼痛、心悸等为辨证要点。

（八）痰迷心窍证

【概念】指痰浊蒙蔽心神，神志异常所表现的证候。又名痰蒙心神证。

【证候表现】意识模糊，甚则昏不知人；或神情抑郁，表情淡漠，或痴呆，或神志错乱，喃喃独语，举止失常；或突然昏仆，不省人事，口吐涎沫，喉中痰鸣，四肢抽搐，伴面色晦滞，胸闷，呕恶，舌苔腻，脉滑。

【证候分析】痰浊蒙蔽心神，故见意识模糊等症；痰浊内盛，引动肝风，故四肢抽搐；痰浊内阻，则清阳不升，浊气上泛。舌苔腻，脉滑为痰浊内盛之征。

【辨证要点】以神志异常与痰浊症状共见为辨证要点。

（九）痰火扰神证

【概念】火热痰浊扰闭心神，神志异常所表现的证。又名痰火扰心证。

【证候表现】心烦，失眠，或神昏谵语，或胡言乱语，哭笑无常，狂躁妄动，打人毁物，发热口渴，面红目赤，呼吸气粗，胸闷，喉间痰鸣，咯痰黄稠，便秘尿黄，舌质红，苔黄腻，脉滑数。

【证候分析】痰火内盛，则扰乱心神。邪热内蕴，蒸腾上炎，则热灼津伤，痰火内盛，痰阻气机。舌质红，苔黄腻，脉滑数为痰热内盛之征。

【辨证要点】以神志异常与痰热症状共见为辨证要点。

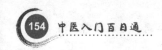

二、肺病辨证

肺的病变主要反映在肺及其呼吸功能失调，宣降功能失常，通调水道、输布津液失职，卫外不固等方面。肺病的常见症状主要有：咳嗽、气喘、咯痰、胸痛、咽喉痒痛、鼻塞流涕、水肿等，以咳喘尤为多见。

（一）肺气虚证

【概念】指肺气虚弱，宣降无权，卫外不固所表现的证候。

【证候表现】咳嗽无力，气短而喘，动则尤甚，声低懒言，咯痰清稀，自汗畏风，易于感冒，神疲体倦，面色淡白，舌淡脉弱或右寸脉弱。

【证候分析】肺气虚弱则宣降无权，气逆于上；气化生不足，肺失充养，则卫外不固，气虚无力推动气血。舌淡脉弱为气虚之征。

【辨证要点】以咳嗽无力、气短而喘与气虚症状共见为辨证要点。

（二）肺阴虚证

【概念】指肺阴亏虚，虚热内扰所表现的证候。

【证候表现】干咳无痰，或痰少而黏、不易咯出，或痰中带血，声音嘶哑，口燥咽干，形体消瘦，五心烦热，潮热盗汗，两颧潮红，舌红少苔或无苔，脉细数。

【证候分析】肺阴不足，则失于滋养，虚火内炽。舌红少苔或无苔，脉细数为阴虚之征。

【辨证要点】以干咳、痰少而黏与阴虚症状共见为辨证要点。

（三）风寒束肺证

【概念】指风寒侵袭，肺卫失宣所表现的证候。

【证候表现】咳嗽，咯痰稀白，气喘，鼻塞，流清涕，咽痒，恶寒，微有发热，头身疼痛，无汗，舌苔薄白，脉浮紧。

【证候分析】风寒袭肺，则肺气失宣；风寒袭表，则卫阳被遏，邪正交争，郁于肌表，则腠理闭塞。舌苔薄白，脉浮紧为风寒之征。

【辨证要点】以咳嗽、咯痰稀白与风寒表证症状共见为辨证要点。

（四）风热犯肺证

【概念】指风热侵袭，肺卫失宣所表现的证候。

【证候表现】咳嗽，痰少色黄，气喘，鼻塞，流浊涕，咽喉肿痛，发热，微恶风寒，口微渴，舌尖红，苔薄黄，脉浮数。

【证候分析】风热犯肺，则肺气失宣；风热袭表，卫气抗邪，邪正交争，郁于肌表。舌尖红，苔薄黄，脉浮数为风热之征。

【辨证要点】以咳嗽、痰少色黄与风热表证症状共见为辨证要点。

（五）燥邪犯肺证

【概念】指外感燥邪，肺失宣降所表现的证候。

【证候表现】干咳无痰，或痰少而黏、不易咯出，甚则胸痛，痰中带血，或见鼻衄，口、唇、鼻、咽、皮肤干燥，微有恶寒发热，尿少便干，舌苔薄而干燥少津，脉浮数或浮紧。

【证候分析】燥邪犯肺，则损耗肺津，损伤血络，卫气失和。舌苔薄而干燥少津，脉浮，为燥邪之征。

【辨证要点】以干咳痰少，鼻、咽、唇、口、舌干燥为辨证要点，多与气候干燥有关。

（六）痰热壅肺证

【概念】指痰热互结，壅滞于肺，肺失清肃所表现的证候。

【证候表现】咳嗽，咯痰黄稠而量多，或胸痛，咳吐脓血腥臭痰，胸闷，气喘息粗，甚则鼻翼煽动，喉中痰鸣，发热口渴，小便短黄，大便秘结，舌红苔黄腻，脉滑数。

【证候分析】外邪犯肺，郁而化热，痰壅热蒸，则肺失清肃。痰热阻滞肺络，则血腐肉败，热灼津伤。舌红苔黄腻，脉滑数为痰热内盛之征。

【辨证要点】以咳喘、痰多黄稠与实热症状共见为辨证要点。

（七）痰浊阻肺证

【概念】指痰浊停聚于肺，肺失宣降所表现的证候。

【证候表现】咳嗽，痰白量多易咯，质黏稠或清稀，胸闷，气喘，或喉间有哮鸣声，舌苔白腻，脉滑。

【证候分析】痰浊阻肺，肺失宣降，其气上涌，故痰多易咯色白。舌苔白腻，脉滑为痰浊内阻之征。

【辨证要点】以咳喘、痰白量多、易咯等为辨证要点。

三、脾病辨证

脾的病变主要反映在运化、升清功能失职，致使水谷不运，水湿潴留，或气血生化不足，以及脾不统血，清阳不升等方面。临床以腹胀、腹痛、食少、便溏、内脏下垂、慢性出血、浮肿、肢体困重等为脾病的常见症状。

（一）脾气虚证

【概念】指脾气不足，运化失职所表现的证候。

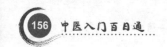

【证候表现】食少，腹胀，多食尤甚，大便稀溏，倦怠乏力，少气懒言，形体消瘦，或肥胖，或浮肿，面色萎黄，舌淡苔白，脉缓或弱。

【证候分析】脾气虚弱，运化失职，清浊不分，水湿下注肠道，故食少，腹胀，多食尤甚，大便稀溏；缓脉为脾病之脉；脾气虚则气血化源不足而见气血亏虚表现。

【辨证要点】以食少、腹胀、便溏与气虚症状共见为辨证要点。

（二）脾阳虚证

【概念】指脾阳虚衰，失于温运，阴寒内生所表现的证候。

【证候表现】食少，腹胀，腹痛绵绵，喜温喜按，大便稀溏，甚至完谷不化，或肢体浮肿，小便短少，或白带清稀量多，畏寒肢冷，面色㿠白，口淡不渴，舌淡胖或边有齿痕，苔白滑，脉沉迟无力。

【证候分析】脾阳虚衰，运化失职；清浊不分，水湿下注肠道；阳虚阴盛，寒从中生；水湿不化，泛溢肌肤，故食少，腹胀，腹痛绵绵，喜温喜按，大便稀溏，甚至完谷不化，或肢体浮肿。脾阳虚衰妇女带脉不固，水湿下渗；不能温煦四肢肌肉；阳虚气血不荣，水气上泛；气虚无力鼓动脉道，故小便短少，或白带清稀量多，畏寒肢冷，面色㿠白，口淡不渴。舌淡胖或边有齿痕，苔白滑，脉沉迟无力为阳虚之征。

【辨证要点】以食少、腹胀腹痛、便溏与阳虚症状共见为辨证要点。

（三）脾气下陷证

【概念】指脾气虚弱，升举无力所表现的证候。又名中气下陷证。

【证候表现】脘腹重坠作胀，多食更甚，或便意频数，肛门重坠，或久泄不止，甚则脱肛，或小便浑浊如米泔水，或胃、肝、肾等内脏下垂，或眼睑下垂，或子宫脱垂，头晕目眩，食少，便溏，气短懒言，神疲乏力，面白无华，舌淡苔白，脉缓或弱。

【证候分析】在脾气虚表现的基础上，脾气下陷则升举无力，清阳不升，头目失养；升举无力，气坠于下，故头晕目眩，或便意频数，肛门重坠，或久泄不止，脱肛，或内脏下垂等。

【辨证要点】以脘腹重坠、内脏下垂与气虚症状共见为辨证要点。

（四）脾不统血证

【概念】指脾气虚弱，统血无权所表现的证候。

【证候表现】便血、吐血、尿血、鼻衄、皮下紫斑，或妇女月经过多、崩漏，食少，便溏，面色萎黄，神疲乏力，气短懒言，舌淡，脉细无力。

【证候分析】在脾气虚表现的基础上脾气亏虚，不能统摄血液，血溢脉外，故见便血、吐血、尿血、鼻衄、皮下紫斑，或妇女月经过多、崩漏。

【辨证要点】以各种慢性出血与气虚症状共见为辨证要点。

（五）寒湿困脾证

【概念】指寒湿内盛，困遏脾阳，脾失温运所表现的证候。

【证候表现】脘腹胀闷，口腻纳呆，泛恶欲呕，腹痛便溏，头身困重，或肢体肿胀，小便短少，或面色晦暗不泽，或妇女白带量多，口淡不渴，舌体淡胖，舌苔白滑或白腻，脉濡缓或沉细。

【证候分析】寒湿内盛，脾失健运，水湿内停，故脘腹胀闷，口腻纳呆，泛恶欲呕，腹痛便溏；湿为阴邪，其性重浊，郁遏清阳；水湿不运，泛溢肌肤；寒湿下注，带脉失约，湿遏气机，故头身困重，或肢体肿胀，小便短少，或面色晦暗不泽，或妇女白带量多，口淡不渴。舌体淡胖，舌苔白滑或白腻，脉濡缓或沉细为寒湿之征。

【辨证要点】以腹胀、纳呆、便溏与寒湿症状共见为辨证要点。

（六）湿热蕴脾证

【概念】指湿热内蕴，脾运失常所表现的证候。

【证候表现】脘腹胀闷，纳呆，恶心欲呕，口中黏腻，渴不多饮，便溏不爽，身热不扬，汗出热不解，肢体困重，小便短黄，或见面目发黄、色鲜明，舌质红，苔黄腻，脉濡数或滑数。

【证候分析】湿热阻滞中焦，脾失健运；湿热下注，阻滞气机；湿热困脾，留滞肌肉，故脘腹胀闷，纳呆，恶心欲呕，便溏不爽，肢体困重；湿热蕴脾，上熏蒸于口、下注膀胱，故口中黏腻，渴不多饮，身热不扬，汗出热不解，小便短黄；湿热蕴结脾胃，熏蒸肝胆，故见面目发黄、色鲜明。舌质红，苔黄腻，脉濡数或滑数为湿热之征。

【辨证要点】以腹胀、纳呆、便溏与湿热症状共见为辨证要点。

四、肝病辨证

肝的病变主要反映在疏泄失常，精神情志异常，气机逆乱，消化功能障碍，肝不藏血，筋膜失濡，以及肝经循行部位经气受阻等方面。临床常见症状有精神抑郁、烦躁，胸胁、少腹胀痛，头晕目眩，巅顶痛，肢体震颤，手足抽搐，以及目疾，月经不调，睾丸疼痛等。

（一）肝血虚证

【概念】指肝血不足，所系组织器官失于濡养所表现的证候。

【证候表现】头晕目眩，视物模糊或夜盲，或肢体麻木，手足震颤，关节拘急，肌肉瞤动，皮肤瘙痒，爪甲不荣，或为妇女月经量少、色淡，愆期，甚则闭经，面白无华，舌淡，脉细。

【证候分析】肝血不足，目失所养，筋失血养，故头晕目眩，视物模糊或夜盲，或

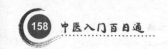

肢体麻木，手足震颤，关节拘急，肌肉瞤动，爪甲不荣；女子肝血不足，月经量少、色淡，愆期，甚则闭经。面白无华。舌淡，脉细为血虚之征。

【辨证要点】以眩晕、视物模糊、肢麻手颤、月经异常与血虚症状共见为辨证要点。

（二）肝阴虚证

【概念】指阴液亏虚，所系组织器官失于濡润，阴不制阳，虚热内扰所表现的证候。

【证候表现】头晕目眩，两目干涩，视物模糊，或胁肋隐隐灼痛，或手足震颤、蠕动，口咽干燥，两颧潮红，五心烦热，潮热盗汗，舌红少苔，脉弦细数。

【证候分析】肝阴不足，头目、筋脉失濡；虚火内灼，肝络失养，故两目干涩，目眩，视物模糊，或手足震颤、蠕动，或胁肋隐隐灼痛；肝阴耗损，阴虚无以制阳，故口咽干燥，两颧潮红，五心烦热，潮热盗汗。舌红少苔，脉细数为阴虚之征；弦脉为肝病之脉。

【辨证要点】以目涩、胁痛、手足震颤与阴虚症状共见为辨证要点。

（三）肝气郁结证

【概念】指肝失疏泄，气机郁滞所表现的证候。

【证候表现】情志抑郁，善太息，胸胁少腹胀满疼痛，走窜不定，或咽部异物感，或颈部瘿瘤、瘰疬，妇女可见乳房胀痛，月经不调，痛经，脉弦。病情轻重与情绪变化关系密切。

【证候分析】肝失疏泄，气机郁滞，气血不和，故情志抑郁，善太息，胸胁少腹胀满疼痛，走窜不定，月经不调；气不行津，津聚为痰，结于咽喉、颈部；肝郁气滞，冲任失调，妇女可见乳房胀痛，痛经，病情变化与情绪相关。脉弦为肝病主脉。

【辨证要点】以情志抑郁、胸胁少腹胀痛等为辨证要点，多与情志因素密切相关。

（四）肝火上炎证

【概念】指火热炽盛，内扰于肝，气火上逆所表现的证候。

【证候表现】头晕胀痛，痛势剧烈，面红目赤，急躁易怒，失眠多梦，耳鸣如潮，甚或突发耳聋，或胁肋灼痛，吐血、衄血，口苦口干，小便短黄，大便秘结，舌红苔黄，脉弦数。

【证候分析】肝经实火内炽，上攻头目，扰乱心神，循胆经上冲于耳；肝火上炎，迫血妄行；实火内炽，火邪灼络伤津。舌红苔黄，脉数为火热之征；脉弦为肝病主脉。

【辨证要点】以头痛、烦躁、耳鸣、胁痛与实热症状共见为辨证要点。

（五）肝阳上亢证

【概念】指肝肾阴亏于下，肝阳亢扰于上所表现的上实下虚证候。

【证候表现】眩晕耳鸣，头目胀痛，面红如醉，急躁易怒，失眠多梦，头重脚轻，腰膝酸软，舌红少苔，脉弦细数。

【证候分析】肝阳升发太过，血随气逆，上冲扰头，亢阳扰乱心神，故眩晕耳鸣，头目胀痛，面红如醉，急躁易怒，失眠多梦；肝肾阴亏，筋骨失养，上盛下虚，故腰膝酸软，头重脚轻。舌红少津，脉细数为阴虚之征；脉弦为肝病主脉。

【辨证要点】以眩晕耳鸣、头目胀痛、面红如醉、腰膝酸软等为辨证要点。

（六）肝风内动证

肝风内动证，泛指因风阳、火热、阴虚、血虚等所致，以眩晕、抽搐、震颤为主要表现的证候。根据其病因病性、证候表现的不同，可分为肝阳化风证、热极生风证、阴虚动风证和血虚生风证等。

1. 肝阳化风证

【概念】指肝阳上亢，肝风内动所表现的证候。

【证候表现】头胀头痛，急躁易怒，耳鸣，眩晕欲仆，项强，头摇，语言謇涩，肢体震颤，手足麻木，步履不稳，面红目赤，甚至突然昏仆，喉中痰鸣，口眼㖞斜，舌强语謇，半身不遂，舌红苔黄腻，脉弦有力。

【证候分析】肝阳上亢，气血上壅头面，阳亢化风，筋脉挛急，故头胀头痛，急躁易怒，耳鸣，面红目赤，眩晕欲仆，步履不稳，项强，头摇，语言謇涩，肢体震颤，手足麻木；风阳暴升，气血逆乱，肝风夹痰，蒙蔽心神，风痰窜扰经络，经气不利，故突然昏仆，喉中痰鸣，口眼㖞斜，舌强语謇，半身不遂。舌红苔黄腻为痰热之征；脉弦有力为肝阳上亢之征。

【辨证要点】以眩晕、肢麻震颤、头胀头痛，甚至突然昏仆、口眼㖞斜、半身不遂等为辨证要点。

2. 热极生风证

【概念】指邪热炽盛，热极动风所表现的证候。

【证候表现】壮热，颈项强直，两目上视，四肢抽搐，角弓反张，牙关紧闭，烦躁谵语或神昏，口渴，舌质红绛，苔黄燥，脉弦数。

【证候分析】肝风内动，邪热亢盛，筋脉失养而拘挛，故颈项强直，两目上视，四肢抽搐，角弓反张，牙关紧闭；邪热内盛，耗伤津液，扰闭心神，故壮热，烦躁谵语或神昏，口渴。舌质红绛，苔黄燥，脉数为热极之征；脉弦为肝病主脉。

【辨证要点】以高热、神昏、颈项强直、抽搐为辨证要点。

3. 阴虚动风证

【概念】指肝阴亏虚，筋脉失濡，虚风内动所表现的证候。

【证候表现】和【证候分析】可参阅"肝阴虚证"，侧重风的临床表现。

【辨证要点】以手足震颤、蠕动与阴虚症状共见为辨证要点。

4. 血虚生风证

【概念】指肝血亏虚，筋脉失养，虚风内动所表现的证候。

【证候表现】和【证候分析】可参阅"肝血虚证"，侧重风的临床表现。

【辨证要点】以肢麻手颤、关节拘急、肌肉瞤动与血虚症状共见为辨证要点。

（七）寒滞肝脉证

【概念】指寒邪侵袭，凝滞肝经所表现的证候。

【证候表现】少腹冷痛，牵引阴部坠胀作痛，或阴器收缩引痛，或巅顶冷痛，遇寒痛甚，得温痛减，畏寒肢冷，舌淡苔白，脉沉紧或弦紧。

【证候分析】肝经受寒，气血运行不畅，经脉收引挛急，故肝经循行部位少腹、阴部、巅顶疼痛；寒邪致痛故为冷痛或收缩引痛，遇寒痛甚，得温痛减，畏寒肢冷。舌淡苔白，脉沉紧为寒盛之征。

【辨证要点】以少腹、阴部、巅顶冷痛与寒的症状共见为辨证要点。

五、肾病辨证

肾的病变主要反映在人体生长发育迟缓或早衰，生殖功能障碍，水液代谢失常，呼吸功能减退，脑、髓、骨、发、耳及二便功能异常等方面。临床常见腰膝酸软疼痛、耳鸣耳聋、齿摇发脱、阳痿遗精、精少不育、经闭不孕、水肿、呼吸气短而喘、二便异常等症状。

（一）肾精不足证

【概念】指肾精亏损，骨、髓、脑等失于充养所表现的证候。

【证候表现】小儿生长发育迟缓，囟门迟闭，骨骼痿软，身材矮小，智力低下，男子精少不育，女子经闭不孕，性欲减退，成人早衰，腰膝酸软，两足痿软，动作迟缓，耳鸣耳聋，发脱齿松，健忘恍惚，神情呆钝，舌淡，脉弱。

【证候分析】肾精不足，肾主生长发育生殖功能减弱，故小儿生长发育迟缓，男子精少不育，女子经闭不孕，性欲减退，成人早衰；肾精亏不足，化髓不足，故腰膝酸软，两足痿软，动作迟缓，耳鸣耳聋，发脱齿松，健忘恍惚，神情呆钝。舌淡，脉弱为虚弱之征。

【辨证要点】以生长发育迟缓、早衰、生殖功能低下等为辨证要点。

（二）肾阳虚证

【概念】指肾阳亏虚，温煦失职，气化失权所表现的证候。

【证候表现】腰膝酸冷，面色㿠白或黧黑，畏寒肢冷，下肢尤甚，头晕目眩，精神萎靡，或性欲减退，男子阳痿早泄，滑精精冷，女子宫寒不孕，或久泄不止，完谷不化，五更泄泻，或小便频数清长，夜尿频多，或浮肿，腰以下尤甚，小便短少，舌质淡胖，苔白滑，脉沉迟无力，尺脉尤甚。

【证候分析】肾阳虚衰，温煦失职，气血运行无力，故腰膝酸冷，面色㿠白或黧黑，畏寒肢冷，头晕目眩，精神萎靡；肾阳不足，命门火衰，生殖功能减退；火不生土，脾失健运，膀胱气化失司，水液内停，泛溢肌肤，小便化源不足，故性欲减退，男子阳痿早泄，滑精精冷，女子宫寒不孕，或久泄不止，完谷不化，五更泄泻，或小便频数清长，夜尿频多，或浮肿，腰以下尤甚，小便短少。舌质淡胖，苔白滑，脉沉迟无力为阳虚之征；尺脉尤甚为肾虚之征。

【辨证要点】以腰膝酸冷、性欲减退、夜尿多，或水肿、腰以下尤甚与阳虚症状共见为辨证要点。

（三）肾阴虚证

【概念】指肾阴亏损，失于滋养，虚热内扰所表现的证候。

【证候表现】腰膝酸软疼痛，头晕耳鸣，齿松发脱，男子阳强易举，遗精，早泄，女子经少、闭经，或崩漏，健忘，口燥咽干，形体消瘦，五心烦热，潮热盗汗，午后颧红，小便短黄，舌红，少苔或无苔，脉细数。

【证候分析】肾阴亏虚，腰膝失养，阴虚精亏髓减，清窍脑海失充；肾开窍于耳，肾之华在发，齿为骨之余，故腰膝酸软疼痛，头晕耳鸣，齿松发脱，健忘；肾阴不足，失于滋润，虚火内扰，故口燥咽干，形体消瘦，五心烦热，潮热盗汗，午后颧红，小便短黄；肾阴亏损，虚热内生，相火扰动，男子精关不固，女子冲任不充，或迫血妄行，故男子阳强易举，遗精，早泄，女子经少、经闭，或崩漏。舌红少苔或无苔，脉细数为阴虚之征。

【辨证要点】以腰酸而痛、遗精、经少、头晕耳鸣与阴虚症状共见为辨证要点。

（四）肾气不固证

【概念】指肾气亏虚，失于封藏固摄所表现的证候。

【证候表现】小便频数清长，尿后余沥不尽，遗尿，夜尿频多，小便失禁，或男子滑精，早泄，或女子月经淋漓不尽，或带下清稀量多，或胎动易滑小产，腰膝酸软，神疲乏力，耳鸣失聪，舌淡苔白，脉弱。

【证候分析】肾气亏虚，骨络失养，功能减退，气血不能上充于耳，故腰膝酸软，耳鸣失聪；肾气不足，气血运行乏力；固摄无权，膀胱失约，精关不固，冲任失约，带脉失固，胎元不固，故神疲乏力，小便频数清长，尿后余沥不尽，遗尿，夜尿频多，小便失禁，或男子滑精，早泄，或女子月经淋漓不尽，或带下清稀量多，或胎动易滑小产。舌淡苔白，脉弱为气虚之征。

【辨证要点】以小便、精液、经带、胎气不固与气虚症状共见为辨证要点。

（五）肾不纳气证

【概念】指肾气亏虚，气不归元，摄纳无权所表现的证候。

【证候表现】喘咳无力，呼多吸少，气短不续，动则尤甚，语声低怯，自汗，乏力，腰膝酸软，耳鸣，或尿随咳出，舌淡苔白，脉弱。

【证候分析】肾气亏虚，无以荣养腰膝，上荣耳窍，故腰膝酸软，耳鸣；肾气亏虚，气失摄纳；肾气不足，水液有失固摄，宗气生成不足，故喘咳无力，呼多吸少，气短不续，动则尤甚，语声低怯，自汗，乏力。舌淡苔白，脉弱为气虚之征。

【辨证要点】以咳喘无力、呼多吸少、动则尤甚与气虚症状共见为辨证要点。

六、腑病辨证

小肠、大肠、胃、胆、膀胱等腑分别与心、肺、脾、肝、肾等脏互为表里，具有受盛、传化水谷的功能，泻而不藏，实而不满，以降为顺，以通为用。

胃的病变主要反映在受纳、腐熟功能障碍及胃失和降，胃气上逆。症状常见胃脘胀满或疼痛、恶心、呕吐、嗳气、呃逆等，常见胃气虚、胃阳虚、胃阴虚、胃寒、胃热、食滞胃脘等证。

大肠的病变主要反映在传导大便功能的失常。症状常见便秘、腹泻、便下脓血以及腹痛、腹胀等症，常见大肠湿热、大肠津亏等证。

胆的病变主要反映在贮藏和排泄胆汁、情绪活动等的异常。症状常见胆怯、易惊、口苦、黄疸等症，常见胆郁痰扰证。

膀胱的病变主要反映在贮尿、排尿功能的异常。症状常见尿频、尿急、尿痛、尿闭等症，常见膀胱湿热证。

（一）胃气虚证

【概念】指胃气虚弱，胃失和降所表现的证候。

【证候表现】胃脘隐痛或痞胀，按之觉舒，不思饮食，多食则胀甚，嗳气，面色萎黄，气短懒言，神疲倦怠，舌质淡、苔薄白，脉弱。

【辨证要点】以胃脘痞满、隐痛喜按、食少与气虚症状共见为辨证要点。

（二）胃阳虚证

【概念】指阳气不足，胃失温煦，受纳腐熟功能减退所表现的证候。

【证候表现】胃脘冷痛，绵绵不已，时作时止，喜温喜按，食后缓解，食少脘痞，泛吐清水或夹未消化食物，畏寒肢冷，倦怠乏力，口淡不渴，舌淡胖嫩，脉沉迟无力。

【辨证要点】以胃脘冷痛、喜温喜按与阳虚症状共见为辨证要点。

（三）胃阴虚证

【概念】指阴液亏虚，胃失濡润、和降所表现的证候。

【证候表现】胃脘痞胀，隐隐灼痛，嘈杂不舒，饥不欲食，干呕，呃逆，口燥咽干，大便干结，小便短少，舌红少苔乏津，脉细数。

【辨证要点】以胃脘痞胀不舒、灼痛、嘈杂、饥不欲食与阴虚症状共见为辨证要点。

（四）胃寒证

【概念】指寒邪凝滞胃腑，胃失温煦所表现的证候。

【证候表现】胃脘冷痛，遇寒痛剧，得温痛减，恶心呕吐，口淡不渴，或口泛清水，面色苍白，畏寒肢冷，舌苔白润，脉紧。

【辨证要点】以胃脘冷痛、遇寒痛剧、得温痛减为辨证要点。

（五）胃热证

【概念】指火热壅滞于胃，胃失和降所表现的证候。

【证候表现】胃脘灼痛，拒按，消谷善饥，或口臭，牙龈肿痛溃烂，齿衄，渴喜冷饮，小便短黄，大便秘结，舌红苔黄，脉滑数。

【辨证要点】以胃脘灼痛、消谷善饥与实热症状共见为辨证要点。

（六）食滞胃脘证

【概念】指饮食停积胃肠所表现的证候。

【证候表现】脘腹胀满疼痛，拒按，厌食，嗳腐吞酸，呕吐酸馊食物，吐后胀痛得减，泻下不爽，或肠鸣，矢气臭如败卵，大便酸腐臭秽，舌苔厚腻，脉滑或沉实。

【辨证要点】以脘腹痞胀疼痛、呕吐酸馊腐臭为辨证要点，多有伤食病史。

（七）大肠湿热证

【概念】指湿热阻滞大肠所表现的证候。

【证候表现】腹痛，暴泻如水，或腹泻不爽，粪质黄稠秽臭，肛门灼热，或下痢脓血，里急后重，身热口渴，小便短黄，舌质红，苔黄腻，脉滑数。

【辨证要点】以腹痛、暴泻如水，或大便黄稠秽臭，或下痢脓血与湿热症状共见为辨证要点。

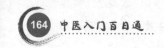

（八）大肠津亏证

【概念】指津液亏损，肠失濡润，传导失职所表现的证候。

【证候表现】大便干燥如羊屎，艰涩难下，数日一行，腹胀作痛，或可于左少腹触及包块，或口臭，口干咽燥，舌红少津，苔黄燥，脉细涩。

【辨证要点】以大便燥结、排便困难与津亏症状共见为辨证要点。

（九）胆郁痰扰证

【概念】指痰热内扰，胆气不宁所表现的证候。

【证候表现】胆怯易惊，心悸失眠，烦躁不安，胸胁闷胀，善太息，头晕目眩，口苦，泛恶欲呕，舌红，苔黄腻，脉弦滑数。

【辨证要点】以胆怯易惊、心悸失眠、烦躁、眩晕、呕恶等为辨证要点。

（十）膀胱湿热证

【概念】指湿热侵袭，蕴结膀胱所表现的证候。

【证候表现】小便频数急迫、短黄，排尿灼热涩痛，或小便混浊、尿血、尿有砂石，或腰部、小腹胀痛，发热，口渴，舌红，苔黄腻，脉滑数。

【辨证要点】以小便频急涩痛与湿热症状共见为辨证要点。

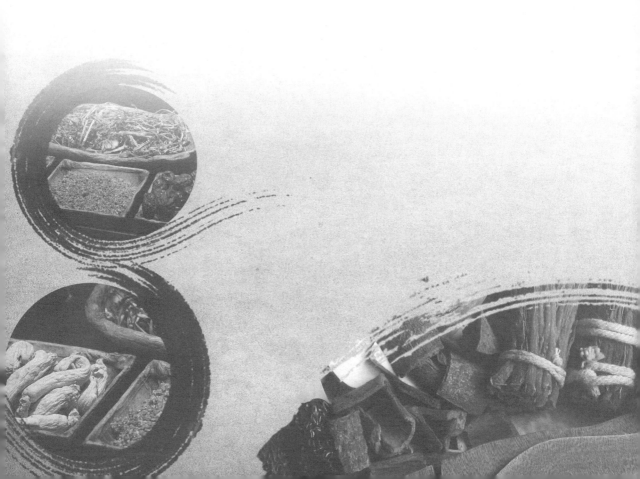

第三讲

中医经络入门

第一章 初识经络与针灸

一、带你认识人体经络

1. 经络是如何发现的 远古时我们的祖先在病痛局部进行砭刺、叩击、按摩、针刺、火灸，发现可减轻或消除病痛。随着在医疗实践中对体表施术部位及其治疗作用的了解逐步深入，积累了较多的经验，并通过以下方面发现人体经络的存在。

（1）针灸等刺激后感应传导现象的总结：古代医家在临床实践中观察到针刺穴位或一定部位患者会产生酸麻胀重等感觉（称为"针感"）。这种"针感"常沿一定路线向远部传导。经过长期观察，古代医家逐步认识到人体各部有复杂而规律的联系通路，从而总结出经络分布的轮廓。

（2）腧穴主治功效的总结：在长期临床实践中古代医家发现腧穴不仅能治局部病证，还能治某些远隔部位的病证，而且这些主治范围基本相同的穴位往往有规律地排列在一条线路上，为经络的存在提供了佐证。

（3）气功"行气"感的反复出现：气功，古称"导引""行气"。人们在导引、行气中，随着呼吸的调整、心神的内守、肢体的舒缓，常常出现"气"在体内有规律地流行的感觉，这种感觉的反复出现也有利于对经气的认识和经络的发现。

（4）体表病理现象的总结：古代医家发现当体内某一脏腑发生疾病时，在体表相应部位可出现一些病理现象，如压痛、结节、皮疹、皮肤色泽改变等异常反应，按压反应部位，病痛也随之缓解。通过对体表病理现象的反复观察，发现其具有一定的规律性，并且与经络有密切的联系。

（5）解剖生理知识的启发：古代医家通过临床观察和尸体解剖，在一定程度上对内脏的位置、形态及某些生理功能有了直观认识，发现人体分布着许多与四肢相联系的管状和条索状结构，观察到某些脉内血液流动的现象等。这些观察对认识经络有一定的启发。

2. 针灸学理论体系如何形成的 针灸学是以中医理论为指导，研究经络、腧穴、刺灸技术和治疗方法，探讨针灸防治疾病规律，阐明针灸作用机制的一门学科。

（1）针灸的起源：有古籍曾记载远古时期传说中的伏羲氏"制九针"；后大约在新石器时代出现了"砭石"，这是针具的雏形或前身。砭石极其粗糙，是刺痛排脓放血的工具，随着人类发展，出现了骨针、竹针、铜针、金针、银针等。灸法可追溯到原始社会人类学会用火以后。人们在用火的过程中，发现身体某一部位的病痛受到火的烘烤而感到舒适或缓解，逐渐认识到灸疗作用，从用各种树枝施灸到战国时代应用艾灸，形成了灸法。

（2）针灸学理论体系的形成：春秋战国至秦汉时期，针灸理论逐渐创立，先秦时期针灸已广泛应用于多种疾病的治疗。《黄帝内经》的《素问》和《灵枢》两部分，以阴阳、五行、脏腑、经络、腧穴、气血、津液等为基本理论，以针灸为主要医疗技术，论述了人体的生理、病理、诊断要领和防病治病原则，奠定了针灸学理论基础。《内经》不但对十二经脉的循行走向、属络脏腑及其所主病证均有明确记载，而且对奇经八脉、十二经别、十五络脉、十二经筋、十二皮部的走向、分布、功能等亦有记叙，载有 160个左右常用穴位的名称，对刺法的论述较为详尽，提出了迎随补泻、徐疾补泻、呼吸补泻、开阖补泻等手法，记载了 100 多种病证，其中绝大多数都应用针灸治疗。

张仲景在针灸学术上也有许多独到的见解和贡献。在《伤寒杂病论》中直接与针灸有关的条文达 69 条。以外科闻名于世的华佗亦精于针灸，创立了著名的"华佗夹脊穴"，著有《枕中灸刺经》（佚）。隋唐时期的皇甫谧编撰的《针灸甲乙经》，全书共收349 个腧穴，以脏腑、气血、经络、腧穴、脉诊、刺灸法和临床各科病证针灸治疗为次序加以编纂，是一部最早的体系比较完整的针灸专书。晋代名医葛洪撰《肘后备急方》使灸法得到了进一步的发展。唐代的孙思邈首载阿是穴法和指寸法，并绘制了《明堂三人图》，成为历史上最早的彩色经络腧穴图（佚）。宋代著名针灸家王惟一重新考订厘正了 354 个腧穴的位置及所属经脉，增补了腧穴的主治病证，他所设计的两具铜人模型制成，外刻经络腧穴，内置脏腑，作为教学和考试针灸师之用。南宋初期的席弘，世代皆专针灸，传世的《席弘赋》特别讲究刺法。金元名医窦汉卿既推崇子午流注，又提倡八法流注，按时取穴，他所编撰的《标幽赋》是针灸歌赋中的名篇。明代的杨继洲在家传著作《卫生针灸玄机秘要》基础上增辑而成的《针灸大成》对针刺手法的研究更加深入，在单式手法的基础上形成了二十多种复式手法；灸法从用艾炷的烧灼灸法向用艾卷的温和灸法发展；在腧穴里列出"奇穴"这个类别。

从清初到鸦片战争这一时期医者重药而轻针，针灸逐渐转入低谷。新中国成立后，政府高度重视中医针灸事业的发展，促进针灸学的普及和提高。1958 年中国针灸工作者在用针刺方法达到麻醉效果并使手术获得成功的基础上，首次提出了"针刺麻醉"概念，创立了针刺麻醉方法。21 世纪以来，针灸进入新的发展阶段，国家重点基础研究计划、应用研究计划、支撑计划等均大力资助针灸研究，在针灸作用机制、针刺镇痛和针刺麻醉原理的研究方面取得了举世公认的成果。

二、经络与腧穴

1. 什么是经络与腧穴　经络是人体内运行气血、联络脏腑、沟通内外、贯穿上下的通路。经络包括经脉和络脉。"经"，有路径的含义，为直行的主干；"络"，有网络的含义，为侧行的分支。经脉以上下纵行为主，系经络的主体部分；络脉从经脉中分出侧行，系经络的细小部分。《灵枢·脉度》指出："经脉为里，支而横者为络，络之别者为孙。"经络纵横交错，遍布全身，是人体重要的组成部分。

腧穴是人体脏腑经络之气输注于体表的特殊部位。腧，本写作"输"，或从简作"俞"，有转输、输注的含义，言经气转输之所；穴，即孔隙的意思，言经气所居之处。虽然"腧""输""俞"三者均指腧穴，但在具体应用时却各有所指。腧穴，是对穴位的统称；输穴，是对五输穴中的第三个穴位的专称；俞穴，专指特定穴中的背俞穴。

2. 经络腧穴与脏腑有什么关系　人体的腧穴既是疾病的反应点，又是针灸的施术部位。腧穴与经络、脏腑、气血密切相关。针灸通过经脉、气血、腧穴三者的共同作用，达到治疗的目的。经穴均分别归属于各经脉，经脉又隶属于一定的脏腑，故腧穴—经脉—脏腑间形成了不可分割的联系。

第二章 经络总论

一、经络系统

经络系统由经脉、络脉和连属于体表的十二经筋、十二皮部组成。其中经脉包括十二经脉、奇经八脉、十二经别。络脉包括十五络脉和浮络、孙络等。经络系统的组成见图。

1. 十二经脉 十二经脉系指十二脏腑所属的经脉,是经络系统的主体,故又称为"正经"。

（1）名称：十二经脉的名称由手足、阴阳、脏腑三部分组成。首先用手、足将十二经脉分成手六经和足六经；凡属六脏及循行于肢体内侧的经脉为阴经,属六腑及循行于肢体外侧的经脉为阳经。根据阴阳消长变化的规律,阴阳又划分为三阴三阳,三阴为太阴、少阴、厥阴,三阳为阳明、太阳、少阳。按照上述命名规律,十二经脉的名称分别为手太阴肺经、手阳明大肠经、足阳明胃经、足太阴脾经、手少阴心经、手太阳小肠经、足太阳膀胱经、足少阴肾经、手厥阴心包经、手少阳三焦经、足少阳胆经、足厥阴肝经。

（2）分布规律：十二经脉左右对称地分布于头面、躯干和四肢,纵贯全身。与六脏相配属的六条阴经,分布于四肢内侧和胸腹,上肢内侧为手三阴经,下肢内侧为足三阴经；与六腑相配属的六条阳经,分布于四肢外侧和头面、躯干,上肢外侧为手三阳经,下肢外侧为足三阳经。十二经脉在四肢的分布呈现一定规律,具体如下：按正立姿势,两臂自然下垂、拇指向前的体位,将上下肢的内外侧分别分成前、中、后三条区线。手足阳经为阳明在前、少阳在中、太阳在后；手足阴经为太阴在前、厥阴在中、少阴在后。其中足三阴经在足内踝上8寸以下为厥阴在前、太阴在中、少阴在后,至内踝上8寸以上,太阴交出于厥阴之前。

（3）属络表里关系：十二经脉在体内与脏腑相连属。由于脏腑有表里相合关系,故十二经脉之阴经与阳经亦有明确的脏腑属络和表里关系。阴经属脏络腑,阳经属腑络脏,脏为阴主里,腑为阳主表,脏腑相表里,一经配一脏（腑）,一脏配一腑,阴阳配对,这样就形成了脏腑阴阳经脉的六组属络表里关系。如手太阴肺经属肺络大肠,与手阳明大肠经相表里；手阳明大肠经属大肠络肺，与手太阴肺经相表里。余皆仿此。具有属络关系的脏腑与经脉以及互为表里的经脉在生理上相互联系，病理上相互影响，治疗上相互为用。

（4）与脏腑器官的联络：在体内，十二经脉除与六脏六腑有特定配属关系外，还与相关脏腑发生联系；在头身，十二经脉还与其循行分布部位的组织器官有着密切的联络。临床上辨证分经，循经取穴，均以此为依据。十二经脉与脏腑器官的联络。

（5）循行走向与交接规律：十二经脉的循行走向总的规律是手三阴经从胸走手，手三阳经从手走头，足三阳经从头走足，足三阴经从足走腹胸。十二经脉循行交接规律是：①相表里的阴经与阳经在手足末端交接，如手太阴肺经与手阳明大肠经交接于食指端。②同名的阳经与阳经在头面部交接，如手阳明大肠经与足阳明胃经交接于鼻旁。③相互衔接的阴经与阴经在胸中交接，如足太阴脾经与手少阴心经交接于心中。

（6）气血循环流注：十二经脉的气血流注从肺经开始逐经相传，至肝经而终，再由肝经复传于肺经，流注不已，从而构成了周而复始、如环无端的循环传注系统。十二经脉将气血周流全身，使人体不断地得到精微物质而维持各脏腑组织器官的功能活动。

2. 奇经八脉 奇经八脉包括督脉、任脉、冲脉、带脉、阴维脉、阳维脉、阴跷脉、阳跷脉共 8 条。"奇"即奇特、奇异。奇经八脉与十二正经不同，不直接隶属于十二脏腑，也无表里配合关系，故称"奇经"。奇经八脉中的督脉、任脉、冲脉皆起于胞中，同出于会阴，而分别循行于人体的前后正中线和腹部两侧，故称"一源三歧"。督脉可调节全身阳经脉气，故称"阳脉之海"；任脉可调节全身阴经脉气，故称"阴脉之海"；冲脉可涵蓄调节十二经气血，故称"十二经之海"，又称"血海"。奇经八脉除带脉横向循行外，均为纵向循行，纵横交错地循行分布于十二经脉之间。奇经八脉的主要作用体现在两方面：其一，沟通了十二经脉之间的联系，将部位相近、功能相似的经脉联系起来，起到统摄有关经脉气血、协调阴阳的作用；其二，对十二经脉气血有着蓄积和渗灌的调节作用，若喻十二经脉如江河，奇经八脉则犹如湖泊。

奇经八脉中的督脉和任脉，各有其所属的腧穴，故与十二经相提并论合称"十四经"。十四经均具有一定的循行路线、病候和所属腧穴，是经络系统中的主要部分。

3. 十二经别 十二经别是十二正经离、入、出、合的别行部分，是正经别行深入体腔的支脉。十二经别多从四肢肘膝关节附近的正经别出（离），经过躯干深入体腔与相关的脏腑联系（入），再浅出于体表上行头项部（出），在头项部，阳经经别合于本经的经脉，阴经经别合于其相表里的阳经经脉（合）。十二经别按阴阳表里关系汇合成六组，在头项部合于六阳经脉，故有"六合"之称。

由于十二经别有离、入、出、合于人体表里之间的特点，不仅加强了十二经脉的内外联系，更加强了经脉所属络的脏腑在体腔深部的联系，补充了十二经脉在体内外循行的不足，扩大了经穴的主治范围。

4.**十五络脉** 十二经脉和任、督二脉各自别出一条络脉，加上脾之大络，总计15条，称为"十五络脉"。十二经脉的别络均从本经四肢肘膝关节以下的络穴分出，走向其相表里的经脉，即阴经别络走向阳经，阳经别络走向阴经。此外，还有从络脉分出的浮行于浅表部位的浮络和细小的孙络，分布极广，遍布全身。

四肢部的十二经别络，加强了十二经中表里两经的联系，沟通了表里两经的经气，补充了十二经脉循行的不足。躯干部的任脉别络、督脉别络和脾之大络，分别沟通了腹、背和全身经气。

5.**十二经筋** 十二经筋是十二经脉之气输布于筋肉骨节的体系，是附属于十二经脉的筋肉系统。其循行分布均起始于四肢末端，结聚于关节骨骼部，走向躯干头面。经筋具有约束骨骼，屈伸关节，维持人体正常运动功能的作用。经筋为病，多为转筋、筋痛、痹证等，针灸治疗多局部取穴而泻之。

6.**十二皮部** 十二皮部是十二经脉功能活动反映于体表的部位，也是络脉之气散布之所在。十二皮部的分布区域是以十二经脉在体表的分布范围，即十二经脉在皮肤上的分属部分为依据而划分的。在针灸临床中，腧穴定位和刺法的操作，都离不开皮部，特别是各种灸法、皮肤针、挑刺、拔罐、穴位贴敷等，与皮部的关系都十分密切。

二、经络系统能发挥什么作用

1. 经络的生理功能

（1）联络脏腑内外：人体的五脏六腑、四肢百骸、五官九窍、皮肉筋骨等组织器官，之所以能保持相对的协调与统一，完成正常的生理活动，是依靠经络系统的联络沟通而实现的。经络中的经脉、经别与奇经八脉、十五络脉，纵横交错、入里出表、通上达下，联系人体各脏腑组织；经筋、皮部联系肢体筋肉皮肤；浮络和孙络联系人体各细微部分。这样经络将人体形成了一个统一的有机整体。

（2）运行气血：气血是人体生命活动的物质基础，全身各组织器官只有得到气血的营养才能完成正常的生理功能。经络是人体气血运行的通道，能将营养物质输布到全身各组织脏器，使脏腑组织得以营养，筋骨得以濡润，关节得以通利。

（3）抗御病邪：外邪侵犯人体由表及里，先从皮毛开始。卫气充实于络脉，络脉散布于全身、密布于皮部，当外邪侵犯机体时，卫气首当其冲发挥其抗御外邪、保卫机体的屏障作用。

（4）传导感应：针刺中的得气和行气现象都是经络传导感应的功能表现。当经络或内脏机能失调时，通过针灸等刺激体表的一定穴位，经络可以将其治疗性刺激传导到有关的部位和脏腑，从而发挥其调节人体脏腑气血的功能，使阴阳平复，达到治疗疾病的目的。

2.临床如何应用经络系统

（1）说明病理变化：经络是人体通内达外的一个联络系统，在生理功能失调时，又是病邪传注的途径，当体表受到病邪侵犯时，可通过经络由表及里、由浅入深。经络也是病变相互传变的渠道，是脏腑之间、脏腑与体表组织器官之间相互影响的途径。如心热移于小肠是脏腑病变通过经络传注而相互影响的结果。此外，内脏病变可通过经络反映到体表组织器官。如在有些疾病的病理过程中，常可在经络循行通路上出现明显的压痛，或结节、条索状等反应物，以及相应的部位皮肤色泽、形态、温度等变化。通过望色、循经触摸反应物和按压等，可推断疾病的病理状况。

（2）指导辨证归经：辨证归经是指通过辨析患者的症状、体征以及相关部位发生的病理变化，以确定疾病所在的经脉。如头痛一证，痛在前额者多与阳明经有关，痛在两侧者多与少阳经有关，痛在后项者多与太阳经有关，痛在巅顶者多与督脉、足厥阴经有关。这是根据头部经脉分布特点辨证归经。临床上还可根据所出现的证候，结合其所联系的脏腑，进行辨证归经。如咳嗽、鼻流清涕、胸闷，或胸外上方、上肢内侧前缘疼痛等，与手太阴肺经有关。

（3）指导针灸治疗：针灸治病是通过针刺和艾灸等刺激体表经络腧穴，调节人体脏腑气血功能，从而达到治疗疾病的目的。腧穴的选取、针灸方法的选用是针灸治疗的两大关键，均依靠经络学说的指导。

第三章 腧穴总论

一、腧穴的分类和命名

1.腧穴如何分类 人体的腧穴大体上可归纳为十四经穴、奇穴、阿是穴三类。

（1）十四经穴：简称"经穴"，指具有固定的名称和位置，且归属于十二经和任脉、督脉的腧穴。这类腧穴具有主治本经和所属脏腑病证的共同作用，是腧穴的主要部分。

（2）奇穴：又称"经外奇穴"，指既有一定的名称，又有明确的位置，但尚未归入或不便归入十四经系统的腧穴。这类腧穴的主治范围比较单纯，多数对某些病证有特殊疗效。

（3）阿是穴：又称"压痛点"，指既无固定名称，亦无固定位置，而是以压痛点或其他反应点作为针灸施术部位的一类腧穴。阿是穴无一定数目。

2.腧穴如何命名 腧穴的名称均有一定的含义，历代医家以腧穴所居部位和作用为基础，结合自然界现象和医学理论等，采用取象比类的方法对腧穴命名。了解腧穴命名的含意，有助于熟悉、记忆腧穴的部位和治疗作用。兹将腧穴命名择要分类说明如下：

（1）根据所在部位命名：即根据腧穴所在的人体解剖部位而命名，如腕旁的腕骨，乳下的乳根，面部颧骨下的颧髎，第7颈椎棘突下的大椎等。

（2）根据治疗作用命名：即根据腧穴对某种病证的特殊治疗作用命名，如治目疾的睛明、光明，治水肿的水分、水道，治面瘫的牵正。

（3）利用天体地貌命名：即根据自然界的天体名称如日、月、星、辰等和地貌名称如山、陵、丘、墟、溪、谷、沟、泽、池、泉、海、渎等，结合腧穴所在部位的形态或气血流注的状况而命名，如日月、上星、太乙、承山、大陵、商丘、丘墟、太溪、合谷、水沟、曲泽、涌泉、小海、四渎等。

（4）参照动植物命名：即根据动植物的名称，以形容腧穴所在部位的形象而命名，如伏兔、鱼际、犊鼻、鹤顶、攒竹、口禾髎等。

（5）借助建筑物命名：即根据建筑物来形容某些腧穴所在部位的形态或作用特点而命名，如天井、印堂、巨阙、脑户、屋翳、膺窗、库房、地仓、气户、梁门等。

（6）结合中医学理论命名：即根据腧穴部位或治疗作用，结合阴阳、脏腑、经络、气血等中医学理论命名，如阴陵泉、阳陵泉、心俞、三阴交、三阳络、百会、气海、血海、神堂、魄户等。

二、腧穴的作用和主治规律

1. 腧穴的作用

腧穴具有三方面的作用，即近治作用、远治作用和特殊作用。

（1）近治作用：指腧穴均具有治疗其所在部位局部及邻近组织、器官病证的作用。这是一切腧穴主治作用所具有的共同特点。如眼区及其周围的睛明、承泣、攒竹、瞳子髎等经穴均能治疗眼疾；胃脘部及其周围的中脘、建里、梁门等经穴均能治疗胃痛；阿是穴均可治疗所在部位局部的病痛等。

（2）远治作用：指腧穴具有治疗其远隔部位的脏腑、组织器官病证的作用。腧穴不仅能治疗局部病证，而且还有远治作用。十四经穴，尤其是十二经脉中位于四肢肘膝关节以下的经穴，远治作用尤为突出，如合谷穴不仅能治疗手部的局部病证，还能治疗本经脉所过处的颈部和头面部病证。奇穴也具有一定的远治作用，如二白治疗痔疾，胆囊穴治疗胆疾等。

（3）特殊作用：指有些腧穴具有双向的良性调整作用和相对的特异治疗作用。所谓双向良性调整作用，是指同一腧穴对机体不同的病理状态，可以起到两种相反而有效的治疗作用。如腹泻时针天枢穴可止泻，便秘时针天枢穴可以通便；内关可治心动过缓，又可治疗心动过速；又如实验证明，针刺足三里穴既可使原来处于弛缓状态或处于较低兴奋状态的胃运动加强，又可使原来处于紧张或收缩亢进的胃运动减弱。此外，腧穴的治疗作用还具有相对的特异性，如大椎穴退热，至阴穴矫正胎位，阑尾穴治疗阑尾炎等。

2. 腧穴的主治规律

经穴的治疗作用呈现出一定的主治规律，主要有分经主治和分部主治两类。大体上，四肢部经穴以分经主治为主，头身部经穴以分部主治为主。

（1）分经主治规律：指某一经脉所属的经穴均可治疗该经经脉及其相表里经脉循行部位的病证。"经脉所过，主治所及"，是对这一规律的概括。古代医家在论述针灸治疗时，往往只选取有关经脉而不列举具体穴名，即所谓"定经不定穴。"如《灵枢·杂病篇》记载："齿痛，不恶清饮，取足阳明；恶清饮，取手阳明。"实践证明，同一经脉的不同经穴，可以治疗本经相同病证。如手太阴肺经的尺泽、孔最、列缺、鱼际，均可治疗咳嗽、气喘等肺系疾患，根据腧穴的分经主治规律，后世医家在针灸治疗上有"宁失其穴，勿失其经"之说。

（2）分部主治规律：分部主治是指处于身体某一部位的腧穴均可治疗该部位的病证。腧穴的分部主治与腧穴的局部治疗作用有相关性。位于头面、颈项部的腧穴，以治疗头面五官及颈项部病证为主；位于胸腹部的腧穴，以治疗脏腑病证为主；位于四肢部的腧穴，可以治疗四肢的病证。人体某一部位出现病证，均可选取位于相应部位的腧穴治疗，或循经近道取穴，或在局部直接选取腧穴。

三、 特定穴

1. 特定穴有何不同意义　十四经中具有特殊性能和治疗作用，并有特定称号的经穴，称为特定穴。它们除具有经穴的共同主治特点外，还有其特殊的性能和治疗作用。特定穴是针灸临床最常用的经穴，掌握特定穴的有关知识，对针灸临床选穴具有重要的指导意义。

2. 特定穴包括有哪些　根据其不同的分布特点、含义和治疗作用，将特定穴分为"五输穴""原穴""络穴""郄穴""下合穴""背俞穴""募穴""八会穴""八脉交会穴"和"交会穴"等十类。

（1）五输穴：十二经脉中的每一经脉分布在肘、膝关节以下的五个特定腧穴，即"井、荥、输、经、合"穴，称"五输穴"。古人把十二经脉气血在经脉中的运行比作自然界之水流，认为具有由小到大、由浅入深的特点，并将"井、荥、输、经、合"五个名称分别冠之于五个特定穴，即组成了五输穴。五输穴从四肢末端向肘膝方向依次排列。"井"，意为谷井，喻山谷之泉，是水之源头；井穴分布在指或趾末端，其经气初出。"荥"，意为小水，喻刚出的泉水微流；荥穴分布于掌指或跖趾关节之前，为经气开始流动。"输"，有输注之意，喻水流由小到大，由浅渐深；输穴分布于掌指或跖趾关节之后，其经气渐盛。"经"，意为水流宽大通畅；经穴多位于腕、踝关节以上之前臂、胫部，其经气盛大流行。"合"，有汇合之意，喻江河之水汇合入海；合穴位于肘膝关节附近，其经气充盛且入合于脏腑。五输穴与五行相配，故又有"五行输"之称。

（2）原穴、络穴：十二脏腑原气输注、经过和留止于十二经脉的部位，称为原穴，又称"十二原"。"原"含本原、原气之意，是人体生命活动的原动力，为十二经之根本。十二原穴多分布于腕踝关节附近。阴经之原穴与五输穴中的输穴同穴名，同部位，实为一穴，即所谓"阴经以输为原"。阳经之原穴位于五输穴中的输穴之后，即另置一原。

十五络脉从经脉分出处各有一腧穴，称之为络穴，又称"十五络穴"。"络"，有联络、散布之意。十二经脉的络穴位于四肢肘膝关节以下；任脉络穴鸠尾位于上腹部；督脉络穴长强位于尾骶部；脾之大络大包穴位于胸胁部。

（3）郄穴：十二经脉和奇经八脉中的阴跷、阳跷、阴维、阳维脉之经气深聚的部位，称为"郄穴"。"郄"有空隙之意。郄穴共有 16 个，除胃经的梁丘之外，都分布于四肢肘膝关节以下。

（4）背俞穴、募穴：脏腑之气输注于背腰部的腧穴，称为"背俞穴"，又称为"俞穴"。"俞"，有转输、输注之意。六脏六腑各有一背俞穴，共 12 个。俞穴均位于背腰部足太阳膀胱经第一侧线上，大体依脏腑位置的高低而上下排列，并分别冠以脏腑之名。

脏腑之气汇聚于胸腹部的腧穴，称为"募穴"，又称为"腹募穴"。"募"，有聚集、汇合之意。六脏六腑各有一募穴，共 12 个。募穴均位于胸腹部有关经脉上，其位置与其相关脏腑所处部位相近。

（5）下合穴：六腑之气下合于足三阳经的腧穴，称为"下合穴"，又称"六腑下合穴"。下合穴共有 6 个，其中胃、胆、膀胱的下合穴位于本经，大肠、小肠的下合穴同位于胃经，三焦的下合穴位于膀胱经。

（6）八会穴：指脏、腑、气、血、筋、脉、骨、髓等精气聚会的 8 个腧穴，称为八会穴。八会穴分散在躯干部和四肢部，其中脏、腑、气、血、骨之会穴位于躯干部；筋、脉、髓之会穴位于四肢部。

（7）八脉交会穴：十二经脉与奇经八脉相通的 8 个腧穴，称为"八脉交会穴"，又称"交经八穴"。八脉交会穴均位于腕踝部的上下。

（8）交会穴：两经或数经相交会的腧穴，称为"交会穴"。交会穴多分布于头面、躯干部。

四、腧穴定位方法

取穴是否准确，直接影响针灸的疗效。因此针灸治疗强调准确取穴。为了准确取穴，必须掌握好腧穴的定位方法。腧穴定位的描述采用标准解剖学体位，即身体直立，两眼平视前方，两足并拢，足尖向前，上肢下垂于躯干两侧，掌心向前。常用的腧穴定位方法有以下四种：

1. 骨度分寸定位法 骨度分寸定位法是指主要以骨节为标志，将两骨节之间的长度折量为一定的分寸，用以确定腧穴位置的方法。不论男女、老少、高矮、胖瘦，均可按一定的骨度分寸在其自身测量。现时采用的骨度分寸是以《灵枢·骨度》所规定的人体各部的分寸为基础，结合历代医家创用的折量分寸而确定的。

2. 体表解剖标志定位法 体表解剖标志定位法是以人体解剖学的各种体表标志为依据来确定腧穴位置的方法。分为固定的标志和活动的标志两种。

（1）固定的标志：指在人体自然姿势下可见的标志，包括由骨节和肌肉所形成的突起、凹陷、五官轮廓、发际、指（趾）甲、乳头、肚脐等，可以借助这些标志确定腧

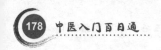

穴的位置。如腓骨小头前下方1寸定阳陵泉；足内踝尖上3寸，胫骨内侧缘后方定三阴交；眉头定攒竹；脐中旁开2寸定天枢等。

（2）活动的标志：指在人体活动姿势下才会出现的标志，包括各部的关节、肌肉、肌腱、皮肤随着活动而出现的空隙、凹陷、皱纹、尖端等。据此亦可确定腧穴的位置。如在耳屏与下颌关节之间微张口呈凹陷处取听宫；下颌角前上方约一横指当咀嚼时咬肌隆起，按之凹陷处取颊车等。

常用定穴解剖标志的体表定位方法如下：

第2肋：平胸骨角水平，锁骨下可触及的肋骨即第2肋。

第4肋间隙：男性乳头平第4肋间隙。

第7颈椎棘突：颈后隆起最高且能随头旋转而转动者为第7颈椎棘突。

第2胸椎棘突：直立，两手下垂时，两肩胛骨上角连线与后正中线的交点。

第3胸椎棘突：直立，两手下垂时，两肩胛冈内侧端连线与后正中线的交点。

第7胸椎棘突：直立，两手下垂时，两肩胛骨下角的水平线与后正中线的交点。

第12胸椎棘突：直立，两手下垂时，横平两肩胛骨下角与两髂嵴最高点连线的中点。

第4腰椎棘突：两髂嵴最高点连线与后正中线的交点。

第2骶椎：两髂后上棘连线与后正中线的交点。

骶管裂孔：取尾骨上方左右的骶角，与两骶角平齐的后正中线上。

肘横纹：与肱骨内上髁、外上髁连线相平。

腕掌侧远端横纹：在腕掌部，与豌豆骨上缘、桡骨茎突尖下连线相平。

腕背侧远端横纹：在腕背部，与豌豆骨上缘、桡骨茎突尖下连线相平。

3. 手指比量法　手指同身寸定位法，是指依据患者本人手指所规定的分寸来量取腧穴的定位方法，又称"指寸法"。常用的手指同身寸有以下3种。

（1）中指同身寸：以患者中指中节桡侧两端纹头（拇、中指屈曲成环形）之间的距离作为1寸。

（2）拇指同身寸：以患者拇指的指间关节的宽度作为1寸。

（3）横指同身寸：令患者将食指、中指、无名指和小指并拢，以中指中节横纹为标准，其四指的宽度作为3寸。四指相并名曰"一夫"；用横指同身寸量取腧穴，又名"一夫法"

4. 简便取穴法　简便定位法是临床中一种简便易行的腧穴定位方法。如立正姿势，手臂自然下垂，其中指端在下肢所触及处为风市；两手虎口自然平直交叉，一手食指压在另一手腕后，高骨的上方，其食指尽端到达处取列缺等。此法是一种辅助取穴方法。

第四章 经络腧穴各论

十二经脉和奇经八脉都有一定的循行路线，十二经脉和任脉、督脉均有所属的腧穴分布。腧穴是针灸治疗疾病的特殊部位。三分之一左右的穴位是临床常用穴，不但需要掌握其定位和主治，同时应熟悉操作方法。奇穴无经属，在临床上医者根据自身的经验和疾病的需要，选用奇穴。

一、十二经脉

1. 手太阴肺经及其腧穴

【经脉循行】手太阴肺经，起于中焦，向下联络大肠，再返回沿胃上口，穿过横膈，入属于肺。从肺系（气管喉咙部）向外横行至腋窝下，沿上臂内侧下行，循行于手少阴与手厥阴经之前，下至肘中，沿着前臂内侧桡骨尺侧缘下行，经寸口动脉搏动处，行至大鱼际，再沿大鱼际桡侧缘循行直达拇指末端。其支脉，从手腕后分出，沿着食指桡侧直达食指末端。

【主治概要】

（1）肺系病证：咳嗽，气喘，咽喉肿痛，咯血，胸痛等。

（2）经脉循行部位的其他病证：肩背痛，肘臂挛痛，手腕痛等。

【本经常用腧穴】

（1）中府：肺之募穴

【定位】在胸部，横平第1肋间隙，锁骨下窝外侧，前正中线旁开6寸。

【主治】①咳嗽、气喘、胸满痛等胸肺病证；②肩背痛。

【操作】向外斜刺或平刺0.5~0.8寸，不可向内深刺，以免伤及肺脏，引起气胸。

（2）尺泽：合穴

【定位】在肘区，肘横纹上，肱二头肌腱桡侧缘凹陷中。

【主治】①咳嗽、气喘、咯血、咽喉肿痛等肺系实热性病证；②肘臂挛痛；③急性吐泻、中暑、小儿惊风等急症。

【操作】直刺0.8~1.2寸，或点刺出血。

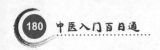

（3）孔最：郄穴

【定位】在前臂前区，腕掌侧远端横纹上 7 寸，尺泽与太渊连线上。

【主治】①咯血、咳嗽、气喘、咽喉肿痛等肺系病证；②肘臂挛痛。

【操作】直刺 0.5~1 寸。

（4）列缺：络穴；八脉交会穴（通于任脉）

【定位】在前臂，腕掌侧远端横纹上 1.5 寸，拇短伸肌腱和拇长展肌腱之间，拇长展肌腱沟的凹陷中。简便取穴法：两手虎口自然平直交叉，一手食指按在另一手桡骨茎突上，指尖下凹陷中是穴。

【主治】① 咳嗽、气喘、咽喉肿痛等肺系病证；②偏正头痛、齿痛、项强痛、口眼㖞斜等头面部疾患；③手腕痛。

【操作】向上斜刺 0.5~0.8 寸。

（5）经渠：经穴

【定位】在前臂前区，腕掌侧远端横纹上 1 寸，桡骨茎突与桡动脉之间。

【主治】①咳嗽、气喘、胸痛、咽喉肿痛等肺系病证；②手腕痛。

【操作】避开桡动脉，直刺 0.3~0.5 寸。

（6）太渊：输穴；肺之原穴；八会穴之脉会

【定位】在腕前区，桡骨茎突与舟状骨之间，拇长展肌腱尺侧凹陷中。

【主治】①咳嗽、气喘等肺系疾患；②无脉症；③腕臂痛。

【操作】避开桡动脉，直刺 0.3~0.5 寸。

（7）鱼际：荥穴

【定位】在手外侧，第 1 掌骨桡侧中点赤白肉际处。

【主治】①咳嗽、咯血、咽干、咽喉肿痛、失音等肺系热性证；②掌中热；③小儿疳积。

【操作】直刺 0.5~0.8 寸。治小儿疳积可用割治法。

（8）少商：井穴

【定位】在手指，拇指末节桡侧，指甲根角侧上方 0.1 寸（指寸）。

【主治】①咽喉肿痛、鼻衄、高热、昏迷等肺系实热证；②癫狂。

【操作】浅刺 0.1 寸，或点刺出血。

2. 手阳明大肠经及其腧穴

【经脉循行】手阳明大肠经，起于食指之尖端（桡侧），沿食指桡侧，经过第 1、2 掌骨之间，上行至腕后两筋之间，沿前臂外侧前缘，至肘部外侧，再沿上臂外侧前缘上行到肩部，经肩峰前，向上循行至背部，与诸阳经交会于大椎穴，再向前行进入缺盆，络于肺，下行穿过横膈，属于大肠。其支脉，从缺盆部上行至颈部，经面颊进入下齿之中，又返回经口角到上口唇，交会于人中（水沟穴），左脉右行，右脉左行，止于对侧鼻孔旁。

【主治概要】

（1）头面五官病：齿痛，咽喉肿痛，鼻衄，口眼㖞斜，耳聋等。

（2）热病，神志病：热病昏迷，眩晕，癫狂等。

（3）肠胃病：腹胀，腹痛，肠鸣，泄泻等。

（4）经脉循行部位的其他病证：手臂酸痛，半身不遂，手臂麻木等。

【本经常用腧穴】

（1）商阳：井穴

【定位】在手指，食指末节桡侧，指甲根角侧上方0.1寸（指寸）。

【主治】①齿痛、咽喉肿痛等五官疾患；②热病、昏迷等热证、急症。

【操作】浅刺0.1寸，或点刺出血。

（2）二间：荥穴

【定位】在手指，第2掌指关节桡侧远端赤白肉际处。

【主治】①鼻衄、齿痛等五官疾患；②热病。

【操作】直刺0.2~0.3寸。

（3）三间：输穴

【定位】在手背，第2掌指关节桡侧近端凹陷中。

【主治】①齿痛、咽喉肿痛等五官疾患；②腹胀、肠鸣等肠腑病证；③嗜睡。

【操作】直刺0.3~0.5寸。

（4）合谷：大肠之原穴

【定位】在手背，第2掌骨桡侧的中点处。简便取穴法：以一手的拇指指间关节横纹，放在另一手拇、食指之间的指蹼缘上，当拇指下是穴。

【主治】①头痛、目赤肿痛、齿痛、鼻衄、口眼㖞斜、耳聋等头面五官诸疾；②发热恶寒等外感病证；③热病无汗或多汗；④经闭、滞产等妇产科病证；⑤牙拔除术、甲状腺手术等口面五官及颈部手术针麻常用穴。

【操作】直刺0.5~1寸，针刺时手呈半握拳状。孕妇不宜针。

（5）阳溪：经穴

【定位】在腕区，腕背侧远端横纹桡侧，桡骨茎突远端，解剖学"鼻烟窝"凹陷中。

【主治】①头痛、目赤肿痛、耳聋等头面五官疾患；②手腕痛。

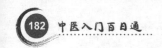

【操作】直刺或斜刺 0.5~0.8 寸。

（6）偏历：络穴

【定位】在前臂，腕背侧远端横纹上 3 寸，阳溪与曲池连线上。

【主治】①耳鸣、鼻衄等五官疾患；②手臂酸痛；③腹部胀满；④水肿。

【操作】直刺或斜刺 0.5~0.8 寸。

（7）温溜：郄穴

【定位】在前臂，腕背侧远端横纹上 5 寸，阳溪与曲池连线上。

【主治】①急性肠鸣、腹痛等肠腑病证；②疔疮；③头痛、面肿、咽喉肿痛等头面病证；④肩背酸痛。

【操作】直刺 0.5~1 寸。

（8）上廉：

【定位】在前臂，肘横纹下 3 寸，阳溪与曲池连线上。

【主治】①肘臂痛、半身不遂、手臂麻木等上肢病证；②头痛；③肠鸣，腹痛。

【操作】直刺 0.5~1 寸。

（9）曲池：合穴

【定位】在肘区，屈肘成直角，在尺泽与肱骨外上髁连线中点凹陷处。

【主治】①手臂痹痛、上肢不遂等上肢病证；②热病；③眩晕；④腹痛、吐泻等肠胃病证；⑤咽喉肿痛、齿痛、目赤肿痛等五官热性病证；⑥瘾疹、湿疹、瘰疬等皮外科疾患；⑦癫狂。

【操作】直刺 1~1.5 寸。

（10）臂臑：

【定位】在臂部，曲池上 7 寸，三角肌前缘处。

【主治】①肩臂疼痛不遂、颈项拘挛等肩、颈项病证；②瘰疬；③目疾。

【操作】直刺或向上斜刺 0.8~1.5 寸。

（11）肩髃：

【定位】在三角肌区，肩峰外侧缘前端与肱骨大结节两骨间凹陷中。简便取穴法：屈臂外展，肩峰外侧缘呈现前后两个凹陷，前下方的凹陷即是本穴。

【主治】①肩臂挛痛、上肢不遂等肩、上肢病证；②瘾疹。

【操作】直刺或向下斜刺 0.8~1.5 寸。肩周炎宜向肩关节方向直刺，上肢不遂宜向三角肌方向斜刺。

（12）巨骨：

【定位】在肩胛区，锁骨肩峰端与肩胛冈之间凹陷中。

【主治】①肩臂挛痛、臂不举等局部病证；②瘰疬，瘿气。

【操作】直刺，微斜向外下方，进针 0.5~1 寸。直刺不可过深，以免刺入胸腔造成气胸。

（13）扶突：

【定位】在胸锁乳突肌区，横平喉结，胸锁乳突肌前、后缘中间。

【主治】①咽喉肿痛、暴喑、吞咽困难、呃逆等咽喉病证；②瘿气，瘰疬；③咳嗽，气喘；④颈部手术针麻用穴。

【操作】直刺 0.5~0.8 寸。注意避开颈动脉，不可过深。一般不用电针，以免引起迷走神经中枢反应。

（14）迎香：

【定位】在面部，鼻翼外缘中点旁，鼻唇沟中。

【主治】①鼻塞、鼽衄等鼻病；②口歪、面痒等面部病证；③胆道蛔虫病。

【操作】略向内上方斜刺或平刺 0.3~0.5 寸。

3. 足阳明胃经及其腧穴

【经脉循行】足阳明胃经，起于鼻旁，上行鼻根，与足太阳经脉相会合，再沿鼻的外侧下行，入上齿龈中，返回环绕口唇，入下唇交会于承浆穴；再向后沿下颌下缘，至大迎穴处，再沿下颌角至颊车穴，上行到耳前，过足少阳经的上关穴处，沿发际至额颅部。其支脉，从大迎前下走人迎穴，沿喉咙入缺盆，下横膈，入属于胃，联络于脾。其直行的经脉，从缺盆沿乳房内侧下行，经脐旁到下腹部的气冲部；一支脉从胃口分出，沿腹内下行，至气冲部与直行经脉相汇合。由此经髀关、伏兔穴下行，至膝关节中。再沿胫骨外侧前缘下行，经足背到第 2 足趾外侧端（厉兑穴）；一支脉从膝下 3 寸处分出，下行到中趾外侧端；一支脉从足背分出，沿足大趾内侧直行到末端。

【主治概要】

（1）胃肠病：食欲不振，胃痛，呕吐，噎膈，腹胀，泄泻，痢疾，便秘等。

（2）头面五官病：目赤痛痒，目翳，眼睑𥆧动。

（3）神志病：癫狂。

（4）热病。

（5）经脉循行部位的其他病证：下肢痿痹，转筋。

【本经常用腧穴】

（1）承泣：

【定位】目正视，瞳孔直下，当眼球与眶下缘之间。

【主治】①目疾；②口眼㖞斜，面肌痉挛。

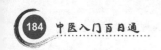

【操作】以左手拇指向上轻推眼球，紧靠眶缘缓慢直刺 0.5~1.5 寸，不宜提插，以防刺破血管引起血肿。出针时稍加按压，以防出血。

（2）四白：

【定位】目正视，瞳孔直下，当眶下孔凹陷处。

【主治】①目疾；②口眼㖞斜，三叉神经痛，面肌痉挛；③头痛，眩晕。

【操作】直刺或微向上斜刺 0.3~0.5 寸，不可深刺，以免伤及眼球，不可过度提插捻转。

（3）巨髎：

【定位】目正视，瞳孔直下，平鼻翼下缘处，当鼻唇沟外侧。

【主治】①口角歪斜；②鼻衄，齿痛，唇颊肿。

【操作】斜刺或平刺 0.3~0.5 寸。

（4）地仓：

【定位】口角旁约 0.4 寸，上直对瞳孔。

【主治】①流涎；②三叉神经痛。

【操作】斜刺或平刺 0.5~0.8 寸，可向颊车穴透刺。

（5）大迎：

【定位】在下颌角前下方约 1.3 寸，咬肌附着部前缘。当闭口鼓气时，下颌角前下方出现一沟形的凹陷中取穴。

【主治】口角歪斜，颊肿，齿痛。

【操作】避开动脉，斜刺或平刺 0.3~0.5 寸。

（6）颊车：

【定位】在下颌角前上方约一横指，按之凹陷处，当咀嚼时咬肌隆起最高点处。

【主治】①齿痛，牙关不利，颊肿；②口角歪斜。

【操作】直刺 0.3~0.5 寸，或平刺 0.5~1 寸。可向地仓穴透刺。

（7）下关：

【定位】在耳屏前，下颌骨髁状突前方，当颧弓与下颌切迹所形成的凹陷中。合口有孔，张口即闭，宜闭口取穴。

【主治】①牙关不利，三叉神经痛，齿痛；②口眼㖞斜；③耳聋，耳鸣，聤耳。

【操作】直刺 0.5~1 寸。留针时不可做张口动作，以免折针。

（8）头维：

【定位】当额角发际上 0.5 寸，头正中线旁 4.5 寸。

【主治】①头痛；②目眩，目痛。

【操作】平刺 0.5~1 寸。

（9）人迎：

【定位】喉结旁 1.5 寸，在胸锁乳突肌的前缘，颈总动脉之后。

【主治】①瘿气，咽喉肿痛，瘰疬；②高血压；③气喘。

【操作】避开颈总动脉，直刺 0.3~0.8 寸。

（10）乳根：

【定位】在第 5 肋间隙，当乳头直下，前正中线旁开 4 寸。

【主治】①乳痈，乳汁少；②咳嗽，气喘，呃逆；③胸痛。

【操作】斜刺或平刺 0.5~0.8 寸。

（11）梁门：

【定位】脐中上 4 寸，前正中线旁开 2 寸。

【主治】纳少，胃痛，呕吐等胃疾。

【操作】直刺 0.8~1.2 寸。过饱者禁针，肝肿大者慎针或禁针，不宜做大幅度提插。

（12）天枢：大肠募穴

【定位】脐中旁开 2 寸。

【主治】①腹痛，腹胀，便秘，腹泻，痢疾等胃肠病；②月经不调，痛经。

【操作】直刺 1~1.5 寸。《千金》：孕妇不可灸。

（13）水道：

【定位】脐中下 3 寸，前正中线旁开 2 寸。

【主治】①小腹胀满，小便不利，疝气；②痛经，不孕。

【操作】直刺 1~1.5 寸。

（14）归来：

【定位】脐中下 4 寸，前正中线旁开 2 寸。

【主治】①小腹痛，疝气；②月经不调，带下，阴挺。

【操作】直刺 1~1.5 寸。

（15）伏兔：

【定位】在髂前上棘与髌骨外上缘连线上，髌骨外上缘上 6 寸。

【主治】①下肢痿痹，腰痛膝冷；②疝气，脚气。

【操作】直刺 1~2 寸。

（16）梁丘：郄穴

【定位】屈膝，在髂前上棘与髌骨外上缘连线上，髌骨外上缘上 2 寸。

【主治】①膝肿痛，下肢不遂；②急性胃痛，乳痈，乳痛。

【操作】直刺 1~1.2 寸。

（17）犊鼻：

【定位】屈膝，在髌韧带外侧凹陷中。又名外膝眼。

【主治】膝痛，屈伸不利，下肢麻痹。

【操作】向后内斜刺 0.5~1 寸。

（18）足三里：合穴；胃之下合穴

【定位】犊鼻穴下 3 寸，胫骨前嵴外一横指处。

【主治】①胃痛，呕吐，噎膈，腹胀，腹泻，痢疾，便秘等胃肠诸疾；②下肢痿痹；③心悸，高血压，癫狂；④乳痈；⑤虚劳诸症，为强壮保健要穴。

【操作】直刺 1~2 寸。强壮保健用，常用温灸法。

（19）上巨虚：大肠下合穴

【定位】在犊鼻穴下 6 寸，足三里穴下 3 寸。

【主治】①肠鸣，腹痛，腹泻，便秘，肠痈等肠胃疾患；②下肢痿痹。

【操作】直刺 1~2 寸。

（20）下巨虚：小肠下合穴

【定位】上巨虚穴下 3 寸。

【主治】①腹泻，痢疾，小腹痛；②下肢痿痹；③乳痈。

【操作】直刺 1~1.5 寸。

（21）丰隆：络穴

【定位】外踝尖上 8 寸，条口穴外 1 寸，胫骨前嵴外两横指处。

【主治】①头痛，眩晕，癫狂；②咳嗽痰多；③下肢痿痹。

【操作】直刺 1~1.5 寸。

（22）解溪：经穴

【定位】足背踝关节横纹中央凹陷处，当踇长伸肌腱与趾长伸肌腱之间。

【主治】①下肢痿痹，踝关节病，垂足；②头痛，眩晕，癫狂；③腹胀，便秘。

【操作】直刺 0.5~1 寸。

（23）冲阳：原穴

【定位】在足背最高处，当踇长伸肌腱与趾长伸肌腱之间，足背动脉搏动处。

【主治】①胃痛；②口眼㖞斜；③癫狂痫；④足痿无力。

【操作】避开动脉，直刺 0.3~0.5 寸。

（24）陷谷：输穴

【定位】足背第 2、3 跖骨结合部前，第 2、3 跖趾关节后凹陷处。

【主治】①面肿，水肿；②足背肿痛；③肠鸣腹痛。

【操作】直刺或斜刺 0.3~0.5 寸。

（25）内庭：荥穴

【定位】足背第 2 、 3 趾间缝纹端。

【主治】①齿痛，咽喉肿痛，鼻衄；②热病；③胃病吐酸，腹泻，痢疾，便秘；④足背肿痛，跖趾关节痛。

【操作】直刺或斜刺 0.5~0.8 寸。

（26）厉兑：井穴

【定位】第 2 趾外侧趾甲角旁约 0.1 寸。

【主治】①鼻衄，齿痛，咽喉肿痛；②热病，多梦，癫狂。

【操作】浅刺 0.1 寸。

4. 足太阴脾经及其腧穴

【经脉循行】足太阴脾经起于足大趾，循行于小腿内侧的中间，至内踝上八寸后循行于小腿内侧的前缘，经膝股部内侧前缘，入腹属脾络胃，上膈，经过咽，止于舌；分支从胃注心中；另有一条分布于胸腹部第三侧线，经锁骨下，止于腋下大包穴。

【主治概要】本经腧穴主治脾胃病、妇科、前阴病及经脉循行部位的其他病症。

【本经常用腧穴】

（1）隐白：井穴

【定位】足大趾内侧趾甲角旁 0.1 寸。

【主治】①月经过多，崩漏；②便血，尿血等慢性出血；③癫狂，多梦，惊风。④腹满，暴泄。

【操作】浅刺 0.1 寸。

（2）大都：荥穴

【定位】足大趾内侧，第 1 跖趾关节前下方，赤白肉际处。

【主治】①腹胀，胃痛，呕吐，腹泻，便秘；②热病，无汗。

【操作】直刺 0.3~0.5 寸。

（3）太白：输穴；原穴

【定位】第 1 跖骨小头后缘，赤白肉际凹陷处。

【主治】①肠鸣，腹胀，腹泻，胃痛，便秘；②体重节痛。

【操作】直刺 0.5~0.8 寸。

（4）公孙：络穴；八脉交会穴（通于冲脉）

【定位】第 1 跖骨基底部的前下方，赤白肉际处。

【主治】胃痛，呕吐，腹痛，腹泻，痢疾。

【操作】直刺 0.6~1.2 寸。

（5）商丘：经穴

【定位】内踝前下方凹陷中，当舟骨结节与内踝尖连线的中点处。

【主治】①腹胀，腹泻，便秘，黄疸；②足踝痛。

【操作】直刺 0.5~0.8 寸。

（6）三阴交：

【定位】内踝尖上 3 寸，胫骨内侧面后缘。

【主治】①肠鸣腹胀，腹泻等脾胃虚弱诸症；②月经不调，带下，阴挺，不孕，滞产，遗精，阳痿，遗尿等生殖泌尿系统疾患；③心悸，失眠，高血压；④下肢痿痹；⑤阴虚诸症。

【操作】直刺 1~1.5 寸。孕妇禁针。

（7）地机：郄穴

【定位】在内踝尖与阴陵泉穴的连线上，阴陵泉穴下 3 寸

【主治】①痛经，崩漏，月经不调；②腹痛，腹泻，小便不利，水肿。

【操作】直刺 1~1.5 寸。

（8）阴陵泉：合穴

【定位】胫骨内侧髁下方凹陷处。

【主治】①腹胀，腹泻，水肿，黄疸，小便不利；②膝痛。

【操作】直刺 1~2 寸。

（9）血海：

【定位】屈膝，在髌骨内上缘上 2 寸，当股四头肌内侧头的隆起处。简便取穴法：患者屈膝，医者以左手掌心按于患者右膝髌骨上缘，二至五指向上伸直，拇指约呈 45° 斜置，拇指尖下是穴。对侧取法仿此。

【主治】①月经不调，痛经，经闭；②瘾疹，湿疹，丹毒。

【操作】直刺 1~1.5 寸。

（10）大横：

【定位】脐中旁开 4 寸。

【主治】腹痛，腹泻，便秘。

【操作】直刺 1~2 寸。

（11）胸乡：

【定位】在第 3 肋间隙，前正中线旁开 6 寸。

【主治】胸胁胀痛。

【操作】斜刺或向外平刺 0.5~0.8 寸。

（12）周荣：

【定位】在第 2 肋间隙，前正中线旁开 6 寸。

【主治】①咳嗽，气逆；②胸胁胀满。

【操作】斜刺或向外平刺 0.5~0.8 寸。

（13）大包：脾之大络

【定位】在侧胸部腋中线上，当第 6 肋间隙处。

【主治】①气喘；②胸胁痛；③全身疼痛，急性扭伤，四肢无力。

【操作】斜刺或向后平刺 0.5~0.8 寸。

5. 手少阴心经及其腧穴

【经脉循行】手少阴心经起于心中，联系心系、肺、咽及目系，属心络小肠，浅出腋下，循行于上肢内侧后缘，止于小指桡侧端。

【主治概要】本经腧穴主治心、胸、神志及经脉循行部位的其他病症。

【本经常用腧穴】

（1）少海：合穴

【定位】屈肘，当肘横纹内侧端与肱骨内上髁连线的中点处。

【主治】①心痛，癫病；②肘臂挛痛，臂麻手颤，头项痛，腋胁痛；③瘰疬。

【操作】直刺 0.5~1 寸。

（2）灵道：经穴

【定位】腕横纹上 1.5 寸，尺侧腕屈肌腱的桡侧缘。

【主治】①心痛，悲恐善笑；②暴喑；③肘臂挛痛。

【操作】直刺 0.3~0.5 寸。不宜深刺，以免伤及血管和神经。留针时，不可做屈腕动作。

（3）通里：络穴

【定位】腕横纹上 1 寸，尺侧腕屈肌腱的桡侧缘。

【主治】①心悸，怔忡；②舌强不语，暴喑；③腕臂痛。

【操作】直刺 0.3~0.5 寸。不宜深刺，以免伤及血管和神经。留针时，不可做屈腕动作。

（4）阴郄：郄穴

【定位】腕横纹上 0.5 寸，尺侧腕屈肌腱的桡侧缘。

【主治】①心痛，惊悸；②骨蒸盗汗；③吐血，衄血。

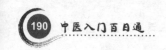

【操作】直刺 0.3~0.5 寸。不宜深刺，以免伤及血管和神经。留针时，不可做屈腕动作。

（5）神门：输穴；原穴

【定位】腕横纹尺侧端，尺侧腕屈肌腱的桡侧凹陷处。

【主治】①心痛，心烦，惊悸，怔忡，健忘，失眠，痴呆，癫狂痫等心与神志病变；②高血压；③胸胁痛。

【操作】直刺 0.3~0.5 寸。

（6）少府：荥穴

【定位】在手掌面，第 4、5 掌骨之间，握拳时当小指与无名指指端之间。

【主治】①心悸，胸痛；②阴痒，阴痛；③痈疡；④小指挛痛。

【操作】直刺 0.3~0.5 寸。

（7）少冲：井穴

【定位】小指桡侧指甲角旁 0.1 寸。

【主治】①心悸，心痛，癫狂；②热病，昏迷；③胸胁痛。

【操作】浅刺 0.1 寸，或点刺出血。

6. 手太阳小肠经及其腧穴

【经脉循行】手太阳小肠经起于小指尺侧端，循行于上肢外侧的后缘，绕行肩胛部，内行从缺盆络心，属小肠，联系胃、咽；上行从缺盆至目外眦、耳，分支从面颊抵鼻，止于目内眦。

【主治概要】本经腧穴主治头面五官病、热病、神志病及经脉循行部位的其他病症。

【本经常用腧穴】

（1）少泽：井穴

【定位】小指尺侧指甲角旁 0.1 寸。

【主治】①乳痈，乳汁少；②昏迷，热病；③头痛，目翳，咽喉肿痛。

【操作】浅刺 0.1 寸或点刺出血。孕妇慎用。

（2）前谷：荥穴

【定位】微握拳，第 5 指掌关节前尺侧，掌指横纹头赤白肉际处。

【主治】①热病；②乳痈，乳汁少；③头痛，目痛，耳鸣，咽喉肿痛。

【操作】直刺 0.3~0.5 寸。

（3）后溪：输穴；八脉交会穴（通于督脉）

【定位】微握拳，第 5 指掌关节后尺侧的远侧掌横纹头赤白肉际处。

【主治】①头项强痛，腰背痛，手指及肘臂挛痛；②耳聋，目赤；③癫狂痫；④疟疾。

【操作】直刺 0.5~1 寸。治手指挛痛可透刺合谷穴。

（4）腕骨：原穴

【定位】第 5 掌骨基底与三角骨之间的凹陷处，赤白肉际处。

【主治】①指挛腕痛，头项强痛；②目翳，黄疸；③热病，疟疾。

【操作】直刺 0.3~0.5 寸。

（5）阳谷：经穴

【定位】腕背横纹尺侧端，当尺骨茎突与三角骨之间的凹陷处。

【主治】①颈肿，臂外侧痛，腕痛；②头痛，目眩，耳鸣，耳聋；③热病，癫狂痫。

【操作】直刺 0.3~0.5 寸。

（6）养老：郄穴

【定位】以手掌面向胸，当尺骨茎突桡侧骨缝凹缘中。

【主治】①目视不明；②肩、背、肘、臂酸痛。

【操作】直刺或斜刺 0.5~0.8 寸。强身保健可用温和灸。

（7）支正：络穴

【定位】阳谷穴与小海穴的连线上，腕背横纹上 5 寸。

【主治】①头痛，项强，肘臂酸痛；②热病，癫狂；③疣症。

【操作】直刺或斜刺 0.5~0.8 寸。

（8）小海：合穴

【定位】屈肘，当尺骨鹰嘴与肱骨内上髁之间凹陷处。

【主治】①肘臂疼痛，麻木；②癫痫。

【操作】直刺 0.3~0.5 寸。

（9）肩贞：

【定位】臂内收，腋后纹头上 1 寸。

【主治】①肩臂疼痛，上肢不遂；②瘰疬。

【操作】直刺 1~1.5 寸。不宜向胸侧深刺。

（10）臑俞：

【定位】臂内收，腋后纹头直上，肩胛冈下缘凹陷中。

【主治】①肩臂疼痛，肩不举；②瘰疬。

【操作】直刺或斜刺 0.5~1.5 寸。不宜向胸侧深刺。

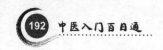

（11）天宗：

【定位】肩胛冈下窝中央凹陷处，约肩胛冈下缘与肩胛下角之间的上 1/3 折点处取穴。

【主治】①肩胛疼痛，肩背部损伤；②气喘。

【操作】直刺或斜刺 0.5~1 寸。遇到阻力不可强行进针。

（12）秉风：

【定位】肩胛冈上窝中央，天宗穴直上，举臂有凹陷处。

【主治】肩胛疼痛，上肢酸麻。

【操作】直刺或斜刺 0.5~1 寸。宜向锁骨上窝上方刺，不宜向胸部深刺。

（13）肩外俞：

【定位】第 1 胸椎棘突下旁开 3 寸。

【主治】肩背疼痛，颈项强急。

【操作】斜刺 0.5~0.8 寸。不宜深刺。

（14）肩中俞：

【定位】第 7 颈椎棘突下旁开 2 寸。

【主治】①咳嗽，气喘；②肩背疼痛。

【操作】斜刺 0.5~0.8 寸。不宜深刺。

（15）颧髎：

【定位】目外眦直下，颧骨下缘凹陷处。

【主治】口眼㖞斜，眼睑跳动，齿痛，三叉神经痛。

【操作】直刺 0.3~0.5 寸，斜刺或平刺 0.5~1 寸。

（16）听宫：

【定位】耳屏前，下颌骨髁状突的后方，张口时呈凹陷处。

【主治】①耳鸣，耳聋，聤耳等诸耳疾；②齿痛。

【操作】张口，直刺 1~1.5 寸。留针时应保持一定的张口姿势。

7. 足太阳膀胱经及其腧穴

【经脉循行】足太阳膀胱经，起始于内眼角，向上过额部，与督脉交会于头顶。其支脉，从头顶分出到耳上角。其直行经脉，从头顶入颅内络脑，再浅出沿枕项部下行，从肩胛内侧脊柱两旁下行到达腰部，进入脊旁肌肉，入内络于肾，属于膀胱。一支脉从腰中分出，向下夹脊旁，通过臀部，进入腘窝中；另一支脉从左右肩胛内侧分别下行，穿过脊旁肌肉，经过髋关节部，沿大腿外侧后缘下行，会合于腘窝内，向下通过腓肠肌，出外踝的后方，沿第 5 跖骨粗隆，至小趾的外侧末端。

【主治概要】

（1）脏腑病证：十二脏腑及其相关组织器官病证。

（2）神志病：癫、狂、痫等。

（3）头面五官病：头痛、鼻塞、鼻衄等。

（4）经脉循行部位的其他病证：项、背、腰、下肢病证等。

【本经常用腧穴】

（1）睛明：

【定位】在面部，目内眦内上方眶内侧壁凹陷中。

【主治】①目赤肿痛、流泪、视物不明、目眩、近视、夜盲、色盲等目疾；②急性腰扭伤、坐骨神经痛；③心悸、怔忡。

【操作】嘱患者闭目，医者左手轻推眼球向外侧固定，右手缓慢进针，紧靠眶缘直刺 0.5~1 寸。遇到阻力时，不宜强行进针，应改变进针方向或退针。不捻转，不提插（或只轻微地捻转和提插）。出针后按压针孔片刻，以防出血。针具宜细，消毒宜严。禁灸。

（2）攒竹：

【定位】在面部，眉头凹陷中，额切迹处。

【主治】①头痛，眉棱骨痛；②眼睑瞤动、眼睑下垂、口眼㖞斜、目视不明、流泪、目赤肿痛等眼部病证；③呃逆。

【操作】可向眉中或向眼眶内缘平刺或斜刺 0.5~0.8 寸，或直刺 0.2~0.3 寸。禁灸。

（3）曲差：

【定位】在头部，前发际正中直上 0.5 寸，旁开 1.5 寸。

【主治】①头痛，目眩；②鼻塞、鼻衄等鼻部病证。

【操作】平刺 0.3~0.5 寸。

（4）五处：

【定位】在头部，前发际正中直上 1 寸，旁开 1.5 寸。

【主治】①头痛，目眩；②癫痫。

【操作】平刺 0.5~0.8 寸。

（5）承光：

【定位】在头部，前发际正中直上 2.5 寸，旁开 1.5 寸。

【主治】①头痛，目眩；②鼻塞；③热病。

【操作】平刺 0.3~0.5 寸。

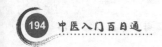

（6）通天：

【定位】在头部，前发际正中直上 4 寸，旁开 1.5 寸。

【主治】①头痛，眩晕；②鼻塞、鼻衄、鼻渊等鼻部病证。

【操作】平刺 0.3~0.5 寸。

（7）天柱：

【定位】在颈后区，横平第 2 颈椎棘突上际，斜方肌外缘凹陷中。

【主治】①后头痛、项强、肩背腰痛等痹证；②鼻塞；③目痛；④癫狂痫；⑤热病。

【操作】直刺或斜刺 0.5~0.8 寸，不可向内上方深刺，以免伤及延髓。

（8）大杼：八会穴之骨会

【定位】在脊柱区，第 1 胸椎棘突下，后正中线旁开 1.5 寸。

【主治】①咳嗽，发热；②项强，肩背痛。

【操作】斜刺 0.5~0.8 寸。本经背部诸穴，不宜深刺，以免伤及内部重要脏器。

（9）肺俞：肺之背俞穴

【定位】在脊柱区，第 3 胸椎棘突下，后正中线旁开 1.5 寸。

【主治】①咳嗽、气喘、咯血等肺疾；②骨蒸潮热、盗汗等阴虚病证；③瘙痒、瘾疹等皮肤病。

【操作】斜刺 0.5~0.8 寸。热证宜点刺放血。

（10）厥阴俞：心包之背俞穴

【定位】在脊柱区，第 4 胸椎棘突下，后正中线旁开 1.5 寸。

【主治】①心痛，心悸；②咳嗽，胸闷；③呕吐。

【操作】斜刺 0.5~0.8 寸。

（11）心俞：心之背俞穴

【定位】在脊柱区，第 5 胸椎棘突下，后正中线旁开 1.5 寸。

【主治】①心痛、惊悸、失眠、健忘、癫痫等心与神志病变；②咳嗽、咯血等肺疾；③盗汗，遗精。

【操作】斜刺 0.5~0.8 寸。

（12）膈俞：八会穴之血会

【定位】在脊柱区，第 7 胸椎棘突下，后正中线旁开 1.5 寸。

【主治】①血瘀诸证；②呕吐、呃逆、气喘、吐血等上逆之证；③瘾疹，皮肤瘙痒；④贫血；⑤潮热，盗汗。

【操作】斜刺 0.5~0.8 寸。

（13）肝俞：肝之背俞穴

【定位】在脊柱区，第9胸椎棘突下，后正中线旁开1.5寸。

【主治】①胁痛、黄疸等肝胆病证；②目赤、目视不明、目眩、夜盲、迎风流泪等目疾；③癫狂痫；④脊背痛。

【操作】斜刺0.5~0.8寸。

（14）胆俞：胆之背俞穴

【定位】在脊柱区，第10胸椎棘突下，后正中线旁开1.5寸。

【主治】①黄疸、口苦、胁痛等肝胆病证；②肺痨，潮热。

【操作】斜刺0.5~0.8寸。

（15）脾俞：脾之背俞穴

【定位】在脊柱区，第11胸椎棘突下，后正中线旁开1.5寸。

【主治】①腹胀、纳呆、呕吐、腹泻、痢疾、便血、水肿等脾胃肠腑病证；②多食善饥，身体消瘦；③背痛。

【操作】斜刺0.5~0.8寸。

（16）胃俞：胃之背俞穴

【定位】在脊柱区，第12胸椎棘突下，后正中线旁开1.5寸。

【主治】①胃脘痛、呕吐、腹胀、肠鸣等胃疾；②多食善饥，身体消瘦。

【操作】斜刺0.5~0.8寸。

（17）三焦俞：三焦之背俞穴

【定位】在脊柱区，第1腰椎棘突下，后正中线旁开1.5寸。

【主治】①肠鸣、腹胀、呕吐、腹泻、痢疾等脾胃肠腑病证；②小便不利、水肿等三焦气化不利病证；③腰背强痛。

【操作】直刺0.5~1寸。

（18）肾俞：肾之背俞穴

【定位】在脊柱区，第2腰椎棘突下，后正中线旁开1.5寸。

【主治】①头晕、耳鸣、耳聋、腰酸痛等肾虚病证；②遗尿、遗精、阳痿、早泄、不育等泌尿生殖系疾患；③月经不调、带下、不孕等妇科病证；④消渴。

【操作】直刺0.5~1寸。

（19）大肠俞：大肠之背俞穴

【定位】在脊柱区，第4腰椎棘突下，后正中线旁开1.5寸。

【主治】①腰腿痛；②腹胀、腹泻、便秘等胃肠病证。

【操作】直刺0.8~1.2寸。

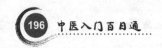

（20）小肠俞：小肠之背俞穴

【定位】在骶区，横平第 1 骶后孔，骶正中嵴旁开 1.5 寸。

【主治】①遗精、遗尿、尿血、尿痛、带下等泌尿生殖系统疾患；②腹泻，痢疾；③疝气；④腰骶痛。

【操作】直刺或斜刺 0.8~1 寸。

（21）膀胱俞：膀胱之背俞穴

【定位】在骶区，横平第 2 骶后孔，骶正中嵴旁开 1.5 寸。

【主治】①小便不利、遗尿等膀胱气化功能失调病证；②腰脊强痛；③腹泻，便秘。

【操作】直刺或斜刺 0.8~1.2 寸。

（22）上髎：

【定位】在骶区，正对第 1 骶后孔中。

【主治】①大小便不利；②月经不调、带下、阴挺等妇科病证；③遗精，阳痿；④腰骶痛。

【操作】直刺 1~1.5 寸。

（23）次髎：

【定位】在骶区，正对第 2 骶后孔中。

【主治】①月经不调、痛经、带下等妇科病证；②小便不利；③遗精、阳痿等男科病证；④疝气；⑤腰骶痛，下肢痿痹。

【操作】直刺 1~1.5 寸。

（24）中髎：

【定位】在骶区，正对第 3 骶后孔中。

【主治】①便秘，泄泻；②小便不利；③月经不调，带下；④腰骶痛。

【操作】直刺 1~1.5 寸。

（25）下髎：

【定位】第 4 骶后孔中，中髎穴下内方，约当白环俞与后正中线之间。

【主治】①腹痛，便秘；②小便不利，带下；③腰骶痛。

【操作】直刺 1~1.5 寸。

（26）会阳：

【定位】尾骨端旁开 0.5 寸。

【主治】①痔疾，腹泻；②阳痿，带下。

【操作】直刺 1~1.5 寸。

（27）承扶：

【定位】臀横纹的中点。

【主治】①腰骶臀股部疼痛；②痔疾。

【操作】直刺 1~2 寸。

（28）委阳：三焦下合穴

【定位】腘横纹外侧端，当股二头肌腱的内侧。

【主治】①腹满，小便不利；②腰脊强痛，腿足挛痛。

【操作】直刺 1~1.5 寸。

（29）委中：合穴；膀胱下合穴

【定位】腘横纹中点，当股二头肌腱与半腱肌肌腱的中间。

【主治】①腰背痛，下肢痿痹；②腹痛，急性吐泻；③小便不利，遗尿；④丹毒。

【操作】直刺 1~1.5 寸，或用三棱针点刺腘静脉出血。针刺不宜过快、过强、过深，以免损伤血管和神经。

（30）膏肓：

【定位】第 4 胸椎棘突下，旁开 3 寸。

【主治】①咳嗽，气喘，肺痨；②肩胛痛；③虚劳诸疾。

【操作】斜刺 0.5~0.8 寸。

（31）膈关：

【定位】第 7 胸椎棘突下，旁开 3 寸。

【主治】①胸闷，嗳气，呕吐；②脊背强痛。

【操作】斜刺 0.5~0.8 寸。

（32）志室：

【定位】第 2 腰椎棘突下，旁开 3 寸。又名精宫。

【主治】①遗精，阳痿，小便不利；②腰脊强痛。

【操作】斜刺 0.5~0.8 寸。

（33）秩边：

【定位】第 4 骶椎棘突下，旁开 3 寸。

【主治】①腰骶痛，下肢痿痹；②小便不利，便秘，痔疾。

【操作】直刺 1.5~2 寸。

（34）承山：

【定位】腓肠肌两肌腹之间凹陷的顶端处，约在委中穴与昆仑穴之间中点。

【主治】①腰腿拘急、疼痛；②痔疾，便秘。

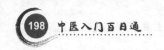

【操作】直刺 1~2 寸。不宜做过强的刺激，以免引起腓肠肌痉挛。

（35）飞扬：络穴

【定位】昆仑穴直上 7 寸，承山穴外下方 1 寸处。

【主治】①头痛，目眩；②腰腿疼痛；③痔疾。

【操作】直刺 1~1.5 寸。

（36）跗阳：阳跷脉郄穴

【定位】昆仑穴直上 3 寸。

【主治】①腰骶痛，下肢痿痹，外踝肿痛；②头痛。

【操作】直刺 0.8~1.2 寸。

（37）昆仑：经穴

【定位】外踝尖与跟腱之间的凹陷处。

【主治】①后头痛，项强，腰骶疼痛，足踝肿痛；②癫痫；③滞产。

【操作】直刺 0.5~0.8 寸。孕妇禁用，经期慎用。

（38）申脉：八脉交会穴（通于阳跷脉）

【定位】外踝直下方凹陷中。

【主治】①头痛，眩晕；②癫狂痫，失眠；③腰腿酸痛。

【操作】直刺 0.3~0.5 寸。

（39）金门：郄穴

【定位】申脉穴前下方，骰骨外侧凹陷中。

【主治】①头痛，腰痛，下肢痿痹，外踝痛；②癫痫，小儿惊风。

【操作】直刺 0.3~0.5 寸。

（40）京骨：原穴

【定位】第 5 跖骨粗隆下方，赤白肉际处。

【主治】①头痛，项强，腰痛；②癫痫。

【操作】直刺 0.3~0.5 寸。

（41）束骨：输穴

【定位】第 5 跖骨小头的后缘，赤白肉际处。

【主治】①头痛，项强，目眩，腰腿痛；②癫狂。

【操作】直刺 0.3~0.5 寸。

（42）足通谷：荥穴

【定位】第 5 跖趾关节的前方，赤白肉际处。

【主治】①头痛，项强，鼻衄；②癫狂。

【操作】直刺 0.2~0.3 寸。

（43）至阴：井穴

【定位】足小趾外侧趾甲角旁 0.1 寸。

【主治】①胎位不正，滞产；②头痛，目痛，鼻塞，鼻衄。

【操作】浅刺 0.1 寸。胎位不正用灸法。

8. 足少阴肾经及其腧穴

【经脉循行】足少阴肾经起于足小趾之下，斜走足心，经舟骨粗隆下、内踝后侧，沿小腿、腘窝、大腿的内后侧上行，穿过脊柱，属于肾（腧穴通路：还出于前，向上行于腹部前正中线旁 0.5 寸，胸部前正中线旁 2 寸，止于锁骨下缘），络膀胱。肾部直行脉向上穿过肝、膈，进入肺中，再沿喉咙上行，止于舌根两旁；肺部支脉，联络于心，流注于胸中。

【主治概要】本经腧穴主治妇科病、前阴病、肾脏病，以及与肾有关的肺、心、肝、脑病，咽喉、舌等经脉循行经过部位的其他病症。

【本经常用腧穴】

（1）涌泉：井穴

【定位】足趾跖屈时，约当足底（去趾）前 1/3 凹陷处。

【主治】①昏厥，中暑，癫狂痫，小儿惊风；②头痛，头晕，目眩，失眠；③咳血，咽喉肿痛，喉痹；④大便难，小便不利；⑤奔豚气；⑥足心热。急救要穴之一。

【操作】直刺 0.5~0.8 寸。降邪宜用灸法或药物贴敷。

（2）然谷：荥穴

【定位】内踝前下方，足舟骨粗隆下缘凹陷中。

【主治】①月经不调，阴挺，阴痒，白浊；②遗精，阳痿；③消渴，腹泻，小便不利；④咳血，咽喉肿痛；⑤小儿脐风，口噤。

【操作】直刺 0.5~0.8 寸。

（3）太溪：输穴；原穴

【定位】内踝高点与跟腱后缘连线的中点凹陷处。

【主治】①头痛，目眩，失眠，健忘，咽喉肿痛，齿痛，耳鸣，耳聋；②咳嗽，气喘，咳血，胸痛；③消渴，小便频数，便秘；④月经不调，遗精，阳痿；⑤腰脊痛，下肢厥冷。

【操作】直刺 0.5~0.8 寸。

（4）大钟：络穴

【定位】太溪穴下 0.5 寸，当跟骨内侧前缘。

【主治】①痴呆；②癃闭，遗尿，便秘；③月经不调；④咳血，气喘；⑤腰脊强痛，足跟痛。

【操作】直刺 0.3~0.5 寸。

（5）水泉：郄穴

【定位】太溪穴直下 1 寸，当跟骨结节内侧上缘。

【主治】①月经不调，痛经，经闭，阴挺；②小便不利。

【操作】直刺 0.3~0.5 寸。

（6）照海：八脉交会穴（通于阴跷脉）

【定位】内踝高点正下缘凹陷处。

【主治】①失眠，癫痫；②咽喉干痛，目赤肿痛；③月经不调，带下，阴挺，小便频数，癃闭。

【操作】直刺 0.5~0.8 寸。

（7）复溜：经穴

【定位】太溪穴上 2 寸，当跟腱的前缘。

【主治】①水肿，汗证；②腹胀，腹泻；③腰脊强痛，下肢痿痹。

【操作】直刺 0.5~1 寸。

（8）交信：阴跷脉之郄穴

【定位】太溪穴上 2 寸，胫骨内侧面后缘，约当复溜穴前 0.5 寸。

【主治】①月经不调，崩漏，阴挺，阴痒，疝气，五淋；②腹泻，便秘，痢疾。

【操作】直刺 0.8~1.2 寸。

（9）筑宾：阴维脉之郄穴

【定位】太溪穴与阴谷穴的连线上，太溪穴直上 5 寸，约当腓肠肌内侧肌腹下缘处。

【主治】①癫狂；②疝气；③呕吐涎沫，吐舌；④小腿内侧痛。

【操作】直刺 1~1.5 寸。

（10）阴谷：合穴

【定位】屈膝，腘窝内侧，当半腱肌肌腱与半膜肌肌腱之间。

【主治】①癫狂；②阳痿，月经不调，崩漏，小便不利；③膝股内侧痛。

【操作】直刺 1~1.5 寸。

（11）横骨：

【定位】脐下 5 寸，耻骨联合上际，前正中线旁开 0.5 寸。

【主治】①少腹胀痛；②小便不利，遗尿，遗精，阳痿；③疝气。

【操作】直刺 1~1.5 寸。

（12）肓俞：

【定位】脐旁 0.5 寸。

【主治】①腹痛，腹胀，腹泻，便秘；②月经不调；③疝气。

【操作】直刺 1~1.5 寸。

9. 手厥阴心包经及其腧穴

【经脉循行】手厥阴心包经起于胸中，属心包，下膈，联络三焦；外行支出于侧胸上部，循行于上肢的中间部，入掌止于中指端；掌中分支止于无名指末端。

【主治概要】本经腧穴主治心、心包、胸、胃、神志病，以及经脉循行经过部位的其他病症。

【本经常用腧穴】

（1）天池：

【定位】乳头外侧 1 寸，当第 4 肋间隙中。

【主治】①咳嗽，痰多，胸闷，气喘，胸痛；②乳痈；③瘰疬。

【操作】斜刺或平刺 0.3~0.5 寸，不可深刺，以免伤及心、肺。

（2）曲泽：合穴

【定位】肘微屈，肘横纹中，肱二头肌腱尺侧缘。

【主治】①心痛，心悸，善惊；②胃痛，呕血，呕吐；③暑热病；④肘臂挛痛。

【操作】直刺 1~1.5 寸；或点刺出血。

（3）郄门：郄穴

【定位】腕横纹上 5 寸，掌长肌腱与桡侧腕屈肌腱之间。

【主治】①心痛，心悸，心烦胸痛；②咳血，呕血，衄血；③疔疮；④癫痫。

【操作】直刺 0.5~1 寸。

（4）间使：经穴

【定位】腕横纹上 3 寸，掌长肌腱与桡侧腕屈肌腱之间。

【主治】①心痛，心悸；②胃痛，呕吐；③热病，疟疾；④癫狂痫。

【操作】直刺 0.5~1 寸。

（5）内关：络穴；八脉交会穴（通于阴维脉）

【定位】腕横纹上 2 寸，掌长肌腱与桡侧腕屈肌腱之间。

【主治】①心痛，心悸；②胃痛，呕吐，呃逆，③胁痛，胁下痞块；③中风，失眠，眩晕，郁证，癫狂痫，偏头痛；④热病；⑤肘臂挛痛。

【操作】直刺 0.5~1 寸。

（6）大陵：输穴；原穴

【定位】腕横纹中央，掌长肌腱与桡侧腕屈肌腱之间。

【主治】①心痛，心悸；②胃痛，呕吐，口臭；③胸胁满痛；④喜笑悲恐，癫狂病；⑤臂、手挛痛。

【操作】直刺 0.3~0.5 寸。

（7）劳宫：荥穴

【定位】掌心横纹中，第 2、3 掌骨中间。简便取穴法：握拳，中指尖下是穴。

【主治】①中风昏迷，中暑；②心痛，烦闷，癫狂病；③口疮，口臭；④鹅掌风。

【操作】直刺 0.3~0.5 寸。为急救要穴之一。

（8）中冲：井穴

【定位】中指尖端的中央。

【主治】①中风昏迷，舌强不语，中暑，昏厥，小儿惊风；②热病。

【操作】浅刺 0.1 寸；或点刺出血。为急救要穴之一。

10. 手少阳三焦经及其腧穴

【经脉循行】手少阳三焦经起于无名指末端，循行于上肢外侧中间部，上肩，经颈部上行联系耳内及耳前后、面颊、目外眦等部；体腔支从缺盆进入，联系心包、膻中、三焦等。

【主治概要】本经腧穴主治头、目、耳、颊、咽喉、胸胁病和热病，以及经脉循行经过部位的其他病症。

【本经常用腧穴】

（1）关冲：井穴

【定位】无名指尺侧指甲根角旁 0.1 寸。

【主治】①头痛，目赤，耳鸣，耳聋，喉痹，舌强；②热病，心烦。

【操作】浅刺 0.1 寸；或点刺出血。为急救要穴之一。

（2）液门：荥穴

【定位】第 4、5 掌指关节之间的前缘凹陷中。

【主治】①头痛，目赤，耳鸣，耳聋，喉痹；②疟疾；③手臂痛。

【操作】直刺 0.3~0.5 寸。

（3）中渚：输穴

【定位】手背，第 4、5 掌骨小头后缘之间凹陷中，当液门穴后 1 寸。

【主治】①头痛，目赤，耳鸣，耳聋，喉痹；②热病；③肩背肘臂酸痛，手指不能屈伸。

【操作】直刺 0.3~0.5 寸。

（4）阳池：原穴

【定位】腕背横纹中，指总伸肌腱尺侧缘凹陷中。

【主治】①目赤肿痛，耳聋，喉痹；②消渴，口干；③腕痛，肩臂痛。

【操作】直刺 0.3~0.5 寸。

（5）外关：络穴；八脉交会穴（通阳维脉）

【定位】腕背横纹上 2 寸，尺骨与桡骨正中间。

【主治】①热病；②头痛，目赤肿痛，耳鸣，耳聋；③瘰疬，胁肋痛；④上肢痿痹不遂。

【操作】直刺 0.5~1 寸。

（6）支沟：经穴

【定位】腕背横纹上 3 寸，尺骨与桡骨正中间。

【主治】①便秘；②耳鸣，耳聋，暴喑；③瘰疬，胁肋疼痛；④热病。

【操作】直刺 0.5~1 寸。

（7）会宗：郄穴

【定位】支沟穴尺侧约 1 寸，当尺骨桡侧缘。

【主治】耳聋，痫证，上肢肌肤痛。

【操作】直刺 0.5~1 寸。

（8）天井：合穴

【定位】屈肘，尺骨鹰嘴上 1 寸凹陷中。

【主治】①耳聋；②癫痫；③瘰疬，瘿气；④偏头痛，胁肋痛，颈项肩臂痛。

【操作】直刺 0.5~1 寸。

（9）肩髎：

【定位】肩峰后下方，上臂外展时，当肩髃穴后寸许凹陷中。

【主治】肩臂挛痛不遂。

【操作】直刺 1~1.5 寸。

（10）天牖：

【定位】乳突后下方，胸锁乳突肌后缘，平下颌角处。

【主治】①头痛，头眩，项强，目不明，暴聋，鼻衄，喉痹；②瘰疬；③肩背痛。

【操作】直刺 0.5~1 寸。

（11）翳风：

【定位】乳突前下方与耳垂之间的凹陷中。

【主治】①耳鸣，耳聋；②口眼㖞斜，牙关紧闭，颊肿；③瘰疬。

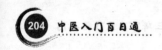

【操作】直刺 0.5~1 寸。

（12）角孙：

【定位】当耳尖发际处。

【主治】①头痛，项强；②目赤肿痛，目翳；③齿痛，颊肿。

【操作】平刺 0.3~0.5 寸。

（13）耳门：

【定位】耳屏上切迹前，下颌骨髁状突后缘，张口有孔。

【主治】①耳鸣，耳聋，聤耳；②齿痛，头痛。

【操作】微张口，直刺 0.5~1 寸。

（14）丝竹空：

【定位】眉梢的凹陷处。

【主治】①癫痫；②头痛，眩晕，目赤肿痛，眼睑跳动；③齿痛。

【操作】平刺 0.3~0.5 寸。

11. 足少阳胆经及其腧穴

【经脉循行】足少阳胆经起于目外眦，向上到达额角，向后行至耳后（风池），经颈、肩部后下入缺盆；耳部支脉从耳后进入耳中，出走耳前，到目外眦后方；外眦部支脉，从外眦部分出，下走大迎，上达目眶下，下行经颊车，由颈部向下会合前脉于缺盆；从缺盆部发出内行支进入胸中，通过横膈，联系肝胆，经胁肋内，下达腹股沟动脉部，再经过外阴毛际，横行入髋关节部（环跳）；从缺盆部发出的外行支，下经腋、侧胸、季胁部与前脉会合于髋关节部，再向下沿着大腿外侧、膝外侧、腓骨前、腓骨下段、外踝前至足背，沿足背下行止于第 4 趾外侧；足背分支止于足大趾。

【主治概要】本经腧穴主治肝胆病，侧头、目、耳、咽喉、胸胁病，以及经脉循行经过部位的其他病症。

【本经常用腧穴】

（1）瞳子髎：

【定位】目外眦外侧 0.5 寸，眶骨外缘凹陷中。

【主治】①头痛；②目赤肿痛，羞明流泪，内障，目翳等目疾。

【操作】平刺 0.3~0.5 寸。或三棱针点刺出血。

（2）听会：

【定位】耳屏间切迹前，下颌骨髁状突后缘，张口有孔。

【主治】①耳鸣，耳聋，聤耳；②齿痛，口眼㖞斜。

【操作】微张口，直刺 0.5~0.8 寸。

（3）上关：

【定位】下关穴直上，颧弓上缘。

【主治】①耳鸣，耳聋，聤耳；②齿痛，面痛，口眼㖞斜，口噤。

【操作】直刺 0.3~0.5 寸。

（4）悬颅：

【定位】头维穴与曲鬓穴弧形连线的中点。

【主治】偏头痛，目赤肿痛，齿痛。

【操作】平刺 0.5~0.8 寸。

（5）曲鬓：

【定位】耳前鬓发后缘直上，平角孙穴。

【主治】头痛连齿，颊颔肿，口噤。

【操作】平刺 0.5~0.8 寸。

（6）率谷：

【定位】耳尖直上，入发际 1.5 寸。

【主治】①头痛，眩晕；②小儿急、慢惊风。

【操作】平刺 0.5~0.8 寸。

（7）完骨：

【定位】耳后，乳突后下方凹陷处。

【主治】①癫痫，头痛，颈项强痛；②喉痹，颊肿，齿痛，口歪。

【操作】平刺 0.5~0.8 寸。

（8）本神：

【定位】入前发际 0.5 寸，督脉（神庭）穴旁开 3 寸。

【主治】①癫痫，小儿惊风，中风；②头痛，目眩。

【操作】平刺 0.5~0.8 寸。

（9）阳白：

【定位】目正视，瞳孔直上，眉上 1 寸。

【主治】①头痛；②目眩，目痛，视物模糊，眼睑跳动。

【操作】平刺 0.5~0.8 寸。

（10）风池：

【定位】胸锁乳突肌与斜方肌上端之间的凹陷中，平风府穴。

【主治】①中风，癫痫，头痛，眩晕，耳鸣等内风为患者；②感冒，鼻塞，衄血，目赤肿痛，羞明流泪，耳聋，口眼㖞斜等外风为患者；③颈项强痛。

【操作】针尖微下，向鼻尖斜刺 0.8~1.2 寸，或平刺透风府穴。深部中间为延髓，必须严格掌握针刺的角度与深度。

（11）肩井：

【定位】肩上，大椎穴与肩峰连线的中点。

【主治】①颈项强痛，肩背疼痛，上肢不遂；②难产，乳痈，乳汁不下；③瘰疬。

【操作】直刺 0.5~0.8 寸。内有肺尖，慎不可深刺；孕妇禁针。

（12）日月：胆之募穴

【定位】乳头直下，第 7 肋间隙。

【主治】①黄疸，呕吐，吞酸，呃逆等胆府病；②胁痛。

【操作】斜刺或平刺 0.5~0.8 寸，不可深刺，以免伤及脏器。

（13）京门：肾之募穴

【定位】侧卧，第 12 肋游离端下际处。

【主治】①小便不利，水肿；②腹胀，肠鸣，腹泻；③腰痛，胁痛。

【操作】直刺 0.5~1 寸。

（14）带脉：

【定位】侧腹，第 11 肋骨游离端直下平脐处。

【主治】①月经不调，闭经，赤白带下；②疝气；③腰痛，胁痛。

【操作】直刺 1~1.5 寸。

（15）居髎：

【定位】侧卧，髂前上棘与股骨大转子高点连线的中点处。

【主治】①腰腿痹痛，瘫痪；②疝气，少腹痛。

【操作】直刺 1~1.5 寸。

（16）环跳：

【定位】侧卧屈腿，当股骨大转子高点与骶管裂孔连线的外 1/3 与内 2/3 交界处。

【主治】①腰胯疼痛，下肢痿痹，半身不遂；②遍身风疹。

【操作】直刺 2~3 寸。

（17）风市：

【定位】大腿外侧正中，腘横纹上 7 寸。或垂手直立时，中指尖下是穴。

【主治】①下肢痿痹、麻木，半身不遂；②遍身瘙痒。

【操作】直刺 1~1.5 寸。

（18）阳陵泉：合穴；胆之下合穴；八会穴之筋会

【定位】腓骨小头前下方凹陷中。

【主治】①黄疸，胁痛，口苦，呕吐，吞酸等胆腑病；②膝肿痛，下肢痿痹、麻木；③小儿惊风。

【操作】直刺 1~1.5 寸。

（19）阳交：阳维脉之郄穴

【定位】外踝高点上 7 寸，腓骨后缘。

【主治】①惊狂，癫痫，瘛疭；②胸胁满痛；③下肢痿痹。

【操作】直刺 0.5~0.8 寸。

（20）外丘：郄穴

【定位】外踝高点上 7 寸，腓骨前缘。

【主治】①癫狂；②胸胁胀满；③下肢痿痹。

【操作】直刺 0.5~0.8 寸。

（21）光明：络穴

【定位】外踝高点上 5 寸，腓骨前缘。

【主治】①目痛，夜盲；②胸乳胀痛；③下肢痿痹。

【操作】直刺 0.5~0.8 寸。

（22）阳辅：经穴

【定位】外踝高点上 4 寸，腓骨前缘稍前处。

【主治】①偏头痛，目外眦痛，咽喉肿痛，腋下肿痛，胸胁满痛；②瘰疬；③下肢痿痹。

【操作】直刺 0.5~0.8 寸。

（23）悬钟：八会穴之髓会

【定位】外踝高点上 3 寸，腓骨后缘。

【主治】①痴呆，中风，半身不遂；②颈项强痛，胸胁满痛，下肢痿痹。

【操作】直刺 0.5~0.8 寸。

（24）丘墟：原穴

【定位】外踝前下方，趾长伸肌腱的外侧凹陷中。

【主治】①目赤肿痛，目生翳膜；②颈项痛，腋下肿，胸胁痛，外踝肿痛；③下肢痿痹。

【操作】直刺 0.5~0.8 寸。

（25）足临泣：输穴；八脉交会穴（通于带脉）

【定位】第 4、5 跖骨结合部的前方凹陷处，足小趾伸肌腱的外侧。

【主治】①偏头痛，目赤肿痛，胁肋疼痛，足跗疼痛；②月经不调，乳痈；③瘰疬。

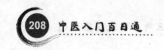

【操作】直刺 0.5~0.8 寸。

（26）侠溪：荥穴

【定位】足背，第 4、5 趾间纹头上凹陷处。

【主治】①惊悸；②头痛，眩晕，耳鸣，耳聋；③颊肿，目外眦赤痛，胁肋疼痛，膝股痛，足跗肿痛；③乳痈。

【操作】直刺 0.3~0.5 寸。

（27）足窍阴：井穴

【定位】第四趾外侧趾甲根角旁 0.1 寸。

【主治】①头痛，目赤肿痛，耳鸣，耳聋，咽喉肿痛；②胸胁痛，足跗肿痛。

【操作】浅刺 0.1 寸，或点刺出血。

12. 足厥阴肝经及其腧穴

【经脉循行】足厥阴肝经起于足大趾外侧，经足背、内踝前上行于大腿内侧，联系阴部，入体腔联系于胃、肝、胆、膈、胁肋，经咽喉上联目系，上行出于额部，与督脉交会于巅顶部。目系支脉下经颊里，环绕唇内。肝部支脉上膈，注于肺中。

【主治概要】本经腧穴主治肝、胆、脾、胃病，妇科病，少腹、前阴病，以及经脉循行经过部位的其他病症。

【本经常用腧穴】

（1）大敦：井穴

【定位】足大趾外侧趾甲根角旁约 0.1 寸。

【主治】①疝气，少腹痛；②遗尿，癃闭，五淋，尿血；③月经不调，崩漏，缩阴，阴中痛，阴挺；④癫痫，善寐。

【操作】浅刺 0.1~0.2 寸，或点刺出血。

（2）行间：荥穴

【定位】足背，当第 1、2 趾间的趾蹼缘上方纹头处。

【主治】①中风，癫痫；②头痛，目眩，目赤肿痛，青盲，口歪；③月经不调，痛经，闭经，崩漏，带下，阴中痛，疝气；④遗尿，癃闭，五淋；⑤胸胁满痛；⑥下肢内侧痛，足跗肿痛。

【操作】直刺 0.5~0.8 寸。

（3）太冲：输穴；原穴

【定位】足背，第 1、2 跖骨结合部之前凹陷中。

【主治】①中风，癫狂痫，小儿惊风；②头痛，眩晕，耳鸣，目赤肿痛，口歪，咽痛；③月经不调，痛经，经闭，崩漏，带下；④胁痛，腹胀，呕逆，黄疸；⑤癃闭，遗尿；⑥下肢痿痹，足跗肿痛。

【操作】直刺 0.5~0.8 寸。

（4）中封：经穴

【定位】内踝前 1 寸，胫骨前肌腱内缘凹陷中。

【主治】①疝气，遗精，小便不利；②腰痛，少腹痛，内踝肿痛。

【操作】直刺 0.5~0.8 寸。

（5）蠡沟：络穴

【定位】内踝尖上 5 寸，胫骨内侧面的中央。

【主治】①月经不调，赤白带下，阴挺，阴痒；②小便不利，疝气，睾丸肿痛。

【操作】平刺 0.5~0.8 寸。

（6）中都：郄穴

【定位】内踝尖上 7 寸，胫骨内侧面的中央。

【主治】①疝气，小腹痛；②崩漏，恶露不尽。

【操作】平刺 0.5~0.8 寸。

（7）曲泉：合穴

【定位】屈膝，当膝内侧横纹头上方，半腱肌、半膜肌止端前缘凹陷中。

【主治】①月经不调，痛经，带下，阴挺，阴痒，产后腹痛；②遗精，阳痿，疝气，小便不利；③膝髌肿痛，下肢痿痹。

【操作】直刺 1~1.5 寸。

（8）阴包：

【定位】股骨内上髁上 4 寸，缝匠肌后缘。

【主治】①月经不调，小便不利，遗尿；②腰骶痛引少腹。

【操作】直刺 0.8~1.5 寸。

（9）急脉：

【定位】耻骨联合下缘中点旁开 2.5 寸，当气冲穴外下方腹股沟处。

【主治】少腹痛，疝气，阴挺。

【操作】避开动脉，直刺 0.5~1 寸。

（10）章门：脾之募穴；八会穴之脏会

【定位】第 11 肋游离端下际。

【主治】①腹痛，腹胀，肠鸣，腹泻，呕吐；②胁痛，黄疸，痞块，小儿疳疾。

【操作】直刺 0.8~1 寸。

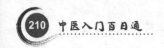

（11）期门：肝之募穴

【定位】乳头直下，第6肋间隙，前正中线旁开4寸。

【主治】①胸胁胀痛，乳痈；②呕吐，吞酸，呃逆，腹胀，腹泻；③奔豚；④伤寒热入血室。

【操作】斜刺或平刺0.5~0.8寸，不可深刺，以免伤及内脏。

二、任督二脉

1. 督脉及其腧穴

【经脉循行】督脉起于小腹内，下出于会阴部，向后、向上行于脊柱的内部，上达项后风府，进入脑内，上行巅顶，沿前额下行鼻柱，止于上唇内龈交穴。

【主治概要】本经腧穴主治神志病，热病，腰骶、背、头项等局部病症及相应的内脏病症。

【本经常用腧穴】

（1）长强：督脉络穴

【定位】跪伏或胸膝位，当尾骨尖端与肛门连线的中点处。

【主治】①腹泻，痢疾，便血，便秘，痔疮，脱肛；②癫狂痫，瘛疭，脊强反折。

【操作】紧靠尾骨前面斜刺0.8~1寸；不宜直刺，以免伤及直肠。

（2）腰俞：

【定位】正当骶管裂孔处。

【主治】①腹泻，痢疾，便血，便秘，痔疮，脱肛；②月经不调，经闭；③腰脊强痛，下肢痿痹。

【操作】向上斜刺0.5~1寸。

（3）腰阳关：

【定位】后正中线上，第4腰椎棘突下凹陷中；约与髂嵴相平。

【主治】①腰骶疼痛，下肢痿痹；②月经不调，赤白带下；③遗精，阳痿。

【操作】向上斜刺0.5~1寸。多用灸法。

（4）命门：

【定位】后正中线上，第2腰椎棘突下凹陷中。

【主治】①腰脊强痛，下肢痿痹；②月经不调，赤白带下，痛经，经闭，不孕；③遗精，阳痿，精冷不育，小便频数；④小腹冷痛，腹泻。

【操作】向上斜刺0.5~1寸。多用灸法。

（5）筋缩：

【定位】后正中线上，第9胸椎棘突下凹陷中。

【主治】①癫狂痫；②抽搐，脊强，背痛，四肢不收，筋挛拘急；③胃痛，黄疸。

【操作】向上斜刺 0.5~1 寸。

（6）至阳：

【定位】后正中线上，第7胸椎棘突下凹陷中。

【主治】①黄疸；②胸胁支满，咳嗽，气喘；③腰背疼痛，脊强。

【操作】向上斜刺 0.5~1 寸。

（7）神道：

【定位】后正中线上，第5胸椎棘突下凹陷中。

【主治】①心痛，心悸，怔忡，失眠，健忘；②中风不语，癫痫；③咳嗽，气喘；④腰脊强，肩背痛。

【操作】向上斜刺 0.5~1 寸。

（8）大椎：

【定位】后正中线上，第7颈椎棘突下凹陷中。

【主治】①热病，疟疾；②恶寒发热，咳嗽，气喘，骨蒸潮热，胸痛；③癫狂痫，小儿惊风；④项强，脊痛；⑤风疹，痤疮。

【操作】向上斜刺 0.5~1 寸。

（9）风府：

【定位】正坐，头微前倾，后正中线上，入发际上1寸。

【主治】①中风，癫狂痫，癔病；②眩晕，头痛，颈项强痛；③咽喉肿痛，失音，目痛，鼻衄。

【操作】正坐位，头微前倾，项部放松，向下颌方向缓慢刺入 0.5~1 寸；不可向上深刺，以免刺入枕骨大孔，伤及延髓。

（10）脑户：

【定位】风府穴直上 1.5 寸，当枕骨粗隆上缘凹陷处。

【主治】头晕，项强，失音，癫痫。

【操作】平刺 0.5~0.8 寸。

（11）百会：

【定位】后发际正中直上7寸；或当头部正中线与两耳尖连线的交点处。

【主治】①中风，痴呆，癫狂痫，癔病，瘛疭；②头风，头痛，眩晕，耳鸣；③惊悸，失眠，健忘；④脱肛，阴挺，腹泻。

【操作】平刺 0.5~0.8 寸；升阳举陷可用灸法。

（12）神庭：

【定位】额前部发际正中直上 0.5 寸。

【主治】①癫狂痫，中风；②头痛，目眩，失眠，惊悸；③目赤，目翳，鼻渊，鼻衄。

【操作】平刺 0.5~0.8 寸。

（13）印堂：

【定位】在额部，当两眉头的中间。

【主治】头痛、眩晕、鼻衄、鼻渊、小儿惊风、失眠。

【操作】提捏局部皮肤，平刺 0.3~0.5 寸，或用三棱针点刺出血；可灸。

（14）素髎：

【定位】鼻尖正中。

【主治】①昏迷，惊厥，新生儿窒息；②鼻渊，鼻衄，喘息。

【操作】向上斜刺 0.3~0.5 寸；或点刺出血。为急救要穴之一。

（15）水沟：（人中）

【定位】在人中沟的上 1/3 与下 2/3 交界处。

【主治】①昏迷，晕厥，中风，中暑，癔病，癫狂痫，急慢惊风；②鼻塞，鼻衄，面肿，口歪，齿痛，牙关紧闭；③闪挫腰痛。

【操作】向上斜刺 0.3~0.5 寸，强刺激；或指甲掐按。为急救要穴之一。

（16）龈交：

【定位】上唇系带与齿龈连接处。

【主治】①口歪，口噤，口臭，齿衄，齿痛，鼻衄，面赤颊肿；②癫狂，项强。

【操作】向上斜刺 0.2~0.3 寸；或点刺出血。

2. 任脉及其腧穴

【经脉循行】任脉起于小腹内，下出会阴部，向前上行于阴毛部，在腹内沿前正中线上行，经关元等穴至咽喉部，再上行环绕口唇，经过面部，进入目眶下，联系于目。

【主治概要】本经腧穴主治少腹、脐腹、胃脘、胸、颈、咽喉、头面等局部病症和相应的内脏病症，部分腧穴有强壮作用或可治疗神志病。

【本经常用腧穴】

（1）会阴：

【定位】男性在阴囊根部与肛门连线的中点处；女性在大阴唇后联合与肛门连线的中点处。

【主治】①溺水窒息，昏迷，癫狂痫；②小便不利，遗尿，阴痛，阴痒，脱肛，阴挺，痔疮；③遗精，月经不调。

【操作】直刺 0.5~1 寸；孕妇慎用。

（2）曲骨：

【定位】前正中线上，脐下 5 寸，当耻骨联合上缘中点处。

【主治】①少腹胀满，小便淋漓，遗尿；②阳痿，阴囊湿痒；③月经不调，痛经，赤白带下。

【操作】直刺 1~1.5 寸；孕妇慎用。

（3）中极：膀胱募穴

【定位】前正中线上，脐下 4 寸。

【主治】①遗尿，小便不利，癃闭；②遗精，阳痿，不育；③月经不调，崩漏，阴挺，阴痒，不孕，产后恶露不止，带下。

【操作】直刺 1~1.5 寸；孕妇慎用。

（4）关元：小肠募穴

【定位】前正中线上，脐下 3 寸。

【主治】①中风脱证，虚劳冷惫；②少腹疼痛，腹泻，痢疾，脱肛，疝气；③五淋，便血，尿血，尿闭，尿频；④遗精，阳痿，早泄，白浊；⑤月经不调，痛经，经闭，崩漏，带下，阴挺，恶露不尽，胞衣不下。

【操作】直刺 1~1.5 寸；多用灸法。孕妇慎用。

（5）石门：三焦募穴

【定位】前正中线上，脐下 2 寸。

【主治】①腹胀，腹泻，痢疾，绕脐疼痛；②奔豚，疝气，水肿，小便不利；③遗精，阳痿；④经闭，带下，崩漏，产后恶露不止。

【操作】直刺 1~1.5 寸；孕妇慎用。

（6）气海：

【定位】前正中线上，脐下 1.5 寸。

【主治】①虚脱，形体羸瘦，脏气衰惫，乏力；②水谷不化，绕脐疼痛，腹泻，痢疾，便秘；③小便不利，遗尿；④遗精，阳痿，疝气；⑤月经不调，痛经，经闭，崩漏，带下，阴挺，产后恶露不止，胞衣不下；⑥水肿，气喘。

【操作】直刺 1~1.5 寸；多用灸法。孕妇慎用。

（7）神阙：

【定位】脐窝中央。

【主治】①阳气暴脱，形寒神惫，尸厥，风痫；②腹痛，腹胀，腹泻，痢疾，便秘，脱肛；③水肿，鼓胀，小便不利。

【操作】一般不针，多用艾炷隔盐灸法。

（8）水分：

【定位】前正中线上，脐上 1 寸。

【主治】①水肿，小便不利；②腹痛，腹泻，胃反吐食。

【操作】直刺 1~1.5 寸；水病多用灸法。

（9）下脘：

【定位】前正中线上，脐上 2 寸。

【主治】①腹痛，腹胀，腹泻，呕吐，食谷不化；②小儿疳疾，痞块。

【操作】直刺 1~1.5 寸。

（10）中脘：胃之募穴；八会穴之腑会

【定位】前正中线上，脐上 4 寸；或脐与胸剑联合连线的中点处。

【主治】①胃痛，腹胀，纳呆，呕吐，吞酸，呃逆，疳疾，黄疸；②癫狂痫，脏燥，尸厥，失眠，惊悸，哮喘。

【操作】直刺 1~1.5 寸。

（11）上脘：

【定位】前正中线上，脐上 5 寸。

【主治】①胃痛，呕吐，呃逆，腹胀；②癫痫。

【操作】直刺 1~1.5 寸。

（12）巨阙：心之募穴

【定位】前正中线上，脐上 6 寸；或胸剑联合下 2 寸。

【主治】①癫狂痫；②胸痛，心悸；③呕吐，吞酸。

【操作】向下斜刺 0.5~1 寸；不可深刺，以免伤及肝脏。

（13）鸠尾：任脉络穴

【定位】前正中线上，脐上 7 寸；或剑突下，胸剑联合下 1 寸。

【主治】①癫狂痫；②胸满，咳喘；③皮肤痛或瘙痒。

【操作】向下斜刺 0.5~1 寸。

（14）膻中：心包募穴；八会穴之气会

【定位】前正中线上，平第四肋间隙；或两乳头连线与前正中线的交点处。

【主治】①咳嗽，气喘，胸闷，心痛，噎嗝，呃逆；②产后乳少，乳痈。

【操作】平刺 0.3~0.5 寸。

（15）华盖：

【定位】前正中线上，胸骨角的中点处，平第1肋间隙。

【主治】咳嗽，气喘，胸痛，喉痹。

【操作】平刺0.3~0.5寸。

（16）天突：

【定位】胸骨上窝正中。

【主治】①咳嗽，哮喘，胸痛，咽喉肿痛；②暴喑，瘿气，梅核气，噎膈。

【操作】先直刺0.2~0.3寸，然后将针尖向下，紧靠胸骨柄后方刺入1~1.5寸。必须严格掌握针刺的角度和深度，以防刺伤肺和有关动、静脉。

（17）廉泉：

【定位】微仰头，在喉结上方，当舌骨体上缘的中点处。

【主治】①舌强不语，暴喑，喉痹，吞咽困难；②舌缓流涎，舌下肿痛，口舌生疮。

【操作】向舌根斜刺0.5~0.8寸。

（18）承浆：

【定位】颏唇沟的正中凹陷处。

【主治】①口歪，齿龈肿痛，流涎；②暴喑，癫狂。

【操作】斜刺0.3~0.5寸。

三、常用奇穴都有哪些

1.头颈部

（1）四神聪：

【定位】在顶部，当百会前后左右各1寸，共4穴。

【主治】①头痛、眩晕、失眠、健忘、癫痫；②目疾。

【操作】平刺0.5~0.8寸；可灸。

（2）鱼腰：

【定位】在额部，瞳孔直上，眉毛中。

【主治】①眉棱骨痛；②眼睑瞤动、眼睑下垂、目赤肿痛、目翳；③口眼㖞斜。

【操作】平刺0.3~0.5寸。

（3）太阳：

【定位】在颞部，当眉梢与目外眦之间，向后约一横指的凹陷处。

【主治】①头痛；②目疾；③面瘫。

【操作】直刺或斜刺 0.3~0.5 寸，或点刺出血；可灸。

（4）耳尖：

【定位】在耳郭的上方，当折耳向前，耳郭上方的尖端处。

【主治】①目疾；②头痛；③咽喉肿痛。

【操作】直刺 0.1~0.2 寸；可灸。

（5）球后：

【定位】在面部，当眶下缘外 1/4 与内 3/4 交界处。

【主治】目疾。

【操作】轻压眼球向上，向眶缘缓慢直刺 0.5~1.5 寸，不提插。

（6）夹承浆：

【定位】在面部，承浆穴旁开 1 寸处。

【主治】齿龈肿痛、口㖞。

【操作】斜刺或平刺 0.3~0.5 寸。

（7）金津、玉液：

【定位】在口腔内，当舌系带两侧静脉上，左为金津，右为玉液。

【主治】①口疮、舌强、舌肿；②呕吐、消渴。

【操作】点刺出血。

（8）牵正：

【定位】在面颊部，耳垂前 0.5~1 寸处。

【主治】口㖞、口疮。

【操作】向前斜刺 0.5~0.8 寸；可灸。

（9）安眠：

【定位】在项部，当翳风穴与风池穴连线的中点。

【主治】①失眠、头痛、眩晕；②心悸；③癫狂。

【操作】直刺 0.8~1.2 寸；可灸。

2. 胸腹部

（1）子宫：

【定位】在下腹部，当脐中下 4 寸，中极旁开 3 寸。

【主治】①阴挺；②月经不调、痛经、崩漏；③不孕。

【操作】直刺 0.8~1.2 寸。

（2）三角灸：

【定位】以患者两口角之间的长度为一边，做等边三角形，将顶角置于患者脐心，底边呈水平线，两底角处是该穴。

【主治】疝气、腹痛。

【操作】艾炷灸 5~7 壮。

3. 背部

（1）定喘：

【定位】在背部，当第 7 颈椎棘突下，旁开 0.5 寸。

【主治】①哮喘、咳嗽；②肩背痛、落枕。

【操作】直刺 0.5~0.8 寸；可灸。

（2）夹脊：

【定位】在背腰部，当第 1 胸椎至第 5 腰椎棘突下两侧，后正中线旁开 0.5 寸，一侧 17 穴，左右共 34 穴。

【主治】适应范围较广，其中上胸部的穴位治疗心肺、上肢疾病；下胸部的穴位治疗胃肠疾病；腰部的穴位治疗腰腹及下肢疾病。

【操作】直刺 0.3~0.5 寸，或用梅花针叩刺；可灸。

（3）腰眼：

【定位】在腰部，当第 4 腰椎棘突下，旁开约 3.5 寸凹陷中。

【主治】①腰痛；②月经不调、带下；③虚劳。

【操作】直刺 1~1.5 寸；可灸。

4. 上肢部

（1）肩前：

【定位】在肩部，正坐垂臂，当腋前皱襞顶端与肩髃穴连线的中点。

【主治】肩臂痛、臂不能举。

【操作】直刺 1~1.5 寸；可灸。

（2）肘尖：

【定位】在肘后部，屈肘当尺骨鹰嘴的尖端。

【主治】①瘰疬；②痈疽；③肠痈。

【操作】艾炷灸 7~15 壮。

（3）中魁：

【定位】在中指背侧近侧指间关节的中点处。握拳取穴。

【主治】噎膈、呕吐、食欲不振、呃逆。

【操作】针刺 0.2~0.3 寸；艾炷灸 5~7 壮。

（4）腰痛点：

【定位】在手背侧，当第2、3掌骨及第4、5掌骨之间，当腕横纹与掌指关节中点处，一侧2穴，左右共4穴。

【主治】急性腰扭伤。

【操作】由两侧向掌中斜刺0.5~0.8寸；可灸。

（5）外劳宫：落枕穴

【定位】左手背侧，当第2、3掌骨间，指掌关节后约0.5寸处（指寸）。

【主治】①落枕、手臂肿痛；②脐风。

【操作】直刺0.5~0.8寸；可灸。

（6）八邪：

【定位】在手背侧，微握拳，第1至第5指间，指蹼缘后方赤白肉际处，左右共8穴。

【主治】①手背肿痛、手指麻木；②烦热、目痛；③毒蛇咬伤。

【操作】斜刺0.5~0.8寸，或点刺出血。

（7）四缝：

【定位】在第2至第5指掌侧，近端指关节的中央，一手4穴，左右共8穴。

【主治】①小儿疳积；②百日咳。

【操作】点刺出血或挤出少许黄色透明黏液。

（8）十宣：

【定位】在手十指尖端，距指甲游离缘0.1寸（指寸），左右共10穴。

【主治】①昏迷；②癫痫；③高热、咽喉肿痛。

【操作】浅刺0.1~0.2寸，或点刺出血。

5. 下肢部

（1）百虫窝：

【定位】屈膝，在大腿内侧，髌底内侧端上3寸，即血海上1寸。

【主治】①虫积；②风湿痒疹、下部生疮。

【操作】直刺1.5~2寸；可灸。

（2）鹤顶：

【定位】在膝上部，髌底的中点上方凹陷处。

【主治】膝痛、足胫无力、瘫痪。

【操作】直刺0.8~1寸；可灸。

（3）膝眼：

【定位】屈膝，在髌韧带两侧凹陷处。在内侧的称内膝眼，在外侧的称外膝眼。

【主治】①膝痛、腿痛；②脚气。

【操作】向膝中斜刺 0.5~1 寸，或透刺对侧膝眼；可灸。

（4）胆囊：

【定位】在小腿外侧上部，当腓骨小头前下方凹陷处（阳陵泉）直下 2 寸。

【主治】①急慢性胆囊炎、胆石症、胆道蛔虫病；②下肢痿痹。

【操作】直刺 1~2 寸；可灸。

（5）阑尾：

【定位】在小腿前侧上部，当犊鼻下 5 寸，胫骨前缘旁开一横指。

【主治】①急慢性阑尾炎；②消化不良；③下肢痿痹。

【操作】直刺 1.5~2 寸；可灸。

（6）八风：

【定位】在足背侧，第 1 至第 5 趾间，趾蹼缘后方赤白肉际处，一足 4 穴，左右共 8 穴。

【主治】①足跗肿痛、趾痛；②毒蛇咬伤；③脚气。

【操作】斜刺 0.5~0.8 寸，或点刺出血。

第五章　针灸方法

一、针刺方法总论

1.常用针灸器具

（1）针刺用具：现代临床常用针具由古代九针发展而来，毫针是针灸临床最常用的针具，多采用不锈钢制作而成。毫针规格多样，适用于全身各部腧穴，治疗内、外、妇、儿等各科病证。另外还有芒针、三棱针、火针、皮肤针、皮内针、针刀等针具，丰富了针刺技术。在临床实践中可根据不同病证和刺法的需要，选择使用不同针具。

（2）灸材与灸具：施灸材料较多，以艾叶制成的艾绒最为常用。将干燥的艾叶捣制后除去杂质，制成纯净细软的艾绒，晒干贮藏备用，以陈久者为好。艾绒具有易于燃烧、热力温和持久、穿透力强等特点，其温通散寒作用明显。艾绒可制作成艾炷和艾条在临床使用。在传统灸法中，还有一些材料常用于施灸，如用于灯火灸的灯心草，用于天灸的白芥子、细辛、大蒜、斑蝥等具有刺激性的药物。

2.常用针灸体位

适宜体位的选用对于正确定位取穴、方便针灸施术、持久留针以及防止晕针、滞针、弯针、折针等意外情况的发生，都具有重要的意义。临床上针灸的常用体位主要有以下6种，当正确选用。

（1）仰卧位：平躺在治疗床上头面胸腹朝上，四肢自然伸直平放。适宜于取头、面、胸、腹部和四肢部分腧穴时选用。

（2）侧卧位：侧卧于治疗床上四肢可自然屈曲。适宜于取身体侧面少阳经和上、下肢部分腧穴时选用。

（3）俯卧位：俯卧于治疗床上头面胸腹朝下，上肢可做环抱状置于下颌或额头下，下肢自然平伸。适宜于取头、项、脊背、腰骶部和下肢后侧及上肢部分腧穴时选用。

（4）仰靠坐位：背靠坐在治疗椅上头仰起靠于椅背。适宜于取前头、颜面和颈前等部位腧穴时选用。

（5）俯伏坐位：伏坐在治疗椅上头自然低俯平靠于椅背。适宜于取后头和项、背部的腧穴时选用。

（6）侧伏坐位：坐在治疗椅上头侧伏于治疗床或椅背上，同侧上肢当放在头部下，适宜于取侧头部、面颊及耳前后部位腧穴时选用。

对初诊、精神紧张或年老、体弱、病重的患者，宜采取卧位，以防患者感到疲劳甚至发生晕针现象。

3. 常规针灸治疗量 针灸治疗量指治疗过程中针灸作用量的总和。适度的针灸治疗量是提高针灸疗效、保证针灸安全的关键因素。与针刺治疗量有关的因素是：

（1）取穴多少：在处方配穴正确的前提下，取穴越多，针刺刺激就越大，针刺作用量相应越大；取穴越少，针刺刺激就越小，针刺作用量相应越小。一般而言对慢性疾病、复杂性疾病、全身性疾病等，取穴较多；对急性病证、单纯性病证、局部病证等，取穴较少。临床上，取穴多少依病情和患者耐受程度而定，一般要求取穴少而精。

（2）针具粗细：针具直径的大小与针刺刺激量相关，不同粗细的针具对不同的病证有不同的治疗效果。一般而言，粗针刺激量大，泻邪作用较强；细针刺激量小，补虚较为适宜。

（3）针刺深浅：治疗不同病证需针刺不同深度。一般而言，深刺刺激强度大，适用于筋骨深部病证；浅刺刺激强度小，适用于皮脉浅表病证。

（4）手法轻重：针刺手法的轻重，主要是针对刺激强度而言，临床实践中可通过针感的强弱，来判断轻、中、重三种强度不同的刺激量。轻者针下感应柔和，中者针下感应明显，重者针下感应强烈。医者往往以捻转、提插针体的频率、幅度和角度，来调节刺激量的大小，以决定手法的轻重。捻转角度及提插幅度小、频率慢、运针时间较短者则刺激量小，为轻手法；反之则刺激量大，为重手法。临床上，轻手法多用于体质较弱或慢性病患者，重手法多用于体质较强或急性病患者。

（5）针刺时间长短：治疗常规为一日治疗一次，根据病情和实际情况，也可一日两次或两日一次。1~2周为一个疗程。至于需要治疗多少疗程，视患者体质、病情等具体情况而定。

留针的过程是保持和增加刺激量的过程。留针时间长短与疗效有密切关系。一般留针15~30分钟，留针期间，常运用一定针刺手法以守气，每5~10分钟行针一次，以保持得气感而提高疗效。留针时间越长，刺激量相对越大；留针时间越短，刺激量相对越小。一般而言，体质较强的患者可多留针，治疗寒性病证、慢性病证，留针时间较长；体质较弱的患者可少留针，治疗热性病证、急性病证，留针时间较短。

艾灸治疗量的大小由艾绒的药力、灸火的热力所决定。

（1）艾炷大小：艾炷的大小常分为3种规格，小炷如麦粒大，中炷如苍耳子大，大炷如莲子大。一般而言，艾炷越大，艾火就越强，作用量也就越大；艾炷越小，艾火

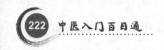
就越弱，作用量也就越小。

（2）壮数多少：艾炷数量的计数单位定为"壮"，即灸时每燃尽一个艾炷称为"一壮"。壮数越多，作用量就越大；壮数越少，作用量就越小。

（3）灸火强弱：灸火强弱主要与艾炷大小、艾条施灸距离远近、艾绒燃烧程度等因素有关。艾炷越大、艾条燃端离施灸部位越近、艾绒燃烧越充分，灸火就越强；艾炷越小、艾条燃端离施灸部位越远、艾绒燃烧越不充分，灸火就越弱。临床上，艾条燃端离施灸部位一般为 2~3cm。灸火强弱以施灸部位有温热感又不引起灼痛为度。强灸火，多用于实证、急性病、体质壮的患者；弱灸火，多用于虚证、慢性病、体质弱的患者。

（4）施灸时间长短：施灸时间一般为每穴 10~15 分钟，时间越长，作用量越大；时间越短，作用量越小。一般初灸时，每日 1 次，3 次后可改为 2~3 天 1 次。急性病可每日灸 2~3 次。

4. 针灸施术的注意事项

（1）施术前消毒：选用一次性无菌针具，施术前医者应先用肥皂水将手洗净，待干后再用 75% 乙醇棉球擦拭后，方可持针操作。持针施术时医者应尽量避免手指直接接触针身，如某些手法需要触及针身时，应以无菌干棉球作隔物，以确保针身无菌。用 75% 乙醇棉球擦拭需要针刺的部位皮肤，或用 1.5% 碘伏擦拭。擦拭时应从中心点向外绕圈消毒。皮肤消毒后，切忌再接触污物，以防止重新污染。

（2）刺灸法的宜忌：刺灸施术时，应避开人体要害和特殊部位，以免发生不良后果。对胸、胁、腰、背、缺盆等部位的腧穴，一般不宜直刺、深刺，以免伤及脏腑。肝、脾大者，肺气肿患者尤应注意。针刺小腹部穴位前，应先令患者排尿；针刺尿潴留患者小腹部腧穴时，应掌握适当的针刺方向、角度、深度等，以免误伤膀胱等器官。眼区穴位针刺不宜大幅度提插、捻转；项部深层为延髓，脊柱的深层为脊髓，均不可深刺。大血管附近的腧穴应避开血管针刺；小儿囟门部位、头缝尚未骨化部位则禁针；皮肤有感染、溃疡、创伤、瘢痕或肿瘤的部位，不宜针灸。

（3）考虑患者体质、年龄、性别以及具体疾病情况：凡初病、体质强壮者，针灸治疗量宜大；久病、体质虚弱者和老人、儿童，针灸治疗量宜小，宜选用卧位。对于大醉、大怒、饥饿、疲劳、精神过度紧张的患者，不宜立即针灸。对于首次接受针灸治疗的，医生应在针刺前做好解释以帮助患者克服恐惧心理，避免针刺异常情况的发生。妇女行经时，若非为了调经，亦慎用针刺。孕妇尤其有习惯性流产史者，应慎用针灸治疗。气血严重亏虚者（如大出血、大吐、大泻、大汗的患者）不宜针刺；形体极度消瘦者（如癌症、慢性肝炎晚期等患者）不宜针刺；传染性强的疾病和凝血机制障碍患者一般不宜针刺治疗。一般表证宜浅刺，表寒者应久留针，表热者应疾出针；里证宜深刺，里寒者可用补法、灸法，里热者应行泻法；虚证宜用补法，虚寒者宜少针多灸，虚热者宜多针慎灸；实证宜用泻法，表实者宜浅刺，里实者可深刺；寒证宜深刺，久留针；热证宜浅刺，疾出针，或刺络出血。

二、毫针刺法

1. 基本操作技术

（1）进针法：临床上一般以右手持针操作，以拇、食、中指夹持针柄，其状如持毛笔，将针刺入穴位，故称右手为"刺手"；左手爪切按压所刺部位或辅助固定针身，故称为"押手"。

1）单手进针法：仅运用刺手将针刺入穴位的方法，多用于较短毫针的进针。用刺手拇、食指持针，中指指端紧靠穴位，指腹抵住针身中部，当拇、食指向下用力时，中指也随之屈曲，将针刺入，直至所需的深度。此外，还有用拇、食指夹持针身，中指指端抵触穴位，拇、食指所夹持的毫针沿中指尖端迅速刺入。

2）指切进针法：用押手拇指或食指指端切按在腧穴皮肤上，刺手持针，紧靠押手切按腧穴的手指指甲面将针刺入。此法适用于短针的进针。

3）夹持进针法：用押手拇、食二指持捏无菌干棉球夹住针身下端，将针尖固定在拟刺腧穴的皮肤表面，刺手向下捻动针柄，押手同时向下用力，将针刺入。此法适用于长针的进针。

4）舒张进针法：用押手食、中二指或拇、食二指将拟刺腧穴处的皮肤向两侧撑开，使皮肤绷紧，刺手持针，使针从押手食、中二指或拇、食二指的中间刺入。此法主要用于皮肤松弛部位的腧穴。

5）提捏进针法：用押手拇、食二指将拟刺腧穴部位的皮肤提起，刺手持针，从捏起皮肤的上端将针刺入。此法主要用于印堂穴等皮肉浅薄部位的腧穴。

（2）针刺的方向、角度和深度：针刺的方向是指进针时针尖的朝向，或顺经而刺，或逆经而刺，以达到疏通经气、提高疗效的目的。临床需结合腧穴部位的特点，针刺某些腧穴时必须朝向某一特定方向，方能保证治疗效果和针刺安全。如针刺某些背部腧穴时，针尖应朝向脊柱方向。同时还需要根据治疗需要，如针刺时针尖朝向病所，促使针刺感应达到病变部位，通过气至病所提高治疗效果。

针刺的角度是指进针时针身与皮肤表面所形成的夹角。一般分为3种角度。①直刺：指针身与皮肤表面呈90°垂直刺入体内。此法适用于人体大部分腧穴。②斜刺：指针身与皮肤表面呈45°左右刺入体内。此法适用于肌肉浅薄处或内有重要脏器，或不宜直刺、深刺的腧穴。③平刺：指针身与皮肤表面呈15°左右或以更小的角度刺入

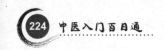

体内。此法适用于皮薄肉少部位的腧穴。

针刺深度的确定以安全且取得针感为原则。年老体弱、气血虚衰，小儿稚嫩，均不宜深刺；中青年身强体壮者，可适当深刺。形瘦体弱者宜浅刺；形胖体强者宜深刺。阳证、新病者宜浅刺；阴证、久病者宜深刺。头面、胸背及皮薄肉少处腧穴宜浅刺；四肢、臀、腹及肌肉丰厚处腧穴宜深刺。此外不同季节对针刺深浅的要求也不同，一般"春夏宜刺浅，秋冬宜刺深"。

2. **行针手法**　行针亦称运针，是指毫针刺入穴位后，为使患者产生针刺感应，或进一步调整针感的强弱，以及使针感向某一方向扩散、传导而采取的操作方法。行针手法包括基本手法和辅助手法。

（1）基本手法：包括提插法和捻转法。临床施术时这两者既可单独应用，又可配合使用。

1）提插法：指将毫针刺入腧穴一定深度后，施以上提下插的操作手法将针向上引退为提，将针向下刺入为插。如此反复运针做上下纵向运动，就构成了提插法。使用提插法时的指力一定要均匀一致，幅度不宜过大，一般以 3~5 分钟为宜，频率不宜过快，每分钟 60 次左右，保持针身垂直，不改变针刺方向、角度。

2）捻转法：指将毫针刺入腧穴一定深度后，施以向前向后捻转动作，使针反复来回旋转的行针手法。使用捻转法时，指力要均匀，角度要适当，捻转角度一般在 180°~360°，不能单向捻针，以免针体被肌纤维缠绕，引起局部疼痛或滞针。

（2）辅助手法：行针的辅助手法是以促使得气和加强针刺感应为目的的操作手法。

1）循法：针刺后在留针过程中，医者用手指顺着经脉的循行路径，在针刺腧穴的上下部位轻柔循按的方法。

2）弹法：针刺后在留针过程中，医者以手指轻弹针尾或针柄，使针体微微振动的方法。

3）刮法：毫针刺入一定深度后，以拇指或食指的指腹抵住针尾，用食指或中指或拇指甲，由下而上或由上而下频频刮动针柄的方法。

4）摇法：毫针刺入一定深度后，医者手持针柄，将针轻轻摇动的方法。其法有二：一是直立针身而摇，以加强得气的感应；二是卧倒针身而摇，使经气向一定方向传导。

5）飞法：毫针刺入一定深度后，医者用刺手拇、食指执持针柄，细细捻搓数次，然后张开两指，一搓一放，反复数次，状如飞鸟展翅，故称飞法。

6）震颤法：毫针刺入一定深度后，医者刺手持针柄，用小幅度、快频率的提插、捻转手法，使针身轻微震颤的方法。

3. **补泻手法**　针刺补泻是通过针刺腧穴，运用一定的手法激发经气以鼓舞正气、祛除病邪而防治疾病的方法。

（1）单式补泻手法：

1）捻转补泻：针下得气后，拇指向前用力重，向后用力轻者为补法；拇指向后用力重，向前用力轻者为泻法。

2）提插补泻：针下得气后，先浅后深，重插轻提，以下插用力为主者为补法；先深后浅，轻插重提，以上提用力为主者为泻法。

3）徐疾补泻：进针时徐徐刺入，疾速出针者为补法；进针时疾速刺入，徐徐出针者为泻法。

4）迎随补泻：进针时针尖随着经脉循行去的方向刺入为补法，针尖迎着经脉循行来的方向刺入为泻法。

5）呼吸补泻：在患者呼气时进针，吸气时出针为补法；在患者吸气时进针，呼气时出针为泻法。

6）开阖补泻：出针后迅速按闭针孔为补法；出针时摇大针孔而不按为泻法。

7）平补平泻：进针得气后均匀地提插、捻转，即为平补平泻。

在上述单式补泻手法中，捻转补泻和提插补泻是基本的补泻手法。

（2）复式补泻手法：

1）烧山火：将穴位的可刺深度分为浅、中、深三层（天、人、地三部），先浅后深，每层各做紧按慢提（或用捻转补法）九数，然后退回至浅层，称为一度。如此反复操作数度，再将针按至深层留针。在操作过程中，可配合呼吸补泻中的补法，出针时按压针孔。多用于治疗顽麻冷痹、虚寒性疾病等。

2）透天凉：针刺入后直插深层，按深、中、浅的顺序，在每一层中紧提慢按（或用捻转泻法）六数，称为一度。如此反复操作数度，将针紧提至浅层留针。在操作过程中，可配合呼吸补泻中的泻法，出针时摇大针孔而不按压。多用于治疗热痹、急性痈肿等实热性疾病。

4. 得气 得气又称"针感"，指毫针刺入腧穴一定深度后，施以一定的行针手法，使针刺部位获得经气感应。当针刺得气时，患者自觉针刺部位有酸、麻、胀、重等反应，有时出现热、凉、痒、痛、抽搐、蚁行等反应，有时出现沿着一定的方向和部位传导、扩散等现象。医者的刺手则能体会到针下沉紧、涩滞或针体颤动等反应。

得气与否以及得气迟速，是能否获得针刺疗效的关键。临床上一般得气迅速时，起效较快；得气迟缓时，起效较慢；若不得气时，则疗效较差。只有在得气的基础上施行补泻手法，才可能取得预期的效果。得气与否以及得气迟速，还可协助判断病情轻重和预后。一般来说，得气速者，病情较为轻浅，预后较佳；得气慢甚至久久不能得气

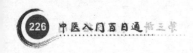

者，病情较重，预后欠佳。

影响得气的因素主要包括医者、患者和环境因素三个方面，腧穴定位不准，针刺角度有误、深浅失度，或手法运用不当等，均可影响得气的产生。患者体质虚弱、病久体虚、正气虚惫，以致经气不足，或因其他病因，感觉迟钝、丧失，则不易得气。气候寒冷、阴雨潮湿，不易得气；气候温暖、天气晴朗，较易得气。

5.针刺异常情况处理和预防

（1）晕针：指在针刺过程中患者发生的晕厥现象。因患者体质虚弱，精神紧张，或疲劳、饥饿、大汗、大泻、大出血之后，或体位不当，或医者在针刺时手法过重，均可能引起晕针。患者表现突然出现精神疲倦，头晕目眩，面色苍白，恶心欲吐，多汗，心慌，四肢发冷，血压下降等现象，重者神志不清，仆倒在地，唇甲青紫，二便失禁，脉细微欲绝，甚至晕厥。

处理：立即停止针刺，将针全部起出。让患者平卧，松开衣带，注意保暖。轻者仰卧片刻，给饮温开水或糖水；重者可选人中、内关、足三里等穴针刺或指压，或灸百会、关元、气海等穴；若仍不省人事，可考虑配合其他治疗或采用急救措施。

预防：对初次接受针刺治疗，或精神过度紧张、身体虚弱者，应先做好解释，消除其对针刺的顾虑。同时选舒适持久的体位，初次接受针刺者最好采用卧位。选穴宜少，手法要轻。饥饿、疲劳、大渴的患者，应令进食、休息、饮水后少时再予针刺。医者在针刺过程中随时观察患者神色，询问患者感觉，一旦患者有身心不适等晕针先兆，应及早采取处理措施，防患于未然。

（2）滞针：指在行针时或留针过程中，医者感觉针下涩滞，捻转、提插、出针均感困难，而患者感觉疼痛的现象。因患者紧张，局部肌肉强烈收缩；或行针手法不当，向单一方向捻针太过，以致肌肉组织缠绕针体而成滞针；患者体位改变，留针时间过长，也可导致滞针。

处理：若患者紧张，局部肌肉过度收缩时，可稍延长留针时间，或循按滞针腧穴附近，或叩弹针柄，或在附近再刺一针，以宣散气血，缓解肌肉的紧张；若行针不当，或单向捻针而导致者，可向相反方向将针捻回，并用刮、弹法，使缠绕的肌纤维回缩即可。

预防：对精神紧张者应先做好解释，消除顾虑，选择合适的体位，确定合理的留针时间；行针时应避免单向捻转，以防肌纤维缠绕针身而发生滞针现象。

（3）弯针：指将针刺入腧穴后，针身在体内弯曲的现象。因医者进针手法不熟练，用力过猛、过速，以致针尖碰到坚硬的组织器官，或患者在针刺或留针时移动体位，或因针柄受到某种外力压迫、碰击等，均可造成弯针。临床可见针柄改变了进针或留针时的方向和角度，提插、捻转及出针均感困难，甚至无法出针，患者感到疼痛。

处理：弯针后不得再行提插、捻转。轻微弯曲应慢慢将针起出；若弯曲角度过大，应顺着弯曲方向将针起出；如弯曲不止一处，应视针柄扭转倾斜的方向，逐步分段退出；若由患者移动体位所致，应使患者慢慢恢复原来体位，局部肌肉放松后，再将针缓缓起出。忌强行拔针，以免将针身折断，留在体内。

预防：进针手法要熟练，指力要均匀，并要避免进针过速、过猛。体位选择要适当，在留针过程中，嘱患者不要随意变动体位，注意保护针刺部位，针柄不得受外物硬碰和压迫。

（4）断针：指针身折断在体内。因针具质量欠佳，针身或针根有损伤剥蚀，进针前失于检查；或针刺时将针身全部刺入腧穴，行针时强力提插、捻转，肌肉猛烈收缩；或弯针、滞针未能及时正确处理等。

处理：医者应沉着冷静，安抚患者。嘱患者切勿变更原有体位，以防断针向肌肉深部陷入。若断端针身显露于皮外，可用手指或镊子将针起出；若断端与皮肤相平，可用押手拇、食二指垂直向下挤压针孔两旁，使断针暴露于皮外，刺手持镊子将针取出；若断针完全没入皮下，应采用外科手术方法取出。

预防：针刺前应认真检查针具，尤其是针根，对不符合质量要求的针具应剔出不用；凡接过脉冲电针仪的毫针，应定期更换淘汰；避免过猛、过强地行针。在行针或留针时，应嘱患者不要随意更换体位；针刺时不宜将针身全部刺入穴内，应留部分针身在体外，以便于针根折断时取针；对于滞针、弯针等异常情况应及时正确地处理，不可强行出针。

（5）血肿：指针刺部位皮下出血引起的肿痛。原因为刺伤血管。

处理措施：若微量的皮下出血而呈现局部小块青紫时，一般不必处理，可自行消退。若局部肿胀疼痛较剧，青紫面积大且影响到活动功能时，可先冷敷止血，24 小时后再热敷或在局部轻揉按以促使瘀血消散。

预防：避开血管针刺，出针后立即用无菌干棉球按压针孔，切勿揉动。

（6）刺伤内脏：指由于针刺的角度和深度不当，造成内脏损伤。

1）气胸：由于针刺胸、背、腋、胁、缺盆等部位腧穴时，刺入过深，伤及肺脏，引起创伤性气胸。轻者胸闷、心慌、呼吸不畅，重者可见呼吸困难、唇甲发紫、出汗、血压下降等。体检时可见患侧胸肋部间隙饱满；胸部叩诊呈鼓音，气管向健侧移位，听诊呼吸音明显减弱或消失。有部分病例针刺当时并无明显异常现象，隔数小时后才渐出现胸闷、呼吸困难等。

处理：一旦发生气胸应立即起针，并让患者半卧位休息，切勿翻转体位，并安慰患者以消除紧张恐惧心理。漏气量少者可自行吸收。医者要密切观察，随时对症处理，一般首先给患者吸氧，并根据气胸的严重程度，给予休养观察或胸腔穿刺抽气及其他治疗。对严重病例，如出现张力性气胸者，需及时组织抢救。

预防：在针刺过程中，医者严格掌握进针的角度、深度，避免伤及肺脏。

2）刺伤其他内脏：施术者对腧穴和脏器的部位不熟悉，因针刺过深，或提插幅度过大，造成相应内脏损伤。刺伤肝、脾可引起内出血，肝区或脾区疼痛，有的可向背部放射；若出血量过大会出现腹痛、腹肌紧张，并有压痛及反跳痛等急腹症症状。刺伤心脏时，轻者可出现强烈刺痛，重者有剧烈撕裂痛，引起心外射血，导致休克等危重情况。刺伤肾脏，可出现腰痛、血尿，严重时血压下降、休克。刺伤胆囊、膀胱、胃、肠等空腔脏器时，可引起疼痛，甚至急腹症等症状。

处理：轻者卧床休息一段时间后，一般即可自愈。如损伤较重，或有继续出血倾向者，应用止血药等对症处理。密切观察病情及血压变化。若损伤严重，出血较多，出现失血性休克时，则必须迅速进行输血等急救或外科手术治疗。

预防：针刺胸腹、腰背部的腧穴时，掌握好针刺方向、角度、深度，行针幅度不宜过大。

3）刺伤脑脊髓：由于针刺过深造成脑及脊髓的损伤。针刺项部穴时，若针刺的方向及深度不当，容易伤及延髓，造成脑组织损伤，严重者出现脑疝等严重后果；针刺胸腰段以及棘突间腧穴时，若针刺过深，或手法太强，可误伤脊髓。表现误伤延髓时，可出现头痛、恶心、呕吐、呼吸困难、休克和神志不清等。如刺伤脊髓，可出现触电样感觉向肢端放射，甚至引起暂时性肢体瘫痪，有时可危及生命。

处理：及时出针。轻者需安静休息，经过一段时间后，可自行恢复，重者请神经外科及时抢救。

预防：针刺头项及背腰部腧穴时，注意掌握正确的针刺角度和方向，不宜大幅度提插，禁深刺。

4）外周神经损伤：指针刺操作不当造成相应的外周神经损伤。当神经受损后多出现麻木、灼痛等症状，甚至出现神经分布区域及所支配脏器的功能障碍或末梢神经炎等症状。

处理：勿继续提插捻转，应缓慢出针，做相应处理。可用 B 族维生素类等药物治疗，如在相应经络腧穴上用 B 族维生素类药物穴位注射；严重者可根据病情需要进行临床救治。

预防：针刺神经干附近穴位时，手法宜轻；出现触电感时，不可再使用强刺激手法。

三、灸法

1. 灸法的种类及应用

（1）艾灸法：包括艾炷灸和艾条灸。艾炷灸是将艾炷置于穴位或病变部位上点燃施灸，又分直接灸与间接灸。艾条灸是以艾绒为主要成分卷成艾条并点燃艾条施灸，可分为悬起灸和实按灸。

直接灸是将艾炷直接置于皮肤上施灸的方法，包括瘢痕灸和无瘢痕灸。①瘢痕灸：施灸前先将拟灸部位涂以少量大蒜汁，以增强黏附和刺激作用。然后将大小适宜的艾炷置于腧穴上施灸。每壮艾炷须燃尽除去灰烬，方可继续易炷再灸，直至拟灸壮数灸完为止。施灸时，由于艾火烧灼皮肤，因此可能产生剧痛，此时可用手在施灸腧穴周围轻拍打，以缓解疼痛。正常情况下，灸后1周左右，施灸部位无菌性化脓（脓液色白清稀）形成灸疮，经5~6周左右，灸疮自行痊愈，结痂脱落后留下瘢痕。在灸疮化脓期间，需注意局部清洁，避免感染。临床上常用于治疗哮喘、风湿顽痹、疮疡等慢性顽疾。②无瘢痕灸：施灸前可先在拟灸部位涂以少量凡士林，便于艾炷黏附。然后将大小适宜的艾炷置于腧穴上施灸，当艾炷燃剩1/3左右而患者感到微有灼痛时，即用镊子将艾炷夹去，易炷再灸，直至拟灸壮数灸完为止，一般应灸至局部皮肤出现红晕而不起疱为度。因皮肤无灼伤，故灸后不化脓，不留瘢痕。一般虚寒性疾患均可采用此法。

间接灸是指用药物或其他材料将艾炷与施灸腧穴皮肤之间隔开而施灸的方法。包括：①隔姜灸：将鲜姜切成直径2~3cm、厚约0.3cm的薄片，中间以针刺数孔，置于腧穴或患处，再将艾炷放在姜片上点燃施灸。若患者有灼痛感可将姜片提起，使之离开皮肤片刻，再行灸治。艾炷燃尽，易炷再灸，直至灸完应灸壮数。一般应以局部皮肤出现红晕而不起疱为度。此法温胃止呕，散寒止痛，常用于因寒而致的呕吐、腹痛以及风寒痹痛等。②隔蒜灸：将鲜大蒜头切成厚约0.3cm的薄片，中间以针刺数孔，置于腧穴或患处，再将艾炷放在蒜片上点燃施灸。操作方法与隔姜灸相同。此法清热解毒、杀虫，多用于治疗疮疡、肺结核及肿疡初起等。③隔盐灸：用干燥的食盐填敷于脐部，或于盐上再置一薄姜片，上置大艾炷施灸。此法回阳、救逆、固脱，多用于治疗伤寒阴证或吐泻并作、中风脱证等。注意要连续施灸，不拘壮数，以期脉起、肢温、证候改善。④隔附子饼灸：将附子研成粉末，用酒调和做成直径约3cm，厚约0.8cm的药饼，中间以针刺数孔，放在应灸腧穴或患处，上置艾炷施灸，直至灸完应灸壮数为止。此法温补肾阳，多用于治疗命门火衰而致的阳痿、早泄、宫寒不孕或疮疡久溃不敛等。

悬起灸是将艾条的一端点燃，悬于腧穴或患处一定高度之上，使热力较为温和地作用于施灸部位，可分为温和灸、雀啄灸和回旋灸。①温和灸：施灸时，艾条点燃的一端对准应灸部位，距皮肤2~3cm，使患者局部有温热感而无灼痛为宜。一般每处灸

10~15分钟，至皮肤红晕为度。对于昏厥、局部知觉迟钝的患者，医者可将食、中两指分开置于施灸部位两侧，以医者手指感知患者局部受热程度，以便及时调节艾条高度，防止烫伤。②雀啄灸：施灸时，艾条点燃的一端与施灸部位皮肤的距离并不固定，而是如鸟雀啄食一样上下活动至皮肤红晕为度。③回旋灸：施灸时，艾条点燃的一端与施灸部位皮肤虽然保持一定距离，但艾条并不固定，而是左右移动或反复旋转施灸。悬起灸适用于多种可灸病证，其中温和灸多用于灸治慢性病，雀啄灸、回旋灸多用于灸治急性病。

实按灸是将点燃的艾条隔数层布或绵纸实按在穴位上，使热力透达深部，火灭热减后重新点火按灸。若患者感到按灸局部灼烫、疼痛，即移开艾条，并增加隔层。灸量以反复灸熨7~10次为度。

（2）非艾灸法：包括灯火灸和天灸。灯火灸是用灯心草一根用麻油浸后点燃对准穴位或者患处，迅速点灸皮肤，一触即起；天灸是指用一些具有刺激性的药物如白芥子、细辛、斑蝥、蒜泥等涂于穴位或患处，使局部充血、起疱。

2. 灸感及灸法的补泻　灸感指施灸时患者的自我感觉。灸法主要靠灸火直接或间接地在体表施以适当的温热刺激来达到治病和保健的作用，除瘢痕灸外，一般以患者感觉灸处局部皮肤及皮下温热或有灼痛为主，温热刺激可直达深部，经久不消，或可出现循经感传现象。

艾灸补法，无须以口吹艾火，让其自然缓缓燃尽为止，以补其虚；艾灸泻法，快速吹艾火至燃尽，使艾火的热力迅速透达穴位深层，以泻邪气。

3. 施灸的注意事项

（1）艾灸的顺序：应先灸阳经，后灸阴经；先灸上部，再灸下部；就壮数而言，先灸少而后灸多；就大小而言，先灸艾炷小者而后灸大者。但临床也需灵活处理，如脱肛的灸治，则应先灸长强以收肛，后灸百会以举陷，便是先灸下而后灸上。

（2）艾灸的部位：面部穴位、乳头、大血管等处均不宜使用直接灸，以免烫伤形成瘢痕。关节活动部位亦不适宜用瘢痕灸，以免化脓溃破，不易愈合，甚至影响功能活动。

（3）艾灸的禁忌：一般空腹、过饱、极度疲劳和对灸法恐惧者，应慎施灸。孕妇的腹部和腰骶部不宜施灸。

（4）灸后的处理：施灸过量，时间过长，局部会出现水疱，只要不擦破，可任其自然吸收，如水疱较大可用消毒毫针刺破，放出水液，再涂以消炎药膏等。瘢痕灸者，在灸疮化脓期间，要保持局部清洁，并用敷料保护灸疮，以防感染；若灸疮脓液呈黄绿色或有渗血现象者，可用消炎药膏涂敷。

第六章 常见病的治疗

一、治疗总论

1.针灸治疗作用

（1）疏通经络：指针灸具有祛除经络瘀阻而使其恢复通畅的作用，是针灸最基本和最直接的治疗作用。运行气血是经脉的主要生理功能之一，各种内外因素引起的经络瘀阻不通是疾病发生的重要病机之一，在临床上常表现为疼痛、麻木、肿胀、青紫等症状，尤其是在体表络脉出现瘀斑、充血、结节、条索状等阳性反应物等。针灸疏通经络主要是根据病变部位及经络循行与联系，选择相应的部位和腧穴，采用毫针泻法或灸法等方法，使经络通畅，气血运行正常，达到治疗疾病目的。

（2）调和阴阳：指针灸具有使患者机体从阴阳失衡状态向平衡状态转化的作用，这是针灸治疗最终要达到的根本目的。疾病的发生机制是极其复杂的，但从总体上可归纳为阴阳失调。运用针灸方法调节阴阳的偏盛偏衰，可以使机体恢复"阴平阳秘"的状态，从而达到治愈疾病的目的。

（3）扶正祛邪：指针灸具有扶助机体正气及祛除病邪的作用。疾病的发生、发展及其转归的过程，实质上是正邪相争的过程。因此，扶正祛邪既是使疾病向良性方向转归的基本保证，又是针灸治疗疾病的作用过程。

2.针灸治疗原则
针灸的治疗原则可概括为治神守气、补虚泻实、清热温寒、治病求本和三因制宜。

（1）治神守气：指充分调动医者、患者双方积极性的关键措施。医者端正医疗作风，认真操作，潜心尽意，正神守气；患者正确对待疾病，配合治疗，安神定志，意守感传。治神守气既能更好地发挥针灸疗法的作用，提高治疗效果，又能有效地防止针灸意外事故的发生。

（2）补虚泻实：指扶助正气，祛除邪气。"虚则补之"就是虚证采用补法治疗。针刺补虚主要是通过针刺手法的补法、穴位的选择和配伍等而实现的。"实则泻之"就是实证采用泻法治疗。针刺泻实主要是通过针刺手法的泻法、穴位的选择和配伍等而实现的。

（3）清热温寒："清热"就是热性病证治疗用"清"法；"温寒"就是寒性病证治疗用"温"法。"热则疾之"即热性病证的治疗原则，是浅刺疾出或点刺出血，手法宜轻而快，可以不留针或针用泻法，以清泻热毒。"寒则留之"即寒性病证的治疗原则，是深刺而久留针，以达温经散寒的目的。

（4）治病求本：指在治疗疾病时要抓住其发生的根本原因，采取针对性的治疗方法。"急则治标"即当标病处于紧急的情况下，首先要治疗标病。这是在特殊情况下采取的一种权宜之法，目的在于抢救生命或缓解患者的急迫症状，为治疗创造有利条件。如不论任何原因引起的高热抽搐，应当首先针刺大椎、水沟、合谷、太冲等穴，以泻热、开窍、息风止痉。"缓则治本"即在通常情况下，应针对导致疾病发生的根本原因予以治疗，对于慢性病和急性病的恢复期有重要的指导意义。

（5）三因制宜：指因时、因地、因人制宜，即根据患者所处的季节（包括时辰）、地理环境和个人的具体情况，而制订适宜的治疗方案。

3. 针灸治疗处方

（1）选穴原则：

1）近部选穴：在病变局部或临近的范围内选取相关穴位。这是"腧穴所在，主治所在"规律的体现。局部选阿是穴也是临床上常用的近部选穴方法。

2）远部选穴：在病变部位所属和相关的经络上，距病位较远的部位选取穴位。这是"经脉所过，主治所及"规律的体现。远部选穴临床应用十分广泛，尤其是运用四肢肘膝关节以下的穴位治疗头面、五官、躯干、脏腑病证最为常用。临床上常将近部与远部选穴配合应用。

3）辨证选穴：根据疾病的证候特点，分析病因病机而辨证选取穴位。临床上有些病证，如发热、多汗或盗汗、虚脱、昏迷、抽搐、惊厥、疲乏无力等均无明确病变部位，而呈现全身症状，应采用辨证选穴。如肾阴不足导致的虚热盗汗、五心烦热等，选肾俞、太溪。

4）对症选穴：是根据疾病的特殊或主要症状而选取穴位，这是腧穴特殊治疗作用及临床经验在针灸处方中的具体运用。如汗证选合谷、复溜；小儿疳积选四缝。

（2）配穴方法：包括按经脉配穴法和按部位配穴法。经脉配穴法是以经脉或经脉相互联系为基础而进行穴位配伍的方法，主要包括本经配穴法、表里经配穴法、同名经配穴法。部位配穴法是结合腧穴分布部位进行穴位配伍的方法，主要包括上下配穴法、前后配穴法、左右配穴法。

1）本经配穴法：选病变的脏腑、经脉的腧穴配成处方的方法。如胆经郁热导致的少阳头痛，可近取胆经的率谷、风池，远取本经的荥穴侠溪。

2）表里经配穴法：以脏腑、经脉的阴阳表里配合关系为依据的方法。如风热袭肺导致的感冒咳嗽，可选肺经的尺泽和大肠经的曲池、合谷。

3）同名经配穴法：将手足同名经的腧穴相互组合的方法。如前额疼痛取手阳明经的合谷配足阳明经的内庭。

4）上下配穴法：将腰部以上或上肢腧穴和腰部以下或下肢腧穴配合应用的方法。如胃痛可上取内关，下取足三里。

5）前后配穴法：将人体前部和后部的腧穴配合应用的方法。本配穴方法常用于治疗脏腑疾患，如膀胱疾患，前取水道或中极，后取膀胱俞或秩边。

6）左右配穴法：将人体左侧和右侧的腧穴配合应用的方法。在临床上常选择左右同一腧穴配合运用。如胃痛可选双侧足三里、梁丘等。左右配穴法并不局限于选双侧同一腧穴，如左侧偏头痛，可选同侧的太阳、头维和对侧的外关、足临泣。

（3）刺灸法的选择：

1）治疗方法的选择：针对患者病情和具体情况确立针灸治疗方法，在处方中必须说明治疗采用何种具体方法，如是用毫针刺法还是灸法，均应注明。

2）操作方法的选择：治疗方法确立后，要对其具体操作进行说明，如毫针刺法用补法还是泻法，艾灸用温和灸还是瘢痕灸等。对于处方中的部分穴位，当针刺操作的深度、方向等不同于常规的方法时，尤其是某些穴位要求特殊的针感或经气传导方向，均要特别强调。

3）治疗时机的选择：治疗时机是提高针灸疗效的重要方面。一般来说，针灸治疗疾病没有特殊严格的时间要求。但是，当某些疾病的发作或加重呈现明显的时间规律性时，临床上治疗时机的选择在这类疾病的治疗上有极其重要的意义，在发作或加重前进行针灸治疗可提高疗效。如痛经在月经来潮前几天开始针灸，直到月经结束为止；女性不孕症，在排卵期前后几天连续针灸等，也应在处方中说明。

二、治疗各论

1. 中风

【概述】中风是以突然晕倒，不省人事，伴口角歪斜，语言不利，半身不遂，或不经昏仆仅以口歪、半身不遂为主症的疾病。西医学的急性脑血管病，如脑梗死、脑出血等属本病范畴。

【辨证】

（1）中经络：半身不遂，舌强语謇，口角歪斜。

（2）中脏腑：神志恍惚，嗜睡、昏睡，甚者昏迷，半身不遂。兼见神昏，牙关紧闭，口噤不开，肢体强痉，脉弦滑数，为闭证；面色苍白，瞳神散大，手撒口开，二便失禁，气息短促，脉散或微，为脱证。

【治疗】

（1）中经络：

主穴 内关 水沟 三阴交 极泉 尺泽 委中

配穴 肝阳暴亢加太冲、太溪；风痰阻络加丰隆、合谷；痰热腑实加曲池、内庭、丰隆；气虚血瘀加足三里、气海；阴虚风动加太溪、风池；口角㖞斜加颊车、地仓；上肢不遂加肩髃、手三里、合谷；下肢不遂加环跳、阳陵泉、阴陵泉、风市；头晕加风池、完骨、天柱；足内翻加丘墟透照海；便秘加水道、归来、丰隆、支沟；复视加风池、天柱、睛明、球后；尿失禁、尿潴留加中极、曲骨、关元。

操作 内关用泻法；水沟用雀啄法，以眼球湿润为佳；刺三阴交时，沿胫骨内侧缘与皮肤成45°角，使针尖刺到三阴交穴，用补法；刺极泉时，在原穴位置下2寸心经上取穴，避开腋毛，直刺进针，用提插泻法，以患者上肢有麻胀和抽动感为度；尺泽、委中直刺，使肢体有抽动感。

（2）中脏腑：

主穴 内关 水沟

配穴 闭证加十二井穴、太冲、合谷；脱证加关元、气海、神阙。

操作 内关、水沟同前。十二井穴用三棱针点刺出血；太冲、合谷用泻法，强刺激。关元、气海用大艾炷灸法，神阙用隔盐灸法，直至四肢转温为止。

2. 眩晕

【概述】眩晕是自觉头晕眼花、视物旋转动摇的一种症状。眩晕见于西医学的高血压、脑动脉硬化、贫血、神经衰弱、耳源性眩晕、晕动病等疾病。

【辨证】头晕目眩，泛泛欲吐，甚则昏眩欲仆。兼见急躁易怒，口苦，耳鸣，舌红，苔黄，脉弦，为肝阳上亢；头重如裹，胸闷恶心，神疲困倦，舌胖苔白腻，脉濡滑，为痰湿中阻；耳鸣，腰膝酸软，遗精，舌淡，脉沉细，为肾精亏损；神疲乏力，面色㿠白，舌淡，脉细，为气血两虚。

【治疗】

（1）实证：

主穴 风池 百会 内关 太冲

配穴 肝阳上亢者，加行间、侠溪、太溪；痰湿中阻者，加头维、丰隆、中脘、阴陵泉。

操作 毫针泻法。

（2）虚证：

主穴 风池 百会 肝俞 肾俞 足三里

配穴 气血两虚者，加气海、脾俞、胃俞；肾精亏虚者，加太溪、悬钟、三阴交。

操作 风池用平补平泻法，肝俞、肾俞、足三里用补法。

3. 头痛

【概述】头痛是患者自觉头部疼痛的一类病证，可见于多种急慢性疾病，如脑及眼、口鼻等头面部病变和许多全身性疾病均可出现头痛，其病因复杂，涉及面很广。头痛可见于西医学的高血压、偏头痛、丛集性头痛、紧张性头痛、感染性发热、脑外伤及五官科等病。

【辨证】

（1）外感头痛：头痛连及项背，发病较急，痛无休止，外感表证明显。

（2）内伤头痛：头痛发病较缓，多伴头晕，痛势绵绵，时止时休，遇劳或情志刺激而发作、加重。

另外按照头痛的部位辨证归经，前额痛为阳明头痛，侧头痛为少阳头痛，后枕痛为太阳头痛，巅顶痛为厥阴头痛。

【治疗】

（1）外感头痛：

主穴 列缺 百会 太阳 风池

配穴 阳明头痛者，加印堂、攒竹、合谷、内庭；少阳头痛者，加率谷、外关、足临泣；太阳头痛者，加天柱、后溪、申脉；厥阴头痛者，加四神聪、太冲、内关；风寒头痛者，加风门；风热头痛者，加曲池、大椎；风湿头痛者，加阴陵泉。

操作 毫针泻法。风门拔罐或艾灸；大椎点刺出血。

（2）内伤头痛：

1）实证：

主穴 百会 头维 风池

配穴 按头痛部位配穴同上；肝阳上亢者，加太冲、太溪、侠溪；痰浊头痛者，加太阳、丰隆、阴陵泉；瘀血头痛者，加阿是穴、血海、膈俞、内关。

操作 毫针泻法。

2）虚证：

主穴 百会 风池 足三里

配穴 按头痛部位配穴同上；血虚头痛者，加三阴交、肝俞、脾俞；肾虚头痛者，加太溪、肾俞、悬钟。

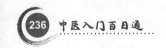

操作 百会、足三里用补法；风池用平补平泻法。

4. 面瘫

【概述】面瘫是以口眼向一侧歪斜为主症的病证，又称为口眼㖞斜。本病相当于西医学的周围性面神经麻痹。

【辨证】本病常急性发作，常在睡眠醒来时，发现一侧面部肌肉板滞、麻木、瘫痪，额纹消失，眼裂变大，露睛流泪，鼻唇沟变浅，口角下垂歪向健侧，病侧不能皱眉、蹙额、闭目、露齿、鼓颊；部分患者初起时有耳后疼痛，还可出现患侧舌前 2/3 味觉减退或消失，听觉过敏等症。部分患者病程迁延日久，可因瘫痪肌肉出现挛缩，口角反牵向患侧，甚则出现面肌痉挛，形成"倒错"现象。兼见面部有受凉史，舌淡苔薄白，为风寒证；继发于感冒发热，舌红，苔黄腻，为风热证。

【治疗】

主穴 攒竹　鱼腰　阳白　四白　颧髎　颊车　地仓　合谷　昆仑

配穴 风寒证加风池；风热证加曲池；恢复期加足三里；人中沟歪斜加水沟；鼻唇沟浅加迎香。

操作 面部腧穴均行平补平泻法，恢复期可加灸法。在急性期，面部穴位手法不宜过重，肢体远端的腧穴行泻法且手法宜重；在恢复期，肢体远端的足三里施行补法，合谷、昆仑行平补平泻法。

5. 痹证

【概述】痹证是由风、寒、湿、热等邪引起的以肢体关节、肌肉酸痛、麻木、重着、屈伸不利，甚或关节肿大灼热等为主症的一类病证。痹证可见于西医学的风湿热（风湿性关节炎）、类风湿性关节炎、骨性关节炎等。

【辨证】关节肌肉疼痛，屈伸不利。若疼痛游走，痛无定处，时见恶风发热，舌淡苔薄白，脉浮，为行痹（风痹）；疼痛较剧，痛有定处，遇寒痛增，得热痛减，局部皮色不红，触之不热，苔薄白，脉弦紧，为痛痹（寒痹）；若肢体关节酸痛重着不移，或有肿胀，肌肤麻木不仁，阴雨天加重或发作，苔白腻，脉濡缓，为着痹（湿痹）；关节疼痛，局部灼热红肿，痛不可触，关节活动不利，可累及多个关节，伴有发热恶风，口渴烦闷，苔黄燥，脉滑数，为热痹。

【治疗】

主穴 阿是穴

配穴 行痹者，加膈俞、血海；痛痹者，加肾俞、关元；着痹者，阴陵泉、足三里；热痹者，加大椎、曲池；根据部位循经配穴。

操作 毫针泻法或平补平泻法。可加灸法。大椎、曲池可点刺出血。

6. 感冒

【概述】感冒是风邪侵袭人体所致的常见外感疾病。临床表现以鼻塞、咳嗽、头痛、恶寒发热、全身不适为其特征。西医学的上呼吸道感染属中医的"感冒"范畴。

【辨证】恶寒发热，头痛，鼻塞流涕，脉浮。兼见恶寒重，发热轻或不发热，无汗，鼻痒喷嚏，鼻塞声重，咳痰液清稀，肢体酸楚，苔薄白，脉浮紧，为风寒感冒；微恶风寒，发热重，有汗，鼻塞浊涕，咳痰稠或黄，咽喉肿痛，口渴，苔薄黄，脉浮数，为风热感冒；挟湿则头痛如裹，胸闷纳呆；挟暑则汗出不解，心烦口渴。

【治疗】

主穴　列缺　合谷　大椎　太阳　风池

配穴　风寒感冒者，加风门、肺俞；风热感冒者，加曲池、尺泽、鱼际；鼻塞者，加迎香；体虚感冒者，加足三里；咽喉疼痛者，加少商放血；全身酸楚者，加身柱；挟湿者，加阴陵泉；挟暑者，加委中放血。

操作　毫针泻法。风寒感冒，大椎行灸法；风热感冒，大椎行刺络拔罐。体虚者用平补平泻法。

7. 咳嗽

【概述】"咳"指有声无痰，"嗽"指有痰无声，临床一般声痰并见，故并称咳嗽。咳嗽多见于上呼吸道感染、急慢性支气管炎、支气管扩张、肺炎、肺结核等。

【辨证】

（1）外感咳嗽：咳嗽病程较短，起病急骤，或兼有表证。兼见咳嗽声重，咽喉作痒，咳痰色白、稀薄，头痛发热，鼻塞流涕，形寒无汗，肢体酸楚，苔薄白，脉浮紧者，为外感风寒；咳嗽，咯痰黏稠、色黄，身热头痛，汗出恶风，苔薄黄，脉浮数者，为外感风热。

（2）内伤咳嗽：咳嗽起病缓慢，病程较长，可兼脏腑功能失调症状。兼见咳嗽痰多、色白、黏稠，胸脘痞闷，神疲纳差，苔白腻，脉濡滑者，为痰湿侵肺；气逆咳嗽，引胁作痛，痰少而黏，面赤咽干，苔黄少津，脉弦数者，为肝火灼肺；干咳，咳声短，以午后黄昏为剧，少痰，或痰中带血，潮热盗汗，形体消瘦，两颊红赤，神疲乏力，舌红少苔，脉细数者，为肺阴亏虚。

【治疗】

（1）外感咳嗽：

主穴　列缺　合谷　肺俞

配穴　风寒者，加风门；风热者，加大椎；咽喉痛者，加少商放血。

操作　针用泻法，风热可疾刺，风寒留针或针灸并用，或针后在背部腧穴拔火罐。

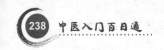
（2）内伤咳嗽：

主穴 太渊 三阴交 肺俞

配穴 痰湿侵肺者，加丰隆、阴陵泉；肝火灼肺者，加行间；肺阴亏虚者，加膏肓；咯血者，加孔最。

操作 毫针平补平泻法，或加用灸法。

8. 心悸

【概述】心悸是以自觉心中悸动，惊惕不安，甚则不能自主为主症的病证。常伴胸闷、气短、失眠、健忘、眩晕、耳鸣等症。本病可见于西医学的心血管神经症、心律失常、冠心病、风湿性心脏病、高血压性心脏病、肺源性心脏病，以及贫血、甲状腺功能亢进等疾病。

【辨证】自觉心中悸动，时作时息，并有善惊易恐，坐卧不安，甚则不能自主。兼见气短神疲，惊悸不安，舌淡，苔薄，脉细数，为心胆虚怯；头晕目眩，纳差乏力，失眠多梦，舌淡，脉细弱，为心脾两虚；心烦少寐，头晕目眩，耳鸣腰酸，遗精盗汗，舌红，脉细数，为阴虚火旺；胸闷气短，形寒肢冷，下肢浮肿，舌淡，脉沉细，为水气凌心；心痛时作，气短乏力，胸闷，舌暗，脉或结代，为心脉瘀阻。

【治疗】

主穴 内关 郄门 神门 厥阴俞 膻中

配穴 心胆虚怯配心俞、胆俞；心脾两虚配心俞、脾俞；阴虚火旺配肾俞、太溪；水气凌心配三焦俞、水分；心脉瘀阻配心俞、膈俞。

操作 毫针刺，按虚补实泻操作。

9. 不寐

【概述】不寐是以经常不能获得正常睡眠，或入睡困难，或睡眠不深，或睡眠时间不足，严重者甚至彻夜不眠为特征的病证，亦称"失眠"。本病多见于西医学的神经衰弱、围绝经期综合征、焦虑症、抑郁症、贫血等多种疾病。

【辨证】入睡困难，或寐而易醒，甚则彻夜不眠。兼见情绪不宁，急躁易怒，头晕头痛，胸胁胀满，舌红，脉弦，为肝火扰心；心悸健忘，纳差倦怠，面色无华，易汗出，舌淡，脉细弱，为心脾两虚；五心烦热，头晕耳鸣，腰膝酸软，遗精盗汗，舌红，脉细数，为心肾不交；多梦易惊，心悸胆怯，善惊多恐，多疑善虑，舌淡，脉弦细，为心胆气虚；脘闷嗳气，嗳腐吞酸，心烦口苦，苔厚腻，脉滑数，为脾胃不和。

【治疗】

主穴 百会 神门 三阴交 照海 申脉 安眠

配穴 肝火扰心配太冲、行间、侠溪；心脾两虚配心俞、脾俞、足三里；心肾不交配心俞、肾俞、太溪；心胆气虚配心俞、胆俞；脾胃不和配丰隆、中脘、足三里。噩梦多配厉兑、隐白；头晕配风池、悬钟；重症不寐配神庭、印堂、四神聪。

操作 毫针刺，泻申脉，补照海，其他按虚补实泻操作。

10. 胃痛

【概述】 胃痛是以上腹胃脘反复性发作性疼痛为主的症状。多见于西医学的急慢性胃炎、消化性溃疡、胃肠神经官能症、胃黏膜脱垂等病。

【辨证】

（1）实证：上腹胃脘部暴痛，痛势较剧，痛处拒按，饥时痛减，纳后痛增。兼见胃痛暴作，脘腹得温痛减，遇寒则痛增，恶寒喜暖，口不渴，喜热饮，或伴恶寒，苔薄白，脉弦紧者，为寒邪犯胃；胃脘胀满疼痛，嗳腐吞酸，嘈杂不舒，呕吐或矢气后痛减，大便不爽，苔厚腻，脉滑者，为饮食停滞；胃脘胀满，脘痛连胁，嗳气频频，吞酸，大便不畅，每因情志因素而诱发，心烦易怒，喜太息，苔薄白，脉弦者，为肝气犯胃；胃痛拒按，痛有定处，食后痛甚，或有呕血便黑，舌质紫暗或有瘀斑，脉细涩者，为气滞血瘀。

（2）虚证：上腹胃脘部疼痛隐隐，痛处喜按，空腹痛甚，纳后痛减。兼见泛吐清水，喜暖，大便溏薄，神疲乏力，或手足不温，舌淡苔薄，脉虚弱或迟缓者，为脾胃虚寒；胃脘灼热隐痛，似饥而不欲食，咽干口燥，大便干结，舌红少津，脉弦细或细数者，为胃阴不足。

【治疗】

主穴 足三里　内关　中脘

配穴 寒邪犯胃者，加胃俞；饮食停滞者，加下脘、梁门；肝气犯胃者，加太冲；气滞血瘀者，加膈俞；脾胃虚寒者，加气海、关元、脾俞、胃俞；胃阴不足者，加三阴交、内庭。

操作 足三里用平补平泻法，疼痛发作时，持续行针1~3分钟，直到痛止或缓解。内关、中脘均用泻法。寒气凝滞、脾胃虚寒者，可用灸法。

11. 腹痛

【概述】 腹痛指胃脘以下，耻骨毛际以上部位发生的疼痛症状。可见于内、妇、外科等疾病，而以消化系统和妇科病更为常见。

【辨证】 胃脘以下、耻骨毛际以上部位疼痛。兼见腹痛暴急，喜温怕冷，腹胀肠鸣，大便可或溏薄，四肢欠温，口不渴，小便清长，舌淡，苔白，脉沉紧者为寒邪内积；腹痛拒按，胀满不舒，大便秘结或溏滞不爽，烦渴引饮，汗出，小便短赤，舌红，苔黄腻，脉濡数者为湿热壅滞；脘腹胀闷或痛，攻窜不定，痛引少腹，得嗳气或矢气则腹痛酌减，遇恼怒则加剧，舌紫暗，或有瘀点，脉弦涩者为气滞血瘀。腹痛缠绵，时作时止，饥饿劳累后加剧，痛时喜按，大便溏薄，神疲怯冷，苔淡，薄白，脉沉细者为脾阳不振。

【治疗】

主穴 足三里 中脘 天枢 三阴交 太冲

配穴 寒邪内积者，加神阙、公孙；湿热壅滞者，加配阴陵泉、内庭；气滞血瘀者，加曲泉、血海；脾阳不振者，加脾俞、胃俞、章门。

操作 太冲用泻法，其余主穴用平补平泻法。寒证可用艾灸。腹痛发作时，足三里持续强刺激1~3分钟。

12. 泄泻

【概述】泄泻亦称"腹泻"，指排便次数增多，粪便稀薄，或泻出如水样。多见于西医学的急慢性肠炎、胃肠功能紊乱、过敏性肠炎、溃疡性结肠炎、肠结核等。

【辨证】

（1）急性泄泻：发病势急，病程短，大便次数显著增多，小便减少。兼见大便清稀，水谷相混，肠鸣胀痛，口不渴，身寒喜温，舌淡，苔白滑，脉迟者，为感受寒湿之邪；便稀有黏液，肛门灼热，腹痛，口渴喜冷饮，小便短赤，舌红，苔黄腻，脉濡数者，为感受湿热之邪；腹痛肠鸣，大便恶臭，泻后痛减，伴有未消化的食物，嗳腐吞酸，不思饮食，舌苔垢浊或厚腻，脉滑者，为饮食停滞。

（2）慢性泄泻：发病势缓，病程较长，多由急性泄泻演变而来，便泻次数较少。兼见大便溏薄，腹胀肠鸣，面色萎黄，神疲肢软，舌淡苔薄，脉细弱者，为脾虚；嗳气食少，腹痛泄泻与情志有关，伴有胸胁胀闷，舌淡红，脉弦者，为肝郁；黎明之前腹中微痛，肠鸣即泻，泻后痛减，形寒肢冷，腰膝酸软，舌淡苔白，脉沉细者，为肾虚。

【治疗】

（1）急性泄泻：

主穴 天枢 上巨虚 阴陵泉 水分

配穴 寒湿者，加神阙，可配合用灸法；湿热者，加内庭；食滞者，加中脘。

操作 毫针泻法。

（2）慢性泄泻：

主穴 神阙 天枢 足三里 公孙

配穴 脾虚者，加脾俞、太白；肝郁者，加太冲；肾虚者，加肾俞、命门。

操作 神阙用灸法；天枢用平补平泻法；足三里、公孙用补法。

13. 便秘

【概述】便秘是指大便秘结不通，患者粪质干燥、坚硬，排便艰涩难下，常常数日一行，甚至非用泻药、栓剂或灌肠不能排便。便秘可见于多种急慢性疾病。

【辨证】大便秘结不通，排便艰涩难解。兼见大便干结，腹胀腹痛，身热，口干口臭，喜冷饮，舌红，苔黄或黄燥，脉滑数者，为热邪壅盛（热秘）；欲便不得，嗳气频作，腹中胀痛，纳食减少，胸胁痞满，舌苔薄腻，脉弦者，为气机郁滞（气秘）；虽有便意，临厕努挣乏力，挣则汗出气短，便后疲乏，大便并不干硬，面色㿠白，神疲气怯，舌淡嫩，苔薄，脉虚细者，为气虚（虚秘）；大便秘结，面色无华，头晕心悸，唇舌色淡，脉细者，为血虚（虚秘）；大便艰涩，排出困难，腹中冷痛，面色㿠白，四肢不温，畏寒喜暖，小便清长，舌淡苔白，脉沉迟者，为阳虚阴寒内盛（冷秘）。

【治疗】

主穴　天枢　支沟　水道　归来　丰隆

配穴　热秘者，加合谷、内庭；气秘者，加太冲、中脘；气虚者，加脾俞、气海；血虚者，加足三里、三阴交；阳虚者，加神阙、关元。

操作　主穴用毫针泻法。

14. 月经不调

【概述】月经不调指月经的周期出现异常改变，并伴有其他症状。其中月经先期指月经周期提前一周以上者，又称经早；月经后期指月经周期推迟一周以上者，又称经迟；连续两次以上月经周期或先或后者，为月经先后无定期，又称经乱。

【辨证】

（1）经早：月经周期提前7天以上，甚至十余日一行。兼见月经量多，色深红或紫，质黏稠，伴面红口干，心胸烦热，小便短赤，大便干燥，舌红苔黄，脉数者，为实热证；月经量少或量多，色红质稠，两颧潮红，手足心热，舌红苔少，脉细数者，为虚热证；月经量多，色淡质稀，神疲肢倦，心悸气短，纳少便溏，舌淡，脉细弱者，为气虚证。

（2）经迟：月经推迟7日以上，甚至40~50日一潮。兼见月经量少色黯，有血块，小腹冷痛，得热则减，畏寒肢冷，苔薄白，脉沉紧者，为实寒证；月经色淡而质稀，量少，小腹隐隐作痛，喜暖喜按，舌淡苔白，脉沉迟者，为虚寒证。

（3）经乱：月经或提前或错后，经量或多或少。兼见月经色紫暗，有块，经行不畅，胸胁乳房作胀，小腹胀痛，时叹息，嗳气不舒，苔薄白，脉弦者，为肝郁证；经来先后不定，量少，色淡，腰骶酸痛，头晕耳鸣，舌淡苔白，脉沉弱者，为肾虚证。

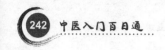

【治疗】

（1）经早：

主穴 关元 三阴交 血海

配穴 实热证者，加太冲或行间；虚热证者，加太溪；气虚证者，加足三里、脾俞；月经过多者，加隐白；腰骶疼痛者，加肾俞、次髎。

操作 关元、三阴交用平补平泻法，血海用泻法。气虚者针后加灸或用温针灸。

（2）经迟：

主穴 气海 三阴交 归来

配穴 实寒证者，加足三里；虚寒证者，加命门、腰阳关。

操作 主穴用毫针补法。可用灸法。

（3）经乱：

主穴 关元 三阴交 归来 肝俞

配穴 肝郁者，加期门、太冲；肾虚者，加肾俞、太溪；胸胁胀痛者，加支沟、阳陵泉。

操作 肝俞用毫针泻法，归来用平补平泻法，其余主穴用补法。

15. 痛经

【概述】妇女在月经期前后或月经期中发生小腹及腰部疼痛，甚至难以忍受，影响工作及日常生活者，称为痛经。西医学分为原发性与继发性痛经两类。生殖器官无器质性病变者称为原发性痛经或功能性痛经，常发生于月经初潮后不久的未婚或未孕的年轻妇女，常于婚后或分娩后自行消失。由于生殖器官器质性病变所引起的痛经称为继发性痛经，常见于子宫内膜异位症、急慢性盆腔炎、肿瘤、子宫颈狭窄及阻塞等。

【辨证】经期或行经前后下腹部疼痛，历时数小时，有时甚至2~3天，疼痛剧烈时患者脸色发白，出冷汗，全身无力，四肢厥冷，或伴有恶心、呕吐、腹泻、尿频、头痛等症状。兼见腹痛多在经前或经期，疼痛剧烈，拒按，色紫红或紫黑，有血块，下血块后疼痛缓解，属实证。

经前伴有乳房胀痛，舌有瘀斑，脉细弦者，为气滞血瘀；腹痛有冷感，得温热疼痛可缓解，月经量少，色紫黑有块，苔白腻，脉沉紧者，为寒湿凝滞。多经后腹痛，小腹绵绵作痛，少腹柔软喜按，月经色淡、量少，属虚证。面色苍白或萎黄，倦怠无力，头晕眼花，心悸，舌淡、舌体胖大边有齿痕，脉细弱者，为气血不足；腰膝酸软，夜寐不宁，头晕耳鸣目糊，舌红苔少，脉细者，为肝肾不足。

【治疗】

（1）实证：

主穴 三阴交 中极 次髎

配穴 寒凝者，加归来；气滞者，加太冲；胁痛者，加阳陵泉、光明；胸闷者，加内关。

操作 毫针泻法，寒邪甚者可用艾灸。

（2）虚证：

主穴 三阴交 足三里 气海

配穴 气血不足者，加脾俞、胃俞；肝肾不足者，加太溪、肝俞、肾俞。

操作 毫刺补法，可加用灸法。

16. 腰痛

【概述】腰痛是以自觉腰部疼痛为主症的一类病证。本证常见于西医的腰部软组织损伤、肌肉风湿、腰椎病变及部分内脏病变。

【辨证】腰部疼痛。兼见腰眼（肾区）隐隐作痛，起病缓慢，或酸多痛少，乏力易倦，脉细者，为肾虚腰痛。有腰部受寒史，遇天气变化或阴雨风冷时加重，腰部冷痛重着、酸麻，或拘挛不可俯仰，或痛连臀腿者，为寒湿腰痛；腰部有劳伤或陈伤史，劳累、晨起、久坐加重，腰部两侧肌肉触之有僵硬感，痛处固定不移者，为瘀血腰痛。

【治疗】

主穴 腰眼 阿是穴 大肠俞 委中

配穴 肾虚腰痛者，加肾俞、命门、志室；寒湿腰痛者，加腰阳关；瘀血腰痛者，加膈俞。

操作 主穴均采用泻法。寒湿证加艾灸；瘀血证加刺络拔罐；肾虚证配穴用补法，肾阳虚加灸法。

17. 目赤肿痛

【概述】目赤肿痛为多种眼疾患中的一个急性症状。常见于西医学的急性结膜炎、假性结膜炎以及流行性角膜炎等。

【辨证】目赤肿痛，羞明，流泪，眵多。兼见头痛，发热，脉浮数，为风热证；口苦，烦热，便秘，脉弦滑，为肝胆火盛。

【治疗】

主穴 合谷 太冲 风池 睛明 太阳

配穴 风热者，加少商、上星；肝胆火盛者，加行间、侠溪。

操作 毫针泻法。少商、太阳、上星点刺出血。

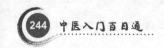

18. 牙痛

【概述】牙痛是指牙齿因各种原因引起的疼痛而言，为口腔疾患中常见的症状之一，可见于西医学的龋齿、牙髓炎、根尖周围炎和牙本质过敏等。

【辨证】牙痛甚烈，兼有口臭、口渴、便秘、脉洪等症，为胃火牙痛；痛甚而龈肿，兼形寒身热，脉浮数等症者，为风火牙痛；隐隐作痛，时作时止，口不臭，脉细或齿浮动者，属肾虚牙痛。

【治疗】

主穴 合谷 颊车 下关

配穴 风火牙痛者，加外关、风池；胃火牙痛者，加内庭、二间；肾虚牙痛者，加太溪、行间。

操作 主穴用泻法，循经远取可左右交叉刺，合谷持续行针 1~2 分钟；虚证时，太溪用补法，行间用泻法。

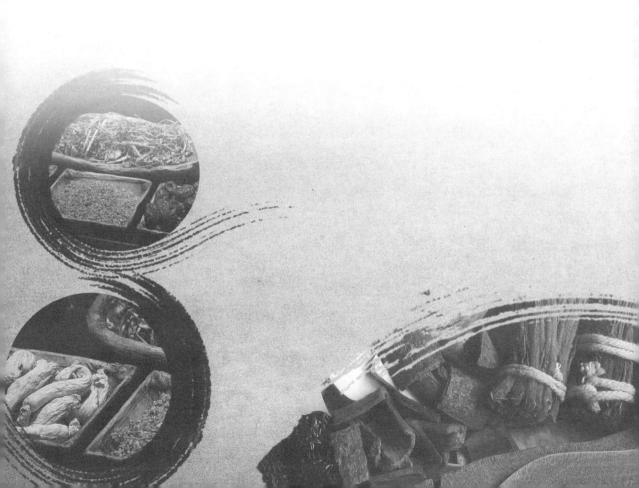

第一章　中药学总论

第一节　认识中药学

中药学的内涵及来源

1. **什么是中药及中药学**　中药，指在中医理论指导下，用于预防、治疗、诊断疾病并具有康复与保健作用的物质。中药的发明和应用，在我国有着悠久的历史，有着独特的理论体系和应用形式，充分反映了我国历史文化、自然资源方面的若干特点。它对维护我国人民健康、促进中华民族的繁衍昌盛作出了重要贡献。

中药学就是指专门研究中药基本理论和中药来源、产地、采集、炮制、性能功效及临床应用规律等知识的一门学科。

2. **中药的来源**　中药主要来源于天然药及其加工品，包括植物药、动物药、矿物药及部分化学、生物制品类药物。由于中药以植物药居多，故有"诸药以草为本"的说法。

此外，藏药、蒙药、维药、傣药、苗药、彝药等民族医药，具有本民族医药学特色和较强地域性，同样都是中国传统医药的一个重要组成部分。

中成药是中药复方或单方使用的成品药剂，也是中国传统医药的一个重要组成部分。

第二节　中药的产地与采集

中药的来源除部分人工制品外，绝大部分都是来自天然的动物、植物、矿物。中药的产地、采收与贮藏是否合宜，直接影响到药物的质量和疗效，对于保证和提高药

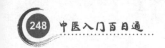

材的质量和保护药源都有十分重要的意义。

一、产地

我国疆域辽阔，自然环境复杂，水土、日照、气候、生物分布等生态环境各地不尽相同，也就使各种药材的生产，无论品种、产量和质量都有一定的地域性。

自古以来医家非常重视的"道地药材"，是指历史悠久、产地适宜、品种优良、产量宏丰、炮制考究、疗效突出、带有地域特点的药材。如宁夏的枸杞，青海的大黄，东北的人参，河南的地黄、牛膝、山药、菊花，云南的三七，四川的黄连，山东的阿胶，浙江的贝母，广东的砂仁等，自古以来都被称为"道地药材"，沿用至今。

然而，各种"道地药材"的生产毕竟是有限的，难以完全满足需要。在不影响疗效的情况下，不可过于拘泥"道地药材"的地域限制。

二、采集

中药的采收时节和方法对确保药物的质量有着密切的关联。按药用部位的不同可归纳为以下几方面：

全草：多在枝叶茂盛、花朵初芽时采集，从根以上割取地上部分，如益母草、荆芥、紫苏等；如须连根入药的则可拔起全株，如柴胡、小蓟、车前草、地丁等；而须用带叶花梢的更需适时采收，如夏枯草、薄荷等。

叶类：通常在花蕾将放或正盛开的时候采集，此时叶片茂盛、性味完壮、药力雄厚，最适于采收，如枇杷叶、荷叶、大青叶、艾叶等。有些特定的药物如桑叶，需在深秋经霜后采集。

花、花粉：花类药一般采收未开放的花蕾或刚开放的花朵，如野菊花、金银花、月季花、旋覆花等。对花期短的植物或花朵次第开放者，应分次及时摘取。至于蒲黄、天花粉之类以花粉入药者，则须在花朵盛开时采取。

果实、种子：果实类药物一般都在果实成熟时采收，如瓜蒌、槟榔、马兜铃，少数药材如青皮、枳实、覆盆子、乌梅等要在果实未成熟时采收。以种子入药的，通常在完全成熟后采集，如莲子、银杏、菟丝子等。有些既用全草又用种子入药的，可在种子成熟后割取全草，将种子打下后分别晒干贮存，如车前子、苏子等。种子成熟时易脱落或果壳易裂开，如茴香、牵牛子、凤仙子等，应在刚成熟时采集。容易变质的浆果如枸杞子、女贞子等，最好在略熟时于清晨或傍晚时分采收。

根、根茎：一般以秋末或春初即2月、8月采收为佳。如天麻、葛根、玉竹、大黄。少数药材如半夏、太子参、延胡索等则要在夏天采收。

树皮、根皮：通常在春夏时节植物生产旺盛时采集，疗效较高，并容易剥离，如杜仲、厚朴等。另有些植物根皮则以秋后采收为宜，如牡丹皮、地骨皮等。

动物昆虫类药材：可根据生长活动季节采集。如潜藏在地下的小动物全蝎、土鳖虫、地龙、蟋蟀、蝼蛄、斑蝥等虫类药材，大都在夏末秋初捕捉其虫；桑螵蛸、露蜂房这类药材多在秋季卵鞘、蜂巢形成后采集，并用开水煮烫以杀死虫卵；蝉蜕多于夏秋季采取等。

矿物药材：全年皆可采收，择优采选即可。

第三节　中药的炮制

炮制，又称为"修事""修治"，是指某些药物在应用或制成各种剂型前，根据医疗、调剂、制剂的需要，而进行必要的加工处理的过程。炮制是否得当对保障药效、用药安全、便于制剂和调剂都有十分重要的意义。

一、炮制的目的

炮制的目的大致可以归纳为以下八个方面：

1. **纯净、分拣、区分药材**　如石膏挑出沙石、茯苓去净泥土、防风去掉芦头、黄柏刮净粗皮、枳壳去瓤、远志抽心等。同一药物，来源不同，入药部位还需分拣，如麻黄(茎)、麻黄根，荷叶、莲子等。再如人参、三七等贵重药材尚须分拣以区分优劣。

2. **切制饮片，便于调剂和制剂**　净选后的中药材经过软化、切削、干燥等加工工序，制成一定规格的药材(如片、段、丝、块等)，以便于准确称量、计量，按处方调剂，同时增加药材与溶剂之间的接触面积，利于有效成分的煎出，便于制剂。

一些矿物介壳类药物如磁石、代赭石、石决明、牡蛎等，经烧、醋淬等炮制处理，使之酥脆，同样也是为了有效成分易于煎出。

3. **干燥药材，利于贮藏**　药材经晒干、阴干、烘干、炒制等炮制加热处理，使之干燥，并使所含酶类失去活性，防止霉变，便于保存。此外，药材的酒制品、醋制品均有防腐作用。

4. **矫味、矫臭，便于服用**　一些动物药及一些具有特殊嗅味的药物，经过麸炒、酒制、醋制后，能起到矫味和矫臭的作用，如酒制乌梢蛇、醋炒五灵脂、麸炒白僵蚕等。

5. **降低毒副作用**　如巴豆压油取霜，醋煮甘遂、大戟，酒炒常山，甘草银花水煮川乌、草乌，姜矾水制南星、半夏等，均能降低毒副作用。

6. 增强药物疗效 如延胡索醋制后增强活血止痛功效，麻黄、紫菀、款冬花蜜制增强润肺止咳作用，红花酒制后活血作用增强，淫羊藿用羊脂炒后能增强补肾助阳作用。

7. 扩大药物应用范围 如生地黄功专清热凉血、滋阴生津，而酒制熟地黄后则滋阴补血、生精填髓；生首乌补益力弱且不收敛，能截疟解毒、润肠通便，经黑豆汁拌蒸成制首乌后功专滋补肝肾、补益精血、涩精止崩；柴胡生用疏散退热，鳖血炒柴胡则可凉血除蒸等。

8. 引药入经，便于定向用药 有些药物经炮制后，可以在特定脏腑经络中发挥治疗作用。如知母、黄柏、杜仲经盐炒后，可增强入肾经的作用；如柴胡、香附、青皮经醋炒后，增强入肝经的作用。

二、炮制的方法

炮制方法一般来讲可以分为以下四类：

1. 修治 包括纯净、粉碎、切制药材三道工序，为进一步的加工贮存、调剂、制剂和临床用药做好准备。

2. 水制 常见的方法有：漂洗、浸泡、闷润、喷洒、水飞等。

3. 火制 是将药物经火加热处理的方法。根据加热的温度、时间和方法的不同，可分为炒、炙、煅、煨等。

4. 水火共制 此类炮制方法既要用水又要用火，有些药物还必须加入其他辅料进行炮制。包括煮、蒸、炖、焯等方法。

此外，还有霜制法，如巴豆霜、千金子霜、西瓜霜、鹿角霜；发酵，如神曲、半夏曲等，可增强和胃消食的作用；精制，多为水溶性天然结晶药物，如由朴硝精制成芒硝、元明粉，等等。

第四节　药性理论

药性理论，是研究药性形成的机制及其运用规律的理论，其基本内容包括四气五味、升降浮沉、归经、有毒无毒、配伍、禁忌等。

一、四气五味

1.四气 指寒热温凉四种药性，又称四性。寒与凉、温与热之间仅程度上不同，即"凉次于寒""温次于热"。

一般来讲，能够减轻或消除热证的药物属于寒性或凉性，如黄芩、石膏；能够减轻或者消除寒证的药物属于温性或热性，如附子、干姜。

此外，四性以外还有药性平和、作用较缓和平性药，如党参、山药、甘草等。

2.五味 指药物有酸、苦、甘、辛、咸五种不同的味道，因而具有不同的治疗作用。五味是最基本的五种滋味，此外还有淡味和涩味。主治病证分述如下：

辛：具有发散、行气行血的作用。辛味药多用于表证及气血阻滞之证。如苏叶发散风寒、木香行气除胀、川芎活血化瘀等。

甘：具有补益、和中、调和药性和缓急止痛的作用。甘味药多用于治正气虚弱、身体诸痛及调和药性、中毒解救等几个方面。如人参大补元气、熟地滋补精血、饴糖缓急止痛、甘草调和药性并解药食中毒等。

酸：具有收敛、固涩的作用。酸味药多用于治体虚多汗、肺虚久咳、久泻肠滑、遗精滑精、遗尿尿频、崩带不止等证。如五味子固表止汗、乌梅敛肺止咳、五倍子涩肠止泻等。

苦：具有清泄火热、泄降气逆、通泄大便、燥湿、坚阴（泻火存阴）等作用。苦味药多用于治热证、火证、喘咳、呕恶、便秘、湿证、阴虚火旺等证。如黄芩、栀子清热泻火，杏仁、葶苈子降气平喘，半夏、陈皮降逆止呕，大黄、枳实泻热通便等。

咸：具有泻下通便、软坚散结的作用。如芒硝泻热通便，海藻、牡蛎消散瘿瘤，鳖甲软坚消癥瘕等。

淡：具有渗湿、利小便的作用。淡味药多用于治水肿、脚气、小便不利之证。如薏苡仁、通草、灯心草、茯苓、猪苓、泽泻等。

涩：与酸味药的作用相似，多用于治虚汗、泄泻、尿频、遗精、滑精、出血等证。如莲子固精止带，禹余粮涩肠止泻，乌贼骨收涩止血等。

二、升降浮沉

升降浮沉是药物对人体作用的不同趋向性。升，即上升提举，趋向于上；降，即下达降逆，趋向于下；浮，即向外发散，趋向于外；沉，即向内收敛，趋向于内。

药物的升降浮沉与四气五味有关。一般来讲，凡味属辛、甘，气属温、热的药物，大都是升浮药，如麻黄、升麻、黄芪等药；凡味属苦、酸、咸，性属寒、凉的药物，

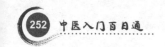

大都是沉降药，如大黄、芒硝、山楂等。

某些药物的升降浮沉与药物的质地轻重有关。一般来讲，花、叶、皮、枝等质轻的药物大多为升浮药，如苏叶、菊花、蝉衣等；而种子、果实、矿物、贝壳及质重者大多都是沉降药，如苏子、枳实、牡蛎、代赭石等。此外，某些药也有特殊性，如旋覆花虽然是花，但功能降气消痰、止呕止噫，药性沉降而不升浮；苍耳子虽然是果实，但功能通窍发汗、散风除湿，药性升浮而不沉降，故有"诸花皆升，旋覆独降；诸子皆降，苍耳独升"之说。此外，部分药物本身就具有双向性，如川芎能上行头目、下行血海。

药物的炮制可以影响转变其升降浮沉的性能。如有些药物酒制则升，姜炒则散，醋炒收敛，盐炒下行。

三、归经

归经，是指药物对于机体某些脏腑经络的选择性作用，因而对这些部位的病变起着主要或特殊的治疗作用。

掌握归经便于临床辨证用药。如病患热证，有肺热、心火、胃火、肝火等的不同，治疗时用药不同。若肺热咳喘，当用桑白皮、地骨皮等肺经药来泻肺平喘；若胃火牙痛当用石膏、黄连等胃经药来清泻胃火；若心火亢盛心悸失眠，当用朱砂、丹参等心经药以清心安神；若肝热目赤，当用夏枯草、龙胆草等肝经药以清肝明目。可见归经理论为临床辨证用药提供了方便。

掌握归经理论还有助于区别功效相似的药物。如羌活、葛根、柴胡、吴茱萸、细辛同为治头痛之药，但羌活善治太阳经头痛、葛根善治阳明经头痛、柴胡善治少阳经头痛、吴茱萸善治厥阴经头痛、细辛善治少阴经头痛。因此，在熟悉药物功效的同时，掌握药物的归经对相似药物的鉴别应用有十分重要的意义。

四、毒性

毒性，指药物对机体所产生的不良影响及损害性。包括急性毒性、亚急性毒性、亚慢性毒性、慢性毒性和特殊毒性，如致癌、致突变、致畸胎、成瘾等。《中华人民共和国药典》采用大毒、有毒、小毒三类分类方法，是目前通行的分类方法。

产生中药中毒的主要原因，一是剂量过大；二是误服伪品；三是炮制不当；四是制剂服法不当；五是配伍不当。此外，还有药不对证、自行服药、乳母用药及个体差异也是引起中毒的原因。

大多数中药品种是安全的，这是中药一大优势，也是当今提倡回归自然，返朴归真，中药受到世界青睐的主要原因。

第五节　中药的配伍

中药的配伍，指按照病情的不同需要和药物的不同特点，有选择地将两种以上的药物配合使用，既照顾到复杂病情，又增进了疗效，减少了毒副作用。

《神农本草经》将各种药物的配伍关系归纳为"七情"。除单行者外，其余都是谈药物配伍关系，分述如下：

1. **单行**　指单用一味药来治疗某种病情单一的疾病。常用于治疗病情比较单纯的病证。如古方独参汤，单用人参治疗大失血所引起元气虚脱的危重病证，马齿苋治疗痢疾，夏枯草膏消瘿瘤瘰疬，益母草膏调经止痛，柴胡针剂发汗解热，丹参片剂治疗胸痹绞痛等。

2. **相须**　指两种功效类似的药物配合应用，可以增强原有药物的功效。如麻黄配桂枝，能增强发汗解表、祛风散寒的作用；知母配贝母，可以增强养阴润肺、化痰止咳的功效；陈皮配半夏以加强燥湿化痰、理气和中之功。是中药配伍应用的主要形式之一。

3. **相使**　指以一种药物为主，另一种药物为辅，两药合用，辅药可以提高主药的功效。如黄芪配茯苓治脾虚水肿，黄芪为补气健脾利水的主药，茯苓淡渗利湿，可增强黄芪补气利尿的作用；又石膏配牛膝治胃火牙痛，石膏为清胃降火、消肿止痛的主药，牛膝引火下行，可增强石膏清火止痛的作用；白芍配甘草治血虚失养，筋挛作痛，白芍为滋阴养血、柔筋止痛的主药，甘草缓急止痛，可增强白芍荣筋止痛的作用。相使配伍的主辅关系是依据病情和治疗确定的。

4. **相畏**　指一种药物的毒副作用能被另一种药物所抑制。如生半夏畏生姜，生半夏可令人咽痛喑哑，用生姜炮制后成姜半夏，其毒副作用大为缓和。

5. **相杀**　指一种药物能够消除另一种药物的毒副作用。如生姜杀生半夏，生姜可以抑制半夏的毒副作用。再如绿豆杀巴豆毒等。

相畏和相杀是同一种配伍关系的两种提法。

6. **相恶**　指一种药物能破坏另一种药物的功效。如人参恶莱菔子，莱菔子能削弱人参的补气作用；生姜恶黄芩，黄芩能削弱生姜的温胃止呕的作用。

7. **相反**　指两种药物同用能产生剧烈的毒副作用。如甘草反甘遂，"十八反""十九畏"中若干药物，贝母反乌头等，详见用药禁忌。

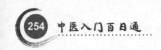

第六节　中药的用药禁忌

为了确保疗效、安全用药、避免毒副作用的产生，必须注意用药禁忌。中药的用药禁忌主要包括配伍禁忌、证候禁忌、妊娠用药禁忌和服药饮食禁忌四个方面。

一、配伍禁忌

指某些药物合用会产生剧烈的毒副作用或降低和破坏药效，因而应该避免配合应用。金元时期将反药概括为"十八反""十九畏"。

"十八反"即：乌头反贝母、瓜蒌、半夏、白及、白蔹，甘草反甘遂、大戟、海藻、芫花，藜芦反人参、丹参、玄参、沙参、细辛、芍药。

"十九畏"即：硫黄畏朴硝，水银畏砒霜，狼毒畏密陀僧，巴豆畏牵牛，丁香畏郁金，川乌、草乌畏犀角，牙硝畏三棱，官桂畏赤石脂，人参畏五灵脂。

反药能否同用，临床用药应采取慎重从事的态度，对于其中一些反药若无充分把握，最好不使用，以免发生意外。

二、证候禁忌

由于药物的药性不同，其作用各有专长和一定的适应范围，称"证候禁忌"。如麻黄性味辛温，功能发汗解表、散风寒，又能宣肺平喘利尿，故只适宜于外感风寒表实无汗或肺气不宣的喘咳，而对表虚自汗及阴虚盗汗、肺肾虚喘则禁止使用。又如黄精甘平，功能滋阴补肺、补脾益气，主要用于肺虚燥咳、脾胃虚弱及肾虚精亏的病证。但因其性质滋腻，易助湿邪，因此，凡脾虚有湿、咳嗽痰多及中寒便溏者则不宜服用。其内容详见各论中每味药物的"使用注意"部分。

三、妊娠用药禁忌

是指妇女妊娠期治疗用药的禁忌。根据药物对于胎元损害程度的不同，一般可分为慎用与禁用两大类。

慎用的药物包括通经去瘀、行气破滞及辛热滑利之品，如桃仁、红花、牛膝、大黄、枳实、附子、肉桂、干姜、木通等；禁用的药物是指毒性较强或药性猛烈的药物，如巴豆、牵牛、大戟、商陆、麝香、三棱、莪术、水蛭、斑蝥、雄黄、砒霜等。

凡禁用的药物绝对不能使用，慎用的药物可以根据病情的需要斟酌使用。一般应尽量避免使用，以防发生事故。

四、服药饮食禁忌

是指服药期间对某些食物的禁忌，通常我们称为忌口。在服药期间，一般应忌食生冷、油腻、腥膻、有刺激性的食物。此外，根据病情的不同，饮食禁忌也有区别。如热性病患者，应忌食辛辣、油腻、煎炸性食物；寒性病患者，应忌食生冷食物、清凉饮料等；胸痹患者应忌食肥肉、脂肪、动物内脏及烟、酒等；肝阳上亢头晕目眩、烦躁易怒等患者应忌食胡椒、辣椒、大蒜、白酒等辛热助阳之品；黄疸胁痛患者应忌食动物脂肪及辛辣烟酒刺激物品；脾胃虚弱者应忌食油炸黏腻、寒冷固硬、不易消化的食物；肾病水肿患者应忌食盐、碱过多的和酸辣太过的刺激食品；疮疡、皮肤病患者，应忌食鱼、虾、蟹等腥膻发物及辛辣刺激性食品。此外，古代文献记载，甘草、黄连、桔梗、乌梅忌猪肉，鳖甲忌苋菜，常山忌葱，地黄、何首乌忌葱、蒜、萝卜，丹参、茯苓、茯神忌醋，土茯苓、使君子忌茶，薄荷忌蟹肉，以及蜜反生葱、柿反蟹等等，也应作为服药禁忌的参考。

第七节　中药的用法

一、中药的用法

中药的用法，主要包括指汤剂的煎煮及不同剂型的服用方法。

1. 汤剂煎煮法

汤剂是中药最为常用的剂型之一。煎药用具以砂锅、瓦罐为好，搪瓷罐次之，忌用铜锅、铁锅，以免发生化学变化，影响疗效。水质洁净、新鲜为好。

2. 煎药火候　有文火、武火之分。文火，是指使温度上升及水液蒸发缓慢的火候；而武火，又称急火，是指使温度上升及水液蒸发迅速的火候。

3. 煎煮方法　先将药材浸泡 30~60 分钟，用水量以高出药面为度。一般中药煎煮两次，第二煎加水量为第一煎的 1/3~1/2。两次煎液去渣滤净混合后分 2 次服用。一般来讲，解表药、清热药宜武火煎煮，时间宜短，煮沸后煎 3~5 分钟即可；补养药需用文火慢煎，时间宜长，煮沸后再续煎 30~60 分钟。某些药物因其质地不同，煎法比较特殊，处方上需加以注明。归纳起来如下：

（1）先煎：金石、矿物、介壳类药物，应打碎先煎 20~30 分钟，再与其他药物同煎，以使有效成分充分析出。如磁石、代赭石、生铁落、紫石英、龙骨、牡蛎、海蛤壳、瓦楞子、珍珠母、石决明、龟甲、鳖甲等。此外，附子、乌头等毒副作用较强的药物，宜先煎 45~60 分钟以降低毒性。

（2）后下：气味芳香的药物久煎其有效成分易于挥发而降低药效，须在其他药物煎沸 5~10 分钟后放入，如薄荷、青蒿、香薷、木香、砂仁、沉香、白豆蔻。此外，有些药物虽不属芳香药，但久煎能破坏其有效成分，如钩藤、大黄、番泻叶等需属后下。

（3）包煎：黏性强、粉末状及带有绒毛的药物，宜先用纱布袋装好，再与其他药物同煎，以防止药液混浊或刺激咽喉引起咳嗽及沉于锅底，加热时引起焦化或糊化。如蛤粉、滑石、青黛、旋覆花、车前子、蒲黄及灶心土等。

（4）另煎：主要是指某些贵重药材，为了更好地煎出有效成分，还应单独另煎，即另炖 2~3 小时。煎液可另服，也可与其他煎液混合服用。如人参、西洋参、羚羊角、麝香、鹿茸等。

（5）溶化：又称烊化，主要是指某些胶类药物及黏性大而易溶的药物，为避免入煎粘锅或黏附其他药物，可加热烊化后冲服，或放入其他药物煎好的药液中加热烊化后服用。如阿胶、鹿角胶、龟甲胶、蜂蜜等。

（6）泡服：主要是指某些有效成分易溶于水或久煎容易破坏药效的药物，可以用少量开水或复方中其他药物滚烫的煎出液趁热浸泡服用。如藏红花、番泻叶、胖大海等。

（7）冲服：主要指某些贵重药，用量较轻，为防止散失，常需要研成细末制成散剂冲服，如麝香、牛黄、羚羊角、西洋参、鹿茸、人参、蛤蚧等。某些药物为提高药效，也常研成散剂冲服，如三七、地龙、瓦楞子、延胡索等。某些药物高温容易破坏药效或有效成分难溶于水，也做散剂冲服，如雷丸、鹤草芽、朱砂等。此外，还有一些液体药物如竹沥汁、姜汁、藕汁、鲜地黄汁等也须冲服。

（8）煎汤代水：主要指某些药物为了防止与其他药物同煎使煎液混浊，难于服用，宜先煎后取其上清液代水再煎煮其他药物，如灶心土等。此外，某些药物质轻用量多，体积大，吸水量大，如玉米须、丝瓜络、金钱草等，也须煎汤代水用。

二、服药法

汤剂一般每日 1 剂，煎 2 次分服，一般宜温服。临床用药时可根据病情增减，如急性病、热性病可 1 日 2 剂。

一般来讲，对胃肠有刺激性的药物宜饭后服；补益药多滋腻碍胃，宜空腹服；治疟药宜在疟疾发作前的两小时服用；安神药宜睡前服；慢性病定时服；急性病、呕吐、惊厥及石淋、咽喉病须煎汤代茶饮者，均可不定时服。

第二章 各 论

本书根据药物作用功效，将其分为解表药、清热药、泻下药、祛风湿药、化湿药、利水渗湿药、温里药、理气药、消食及驱虫药、止血药、活血化瘀药、化痰止咳平喘药、安神药、平肝息风药、开窍药、补虚药、收涩药、涌吐药、攻毒杀虫止痒药、拔毒化腐生肌药。

第一节 解表药

凡以发散表邪、治疗表证为主的药物，称解表药。主要用于治恶寒发热、头身疼痛、无汗或有汗不畅、脉浮之外感表证。部分解表药尚可用于水肿、咳喘、麻疹、风疹、风湿痹痛、疮疡初起等兼有表证者。

根据解表药的药性及功效主治差异，可分为发散风寒药及发散风热药两类。解表药入汤剂不宜久煎，以免有效成分挥发而降低药效。

一、发散风寒药

本类药物性味多属辛温，辛可发散，温可祛寒，故以发散肌表风寒邪气为主要作用。主治风寒表证，症见恶寒发热，无汗或汗出不畅，头身疼痛，鼻塞流涕，口不渴，舌苔薄白，脉浮紧等。

麻 黄

【药性】辛、微苦，温。归肺、膀胱经。

【功效】发汗解表，宣肺平喘，利水消肿。

【应用】

1. **风寒感冒** 常用于外感风寒，无汗表实证，与桂枝配伍使用，可增强发汗散寒解表作用，如麻黄汤（《伤寒论》）。

2. **咳嗽气喘** 对风寒表实而咳嗽气逆者尤为适宜，常配伍杏仁、甘草，治疗咳嗽气喘，痰多清稀者，常配伍细辛、干姜、半夏等，如小青龙汤（《伤寒论》），若肺热喘急者，可与石膏、杏仁、甘草配伍，如麻杏甘石汤（《伤寒论》）。

3.**风水水肿**　治疗风邪袭表，肺失宣降的水肿、小便不利，可与甘草同用。或配伍生姜、白术等，则疗效更佳。

【用法用量】煎服，3~10g。发汗解表宜生用，止咳平喘多炙用。

【使用注意】凡表虚自汗、阴虚盗汗及肺肾虚喘者当慎用。

桂　枝

【药性】辛、甘，温。归心、肺、膀胱经。

【功效】发汗解肌，温通经脉，助阳化气。

【应用】

1.**风寒感冒**　治外感风寒、表实无汗，常与麻黄同用；治外感风寒、表虚有汗者，常与白芍同用，如桂枝汤（《伤寒论》）；素体阳虚、外感风寒者，与麻黄、附子、细辛配伍。

2.**寒凝血滞诸痛证**　治胸阳不振，胸痹心痛者，常与枳实、薤白同用；治中焦虚寒，脘腹冷痛，与白芍、饴糖等同用，如小建中汤（《金匮要略》）；若妇女寒凝血滞，月经不调，经闭痛经，产后腹痛，多与当归、吴茱萸等同用。

3.**痰饮、水肿**　治脾阳不运，水湿内停所致的痰饮病眩晕、心悸、咳嗽者，常与茯苓、白术同用；若膀胱气化不行，水肿、小便不利者，每与茯苓、猪苓、泽泻等同用，如五苓散（《伤寒论》）。

4.**心悸**　治心阳不振而见心悸动、脉结代者，常与甘草、人参、麦冬等同用；若阴寒内盛，上凌心胸所致奔豚者，常重用本品，如桂枝加桂汤。

【用法用量】煎服，3~10g。

【使用注意】外感热病、阴虚火旺、血热妄行等证均当忌用。孕妇及月经过多者慎用。

紫　苏

【药性】辛，温。归肺、脾经。

【功效】解表散寒，行气宽中。

【应用】

1.**风寒感冒**　本品可用于风寒表证轻证而兼气滞，胸脘满闷，恶心呕逆，常配伍香附、陈皮等药；兼有咳嗽痰多者，常与杏仁、桔梗等药同用。

2.**脾胃气滞，妊娠呕吐**　治中焦气机郁滞胸脘胀满，恶心呕吐，偏寒者常与砂仁、丁香等同用，偏热者，常与黄连、芦根等同用；治妊娠呕吐，常与砂仁、陈皮等配伍；治痰凝气滞之梅核气证，常与半夏、厚朴、茯苓等同用，如半夏厚朴汤（《金匮要略》）。

【用法用量】煎服，5~10g，不宜久煎。

生 姜

【药性】辛，温。归肺、脾、胃经。

【功效】解表散寒，温中止呕，温肺止咳。

【应用】

1. **风寒感冒** 本品可用于风寒感冒轻证，可单煎或配红糖、葱白煎服，或与桂枝、羌活等同用，以增强发汗解表之力。

2. **脾胃寒证** 本品可祛寒开胃、止痛止呕，宜与高良姜、胡椒等温里药同用；若脾胃气虚者，可与人参、白术等同用。

3. **胃寒呕吐** 本品有"呕家圣药"之称，尤适宜胃寒呕吐，常配伍高良姜、白豆蔻等。痰饮呕吐者，常配伍半夏；胃热呕吐者，可配黄连、竹茹、枇杷叶等。某些止呕药用姜汁制过，可增强止呕作用，如姜半夏、姜竹茹等。

4. **肺寒咳嗽** 治疗风寒客肺，痰多咳嗽，可与麻黄、杏仁同用；痰多者，常与陈皮、半夏等药同用，如二陈汤(《和剂局方》)。

5. **鱼蟹中毒** 对生半夏、生南星及鱼蟹等中毒，有一定的解毒作用。

【用法用量】煎服，3~10g。

【使用注意】热盛及阴虚内热者忌服。

香 薷

【药性】辛，微温。归肺、脾、胃经。

【功效】发汗解表，化湿和中，利水消肿。

【应用】

1. **风寒感冒** 本品可用于风寒感冒而兼脾胃湿困，症见恶寒，发热，头痛身重，无汗，脘满纳差，苔腻，或恶心呕吐，腹泻者。该证多见于暑天贪凉饮冷之人，有"夏月解表之药"之称，常配伍厚朴、扁豆。

2. **水肿、小便不利** 治疗水肿、小便不利者，可单用或配伍白术使用。

【用法用量】煎服，3~10g。不宜久煎。利水消肿须浓煎服。

【使用注意】表虚有汗者忌用。

荆 芥

【药性】辛，微温。归肺、肝经。

【功效】祛风解表，透疹消疮，止血。

【应用】

1. **感冒** 本品发散风寒，药性平和，外感风寒、风热或寒热不明显者，均可使用。

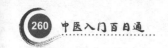
治风寒感冒，常与防风、羌活、独活等同用；治风热感冒，常与银花、连翘、薄荷等配伍，如银翘散（《温病条辨》）。

2. 麻疹不透、风疹瘙痒　治表邪外束，麻疹初起、疹出不畅，常与蝉蜕、薄荷、紫草等同用；治风疹瘙痒，常配伍苦参、防风等。

3. 疮疡初起　偏于风寒者，常配伍羌活、川芎、独活等；偏于风热者，每与银花、连翘、柴胡等配伍。

4. 吐衄下血　本品炒炭可用于吐血、衄血，常配伍生地、白茅根、侧柏叶等。

【用法用量】煎服，5~10g，不宜久煎。发表透疹宜生用；止血宜炒用。

防　风

【药性】辛、甘，微温。归膀胱、肝、脾经。

【功效】祛风解表，胜湿止痛，止痉。

【应用】

1. 感冒、头痛　治风寒表证，头痛恶风者，常与荆芥、羌活、独活等同用；治外感风湿，头痛如裹、身重肢痛者，与羌活、藁本、川芎等同用；治风热表证，发热恶风、咽痛口渴者，常配伍薄荷、蝉蜕、连翘等；治感冒肌表不固，汗出者，与黄芪、白术同用，如玉屏风散（《丹溪心法》）。

2. 风疹瘙痒　本品治疗多种皮肤病，其中尤以风邪所致瘾疹瘙痒常用。风寒者，常与麻黄、白芷、苍耳子等配伍，如消风散（《和剂局方》）；风热者，常配伍薄荷、蝉蜕、僵蚕等；湿热者，可与土茯苓、白鲜皮、赤小豆等同用；若血虚风燥者，常与当归、地黄等配伍。

3. 风湿痹痛　治疗风寒湿痹，肢节疼痛、筋脉挛急者，可配伍羌活、独活、桂枝、姜黄等；若风寒湿邪郁而化热，关节红肿热痛，成为热痹者，可与地龙、薏苡仁、乌梢蛇等同用。

4. 破伤风　治肌肉痉挛，四肢抽搐，项背强急，角弓反张的破伤风证，常与天麻、天南星、白附子等同用。

【用法用量】煎服，5~10g。

【使用注意】本品药性偏温，阴血亏虚、热病动风者不宜使用。

羌　活

【药性】辛、苦，温。归膀胱、肾经。

【功效】解表散寒，祛风胜湿，止痛。

【应用】

1. 风寒感冒　治外感风寒夹湿，恶寒发热、肌表无汗、头痛项强、肢体酸痛，常与防风、细辛、川芎等同用；若风湿在表，头项强痛，腰背酸重，可配伍独活、藁本、防风等。

2. **风寒湿痹** 治风寒湿痹、肩背肢节疼痛者，常与防风、姜黄、当归等药同用。

【用法用量】煎服，3~10g。

【使用注意】阴血亏虚者慎用。用量过多，易致呕吐，脾胃虚弱者不宜服。

白 芷

【药性】辛，温。归肺、胃、大肠经。

【功效】解表散寒，祛风止痛，通鼻窍，燥湿止带，消肿排脓。

【应用】

1. **风寒感冒** 本品可止痛、通鼻窍。治外感风寒，头身疼痛，鼻塞流涕，常与防风、羌活、川芎等同用。

2. **头痛，牙痛** 治外感风寒，阳明头痛，眉棱骨痛，头风痛等症，可与防风、细辛、川芎等同用，如川芎茶调散（《和剂局方》）；属头痛外感风热者，可配伍薄荷、菊花、蔓荆子等；治风冷牙痛，可与细辛、全蝎、川芎等同用；治风热牙痛，可配伍石膏、荆芥穗等。

3. **鼻渊** 治鼻渊，鼻塞不通，浊涕不止，前额疼痛，与苍耳子、辛夷等同用。

4. **带下证** 治寒湿下注、白带过多者，可与鹿角霜、白术、山药等同用；若湿热带下，与车前子、黄柏等同用。

5. **疮痈肿毒** 治疮疡初起，红肿热痛者，与金银花、当归、穿山甲等配伍；若脓成难溃者，常与人参、黄芪、当归等同用。

【用法用量】煎服，3~10g。外用适量。

【使用注意】阴虚血热者忌服。

细 辛

【药性】辛，温。有小毒。归肺、肾、心经。

【功效】解表散寒，祛风止痛，通窍，温肺化饮。

【应用】

1. **风寒感冒** 治外感风寒，头身疼痛较甚者，常与羌活、防风、白芷等同用；治风寒感冒而见鼻塞流涕者，常配伍白芷、苍耳子等药；治阳虚外感，恶寒发热、无汗、脉反沉者，配麻黄、附子，如麻黄附子细辛汤（《伤寒论》）。

2. **头痛，牙痛，风湿痹痛** 本品宜于风寒性头痛、牙痛、痹痛等多种寒痛证。治疗少阴头痛，足寒气逆，脉象沉细者，常配伍独活、川芎等药；治外感风邪，偏正头痛，常与川芎、白芷、羌活同用，如川芎茶调散；治风冷头痛如破，可配伍川芎、麻

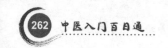

黄、附子等；治风冷牙痛，可单用细辛或与白芷、荜茇煎汤含漱；治风寒湿痹，腰膝冷痛，常配伍独活、桑寄生、防风等。

3. 鼻渊　为治鼻渊之良药。治鼻渊等鼻塞、流涕、头痛者，宜与白芷、苍耳子、辛夷等配伍。

4. 肺寒咳喘　治疗外感风寒，恶寒发热，无汗，喘咳，痰多清稀者，常与麻黄、桂枝、干姜等同用，如小青龙汤（《伤寒论》）；若寒痰停饮射肺，咳嗽胸满，气逆喘急者，可配伍茯苓、干姜、五味子等。

【用法用量】煎服，1~3g；散剂每次服0.5~1g。

【使用注意】阴虚阳亢头痛，肺燥伤阴干咳者忌用。不宜与藜芦同用。

藁　本

【药性】辛，温。归膀胱经。

【功效】祛风散寒，除湿止痛。

【应用】

1. 风寒感冒，巅顶疼痛　治太阳风寒，循经上犯，症见头痛、鼻塞、巅顶痛甚者，每与羌活、苍术、川芎等同用；若外感风寒夹湿，头身疼痛者，常配伍羌活、独活、防风等。

2. 风寒湿痹　治疗风湿相搏，全身疼痛，与羌活、防风、苍术等同用。

【用法用量】煎服，3~10g。

【使用注意】本品辛温香燥，凡阴血亏虚、肝阳上亢、火热内盛之头痛者忌服。

苍耳子

【药性】辛、苦，温；有毒。归肺经。

【功效】发散风寒，通鼻窍，祛风湿，止痛。

【应用】

1. 风寒感冒　治外感风寒，恶寒发热，头身疼痛，鼻塞流涕者，可与防风、白芷、羌活、藁本等同用。发汗解表力弱，一般风寒感冒少用。

2. 鼻渊　尤宜于鼻渊而有外感风寒者，常与辛夷、白芷等散风寒、通鼻窍药配伍；若鼻渊证属风热外袭或湿热内蕴者，常与薄荷、黄芩等同用。

3. 风湿痹痛　治风湿痹证，关节疼痛，四肢拘挛，可单用，或与羌活、威灵仙、木瓜等同用。

【用法用量】煎服，3~10g。或入丸散。

【使用注意】血虚头痛不宜服用。过量服用易致中毒。

辛 夷

【药性】辛，温。归肺、胃经。

【功效】发散风寒，通鼻窍。

【应用】

1. **风寒感冒** 治外感风寒，恶寒发热，头痛鼻塞者，可配伍防风、白芷、细辛等；治风热感冒，鼻塞头痛者，可与薄荷、金银花、菊花等配伍使用。

2. **鼻塞，鼻渊** 本品为治鼻渊头痛、鼻塞流涕之要药。偏风寒者，常与白芷、细辛、苍耳子等同用；偏风热者，多与薄荷、连翘、黄芩等同用。

【用法用量】煎服，3~10g；易刺激咽喉，入汤剂宜包煎。

【使用注意】阴虚火旺者忌服。

葱 白

【药性】辛，温。归肺、胃经。

【功效】发汗解表，散寒通阳。

【应用】

1. **风寒感冒** 治风寒感冒，恶寒发热之轻证。风寒感冒较甚者，可作为麻黄、桂枝、羌活等的辅佐药，以增强发汗解表作用。

2. **阴盛格阳** 治疗阴盛格阳，厥逆脉微，面赤，下利，腹痛，常与附子、干姜同用。单用捣烂，外敷脐部，再施温熨，治阴寒腹痛及寒凝气阻，膀胱气化不行的小便不通。

【用法用量】煎服，3~10g，外用适量。

二、发散风热药

本类药物性味多辛苦而偏寒凉，以发散风热为主要作用。主要适用于风热感冒以及温病初起邪在卫分，症见发热、微恶风寒、咽干口渴、头痛目赤、舌边尖红、苔薄黄、脉浮数等。部分发散风热药分别兼有清头目、利咽喉、透疹、止痒、止咳的作用。

薄 荷

【药性】辛，凉。归肺、肝经。

【功效】疏散风热，清利头目，利咽透疹，疏肝行气。

【应用】

1. **风热感冒，温病初起** 治风热感冒或温病初起、邪在卫分，发热、微恶风寒、头痛等症，常与金银花、连翘、牛蒡子、荆芥等配伍，如银翘散（《温病条辨》）。

2. **风热头痛，目赤多泪，咽喉肿痛** 治风热头痛眩晕，宜与川芎、石膏、白芷等

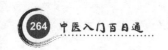

配伍；治风热目赤多泪，可与桑叶、菊花、蔓荆子等同用；治风热壅盛，咽喉肿痛，常配伍桔梗、生甘草、僵蚕等。

3. 麻疹不透，风疹瘙痒　治风热束表，麻疹不透，常配伍蝉蜕、牛蒡子等；治风疹瘙痒，可与荆芥、防风、僵蚕等同用。

4. 肝郁气滞，胸闷胁痛　治肝郁气滞，胸胁胀痛，月经不调，常配伍柴胡、白芍、当归等，如逍遥散(《和剂局方》)。

【用法用量】煎服，3~6g；宜后下。

【使用注意】体虚多汗者不宜使用。

牛蒡子

【药性】辛、苦，寒。归肺、胃经。

【功效】疏散风热，宣肺祛痰，利咽透疹，解毒消肿。

【应用】

1. 风热感冒，温病初起　本品长于宣肺祛痰，清利咽喉，可用于风热感冒咽喉红肿痛，或咳嗽痰多不利者。治风热感冒或温病初起，发热、咽喉肿痛等症，常与银花、连翘、荆芥、桔梗等同用，如银翘散(《温病条辨》)。若风热咳嗽，痰多不畅，常与桑叶、桔梗、前胡等配伍。

2. 麻疹不透，风疹瘙痒　治麻疹不透或透而复隐，常与薄荷、柽柳、竹叶等同用。治疮疥瘙痒，常配伍荆芥、蝉蜕、苍术等药。

3. 痈肿疮毒，丹毒，痄腮，喉痹　本品有清热解毒、消肿利咽之效。治痈肿疮毒，兼有便秘者，常与大黄、栀子、连翘等同用；治乳痈肿痛尚未成脓者，可与金银花、连翘、栀子、瓜蒌等同用；治瘟毒发颐、痄腮喉痹等，与玄参、黄芩、黄连、板蓝根等配伍。

【用法用量】煎服，6~12g。炒用可使其苦寒及滑肠之性略减。

【使用注意】气虚便溏者慎用。

蝉　蜕

【药性】甘，寒。归肺、肝经。

【功效】疏散风热，利咽开音，透疹，明目退翳，息风止痉。

【应用】

1. 风热感冒，温病初起，咽痛喑哑　本品对于风热感冒，温病初起，症见声音嘶哑或咽喉肿痛者尤为适宜。治风热感冒或温病初起，发热恶风，头痛口渴者，常配伍薄荷、牛蒡子、前胡等药；治风热火毒上攻，咽喉红肿疼痛、声音嘶哑，与薄荷、牛蒡子、金银花、连翘等同用。

2. **麻疹不透，风疹瘙痒** 治风热外束，麻疹不透，可与麻黄、牛蒡子、升麻等同用；治风湿浸淫肌肤血脉，皮肤瘙痒，常配荆芥、防风、苦参等同用，如消风散（《外科正宗》）。

3. **目赤翳障** 治风热上攻或肝火上炎之目赤肿痛，翳膜遮睛，常与菊花、白蒺藜、决明子、车前子等同用。

4. **急慢惊风，破伤风证** 治小儿急惊风，可与天竺黄、栀子、僵蚕等药配伍；治小儿慢惊风，可配伍全蝎、天南星等；治破伤风证牙关紧闭，手足抽搐，角弓反张，常与天麻、僵蚕、全蝎、天南星同用。

【用法用量】煎服，3~6g。

【使用注意】孕妇慎用。

桑 叶

【药性】甘、苦，寒。归肺、肝经。

【功效】疏散风热，清肺润燥，平抑肝阳，清肝明目。

【应用】

1. **风热感冒，温病初起** 治风热感冒，或温病初起，温热犯肺，发热、咽痒、咳嗽等症，常与菊花相须为用，并配伍连翘、薄荷、桔梗等。

2. **肺热咳嗽、燥热咳嗽** 治肺热或燥热伤肺，咳嗽痰少，或干咳少痰、咽痒等症，轻者可配杏仁、沙参、贝母等同用，重者可配生石膏、麦冬、阿胶等同用。

3. **肝阳眩晕** 治肝阳上亢，头痛眩晕，烦躁易怒者，常与菊花、石决明、白芍等同用。

4. **目赤昏花** 治风热上攻、肝火上炎所致的目赤、涩痛、多泪，可配伍菊花、蝉蜕、夏枯草、决明子等。

【用法用量】煎服，5~10g。肺燥咳嗽宜蜜制。

菊 花

【药性】辛、甘、苦，微寒。归肺、肝经。

【功效】疏散风热，平抑肝阳，清肝明目，清热解毒。

【应用】

1. **风热感冒，温病初起** 治风热感冒，或温病初起，温邪犯肺，发热、头痛、咳嗽等症，与桑叶相须为用，并常配伍连翘、薄荷、桔梗等，如桑菊饮（《温病条辨》）。

2. **肝阳眩晕，肝风实证** 治肝阳上亢，头痛眩晕，与石决明、珍珠母、白芍等同用；若肝火上攻而眩晕、头痛，以及肝经热盛动风者，可与羚羊角、钩藤、桑叶等同用。

3. **目赤昏花** 治肝经风热，常与蝉蜕、木贼、白僵蚕等配伍；治肝火上攻所致目赤肿痛，可与石决明、决明子、夏枯草等同用。若肝肾精血不足，目失所养，眼目昏花，常配伍枸杞子、熟地黄、山茱萸等。

4. **疮痈肿毒** 治疮痈肿毒，常与金银花、生甘草同用。

【用法用量】煎服，5~10g。疏散风热宜用黄菊花，平肝、清肝明目宜用白菊花。

蔓荆子

【药性】辛、苦，微寒。归膀胱、肝、胃经。

【功效】疏散风热，清利头目。

【应用】

1. **风热感冒，头昏头痛** 本品常用于风热感冒而头昏头痛者，常与薄荷、菊花等同用。

2. **目赤肿痛，耳鸣耳聋** 治风热上攻，目赤肿痛，常与菊花、蝉蜕、白蒺藜等同用；治中气不足，清阳不升，耳鸣耳聋，与黄芪、人参、升麻等补气升阳药同用，如益气聪明汤 (《证治准绳》)。

【用法用量】煎服，5~10g。

柴　胡

【药性】苦、辛，微寒。归肝、胆经。

【功效】解表退热，疏肝解郁，升举阳气。

【应用】

1. **表证发热，少阳证** 本品善于解表退热和疏散少阳半表半里之邪，对于外感风热、风寒表证皆可使用。治风寒感冒，恶寒发热、头身疼痛，常与防风、生姜等药配伍；若外感风寒，寒邪入里化热，多与葛根、羌活、黄芩、石膏等同用；治风热感冒，发热，头痛等症，可与菊花、薄荷、升麻等同用。用柴胡制成的单味或复方注射液，对于外感发热有较好的退热作用。若伤寒邪在少阳，寒热往来、胸胁苦满、口苦咽干、目眩，常与黄芩同用，以清半表半里之热，共收和解少阳之功，如小柴胡汤 (《伤寒论》)。

2. **肝郁气滞** 治肝失疏泄，气机郁阻所致的胸胁或少腹胀痛、情志抑郁、妇女月经失调、痛经等症，常与香附、川芎、白芍同用，如柴胡疏肝散 (《景岳全书》)。若肝郁血虚，脾失健运，妇女月经不调，乳房胀痛，胁肋作痛，神疲食少，脉弦而虚者，常配伍当归、白芍、白术、茯苓等，如逍遥散 (《和剂局方》)。

3. **气虚下陷，脏器脱垂** 治中气不足，气虚下陷所致的脘腹重坠作胀，食少倦怠，久泻脱肛、子宫下垂、肾下垂等，常与人参、黄芪、升麻等同用，如补中益气汤 (《脾胃论》)。

【用法用量】煎服，3~10g。解表退热宜生用，疏肝解郁宜醋炙，升阳可生用或酒炙。

【使用注意】阴虚阳亢，肝风内动，阴虚火旺及气机上逆者忌用或慎用。

升 麻

【药性】辛、微甘，微寒。归肺、脾、胃、大肠经。

【功效】解表透疹，清热解毒，升举阳气。

【应用】

1. **感冒、头痛** 治风热感冒，温病初起，发热、头痛等症，可与桑叶、菊花、薄荷、连翘等同用；治风寒感冒，恶寒发热，无汗，头痛者，常配伍麻黄、紫苏、白芷、川芎等。

2. **麻疹不透** 治麻疹初起，透发不畅，常与葛根、白芍、甘草等同用；若麻疹欲出不出，身热无汗，咳嗽咽痛，烦渴尿赤者，常配伍葛根、薄荷、牛蒡子、荆芥等。

3. **齿痛口疮，咽喉肿痛，温毒发斑** 本品为清热解毒良药，胃火炽盛成毒的牙龈肿痛、口舌生疮、咽肿喉痛及皮肤疮毒等尤为多用。治牙龈肿痛、口舌生疮，多与生石膏、黄连等同用；治风热疫毒上攻之大头瘟，头面红肿，咽喉肿痛，常与黄芩、黄连、玄参、板蓝根等配伍；治痄腮肿痛，可与黄连、连翘、牛蒡子等配伍；治温毒发斑，常与生石膏、大青叶、紫草等同用。

4. **气虚下陷，脏器脱垂，崩漏下血** 治中气不足，气虚下陷所致的脘腹重坠作胀，食少倦怠，久泻脱肛，子宫下垂、肾下垂等脏器脱垂，多与黄芪、人参、柴胡等同用；若胸中大气下陷，气短不足以息，常配柴胡、黄芪、桔梗等同用，如升陷汤（《医学衷中参西录》）。

【用法用量】煎服，3~10g。发表透疹、清热解毒宜生用，升阳举陷宜炙用。

【使用注意】麻疹已透，阴虚火旺，以及阴虚阳亢者均当忌用。

葛 根

【药性】甘、辛，凉。归脾、胃经。

【功效】解肌退热，透疹，生津止渴，升阳止泻，通经活络。

【应用】

1. **表证发热，项背强痛** 本品有发汗解表，解肌退热之功，外感风寒风热发热均可选用。治风热感冒，发热、头痛等症，可与薄荷、菊花、蔓荆子等同用；若风寒感冒，邪郁化热，发热重，恶寒轻，头痛无汗，口微渴，苔薄黄等症，常配伍柴胡、黄芩、白芷、羌活等；治风寒感冒，恶寒无汗，项背强痛者，常与麻黄、桂枝等同用。

2. **麻疹不透** 治麻疹初起，表邪外束，疹出不畅，常与升麻、芍药、甘草等同用；

若麻疹初起，疹出不畅，发热咳嗽，或乍冷乍热者，可配伍牛蒡子、荆芥、蝉蜕、前胡等。

3. **热病口渴，阴虚消渴**　治热病津伤口渴，常与芦根、天花粉、知母等同用；治消渴证属阴津不足者，可与天花粉、鲜地黄、麦冬等药配伍。

4. **热泄热痢，脾虚泄泻**　治表证未解，邪热入里，下利臭秽，肛门灼热或湿热泻痢，热重于湿者，常与黄芩、黄连、甘草同用，如葛根芩连汤（《伤寒论》）；若脾虚泄泻，常配伍人参、白术、木香。

5. **颈项强痛**　临床常用治高血压病颈项强痛。

【用法用量】煎服，10~15g，解肌退热、透疹、生津宜生用，升阳止泻宜煨用。

淡豆豉

【药性】苦、辛，凉。归肺、胃经。

【功效】解表，除烦，宣发郁热。

【应用】

1. **感冒寒热头痛**　治风热感冒，或温病初起，发热、微恶风寒，头痛口渴，咽痛等症，常与金银花、连翘、薄荷、牛蒡子等；若风寒感冒初起，恶寒发热、无汗、头痛、鼻塞等症，常配葱白同用。

2. **热病烦闷**　治外感热病，邪热内郁胸中，烦热不眠，常与栀子同用。

【用法用量】煎服，6~12g。

浮　萍

【药性】辛，寒。归肺、膀胱经。

【功效】宣散风热，透疹止痒，利尿消肿。

【应用】

1. **风热感冒**　治风热感冒，发热无汗等症，可与薄荷、蝉蜕、连翘等同用。

2. **麻疹不透**　用于麻疹初起，疹出不畅，常与薄荷、蝉蜕、牛蒡子等同用。

3. **风疹瘙痒**　治风疹瘙痒，偏于风热者，多与蝉蜕、薄荷、牛蒡子等同用；偏于风寒者，多与麻黄、防风、荆芥等同用。

4. **水肿尿少**　治疗水肿尿少兼风热表证者为宜，可与麻黄、连翘、冬瓜皮等同用。

【用法用量】煎服 3~10g。外用适量，煎汤浸洗。

【使用注意】表虚自汗者不宜使用。

木　贼

【药性】甘、苦，平。归肺、肝经。

【功效】疏散风热，明目退翳。

【应用】

1. 风热目赤，迎风流泪，目生翳障 用于风热上攻目赤肿痛，多泪，目生翳障，常与蝉蜕、谷精草、菊花等同用。

2. 出血证 本品兼有止血作用，宜与其他止血药配伍使用。治疗肠风下血，可与槐角、荆芥等配伍。

【用法用量】煎服，3~9g。

第二节　清热药

凡以清解里热、治疗里热证为主的药物，称为清热药。主要用治温热病高热烦渴、湿热泻痢、温毒发斑、痈肿疮毒及阴虚发热等里热证。

根据清热药的功效及其主治证的差异，可将其分为五类：清热泻火药：主治气分实热证。清热燥湿药：主治湿热泻痢、黄疸等证。清热解毒药：主治热毒炽盛之痈肿疮疡等证。清热凉血药：主治血分实热证。清虚热药：主治热邪伤阴、阴虚发热。

本类药物性多寒凉，易伤脾胃，故脾胃气虚，食少便溏者慎用；苦寒药物易化燥伤阴，热证伤阴或阴虚患者慎用。

一、清热泻火药

本类药物性味多苦寒或甘寒，清热力较强，用以治疗火热较盛的病证，故称为清热泻火药。适用于热病邪入气分而见高热、口渴、汗出、烦躁，甚或神昏谵语、舌红苔黄、脉洪大等实热证。此外，部分药物还分别适用于肺热、胃热、心火、肝火等引起的脏腑火热证。

使用清热泻火药时，若里热炽盛而正气已虚，则宜选配补虚药，以扶正祛邪。

石　膏

【药性】甘、辛，大寒。归肺、胃经。

【功效】生用：清热泻火，除烦止渴；煅用：敛疮生肌，收湿，止血。

【应用】

1. 外感热病，高热烦渴 治温热病气分实热，症见壮热、烦渴、汗出、脉洪大者，常与知母相须为用，如白虎汤（《伤寒论》）；治温病气血两燔，症见神昏谵语、发斑，常配伍丹皮、玄参等。

2. **肺热喘咳证**　治肺热喘咳、发热口渴者，可配麻黄、杏仁，如麻杏石甘汤(《伤寒论》)。

3. **胃火牙痛、头痛，实热消渴**　治胃火上攻，牙龈肿痛，常配黄连、升麻等药用；治胃火头痛，可配川芎用；治胃热上蒸、耗伤津液之消渴证，配知母、生地黄、麦冬等。

4. **溃疡不敛，湿疹瘙痒，水火烫伤，外伤出血**　治溃疡不敛，可配红粉研末置患处；治湿疹瘙痒，可配枯矾用；治湿疮肿痒，可配黄柏研末外掺；若治水火烫伤，可配青黛用。

【用法用量】生石膏煎服，15~60g。宜先煎。煅石膏外用适量，研末撒敷患处。

【使用注意】脾胃虚寒及阴虚内热者忌用。

寒水石

【药性】辛、咸，寒。归心、胃、肾经。

【功效】清热泻火。

【应用】

1. **热病烦渴，癫狂**　治温热病壮热烦渴者，常配石膏、滑石用；治伤寒阳明热盛之癫狂，多配黄连、甘草用。

2. **口疮，热毒疮肿**　治口疮，可配黄柏等分为末，撒敷患处；若治热毒疮肿，可用本品火煅，配青黛等分为末，香油调搽。

【用法用量】煎服，9~15g。宜先煎。外用适量。

【使用注意】脾胃虚寒者忌服。

知　母

【药性】苦、甘，寒。归肺、胃、肾经。

【功效】清热泻火，生津润燥。

【应用】

1. **热病烦渴**　善治外感热病，高热烦渴，常与石膏相须为用，如白虎汤(《伤寒论》)。

2. **肺热燥咳**　治肺热燥咳，常配贝母同用；配杏仁、莱菔子，可治肺燥久嗽气急。

3. **骨蒸潮热**　治阴虚火旺所致骨蒸潮热、盗汗、心烦者，常配黄柏、生地黄等药用，如知柏地黄丸(《医宗金鉴》)。

4. **内热消渴**　治阴虚内热之消渴证，常配天花粉、葛根等。

5. **肠燥便秘**　治阴虚肠燥便秘，常配生地黄、玄参、麦冬等。

【用法用量】煎服，6~12g。清热泻火宜生用，滋阴降火宜盐炙。

【使用注意】脾虚便溏者不宜用。

芦 根

【药性】甘，寒。归肺、胃经。

【功效】清热泻火，生津止渴，除烦，止呕，利尿。

【应用】

1. **热病烦渴** 治热病伤津，烦热口渴者，常配麦冬、天花粉等药用。

2. **胃热呕哕** 治胃热呕逆，可配竹茹、生姜等煎服。

3. **肺热咳嗽，肺痈吐脓** 治肺热咳嗽，常配黄芩、浙贝母、瓜蒌等；治风热咳嗽，可配桑叶、菊花、苦杏仁等，如桑菊饮（《温病条辨》）；治肺痈吐脓，配薏苡仁、冬瓜仁等。

4. **热淋涩痛** 治热淋涩痛，小便短赤，常配白茅根、车前子等。

【用法用量】煎服，干品 15~30g；鲜品加倍，或捣汁用。

【使用注意】脾胃虚寒者忌服。

天花粉

【药性】甘、微苦，微寒。归肺、胃经。

【功效】清热泻火，生津止渴，消肿排脓。

【应用】

1. **热病烦渴** 治热病烦渴，配芦根、麦冬、生地黄等用；治燥伤肺胃，咽干口渴，配沙参、麦冬、玉竹等用。

2. **肺热燥咳** 治燥热伤肺，干咳少痰、痰中带血等肺热燥咳证，可配天冬、麦冬、生地黄等药用。

3. **内热消渴** 治积热内蕴，化燥伤津之消渴证，配麦冬、芦根、白茅根等药用；配人参可用于内热消渴，气阴两伤。

4. **疮疡肿毒** 治疮疡初起，热毒炽盛，未成脓者可使消散，脓已成者可溃疮排脓，常与金银花、白芷、穿山甲等同用。

【用法用量】煎服，10~15g。

【使用注意】孕妇慎用。不宜与乌头类药材同用。

竹 叶

【药性】甘、辛、淡，寒。归心、胃、小肠经。

【功效】清热泻火，除烦，生津，利尿。

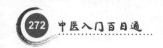

【应用】

1. **热病烦渴** 治热病伤津，烦热口渴，常配石膏、知母、玄参等；热病后期，余热未清，气津两伤之证，可配人参、麦门冬等，如竹叶石膏汤（《伤寒论》）；外感风热，烦热口渴，可配金银花、连翘、薄荷等。

2. **口疮尿赤** 治心火上炎口舌生疮，热下移小肠，小便短赤涩痛，常与木通、生地等同用，如导赤散（《小儿药证直诀》）；治温病热陷心包，神昏谵语之证，常配玄参、莲子心、连翘心等。

【用法用量】煎服，6~15g；鲜品 15~30g。

【使用注意】阴虚火旺，骨蒸潮热者忌用。

淡竹叶

【药性】甘、淡，寒。归心、胃、小肠经。

【功效】清热泻火，除烦，利尿。

【应用】

1. **热病烦渴** 治热病伤津，心烦口渴，常配石膏、知母、芦根等。

2. **口疮尿赤、热淋涩痛** 治心火上炎，口舌生疮及移热小肠热淋涩痛，可配滑石、白茅根、灯心草等。

【用法用量】煎服，6~10g。

栀 子

【药性】苦，寒。归心、肺、三焦经。

【功效】泻火除烦，清热利湿，凉血解毒。

【应用】

1. **热病心烦** 治热病心烦、躁扰不宁之要药，可与淡豆豉同用；治热病火毒炽盛，高热烦躁、神昏谵语者，与黄芩、黄连、黄柏配伍。

2. **湿热黄疸** 治肝胆湿热郁蒸之黄疸，常配茵陈、大黄、黄柏等。

3. **血淋涩痛** 治血淋涩痛或热淋证，常配木通、车前子、滑石等，如八正散（《和剂局方》）。

4. **血热吐衄** 治血热妄行吐血、衄血等证，常配白茅根、大黄、侧柏叶等药用；治火盛迫血妄行吐血、衄血，配黄芩、黄连、黄柏等。

5. **目赤肿痛** 治肝胆火热目赤肿痛，常配黄连、龙胆草等。

6. **火毒疮疡** 治火毒疮疡、红肿热痛者，常配金银花、连翘、蒲公英等。

【用法用量】煎服，6~10g。外用生品适量，研末调敷。

【使用注意】脾虚便溏者不宜用。

夏枯草

【药性】辛、苦，寒。归肝、胆经。

【功效】清热泻火，明目，散结消肿。

【应用】

1. **目赤肿痛，头痛眩晕，目珠夜痛** 治肝火上炎，目赤肿痛，可配桑叶、菊花、决明子等药用；肝阴不足，目珠疼痛，至夜尤甚者，配当归、枸杞、白芍等。

2. **瘰疬，瘿瘤** 治肝郁化火，痰火凝聚瘰疬，常配贝母、香附等；治瘿瘤，常配昆布、玄参等。

3. **乳痈肿痛** 治乳痈肿痛，常与蒲公英同用。

【用法用量】煎服，9~15g。

【使用注意】脾胃虚弱者慎用。

决明子

【药性】甘、苦、咸，微寒。归肝、大肠经。

【功效】清肝明目，润肠通便。

【应用】

1. **目赤肿痛，羞明多泪，目暗不明** 治肝热目赤肿痛、羞明多泪，常配黄芩、赤芍、木贼；治风热上攻头痛目赤，配菊花、青葙子、蔓荆子等；治肝肾阴亏，视物昏花、目暗不明，配山茱萸、熟地黄等。

2. **头痛，眩晕** 治肝阳上亢头痛、眩晕，常配菊花、钩藤、夏枯草等。

3. **肠燥便秘** 治内热肠燥，大便秘结，可与火麻仁、瓜蒌仁等同用。

【用法用量】煎服，9~15g。用于润肠通便，不宜久煎。

【使用注意】气虚便溏者不宜用。

密蒙花

【药性】甘，微寒。归肝、胆经。

【功效】清热泻火，养肝明目，退翳。

【应用】

1. **目赤肿痛，羞明多泪，目生翳膜** 治肝火上炎目赤肿痛，常配菊花、甘草；治风火上攻，羞明多泪，多配木贼、石决明、羌活；治目生翳膜，配蝉蜕、白蒺藜等。

2. **肝虚目暗、视物昏花** 治肝虚有热目暗干涩、视物昏花者，多配菟丝子、山药、肉苁蓉等。

【用法用量】煎服，3~9g。

二、清热燥湿药

本类药物性味苦寒，清热之中，燥湿力强，主要用于湿热证。多见发热、苔腻、尿少等。所侵犯部位不同，临床症状各有所异。如湿温或暑温夹湿，湿热壅结，气机不畅，则症见身热不扬、胸脘痞闷、小便短赤、舌苔黄腻；若湿热蕴结脾胃，则症见脘腹胀满、呕吐；湿热壅滞大肠，症见泄泻、痢疾、痔疮肿痛；湿热蕴蒸肝胆，可见黄疸尿赤、胁肋胀痛、耳肿流脓；湿热下注，可见带下色黄，或热淋灼痛；或湿热浸淫肌肤所致湿疹、湿疮等。

本类药物苦降泄热力大，多能清热泻火，可治脏腑火热证。

本类药物苦寒性大，燥湿力强，过服易伐胃伤阴，故用量不宜过大。凡脾胃虚寒，津伤阴损者应慎用，必要时可与健胃药或养阴药同用。

黄 芩

【药性】苦，寒。归肺、胆、脾、胃、大肠、小肠经。

【功效】清热燥湿，泻火解毒，止血，安胎。

【应用】

1. **湿温暑湿，胸闷呕恶，湿热痞满，黄疸、泻痢** 本品尤长于清中上焦湿热。治湿温、暑湿证，湿热阻遏气机而致胸闷恶心呕吐、身热不扬、舌苔黄腻者，常配滑石、白豆蔻、通草等药用；治湿热中阻，痞满呕吐，配黄连、干姜、半夏等，如半夏泻心汤（《伤寒论》）；治大肠湿热泄泻、痢疾，配黄连、葛根等；治湿热黄疸，配茵陈、栀子等。

2. **肺热咳嗽，高热烦渴** 本品为治肺热咳嗽要药。治肺热咳嗽痰稠可单用或配伍苦杏仁、桑白皮、苏子、半夏等；治外感热病，高热烦渴、尿赤便秘，配薄荷、栀子、大黄等。

3. **血热吐衄** 治火毒炽盛迫血妄行之吐血、衄血等证，常配大黄用；治血热便血，配地榆、槐花等。

4. **痈肿疮毒** 治火毒炽盛痈肿疮毒，常与黄连、黄柏、栀子配伍，如黄连解毒汤（《外台秘要》）；治热毒壅滞痔疮热痛，常配黄连、大黄、槐花等。

5. **胎动不安** 治血热胎动不安，可配生地黄、黄柏等；配熟地黄、续断、人参等药用，可治肾虚有热胎动不安。

【用法用量】煎服，3~10g；清热多生用，安胎多炒用，清上焦热可酒炙，止血可炒炭用。

【使用注意】脾胃虚寒者不宜使用。

黄　连

【药性】苦，寒。归心、脾、胃、胆、大肠经。

【功效】清热燥湿，泻火解毒。

【应用】

1. **湿热痞满，呕吐吞酸**　本品尤长于清中焦湿热。治湿热阻滞中焦，气机不畅所致脘腹痞满、恶心呕吐，配黄芩、干姜、半夏用，如半夏泻心汤（《伤寒论》）；治胃热呕吐，配石膏同用；若配吴茱萸，可治肝火犯胃所致胁肋胀痛、呕吐吞酸；若配人参、白术、干姜等药用，可治脾胃虚寒，呕吐酸水。

2. **湿热泻痢**　本品为治泻痢要药。若配木香，可治湿热泻痢，腹痛里急后重；若配葛根、黄芩等药用，可治湿热泻痢兼表证发热，如葛根芩连汤（《伤寒论》）；若配乌梅，可治湿热下痢脓血日久。

3. **高热神昏，心烦不寐，血热吐衄**　配黄芩、黄柏、栀子，可治三焦热盛，高热烦躁；配石膏、知母、玄参、牡丹皮等药用，可治高热神昏；配黄芩、白芍、阿胶等药用，可治热盛伤阴，心烦不寐，如黄连阿胶汤（《伤寒论》）；配肉桂，可治心火亢旺，心肾不交之怔忡不寐；配大黄、黄芩，可治邪火内炽，迫血妄行之吐衄。

4. **痈肿疔疮，目赤牙痛**　治痈肿疔毒，多与黄芩、黄柏、栀子同用；配淡竹叶，可治目赤肿痛；配生地黄、升麻、牡丹皮等，可治胃火上攻，牙痛难忍。

5. **湿疹、湿疮、耳道流脓**　制成软膏外敷，可治皮肤湿疹、湿疮、耳道流脓。

【用法用量】煎服，2~5g。外用适量。

【使用注意】脾胃虚寒者忌用；阴虚津伤者慎用。

黄　柏

【药性】苦，寒。归肾、膀胱、大肠经。

【功效】清热燥湿，泻火除蒸，解毒疗疮。

【应用】

1. **湿热泻痢，黄疸**　治湿热泻痢，常配白头翁、黄连、秦皮等药用，如白头翁汤（《伤寒论》）；与栀子同用，治湿热郁蒸黄疸。

2. **湿热带下，热淋涩痛**　治湿热下注，带下黄浊臭秽，常配山药、芡实、车前子等；治湿热下注膀胱，小便短赤热痛，常配萆薢、茯苓、车前子等。

3. **湿热脚气，痿证**　治湿热下注所致脚气肿痛、痿证，常配苍术、牛膝；治阴虚火旺痿证，配知母、熟地黄、龟甲等药用。

4. **骨蒸劳热，盗汗，遗精**　治阴虚火旺，潮热盗汗、腰酸遗精，常与知母相须为用；或配熟地黄、龟甲用，如大补阴丸（《丹溪心法》）。

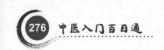

5. **疮疡肿毒，湿疹瘙痒** 治疮疡肿毒，以本品配黄芩、黄连、栀子煎服；外用配大黄为末，醋调外搽；治湿疹瘙痒，可配荆芥、苦参、白鲜皮等煎服；亦可配煅石膏外用。

【用法用量】煎服，3~12g。外用适量。

龙 胆

【药性】苦，寒。归肝、胆经。

【功效】清热燥湿，泻肝胆火。

【应用】

1. **湿热黄疸，阴肿阴痒，带下，湿疹瘙痒** 本品尤善清下焦湿热。治湿热黄疸，可配苦参，或配栀子、大黄、白茅根等药用；治湿热下注，阴肿阴痒、湿疹瘙痒、带下黄臭，常配泽泻、木通、车前子等药用，如龙胆泻肝汤。

2. **肝火头痛，目赤耳聋，胁痛口苦** 本品善泻肝胆实火，多配柴胡、黄芩、栀子等。

3. **惊风抽搐** 治肝经热盛，热极生风所致之高热惊风抽搐，常配牛黄、青黛、黄连等药。

【用法用量】煎服，3~6g。

【使用注意】脾胃虚寒者不宜用，阴虚津伤者慎用。

秦 皮

【药性】苦、涩，寒。归肝、胆、大肠经。

【功效】清热燥湿，收涩止痢，止带，明目。

【应用】

1. **湿热泻痢，带下阴痒** 治湿热泻痢，里急后重，常配白头翁、黄连、黄柏等药用，如白头翁汤(《伤寒论》)；若治湿热下注之带下，可配牡丹皮、当归同用。

2. **肝热目赤肿痛，目生翳膜** 治肝经郁火所致目赤肿痛、目生翳膜，可单用煎水洗眼；或配栀子、黄连等煎服；治肝经风热、目赤生翳，配秦艽、防风、桑叶等用。

【用法用量】煎服，6~12g。外用适量，煎洗患处。

【使用注意】脾胃虚寒者忌用。

苦 参

【药性】苦，寒。归心、肝、胃、大肠、膀胱经。

【功效】清热燥湿，杀虫，利尿。

【应用】

1. **湿热泻痢，便血，黄疸** 治胃肠湿热所致泄泻、痢疾，可单用或与木香同用；

治湿热便血、痔漏出血，可配生地黄用；若治湿热黄疸，可配龙胆、栀子。

2. **湿热带下，阴肿阴痒，湿疹湿疮，皮肤瘙痒** 本品为治湿热所致带下证及某些皮肤病的常用药。治湿热带下、阴肿阴痒，可配蛇床子、鹤虱等；治湿疹、湿疮，单用或配伍黄柏、蛇床子煎水外洗；治皮肤瘙痒，可配皂角、荆芥等药用；配防风、蝉蜕、荆芥等药用，可治风疹瘙痒。

3. **湿热小便不利** 治湿热蕴结小便不利、灼热涩痛，常配石韦、车前子、栀子等药用。

【用法用量】煎服，5~9g。外用适量。

【使用注意】脾胃虚寒者忌用。反藜芦。

白鲜皮

【药性】苦，寒。归脾、胃、膀胱经。

【功效】清热燥湿，祛风解毒。

【应用】

1. **湿热疮毒，湿疹，疥癣** 常用治湿热疮毒、肌肤溃烂、黄水淋漓者，可配苍术、苦参、连翘等药用；治湿疹、风疹、疥癣，可配苦参、防风、地肤子等药用，煎汤内服或外洗。

2. **湿热黄疸，风湿热痹** 治湿热黄疸、尿赤，常配茵陈；治风湿热痹，关节红肿热痛者，常配苍术、黄柏、薏苡仁等。

【用法用量】煎服，5~10g。外用适量。

【使用注意】脾胃虚寒者慎用。

三、清热解毒药

本类药物性质寒凉，清热之中更长于解毒，具有清解火热毒邪的作用。主要适用于痈肿疮毒、丹毒、瘟毒发斑、痄腮、咽喉肿痛、热毒下痢、虫蛇咬伤、癌肿、水火烫伤以及其他急性热病等。

本类药物易伤脾胃，中病即止，不可过服。

金银花

【药性】甘，寒。归肺、心、胃经。

【功效】清热解毒，疏散风热。

【应用】

1. **痈肿疔疮** 本品为治热毒疮痈之要药。治疗痈疮初起，红肿热痛者，可单用煎服，并用药渣外敷患处，亦可与皂角刺、穿山甲、白芷配伍；治疗疮肿毒，坚硬根深者，常与紫花地丁、蒲公英、野菊花同用，如五味消毒饮（《医宗金鉴》）；治肠痈腹痛者，常与当归、地榆、黄芩配伍；治肺痈咳吐脓血者，常与鱼腥草、芦根、桃仁等同用；治咽喉肿痛，可与板蓝根、马勃等同用。

2. **风热感冒，温病初起**　治疗外感风热或温病初起，身热头痛，常与连翘、薄荷、牛蒡子等同用；治热入营血，舌绛神昏，心烦少寐，配伍水牛角、生地黄、黄连等药，如清营汤（《温病条辨》）；治外感暑热，与香薷、厚朴、连翘同用。

3. **热毒血痢**　治热毒痢疾，下利脓血，单用浓煎，或与黄芩、黄连、白头翁等同用。

【用法用量】煎服，6~15g。疏散风热、清泄里热以生品为佳；炒炭宜用于热毒血痢；露剂多用于暑热烦渴。

【使用注意】脾胃虚寒及气虚疮疡脓清者忌用。

连　翘

【药性】苦，微寒。归肺、心、小肠经。

【功效】清热解毒，消肿散结，疏散风热。

【应用】

1. **痈肿疮毒，瘰疬痰核**　本品有"疮家圣药"之称。治痈肿疮毒，常与金银花、蒲公英、野菊花等同用；若疮痈红肿未溃，常与穿山甲、皂角刺配伍；若疮疡脓出、红肿溃烂，常与牡丹皮、天花粉同用；治痰火郁结，瘰疬痰核，常与夏枯草、浙贝母、玄参、牡蛎等同用。

2. **风热外感，温病初起**　治疗风热外感或温病初起，头痛发热、口渴咽痛，常与金银花、薄荷、牛蒡子等同用。治热入营血，舌绛神昏，烦热斑疹，与水牛角、生地黄、金银花等同用。

3. **热淋涩痛**　治疗湿热壅滞所致小便不利或淋沥涩痛，多与车前子、白茅根、竹叶等配伍。

【用法用量】煎服，6~15g。

【使用注意】脾胃虚寒及气虚脓清者不宜用。

穿心莲

【药性】苦，寒。归心、肺、大肠、膀胱经。

【功效】清热解毒，凉血，消肿，燥湿。

【应用】

1. **风热感冒，温病初起**　治外感风热或温病初起，发热头痛，可单用或与金银花、连翘、薄荷等同用。

2.**肺热咳喘，肺痈吐脓，咽喉肿痛**　治疗肺热咳嗽气喘，常与黄芩、桑白皮、地骨皮合用；治肺痈咳吐脓痰，与鱼腥草、桔梗、冬瓜仁等药同用；治咽喉肿痛，与玄参、牛蒡子、板蓝根等同用。

3.**湿热泻痢，热淋涩痛，湿疹瘙痒**　治胃肠湿热，腹痛泄泻，下痢脓血者，可单用，或与苦参、木香等同用；治膀胱湿热，小便涩痛，与车前子、白茅根、黄柏等药合用；治湿疹瘙痒，可以本品为末，甘油调涂患处。

4.**痈肿疮毒，蛇虫咬伤**　治热毒壅聚，痈肿疮毒者，可单用或配金银花、野菊花、蚤休等同用，并用鲜品捣烂外敷；若治蛇虫咬伤者，可与白花蛇舌草同用。

【用法用量】煎服，6~9g。煎剂易致呕吐，多作丸、散、片剂。外用适量。

【使用注意】不宜多服久服；脾胃虚寒者不宜用。

大青叶

【药性】苦，寒。归心、胃经。

【功效】清热解毒，凉血消斑。

【应用】

1.**温病高热神昏，发斑发疹**　治温热病热入营血，气血两燔，高热神昏，发斑发疹，常与玄参、栀子等同用；治风热表证或温病初起，发热头痛，口渴咽痛，与葛根、连翘等同用。

2.**口疮喉痹，痄腮丹毒**　治咽喉肿痛，口舌生疮者，常与生地黄、大黄、升麻同用；若瘟毒上攻，发热头痛，痄腮，喉痹者，可与金银花、大黄、拳参同用；治血热丹毒红肿者，可用鲜品捣烂外敷，或与蒲公英、紫花地丁、蚤休等配伍使用。

【用法用量】煎服，9~15g。外用适量。

【使用注意】脾胃虚寒者忌用。

板蓝根

【药性】苦，寒。归心、胃经。

【功效】清热解毒，凉血，利咽。

【应用】

1.**外感发热，温病初起，咽喉肿痛**　本品以解毒利咽散结见长。治外感风热或温病初起，发热头痛咽痛，可单味使用，或与金银花、荆芥等同用；若风热上攻，咽喉肿痛，常与玄参、马勃、牛蒡子等同用。

2.**温毒发斑，痄腮，丹毒，痈肿疮毒**　治时行温病，发斑发疹，舌绛紫暗者，常与生地黄、紫草、黄芩同用；治丹毒、痄腮、大头瘟疫，头面红肿，咽喉不利者，常配伍玄参、连翘、牛蒡子等。

【用法用量】煎服，9~15g。

【使用注意】体虚而无实火热毒者忌服，脾胃虚寒者慎用。

青　黛

【药性】咸，寒。归肝、肺经。

【功效】清热解毒，凉血消斑，清肝泻火，定惊。

【应用】

1. **温毒发斑，血热吐衄**　本品善治温毒发斑，常与生地、生石膏、栀子等药同用；若治血热妄行的吐血、衄血，常与生地黄、牡丹皮、白茅根等同用。

2. **咽痛口疮，火毒疮疡**　治热毒炽盛，咽喉肿痛，常与板蓝根、甘草同用；若口舌生疮，多与冰片同用，撒敷患处；治火毒疮疡，痄腮肿痛，可与寒水石共研为末，外敷患处。

3. **咳嗽胸痛，痰中带血**　治肝火犯肺，咳嗽胸痛，痰中带血，常与海蛤粉同用；若肺热咳嗽，痰黄而稠者，可配海浮石、瓜蒌仁、川贝母等同用。

4. **暑热惊痫，惊风抽搐**　治暑热惊痫，常与甘草、滑石同用；治小儿惊风抽搐，多配钩藤、牛黄等。

【用法用量】1~3g，宜入丸剂服用。外用适量。

【使用注意】胃寒者慎用。

贯　众

【药性】苦，微寒。有小毒。归肝、脾经。

【功效】清热解毒，凉血止血，杀虫。

【应用】

1. **风热感冒，温毒发斑**　单用本品或配桑叶、金银花等可防治风热感冒；与板蓝根、大青叶、紫草等药配伍，可用于痄腮、温毒发斑、发疹等病证。

2. **崩漏下血**　本品尤善治崩漏下血，可与五灵脂、茜草等同用；治衄血，可配伍黄连、白及等。

3. **虫疾**　与驱虫药配伍用于绦虫、钩虫、蛲虫、蛔虫等多种肠道寄生虫病。

【用法用量】煎服，5~10g。杀虫及清热解毒宜生用；止血宜炒炭用。外用适量。

【使用注意】本品有小毒，用量不宜过大。忌油腻。脾胃虚寒者及孕妇慎用。

蒲公英

【药性】苦、甘，寒。归肝、胃经。

【功效】清热解毒，消肿散结，利湿通淋。

【应用】

1. 痈肿疔毒，乳痈内痈　本品为治疗乳痈之要药，可单用本品浓煎内服，或以鲜品捣汁内服，渣敷患处，也可与全瓜蒌、金银花、牛蒡子等药同用；治疗疔毒肿痛，常与野菊花、紫花地丁、金银花等药同用；治肠痈腹痛，常与大黄、牡丹皮、桃仁等同用；治肺痈吐脓，常与鱼腥草、冬瓜仁、芦根等同用；治咽喉肿痛，与板蓝根、玄参等配伍。

2. 热淋涩痛，湿热黄疸　治热淋涩痛，常与白茅根、金钱草、车前子等同用；治湿热黄疸，常与茵陈、栀子、大黄等同用。

【用法用量】煎服，10~15g。外用鲜品适量，捣敷或煎汤熏洗患处。

【使用注意】用量过大可致缓泻。

紫花地丁

【药性】苦、辛，寒。归心、肝经。

【功效】清热解毒，凉血消肿。

【应用】

1. 疔疮肿毒，乳痈肠痈　本品以治疗毒为其特长。治痈肿、疔疮、丹毒等，可单用鲜品捣汁内服，以渣外敷；或配金银花、蒲公英、野菊花等，如五味消毒饮（《医宗金鉴》）；治乳痈，常与蒲公英同用，煎汤内服，并以渣外敷；治肠痈，常与大黄、红藤、白花蛇舌草等同用。

2. 毒蛇咬伤　鲜品捣汁内服，或配雄黄少许，捣烂外敷。

【用法用量】煎服，15~30g。外用鲜品适量，捣烂敷患处。

【使用注意】体质虚寒者忌服。

野菊花

【药性】苦、辛，微寒。归肝、心经。

【功效】清热解毒。

【应用】

1. 痈疽疔疖，咽喉肿痛　本品为治外科疔痈的良药。治热毒蕴结，疔疖丹毒，痈疽疮疡，咽喉肿痛，可与蒲公英、紫花地丁、金银花配伍。

2. 目赤肿痛，头痛眩晕　治风火上攻目赤肿痛，常与金银花、密蒙花、夏枯草等同用；治肝火上炎之头痛眩晕，可与决明子同用。

【用法用量】煎服，10~15g。外用适量。

重　楼

【药性】苦，微寒。有小毒。归肝经。

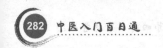

【功效】清热解毒，消肿止痛，凉肝定惊。

【应用】

1. **痈肿疔疮，咽喉肿痛，毒蛇咬伤** 本品为治痈肿疔毒，毒蛇咬伤的常用药。用治痈肿疔毒，可单用为末，醋调外敷，亦可与黄连、赤芍、金银花等同用；治咽喉肿痛，痄腮，喉痹，常与牛蒡子、连翘、板蓝根等同用；治瘰疬痰核，可与夏枯草、牡蛎、浙贝母等同用；治毒蛇咬伤，红肿疼痛，常与半边莲配伍使用。

2. **惊风抽搐** 用于小儿热极生风，手足抽搐，与钩藤、菊花、蝉蜕等配伍。

3. **跌打损伤** 治外伤出血，跌打损伤，可单用研末冲服，或配三七、血竭、自然铜等同用。

【用法用量】煎服，3~9g。外用适量，研末调敷。

【使用注意】体虚、无实火热毒者、孕妇及患阴证疮疡者均忌服。

拳 参

【药性】苦、涩，微寒。归肺、肝、大肠经。

【功效】清热解毒，凉血止血，息风定惊，止血。

【应用】

1. **痈肿瘰疬，毒蛇咬伤** 治疗疮痈肿痛、瘰疬、痔疮、水火烫伤、毒蛇咬伤等证，常用本品捣烂敷于患处，或煎汤外洗，亦可配其他清热解毒药同用。

2. **热病神昏，惊痫抽搐** 治热病高热神昏，惊痫抽搐以及破伤风，多与钩藤、全蝎、僵蚕、牛黄等配伍。

3. **热泻热痢** 湿热泄泻可配银花炭、白头翁、秦皮及黄连等同用。

4. **血热出血** 治血热所致的吐血、衄血、崩漏等出血证，常与贯众、白茅根、大蓟、生地等同用。

【用法用量】煎服，5~10g。外用适量。

【使用注意】无实火热毒者不宜使用。

漏 芦

【药性】苦，寒。归胃经。

【功效】清热解毒，消痈散结，通经下乳，舒筋通脉。

【应用】

1. **乳痈肿痛，瘰疬疮毒** 本品为治乳痈之良药。治乳痈肿痛，常与瓜蒌、蛇蜕同用；治热毒壅聚，痈肿疮毒，常与大黄、连翘、紫花地丁等同用；治痰火郁结，瘰疬欲破者，可与海藻、玄参、连翘等同用。

2. **乳汁不下** 本品为产后乳汁不通的常用药，常与穿山甲、王不留行等药同用。

3.**湿痹拘挛** 治湿痹、筋脉拘挛、骨节疼痛，常与地龙配伍。

【用法用量】煎服，5~10g。外用适量。

【使用注意】孕妇慎用。

土茯苓

【药性】甘、淡，平。归肝、胃经。

【功效】解毒，除湿，通利关节。

【应用】

1.**梅毒，肢体拘挛** 本品为治梅毒的要药。可单用本品煎服，或与金银花、白鲜皮、威灵仙、甘草同用；若因服汞剂中毒而致肢体拘挛者，常与薏苡仁、防风、木瓜等配伍。

2.**淋浊带下，湿疹瘙痒** 治热淋，常与木通、萹蓄、蒲公英、车前子同用；治湿热皮肤瘙痒，常与地肤子、白鲜皮、茵陈等配伍。

3.**痈肿疮毒** 治痈疮红肿溃烂，可将本品研末，醋调敷。

【用法用量】煎服，15~60g。外用适量。

【使用注意】肝肾阴虚者慎服。服药时忌茶。

鱼腥草

【药性】辛，微寒。归肺经。

【功效】清热解毒，消痈排脓，利尿通淋。

【应用】

1.**肺痈吐脓，肺热咳嗽** 本品为治肺痈之要药。治痰热壅肺，胸痛，咳吐脓血，常与桔梗、芦根、瓜蒌等同用；治肺热咳嗽，痰黄气急，常与黄芩、贝母、知母等同用。

2.**热毒疮痈** 治外痈疮毒，常与野菊花、蒲公英、金银花等同用。

3.**湿热淋证** 治湿热小便淋沥涩痛，常与车前草、白茅根、海金沙等同用。

【用法用量】煎服，15~25g。鲜品用量加倍，水煎或捣汁服。外用适量。

【使用注意】不宜久煎。虚寒证及阴证疮疡忌服。

金荞麦

【药性】微辛、涩，凉。归肺经。

【功效】清热解毒，排脓祛瘀。

【应用】

1.**肺痈，肺热咳嗽** 治肺痈咯痰浓稠腥臭或咳吐脓血，可与鱼腥草、金银花、芦根等配伍应用；治肺热咳嗽，可与天花粉、矮地茶、射干等同用。

2.**瘰疬疮疖，咽喉肿痛** 治瘰疬痰核，可与何首乌等配伍；治疮痈疖肿，可配蒲公英、紫花地丁等；治咽喉肿痛，可与射干、山豆根同用。

【用法用量】煎服，15~45g。用水或黄酒隔水密闭炖服。

败酱草

【药性】辛、苦，微寒。归胃、大肠、肝经。

【功效】清热解毒，消痈排脓，祛瘀止痛。

【应用】

1.肠痈肺痈，痈肿疮毒 本品为治疗肠痈腹痛的要药。治肠痈初起，腹痛便秘、未化脓者，常与金银花、蒲公英、牡丹皮、桃仁等同用；若治肠痈脓已成者，常与薏苡仁、附子同用；治肺痈咳吐脓血者，常与鱼腥草、芦根、桔梗等同用；治痈肿疮毒，常与金银花、连翘等配伍。

2.产后瘀阻腹痛 治产后瘀阻，腹中刺痛，可与五灵脂、香附、当归等配伍。

【用法用量】煎服，6~15g。外用适量。

【使用注意】脾胃虚弱，食少泄泻者慎用。

射 干

【药性】苦，寒。归肺经。

【功效】清热解毒，消痰，利咽。

【应用】

1.咽喉肿痛 本品为治咽喉肿痛常用药。主治热毒郁结，咽喉肿痛，可单用或与升麻、甘草等同用。治外感风热，咽痛音哑，常与荆芥、连翘、牛蒡子同用。

2.痰盛咳喘 治肺热咳喘，痰多而黄，常与桑白皮、马兜铃、桔梗等同用；治寒痰咳喘，痰多清稀，与麻黄、细辛、生姜、半夏等配伍。

【用法用量】煎服，3~10g。

【使用注意】脾虚便溏者不宜使用。孕妇慎用。

山豆根

【药性】苦，寒；有毒。归肺、胃经。

【功效】清热解毒，利咽消肿。

【应用】

1.咽喉肿痛 本品为治疗咽喉肿痛的要药。轻者可单用，重者常与桔梗、栀子、连翘等同用；若治乳蛾喉痹，可配伍射干、花粉、麦冬等。

2.牙龈肿痛 对胃火上炎引起的牙龈肿痛、口舌生疮，可单用煎汤漱口，或与石膏、黄连、升麻、牡丹皮等同用。

【用法用量】煎服，3~6g。外用适量。

【使用注意】本品有毒，过服易引起呕吐、腹泻、胸闷、心悸等。脾胃虚寒者慎用。

马　勃

【药性】辛，平。归肺经。

【功效】清热解毒，利咽，止血。

【应用】

1. **咽喉肿痛，咳嗽失音**　本品为治咽喉肿痛的常用药，对喉证有出血和溃烂者尤为适宜。治风热及肺火所致咽喉肿痛、咳嗽、失音，常与牛蒡子、玄参、板蓝根等同用。

2. **吐血衄血，外伤出血**　治火邪迫肺，血热妄行引起的吐血、衄血等症，可单用或与其他凉血止血药配伍使用；治外伤出血，可用马勃粉撒敷伤口。

【用法用量】煎服，2~6g。外用适量，敷患处。

【使用注意】风寒咳嗽失音者禁服。

木蝴蝶

【药性】苦、甘，凉。归肺、肝、胃经。

【功效】清肺利咽，疏肝和胃。

【应用】

1. **喉痹音哑，肺热咳嗽**　本品为治咽喉肿痛常用药。治疗邪热伤阴，咽喉肿痛，声音嘶哑，多与玄参、麦冬、冰片等配伍；治肺热咳嗽，常与桔梗、桑白皮、款冬花等配伍使用。

2. **肝胃气痛**　单用本品研末，酒调送服，治肝气郁滞，肝胃气痛，脘腹、胁肋胀痛等。

【用法用量】煎服，1~3g。

白头翁

【药性】苦，寒。归胃、大肠经。

【功效】清热解毒，凉血止痢。

【应用】

1. **热毒血痢**　本品为治热毒血痢的良药。治热痢腹痛，里急后重，下痢脓血，可配伍黄连、黄柏、秦皮同用，如白头翁汤（《伤寒论》）；若赤痢下血，日久不愈，腹内冷痛，可与阿胶、干姜、赤石脂等同用。

2. **阴痒带下**　本品与秦皮等配伍，煎汤外洗，可治疗阴痒带下。

【用法用量】煎服，9~15g。

【使用注意】虚寒泻痢忌服。

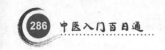

马齿苋

【药性】酸，寒。归肝、大肠经。

【功效】清热解毒，凉血止血，止痢。

【应用】

1. **热毒血痢**　本品为治痢疾的常用药物，单用水煎服即效。与粳米煮粥，空腹服食，治疗热毒血痢；治疗大肠湿热，腹痛泄泻，或下利脓血，里急后重，可与黄芩、黄连配伍。

2. **热毒疮疡**　治血热毒盛，痈肿疮疡，丹毒肿痛，可单用本品煎汤内服并外洗，再以鲜品捣烂外敷，或与蒲公英等配伍使用。

3. **崩漏，便血**　治血热妄行，崩漏下血，可单味药捣汁服；治大肠湿热，便血痔血，可与地榆、槐角等同用。

【用法用量】煎服，9~15g。

【使用注意】脾胃虚寒，肠滑作泄者忌服。

半边莲

【药性】辛，平。归心、小肠、肺经。

【功效】清热解毒，利尿消肿。

【应用】

1. **疮痈肿毒，蛇虫咬伤**　本品是治疗毒热疮痈肿毒常用药。如单用鲜品捣烂外敷患处，治疗疔疮肿毒或乳痈肿痛；若用于毒蛇咬伤、蜂蝎蜇伤，常与白花蛇舌草、紫花地丁等同用。

2. **腹胀水肿，黄疸**　治水肿、小便不利，与金钱草、大黄等配伍；治湿热黄疸，与茵陈、栀子配伍。

3. **湿疮湿疹**　皮肤湿疮、湿疹及疥癣，可单味水煎，局部湿敷或外搽患处。

【用法用量】煎服，干品 9~15g；鲜品 30~60g。外用适量。

【使用注意】虚证水肿忌用。

白花蛇舌草

【药性】微苦、甘，寒。归胃、大肠、小肠经。

【功效】清热解毒，利湿通淋。

【应用】

1. **痈肿疮毒，咽喉肿痛，毒蛇咬伤**　治疗痈肿疮毒，可单用鲜品捣烂外敷，或与金银花、连翘、野菊花等同用；治肠痈腹痛，常与红藤、败酱草、牡丹皮等同用；治咽喉肿痛，多与黄芩、玄参、板蓝根等同用；治毒蛇咬伤，可单用鲜品捣烂绞汁，渣敷伤口，或与半边莲、紫花地丁、蚤休等配伍应用。

2.**热淋涩痛** 治疗膀胱湿热小便淋涩，常与白茅根、车前草、石韦等同用。

【用法用量】煎服，15~60g。外用适量。

【使用注意】阴疽及脾胃虚寒者忌用。

山慈菇

【药性】甘、微辛，凉。归肝、脾经。

【功效】清热解毒，化痰散结。

【应用】

1.**痈疽疔毒，瘰疬痰核** 治痈疽发背，疔疮肿毒，瘰疬痰核，蛇虫咬伤，常与雄黄、朱砂、麝香等合用。

2.**癥瘕痞块** 如治疗肝硬化，配伍土鳖虫、穿山甲等同用，对软化肝脾、恢复肝功有明显效果。

【用法用量】煎服，3~9g。外用适量。

【使用注意】体虚者慎用。

白　蔹

【药性】苦、辛，微寒。归心、胃经。

【功效】清热解毒，消痈散结，敛疮生肌。

【应用】

1.**疮痈肿毒，瘰疬痰核** 治热毒痈疮初起，红肿硬痛者，可与金银花、连翘、蒲公英等同煎内服；若疮痈脓成不溃，可与苦参、天南星、皂角等制膏药外贴；治痰火郁结，痰核瘰疬，常与玄参、赤芍、大黄等研末醋调，外敷患处。

2.**水火烫伤，手足皲裂** 治水火烫伤，可单用本品研末外敷；亦可与地榆等分为末外用；与白及、大黄、冰片配伍，还可用于手足皲裂。

【用法用量】煎服，5~9g。外用适量，煎汤外洗或研成极细粉末敷于患处。

【使用注意】脾胃虚寒者不宜服。反乌头。

绿　豆

【药性】甘，寒。归心、胃经。

【功效】清热解毒，消暑，利水。

【应用】

1.**痈肿疮毒** 用于热毒疮痈肿痛，单用煎服，或生研加冷开水浸泡滤汁服。

2.**暑热烦渴** 夏季常用本品煮汤冷饮，治暑热烦渴尿赤等症。

3.**药食中毒** 本品为附子、巴豆、砒霜中毒及食物中毒等的解毒良药。可用生品研末加冷开水滤汁顿服，或浓煎频服，或配伍黄连、葛根、甘草同用。

4. **水肿，小便不利**　治疗小便不通，淋沥不畅，水肿，可与陈皮、火麻子同用煮食等。

【用法用量】煎服，15~30g。外用适量。

【使用注意】脾胃虚寒，肠滑泄泻者忌用。

四、清热凉血药

凡能清热凉血，以治疗营血分热为主的药物，称为清热凉血药。

本类药物多归心、肝经。主要用于营分、血分等实热证，如温热病热入营分，热灼营阴，心神被扰，症见舌绛、身热夜甚、心烦不寐、脉细数、甚则神昏谵语、斑疹隐隐；若热陷心包，则神昏谵语、舌謇肢厥、舌质红绛；若热盛迫血，心神被扰，症见舌色深绛、吐血衄血、尿血便血、斑疹紫暗、躁扰不安、甚或昏狂等。亦可用于其他疾病引起的血热出血证。

生地黄

【药性】甘、苦，寒。归心、肝、肾经。

【功效】清热凉血，养阴生津。

【应用】

1. **热入营血，斑疹吐衄**　治温热病热入营血，壮热烦渴、神昏舌绛者，多配玄参、连翘、丹参等，如清营汤(《温病条辨》)；治血热吐衄，常与大黄同用；治血热便血、尿血，常与地榆同用。

2. **阴虚内热，骨蒸劳热**　治阴虚内热，潮热骨蒸，可配知母、地骨皮；治温病后期，余热未尽，阴津已伤，症见夜热早凉、舌红脉数者，配青蒿、鳖甲、知母等，如青蒿鳖甲汤(《温病条辨》)。

3. **津伤口渴，内热消渴，肠燥便秘**　治热病伤阴，烦渴多饮，常配麦冬、沙参、玉竹等；治阴虚内热消渴证，可配山药、黄芪、山茱萸等；治温病津伤，肠燥便秘，可配玄参、麦冬用。

【用法用量】煎服，10~15g。

【使用注意】脾虚湿滞，腹满便溏者不宜使用。

玄　参

【药性】甘、苦、咸，微寒。归肺、胃、肾经。

【功效】清热凉血，滋阴泻火，解毒散结。

【应用】

1. **热入营血，温毒发斑** 治温病热入营分，身热夜甚、心烦口渴、舌绛脉数者，常配生地黄、丹参、连翘等；若治温病邪陷心包，神昏谵语，可配麦冬、竹叶卷心、连翘心等药用；若治温热病，气血两燔，发斑发疹，可配石膏、知母等。

2. **热病伤阴，津伤便秘，骨蒸劳嗽** 治热病伤阴，津伤便秘，常配生地黄、麦冬，如增液汤（《温病条辨》）；治肺肾阴虚，骨蒸劳嗽，可配百合、生地黄、贝母等。

3. **目赤咽痛，瘰疬，白喉，痈肿疮毒** 治肝经热盛，目赤肿痛，可配栀子、大黄、羚羊角；治瘟毒热盛，咽喉肿痛、白喉，可配黄芩、连翘、板蓝根等；治痰火郁结之瘰疬，配浙贝母、牡蛎等；治痈肿疮毒，配银花、连翘、蒲公英等。

【用法用量】煎服，9~15g。

【使用注意】脾胃虚寒，食少便溏者不宜服用。反藜芦。

牡丹皮

【药性】苦、甘，微寒。归心、肝、肾经。

【功效】清热凉血，活血化瘀。

【应用】

1. **温毒发斑，血热吐衄** 治温病热入营血，迫血妄行所致发斑、吐血、衄血，可配水牛角、生地黄、赤芍等；治温毒发斑，可配栀子、大黄、黄芩等；治血热吐衄，可配大黄、大蓟、茜草根等；治阴虚血热吐衄，可配生地黄、栀子等。

2. **温病伤阴，阴虚发热，夜热早凉、无汗骨蒸** 治温病后期，阴虚内热，无汗骨蒸，常配鳖甲、知母、生地黄等。

3. **血滞经闭、痛经，跌打伤痛** 治血滞经闭、痛经，可配桃仁、川芎、桂枝等，如桂枝茯苓丸（《金匮要略》）；治跌打伤痛，可与红花、乳香、没药等配伍。

4. **痈肿疮毒** 治火毒炽盛，痈肿疮毒，可配大黄、白芷、甘草等；若配大黄、桃仁、芒硝等药用，可治瘀热互结之肠痈初起，如大黄牡丹皮汤（《金匮要略》）。

【用法用量】煎服，6~12g。清热凉血宜生用，活血祛瘀宜酒炙用。

【使用注意】血虚有寒、月经过多及孕妇不宜用。

赤 芍

【药性】苦，微寒。归肝经。

【功效】清热凉血，散瘀止痛。

【应用】

1. **温毒发斑，血热吐衄** 治温毒发斑，可配伍水牛角、牡丹皮、生地黄等药；治血热吐衄，可配生地黄、大黄、白茅根等药。

2. **目赤肿痛，痈肿疮疡**　治肝经风热目赤肿痛、羞明多眵，常配荆芥、薄荷、黄芩等；治热毒壅盛，痈肿疮疡，可配银花、天花粉、乳香等药。

3. **肝郁胁痛，经闭痛经，癥瘕腹痛，跌打损伤**　治肝郁血滞之胁痛，可配柴胡、牡丹皮等；治血滞经闭、痛经、癥瘕腹痛，可配当归、川芎、延胡索等，如少腹逐瘀汤（《医林改错》）；治跌打损伤，瘀肿疼痛，可配桃仁、红花、当归等。

【用法用量】煎服，6~12g。

【使用注意】血寒经闭不宜用。反藜芦。

紫　草

【药性】甘、咸，寒。归心、肝经。

【功效】清热凉血，活血，解毒透疹。

【应用】

1. **温病血热毒盛，斑疹紫黑，麻疹不透**　治温毒发斑，血热毒盛，斑疹紫黑者，常配赤芍、蝉蜕、甘草等；治麻疹不透，疹色紫暗，兼咽喉肿痛者，配牛蒡子、山豆根、连翘等；治麻疹气虚，疹出不畅，配黄芪、升麻、荆芥等。

2. **疮疡，湿疹，水火烫伤**　治痈肿疮疡，可配银花、连翘、蒲公英等药用；治疮疡久溃不敛，配当归、白芷、血竭等药；治湿疹，可配黄连、黄柏等；治水火烫伤，可用本品以植物油浸泡，滤取油液，外涂患处。

【用法用量】煎服，5~10g。外用适量，熬膏或用植物油浸泡涂搽。

【使用注意】脾虚便溏者忌服。

水牛角

【药性】苦，寒。归心、肝经。

【功效】清热凉血，解毒，定惊。

【应用】

1. **温病高热，神昏谵语，惊风，癫狂**　治温热病热入血分，高热神昏谵语，惊风抽搐，可以水牛角浓缩粉配石膏、玄参、羚羊角等药用；治热病神昏，可配牛黄、珍珠母、黄芩等，如清开灵注射液（口服液）；治血热癫狂，可配石菖蒲、玄参、连翘等。

2. **血热妄行斑疹、吐衄**　可配生地黄、牡丹皮、赤芍等。

3. **痈肿疮疡，咽喉肿痛**　可配黄连、黄芩、连翘等。

【用法用量】煎服，15~30g，宜先煎3小时以上。水牛角浓缩粉冲服，每次1.5~3g，每日2次。

【使用注意】脾胃虚寒者忌用。

五、清虚热药

本类药物药性寒凉，主入阴分，以清虚热、退骨蒸为主要作用。主要用于肝肾阴虚，虚火内扰所致的骨蒸潮热、午后发热、手足心热、虚烦不寐、盗汗遗精、舌红少苔、脉细而数以及温热病后期，邪热未尽，伤阴劫液，而致夜热早凉、热退无汗、舌质红绛、脉象细数等虚热证。亦可用于实热证。

青 蒿

【药性】苦、辛，寒。归肝、胆经。

【功效】清透虚热，凉血除蒸，解暑，截疟。

【应用】

1.**温邪伤阴，夜热早凉**　治温病后期，余热未清，夜热早凉，热退无汗，或热病后低热不退等，常与鳖甲、知母、牡丹皮、生地黄等同用。

2.**阴虚发热，劳热骨蒸**　治阴虚发热，骨蒸劳热，潮热盗汗，五心烦热，常与银柴胡、胡黄连、知母、鳖甲等同用。

3.**暑热外感，发热口渴**　治外感暑热，头昏头痛，发热口渴等症，常与连翘、滑石、西瓜翠衣等同用。

4.**疟疾寒热**　本品为治疗疟疾之良药。大剂量鲜品捣汁服，或随证配伍黄芩、滑石、青黛、通草等药；治疗湿热郁遏少阳三焦，气机不利，寒热如疟，胸部胀闷，与黄芩、滑石、半夏等同用。

【用法用量】煎服，6~12g。后下。或鲜用绞汁服。

【使用注意】脾胃虚弱，肠滑泄泻者忌服。

白 薇

【药性】苦、咸，寒。归胃、肝、肾经。

【功效】清热凉血，利尿通淋，解毒疗疮。

【应用】

1.**阴虚发热，产后虚热**　治热病后期，余邪未尽，夜热早凉，或阴虚发热，骨蒸潮热，常与地骨皮、知母、青蒿、生地黄等同用；治产后血虚发热，低热不退及昏厥等症，可与当归、人参、甘草同用。

2.**热淋，血淋**　治膀胱湿热，血淋涩痛，常与木通、滑石及石韦等同用。

3.**疮痈肿毒，毒蛇咬伤，咽喉肿痛**　治血热毒盛的疮痈肿毒、毒蛇咬伤，常与天花粉、赤芍、甘草等同用；治咽喉红肿疼痛，常与金银花、桔梗、山豆根同用。

4.**阴虚外感**　治阴虚外感，发热咽干、口渴心烦等症，常与玉竹、淡豆豉、薄荷

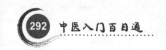

同用。

【用法用量】煎服，5~10g。

【使用注意】脾胃虚寒、食少便溏者不宜服用。

地骨皮

【药性】甘，寒。归肺、肝、肾经。

【功效】凉血除蒸，清肺降火。

【应用】

1. **阴虚发热，盗汗骨蒸**　治阴虚发热，常与知母、鳖甲、银柴胡等配伍；治盗汗骨蒸、肌瘦潮热，常与秦艽、鳖甲配伍。

2. **肺热咳嗽**　治肺火郁结，气逆咳嗽气喘，皮肤蒸热等症，常与桑白皮、甘草等同用，如泻白散(《小儿药证直诀》)。

3. **血热出血**　治血热妄行的吐血、衄血、尿血等，常配白茅根、侧柏叶、小蓟等。

【用法用量】煎服，9~15g。

【使用注意】外感风寒发热及脾虚便溏者不宜用。

银柴胡

【药性】甘，微寒。归肝、胃经。

【功效】清虚热，除疳热。

【应用】

1. **阴虚发热**　本品为退虚热除骨蒸之常用药。治阴虚发热，骨蒸劳热，潮热盗汗，多与地骨皮、青蒿、鳖甲同用。

2. **疳积发热**　治小儿食滞或虫积所致的疳积发热，腹部膨大，口渴消瘦，毛发焦枯等症，常与胡黄连、鸡内金、使君子等同用。

【用法用量】煎服，3~10g。

【使用注意】外感风寒，血虚无热者忌用。

胡黄连

【药性】苦，寒。归肝、胃、大肠经。

【功效】退虚热，除疳热，清湿热。

【应用】

1. **骨蒸潮热**　治阴虚劳热骨蒸，常与银柴胡、地骨皮等同用。

2. **小儿疳热**　治小儿疳积发热，消化不良，腹胀体瘦，低热不退等症，常与党参、白术、山楂等同用，如肥儿丸。

3. **湿热泻痢**　治湿热泻痢，常与黄芩、黄柏、白头翁等同用。

【用法用量】煎服，3~10g。

【使用注意】脾胃虚寒者慎用。

第三节　泻下药

凡能引起腹泻，或润滑大肠，促进排便的药物，称为泻下药。主要适用于大便秘结，胃肠积滞，实热内结及水肿停饮等里实证。部分药还可用于疮痈肿毒及瘀血证。

根据泻下药作用强弱的不同，可分为攻下药、润下药及峻下逐水药。

一、攻下药

本类药大多苦寒沉降，主入胃、大肠经。既有较强的攻下通便作用，又有清热泻火之效。主要适用于大便秘结，燥屎坚结及实热积滞之证。应用时常辅以行气药，以加强泻下及消除胀满作用。若治冷积便秘者，须配用温里药。

攻下药为主，配伍清热解毒药、活血化瘀药等，用于治疗胆石症、胆道蛔虫症、胆囊炎、急性胰腺炎、肠梗阻等急腹症，取得了较好的效果。

大　黄

【药性】苦，寒。归脾、胃、大肠、肝、心包经。

【功效】泻下攻积，清热泻火，凉血解毒，逐瘀通经。

【应用】

1. **积滞便秘**　实热便秘尤为适宜。治阳明腑实证，常与芒硝、厚朴、枳实配伍，如大承气汤（《伤寒论》）；与麻仁、杏仁、蜂蜜等配伍使用，泻下力缓，润肠通便，如麻子仁丸（《伤寒论》）；治热结津伤者，配麦冬、生地黄、玄参等；治脾阳不足，冷积便秘，与附子、干姜等配伍。

2. **血热吐衄，目赤咽肿**　治血热妄行之吐血、衄血、咯血，与黄连、黄芩同用；现临床单用大黄粉治疗上消化道出血，有较好疗效；治火邪上炎所致的目赤、咽喉肿痛、牙龈肿痛，与黄芩、栀子等同用。

3. **热毒疮疡**　治热毒痈肿疔疮，常与金银花、蒲公英、连翘等同用；治肠痈腹痛，可与牡丹皮、桃仁、芒硝等同用，如大黄牡丹汤（《金匮要略》）。

4. **瘀血诸证**　治妇女产后瘀阻腹痛、恶露不尽者，常与桃仁、土鳖虫等同用；治妇女瘀血经闭，可与桃核、桂枝等配伍，如桃核承气汤（《伤寒论》）；治跌打损伤，瘀血肿痛，常与当归、红花、穿山甲等同用。

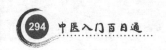

5. **湿热痢疾、黄疸、淋证** 治肠道湿热积滞的痢疾，单用大黄，或与黄连、黄芩、白芍等同用；治湿热黄疸，常配茵陈、栀子，如茵陈蒿汤(《伤寒论》)；治湿热淋证者，常配木通、车前子、栀子等。

6. **烧烫伤** 治烧烫伤，可单用，或配地榆粉，用麻油调敷患处。

【用法用量】煎服，3~15g。外用适量。

【使用注意】脾胃虚弱者慎用，妇女怀孕、月经期、哺乳期应忌用。

<h2 style="text-align:center">芒 硝</h2>

【药性】咸、苦，寒。归胃、大肠经。

【功效】泻下攻积，润燥软坚，清热消肿。

【应用】

1. **积滞便秘** 治实热积滞，大便燥结者尤为适宜。常与大黄相须为用，如大承气汤、调胃承气汤。亦可用于胆石症腹痛便秘者。

2. **肠痈腹痛** 治肠痈初起，可与大黄、大蒜同用，捣烂外敷。

3. **咽痛，口疮，痈疮肿痛** 治咽喉肿痛、口舌生疮，可与硼砂、冰片、朱砂同用，或以芒硝置西瓜中制成的西瓜霜外用。

【用法用量】6~15g。冲入药汁内或开水溶化后服。外用适量。

【使用注意】孕妇及哺乳期妇女忌用或慎用。

<h2 style="text-align:center">番泻叶</h2>

【药性】甘、苦，寒。归大肠经。

【功效】泻下通便。

【应用】

1. **热结便秘** 本品多单味泡服，小剂量可起缓泻作用，大剂量则可攻下；治热结便秘，腹满胀痛者，可与枳实、厚朴配伍，以增强泻下导滞作用。

2. **腹水肿胀** 用于腹水肿胀，单味泡服，或与牵牛子、大腹皮同用。

【用法用量】煎服，2~6g。后下，或者温开水泡服。

【使用注意】妇女怀孕、哺乳期、月经期忌用。

<h2 style="text-align:center">芦 荟</h2>

【药性】苦，寒。归肝、胃、大肠经。

【功效】泻下通便，清肝，杀虫。

【应用】

1. **热结便秘** 治热结便秘，兼见心、肝火旺，烦躁失眠之证，常与朱砂同用。

2. **烦躁惊痫** 治肝经火盛的便秘溲赤、头晕头痛、烦躁易怒、惊痫抽搐等证，常与龙胆草、栀子、青黛等同用。

3. 小儿疳积 治虫积腹痛、面色萎黄、形瘦体弱的小儿疳积证，以芦荟与使君子等分为末，米饮调服；或配人参、白术等益气健脾之品。

【用法用量】2~5g。宜入丸散。

【使用注意】脾胃虚弱，食少便溏者及孕妇慎用。

二、润下药

本类药物多为植物种子和种仁，富含油脂，味甘质润，多入脾、大肠经，能润滑大肠，促使排便而不致峻泻。适用于年老津枯、产后血虚、热病伤津及失血等所致的肠燥津枯便秘。

火麻仁

【药性】甘，平。归脾、胃、大肠经。

【功效】润肠通便。

【应用】

肠燥便秘 本品适用于老人、产妇及体弱津血不足的肠燥便秘证。单用或与郁李仁、瓜蒌仁、苏子、杏仁等同用，或与大黄、厚朴等配伍以加强通便作用，如麻子仁丸（《伤寒论》）。

【用法用量】煎服，10~15g。

郁李仁

【药性】辛、苦、甘，平。归脾、大肠、小肠经。

【功效】润肠通便，利水消肿。

【应用】

1. 肠燥便秘 治大肠气滞，肠燥便秘，常与火麻仁、柏子仁、杏仁等同用；治产后肠胃燥热，大便秘滞，可与朴硝、当归、生地配伍。

2. 水肿胀满，脚气浮肿 可与桑白皮、赤小豆等利水消肿药同用。

【用法用量】煎服，6~10g。

【使用注意】孕妇慎用。

松子仁

【药性】甘，温。归肺、肝、大肠经。

【功效】润肠通便，润肺止咳。

【应用】

1. 肠燥便秘 治老人虚秘，可配火麻仁、柏子仁等同用。

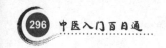

2. **肺燥干咳**　治肺燥咳嗽，可与胡桃仁共捣成膏状，加熟蜜，饭后米汤送服。

【用法用量】煎服，5~10g。

【使用注意】脾虚便溏，湿痰者禁用。

三、 峻下逐水药

本类药物大多苦寒有毒，药力峻猛，服药后能引起剧烈腹泻，有的兼能利尿，适用于全身水肿，大腹胀满，以及停饮等正气未衰之证。

本类药物临床应用当"中病即止"，不可久服，注意保护正气和用药安全。

甘　遂

【药性】苦，寒；有毒。归肺、肾、大肠经。

【功效】泻水逐饮，消肿散结。

【应用】

1. **水肿，臌胀，胸胁停饮**　水肿、胸胁停饮，正气未衰者可用。可单用研末服，或与牵牛子同用；或与大戟、芫花为末，枣汤送服。

2. **风痰癫痫**　临床上以甘遂为末，入猪心煨后，与朱砂末为丸服，可用于风痰癫痫。

3. **疮痈肿毒**　治疮痈肿毒，可用甘遂末水调外敷。

【用法用量】0.5~1.5g。炮制后入丸、散。外用适量。

【使用注意】虚弱者及孕妇忌用。不宜与甘草同用。

京大戟

【药性】苦，寒；有毒。归肺、脾、肾经。

【功效】泻水逐饮，消肿散结。

【应用】

1. **水肿，臌胀，胸胁停饮**　本品多治水肿，臌胀而正气未衰者，如治水肿腹水，与甘遂、芫花等同用。

2. **痈肿疮毒，瘰疬痰核**　治热毒痈肿疮毒，可鲜用捣烂外敷；治痰火凝聚的瘰疬痰核，可配伍夏枯草、浙贝母等同用。

【用法用量】煎服，1.5~3g；入丸散服，每次1g。内服醋制，以减低毒性。外用适量，生用。

【使用注意】虚弱者及孕妇忌用。不宜与甘草同用。

芫　花

【药性】苦、辛，温；有毒。归肺、脾、肾经。

【功效】泻水逐饮，祛痰止咳，杀虫疗疮。

【应用】

1. **胸胁停饮，水肿，臌胀** 本品适用于胸胁停饮所致的喘咳、胸胁引痛、心下痞硬及水肿、臌胀等证，常与甘遂、京大戟等同用。

2. **咳嗽痰喘** 治咳嗽痰喘证，可单用或与大枣煎服。

3. **头疮，白秃，顽癣，痈肿** 外用可治头疮、白秃、顽癣等皮肤病及痈肿。

【用法用量】煎服，1.5~3g；研末吞服 0.6~0.9g，1 日 1 次。内服醋制用，以降低毒性。外用适量。

【使用注意】虚弱者及孕妇忌用。不宜与甘草同用。

牵牛子

【药性】苦，寒；有毒。归肺、肾、大肠经。

【功效】泻下逐水，去积杀虫。

【应用】

1. **水肿，臌胀** 治水肿臌胀，二便不利者，可单用研末服或与茴香为末，姜汁调服；病情较重者，可与甘遂、京大戟等同用。

2. **痰饮喘咳** 治肺气壅滞，痰饮咳喘，面目浮肿者，可与大黄、槟榔为末服。

3. **虫积腹痛** 治蛔虫、绦虫及虫积腹痛者，可与槟榔、使君子同用，研末送服。

【用法用量】煎服，3~6g。入丸散服，每次 1.5~3g。炒用药性减缓。

【使用注意】孕妇忌用。不宜与巴豆、巴豆霜同用。

第四节　祛风湿药

凡以祛除风寒湿邪，治疗风湿痹证为主的药物，称为祛风湿药。主要用于风湿痹证之肢体疼痛，关节不利、肿大，筋脉拘挛等症。部分药物还适用于腰膝酸软、下肢痿弱等。

痹证多属慢性疾病，可制成酒或丸散剂，增强祛风湿药的功效。也可制成外敷剂型，直接用于患处。

辛温性燥的祛风湿药，易伤阴耗血，阴血亏虚者应慎用。

一、祛风寒湿药

本节药物性味多为辛苦温，入肝脾肾经。有较好的祛风、除湿、散寒、止痛、通

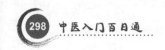

经络等作用，尤以止痛为其特点，主要适用于风寒湿痹、肢体关节疼痛、筋脉拘挛、痛有定处、遇寒加重等。经配伍亦可用于风湿热痹。

独　活

【药性】辛、苦，微温。归肾、膀胱经。

【功效】祛风湿，止痛，解表。

【应用】

1. **风寒湿痹**　本品为治风湿痹痛主药，主入肾经，性善下行，尤以腰膝、腿足关节疼痛属下部寒湿者为宜。治感受风寒湿邪的风寒湿痹，肌肉、腰背、手足疼痛，常与当归、白术、牛膝等同用；治痹证日久正虚，腰膝酸软，关节屈伸不利等，常与桑寄生、杜仲、人参等配伍。

2. **风寒挟湿表证**　治外感风寒挟湿所致的头痛头重，一身尽痛，多配羌活、藁本、防风等，如羌活胜湿汤（《内外伤辨惑论》）。

3. **少阴头痛**　与细辛、川芎等相配，可治风扰肾经，伏而不出之少阴头痛。

【用法用量】煎服，3~10g。外用适量。

威灵仙

【药性】辛、咸，温。归膀胱经。

【功效】祛风湿，通络止痛，消骨鲠。

【应用】

1. **风湿痹证**　本品为治风湿痹痛要药。凡风湿痹痛，肢体麻木，筋脉拘挛，屈伸不利，均可应用，尤宜于风邪偏盛，拘挛掣痛者。治风寒腰背疼痛，可单用为末服，或与当归、肉桂同用。

2. **骨鲠咽喉**　本品味咸，能软坚而消骨鲠，可单用或与砂糖、醋煎后慢慢咽下。

【用法用量】煎服，6~10g。消骨鲠 30~50g。

【使用注意】本品辛散走窜，气血虚弱者慎服。

川　乌

【药性】辛、苦，热。有大毒。归心、肝、肾、脾经。

【功效】祛风除湿，温经止痛。

【应用】

1. **风寒湿痹**　本品为治风寒湿痹证之佳品，尤宜于寒邪偏盛之风湿痹痛。治寒湿侵袭，历节疼痛，不可屈伸者，常与麻黄、芍药、甘草等配伍；治寒湿瘀血留滞经络，肢体筋脉挛痛，关节屈伸不利，与草乌、地龙、乳香等同用。

2. **心腹冷痛，寒疝疼痛**　治心痛彻背，背痛彻心者，常配赤石脂、干姜、蜀椒等；

治寒疝，绕脐腹痛，手足厥冷者，多与蜂蜜同煎。

3. 跌打损伤，麻醉止痛 治跌打损伤，骨折瘀肿疼痛，多与自然铜、地龙、乌药等同用。

【用法用量】煎服，1.5~3g；宜先煎、久煎。外用适量。

【使用注意】生品孕妇忌用；制川乌孕妇慎用。不宜与贝母类、半夏、白及、白蔹、天花粉、瓜蒌类同用。

蕲 蛇

【药性】甘、咸，温。有毒。归肝经。

【功效】祛风，通络，止痉。

【应用】

1. 风湿顽痹，中风半身不遂 本品可祛内外之风邪，为截风要药，又能通经络，善治风湿顽痹，经络不通，麻木拘挛，以及中风口眼㖞斜，半身不遂者，常与防风、羌活、当归等配伍。

2. 小儿惊风，破伤风 治小儿急慢惊风、破伤风之抽搐痉挛，多与乌梢蛇、蜈蚣同用。

3. 麻风，疥癣 治麻风，可与大黄、蝉蜕、皂角刺等相配；治疥癣，可与荆芥、薄荷、天麻同用。

【用法用量】煎汤，3~9g；研末吞服，1次1~1.5g，1日2~3次。或酒浸、熬膏、入丸散服。

【使用注意】阴虚内热者忌服。

乌梢蛇

【药性】甘，平。归肝经。

【功效】祛风，通络，止痉。

【应用】

1. 风湿顽痹，中风半身不遂 治风痹，手足缓弱，麻木拘挛，不能伸举，常配全蝎、天南星、防风等；或制酒饮，以治顽痹瘫痪，挛急疼痛，如乌蛇酒；治中风，口眼㖞斜，半身不遂，宜配通络、活血之品。

2. 小儿惊风，破伤风 治小儿急慢惊风，可与天麻、钩藤同用；治破伤风之抽搐痉挛，多与蕲蛇、蜈蚣配伍。

3. 麻风，疥癣 本品善行祛风止痒，配白附子、大风子、白芷等，以治麻风；配枳壳、荷叶，可治干湿癣证。

【用法用量】煎服，6~12g；研末，每次2~3g；或入丸剂、酒浸服。外用适量。

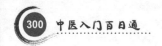

【使用注意】血虚生风者慎服。

木 瓜

【药性】酸，温。归肝、脾经。

【功效】舒筋活络，和胃化湿。

【应用】

1. **风湿痹证**　本品为治湿痹，筋脉拘挛要药。治筋急项强，不可转侧，常与乳香、没药、生地同用；治脚膝疼重，不能远行久立，与羌活、独活、附子配伍。

2. **脚气水肿**　治脚气水肿，多配吴茱萸、槟榔、苏叶等。

3. **吐泻转筋**　治湿浊中焦之腹痛吐泻转筋，偏寒者，常配吴茱萸、茴香、紫苏等；偏热者，多配蚕沙、薏苡仁、黄连等。

【用法用量】煎服，6~9g。

【使用注意】胃酸过多者不宜服用。

蚕 沙

【药性】甘、辛，温。归肝、脾、胃经。

【功效】祛风除湿，和胃化湿。

【应用】

1. **风湿痹证**　与羌活、独活、威灵仙等同用，可治风湿寒痹；与防己、薏苡仁、栀子等配伍，可治风湿热痹，肢节烦躁。

2. **吐泻转筋**　治湿浊中阻而致的腹痛吐泻转筋，常配木瓜、吴茱萸、薏苡仁等。

3. **风疹，湿疹**　治风疹、湿疹可单用煎汤外洗，或与白鲜皮、地肤子、蝉蜕等同用。

【用法用量】煎服，5~15g；宜布包入煎。外用适量。

海风藤

【药性】辛、苦，微温。归肝经。

【功效】祛风湿，通络止痛。

【应用】

1. **风寒湿痹**　治风寒湿痹，肢节疼痛，筋脉拘挛，屈伸不利，与羌活、独活、桂心、当归等配伍。

2. **跌打损伤**　治跌打损伤，瘀肿疼痛，可与三七、地鳖虫、红花等配伍。

【用法用量】煎服，6~12g。外用适量。

路路通

【药性】苦，平。归肝、肾经。

【功效】祛风活络，利水，通经。

【应用】

1. **风湿痹痛，中风半身不遂** 本品善治风湿痹痛，麻木拘挛者，常与伸筋草、络石藤、秦艽等配伍；若气血瘀滞，脉络痹阻，中风后半身不遂，可与黄芪、川芎、红花等同用。

2. **跌打损伤** 治跌打损伤，瘀肿疼痛，常配桃仁、红花等。

3. **水肿** 治水肿胀满，多与茯苓、猪苓、泽泻等同用。

4. **经行不畅，经闭** 治气滞血瘀之经少不畅或经闭，小腹胀痛，常与当归、川芎、茺蔚子等配伍。

5. **乳少，乳汁不通** 治乳汁不通，乳房胀痛，或乳少之证，常配穿山甲、王不留行、青皮等。

【用法用量】煎服，5~10g。外用适量。

【使用注意】月经过多者及孕妇忌服。

二、祛风湿热药

本节药物性味多为辛苦寒，入肝脾肾经。辛行散，苦降泄，寒清热。具有良好的祛风除湿，通络止痛，清热消肿之功，主要用于风湿热痹，关节红肿热痛等症。经配伍亦可用于风寒湿痹。

秦 艽

【药性】辛、苦，平。归胃、肝、胆经。

【功效】祛风湿，清湿热，通络止痛，退虚热。

【应用】

1. **风湿痹证** 本品偏寒，兼有清热作用，故对热痹尤为适宜，多配防己、牡丹皮、络石藤、忍冬藤等；若配天麻、羌活、当归、川芎等，可治风寒湿痹。

2. **中风不遂** 用于中风半身不遂，口眼㖞斜，四肢拘急，舌强不语等，单用大量水煎服即能奏效。与升麻、葛根、防风、芍药等配伍，可治中风口眼㖞斜，言语不利，恶风恶寒。

3. **骨蒸潮热，疳积发热** 治骨蒸日晡潮热，常与青蒿、地骨皮、知母等同用；治小儿疳积发热，多与薄荷、炙甘草相伍。

4. **湿热黄疸** 本品能清肝胆湿热而退黄，可单用或与茵陈蒿、栀子、大黄等配伍。

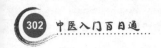

【用法用量】煎服，3~10g。

防　己

【药性】苦、辛，寒。归膀胱、肺经。

【功效】祛风湿，止痛，利水消肿。

【应用】

1.**风湿痹证**　治风湿痹证湿热偏盛，肢体酸重，关节红肿疼痛及湿热身痛者，尤为要药，常与滑石、薏苡仁，蚕沙、栀子等配伍；若与麻黄、肉桂、茯苓等同用，亦可用于风寒湿痹，四肢挛急。

2.**水肿，小便不利，脚气**　尤宜于下肢水肿，小便不利者。用于风水脉浮，身重汗出恶风，常与黄芪、白术、甘草等配伍；治一身悉肿，小便短少，可与茯苓、黄芪、桂枝等同用；治脚气足胫肿痛、重着、麻木，可与吴茱萸、槟榔、木瓜等同用。

3.**湿疹疮毒**　治湿疹疮毒，可与苦参、金银花等配伍。

【用法用量】煎服，5~10g。

【使用注意】本品大苦大寒易伤胃气，胃纳不佳及阴虚体弱者慎服。

桑　枝

【药性】微苦，平。归肝经。

【功效】祛风湿，利关节。

【应用】风湿痹证。本品尤宜于风湿热痹，肩臂、关节酸痛麻木者。偏寒者，配桂枝、威灵仙等；偏热者，配络石藤、忍冬藤等；偏气血虚者，配黄芪、鸡血藤、当归等。

【用法用量】煎服，9~15g。外用适量。

雷公藤

【药性】苦、辛，寒。有大毒。归肝、肾经。

【功效】祛风湿，活血通络，消肿止痛，杀虫解毒。

【应用】

1.**风湿顽痹**　本品为治风湿顽痹要药，尤宜于关节红肿热痛、肿胀难消、晨僵、功能受限，甚至关节变形者。可单用内服或外敷，能改善功能活动，减轻疼痛。亦常与威灵仙、独活、防风等同用。

2.**麻风，顽癣，湿疹，疥疮**　本品对多种皮肤病皆有良效。治麻风病，可单用煎服，或配金银花、黄柏、当归等；治顽癣等可单用，或随证配伍防风、荆芥、白蒺藜。

【用法用量】煎服，1~3g。先煎，外用适量。

【使用注意】心、肝、肾有器质性病变及白细胞减少者慎服。孕妇禁用。

丝瓜络

【药性】甘，平。归肺、胃、肝经。

【功效】祛风，通络，活血，下乳。

【应用】

1. **风湿痹证** 治风湿痹痛，筋脉拘挛，常与秦艽、防风、当归、鸡血藤等配伍。

2. **胸胁胀痛** 用于气血瘀滞之胸胁胀痛，多配柴胡、香附、瓜蒌皮、郁金等。

3. **乳汁不通，乳痈** 治产后乳少或乳汁不通者，常与王不留行、路路通、穿山甲、猪蹄等同用；治乳痈肿痛者，与蒲公英、浙贝母、瓜蒌、青皮等配伍。

【用法用量】煎服，5~12g。外用适量。

三、祛风湿强筋骨药

本节药物主入肝肾经，除祛风湿外，兼有一定的补肝肾、强筋骨的作用，主要用于风湿日久、肝肾虚损、腰膝酸软、脚弱无力等。

五加皮

【药性】辛、苦，温。归肝、肾经。

【功效】祛风湿，补肝肾，强筋骨，利水。

【应用】

1. **风湿痹证** 治风湿痹证，腰膝疼痛，筋脉拘挛，可单用或配当归、牛膝、地榆等；亦可与木瓜、松节同用。

2. **筋骨痿软，小儿行迟，体虚乏力** 肝肾不足，筋骨痿软者，常与杜仲、牛膝等配伍；治小儿行迟，则与龟甲、牛膝、木瓜等同用。

3. **水肿，脚气** 治水肿，小便不利，与茯苓皮、大腹皮、生姜皮、地骨皮配伍；治风寒湿壅滞之脚气肿痛，可与远志同用。

【用法用量】煎服，5~10g；或酒浸、入丸散服。

桑寄生

【药性】苦、甘，平。归肝、肾经。

【功效】祛风湿，补肝肾，强筋骨，安胎。

【应用】

1. **风湿痹证** 对痹证日久，伤及肝肾，腰膝酸软，筋骨无力者尤宜，常与独活、杜仲、牛膝等同用。

2. **崩漏经多，妊娠漏血，胎动不安** 治肝肾亏虚，月经过多，崩漏，妊娠下血，胎动不安者，与阿胶、续断、当归、香附等配伍；或配阿胶、续断、菟丝子等。

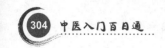

【用法用量】煎服，9~15g。

狗　脊

【药性】苦、甘，温。归肝、肾经。

【功效】祛风湿，补肝肾，强腰膝。

【应用】

1.风湿痹证　对肝肾不足，兼有风寒湿邪之腰痛脊强，不能俯仰者最为适宜。常与杜仲、续断、五加皮等配伍。

2.腰膝酸软，下肢无力　治肝肾虚损，腰膝酸软，下肢无力者，可配杜仲、牛膝、熟地黄、鹿角胶等。

3.遗尿，白带过多　治肾虚不固之尿频、遗尿，可与益智仁、茯苓、杜仲等配伍；若冲任虚寒，带下过多清稀，宜与鹿茸、白蔹、艾叶同用。

【用法用量】煎服，6~12g。

【使用注意】肾虚有热，小便不利，或短涩黄赤者慎服。

千年健

【药性】苦、辛，温。归肝、肾经。

【功效】祛风湿，强筋骨。

【应用】

风寒湿痹　本品祛风湿，又能入肝肾强筋骨，颇宜于老人。治风寒湿痹，腰膝冷痛，下肢拘挛麻木，可与独活、寄生、五加皮同用。

【用法用量】煎服，5~10g；或酒浸服。

【使用注意】阴虚内热者慎服。

第五节　化湿药

凡气味芳香，性偏温燥，以化湿运脾为主要作用的药物，称为化湿药。主要适用于湿浊内阻，脾为湿困，运化失常所致的脘腹痞满、呕吐泛酸、大便溏薄、食少体倦、口甘多涎、舌苔白腻等证。此外，有的药物还有芳香解暑之功，可用于湿温、暑湿等证。

化湿药物气味芳香，多含挥发油，如入汤剂宜后下，且不应久煎；本类药物多属辛温香燥之品，易于耗气伤阴，故阴虚血燥及气虚者宜慎用。

藿　香

【药性】辛，微温。归脾、胃、肺经。

【功效】化湿，止呕，解暑。

【应用】

1. **湿阻中焦**　本品多用于寒湿困脾所致的脘腹痞闷，少食作呕，神疲体倦等症，常与苍术、厚朴等同用，如不换金正气散(《和剂局方》)。

2. **呕吐**　治湿浊中阻所致之呕吐，常与半夏、丁香等同用；若偏于湿热者，配黄连、竹茹等；妊娠呕吐，配砂仁、苏梗等；脾胃虚弱者，配党参、白术等。

3. **暑湿或湿温初起**　治暑月外感风寒，内伤生冷而致恶寒发热，头痛脘闷，呕恶吐泻暑湿证者，配紫苏、厚朴、半夏等，如藿香正气散；若湿温病初起，湿热并重者，多与黄芩、滑石、茵陈等同用。

【用法用量】煎服，5~10g。

佩　兰

【药性】辛，平。归脾、胃、肺经。

【功效】化湿，解暑。

【应用】

1. **湿阻中焦**　治湿阻中焦之证，常与藿香相须为用，并配苍术、厚朴、蔻仁等；治脾经湿热，口中甜腻、多涎、口臭等的脾瘅症，可配伍黄芩、白芍、甘草等。

2. **暑湿，湿温初起**　治暑湿证常与藿香、荷叶、青蒿等同用；治湿温初起，可与滑石、薏苡仁、藿香等同用。

【用法用量】煎服，5~10g。鲜品加倍。

苍　术

【药性】辛、苦，温。归脾、胃、肝经。

【功效】燥湿健脾，祛风散寒。

【应用】

1. **湿阻中焦证**　本品适于湿阻中焦，脾失健运而致脘腹胀闷，呕恶食少，吐泻乏力，舌苔白腻等症，常与厚朴、陈皮等配伍，如平胃散(《和剂局方》)；若脾虚湿聚，水湿内停的痰饮或外溢的水肿，可与茯苓、泽泻、猪苓等同用。

2. **风湿痹证**　本品对痹证湿胜者尤宜，可与薏苡仁、独活等同用；若湿热痹痛，可配石膏、知母；用于湿热痿证，常与黄柏、薏苡仁、牛膝配伍应用；治下部湿浊带下、湿疮，湿疹等，可与龙胆草、黄芩、栀子同用。

3. **风寒挟湿表证**　治风寒表证挟湿者，常与羌活、白芷、防风等同用。

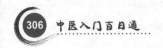

【用法用量】煎服，3~9g。

厚 朴

【药性】苦、辛，温。归脾、胃、肺、大肠经。

【功效】燥湿消痰，下气除满。

【应用】

1. 湿阻中焦，脘腹胀满　本品为消除胀满的要药，常与苍术、陈皮等同用。

2. 食积气滞，腹胀便秘　治疗饮食积滞，常与大黄、枳实同用，如厚朴三物汤(《金匮要略》)；若热结便秘者，配大黄、芒硝、枳实。

3. 痰饮喘咳　治痰饮阻肺，肺气不降，咳喘胸闷者，可与苏子、陈皮、半夏等同用；若寒饮化热，胸闷气喘，喉间痰声漉漉，烦躁不安者，与麻黄、石膏、杏仁等同用。

4. 痰气互阻之梅核气　治七情郁结，痰气互阻，咽中如有物阻的梅核气证，可配伍半夏、茯苓、苏叶、生姜等药，如半夏厚朴汤(《金匮要略》)。

【用法用量】煎服，3~10g。或入丸散。

【使用注意】气虚津亏者及孕妇当慎用。

砂 仁

【药性】辛，温。归脾、胃、肾经。

【功效】化湿行气，温中止泻，安胎。

【应用】

1. 湿阻中焦及脾胃气滞证　本品为醒脾调胃要药。凡湿阻或气滞所致之脘腹胀痛等脾胃不和诸证常用，尤寒湿气滞者最为适宜。湿阻中焦者，常与厚朴、陈皮、枳实等同用；若脾胃气滞者，可与木香、枳实同用；若脾胃虚弱者，可配健脾益气之党参、白术、茯苓等。

2. 脾胃虚寒吐泻　脾胃虚寒吐泻，可单用研末吞服，或与干姜、附子等同用。

3. 妊娠恶阻及胎动不安　治妊娠呕逆不能食，可单用，或与苏梗、白术等配伍同用；若气血不足，胎动不安者，可与人参、白术、熟地黄等配伍，如泰山磐石散(《古今医统》)。

【用法用量】煎服，3~6g。后下。

【使用注意】阴虚血燥者慎用。

豆 蔻

【药性】辛，温。归肺、脾、胃经。

【功效】化湿行气，温中止呕。

【应用】

1. 湿阻中焦及脾胃气滞证 化湿行气常与藿香、陈皮等同用；若脾虚湿阻气滞之胸腹虚胀，食少无力者，常与黄芪、白术、人参等同用。还可用于湿温初起，胸闷不饥证。若湿邪偏重者，与薏苡仁、杏仁等同用；若热重于湿者，又常与黄芩、滑石等同用。

2. 呕吐 本品尤以胃寒湿阻气滞呕吐最为适宜，可单用，或配藿香、半夏等药；若小儿胃寒，吐乳不食者，可与砂仁、甘草等药研细末服之。

【用法用量】煎服，3~6g。后下。

【使用注意】阴虚血燥者慎用。

草豆蔻

【药性】辛，温。归脾、胃经。

【功效】燥湿行气，温中止呕。

【应用】

1. 寒湿中阻证 本品芳香温燥，长于燥湿化浊，温中散寒，行气消胀。故脾胃寒湿偏重，气机不畅者适宜。常与干姜、厚朴、陈皮等同用。

2. 寒湿呕吐证 本品可温中散寒，降逆止呕。多与肉桂、高良姜、陈皮等同用。

【用法用量】煎服，3~6g。

【使用注意】阴虚血燥者慎用。

第六节 利水渗湿药

凡能通利水道，渗泄水湿，治疗水湿内停病证为主的药物，称利水渗湿药。主要用于小便不利、水肿、泄泻、痰饮、淋证、黄疸、湿疮、带下、湿温等水湿所致的各种病证。

根据药物作用特点及临床应用不同，利水渗湿药分为利水消肿药、利尿通淋药和利湿退黄药三类。

一、利水消肿药

本类药物性味甘淡平或微寒，淡能渗泄水湿，服药后能使小便畅利，水肿消退，故具有利水消肿作用。用于水湿内停之水肿、小便不利，以及泄泻、痰饮等证。临证时则宜根据不同病证之病因病机，选择适当配伍。

茯　苓

【药性】甘、淡，平。归心、脾、肾经。

【功效】利水消肿，渗湿，健脾，宁心。

【应用】

1. **水肿**　治疗水湿内停所致之水肿、小便不利，常与泽泻、猪苓、白术、桂枝等同用，如五苓散（《伤寒论》）；治脾肾阳虚水肿，可与附子、生姜同用，如真武汤（《伤寒论》）；用于水热互结，阴虚小便不利水肿，与滑石、阿胶、泽泻合用，如猪苓汤（《伤寒论》）。

2. **痰饮**　治痰饮之目眩心悸，配以桂枝、白术、甘草同用，如苓桂术甘汤（《金匮要略》）；若饮停于胃而呕吐者，多和半夏、生姜合用。

3. **脾虚泄泻**　治脾虚湿盛泄泻，可与山药、白术、薏苡仁同用，如参苓白术散（《和剂局方》）；治疗脾胃虚弱，倦怠乏力，食少便溏，常配以人参、白术、甘草，如四君子汤（《和剂局方》）。

4. **心悸，失眠**　治心脾两虚，气血不足之心悸，失眠，健忘，多与黄芪、当归、远志同用，如归脾汤（《济生方》）；若心气虚，不能藏神，惊恐而不安卧者，常与人参、龙齿、远志同用。

【用法用量】煎服，10~15g。

薏苡仁

【药性】甘、淡，凉。归脾、胃、肺经。

【功效】利水消肿，渗湿，健脾，除痹，清热排脓。

【应用】

1. **水肿，小便不利，脚气**　治脾虚湿盛水肿腹胀，小便不利，多与茯苓、白术、黄芪等药同用；治脚气浮肿可与防己、木瓜、苍术同用。

2. **脾虚泄泻**　治脾虚湿盛之泄泻，常与人参、茯苓、白术等合用。

3. **湿痹拘挛**　治湿痹而筋脉挛急疼痛者，与独活、防风、苍术同用；治湿温初起或暑湿邪在气分，头痛恶寒，胸闷身重者，配杏仁、白豆蔻、滑石。

4. **肺痈，肠痈**　治疗肺痈胸痛，咳吐脓痰，常与苇茎、冬瓜仁、桃仁等同用；治肠痈，可与附子、败酱草、牡丹皮合用。

【用法用量】煎服，9~30g。清利湿热宜生用，健脾止泻宜炒用。

【使用注意】孕妇慎用。

猪　苓

【药性】甘、淡，平。归肾、膀胱经。

【功效】利水消肿，渗湿。

【应用】

水肿，小便不利，泄泻 治疗水湿内停所致之水肿、小便不利，常与泽泻、茯苓、白术等同用；治肠胃寒湿、濡泻无度，常与肉豆蔻、黄柏同用；治热淋，小便不通，淋沥涩痛，配生地黄、滑石、木通等。

【用法用量】煎服，6~12g。

泽 泻

【药性】甘，寒。归肾、膀胱经。

【功效】利水消肿，渗湿，泄热。

【应用】

1. **水肿，小便不利，泄泻** 治疗水湿停蓄之水肿，小便不利，常和茯苓、猪苓、桂枝配用，如五苓散（《伤寒论》）；治脾胃伤冷，水谷不分，泄泻不止，与厚朴、苍术、陈皮配用；治痰饮停聚，清阳不升之头目昏眩，配白术同用，如泽泻汤（《金匮要略》）。

2. **淋证，遗精** 本品性寒，既能清膀胱之热，又能泄肾经之虚火，下焦湿热者尤为适宜。故用治湿热淋证，常与木通、车前子等药同用；对肾阴不足，相火偏亢之遗精、潮热，则与熟地黄、山茱萸、牡丹皮同用，如六味地黄丸（《小儿药证直诀》）。

【用法用量】煎服，6~10g。

冬瓜皮

【药性】甘，凉。归脾、小肠经。

【功效】利水消肿，清热解暑。

【应用】

1. **水肿** 治水肿，以本品配五加皮、姜皮，煎服；若治体虚浮肿，可用冬瓜皮、赤小豆、红糖适量，煮烂，食豆服汤。

2. **暑热证** 治夏日暑热口渴，小便短赤，可冬瓜皮、西瓜皮等量，煎水代茶饮；若治暑湿证，可与生薏苡仁、滑石、扁豆花等同用。

【用法用量】煎服，9~30g。

玉米须

【药性】甘，平。归膀胱、肝、胆经。

【功效】利水消肿，利湿退黄。

【应用】

1. **水肿** 治疗水肿，小便不利，可单用玉米须大剂量煎服，或与泽泻、冬瓜皮、赤小豆等利水药同用；亦可治脾虚水肿，与白术、茯苓等相伍。

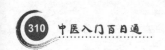

2. **黄疸** 本品阳黄或阴黄均可用。可单味大剂量煎汤服，亦可与金钱草、郁金、茵陈等配用。

【用法用量】煎服，15~30g。鲜品加倍。

二、利尿通淋药

本类药物性味多苦寒，或甘淡而寒。苦能降泄，寒能清热，走下焦，尤能清利下焦湿热，以利尿通淋为主要作用，主要用于小便短赤，热淋，血淋，石淋及膏淋等证。临床应酌情选用适当配伍，以提高药效。

车前子

【药性】甘，微寒。归肝、肾、肺、小肠经。

【功效】利尿通淋，渗湿止泻，明目，祛痰。

【应用】

1. **淋证，水肿** 治疗湿热下注于膀胱而致小便淋沥涩痛者，常与木通、滑石、瞿麦等同用，如八正散（《和剂局方》）；对水湿停滞水肿，小便不利，可与猪苓、茯苓、泽泻同用；若病久肾虚，腰重脚肿，可与牛膝、熟地黄、山茱萸、肉桂等同用。

2. **泄泻** 本品尤宜于小便不利之水泻，可单用本品研末，米饮送服；若脾虚湿盛泄泻，可配白术同用；若暑湿泄泻，可与香薷、茯苓、猪苓等同用。

3. **目赤肿痛，目暗昏花，翳障** 治目赤涩痛，多与菊花、决明子等同用；若肝肾阴亏，两目昏花，则配熟地黄、菟丝子等药。

4. **痰热咳嗽** 治肺热咳嗽痰多，多与瓜蒌、浙贝母、枇杷叶等清肺化痰药同用。

【用法用量】煎服，9~15g。宜包煎。

【使用注意】肾虚精滑者慎用。

滑 石

【药性】甘、淡，寒。归膀胱、肺、胃经。

【功效】利尿通淋，清热解暑，收湿敛疮。

【应用】

1. **热淋，石淋，尿热涩痛** 滑石为治膀胱湿热淋证常用药。治湿热下注小便不利、热淋及尿闭等，常与木通、车前子、瞿麦等同用；若用于石淋，可与海金沙、金钱草、木通等配用。

2. **暑湿，湿温** 本品是治暑湿之常用药。暑热烦渴，小便短赤，可与甘草同用；若湿温初起及暑温夹湿，头痛恶寒，身重胸闷，脉弦细而濡，则与薏苡仁、白蔻仁、杏仁等配用。

3. **湿疮，湿疹，痱子** 治疗湿疮，湿疹，可单用或与枯矾、黄柏等分为末，撒布患处；治痱子，则可与薄荷、甘草等配合制成痱子粉外用。

【用法用量】煎服，10~20g。宜包煎。外用适量。

【使用注意】脾虚、热病伤津者及孕妇忌用。

木 通

【药性】苦，寒；有毒。归心、小肠、膀胱经。

【功效】利尿通淋，清心火，通经下乳。

【应用】

1.**热淋涩痛，水肿** 治疗膀胱湿热，小便短赤，淋沥涩痛，常与车前子、滑石等配用；用于水肿，则配以猪苓、桑白皮等同用。

2.**口舌生疮，心烦尿赤** 本品能上清心经之火，下泄小肠之热。常治心火上炎，口舌生疮，或心火下移小肠而致的心烦尿赤等症，多与生地黄、甘草、竹叶等配用。

3.**经闭乳少** 治血瘀经闭，配红花、桃仁、丹参等同用；治乳汁短少或不通，可与王不留行、穿山甲等同用；配桑枝、薏苡仁等，还可用于湿热痹痛。

【用法用量】煎服，3~6g。

【使用注意】肾功能不全者及孕妇慎用。不宜长期或大量服用。

通 草

【药性】甘、淡，微寒。归肺、胃经。

【功效】利尿通淋，通气下乳。

【应用】

1.**淋证，水肿** 本品尤宜于热淋之小便不利，淋沥涩痛，与冬葵子、滑石、石韦同用；用于石淋，可与金钱草、海金沙等同用；用于血淋，可与石韦、白茅根、蒲黄等同用；用于水湿停蓄之水肿证，可配猪苓、地龙等共研为末，米汤送服。

2.**产后乳汁不下** 用于产后乳汁不畅或不下，与穿山甲、甘草、猪蹄同用。

【用法用量】煎服，3~6g。

【使用注意】孕妇慎用。

瞿 麦

【药性】苦，寒。归心、小肠经。

【功效】利尿通淋，破血通经。

【应用】

1.**淋证** 本品为治淋证常用药，尤以热淋最为适宜，常与萹蓄、木通、车前子同用；治小便淋沥有血，与栀子、甘草等同用；治石淋，与石韦、滑石、冬葵子配伍。

2.**闭经，月经不调** 对于血热瘀阻之经闭或月经不调尤宜，常与桃仁、红花、丹

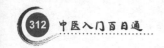

参、赤芍等同用。

【用法用量】煎服，9~15g。

【使用注意】孕妇慎用。

萹　蓄

【药性】苦，微寒。归膀胱经。

【功效】利尿通淋，杀虫止痒。

【应用】

1. 淋证　用于热淋、石淋，常与木通、瞿麦、车前子同用，如八正散（《和剂局方》）；用于血淋，与大蓟、小蓟、白茅根等同用。

2. 虫证，湿疹，阴痒　治蛔虫病，蛲虫病，钩虫病，宜煎汤空腹服；治蛔虫腹痛，面青，可单味煎服用；治小儿蛲虫，可单味水煎，空腹服，还煎汤熏洗肛门；用于湿疹、湿疮、阴痒等证，可单味煎水外洗，亦可配伍地肤子、蛇床子、荆芥等煎水外洗。

【用法用量】煎服，9~15g。外用适量。

地肤子

【药性】辛、苦，寒。归肾、膀胱经。

【功效】利尿通淋，清热利湿，止痒。

【应用】

1. 淋证　用于膀胱湿热，小便不利，淋沥涩痛之证，常与木通、瞿麦、冬葵子等同用。

2. 阴痒带下，风疹，湿疹　治疗风疹，湿疹，常与白鲜皮、蝉蜕、黄柏等同用；若下焦湿热，外阴湿痒者，可与苦参、龙胆草、白矾等煎汤外洗患处；治湿热带下，可配黄柏、苍术等煎服。

【用法用量】煎服，9~15g。外用适量。

海金沙

【药性】甘、咸，寒。归膀胱、小肠经。

【功效】利尿通淋，止痛。

【应用】

淋证。本品善清小肠、膀胱湿热，尤善止尿道疼痛，为治诸淋涩痛之要药。治热淋急病，以本品为末，甘草汤送服；治血淋，以本品为末，新汲水或砂糖水送服；治石淋，同鸡内金、金钱草等配伍；治膏淋，与滑石、麦冬、甘草同用。

【用法用量】煎服，6~15g。宜包煎。

石　韦

【药性】甘、苦，微寒。归肺、膀胱经。

【功效】利尿通淋，清肺止咳，凉血止血。

【应用】

1. **淋证**　本品药性寒凉，清利膀胱而通淋，尤宜于血淋。用于血淋，与当归、蒲黄、芍药同用，如石韦散(《千金方》)；用于热淋或石淋，可与滑石为末服。

2. **肺热咳喘**　用于肺热咳喘气急，可与鱼腥草、黄芩、芦根等同用。

3. **血热出血**　对血热妄行之吐血、衄血、尿血、崩漏等，可单用或随证配伍侧柏叶、栀子、丹参等同用。

【用法用量】煎服，6~12g。

灯心草

【药性】甘、淡，微寒。归心、肺、小肠经。

【功效】利尿通淋，清心降火。

【应用】

1. **淋证**　本品质轻力薄，治小便不利，淋沥涩痛，多与木通、瞿麦、车前子等同用。

2. **心烦失眠，口舌生疮**　用于心火扰神所致的心烦失眠，可单味煎服，或与木通、竹叶、栀子等同用；用于小儿心热夜啼，可与淡竹叶配伍，开水泡服。

【用法用量】煎服，1~3g。

三、利湿退黄药

本类药物性味多苦寒，主入脾、胃、肝、胆经，以利湿退黄为主要作用。主要用于湿热黄疸，症见目黄、身黄、小便黄等。部分药物还可用于湿疮痈肿等证。临证可根据阳黄、阴黄之湿热寒湿偏重不同，选择适当配伍治疗。

茵　陈

【药性】苦、辛，微寒。归脾、胃、肝、胆经。

【功效】利湿退黄，解毒疗疮。

【应用】

1. **黄疸**　本品为治黄疸之要药：若身目发黄，小便短赤之阳黄证，常与栀子、黄柏、大黄同用，如茵陈蒿汤(《伤寒论》)；若黄疸湿重于热者，可与茯苓、猪苓同用；若脾胃寒湿郁滞，阳气不得宣运之阴黄，多与附子、干姜等配用。

2. **湿疮瘙痒**　用于湿热内蕴之风瘙隐疹，湿疮瘙痒，可单味煎汤外洗，也可与黄柏、苦参、地肤子等同用。

【用法用量】煎服，6~15g，外用适量。煎汤熏洗。

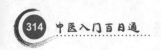

【使用注意】蓄血发黄者及血虚萎黄者慎用。

金钱草

【药性】甘、咸，微寒。归肝、胆、肾、膀胱经。

【功效】利湿退黄，利尿通淋，解毒消肿。

【应用】

1. **湿热黄疸** 治湿热黄疸，常与茵陈蒿、栀子、虎杖等同用。

2. **石淋，热淋** 本品尤宜于治疗石淋，可单用大剂量金钱草煎汤代茶饮，或与海金沙、鸡内金、滑石等同用；治热淋，常与车前子、萹蓄等同用；清肝胆湿热，消胆石，配伍茵陈、大黄、郁金等同用，如利胆排石片。

3. **痈肿疔疮、毒蛇咬伤** 治恶疮肿毒，毒蛇咬伤等，可用鲜品捣汁内服或捣烂外敷，或配蒲公英、野菊花等同用。

【用法用量】煎服，15~60g。

虎 杖

【药性】微苦，微寒。归肝、胆、肺经。

【功效】利湿退黄，清热解毒，散瘀止痛，化痰止咳。

【应用】

1. **湿热黄疸，淋浊，带下** 治湿热黄疸，可单用本品煎服即效，亦可与茵陈、黄柏、栀子配伍；治湿热蕴结膀胱之小便涩痛，淋浊带下等，可单用或者配利尿通淋药同用。

2. **水火烫伤，痈肿疮毒** 治水火烫伤而致肤腠灼痛或溃后流黄水者，单用研末，或与地榆、冰片共研末，调油敷患处；若湿毒蕴结肌肤所致痈肿疮毒，可煎汤洗患处。

3. **经闭，癥瘕，跌打损伤** 治经闭、痛经，常与桃仁、延胡索、红花等配伍使用；治癥瘕，配土瓜根、牛膝合用；治跌打损伤疼痛，可与当归、乳香、没药、三七等配伍使用。

4. **肺热咳嗽** 治肺热咳嗽，可单味煎服，或与贝母、枇杷叶、杏仁等配伍使用。

【用法用量】煎服，9~15g。外用适量。

【使用注意】孕妇慎用。

第七节　温里药

　　凡以温里祛寒，治疗里寒证为主的药物，称为温里药。可用治里寒证，尤以里寒实证为主。个别药物尚能助阳、回阳，用以治疗虚寒证，亡阳证。

本类药物多辛热燥烈，易耗阴动火。真热假寒证禁用；实热证、阴虚火旺、津血亏虚者忌用；孕妇慎用。

附　子

【药性】辛、甘，大热。有毒。归心、肾、脾经。

【功效】回阳救逆，补火助阳，散寒止痛。

【应用】

1. **亡阳证**　本品能上助心阳、中温脾阳、下补肾阳，为"回阳救逆第一品药"。治吐利汗出，发热恶寒，四肢拘急，手足厥冷，或大汗、大吐、大泻所致亡阳证，常与干姜、甘草同用，如四逆汤（《伤寒论》）；治亡阳兼气脱者，与人参配伍；若寒邪入里，直中三阴而见四肢厥冷，恶寒蜷卧，吐泻腹痛，脉沉迟无力或无脉者，可与干姜、肉桂、人参同用。

2. **阳虚证**　配肉桂、山茱萸、熟地黄等，可治肾阳不足，命门火衰所致阳痿滑精、宫寒不孕、腰膝冷痛、夜尿频多者，如右归丸（《景岳全书》）；配党参、白术、干姜等，可治脾肾阳虚、寒湿内盛所致脘腹冷痛、大便溏泻等；与茯苓、白术等同用，可治脾肾阳虚，水气内停所致小便不利、肢体浮肿者，如真武汤（《伤寒论》）；若治心阳衰弱，心悸气短、胸痹心痛者，可与人参、桂枝等同用；治阳虚兼外感风寒者，常与麻黄、细辛同用，如麻黄附子细辛汤（《伤寒论》）。

3. **寒痹证**　治寒痹痛剧者，常与桂枝、白术、甘草同用。

【用法用量】煎服，3~15g。先煎，久煎，至口尝无麻辣感为度。

【使用注意】孕妇及阴虚阳亢者忌用。反半夏、瓜蒌、贝母、白蔹、白及。生品外用，内服须炮制。

干　姜

【药性】辛，热。归脾、胃、肾、心、肺经。

【功效】温中散寒，回阳通脉，温肺化饮。

【应用】

1. **腹痛，呕吐，泄泻**　本品温中散寒、健运脾阳，为温暖中焦之主药。治脾胃虚寒，脘腹冷痛等，与党参、白术等同用，如理中丸（《伤寒论》）；常配高良姜，治胃寒呕吐；治上热下寒，寒热格拒，食入即吐者，与黄芩、黄连、人参等同用；治中寒水泻，可与党参、白术、甘草等同用。

2. **亡阳证**　治心肾阳虚，阴寒内盛所致亡阳厥逆，脉微欲绝者，与附子相须为用。

3. **寒饮喘咳**　治寒饮喘咳，形寒背冷，痰多清稀，常与细辛、五味子、麻黄等

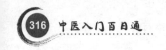

同用。

【用法用量】煎服，3~10g。

【使用注意】阴虚内热、血热妄行者忌用。

肉 桂

【药性】辛、甘、大热。归肾、脾、心、肝经。

【功效】补火助阳，散寒止痛，温经通脉，引火归原。

【应用】

1. **阳痿，宫冷** 本品为治命门火衰之要药。治肾阳不足，命门火衰的阳痿宫冷，腰膝冷痛，夜尿频多，滑精遗尿等，常配附子、熟地黄、山茱萸等。

2. **腹痛，寒疝** 治寒邪内侵或脾胃虚寒的脘腹冷痛，可单用研末，酒煎服；或与干姜、高良姜、荜茇等同用；治寒疝腹痛，多与吴茱萸、小茴香等同用。

3. **腰痛，胸痹，阴疽，闭经，痛经** 治风寒湿痹，与独活、桑寄生、杜仲等同用；治胸阳不振，寒邪内侵的胸痹心痛，与附子、干姜、川椒等同用；治阳虚寒凝，血滞痰阻的阴疽、流注等，与鹿角胶、炮姜、麻黄等同用；治冲任虚寒，寒凝血滞的闭经、痛经等证，与当归、川芎、小茴香等同用。

4. **虚阳上浮** 治元阳亏虚，虚阳上浮的面赤、虚喘、汗出、心悸、失眠、脉微弱者，常与山茱萸、五味子、人参、牡蛎等同用。

此外，久病体虚气血不足者，在补气益血方中少量加入肉桂，有鼓舞气血生长之效。

【用法用量】煎服，1~5g，宜后下或焗服；研末冲服，每次 1~2g。

【使用注意】阴虚火旺，里有实热，血热妄行出血及孕妇忌用。畏赤石脂。

吴茱萸

【药性】辛、苦，热。有小毒。归肝、脾、胃、肾经。

【功效】散寒止痛，降逆止呕，助阳止泻。

【应用】

1. **寒凝疼痛** 本品为治肝寒气滞诸痛之主药。治厥阴头痛，干呕吐涎沫，苔白脉迟等，与生姜、人参等同用，如吴茱萸汤（《伤寒论》）；治寒疝腹痛，与小茴香、川楝子、木香等配伍；治冲任虚寒，瘀血阻滞之痛经，与桂枝、当归、川芎等同用。

2. **胃寒呕吐** 常治霍乱心腹痛，呕吐不止，与干姜、甘草同用；治外寒内侵、胃失和降之呕吐，与半夏、生姜等同用；治胁痛口苦，呕吐吞酸，可配伍黄连。

3. **虚寒泄泻** 治脾肾阳虚，五更泄泻，多与补骨脂、肉豆蔻、五味子等同用。

【用法用量】煎服，2~5g。外用适量。

【使用注意】阴虚有热者忌用。

小茴香

【药性】辛，温。归肝、肾、脾、胃经。

【功效】散寒止痛，理气和胃。

【应用】

1. **寒疝腹痛，睾丸偏坠胀痛，少腹冷痛，痛经** 治寒疝腹痛，常与乌药、青皮、高良姜等配伍；治肝气郁滞，睾丸偏坠胀痛，与橘核、山楂等同用；治肝经受寒之少腹冷痛，或冲任虚寒之痛经，可与当归、川芎、肉桂等同用。

2. **中焦虚寒气滞证** 治胃寒气滞之脘腹胀痛，可与高良姜、香附、乌药等同用；治脾胃虚寒的脘腹胀痛、呕吐食少，可与白术、陈皮、生姜等同用。

【用法用量】煎服，3~6g。外用适量。

【使用注意】阴虚火旺者慎用。

丁 香

【药性】辛，温。归脾、胃、肺、肾经。

【功效】温中降逆，散寒止痛，温肾助阳。

【应用】

1. **胃寒呕吐、呃逆** 本品为治胃寒呕逆之要药。治虚寒呕逆，常与柿蒂、党参、生姜等同用；治脾胃虚寒吐泻、食少，与白术、砂仁等同用；治妊娠恶阻，可与人参、藿香同用。

2. **脘腹冷痛** 治胃寒脘腹冷痛，常与延胡索、五灵脂、橘红等同用。

3. **阳痿，宫冷** 本品有温肾助阳起痿之功，可与附子、肉桂、淫羊藿等同用。

【用法用量】煎服，1~3g。外用适量。

【使用注意】畏郁金。

高良姜

【药性】辛，热。归脾、胃经。

【功效】散寒止痛，温中止呕。

【应用】

1. **胃寒冷痛** 本品为治胃寒脘腹冷痛之常用药，常与炮姜相须为用；治胃寒肝郁，脘腹胀痛，多与香附合用。

2. **胃寒呕吐** 治胃寒呕吐，多与半夏、生姜等同用；治虚寒呕吐，常与党参、茯苓、白术等同用。

【用法用量】煎服，3~6g。

胡　椒

【药性】辛，热。归胃、大肠经。

【功效】温中散寒，下气消痰。

【应用】

1. **胃寒腹痛，呕吐泄泻**　治胃寒脘腹冷痛、呕吐，可单用研末或与高良姜、荜茇等同用；治反胃及不欲饮食，可与半夏、姜汁为丸服；治脾胃虚寒之泄泻，可与吴茱萸、白术等同用。

2. **癫痫证**　治痰气郁滞，蒙蔽清窍的癫痫痰多证，常与荜茇等分为末服。

【用法用量】煎服，0.6~1.5g。研末服。外用适量。

花　椒

【药性】辛、温。归脾、胃、肾经。

【功效】温中止痛，杀虫止痒。

【应用】

1. **中寒腹痛，寒湿吐泻**　治疗外寒内侵，胃寒腹痛、呕吐等症，常与生姜、白豆蔻等同用；治疗脾胃虚寒，脘腹冷痛、呕吐、不思饮食等，与干姜、人参等配伍，如大建中汤（《金匮要略》）。

2. **虫积腹痛**　治疗虫积腹痛，手足厥逆，烦闷吐蛔等，常与乌梅、干姜、黄柏等同用；单用煎液作保留灌肠，治小儿蛲虫病，肛周瘙痒。

3. **湿疹，阴痒**　治妇人阴痒不可忍，非以热汤泡洗不能已者，可与吴茱萸、蛇床子、陈茶同用；治湿疹瘙痒，单用或与苦参、蛇床子、地肤子、黄柏等煎汤外洗。

【用法用量】煎服，3~6g。外用适量，煎汤熏洗。

第八节　理气药

凡以疏理气机为主要作用、治疗气滞或气逆证的药物，称为理气药。理气药主要用于治脾胃气滞所致脘腹胀痛、嗳气吞酸、恶心呕吐、腹泻或便秘等；肝气郁滞所致胁肋胀痛、抑郁不乐、疝气疼痛、乳房胀痛、月经不调等；肺气壅滞所致胸闷胸痛、咳嗽气喘等。

本类药物性多辛温香燥，易耗气伤阴，故气阴不足者慎用。

陈 皮

【药性】辛、苦，温。归脾、肺经。

【功效】理气健脾，燥湿化痰。

【应用】

1. **脾胃气滞证** 本品对寒湿阻中之气滞最宜。治疗中焦寒湿脾胃气滞，脘腹胀痛、恶心呕吐、泄泻等，常与苍术、厚朴等同用，如平胃散（《和剂局方》）；若食积气滞，脘腹胀痛，可配山楂、神曲等同用，如保和丸（《丹溪心法》）；若外感风寒，内伤湿滞之腹痛、呕吐、泄泻，可配藿香、苏叶等同用，如藿香正气散（《和剂局方》）；若脾虚气滞，腹痛喜按、不思饮食、食后腹胀等，可与党参、白术、茯苓等同用；若脾胃气滞较甚，脘腹胀痛较剧者，可与木香、枳实等同用。

2. **呕吐、呃逆** 治疗呕吐、呃逆，常配伍生姜、竹茹、大枣；若脾胃寒冷，呕吐不止，可配生姜、甘草同用。

3. **湿痰、寒痰咳嗽** 治湿痰咳嗽，多与半夏、茯苓等同用，如二陈汤（《和剂局方》）；若治寒痰咳嗽，多与干姜、细辛、五味子等同用，如苓甘五味姜辛汤（《伤寒论》）；若脾虚失运而致痰湿犯肺者，可配党参、白术同用。

4. **胸痹** 治疗胸痹胸中气塞短气，可配伍枳实、生姜。

【用法用量】煎服，3~10g。

青 皮

【药性】苦、辛，温。归肝、胆、胃经。

【功效】疏肝破气，消积化滞。

【应用】

1. **肝郁气滞证** 本品尤宜于治肝郁气滞之胸胁胀痛、疝气疼痛、乳房肿痛。治肝郁胸胁胀痛，常配柴胡、郁金、香附等；治乳房胀痛或结块，常配柴胡、浙贝母、橘叶等；治乳痈肿痛，常配瓜蒌皮、金银花、蒲公英等；治寒疝疼痛，多与乌药、小茴香、木香等同用。

2. **气滞脘腹疼痛** 治疗脘腹胀痛，可配大腹皮同用；若脘腹冷痛，可配桂枝、陈皮同用。

3. **食积腹痛** 治食积气滞，脘腹胀痛，常与山楂、神曲、麦芽等同用；气滞甚者，可配木香、槟榔或枳实、大黄等同用。

4. **癥瘕积聚，久疟痞块** 治气滞血瘀之癥瘕积聚，久疟痞块等，多与三棱、莪术、丹参等同用。

【用法用量】煎服，3~10g。醋炙后疏肝止痛力强。

枳　实

【药性】苦、辛、酸，微寒。归脾、胃、大肠经。

【功效】破气除痞，化痰消积。

【应用】

1.**胃肠积滞，湿热泻痢**　治饮食积滞，脘腹痞满胀痛，常与山楂、麦芽、神曲等同用；若胃肠积滞，热结便秘，腹满胀痛，则与大黄、芒硝、厚朴等同用，如大承气汤（《伤寒论》）；治湿热泻痢、里急后重，多与黄芩、黄连同用。

2.**气滞，胸痹，结胸**　治痰阻胸痹之胸中满闷、疼痛，多与薤白、桂枝、瓜蒌等同用，如枳实薤白桂枝汤（《金匮要略》）；治痰热结胸，可与黄连、瓜蒌、半夏同用；治心下痞满，食欲不振，可与半夏曲、厚朴等同用。

3.**脏器下垂**　治胃扩张、胃下垂、子宫脱垂、脱肛等脏器下垂病症，可单用本品，或配伍黄芪、白术等。

【用法用量】煎服，3~10g。炒后性较平和。

【使用注意】孕妇慎用。

木　香

【药性】辛、苦，温。归脾、胃、大肠、胆、三焦经。

【功效】行气止痛，健脾消食。

【应用】

1.**脾胃气滞证**　本品可行气止痛，醒脾开胃，为健脾消食佳品。治脾胃气滞，脘腹胀痛，可单用本品或配砂仁、藿香等同用；若脾虚气滞，脘腹胀满、食少便溏，可与党参、白术、陈皮等同用；若脾虚食少，兼食积气滞，可配砂仁、枳实、白术等同用。

2.**泻痢里急后重**　本品为治湿热泻痢里急后重之要药，常与黄连配伍；若治饮食积滞之脘腹胀满、大便秘结或泻而不爽，可与槟榔、青皮、大黄等同用。

3.**腹痛胁痛，黄疸，疝气疼痛**　治脾失运化、肝失疏泄而致湿热郁蒸、气机阻滞之脘腹胀痛、胁痛、黄疸，可与郁金、大黄、茵陈等配伍；若治寒疝腹痛及睾丸偏坠疼痛，可与川楝子、小茴香等同用。

【用法用量】煎服，3~6g。生用行气力强，煨用行气力缓而实肠止泻，用于泄泻腹痛。

沉　香

【药性】辛、苦，微温。归脾、胃、肾经。

【功效】行气止痛，温中止呕，纳气平喘。

【应用】

1. **胸腹胀痛** 治寒凝气滞之胸腹胀痛，常与乌药、木香、槟榔等同用；脾胃虚寒之脘腹冷痛，常配肉桂、干姜、附子等同用。

2. **胃寒呕吐** 治寒邪犯胃，呕吐清水，可与陈皮、荜澄茄、胡椒等同用；治脾胃虚寒，呕吐呃逆，可与丁香、白豆蔻、柿蒂等同用。

3. **虚喘证** 治下元虚冷、肾不纳气之虚喘证，常与肉桂、附子、补骨脂等同用；治上盛下虚之痰饮喘嗽，常与苏子、半夏、厚朴等配伍。

【用法用量】煎服，1~5g，宜后下。或磨汁冲服。

檀 香

【药性】辛，温。归脾、胃、心、肺经。

【功效】行气止痛，散寒调中。

【应用】

胸腹寒凝气滞 治疗寒凝气滞，胸腹冷痛，常配白豆蔻、砂仁、丁香等同用；治疗寒凝气滞之胸痹绞痛，可配荜茇、延胡索、高良姜等同用。

【用法用量】煎服，2~5g。宜后下。

川楝子

【药性】苦，寒。有小毒。归肝、胃、小肠、膀胱经。

【功效】行气止痛，杀虫。

【应用】

1. **肝郁化火诸痛证** 治肝胃不和或肝郁化火胸腹诸痛，与延胡索配伍；治热疝气痛，可配延胡索、香附、橘核、芒果核等同用；寒疝腹痛宜配小茴香、木香、吴茱萸等。

2. **虫积腹痛** 治蛔虫等引起的虫积腹痛，与槟榔、使君子等同用。外用可杀虫疗癣。

【用法用量】煎服，5~10g。外用适量。炒用寒性降低。

【使用注意】本品有毒，不宜过量或持续服用。脾胃虚寒者慎用。

乌 药

【药性】辛，温。归肺、脾、肾、膀胱经。

【功效】行气止痛，温肾散寒。

【应用】

1. **寒凝气滞胸腹诸痛证** 治气滞胸腹胁肋闷痛，常配香附、川楝子、木香；若脘腹胀痛，可配伍木香、青皮、莪术等；治寒疝腹痛，多与小茴香、青皮、高良姜等同

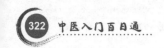

用；若寒凝气滞痛经，可与当归、香附、木香等同用。

2.**尿频，遗尿**　治肾阳不足小便频数、小儿遗尿，常与益智仁、山药等同用。

【用法用量】煎服，6~10g。

荔枝核

【药性】辛、微苦，温。归肝、胃经。

【功效】行气散结，散寒止痛。

【应用】

1.**疝气痛，睾丸肿痛**　治寒凝气滞疝气痛、睾丸肿痛，可与小茴香、青皮、乌药等同用；治睾丸肿痛属湿热者，可配龙胆草、川楝子、黄柏等同用。

2.**胃脘久痛，痛经，产后腹痛**　治肝气郁结、肝胃不和之胃脘久痛，可与木香研末服；治肝郁气滞血瘀痛经及产后腹痛，可与香附、当归、益母草等同用，疗效更好。

【用法用量】煎服，5~10g。

香　附

【药性】辛、微苦、微甘，平。归肝、脾、三焦经。

【功效】疏肝解郁，调经止痛，理气调中。

【应用】

1.**肝郁气滞胁痛、腹痛**　本品为疏肝解郁，行气止痛之要药。治肝气郁结之胁肋胀痛，多与柴胡、川芎、枳壳等同用，如柴胡疏肝散(《景岳全书》)；治寒凝气滞、肝气犯胃之胃脘疼痛，可配高良姜用；若治寒疝腹痛，多与小茴香、乌药、吴茱萸等同用。

2.**月经不调，痛经，乳房胀痛**　本品为妇科调经之要药。治月经不调、痛经，可与柴胡、川芎、当归等同用；若治乳房胀痛，多与柴胡、青皮、瓜蒌皮等同用。

3.**脾胃气滞腹痛**　治疗脘腹胀痛、胸膈噎塞、噫气吞酸、纳呆，可配砂仁、乌药、苏梗同用；治气、血、痰、火、湿、食六郁所致胸膈痞满、脘腹胀痛、呕吐吞酸、饮食不化等，可配川芎、苍术、栀子等同用。

【用法用量】煎服，6~10g。醋炙止痛力增强。

佛　手

【药性】辛、苦，温，归肝、脾、胃、肺经。

【功效】疏肝解郁，理气和中，燥湿化痰。

【应用】

1.**肝郁胸胁胀痛**　治肝郁气滞，肝胃不和胸胁胀痛，脘腹痞满等，可与柴胡、香附、郁金等同用。

2. **气滞脘腹疼痛**　治脾胃气滞脘腹胀痛、呕恶食少等，多与木香、香附、砂仁等同用。

3. **咳嗽痰多**　治湿痰咳嗽、痰多胸闷者，可与丝瓜络、瓜蒌皮、陈皮等配伍。

【用法用量】煎服，3~10g。

玫瑰花

【药性】甘、微苦，温。归肝、脾经。

【功效】疏肝解郁，活血止痛。

【应用】

1. **肝胃气痛**　治肝郁犯胃之胸胁脘腹胀痛，呕恶食少，可与香附、佛手、砂仁等配伍。

2. **月经不调，经前乳房胀痛**　治肝气郁滞之月经不调，经前乳房胀痛，可与当归、川芎、白芍等配伍。

3. **跌打伤痛**　治疗跌打损伤，瘀肿疼痛，可与当归、川芎、赤芍等配伍。

【用法用量】煎服，3~6g。

绿萼梅

【药性】微酸、涩，平。归肝、胃、肺经。

【功效】疏肝解郁，和中，化痰。

【应用】

1. **肝胃气痛**　治疗肝胃气滞，胁肋胀痛，脘腹痞满，嗳气纳呆等，可与柴胡、佛手、香附等配伍。

2. **梅核气**　治疗痰气郁结之梅核气，可与半夏、厚朴、茯苓等同用。

【用法用量】煎服，3~5g。

薤　白

【药性】辛、苦，温。归肺、胃、大肠经。

【功效】通阳散结，行气导滞。

【应用】

1. **胸痹心痛**　本品为治胸痹之要药。治寒痰阻滞、胸阳不振所致胸痹证，常与瓜蒌、半夏、枳实等配伍，如瓜蒌薤白白酒汤、瓜蒌薤白半夏汤、枳实薤白桂枝汤等《金匮要略》）；若治痰瘀胸痹，可与丹参、川芎、瓜蒌皮等同用。

2. **脘腹痞满胀痛，泻痢里急后重**　治胃寒气滞脘腹痞满胀痛，可与高良姜、砂仁、木香等同用；若治胃肠气滞，泻痢里急后重，可与木香、枳实配伍。

【用法用量】煎服，5~10g。

大腹皮

【药性】辛，微温。归脾、胃、大肠、小肠经。

【功效】行气宽中，利水消肿。

【应用】

1. 胃肠气滞，脘腹胀闷，大便不爽　治食积气滞之脘腹痞胀，嗳气吞酸、大便秘结或泻而不爽，可与山楂、麦芽、枳实等同用；若治湿阻气滞之脘腹胀满，可与藿香、陈皮、厚朴等同用。

2. 水肿胀满，脚气浮肿，小便不利　治疗水湿外溢，皮肤水肿，小便不利，可与茯苓皮、五加皮等同用；若治脚气肿痛，二便不通，可与桑白皮、木通、牵牛子等同用。

【用法用量】煎服，5~10g。

第九节　消食及驱虫药

一、消食药

凡以消化食积为主要作用，主治饮食积滞的药物，称为消食药。主治宿食停留，饮食不消所致脘腹胀满，嗳气吞酸，恶心呕吐，不思饮食，大便失常；以及脾胃虚弱，消化不良等证。

本类药物虽多数效缓，但仍不乏有耗气之弊，故气虚而无积滞者慎用。

山　楂

【药性】酸、甘，微温。归脾、胃、肝经。

【功效】消食化积，行气散瘀。

【应用】

1. 饮食积滞　治各种饮食积滞之脘腹胀满、嗳气吞酸、腹痛便溏，为消化油腻肉食积滞之要药，可单味煎服。配莱菔子、神曲等，可加强消食化积之功。治积滞脘腹胀痛，可配木香，青皮。

2. 泻痢腹痛，疝气痛　治泻痢腹痛，可单用焦山楂水煎服，或用山楂炭研末服，亦可配木香、槟榔等同用；治疝气痛，常与橘核、荔枝核等同用。

3. 瘀阻胸腹痛，痛经　治瘀滞胸胁痛，常与川芎、桃仁、红花等同用；若治疗产后瘀阻腹痛、恶露不尽或痛经、经闭，单用本品加糖水煎服；亦可与当归、香附、红花同用。

现代单用本品制剂治疗冠心病，高血压病，高脂血症，细菌性痢疾等，均有较好疗效。

【用法用量】煎服，10~15g，大剂量30g。生、炒用于消食散瘀；焦、炭用于止泻痢。

【使用注意】脾胃虚弱而无积滞者或胃酸分泌过多者均慎用。

神　曲

【药性】甘、辛，温。归脾、胃经。

【功效】消食和胃。

【应用】

饮食积滞　治疗食滞脘腹胀满，食少纳呆，肠鸣腹泻，常配山楂、麦芽、木香等同用。又因能解表退热，故宜外感表证兼食滞者。

【用法用量】煎服，6~15g。消食宜炒焦用。

麦　芽

【药性】甘，平。归脾、胃、肝经。

【功效】行气消食，健脾开胃，回乳消胀。

【应用】

1. **米面薯芋食滞**　主治米面薯芋类积滞不化，常配山楂、神曲、鸡内金同用；治小儿乳食停滞，单用本品煎服或研末服；治脾虚食少，食后饱胀，可配白术、陈皮。

2. **断乳、乳房胀痛**　治妇女断乳或乳汁郁积之乳房胀痛等，可单用生麦芽或炒麦芽120g（或生、炒麦芽各60g），煎服。

3. **肝郁胁痛，肝胃气痛**　治肝气郁滞或肝胃不和胁痛、脘腹痛，常配川楝子、柴胡等。

【用法用量】煎服，10~15g，大剂量30~120g。生用消食健胃；炒用回乳消胀。

【使用注意】哺乳期妇女不宜使用。

稻　芽

【药性】甘，温。归脾、胃经。

【功效】消食和中，健脾开胃。

【应用】

米面薯芋食滞及脾虚食少消化不良　常与麦芽相须为用，以提高疗效。若治脾虚食少，亦常与砂仁、白术、炙甘草等同用。

【用法用量】煎服，9~15g。生用长于和中；炒用偏于消食。

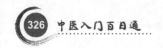
莱菔子

【药性】辛、甘，平。归肺、脾、胃经。

【功效】消食除胀，降气化痰。

【应用】

1. 食积气滞 治食积气滞所致的脘腹胀满或疼痛，嗳气吞酸，常与山楂、神曲、陈皮同用；治疗食积气滞兼脾虚，可配白术，可攻补兼施。

2. 咳喘痰多，胸闷食少 治咳喘痰壅，胸闷兼食积者，可单用本品为末服；或与白芥子、苏子等同用。

【用法用量】煎服，6~10g。生用吐风痰；炒用消食下气化痰。

【使用注意】本品辛散耗气，气虚及无食积、痰滞者慎用。不宜与人参同用。

鸡内金

【药性】甘，平。归脾、胃、小肠、膀胱经。

【功效】消食健胃，涩精止遗。

【应用】

1. 饮食积滞，小儿疳积 广泛用于米面薯芋乳肉等各种食积证。消化不良引起反胃吐食病情较轻者，可单味研末服；食积较重者，若配山楂、麦芽等，可增强消食导滞功能。治小儿脾虚疳积，可与白术、山药、使君子等同用。

2. 肾虚遗精、遗尿 治遗精，可单味炒焦研末，温酒送服；治遗尿，可配菟丝子、桑螵蛸等。

3. 砂石淋证，胆结石 治小便淋沥，痛不可忍，可研末一次吞服；治砂石淋证或胆结石，常与金钱草等药同用。

【用法用量】煎服，3~10g；研末服，每次 1.5~3g。研末服效果优于煎剂。

【使用注意】脾虚无积滞者慎用。

二、驱虫药

凡以驱除或杀灭人体内寄生虫，治疗虫证为主的药物，称为驱虫药。

本类药物部分具有一定的毒性，对人体内的寄生虫，特别是肠道寄生虫虫体有杀灭或麻痹作用，促使其排出体外。故可用治蛔虫病、蛲虫病、绦虫病、钩病、姜片虫病等多种肠道寄生虫病。某些驱虫药物对食积气滞、小儿疳积、便秘、疥癣瘙痒等病证，亦有疗效。

驱虫药物对人体正气多有损伤，防止用量过大中毒或损伤正气；素体虚弱、年老体衰及孕妇慎用。驱虫药一般应在空腹时服用。

使君子

【药性】甘，温。归脾、胃经。

【功效】杀虫消积。

【应用】

1. **蛔虫病，蛲虫病** 本品有良好的驱杀蛔虫作用，又具缓慢的滑利通肠之性，故为驱蛔要药，尤宜于小儿。轻证单用本品炒香嚼服；重证可与苦楝皮、槟榔等同用。治蛲虫，可与百部、槟榔、大黄等同用。

2. **小儿疳积** 治小儿疳积面色萎黄、形瘦腹大、腹痛有虫者，常与槟榔、神曲、麦芽等配伍。

【用法用量】煎服，9~12g，捣碎；取仁炒香嚼服，6~9g。小儿每岁服 1~1.5 粒，1日总量不超过 20 粒。空腹服用，每日 1 次，连用 3 天。

【使用注意】大量服用可致呃逆、眩晕、呕吐、腹泻等反应。若与热茶同服，亦能引起呃逆、腹泻，故服用时当忌饮茶。

苦楝皮

【药性】苦，寒。有毒。归肝、脾、胃经。

【功效】杀虫，疗癣。

【应用】

1. **蛔虫病，蛲虫病，钩虫病** 本品有毒，可治多种肠道寄生虫。治蛔虫病，可单用水煎、煎膏或制成片剂、糖浆服用；亦可与使君子、槟榔、大黄等同用。治蛲虫病，可与百部、乌梅同煎，取浓液于晚间作保留灌肠，连用 2~4 天。治钩虫病，可与石榴皮同煎服。

2. **疥癣，湿疮** 治疥疮、头癣、湿疮、湿疹瘙痒等证，单用研末，用醋或猪脂调涂患处。

【用法用量】煎服，4.5~9g。鲜品 15~30g。外用适量。

【使用注意】本品有毒，不宜过量或持续久服。有效成分难溶于水，需文火久煎。

槟　榔

【药性】苦、辛、温。归胃、大肠经。

【功效】杀虫消积，行气，利水，截疟。

【应用】

1. **肠道寄生虫病** 对绦虫、蛔虫、蛲虫、钩虫、姜片虫等肠道寄生虫都有驱杀作用，并以泻下作用驱除虫体为其优点。用于治绦虫证疗效最佳，可单用亦可与木香同用，现多与南瓜子同用，疗效更佳；治蛔虫病、蛲虫病，可配使君子、苦楝皮；治姜片

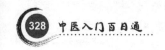

虫病，可配乌梅、甘草。

2. 食积气滞，泻痢后重　治疗食积气滞、腹胀便秘等证，可与木香、青皮、大黄等同用；治湿热泻痢，与木香、黄连、芍药等同用，如芍药汤。

3. 水肿，脚气肿痛　治疗水肿实证，二便不利，常与商陆、泽泻、木通等同用；治寒湿脚气肿痛，与木瓜、吴茱萸、陈皮等配伍。

4. 疟疾　本品截疟，与常山、草果等同用。

【用法用量】煎服，3~10g。驱绦虫、姜片虫30~60g。生用力佳，炒用力缓；鲜者优于陈久者。

【使用注意】脾虚便溏或气虚下陷者忌用，孕妇慎用。

南瓜子

【药性】甘，平。归胃、大肠经。

【功效】杀虫。

【应用】

绦虫病　本品杀虫不伤正气。治绦虫病，可单用鲜品30~60g，研烂，加水、冰糖或蜂蜜调匀，空腹顿服；亦可与槟榔同用，疗效更佳，先用本品研粉，冷开水调服60~120g，两小时后服槟榔60~120g水煎剂，再过半小时，服玄明粉15g，促使泻下，以利虫体排出。

【用法用量】研粉，60~120g。冷开水调服。

鹤草芽

【药性】苦、涩，凉。归肝、小肠、大肠经。

【功效】杀虫。

【应用】

绦虫病　本品善驱绦虫。可单用研粉，晨起空腹顿服即效，一般在服药后5~6小时可排出虫体。

【用法用量】研粉吞服，每日30~45g，小儿0.7~0.8g/kg，每日1次，早起空腹服。

【使用注意】不宜入煎剂，因有效成分几乎不溶于水，遇热易被破坏。

第十节　止血药

凡以制止体内外出血，治疗各种出血病证为主的药物，称止血药。主要用治咯血、咳血、衄血、吐血、便血、尿血、崩漏、紫癜及外伤出血等体内外各种出血病证。

止血药均入血分，以归心、肝二经者为多。根据药物的功效，分为凉血止血药、化瘀止血药、收敛止血药和温经止血药。

凉血止血药和收敛止血药，易凉遏恋邪，有止血留瘀之弊，故出血兼有瘀滞者不宜单独使用。若出血过多，气随血脱者，当急投大补元气之药，以挽救气脱危候。

止血药多炒炭用。

一、凉血止血药

本类药物性属寒凉，味多甘苦，入血分，能清泄血分之热而止血，适用于血热妄行所致的各种出血病证。

本类药物均为寒凉之品，原则上不宜用于虚寒性出血。又因其寒凉易于凉遏留瘀，故不宜过量久服。

小 蓟

【药性】甘、苦，凉。归心、肝经。

【功效】凉血止血，散瘀解毒消痈。

【应用】

1. **血热出血证** 治九窍出血可单用本品捣汁服；治金疮出血可捣烂外涂；治疗多种出血证，常与大蓟、侧柏叶、茅根、茜草等同用。本品兼能治尿血、血淋，可单味应用，也可配生地黄、滑石、山栀、淡竹叶等。

2. **热毒痈肿** 本品用于治热毒疮疡初起肿痛之证，可单用鲜品捣烂敷患处，也可与乳香、没药同用。

【用法用量】煎服，10~15g，鲜品加倍。外用适量，捣敷患处。

大 蓟

【药性】甘、苦，凉。归心、肝经。

【功效】凉血止血，散瘀解毒消痈。

【应用】

1. **血热出血证** 主治血热妄行之诸出血证，尤多用于吐血、咯血及崩漏下血。治九窍出血，常与小蓟相须为用；治吐血、衄血、崩中下血，皆用鲜大蓟根或叶捣汁服；治外伤出血，可用本品研末外敷。

2. **热毒痈肿** 以大蓟叶生研调服治肠痈；鲜大蓟煎汤内服可用于肺痈；若外用治疮痈肿毒，多与盐共研，或鲜品捣烂外敷。

【用法用量】煎服，10~15g，鲜品可用 30~60g。外用适量，捣敷患处。

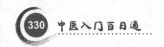

地 榆

【药性】苦、酸、涩，微寒。归肝、大肠经。

【功效】凉血止血，解毒敛疮。

【应用】

1. **血热出血证**　可用于治多种血热出血之证，尤宜于下焦之便血、痔血、崩漏下血。治便血因于热者，常配生地黄、白芍、黄芩、槐花等；用于治痔疮出血，血色鲜红者，常配槐角、防风、黄芩、枳壳等；用于治血热甚，崩漏量多色红，兼见口燥唇焦者，可配生地黄、黄芩、牡丹皮等。

2. **烫伤，湿疹，疮疡痈肿**　本品为治水火烫伤之要药，可单味研末麻油调敷，或配大黄粉，或配黄连、冰片研末调敷；治湿疹及皮肤溃烂，可以本品浓煎外洗，或用纱布浸药外敷，亦可配煅石膏、枯矾研末外掺患处。治疮疡痈肿，无论成脓与否均可运用，若初起未成脓，可单用地榆煎汁浸洗，或湿敷患处；若已成脓，可单用或配伍其他清热解毒药，捣烂外敷局部。

【用法用量】煎服，10~15g，大剂量可用至30g；或入丸、散。外用适量。止血多炒炭用，解毒敛疮多生用。

【使用注意】本品性寒酸涩，凡虚寒性便血、下痢、崩漏及出血有瘀者慎用。对于大面积烧伤患者，不宜使用地榆制剂外涂，以防其所含鞣质被大量吸收而引起中毒性肝炎。

槐 花

【药性】苦，微寒。归肝、大肠经。

【功效】凉血止血，清肝泻火。

【应用】

1. **血热出血证**　适宜治下部血热所致的痔血、便血。治新久痔血，常配伍黄连、地榆等；治便血属血热甚者，常配山栀。

2. **目赤，头痛**　凡肝火上炎所导致的目赤、头胀头痛及眩晕等证，可用单味煎汤代茶饮，或配伍夏枯草、菊花等。

【用法用量】煎服，10~15g。外用适量。止血多炒炭用，清热泻火宜生用。

【使用注意】脾胃虚寒及阴虚发热而无实火者慎用。

侧柏叶

【药性】苦、涩，寒。归肺、肝、脾经。

【功效】凉血止血，化痰止咳，生发乌发。

【应用】

1.**血热出血证** 本品为治各种血热出血病证之要药。治血热妄行之吐血、衄血，常配荷叶、地黄、艾叶，均取鲜品捣汁服之；治尿血、血淋，配蒲黄、小蓟、白茅根；治肠风、痔血或血痢，配槐花、地榆；治崩漏下血，配芍药；亦可用于虚寒性出血，常配温里祛寒之药；治中气虚寒，吐血不止，常配干姜、艾叶；治下焦虚寒，便血不止，常配伍川断、鹿茸、阿胶等。

2.**肺热咳嗽** 用于肺热咳喘，痰稠难咯者，可单味运用，或配贝母、制半夏等。

3.**脱发，须发早白** 适用于血热脱发、须发早白。治头发不生，以本品为末，和麻油涂之。

【用法用量】煎服，10~15g。外用适量。止血多炒炭用，化痰止咳宜生用。

白茅根

【药性】甘，寒。归肺、胃、膀胱经。

【功效】凉血止血，清热利尿，清肺胃热。

【应用】

1.**血热出血证** 单用有效，治鼻衄出血、治吐血不止；可以茅根煎汁或鲜品捣汁服用；治咯血，与藕同用，均取鲜品煮汁服；也可治疗膀胱湿热蕴结而致尿血、血淋之证；治小便出血，单用本品煎服；若血尿时属虚而有热者，可配人参、地黄、茯苓同用。

2.**水肿，热淋，黄疸** 治热淋、治水肿、小便不利，可单用煎服，也可与其他清热利尿药同用；治湿热黄疸，常配茵陈、山栀等。

3.**胃热呕吐、肺热咳喘** 治胃热呕吐，常配葛根；治肺热咳喘，可配桑白皮。

【用法用量】煎服，15~30g，鲜品加倍，以鲜品为佳，可捣汁服。多生用，止血亦可炒炭用。

苎麻根

【药性】甘，寒。归心、肝经。

【功效】凉血止血，安胎，清热解毒。

【应用】

1.**血热出血证** 治血分有热，络损血溢之诸出血证。若出血量少证情较轻者，可单用煎服；证情较重出血不止，有气随血脱之象者，应配伍人参、蛤粉等同用。

2.**胎动不安，胎漏下血** 本品为安胎之要药。凡胎热不安、胎漏下血之证，可单用取效。治劳损所致的胎动腹痛下血，常配地黄、阿胶、当归、白芍等。

3.**热毒痈肿** 可用治热毒痈肿，以外用为主，常以鲜品捣敷患处。治痈疽发背初

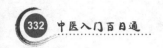

起，未成脓者，及治乳痈初起微赤，均以本品捣敷；治丹毒，单用本品煮浓汁外洗。

【用法用量】煎服，10~30g；鲜品，30~60g，捣汁服。外用适量，煎汤外洗，或鲜品捣敷。

二、化瘀止血药

本类药物既能止血，又能化瘀，具有止血而不留瘀的特点，适用于瘀血内阻，血不循经之出血病证。部分药物尚能消肿、止痛，还可用治跌打损伤、经闭、瘀滞心腹疼痛等病证。

本类药物具行散之性，对于出血而无瘀者及孕妇宜慎用。

三 七

【药性】甘、微苦，温。归肝、胃经。

【功效】化瘀止血，活血定痛。

【应用】

1. **出血证** 人体内外各种出血，无论有无瘀滞，均可应用，尤以有瘀滞者为宜。单味内服外用均有良效。吐血、衄血、崩漏，单用本品，米汤调服；治咳血、吐血、衄血及二便下血，可与花蕊石、血余炭合用；治各种外伤出血，可单用本品研末外掺，或配龙骨、血竭、象皮等同用。

2. **跌打损伤，瘀血肿痛** 本品为治瘀血诸证佳品，尤为伤科要药。为跌打损伤，或筋骨折伤，瘀血肿痛等的首选药物。可单味应用，研末，黄酒或白开水送服；若皮破，亦可用三七粉外敷；治痈疽溃烂，常与乳香、没药、儿茶等同用。

【用法用量】多研末吞服，1~3g；煎服，3~9g。外用适量。

【使用注意】孕妇慎用。

茜 草

【药性】苦，寒。归肝经。

【功效】凉血化瘀止血，通经。

【应用】

1. **出血证** 治吐血不止，单用为末煎服；治衄血，可配艾叶、乌梅同用；治血热崩漏，配生地黄、生蒲黄、侧柏叶等；治气虚不摄的崩漏下血，可配黄芪、白术、山茱萸等；治尿血，可配小蓟、白茅根等。

2. **血瘀经闭，跌打损伤，风湿痹痛** 可治经闭，跌打损伤、风湿痹痛等血瘀经络闭阻之证，为妇科调经要药。治血滞经闭，单用本品酒煎服，或配桃仁、红花、当归等；治跌打损伤，可单味泡酒服，或配三七、乳香、没药等同用；治痹证，可单用浸酒服，或配鸡血藤、海风藤、延胡索等。

【用法用量】煎服，10~15g，大剂量可用 30g。亦入丸、散。止血炒炭用，活血通经生用或酒炒用。

蒲 黄

【药性】甘，平。归肝、心包经。

【功效】止血，化瘀，利尿。

【应用】

1. **出血证** 治吐血、衄血、咯血、尿血、崩漏等，可单用冲服，或配其他止血药。治鼻衄经久不止，与石榴花同用，和研为散服；治月经过多，漏下不止，配龙骨、艾叶同用；治尿血不已，配郁金同用；治外伤出血，可单用外掺伤口。

2. **瘀血痛证** 治跌打损伤，单用为末，温酒服；治心腹疼痛、产后瘀痛、痛经等，常配五灵脂，为妇科所常用。

3. **血淋尿血** 治血淋尿血，配生地黄、冬葵子同用。

【用法用量】煎服，3~10g，包煎。外用适量，研末外掺或调敷。止血多炒用，化瘀、利尿多生用。

降 香

【药性】辛，温。归肝、脾经。

【功效】化瘀止血，理气止痛。

【应用】

1. **出血** 为外科常用之品，治刀伤出血，单本品研末外敷；治金刃或跌仆伤损，血流不止，配五倍子共研末，捣敷患处。治内伤吐血、衄血，属血瘀或气火上逆所致者，常配牡丹皮、郁金等。

2. **胸胁疼痛、跌损瘀痛** 治上部瘀血停滞胸膈者，研末煎服，或常配五灵脂、川芎、郁金等；治跌打损伤，瘀肿疼痛，常配乳香、没药等。

3. **呕吐腹痛** 治秽浊内阻脾胃之呕吐腹痛，常配藿香、木香等。

【用法用量】煎服，3~6g，宜后下；研末吞服，每次 1~2g。外用适量，研末外敷。

三、收敛止血药

本类药物大多味涩，或为炭类、或质黏，故能收敛止血。广泛用于各种出血病证。然其收涩，有留瘀恋邪之弊，临证每多配化瘀止血药或活血祛瘀药同用。对于出血有瘀或出血初期邪实者，当慎用之。

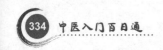

白 及

【药性】苦、甘、涩，寒。归肺、胃、肝经。

【功效】收敛止血，消肿生肌。

【应用】

1. 出血证 治诸内出血证，用单味研末，糯米汤调服；治咯血，可配枇杷叶、阿胶等；治吐血，可配茜草、生地黄、牡丹皮、牛膝等煎服；治外伤或金创出血，可单味研末外掺或水调外敷；治刀斧损伤，出血不止，研末外掺；治金疮血不止，配白蔹、黄芩、龙骨等研细末，掺疮口上。

2. 痈肿疮疡，手足皲裂，水火烫伤 疮疡无论未溃或已溃均可应用，若疮疡初起，可单用研末外敷，或配银花、皂刺、乳香等；若疮痈已溃，久不收口者，配黄连、贝母、轻粉、五倍子等为末外敷。治手足皲裂，可研末以麻油调涂，促裂口愈合；治水火烫伤，可研末用油调敷，或配白及粉、煅石膏粉、凡士林调膏外用，促生肌结痂。

【用法用量】煎服，2~10g；大剂量可用至30g；亦可入丸、散，入散剂，每次用2~5g；研末吞服，每次1.5~3g；外用适量。

【使用注意】不宜与乌头类药材同用。

仙鹤草

【药性】苦、涩，平。归心、肝经。

【功效】收敛止血，止痢，截疟，补虚。

【应用】

1. 出血证 大凡出血病证，无论寒热虚实，皆可应用。治血热妄行之出血证，可配生地黄、侧柏叶、牡丹皮等凉血止血药；治虚寒性出血证，可配党参、熟地黄、炮姜、艾叶等益气补血、温经止血药。

2. 腹泻、痢疾 尤适宜血痢及久病泻痢。治疗赤白痢，单用水煎服，也可配他药同用。

3. 疟疾寒热 治疗疟疾寒热，可单用研末，于疟发前2小时吞服，或水煎服。

4. 脱力劳伤 治劳力过度所致脱力劳伤，症见神疲乏力、面色萎黄而纳食正常者，常与大枣同煮，食枣饮汁；若治气血亏虚，神疲乏力、头晕目眩者，可配党参、熟地黄、龙眼肉等。

【用法用量】煎服，3~10g；大剂量可用至30~60g。外用适量。

紫 珠

【药性】苦、涩、凉。归肝、肺、胃经。

【功效】凉血收敛止血，清热解毒。

【应用】

1. **出血证**　适用于各种内外伤出血，尤肺胃出血之证。治咯血、衄血、呕血，可配大蓟、白及；治尿血、血淋，可配小蓟、白茅根等；治便血、痔血，可配地榆、槐花等；治外伤出血，可单用捣敷或研末敷掺，或以纱布浸紫珠液覆盖压迫局部。

2. **烧烫伤，热毒疮疡**　治烧烫伤，可研末撒布患处，或煎煮滤取药液，浸湿纱布外敷；治热毒疮疡，可单用鲜品捣敷，并煮汁内服，也可配其他清热解毒药物同用。

【用法用量】煎服，10~15g；研末，1.5~3g。外用适量。

棕榈炭

【药性】苦、涩，平。归肝、肺、大肠经。

【功效】收敛止血。

【应用】

出血证　为收敛止血之要药，尤多用于崩漏，宜治出血而无瘀滞者。治崩漏不止，可单味为末，空心淡酒送服，或配血余炭、侧柏叶等；治属血热妄行之吐血、咯血，可配小蓟、山栀；治虚寒性出血，或冲任不固之崩漏下血，常配炮姜、乌梅。

【用法用量】煎服，3~10g；研末服 1~1.5g。

【使用注意】出血兼有瘀滞，湿热下痢初起者慎用。

血余炭

【药性】苦，平。归肝、胃经。

【功效】收敛止血，化瘀利尿。

【应用】

1. **出血证**　多用于咳血、衄血、吐血、血淋、尿血等出血病证。既可内服，也可外用。治鼻衄、齿衄、治肌衄等，皆以本品外用。治咳血、吐血，常配花蕊石、三七；治血淋，可配蒲黄、生地黄、赤茯苓、甘草，水煎服；治便血，可配地榆、槐花等；治崩漏，可单用与酒和服。

2. **小便不利**　治小便不利，常配滑石、白鱼。

【用法用量】煎服，6~10g；研末服，1.5~3g。外用适量。

藕　节

【药性】甘、涩，平。归肝、肺、胃经。

【功效】收敛止血。

【应用】

出血证　多用于吐血、咳血、咯血等上部出血病证。治吐血不止、衄血不止，均可单以鲜藕捣汁饮。本品单用力薄，常入复方使用。若治咳血、咯血，可配阿胶、白

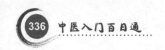

及、枇杷叶等；治血淋、尿血，常配小蓟、通草、滑石等。

【用法用量】煎服，10~15g，大剂量可用至 30g；鲜品 30~60g，捣汁饮用。亦可入丸、散。

四、温经止血药

本类药物性属温热，能温内脏，益脾阳，固冲脉而统摄血液，具有温经止血之效。适用于脾不统血，冲脉失固之虚寒性出血病证。

应用时，若属脾不统血者，应配益气健脾药；属肾虚冲脉失固者，宜配益肾暖宫补摄之品。然其性温热，热盛火旺之出血证忌用。

艾 叶

【药性】辛、苦，温。有小毒。归肝、脾、肾经。

【功效】温经止血，散寒调经，安胎。

【应用】

1. **出血证** 为温经止血之要药，适用于虚寒性出血病证，尤宜崩漏。主治下元虚冷，冲任不固所致的崩漏下血，可单用本品，水煎服，或配阿胶、芍药、干地黄。配生地、生荷叶、生柏叶等清热凉血药，也可治疗血热妄行所致的吐血、衄血、咯血等多种出血证。

2. **月经不调，痛经** 善调经，为治妇科下焦虚寒或寒客胞宫之要药。治下焦虚寒，月经不调，经行腹痛、宫寒不孕及带下清稀等证，常配香附、川芎、白芍、当归；治虚冷较甚者，再配吴茱萸、肉桂等；治脾胃虚寒所致的脘腹冷痛，可单味煎服，或以之炒热熨敷脐腹，或配伍温中理气之品。

3. **胎动不安** 为妇科安胎之要药。治疗妊娠胎动不安，临床多配阿胶、桑寄生等。

此外，将本品捣绒，制成艾条、艾炷等，用以熏灸体表穴位，能温煦气血，透达经络。为温灸的主要原料。

【用法用量】煎服，3~10g。外用适量。温经止血宜炒炭用，余生用。

炮 姜

【药性】苦、涩，温。归脾、肝经。

【功效】温经止血，温中止痛。

【应用】

1. **出血证** 主治脾胃虚寒，脾不统血之出血病证。治血痢不止，可单味为末，米汤饮下；治虚寒性吐血、便血，常配人参、黄芪、附子等；治冲任虚寒，崩漏下血，可与乌梅、棕榈同用。

2. **腹痛，腹泻**　治中寒水泻，可单用研末饮服；治脾虚冷泻不止，可配厚朴、附子；治寒凝脘腹痛，常配高良姜；治产后血虚寒凝，小腹疼痛者，可配当归、川芎、桃仁等。

【用法用量】煎服，3~6g。

灶心土

【药性】辛，温。归脾、胃经。

【功效】温中止血，止呕，止泻。

【应用】

1. **出血证**　为温经止血之要药，治吐血、衄血，单用水淘汁，和蜜服；治便血属下焦寒损者，可配干姜、阿胶、黄芩等；治脾气虚寒之大便下血、吐血、衄血、崩漏等，可配附子、白术、地黄等。

2. **胃寒呕吐**　主治脾胃虚寒，胃气不降所致的呕吐，配干姜、半夏、白术等；治反胃呕吐，单用研细，米饮送服；治妊娠呕吐，以本品捣细，调水服。

3. **脾虚久泻**　主治脾虚久泻，常配附子、干姜、白术等；治胎前下痢，产后不止者，可以山楂、黑糖为丸，用本品煎汤代水送服。

【用法用量】煎服，15~30g，布包，先煎；或60~120g，煎汤代水。亦可入丸、散，外用适量。

第十一节　活血化瘀药

凡以通利血脉，促进血行，消散瘀血为主要功效，用于治疗瘀血病证的药物，称为活血化瘀药。

活血化瘀药按其作用特点和临床应用的不同，分为活血止痛药、活血调经药、活血疗伤药、破血消癥药四类。

本类药物行散力强，易耗血动血，不宜用于妇女月经过多以及其他出血证而无瘀血现象者；对于孕妇尤当慎用或忌用。

一、活血止痛药

本类药物多具辛味，辛散善行，既入血分，又入气分，活血每兼行气，有良好的止痛效果，主治气血瘀滞所致的各种痛证，如头痛、胸胁痛、心腹痛、痛经、产后腹痛、肢体痹痛、跌打损伤之瘀痛等。也可用于其他瘀血病证。

川 芎

【药性】辛，温。归肝、胆、心包经。

【功效】活血行气，祛风止痛。

【应用】

1. **血瘀气滞痛证** 为"血中之气药"，治心脉瘀阻之胸痹心痛，常配丹参、桂枝、檀香等；治肝郁气滞之胁痛，常配柴胡、白芍、香附；治肝血瘀阻，积聚痞块、胸胁刺痛，多配桃仁、红花等。治跌仆损伤，瘀肿疼痛，可配乳香、没药、三七等。为妇科要药，治血瘀经闭、痛经，常配赤芍、桃仁等；治寒凝血瘀者，可配桂心、当归等；治产后恶露不下，瘀阻腹痛，可配当归、桃仁、炮姜等；治月经不调，经期超前或错后，可配益母草、当归等。

2. **头痛，风湿痹痛** 为治头痛要药，诸头痛均可随证配伍用之，治风寒头痛，配羌活、细辛、白芷；治风热头痛，可配菊花、石膏、僵蚕；治风湿头痛，可配羌活、独活、防风；治血虚头痛，可配当归、白芍；治血瘀头痛，可配赤芍、麝香。

本品辛散温通，能祛风通络止痛，又可治风湿痹痛，常配独活、秦艽、防风、桂枝等。

【用法用量】煎服，3~9g。

【使用注意】阴虚火旺，多汗，热盛及无瘀之出血证和孕妇均当慎用。

延胡索

【药性】辛、苦，温。归心、肝、脾经。

【功效】活血，行气，止痛。

【应用】

气血瘀滞痛证 为常用的止痛药，无论何种痛证，均可配伍应用。治心血瘀阻之胸痹心痛，常配丹参、桂枝、薤白、瓜蒌等；治热证胃痛，可配川楝子；治寒证胃痛，可配桂枝（或肉桂）、高良姜；治气滞胃痛，可配香附、木香、砂仁；治瘀血胃痛，可配丹参、五灵脂等药用；治中虚胃痛，可配党参、白术、白芍；治肝郁气滞之胸胁痛，可配柴胡、郁金；治肝郁化火之胸胁痛，可配川楝子、山栀；治寒疝腹痛，可配小茴香、吴茱萸等；治气滞血瘀之痛经、月经不调、产后瘀滞腹痛，常配当归、红花、香附等；治跌打损伤、瘀肿疼痛，常配乳香、没药；治风湿痹痛，可配秦艽、桂枝等。

【用法用量】煎服，3~10g。研粉吞服，每次 1~3g。

郁 金

【药性】辛、苦，寒。归肝、胆、心经。

【功效】活血止痛，行气解郁，清心凉血，利胆退黄。

【应用】

1. **气滞血瘀痛证** 主治气血瘀滞之痛证，常配木香。治肝郁气滞之胸胁刺痛，可配柴胡、白芍、香附等；治心血瘀阻之胸痹心痛，可配瓜蒌、薤白、丹参等；若治肝郁有热、气滞血瘀之痛经、乳房作胀，常配柴胡、栀子、当归、川芎等；若治癥瘕痞块，可配鳖甲、莪术、丹参、青皮等。

2. **热病神昏，癫痫痰闭** 治痰浊蒙蔽心窍、热陷心包之神昏，可配石菖蒲、栀子；治癫痫痰闭之证，可配白矾。

3. **吐血，衄血，倒经，尿血，血淋** 治气火上逆之吐血、衄血、倒经，可配生地黄、牡丹皮、栀子等；治热结下焦，伤及血络之尿血、血淋，可配生地黄、小蓟等。

4. **肝胆湿热黄疸、胆石症** 治湿热黄疸，宜配茵陈蒿、栀子；治胆石症可配金钱草。

【用法用量】煎服，5~12g；研末服，2~5g。

【使用注意】畏丁香。

姜 黄

【药性】辛、苦，温。归肝、脾经。

【功效】活血行气，通经止痛。

【应用】

1. **气滞血瘀痛证** 治胸阳不振，心脉闭阻之心胸痛，可配当归、木香、乌药等；治肝胃气滞寒凝之胸胁痛，可配枳壳、桂心、炙甘草；治气滞血瘀之痛经、经闭、产后腹痛，常配当归、川芎、红花；治跌打损伤，瘀肿疼痛，可配苏木、乳香、没药。

2. **风湿痹痛** 用以行肢臂而除痹痛，常配羌活、防风、当归等。

【用法用量】煎服，3~10g。外用适量。

【使用注意】血虚无气滞血瘀者慎用，孕妇忌用。

乳 香

【药性】辛、苦，温。归心、肝、脾经。

【功效】活血行气止痛，消肿生肌。

【应用】

1. **跌打损伤，疮疡痈肿** 治跌打损伤，常配没药、血竭、红花等；治疮疡肿毒初起，红肿热痛，可配没药、金银花、白芷、穿山甲等；治痈疽、瘰疬、痰核，肿块坚硬不消，可配没药、麝香、雄黄；治疮疡溃破，久不收口，常配没药研末外用。

2. **气滞血瘀痛证** 治胃脘疼痛，可配没药、延胡索、香附等；若治胸痹心痛，可配丹参、川芎等；治痛经、经闭、产后瘀阻腹痛，常配当归、丹参、没药等；治风寒湿

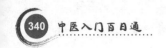

痹，肢体麻木疼痛，常配羌活、防风、秦艽、当归等。

【用法用量】煎服，3~10g，宜炒去油用。外用适量，生用或炒用，研末外敷。

【使用注意】胃弱者慎用，孕妇及无瘀滞者忌用。

没 药

【药性】辛、苦，平。归心、肝、脾经。

【功效】活血止痛，消肿生肌。

【应用】

功效主治与乳香相似，常与乳香相须为用。治跌打损伤、瘀滞肿痛，痈疽肿痛，疮疡溃后久不收口以及一切瘀滞痛证。区别在于乳香偏于行气、伸筋，治疗痹证多用，没药偏于散血化瘀，治疗血瘀气滞较重之胃痛多用。

【用法用量】煎服，3~10g。外用适量。

【使用注意】同乳香。

五灵脂

【药性】苦、咸、甘，温。归肝经。

【功效】活血止痛，化瘀止血。

【应用】

1. **瘀血阻滞痛证** 治疗瘀滞疼痛之要药，常与蒲黄相须为用；如治胸痹心痛，常配川芎、丹参、乳香、没药；治脘腹胁痛，配延胡索、香附、没药等；治痛经，经闭，产后瘀滞腹痛，则配当归、益母草等；治骨折肿痛，可配白及、乳香、没药，研末外敷。

2. **瘀血阻滞出血证** 可用于瘀血内阻、血不归经之出血，如妇女崩漏经多，色紫多块，少腹刺痛，既可单味炒研末，温酒送服，又可配他药同用；临床常配伍三七、蒲黄、生地黄等。

【用法用量】煎服，3~10g，宜包煎。

【使用注意】血虚无瘀及孕妇慎用。"十九畏"认为人参畏五灵脂，一般不宜同用。

二、活血调经药

凡以调畅血脉，通经止痛为主要功效的药物，称为活血调经药。本类药物性能大多辛散苦泄，主归肝经血分，具有活血散瘀之功，尤善通畅血脉而调经水，主治血行不畅所致的月经不调，痛经，经闭及产后瘀滞腹痛；亦常用于瘀血痛证，癥瘕，跌打损伤，疮痈肿毒。

妇女瘀滞经产之证，多与肝之疏泄失常有关，故在使用活血调经药时，常配伍疏肝理气之品。同时须根据引起瘀滞的原因而选用不同的活血调经药，并进行适当的配伍。

丹 参

【药性】苦，微寒。归心、心包、肝经。

【功效】活血调经，祛瘀止痛，凉血消痈，除烦安神。

【应用】

1.**月经不调，闭经痛经，产后瘀滞腹痛** 常用于月经不调、经闭、痛经及产后瘀滞腹痛，对血热瘀滞之证尤为相宜。可单用研末酒调服；亦常配川芎、当归、益母草等。若配吴茱萸、肉桂等，可治寒凝血滞。

2.**血瘀心痛，脘腹疼痛，癥瘕积聚，跌打损伤，风湿痹证** 广泛用于各种瘀血病证。治血脉瘀阻之胸痹心痛，脘腹疼痛，可配砂仁、檀香等；治癥瘕积聚，可配三棱、莪术、鳖甲等；治跌打损伤，肢体瘀血作痛，常配当归、乳香、没药等；治风湿痹证，可配防风、秦艽等祛风除湿药。

3.**疮痈肿毒** 治热毒瘀阻引起的疮痈肿毒，常配伍清热解毒药用。治乳痈初起，可配金银花、连翘等。

4.**热病烦躁神昏，心悸失眠** 治热病邪入心营之烦躁不寐，甚或神昏，可配伍生地黄、玄参、黄连、竹叶等；治血不养心之失眠、心悸，常配生地黄、酸枣仁、柏子仁等。

【用法用量】煎服，5~15g。活血化瘀宜酒炙用。

【使用注意】反藜芦。孕妇慎用。

红 花

【药性】辛，温。归心、肝经。

【功效】活血通经、祛瘀止痛。

【应用】

1.**血滞经闭、痛经，产后瘀滞腹痛** 治痛经，可单用与酒煎服；亦可配赤芍、延胡索、香附等；治经闭，可配当归、赤芍、桃仁等；治产后瘀滞腹痛，可配荷叶、蒲黄、牡丹皮等。

2.**癥瘕积聚** 治疗癥瘕积聚，常配三棱、莪术、香附等。

3.**胸痹心痛，血瘀腹痛，胁痛** 善治瘀阻心腹胁痛。

4.**跌打损伤，瘀滞肿痛** 为治跌打损伤，瘀滞肿痛之要药，常配木香、苏木、乳香、没药等；或制为红花油、红花酊涂擦。

5.**瘀滞斑疹色暗** 治瘀热郁滞之斑疹色暗，常配清热凉血透疹的紫草、大青叶等。

【用法用量】煎服，3~10g。外用适量。

【使用注意】孕妇忌用。有出血倾向者慎用。

桃　仁

【药性】苦、甘，平。有小毒。归心、肝、大肠经。

【功效】活血祛瘀，润肠通便，止咳平喘。

【应用】

1. **瘀血阻滞诸证**　为治疗多种瘀血阻滞病证的常用药。治瘀血经闭、痛经，常配红花相须为用，并配当归、川芎、赤芍等；治产后瘀滞腹痛，常配炮姜、川芎等；治瘀血日久之癥瘕痞块，常配桂枝、牡丹皮、赤芍等，或配三棱、莪术等；若瘀滞较重，须破血逐瘀，可配大黄、芒硝、桂枝等；治跌打损伤，瘀肿疼痛，常配当归、红花、大黄等。

2. **肺痈，肠痈**　治肺痈可配苇茎、冬瓜仁等；治肠痈配大黄、牡丹皮等。

3. **肠燥便秘**　治肠燥便秘证，常配当归、火麻仁、瓜蒌仁等。

4. **咳嗽气喘**　治咳嗽气喘，既可单用煮粥食用，又常配杏仁同用。

【用法用量】煎服，5~10g，捣碎用；桃仁霜入汤剂宜包煎。

【使用注意】孕妇忌用。便溏者慎用。本品有毒，不可过量。

益母草

【药性】辛、苦，微寒。归心、肝、膀胱经。

【功效】活血调经，利水消肿，清热解毒。

【应用】

1. **血滞经闭、痛经、经行不畅、产后恶露不尽、瘀滞腹痛**　治血滞经闭、痛经、月经不调，可单用熬膏服，亦可配当归、丹参、川芎、赤芍等；治产后恶露不尽、瘀滞腹痛，或难产、胎死腹中，既可单味煎汤或熬膏服用，亦可配当归、川芎、乳香等。

2. **水肿，小便不利**　治水瘀互阻的水肿，可单用，亦可配白茅根、泽兰等。治血热及瘀滞之血淋尿血，可配车前子、石韦、木通。

3. **跌打损伤，疮痈肿毒，皮肤瘾疹**　治跌打损伤瘀痛，可配川芎、当归；治疮痈肿毒，皮肤瘾疹，可单用外洗或外敷，亦可配黄柏、蒲公英、苦参等煎汤内服。

【用法用量】10~30g，煎服；或熬膏，入丸剂。外用适量捣敷或煎汤外洗。

【使用注意】无瘀滞及阴虚血少者忌用。

泽　兰

【药性】苦、辛，微温。归肝、脾经。

【功效】活血调经，祛瘀消痈，利水消肿。

【应用】

1. **血瘀经闭，痛经，产后瘀滞腹痛** 为妇科经产瘀血病证的常用药，常配当归、川芎、香附等；若治血瘀而兼血虚者，则配当归、白芍等。

2. **跌打损伤，瘀肿疼痛，疮痈肿毒** 治跌打损伤，瘀肿疼痛，可单用捣碎，亦可配当归、红花、桃仁等；治胸胁损伤疼痛，常配丹参、郁金、延胡索等；治疮痈肿毒，可单用捣碎，亦可配伍银花、黄连、赤芍等。

3. **水肿，腹水** 治疗产后水肿，可与防己等分为末，醋汤调服；治腹水身肿宜配白术、茯苓、防己、车前子等。

【用法用量】煎服，10~15g。外用适量。

【使用注意】血虚及无瘀滞者慎用。

牛　膝

【药性】苦、甘、酸，平。归肝、肾经。

【功效】活血通经，补肝肾，强筋骨，利水通淋，引火（血）下行。

【应用】

1. **瘀血阻滞经闭、痛经、经行腹痛、胞衣不下，跌打伤痛** 多用于妇科经产诸疾及跌打伤痛。治瘀阻经闭、痛经、月经不调、产后腹痛，常配当归、桃仁、红花；治胞衣不下，可配当归、瞿麦、冬葵子等；治跌打损伤、腰膝瘀痛，可配续断、当归、乳香、没药等。

2. **腰膝酸痛，下肢痿软** 治肝肾亏虚之腰痛、腰膝酸软，可配杜仲、续断、补骨脂等；治痹痛日久，腰膝酸痛，常配独活、桑寄生等；治湿热成痿，足膝痿软，可配苍术、黄柏。

3. **淋证，水肿，小便不利** 治热淋、血淋、砂淋，常配冬葵子、瞿麦、车前子、滑石；治水肿、小便不利，常配地黄、泽泻、车前子。

4. **头痛，眩晕，齿痛，口舌生疮，吐血，衄血** 治肝阳上亢之头痛眩晕，可配代赭石、生牡蛎、生龟甲等；治胃火上炎之齿龈肿痛、口舌生疮，可配地黄、石膏、知母等；治气火上逆，迫血妄行之吐血、衄血，可配白茅根、栀子、代赭石。

【用法用量】煎服，6~15g。活血通经、利水通淋、引火（血）下行宜生用；补肝肾、强筋骨宜酒炙用。

【使用注意】本品为动血之品，性专下行，孕妇及月经过多者忌服。中气下陷，脾虚泄泻，下元不固，多梦遗精者慎用。

鸡血藤

【药性】苦、微甘，温。归肝、肾经。

【功效】行血补血，调经，舒筋活络。

【应用】

1. **月经不调，痛经，闭经** 凡妇人血瘀，血虚之月经病证均可应用。治血瘀之月经不调、痛经、闭经，可配当归、川芎、香附等；治血虚月经不调、痛经、闭经，则配当归、熟地黄、白芍等。

2. **风湿痹痛，手足麻木，肢体瘫痪，血虚萎黄** 治风湿痹痛，肢体麻木，可配祛风湿药，如独活、威灵仙、桑寄生等；治中风手足麻木，肢体瘫痪，常配益气活血通络药，如黄芪、丹参、地龙等；治血虚不养筋之肢体麻木及血虚萎黄，可配黄芪、当归等。

【用法用量】煎服，10~30g。或浸酒服，或熬膏服。

王不留行

【药性】苦，平。归肝、胃经。

【功效】活血通经，下乳消痈，利尿通淋。

【应用】

1. **血瘀经闭、痛经、难产** 治经行不畅、痛经及经闭，常配当归、川芎、香附、红花等；治妇人难产，或胎死腹中，可配酸浆草、五灵脂、刘寄奴等。

2. **产后乳汁不下，乳痈肿痛** 为治疗产后乳汁不下常用之品，常配穿山甲等；治产后气血亏虚，乳汁稀少，可配黄芪、当归或当归、猪蹄；治乳痈肿痛，可配蒲公英、夏枯草、瓜蒌等。

3. **热淋，血淋，石淋** 善治多种淋证，常与石韦、瞿麦、冬葵子等同用。

【用法用量】煎服，5~10g。外用适量。

【使用注意】孕妇慎用。

月季花

【药性】甘、淡、微苦，平。归肝经。

【功效】活血调经，疏肝解郁，消肿解毒。

【应用】

1. **肝血郁滞月经不调、痛经、闭经及胸胁胀痛** 治肝气郁结、气滞血瘀之月经不调、痛经、闭经、胸胁胀痛，可单用开水泡服，亦可与玫瑰花、当归、香附等同用。

2. **跌打损伤，瘀肿疼痛，痈疽肿毒，瘰疬** 治跌打损伤，瘀肿疼痛，痈疽肿毒，可单用捣碎外敷或研末冲服；治瘰疬肿痛未溃，可配夏枯草、贝母、牡蛎等。

【用法用量】煎服，2~5g，不宜久煎。亦可泡服，或研末服。外用适量。

【使用注意】用量不宜过大，多服久服可引起腹痛及便溏腹泻。孕妇慎用。

三、活血疗伤药

凡以活血疗伤，治疗伤科疾患为主的药物，称为活血疗伤药。

本类药物性味多辛、苦、咸，主归肝、肾经，功善活血化瘀，消肿止痛，续筋接骨，止血生肌敛疮，主要适用于跌打损伤、瘀肿疼痛、骨折筋损、金疮出血等伤科疾患。也可用于其他一般血瘀病证。骨折筋伤病证，多与肝肾有关，故使用本类药物时，当配伍补肝肾、强筋骨药，以促进骨折伤损的愈合恢复。

土鳖虫

【药性】咸，寒。有小毒。归肝经。

【功效】破血逐瘀，续筋接骨。

【应用】

1. **跌打损伤，筋伤骨折，瘀肿疼痛**　治骨折筋伤，瘀血肿痛，可单用研末调敷，或研末黄酒冲服；临床常配自然铜、骨碎补、乳香等；骨折筋伤后期，筋骨软弱，常配续断、杜仲等。

2. **血瘀经闭，产后瘀滞腹痛，积聚痞块**　治经产瘀滞之证，血瘀经闭，常配大黄、桃仁等；治积聚痞块，常配柴胡、桃仁、鳖甲等。

【用法用量】煎服，3~10g；研末服，1~1.5g，黄酒送服。外用适量。

【使用注意】孕妇忌服。

马钱子

【药性】苦，寒。有大毒。归肝、脾经。

【功效】散结消肿，通络止痛。

【应用】

1. **跌打损伤，骨折肿痛**　治跌打损伤，骨折肿痛，可配麻黄、乳香、没药等分为丸；亦可与穿山甲等同用。

2. **痈疽疮毒，咽喉肿痛**　治痈疽疮毒，多作外用，单用即效。治喉痹肿痛，可配青木香、山豆根等分为末吹喉。

3. **风湿顽痹，麻木瘫痪**　为治风湿顽痹、拘挛疼痛、麻木瘫痪之常用药，单用有效，亦可配麻黄、乳香、全蝎等分为丸服。

【用法用量】0.3~0.6g，炮制后入丸散用。外用适量，研末调涂。

【使用注意】内服不宜生用及多服、久服。本品所含有毒成分能被皮肤吸收，故外用时亦不宜大面积涂敷。孕妇禁用，体虚者忌用。

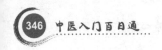

苏　木

【药性】甘、咸、辛，平。归心、肝经。

【功效】活血疗伤，祛瘀通经。

【应用】

1. **跌打损伤，骨折筋伤，瘀滞肿痛**　治扑损瘀血，常配乳香、没药、自然铜等。

2. **血滞经闭，产后瘀阻腹痛，痛经，心腹疼痛，痈肿疮毒**　治血瘀经闭、痛经、产后瘀滞腹痛，常配川芎、当归、红花等；治心腹瘀痛，常配丹参、川芎、延胡索等；治痈肿疮毒，可配银花、连翘、白芷等。

【用法用量】煎服，3~10g。外用适量，研末撒敷。

【使用注意】月经过多者和孕妇忌用。

骨碎补

【药性】苦，温。归肝、肾经。

【功效】活血续伤，补肾强骨。

【应用】

1. **跌打损伤或创伤，筋骨损伤，瘀滞肿痛**　治跌扑损伤，可单用本品浸酒服，并外敷，亦可水煎服；或配没药、自然铜等。

2. **肾虚腰痛脚弱，耳鸣耳聋，牙痛久泄**　治肾虚腰痛脚弱，配补骨脂、牛膝；治肾虚耳鸣、耳聋、牙痛，配熟地黄、山茱萸等；治肾虚久泻，既可单用研末，入猪肾中煨熟食之；亦可配补骨脂、益智仁、吴茱萸等。

【用法用量】煎服，10~15g。外用适量，研末调敷或鲜品捣敷，亦可浸酒擦患处。

【使用注意】阴虚火旺、血虚风燥者慎用。

血　竭

【药性】甘、咸，平。归肝经。

【功效】活血定痛，化瘀止血，敛疮生肌。

【应用】

1. **跌打损伤，瘀滞心腹疼痛**　治跌打损伤，筋骨疼痛，常配乳香、没药、儿茶等；治产后瘀滞腹痛、痛经、经闭及其他瘀血心腹刺痛，配当归、莪术、三棱等。

2. **外伤出血**　治外伤出血、血痔肠风等，既可单用研末外敷患处，亦可配儿茶、乳香、没药。

3. **疮疡不敛**　治疮疡久溃不敛之证，可单用研末外敷，亦可配乳香、没药等。

【用法用量】研末，每次1~2g，或入丸、散剂。外用研末外敷。

【使用注意】无瘀血者不宜用，孕妇及月经期患者忌用。

儿 茶

【药性】苦、涩，凉。归心、肺经。

【功效】活血疗伤，止血生肌，收湿敛疮，清肺化痰。

【应用】

1. **跌打伤痛，出血** 治外伤出血，可配血竭、降香、白及、龙骨等；治内伤出血，如吐血、便血、崩漏等，既可单用内服，又可配大黄、虎杖等。

2. **疮疡，湿疮，牙疳，下疳，痔疮** 治诸疮溃烂，久不收口，可与乳香、没药、冰片、血竭、龙骨等研末外敷；治皮肤湿疮，可配龙骨、轻粉等；治口疮，可配硼砂等分为末，外搽患处；治下疳阴疮，单用研末，或配珍珠、冰片，研末外敷；治痔疮肿痛，研末配少许麝香，调敷患处。

3. **肺热咳嗽** 治疗肺热咳嗽有痰，可配桑叶、硼砂、苏子等。

【用法用量】内服，1~3g，多入丸、散剂；入煎剂可适当加量。宜包煎。外用适量，研末撒或调敷。

刘寄奴

【药性】苦，温。归心、肝、脾经。

【功效】散瘀止痛，疗伤止血，破血通经，消食化积。

【应用】

1. **跌打损伤，肿痛出血** 治疗跌打损伤，瘀滞肿痛，可单用研末以酒调服，亦可配骨碎补、延胡索等；治创伤出血，可单用鲜品捣烂外敷，或配茜草、五倍子等。

2. **血瘀经闭，产后瘀滞腹痛** 治血瘀经闭，可配桃仁、当归、川芎等；治产后瘀滞腹痛，配甘草等分为末，水、酒调服。

3. **食积腹痛，赤白痢疾** 治食积不化，腹痛泻痢，可单用煎服，亦可配山楂、麦芽、鸡内金、白术等。

【用法用量】煎服，3~10g。外用适量，研末撒或调敷，亦可鲜品捣烂外敷。

【使用注意】孕妇慎用。

四、破血消癥药

凡药性峻猛，以破血逐瘀为主要功效的药物，称为破血逐瘀药。

本类药物味多辛苦，虫类药居多，兼有咸味，均归肝经血分。药性峻猛，走而不守，能破血逐瘀、消癥散积，主治瘀血时间长、程度重的癥瘕积聚。亦可用于血瘀经闭、瘀肿疼痛、偏瘫等症。

应用本类药物时，常配伍行气药以加强其破血消癥之效，或配伍攻下药以增强其

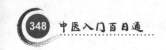

攻逐瘀血之力。

本类药物药性峻猛，大都有毒，易耗气、动血、伤阴，所以凡出血证，阴血亏虚，气虚体弱者及孕妇，当忌用或慎用。

莪　术

【药性】辛、苦，温。归肝、脾经。

【功效】破血行气，消积止痛。

【应用】

1. **癥瘕积聚，经闭，心腹瘀痛**　常与三棱相须为用。治癥瘕痞块、经闭腹痛，常配三棱、当归、香附等；治胁下痞块，可配丹参、三棱、鳖甲、柴胡等；治血瘀经闭、痛经，常配当归、红花、牡丹皮等；治胸痹心痛，可配丹参、川芎等；治体虚而瘀血久留不去，可配黄芪、党参等。

2. **食积脘腹胀痛**　治食积不化之脘腹胀痛，可配青皮、槟榔；治脾虚食积之脘腹胀痛，可配党参、茯苓、白术等。

【用法用量】煎服，3~15g。醋制后可加强祛瘀止痛作用。外用适量。

【使用注意】孕妇及月经过多者忌用。

三　棱

【药性】辛、苦，平。归肝、脾经。

【功效】破血行气，消积止痛。

【应用】所治病证与莪术基本相同，常相须为用。然三棱偏于破血，莪术偏于破气。

【用法用量】煎服，3~10g。醋制后可加强祛瘀止痛作用。

【使用注意】孕妇及月经过多者忌用。

水　蛭

【药性】咸、苦，平。有小毒。归肝经。

【功效】破血通经，逐瘀消癥。

【应用】

1. **血瘀经闭，癥瘕积聚**　治血滞经闭，癥瘕积聚等证，常与虻虫相须为用，也常配三棱、莪术、桃仁、红花等；若兼体虚者，可配人参、当归等。

2. **跌打损伤，心腹疼痛**　治跌打损伤，可配苏木、自然铜等；治瘀血内阻，心腹疼痛，大便不通，则配大黄、牵牛子。

【用法用量】煎服，1.5~3g；研末服，0.3~0.5g。

【使用注意】孕妇及月经过多者忌用。

虻 虫

【药性】苦，微寒。有小毒。归肝经。

【功效】破血逐瘀，散积消癥。

【应用】

1. **血瘀经闭，癥瘕积聚** 治血瘀经闭、产后恶露不下，脐腹作痛，可配熟地黄、水蛭、桃仁；治干血成劳，血瘀经闭，瘀结成块，配水蛭、蛰虫、大黄等。

2. **跌打损伤，瘀滞肿痛** 治跌打损伤，瘀滞肿痛，可配牡丹皮为末酒送服，亦可配乳香、没药等。

【用法用量】煎服，1~1.5g；研末服，0.3g。

【使用注意】孕妇及体虚无瘀、腹泻者忌用。

穿山甲

【药性】咸，微寒。归肝、胃经。

【功效】活血消癥，通经，下乳，消肿排脓。

【应用】

1. **癥瘕，经闭** 治疗癥瘕，可配鳖甲、大黄、赤芍等；治疗血瘀经闭，可配当归、红花、桃仁。

2. **风湿痹痛，中风瘫痪** 治风湿痹痛，关节不利，麻木拘挛，常配川芎、羌活、白花蛇舌草等；治中风瘫痪，手足不举，可配川乌等研末调敷。

3. **产后乳汁不下** 治产后乳汁不下，可单用研末，以酒冲服；临床常配王不留行、木通、黄芪。治气血虚乳汁稀少，可配黄芪、党参、当归、白芍等补益气血之品；治因肝气郁滞而致乳汁不下，乳房胀痛，可配当归、柴胡、川芎等。

4. **痈肿疮毒，瘰疬** 治疮痈初起，常配银花、天花粉、皂角刺等；治疮痈脓成未溃则配黄芪、当归、皂角刺；治瘰疬，可配夏枯草、贝母、玄参。

【用法用量】煎服，3~10g。研末吞服，每次 1~1.5g。

【使用注意】孕妇慎用，痈肿已溃者忌用。

第十二节 化痰止咳平喘药

凡能祛痰或消痰，治疗"痰证"为主的药物，称为化痰药；以制止或减轻咳嗽和喘息为主要作用的药物，称为止咳平喘药，因化痰药每兼止咳、平喘作用；而止咳平喘药又每兼化痰作用，且病证上痰、咳、喘三者相互兼杂，故将化痰药与止咳平喘药合并

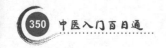

一节介绍。

化痰药主治痰证。如痰阻于肺之咳喘痰多；痰蒙心窍之昏厥、癫痫；痰蒙清阳之眩晕；痰扰心神之睡眠不安；肝风夹痰之中风、惊厥；痰阻经络之肢体麻木，半身不遂，口眼㖞斜；痰火互结之瘰疬、瘿瘤；痰凝肌肉，流注骨节之阴疽流注等，皆可用化痰药治之。止咳平喘药用于外感、内伤所致的各种咳嗽和喘息。

根据药性、功能及临床应用的不同，可分为温化寒痰药、清化热痰药及止咳平喘药三类。

一、温化寒痰药

本节药物，味多辛苦，性多温燥，主归肺、脾、肝经。有温肺祛寒，燥湿化痰之功，主治寒痰、湿痰证，如咳嗽气喘、痰多色白、苔腻之症；以及由寒痰、湿痰所致的眩晕、肢体麻木、阴疽流注，以及疮痈肿毒。部分药物外用有消肿止痛的作用。临床运用时，常与温散寒邪，燥湿健脾的药物配伍。不宜用于热痰、燥痰之证。

半　夏

【药性】辛，温。有毒。归脾、胃、肺经。

【功效】燥湿化痰，降逆止呕，消痞散结；外用消肿止痛。

【应用】

1. **湿痰，寒痰证**　治痰湿壅滞之咳嗽声重，痰白质稀者，常配陈皮、茯苓；治湿痰上犯清阳之头痛、眩晕，甚则呕吐痰涎者，则配天麻、白术；治痰饮内盛，胃气失和而夜寐不安者，配秫米。

2. **呕吐**　为止呕要药，各种原因的呕吐，皆可随证配伍用之。治痰饮或胃寒所致的胃气上逆呕吐，常配生姜；配黄连，治胃热呕吐；治胃阴虚呕吐，配石斛、麦冬；治胃气虚呕吐，配人参、白蜜。

3. **心下痞，结胸，梅核气**　治痰热阻滞致心下痞满者，常配干姜、黄连、黄芩；治痰热结胸，可配瓜蒌、黄连；治梅核气，气郁痰凝者，配紫苏、厚朴、茯苓。

4. **瘿瘤，痰核，痈疽肿毒，毒蛇咬伤**　治瘿瘤、痰核，常配昆布、海藻、贝母等；治痈疽发背、无名肿毒初起或毒蛇咬伤，可生品研末调敷或鲜品捣敷。

【用法用量】煎服，3~10g，一般宜炮制后用。炮制品中有姜半夏、法半夏等，其中姜半夏长于降逆止呕，法半夏长于燥湿且温性较弱，半夏曲则有化痰消食之功，竹沥半夏能清化热痰，主治热痰、风痰之证。外用适量。

【使用注意】反乌头。其性温燥，阴虚燥咳、血证、热痰、燥痰应慎用。

天南星

【药性】苦、辛，温。有毒。归肺、肝、脾经。

【功效】燥湿化痰，祛风解痉；外用散结消肿。

【应用】

1. **湿痰，寒痰证** 治湿痰阻肺，咳喘痰多，胸膈胀闷，常与半夏相须为用，并配枳实、橘红；治热痰咳嗽，可配黄芩等。

2. **风痰眩晕，中风，癫痫，破伤风** 治风痰眩晕，配半夏、天麻等；治风痰留滞经络，半身不遂，手足顽麻，口眼㖞斜等，配半夏、川乌、白附子等；治破伤风角弓反张，痰涎壅盛，配白附子、天麻、防风等；治癫痫，可与半夏、全蝎、僵蚕等同用。

3. **痈疽肿痛，蛇虫咬伤** 治痈疽肿痛、痰核，可研末醋调敷；治毒蛇咬伤，可配雄黄外敷。

【用法用量】煎服，3~10g，多制用。外用适量。

【使用注意】阴虚燥痰者及孕妇忌用。

禹白附

【药性】辛、甘，温。有毒。归胃、肝经。

【功效】祛风痰，止痉，止痛，解毒散结。

【应用】

1. **中风痰壅，口眼㖞斜，惊风癫痫，破伤风** 治中风口眼㖞斜，常配全蝎、僵蚕用；治风痰壅盛之惊风、癫痫，常配半夏、天南星；治破伤风，配防风、天麻、天南星等。

2. **痰厥头痛，眩晕** 擅治头面部诸疾，治痰厥头痛、眩晕，常配半夏、天南星；治偏头风痛，可配白芷。

3. **瘰疬痰核，毒蛇咬伤** 治瘰疬痰核，可鲜品捣烂外敷；治毒蛇咬伤可磨汁内服并外敷，亦可配其他解毒药同用。

【用法用量】煎服，3~5g；研末服 0.5~1g，宜炮制后用。外用适量。

【使用注意】本品辛温燥烈，阴虚血虚动风或热盛动风者，孕妇均不宜用。生品一般不内服。

白芥子

【药性】辛，温。归肺、胃经。

【功效】温肺化痰，利气，散结消肿。

【应用】

1. **寒痰喘咳，悬饮** 治寒痰壅肺，咳喘胸闷，痰多难咯，配紫苏子、莱菔子；治悬饮咳喘胸满胁痛者，可配甘遂、大戟等；治冷哮日久，可配细辛、甘遂、麝香等研末，于夏令外敷肺俞、膏肓等穴，或以10％白芥子注射液在肺俞、膻中、定喘等穴位注射。

2. **阴疽流注，肢体麻木，关节肿痛**　治痰湿流注所致的阴疽肿毒，常配鹿角胶、肉桂、熟地等；治痰湿阻滞经络之肢体麻木或关节肿痛，可配马钱子、没药等，亦可单用研末，醋调敷患处。

【用法用量】煎服，3~6g。外用适量，研末调敷。或作发泡用。

【使用注意】本品辛温走散，耗气伤阴，久咳肺虚及阴虚火旺者忌用；消化道溃疡、出血者及皮肤过敏者忌用。用量不宜过大。

皂　荚

【药性】辛、咸，温。有小毒。归肺、大肠经。

【功效】祛顽痰，通窍开闭，祛风杀虫。

【应用】

1. **顽痰阻肺，咳喘痰多**　治顽痰胶阻于肺见咳逆上气，时吐稠痰，难以平卧者，可单味研末，或以蜜为丸，枣汤送服。近代每以本品配麻黄、猪胆汁制片剂治咳喘痰多。

2. **中风，痰厥，癫痫，喉痹痰盛**　中风、痰厥、癫痫、喉痹等痰涎壅盛，关窍阻闭者可用之。可配细辛共研为散，吹鼻取嚏；或配明矾为散，温水调服，涌吐痰涎。

【用法用量】研末服，1~1.5g；亦可入汤剂，1.5~5g。外用适量。

【使用注意】内服剂量不宜过大，以免引起呕吐、腹泻。辛散走窜之性强，非顽疾证实体壮者慎用。孕妇、气虚阴亏及有出血倾向者忌用。

旋覆花

【药性】苦、辛、咸，微温。归肺、胃经。

【功效】降气行水化痰，降逆止呕。

【应用】

1. **咳喘痰多，痰饮蓄结，胸膈痞满**　治寒痰咳喘，常配紫苏子、半夏；治痰热者，则配桑白皮、瓜蒌；治顽痰胶结，胸中满闷者，则配海浮石、海蛤壳等。

2. **噫气，呕吐**　治痰浊中阻，胃气上逆而噫气呕吐，胃脘痞硬者，配代赭石、半夏、生姜等。

【用法用量】煎服，3~10g；布包。

【使用注意】阴虚劳嗽，津伤燥咳者忌用。布包入煎。

白　前

【药性】辛、苦，微温。归肺经。

【功效】降气化痰。

【应用】**咳嗽痰多、气喘** 无论属寒属热，外感内伤，新嗽久咳均可用之，尤以痰湿或寒痰阻肺，肺气失降者为宜。治外感风寒咳嗽，咯痰不爽者，配荆芥、桔梗等；治咳喘浮肿，喉中痰鸣，不能平卧，则配紫菀、半夏、大戟；治内伤肺热咳喘，可配清泻肺热之桑白皮、葶苈子等；治疗久咳肺气阴两虚者，可配黄芪、沙参等。

【用法用量】煎服，3~10g；或入丸、散。

二、清化热痰药

本节药物药性多寒凉，有清化热痰之功，部分药物质润，兼能润燥，部分药物味咸，兼能软坚散结。清化热痰药主治热痰证，如咳嗽气喘，痰黄质稠者；若痰稠难咯，唇舌干燥之燥痰证，宜选质润之润燥化痰药；其他如痰热癫痫、中风惊厥、瘿瘤、痰火瘰疬等，也可以清化热痰药治之。临床应用时，常与清热泻火、养阴润肺药配伍，以期达到清化热痰，清润燥痰的目的。

药性寒凉的清化热痰药、润燥化痰药，寒痰与湿痰证不宜用。

川贝母

【药性】苦、甘，微寒。归肺、心经。

【功效】清热化痰，润肺止咳，散结消肿。

【应用】

1. **虚劳咳嗽，肺热燥咳** 治肺阴虚劳嗽，久咳有痰者，常配沙参、麦冬等；治肺热、肺燥咳嗽，常配知母。

2. **瘰疬，乳痈，肺痈** 治痰火郁结之瘰疬，常配玄参、牡蛎等；治热毒壅结之乳痈、肺痈，常配蒲公英、鱼腥草。

【用法用量】煎服，3~10g；研末服 1~2g。

【使用注意】反乌头。脾胃虚寒及有湿痰者不宜用。

浙贝母

【药性】苦，寒。归肺、心经。

【功效】清热化痰，散结消痈。

【应用】

1. **风热、痰热咳嗽** 治风热咳嗽及痰热郁肺之咳嗽，前者常配桑叶、牛蒡子，后者多配瓜蒌、知母等。

2. **瘰疬，瘿瘤，乳痈疮毒，肺痈** 治痰火瘰疬结核，可配玄参、牡蛎等；治瘿瘤，配海藻、昆布；治疮毒乳痈，多配连翘、蒲公英等，内服外用均可；治肺痈咳吐脓血，

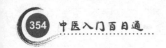

常配鱼腥草、芦根、桃仁等。

【用法用量】煎服，3~10g。

【使用注意】反乌头。脾胃虚寒及有湿痰者不宜用。

瓜 蒌

【药性】甘、微苦，寒。归肺、胃、大肠经。

【功效】清热化痰，宽胸散结，润肠通便。

【应用】

1.**痰热咳喘** 治痰热阻肺，咳嗽痰黄，质稠难咯，胸膈痞满者，可配黄芩、胆南星、枳实等。若治燥热伤肺，干咳无痰或痰少质黏，咯吐不利者，则配川贝母、天花粉、桔梗等。

2.**胸痹，结胸** 治痰气互结，胸阳不通之胸痹疼痛，不得卧者，常配薤白、半夏等；治痰热结胸，胸膈痞满，按之则痛者，则配黄连、半夏。

3.**肺痈，肠痈，乳痈** 治肺痈咳吐脓血，配鱼腥草、芦根等；治肠痈，可配败酱草、红藤等；治乳痈初起，红肿热痛，配当归、乳香、没药。

4.**肠燥便秘** 治肠燥便秘，常配火麻仁、郁李仁、生地黄等。

【用法用量】煎服，9~15g。

【使用注意】本品甘寒而滑，脾虚便溏者及寒痰、湿痰证忌用。反乌头。

竹 茹

【药性】甘，微寒。归肺、胃经。

【功效】清热化痰，除烦止呕。

【应用】

1.**肺热咳嗽，痰热心烦不寐** 治肺热咳嗽，痰黄稠者，常配瓜蒌、桑白皮等；治痰火内扰，胸闷痰多，心烦不寐者，常配枳实、半夏、茯苓。

2.**胃热呕吐，妊娠恶阻** 治热性呕逆，常配黄连、黄芩、生姜等；治胃虚有热之呕吐，可配人参、陈皮、生姜；治胎热恶阻呕逆，常配枇杷叶、陈皮等。

【用法用量】煎服，6~10g。生用清化痰热，姜汁炙用止呕。

竹 沥

【药性】甘，寒。归心、肺、肝经。

【功效】清热豁痰，定惊利窍。

【应用】

1.**痰热咳喘** 治痰热咳喘，痰稠难咯，顽痰胶结者，常配半夏、黄芩等。

2.**中风痰迷，惊痫癫狂** 治中风口噤，以本品配姜汁饮之；治小儿惊风，常配胆南星、牛黄等。

【用法用量】内服 30~50g，冲服。本品不能久藏，但可熬膏瓶贮，称竹沥膏；近年用安瓿瓶密封装置，可以久藏。

【使用注意】本品性寒滑，对寒痰及便溏者忌用。

天竺黄

【药性】甘，寒。归心、肝经。

【功效】清热化痰，清心定惊。

【应用】

1. **小儿惊风，中风癫痫，热病神昏**　治小儿痰热惊风，常配麝香、胆南星、辰砂等；治中风痰壅、痰热癫痫等，常配黄连、石菖蒲、郁金等；治热病神昏谵语，可配牛黄、连翘、竹叶卷心等。

2. **痰热咳喘**　用以清热化痰，常配瓜蒌、贝母、桑白皮等。

【用法用量】煎服，3~6g；研粉冲服，每次 0.6~1g。

前　胡

【药性】苦、辛，微寒。归肺经。

【功效】降气化痰，疏散风热。

【应用】

1. **痰热咳喘**　治痰热壅肺，肺失宣降之咳喘胸满，咯痰黄稠量多，常配杏仁、桑白皮、贝母等；本品寒性较弱，亦可用于湿痰、寒痰证，常与白前相须为用。

2. **风热咳嗽**　治外感风热，身热头痛，咳嗽痰多，常配桑叶、牛蒡子、桔梗等；治风寒咳嗽，可配荆芥、紫苏等。

【用法用量】煎服，6~10g；或入丸、散。

桔　梗

【药性】苦、辛，平。归肺经。

【功效】宣肺，祛痰，利咽，排脓。

【应用】

1. **咳嗽痰多，胸闷不畅**　无论寒热皆可应用，风寒者，配紫苏、杏仁；风热者，配桑叶、菊花、杏仁；若治痰滞胸痞，常配枳壳。

2. **咽喉肿痛，失音**　凡外邪犯肺，咽痛失音者，常配甘草、牛蒡子等；治咽喉肿痛，热毒盛者，可配射干、马勃、板蓝根等。

3. **肺痈吐脓**　治肺痈咳嗽胸痛、咯痰腥臭者，可配甘草；临床上更配鱼腥草、冬瓜仁等。

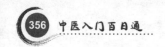

此外，本品又可宣开肺气而通二便，用治癃闭、便秘。

【用法用量】煎服，3~10g。

【使用注意】本品性升散，凡气机上逆，呕吐、呛咳、眩晕、阴虚火旺咳血等不宜用，胃、十二指肠溃疡者慎服。用量过大易致恶心呕吐。

胖大海

【药性】甘，寒。归肺、大肠经。

【功效】清肺化痰，利咽开音，润肠通便。

【应用】

1. **肺热声哑，咽喉疼痛，咳嗽**　常单味泡服，亦可配桔梗、甘草等。

2. **燥热便秘，头痛目赤**　可单味泡服，或配清热泻下药。

【用法用量】2~4 枚，沸水泡服或煎服。

海　藻

【药性】咸，寒。归肝、肾经。

【功效】消痰软坚，利水消肿。

【应用】

1. **瘿瘤，瘰疬，睾丸肿痛**　治瘿瘤，常配昆布、贝母等；治瘰疬，常配夏枯草、玄参、连翘等；治睾丸肿胀疼痛，配橘核、昆布、川楝子等。

2. **痰饮水肿**　单用力薄，多与茯苓、猪苓、泽泻等利湿药同用。

【用法用量】煎服，10~15g。

【使用注意】传统认为反甘草。

昆　布

【药性】咸，寒。归肝、肾经。

【功效】消痰软坚，利水消肿。

【应用】

同海藻，常与海藻相须而用。

【用法用量】煎服，6~12g。

黄药子

【药性】苦，寒。有毒。归肺、肝经。

【功效】化痰散结消瘿，清热解毒。

【应用】

1. **瘿瘤**　治项下气瘿结肿，可单以本品浸酒饮；亦可配海藻、牡蛎等。

2. **疮疡肿毒，咽喉肿痛，毒蛇咬伤**　可单用或配其他清热解毒药同用。

【用法用量】煎服，5~15g；研末服，1~2g。外用，适量鲜品捣敷，或研末调敷。或磨汁涂。

【使用注意】本品有毒，不宜过量。如多服、久服可引起吐泻腹痛等消化道反应，并对肝肾有一定损害，故脾胃虚弱及肝肾功能损害者慎用。

海蛤壳

【药性】咸，寒。归肺、胃经。

【功效】清肺化痰，软坚散结。

【应用】

1. **肺热，痰热咳喘** 治热痰咳喘，痰稠色黄，常配瓜蒌仁、海浮石等；治痰火内郁，灼伤肺络之胸胁疼痛咯吐痰血，常配青黛。

2. **瘿瘤，痰核** 软坚散结，常配海藻、昆布等。

【用法用量】煎服，10~15g；蛤粉宜包煎。

瓦楞子

【药性】咸，平。归肺、胃、肝经。

【功效】消痰软坚，化瘀散结，制酸止痛。

【应用】

1. **瘰疬，瘿瘤** 常配海藻、昆布等。

2. **癥瘕痞块** 治气滞血瘀及痰积所致的癥瘕痞块，可单用，醋淬为丸服；也常配三棱、莪术、鳖甲等。

本品煅用可制酸止痛，亦常用于肝胃不和，胃痛吐酸者，可单用，也可配甘草同用。

【用法用量】煎服，10~15g，宜打碎先煎。研末服，每次 1~3g。生用消痰散结；煅用制酸止痛。

礞 石

【药性】咸，平。归肺、肝经。

【功效】坠痰下气，平肝镇惊。

【应用】

1. **气逆喘咳** 治顽痰、老痰胶固之证，见咳喘痰壅难咯，大便秘结，常配沉香、黄芩、大黄。

2. **癫狂，惊痫** 为治惊痫之良药。治热痰壅塞引起的惊风抽搐，以煅礞石为末，薄荷汁和白蜜调服；治痰积惊痫，大便秘结者，可用礞石滚痰丸以逐痰降火定惊。

【用法用量】煎服，6~10g，宜打碎布包先煎。入丸散 1.5~3g。

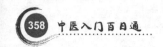

【使用注意】本品重坠性猛，非痰热内结不化之实证不宜使用。脾虚胃弱、小儿慢惊及孕妇忌用。

三、止咳平喘药

本节药物主归肺经，其味或辛或苦或甘，其性或温或寒，由于药物性味不同，质地润燥有异，有宣肺、清肺、润肺、降肺、敛肺及化痰之别，其中有的药物偏于止咳，有的偏于平喘，有的则兼而有之。随证选用不同的止咳、平喘药，并配伍相应的有关药物。总之，不可见咳治咳，见喘治喘。

表证、麻疹初起，不能单投止咳药，当以疏解宣发为主，少佐止咳药物，更不能过早使用敛肺止咳药。个别麻醉镇咳定喘药，因易成瘾，易恋邪，用之宜慎。

苦杏仁

【药性】苦，微温。有小毒。归肺、大肠经。

【功效】止咳平喘，润肠通便。

【应用】

1. **咳嗽气喘**　为治咳喘之要药，随证配伍可治多种咳喘病证。治风寒咳喘，胸闷气逆，配麻黄、甘草；治风热咳嗽，发热汗出，配桑叶、菊花；治燥热咳嗽，痰少难咯，配桑叶、贝母、沙参；治肺热咳喘，配石膏等。

2. **肠燥便秘**　润肠通便，常配柏子仁、郁李仁等。

【用法用量】煎服，3~10g，宜打碎入煎，或入丸、散。

【使用注意】阴虚咳喘及大便溏泻者忌用。本品有小毒，用量不宜过大；婴儿慎用。

紫苏子

【药性】辛，温。归肺、大肠经。

【功效】降气化痰，止咳平喘，润肠通便。

【应用】

1. **咳喘痰多**　治痰壅气逆，咳嗽气喘，痰多胸痞，甚则不能平卧之证，常配白芥子、莱菔子。治上盛下虚之久咳痰喘，则配肉桂、当归、厚朴等。

2. **肠燥便秘**　能降泄肺气以助大肠传导，常配杏仁、火麻仁、瓜蒌仁等。

【用法用量】煎服，5~10g；煮粥食或入丸、散。

【使用注意】阴虚喘咳及脾虚便溏者慎用。

百　部

【药性】甘、苦，微温。归肺经。

【功效】润肺止咳，杀虫灭虱。

【应用】

1. **新久咳嗽，百日咳，肺痨咳嗽** 治风寒咳嗽，配荆芥、桔梗、紫菀等；治久咳不已，气阴两虚者，则配黄芪、沙参、麦冬等；治肺痨咳嗽，阴虚者，常配沙参、麦冬、川贝母等。

2. **蛲虫，阴道滴虫，头虱及疥癣** 多用治蛲虫病，以本品浓煎，睡前保留灌肠；治阴道滴虫，可单用，或配蛇床子、苦参等煎汤坐浴外洗；治头虱、体虱及疥癣，可制成 20%乙醇液，或 50%水煎剂外搽。

【用法用量】煎服，5~15g。外用适量。久咳虚嗽宜蜜炙用。

紫 菀

【药性】苦、辛、甘，微温。归肺经。

【功效】润肺化痰止咳。

【应用】

咳嗽有痰 治风寒犯肺，咳嗽咽痒，咯痰不爽，配荆芥、桔梗、百部等；治阴虚劳嗽，痰中带血，则配阿胶、贝母等。

此外，本品还可用于肺痈、胸痹及小便不通等证。

【用法用量】煎服，5~10g。外感暴咳生用，肺虚久咳蜜炙用。

款冬花

【药性】辛、微苦，温。归肺经。

【功效】润肺下气，止咳化痰。

【应用】

咳嗽气喘 治咳嗽偏寒，可配干姜、紫菀、五味子；治肺热咳喘，则配知母、桑叶、川贝母；治肺气虚弱，咳嗽不已，可配人参、黄芪；治阴虚燥咳，则配沙参、麦冬；治喘咳日久痰中带血，常配百合；治肺痈咳吐脓痰者，可配桔梗、薏苡仁等。

【用法用量】煎服，5~10g。外感暴咳宜生用，内伤久咳宜炙用。

马兜铃

【药性】苦、微辛，寒。归肺、大肠经。

【功效】清肺化痰，止咳平喘，清肠消痔。

【应用】

1. **肺热咳喘** 治热郁于肺，肺失肃降，发为咳嗽痰喘者，常配桑白皮、黄芩、枇杷叶等；治肺虚火盛，喘咳咽干，或痰中带血者，则配阿胶等。

2. **痔疮肿痛或出血** 治大肠积热而治痔疮肿痛或出血，常配生地黄、白术等内服，

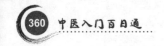

也可配地榆、槐角煎汤熏洗患处。

【用法用量】煎服，3~10g。外用适量，煎汤熏洗。一般生用，肺虚久咳者炙用。

【使用注意】用量不宜过大，以免引起呕吐。虚寒喘咳及脾虚便溏者禁服，胃弱者慎用。

枇杷叶

【药性】苦，微寒。归肺、胃经。

【功效】清肺止咳，降逆止呕。

【应用】

1.肺热咳嗽，气逆喘急 可单用制膏服用，或配黄芩、桑白皮、栀子等；治燥热咳喘，咯痰不爽，口干舌红者，宜与桑叶、麦冬、阿胶等同用。

2.胃热呕吐，哕逆 治呕吐、呃逆，常配陈皮、竹茹等。

【用法用量】煎服，5~10g。止咳宜炙用；止呕宜生用。

桑白皮

【药性】甘，寒。归肺经。

【功效】泻肺平喘，利水消肿。

【应用】

1.肺热咳喘 治肺热咳喘，常配地骨皮；治水饮停肺，胀满喘急，可配麻黄、杏仁、葶苈子等；治肺虚有热而咳喘气短、潮热、盗汗者，也可配人参、五味子、熟地黄等。

2.水肿 主治风水、皮水等阳水实证。治全身水肿，面目肌肤浮肿，胀满喘急，小便不利者，常配茯苓皮、大腹皮、陈皮等。

【用法用量】煎服，5~15g。泻肺利水，平肝清火宜生用；肺虚咳嗽宜蜜炙用。

葶苈子

【药性】苦、辛，大寒。归肺、膀胱经。

【功效】泻肺平喘，利水消肿。

【应用】

1.痰涎壅盛，喘息不得平卧 泻肺中水饮及痰火而平喘咳，常佐大枣以缓其性，还常配苏子、桑白皮、杏仁等。

2.水肿，悬饮，胸腹积水，小便不利 治腹水肿满属湿热蕴阻者，配防己、椒目、大黄；治结胸、胸水，腹水肿满，配杏仁、大黄、芒硝。

【用法用量】煎服，5~10g；研末服，3~6g。

白 果

【药性】甘、苦、涩、平。有毒。归肺经。

【功效】敛肺化痰定喘，止带缩尿。

【应用】

1. 哮喘痰嗽 治寒喘由风寒之邪引发者，配麻黄；治肺肾两虚之虚喘，配五味子、胡桃肉；治外感风寒而内有蕴热而喘者，则配麻黄、黄芩等；若治肺热燥咳，喘咳无痰者，宜配天冬、麦冬、款冬花。

2. 带下，白浊，尿频，遗尿 治妇女带下，属脾肾亏虚，色清质稀者，常配山药、莲子等；治属湿热带下，色黄腥臭者，也可配黄柏、车前子等；治小便白浊，可单用或与萆薢、益智仁等同用；治遗精、尿频、遗尿，常配熟地黄、山萸肉、覆盆子等。

【用法用量】煎服，5~10g，捣碎。

【使用注意】本品有毒，不可多用。

第十三节 安神药

凡以安定神志、治疗心神不宁病证为主的药物，称安神药。

本类药主入心、肝经，具有镇惊安神或养心安神之效。安神药除具有重镇安神、养心安神作用外，某些药物还兼有清热解毒、平肝潜阳、纳气平喘、敛汗、润肠、祛痰等作用。

本类药物多属对症治标之品，特别是矿石类重镇安神药及有毒药物，只宜暂用，不可久服，应中病即止。矿石类安神药，如作丸散剂服时，须配伍养胃健脾之品，以免伤胃耗气。

根据临床应用不同，安神药可分为重镇安神药与养心安神药两类。

一、重镇安神药

本类药物多为矿石、化石、介类药物，具有质重沉降之性，重则能镇，重可祛怯，故有镇安心神、平惊定志、平肝潜阳等作用。主要用于心火炽盛、痰火扰心、肝郁化火及惊吓等引起的实证，如心神不宁、心悸失眠及惊痫、肝阳眩晕等证。

朱 砂

【药性】甘，微寒。有毒。归心经。

【功效】清心镇惊，安神解毒。

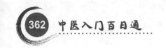

【应用】

1. 心神不宁，心悸，失眠　治心火亢盛，内扰神明之心神不宁、惊悸怔忡、烦躁不眠者，宜配黄连、栀子、磁石、麦冬等；治心火亢盛，阴血不足之失眠多梦、惊悸怔忡、心中烦热，可配当归、生地黄、炙甘草等；阴血虚者，还可配酸枣仁、柏子仁、当归等。

2. 惊风，癫痫　治温热病，热入心包或痰热内闭所致的高热烦躁，神昏谵语，惊厥抽搐者，常配牛黄、麝香等；治小儿惊风，常配牛黄、全蝎、钩藤；治癫痫卒昏抽搐，常配磁石；治小儿癫痫，可与雄黄、珍珠等药研细末为丸服。

3. 疮疡肿毒，咽喉肿痛，口舌生疮　治疮疡肿毒，常配雄黄、山慈菇、大戟等；若咽喉肿痛，口舌生疮，可配冰片、硼砂外用。

【用法用量】内服，只宜入丸、散服，每次 0.1~0.5g；不宜入煎剂。外用适量。

【使用注意】本品有毒，内服不可过量或持续服用，孕妇及肝功能不全者禁服。入药只宜生用，忌火煅。

磁　石

【药性】咸，寒。归心、肝、肾经。

【功效】镇惊安神，平肝潜阳，聪耳明目，纳气平喘。

【应用】

1. 心神不宁，惊悸，失眠，癫痫　主治肾虚肝旺，肝火上炎，扰动心神或惊恐气乱，神不守舍所致的心神不宁、惊悸、失眠及癫痫，常与朱砂、神曲同用；治小儿惊痫，以磁石炼水饮之。

2. 头晕目眩　治肝阳上亢之头晕目眩、急躁易怒等症，常与石决明、珍珠、牡蛎等平肝潜阳药同用。若阴虚甚者，可配生地、白芍、龟甲等；若热甚者，又可配钩藤、菊花、夏枯草等。

3. 耳鸣耳聋，视物昏花　治肾虚耳鸣、耳聋，多配熟地黄、山茱萸、山药等；治肝肾不足，目暗不明，视物昏花者，多配伍枸杞子、女贞子、菊花等。用磁朱丸治疗白内障，可使视力改善。

4. 肾虚气喘　治肾气不足，摄纳无权之虚喘，常配五味子、胡桃肉、蛤蚧等。

【用法用量】煎服，15~30g；宜打碎先煎。入丸、散。每次 1~3g。

【使用注意】因吞服后不易消化，如入丸散，不可多服，脾胃虚弱者慎用。

龙　骨

【药性】甘、涩，平。归心、肝、肾经。

【功效】镇惊安神，平肝潜阳，收敛固涩。

【应用】

1. **心神不宁，心悸失眠，惊痫癫狂** 治心神不宁，心悸失眠，健忘多梦等症，可配菖蒲、远志等；也常配酸枣仁、柏子仁、朱砂、琥珀等。治疗痰热内盛，惊痫抽搐，癫狂发作者，须配牛黄、胆南星、羚羊角、钩藤等化痰及息风止痉之品。

2. **肝阳眩晕** 常用治肝阴不足，肝阳上亢所致的头晕目眩，烦躁易怒等症，多配代赭石、生牡蛎、生白芍等。

3. **滑脱诸证** 治肾虚遗精、滑精，每配芡实、沙苑子、牡蛎等；治心肾两虚，小便频数，遗尿者，常配桑螵蛸、龟甲、茯神等；治气虚不摄，冲任不固之崩漏，可配黄芪、乌贼骨、五倍子等；治表虚自汗，阴虚盗汗者，常配牡蛎、浮小麦、五味子、生地黄、黄芪等；若大汗不止，脉微欲绝的亡阳证，可配牡蛎、人参、附子。

4. **湿疮痒疹，疮疡久溃不敛** 治湿疮流水，阴汗瘙痒，常配牡蛎研粉外敷；治疮疡溃久不敛，常与枯矾等分，共研细末，掺敷患处。

【用法用量】煎服，15~30g；宜先煎。外用适量。镇惊安神，平肝潜阳多生用；收敛固涩宜煅用。

【使用注意】湿热积滞者不宜使用。

琥　珀

【药性】甘，平。归心、肝、膀胱经。

【功效】镇惊安神，活血散瘀，利尿通淋。

【应用】

1. **心神不宁，心悸失眠，惊风，癫痫** 主治心神不宁，心悸失眠，健忘等症，常配菖蒲、远志、茯神等；治心血亏虚，惊悸怔忡，夜卧不安，常配酸枣仁、人参、当归等；治小儿惊风，可配天竺黄、茯苓、胆南星等；治小儿胎惊，以本品与朱砂等合用；治疗小儿胎痫，配朱砂、全蝎、麦冬。

2. **痛经经闭，心腹刺痛，癥瘕积聚** 治血瘀气阻之痛经经闭，可配当归、莪术、乌药等；治血瘀经闭，配水蛭、虻虫、大黄等；治心血瘀阻，胸痹心痛证，常配三七研末内服；治癥瘕积聚，可配三棱、鳖甲、大黄等。

3. **淋证，癃闭** 治淋证、尿频、尿痛及癃闭小便不利之证，可单用为散，灯心草汤送服。治石淋、热淋，可配金钱草、海金沙、木通等。本品尤宜血淋，用琥珀末吞服，治石淋伴血尿者，有一定疗效。

【用法用量】研末冲服，或入丸、散，每次 1.5~3g。外用适量。不入煎剂。忌火煅。

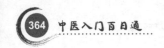

二、养心安神药

本类药物多为植物类种子、种仁，具有甘润滋养之性，故有滋养心肝、益阴补血、交通心肾等作用。主要适用于阴血不足、心脾两虚、心肾不交等导致的心悸怔忡、虚烦不眠、健忘多梦、遗精、盗汗等证。

酸枣仁

【药性】甘、酸，平。归心、肝、胆经。

【功效】养心益肝，安神，敛汗。

【应用】

1. **心悸失眠**　主治心肝阴血亏虚，心失所养，神不守舍之心悸、怔忡、健忘、失眠、多梦、眩晕等症，常配当归、白芍、何首乌、龙眼肉等；治肝虚有热之虚烦不眠，常配知母、茯苓、川芎等；治心脾气血亏虚，惊悸不安，体倦失眠者，可配黄芪、当归、党参等；治心肾不足，阴亏血少，心悸失眠，健忘梦遗者，可配麦冬、生地黄、远志等。

2. **自汗，盗汗**　治体虚自汗、盗汗，可配五味子、山茱萸、黄芪等。

【用法用量】煎服，9~15g。

柏子仁

【药性】甘，平。归心、肾、大肠经。

【功效】养心安神，润肠通便。

【应用】

1. **心悸失眠**　治心阴不足，心血亏虚，心神失养之心悸怔忡、虚烦不眠、头晕健忘等，常配人参、五味子、白术等；也可配酸枣仁、当归、茯神等。治心肾不交之心悸不宁、心烦少寐、梦遗健忘，常配麦冬、熟地黄、石菖蒲等。

2. **肠燥便秘**　治阴虚血亏，老年、产后等肠燥便秘证，常配郁李仁、松子仁、杏仁等。

【用法用量】煎服，10~20g。大便溏者宜用柏子仁霜代替柏子仁。

【使用注意】便溏及痰多者慎用。

灵　芝

【药性】甘，平。归心、肺、肝、肾经。

【功效】补气安神，止咳平喘。

【应用】

1. **心神不宁，失眠，惊悸**　治气血不足、心神失养所致心神不宁、失眠、惊悸、多梦、健忘、体倦神疲、食少等症，可单用研末吞服，或配当归、白芍、酸枣仁、柏子仁、龙眼肉等。

2.咳喘痰多 治痰饮证，见形寒咳嗽、痰多气喘者，尤其痰湿型或虚寒型，可单用或与党参、五味子、干姜、半夏等同用。

3.虚劳证 治虚劳短气、不思饮食、手足逆冷或烦躁口干等症，常配山茱萸、人参、地黄等。

【用法用量】煎服，6~12g；研末吞服，1.5~3g。

首乌藤

【药性】甘，平。归心、肝经。

【功效】养血安神，祛风通络。

【应用】

1.心神不宁，失眠多梦 治阴虚血少之失眠多梦，心神不宁，头目眩晕等症，常配合欢皮、酸枣仁、柏子仁等；治失眠而阴虚阳亢者，可配珍珠母、龙骨、牡蛎等。

2.血虚身痛，风湿痹痛 治血虚身痛，常配鸡血藤、当归、川芎等；治风湿痹痛，常配羌活、独活、桑寄生、秦艽等。

3.皮肤瘙疹 治疗风疹疥癣等皮肤瘙痒症，常配蝉蜕、浮萍、地肤子、蛇床子等煎汤外洗。

【用法用量】煎服，9~15g。

合欢皮

【药性】甘，平。归心、肝、肺经。

【功效】解郁安神，活血消肿。

【应用】

1.心神不宁，忿怒忧郁，烦躁失眠 治情志不遂，忿怒忧郁，烦躁失眠，心神不宁等症，可单用或配柏子仁、酸枣仁、首乌藤、郁金等。

2.跌打骨折，血瘀肿痛 治跌打损伤，筋断骨折，血瘀肿痛之症，可配麝香、乳香研末，温酒调服；亦可配桃仁、红花、乳香、没药、骨碎补等。

3.肺痈，疮痈肿毒 治肺痈，胸痛，咳吐脓血，单用有效；亦可配鱼腥草、冬瓜仁、桃仁、芦根等。治疮痈肿毒，常配蒲公英、紫花地丁、连翘、野菊花等。

【用法用量】煎服，6~12g。外用适量。

【使用注意】孕妇慎用。

远 志

【药性】苦、辛，温。归心、肾、肺经。

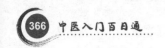

【功效】安神益智，祛痰开窍，消散痈肿。

【应用】

1. 失眠多梦，心悸怔忡，健忘　治心肾不交之心神不宁、失眠、惊悸等症，常配茯神、龙齿、朱砂等；治健忘证，常配人参、茯苓、菖蒲。

2. 癫痫惊狂　治痰阻心窍所致之癫痫抽搐、惊风发狂等症。治癫痫昏仆、痉挛抽搐者，可配半夏、天麻、全蝎等；治疗惊风狂证发作，常配菖蒲、郁金、白矾等。

3. 咳嗽痰多　治痰多黏稠、咳吐不爽或外感风寒、咳嗽痰多者，常配杏仁、贝母、瓜蒌、桔梗等。

4. 痈疽疮毒，乳房肿痛，喉痹　治痈疽疮毒，乳房肿痛，内服、外用均有疗效，内服可单用为末，黄酒送服；外用可隔水蒸软，加少量黄酒捣烂敷患处。治喉痹作痛，可为末用，吹喉。

【用法用量】煎服，3~9g。外用适量。化痰止咳宜炙用。

【使用注意】凡实热或痰火内盛者，以及有胃溃疡或胃炎者慎用。

第十四节　平肝息风药

凡以平肝潜阳或息风止痉为主，治疗肝阳上亢或肝风内动病证的药物，称为平肝息风药。主要用于治肝阳上亢、肝风内动证。部分药物又可用于治心神不宁、目赤肿痛呕吐、呃逆、喘息、血热出血，以及风中经络之口眼㖞斜、痹痛等证。使用平肝息风药时，应根据引起肝阳上亢、肝风内动的病因、病机及兼证的不同，进行相应的配伍。

本类药物有性偏寒凉或性偏温燥之不同，故当注意使用。若脾虚慢惊者，不宜用寒凉之品；阴虚血亏者，当忌温燥之品。

平肝息风药可分为平抑肝阳药和息风止痉药二类。

一、平抑肝阳药

凡能平抑或潜镇肝阳，主要用治肝阳上亢病证的药物，称为平抑肝阳药，又称平肝潜阳药。

本类药物多为质重之介类或矿石类药物，具有平抑肝阳或平肝潜阳之功效。主要用于治肝阳上亢之头晕目眩、头痛、耳鸣和肝火上攻之面红、口苦、目赤肿痛、烦躁易怒、头痛头昏等症。亦用于治肝阳化风痉挛抽搐及肝阳上扰烦躁不眠者，当分别配伍息风止痉药与安神药。

石决明

【药性】咸，寒。归肝经。

【功效】平肝潜阳，清肝明目。

【应用】

1. **肝阳上亢，头晕目眩**　治邪热灼阴所致筋脉拘急、手足蠕动、头目眩晕之症，常配白芍、生地黄、牡蛎等；治肝阳独亢而有热象，头晕头痛、烦躁易怒者，可配夏枯草、黄芩、菊花等。

2. **目赤，翳障，视物昏花**　治肝火上炎，目赤肿痛，可配黄连、龙胆草、夜明砂等；亦常配伍夏枯草、决明子、菊花等。治风热目赤、翳膜遮睛，常配蝉蜕、菊花、木贼等；治目生翳障，常配木贼、荆芥、桑叶、白菊花、谷精草、苍术等；治肝虚血少、目涩昏暗、雀盲眼花属虚证者，每配熟地黄、枸杞子、菟丝子等；治青盲雀目，可配苍术、猪肝。

此外，煅石决明还有收敛、制酸、止痛、止血等作用，可用于胃酸过多之胃脘痛；如研末外敷，可用于外伤出血。

【用法用量】煎服，3~15g；应打碎先煎。平肝、清肝宜生用，外用点眼宜煅用、水飞。

【使用注意】本品咸寒易伤脾胃，故脾胃虚寒，食少便溏者慎用。

珍珠母

【药性】咸，寒。归肝、心经。

【功效】平肝潜阳，安神，定惊明目。

【应用】

1. **肝阳上亢，头晕目眩**　治肝阴不足，肝阳上亢所致的头痛眩晕、耳鸣、心悸失眠等症，常配白芍、生地黄、龙齿等；治肝阳眩晕、头痛者，又常配石决明、牡蛎、磁石等；治肝阳上亢并有肝热烦躁易怒者，可配钩藤、菊花、夏枯草。

2. **惊悸失眠，心神不宁**　治心悸失眠，心神不宁，可配朱砂、龙骨、琥珀等；治癫痫、惊风抽搐，可配天麻、钩藤、天南星等。

3. **目赤翳障，视物昏花**　治肝热目赤，羞明怕光，翳障，常配石决明、菊花、车前子；治肝虚目暗，视物昏花，则配枸杞子、女贞子、黑芝麻等；治属肝虚目昏或夜盲者，可配苍术、猪肝或鸡肝同煮服用。现代珍珠层粉制成眼膏外用，治疗白内障、角膜炎及结膜炎等，均有一定疗效。

【用法用量】煎服，10~25g；宜打碎先煎。

【使用注意】本品属镇降之品，故脾胃虚寒者、孕妇慎用。

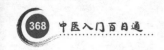

牡　蛎

【药性】咸，微寒。归肝、胆、肾经。

【功效】重镇安神，潜阳补阴，软坚散结。

【应用】

1. **心神不安，惊悸失眠**　治心神不安，惊悸怔忡。失眠多梦等症，常与龙骨相须为用，如桂枝甘草龙骨牡蛎汤（《伤寒论》）。亦可配伍朱砂、琥珀、酸枣仁等安神之品。

2. **肝阳上亢，头晕目眩**　治水不涵木，阴虚阳亢，头目眩晕，烦躁不安，耳鸣者，常与龙骨、龟甲、白芍等同用，如镇肝息风汤（《医学衷中参西录》）；治热病日久，灼烁真阴，虚风内动，四肢抽搐之症，常与生地黄、龟甲、鳖甲等配伍。

3. **痰核，瘰疬，瘿瘤，癥瘕积聚**　治痰火郁结之痰核、瘰疬、瘿瘤等，常与浙贝母、玄参等配伍；治气滞血瘀癥瘕积聚，常与鳖甲、丹参、莪术等同用。

4. **滑脱诸证**　治自汗，盗汗，常与麻黄根、浮小麦等同用；治肾虚遗精，滑精，常与沙苑子、龙骨、芡实等配伍；治尿频，遗尿可与桑螵蛸、金樱子、益智仁、龙骨等同用；治崩漏、带下证，常与海螵蛸、山茱萸、山药、龙骨等配伍。

5. **胃痛吞酸**　治胃痛泛酸，与乌贼骨、瓦楞子等药同用。

【用法用量】煎服，9~30g；宜打碎先煎。收敛固涩、制酸止痛宜煅用。

紫贝齿

【药性】咸，平。归肝经。

【功效】平肝潜阳，镇惊安神，清肝明目。

【应用】

1. **肝阳上亢，头晕目眩**　平肝潜阳多与石决明、牡蛎、磁石等同用。

2. **惊悸失眠**　治肝阳上扰，心阳躁动之惊悸心烦、失眠多梦者，与龙骨、磁石、酸枣仁等药同用。

3. **目赤翳障，目昏眼花**　治肝热目赤肿痛、目生翳膜、视物昏花等症，可与菊花、蝉蜕、夏枯草等药物配伍。

【用法用量】煎服，10~15g；宜打碎先煎，或研末入丸、散剂。

【使用注意】脾胃虚弱者慎用。

代赭石

【药性】苦，寒。归肝、心经。

【功效】平肝潜阳，重镇降逆，凉血止血。

【应用】

1. **肝阳上亢，头晕目眩**　本品为重镇潜阳常用之品。用于肝阳上亢所致的头目眩晕、目胀耳鸣等症，常与怀牛膝、生龙骨、生牡蛎、生白芍等药同用；若肝阳上亢，肝火上炎所致的头晕头痛、心烦难寐，可配珍珠母、磁石、冰片等。

2. **呕吐，呃逆，噫气**　治胃气上逆之呕吐、呃逆、噫气不止等症，常与旋覆花、半夏、生姜等配伍，如旋覆代赭汤（《伤寒论》）。

3. **气逆喘息**　治哮喘有声，卧睡不得者，可单用本品研末，米醋调服；治肺肾不足，阴阳两虚之虚喘，与党参、山茱萸、胡桃肉、山药等药同用；治肺热咳喘者，可与桑白皮、苏子、旋覆花等同用。

4. **血热吐衄，崩漏**　治因热而胃气上逆所致吐血、衄血、胸中烦热者，可与白芍、竹茹、牛蒡子、清半夏等配伍；治血热崩漏下血，可配伍禹余粮、赤石脂、五灵脂等。

【用法用量】煎服，9~30g；宜打碎先煎。降逆、平肝宜生用；止血宜煅用。

【使用注意】脾胃虚寒者慎用，孕妇慎用。

刺蒺藜

【药性】辛、苦，微温。有小毒。归肝经。

【功效】平肝疏肝，祛风明目。

【应用】

1. **肝阳上亢，头晕目眩**　用于肝阳上亢、头晕目眩等症，常与钩藤、珍珠母、菊花等同用。

2. **胸胁胀痛，乳闭胀痛**　治肝郁气滞，胸胁胀痛，可与柴胡、香附、青皮等药同用；治肝郁乳汁不通、乳房作痛，可单用本品研末服，或与穿山甲、王不留行等药配伍应用。

3. **风热上攻，目赤翳障**　治风热目赤肿痛，多泪多眵或翳膜遮睛等症，多与菊花、蔓荆子、决明子、青葙子等同用。

4. **风疹瘙痒，白癜风**　治疗风疹瘙痒，常与防风、荆芥、地肤子等药配伍；若治血虚风盛，瘙痒难忍者，与当归、何首乌、防风等养血祛风药同用。治白癜风，可单用本品研末冲服。

【用法用量】煎服，6~10g。

【使用注意】孕妇慎用。

罗布麻

【药性】甘、苦，凉。有小毒。归肝经。

【功效】平抑肝阳，清热，利尿。

【应用】

1. **头晕目眩**　治疗肝阳上亢及肝火上攻之头晕目眩，烦躁失眠等，可单用本品煎服或开水泡代茶饮，亦可与牡蛎、石决明、代赭石等同用；治肝火上攻之头晕目眩，与钩藤、夏枯草、野菊花等配伍。

2. 水肿，小便不利　治水肿，尿少有热者，可单用本品或配伍车前子、木通、猪苓、泽泻等同用。

【用法用量】煎服或开水泡服，6~12g。肝阳眩晕宜用叶片，治疗水肿多用根。

二、息风止痉药

凡以平息肝风为主要作用，主治肝风内动惊厥抽搐病证的药物，称为息风止痉药。适用于温热病热极动风、肝阳化风、血虚生风等所致之眩晕欲仆、项强肢颤、痉挛抽搐等症，以及风阳夹痰、痰热上扰之癫痫、惊风抽搐，或风毒侵袭、引动内风之破伤风、痉挛抽搐、角弓反张等症。部分兼有平肝潜阳、清泻肝火作用的息风止痉药，亦可用治肝阳眩晕和肝火上攻之目赤、头痛等。此外，某些息风止痉药，尚兼祛外风之功，还可用于治风邪中经络之口眼㖞斜、肢麻痉挛、头痛、痹证等。

羚羊角

【药性】咸，寒。归肝、心经。

【功效】平肝息风，清肝明目，清热解毒。

【应用】

1. 肝风内动，惊痫抽搐　本品为治惊痫抽搐之要药，尤宜于热极生风所致者。治温热病热邪炽盛之高热、神昏、惊厥抽搐者，常与钩藤、白芍、菊花、桑叶等同用；治癫痫、惊悸等，可与钩藤、天竺黄、郁金、朱砂等同用。

2. 肝阳上亢，头晕目眩　治肝阳上亢所致之头晕目眩，烦躁失眠，头痛如劈等症，常与石决明、龟甲、生地、菊花等同用。

3. 肝火上炎，目赤头痛　治肝火上炎之头痛，目赤肿痛，羞明流泪等症，常与决明子、黄芩、龙胆草、车前子等同用。

4. 温热病壮热神昏，温毒发斑　用于温热病壮热神昏，谵语躁狂，甚或抽搐，热毒斑疹等症，常与石膏、寒水石、麝香等配伍。

【用法用量】煎服，1~3g；宜另煎2小时以上。磨汁或研粉服，每次0.3~0.6g。

【使用注意】本品性寒，脾虚慢惊者忌用。

牛　黄

【药性】甘，凉。归心、肝经。

【功效】凉肝息风，化痰开窍，清热解毒。

【应用】

1. **小儿惊风，癫痫** 常用治小儿急惊风之壮热神昏、惊厥抽搐等症，与朱砂、全蝎、钩藤等药配伍；治痰蒙清窍之癫痫发作，突然仆倒、昏不知人、口吐涎沫、四肢抽搐者，可与珍珠、远志、胆南星等配伍。

2. **热病神昏** 治温热病热入心包及中风、惊风、癫痫等痰热阻闭心窍所致神昏谵语、高热烦躁、口噤舌謇、痰涎壅塞等症，常与麝香、冰片、朱砂、黄连等配伍，如安宫牛黄丸 (《温病条辨》)。

3. **口舌生疮，咽喉肿痛，牙痛，痈疽疔毒** 治火热内盛口舌生疮，咽喉肿痛，牙痛，常与黄芩、冰片、大黄等同用；若咽喉肿痛，溃烂，可与珍珠为末吹喉；用治痈疽、疔毒、疖肿、瘰疬等，可与麝香、乳香、没药同用。

【用法用量】0.15~0.35g，多入丸、散。外用适量，研末敷患处。

【使用注意】非实热证不宜用。孕妇慎用。

珍 珠

【药性】甘、咸，寒。归心、肝经。

【功效】安神定惊，明目消翳，解毒生肌。

【应用】

1. **心神不宁，心悸失眠** 治心虚有热之心烦不眠、多梦健忘、心神不宁等症，可与酸枣仁、柏子仁、五味子等药同用。

2. **惊风，癫痫** 治疗小儿痰热之急惊风，高热神昏，痉挛抽搐者，可与牛黄、胆南星、天竺黄等药配伍；治小儿惊痫、惊惕不安、吐舌抽搐等症，可与朱砂、牛黄、黄连等配伍。

3. **目赤翳障，视物不清** 治肝经风热或肝火上攻之目赤涩痛，眼生翳膜，常与青葙子、菊花、石决明等配伍。

4. **口舌生疮，咽喉溃烂，疮疡不敛** 治口舌生疮，牙龈肿痛，咽喉溃烂等症，多与硼砂、青黛、冰片合用，共为细末，吹入患处；治疮疡溃烂，久不收口者，可配炉甘石、黄连、血竭等，研极细末外敷。

5. **皮肤色斑** 多用于化妆品中，以防治皮肤色素沉着，有润肤养颜之效。

【用法用量】0.1~0.3g，多入丸、散剂用。外用适量。

钩 藤

【药性】甘，凉。归肝、心包经。

【功效】清热平肝，息风定惊。

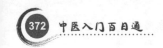

【应用】

1. 肝风内动，惊痫抽搐 对于热极生风，四肢抽搐及小儿高热惊风症，尤为适宜。治小儿急惊风，壮热神昏、牙关紧闭、手足抽搐者，可与天麻、全蝎、僵蚕、蝉蜕等同用；治温热病热极生风，痉挛抽搐，多与羚羊角、白芍、菊花等同用。

2. 头痛，眩晕 治肝火上攻或肝阳上亢之头胀头痛，眩晕，常与夏枯草、龙胆草、栀子等配伍；治属肝阳者，常与天麻、石决明、怀牛膝等同用。

3. **小儿惊啼** 与蝉蜕、薄荷同用，可治小儿惊啼、夜啼。

【用法用量】煎服，3~12g，后下。

天 麻

【药性】甘，平。归肝经。

【功效】息风止痉，平抑肝阳，祛风通络。

【应用】

1. 肝风内动，惊痫抽搐 本品可用治各种病因之肝风内动，惊痫抽搐。如治小儿急惊风，常与羚羊角、钩藤、全蝎等息风止痉药同用；治小儿脾虚慢惊，与人参、白术、白僵蚕等药配伍；治小儿诸惊，可与全蝎、制南星、白僵蚕同用；治破伤风痉挛抽搐、角弓反张，与天南星、白附子、防风等药配伍。

2. 眩晕，头痛 本品为治眩晕、头痛之要药。治肝阳上亢之眩晕、头痛，常与钩藤、石决明、牛膝等同用，如天麻钩藤饮；治风痰上扰之眩晕、头痛，痰多胸闷者，常与半夏、陈皮、茯苓、白术等同用，如半夏白术天麻汤 (《医学心悟》)。

3. 肢体麻木，手足不遂，风湿痹痛 治中风手足不遂，筋骨疼痛等，可与没药、制乌头、麝香等药配伍；治风湿痹痛，关节屈伸不利者，多与秦艽、羌活、桑枝等药同用。

【用法用量】煎服，3~10g。

地 龙

【药性】咸，寒。归肝、脾、膀胱经。

【功效】清热定惊，通络，平喘，利尿。

【应用】

1. 高热惊痫，癫狂 本品适用于热极生风所致的神昏谵语、痉挛抽搐及小儿惊风，或癫痫、癫狂等症。治高热抽搐惊痫，多与钩藤、牛黄、白僵蚕、全蝎等息风止痉药同用；治狂热癫痫，可以本品同盐化为水服用。

2. 关节痹痛，肢体麻木，半身不遂 本品尤适用于关节红肿疼痛、屈伸不利之热痹，常与防己、秦艽、忍冬藤、桑枝等药物配伍；治风寒湿痹、肢体关节麻木、疼痛尤甚、屈伸不利等症，与川乌、草乌、南星、乳香等药配伍；治疗中风后气虚血滞，经络不利，半身不遂，口眼㖞斜等症，常与黄芪、当归、川芎等药配伍，如补阳还五汤《医林改错》）。

3. **肺热哮喘** 治邪热壅肺，肺失肃降之喘息不止，喉中哮鸣有声者，可单用本品研末内服；或与麻黄、杏仁、黄芩、葶苈子等同用。

4. **小便不利，尿闭不通** 用于热结膀胱，小便不通，可单用，或配伍车前子、木通、冬葵子等同用。

【用法用量】煎服，5~10g。

全 蝎

【药性】辛，平；有毒。归肝经。

【功效】息风镇痉，攻毒散结，通络止痛。

【应用】

1. **痉挛抽搐** 本品为治痉挛抽搐之要药，治各种原因之惊风、痉挛抽搐，常与蜈蚣同用。如治小儿急惊风高热、神昏、抽搐，常与羚羊角、钩藤、天麻等配伍；治小儿慢惊风抽搐，常与党参、白术、天麻等同用；治破伤风痉挛抽搐、角弓反张，与蜈蚣、天南星、蝉蜕等配伍；治疗风中经络，口眼㖞斜，可与白僵蚕、白附子等同用。

2. **疮疡肿毒，瘰疬** 本品味辛，有毒，故有散结、攻毒之功，多作外敷用。如治疗诸疮肿毒，用全蝎、栀子，麻油煎黑去渣，入黄蜡为膏外敷；治瘰疬、瘿瘤等证，以本品配马钱子、半夏、五灵脂等，共为细末，制成片剂用。

3. **风湿顽痹、偏正头痛** 本品善于通络止痛，对风寒湿痹久治不愈，筋脉拘挛，甚则关节变形顽痹，常与川乌、白花蛇舌草、没药等同用；治偏正头痛，多与天麻、蜈蚣、川芎、僵蚕等同用。

【用法用量】煎服，3~6g。外用适量。

【使用注意】本品有毒，用量不宜过大。孕妇慎用。

蜈 蚣

【药性】辛，温；有毒。归肝经。

【功效】息风镇痉，攻毒散结，通络止痛。

【应用】

1. **痉挛抽搐** 本品与全蝎均为息风要药，常相须为用，治疗各种原因引起的痉挛抽搐。若治小儿撮口，手足抽搐，可配全蝎、钩藤、僵蚕等；治破伤风，角弓反张，配伍南星、防风等同用。

2. **疮疡肿毒，瘰疬结核** 本品以毒攻毒，味辛散结，同雄黄、猪胆汁配伍制膏，

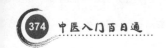

外敷治疗恶疮肿毒；与茶叶共为细末，外敷治瘰疬溃烂。

3.**风湿顽痹、顽固性头痛**　本品有良好的通络止痛功效，与防风、独活、威灵仙等祛风、除湿、通络药同用，以治风湿痹痛、游走不定、痛势剧烈者；治久治不愈之顽固性头痛或偏正头痛，多与天麻、川芎、僵蚕等同用。

【用法用量】煎服，3~5g。外用适量。

【使用注意】本品有毒，用量不宜过大。孕妇忌用。

僵　蚕

【药性】咸、辛，平。归肝、肺、胃经。

【功效】祛风定惊，化痰散结。

【应用】

1.**惊痫抽搐**　本品对惊风、癫痫而挟痰热者尤为适宜。治高热抽搐者，可与蝉蜕、钩藤、菊花同用；治急惊风，痰喘发痉者，以本品同全蝎、天麻、朱砂、牛黄、胆南星等配伍；治小儿脾虚久泻、慢惊搐搦者，当与党参、白术、天麻、全蝎等配伍；治破伤风、角弓反张者，则与全蝎、蜈蚣、钩藤等配伍。

2.**风中经络，口眼喎斜**　治风中经络，口眼喎斜，常与全蝎、白附子等同用。

3.**风热头痛，目赤，咽痛，风疹瘙痒**　治肝经风热上攻之头痛、目赤肿痛、迎风流泪等症，常与桑叶、木贼、荆芥等配伍；治风热上攻咽喉肿痛、声音嘶哑者，可与桔梗、薄荷、荆芥、防风、甘草等同用；治风疹瘙痒，与蝉蜕、薄荷、防风等同用。

4.**痰核，瘰疬**　治痰核、瘰疬，可单用为末，或与浙贝母、夏枯草、连翘等同用；治乳腺炎、流行性腮腺炎、疔疮痈肿等症，可与金银花、连翘、板蓝根、黄芩等药同用。

【用法用量】煎服，5~10g。散风热宜生用，其他多制用。

第十五节　开窍药

凡具辛香走窜之性，以开窍醒神为主要作用，治疗闭证神昏的药物，称为开窍药，又名芳香开窍药。本类药味辛、其气芳香，善于走窜，皆入心经，具有通关开窍、启闭回苏、醒脑复神的作用。部分开窍药以其辛香行散之性，尚兼活血、行气、止痛、辟秽、解毒等功效。

开窍药主要用治温病热陷心包、痰浊蒙蔽清窍之神昏谵语，以及惊风、癫痫、中风等卒然昏厥、痉挛抽搐等症。又可用于治湿浊中阻，胸脘冷痛满闷；血瘀、气滞疼痛，经闭癥瘕；湿阻中焦，食少腹胀及目赤咽肿、痛疽疔疮等证。

开窍药辛香走窜，为救急、治标之品，且能耗伤正气，不可久用；因本类药物性质辛香，其有效成分易于挥发，内服多不宜入煎剂，只入丸剂、散剂用。

麝 香

【药性】辛，温。归心、脾经。

【功效】开窍醒神，活血通经，消肿止痛。

【应用】

1. **闭证神昏** 本品为醒神回苏之要药，可用于各种原因所致之闭证神昏。治温病热陷心包、痰热蒙蔽心窍、小儿惊风及中风痰厥等热闭神昏，常配伍牛黄、冰片、朱砂等，如安宫牛黄丸（《温病条辨》）、至宝丹（《和剂局方》）；治中风卒昏、中恶胸腹满痛等寒浊或痰湿闭阻气机、蒙蔽神明之寒闭神昏，常配伍苏合香、檀香、安息香等药。

2. **疮疡肿毒，瘰疬痰核，咽喉肿痛** 治疮疡肿毒，常与雄黄、乳香、没药同用；治咽喉肿痛，可与牛黄、蟾酥、珍珠等配伍。

3. **血瘀经闭，癥瘕，心腹暴痛，头痛，跌打损伤，风寒湿痹** 治血瘀经闭证，常与丹参、桃仁、红花、川芎等药同用；若癥瘕痞块等血瘀重证，可与水蛭、虻虫、三棱等配伍；治心腹暴痛，常配伍木香、桃仁等；治偏正头痛，日久不愈者，常与赤芍、川芎、桃仁等合用；治跌仆肿痛、骨折扭挫，不论内服、外用均有良效，常与乳香、没药、红花等配伍；治风寒湿痹证疼痛，顽固不愈者，可与独活、威灵仙、桑寄生等同用。

4. **难产，死胎，胞衣不下** 本品有催生下胎之效，治难产、死胎等，常与肉桂配伍。

【用法用量】0.03~0.1g，多入丸、散。外用适量。

【使用注意】孕妇禁用。

冰 片

【药性】辛，苦，微寒。归心、脾，肺经。

【功效】开窍醒神，清热止痛。

【应用】

1. **闭证神昏** 本品味辛气香，有开窍醒神之功效，功似麝香但力较弱，二者常相须为用。痰热内闭、暑热卒厥、小儿惊风等热闭证，常与牛黄、麝香、黄连等配伍，如安宫牛黄丸（《温病条辨》）；若闭证属寒，常与苏合香、安息香、丁香等温开药配伍。

2. **目赤肿痛，喉痹口疮** 本品为五官科常用药。治目赤肿痛，单用点眼即效，也可与炉甘石、硼砂、熊胆等制成眼药水；治咽喉肿痛、口舌生疮，常与硼砂、朱砂、玄明粉共研细末,吹敷患处,如冰硼散(《外科正宗》)。

3. 疮疡肿痛,疮溃不敛,水火烫伤 治疮疡溃后日久不敛,可配伍牛黄、珍珠、炉甘石等;治水火烫伤,可与朱砂、香油制成药膏外用。

【用法用量】0.15~0.3g,入丸、散。外用研粉点敷患处。

【使用注意】孕妇慎用。

苏合香

【药性】辛,温。归心、脾经。

【功效】开窍醒神,辟秽,止痛。

【应用】

1. 寒闭神昏 苏合香长于温通、辟秽,为治面青、身凉、苔白、脉迟之寒闭神昏之要药。治中风痰厥、惊痫等属于寒邪、痰浊内闭者,常与麝香、安息香、檀香等同用。

2. 胸腹冷痛,满闷 治痰浊、血瘀或寒凝气滞之胸脘痞满、冷痛等症,常与冰片等同用。

【用法用量】0.3~1g。宜入丸、散。

石菖蒲

【药性】辛、苦,温。归心、胃经。

【功效】开窍豁痰,化湿和胃,宁神益志。

【应用】

1. 痰蒙清窍,神志昏迷 本品擅长治痰湿秽浊之邪蒙蔽清窍所致神志昏乱。治中风痰迷心窍,神志昏乱、舌强不能语,常与半夏、天南星、橘红等合用;治痰热蒙蔽,高热、神昏谵语者,常与郁金、半夏、竹沥等配伍;治痰热癫痫抽搐,可与枳实、竹茹、黄连等配伍。

2. 湿阻中焦,脘腹痞满,胀闷疼痛 治湿浊中阻,脘闷腹胀、痞塞疼痛,常与砂仁、苍术、厚朴同用;若湿从热化,见身热吐利、胸脘痞闷、舌苔黄腻者,可与黄连、厚朴等配伍;治湿浊、热毒蕴结肠中所致之水谷不纳、痢疾后重之噤口痢,可与黄连、茯苓、石莲子等配伍。

3. 健忘,失眠,耳鸣,耳聋 治健忘证,常与人参、茯苓、菖蒲等配伍;治劳心过度、心神失养之失眠、多梦、心悸怔忡,常与人参、白术、龙眼肉及酸枣仁、茯神、朱砂等配伍;治心肾两虚之耳鸣耳聋、头昏、心悸,常与菟丝子、女贞子、旱莲草及丹参、夜交藤等配伍;治湿浊蒙蔽、头晕、嗜睡、健忘等症,常与茯苓、远志、龙骨等配伍。

【用法用量】煎服,3~10g。鲜品加倍。

第十六节　补虚药

凡能补虚扶弱，纠正人体气血阴阳虚衰的病理偏向，以治疗虚证为主的药物，称为补虚药。

本类药物能够扶助正气，补益精微，具有补虚作用，可以主治人体正气虚弱、精微物质亏耗引起的精神萎靡、体倦乏力、面色淡白或萎黄、心悸气短、脉象虚弱等。

使用补虚药还应注意：一要防止不当补而误补；二要避免当补而补之不当，如不分气血，不别阴阳，不辨脏腑，不明寒热，盲目使用补虚药；三要分清主次，处理好祛邪与扶正的关系，使祛邪而不伤正，补虚而不留邪；四要注意补而兼行，使补而不滞。

根据补虚药的性能、功效及适应证的不同，本节又分为补气药、补阳药、补血药、补阴药四部分。

一、补气药

本类药物均具有补气的功效，能补益脏气以纠正人体脏气虚衰的病理偏向。补气又包括补脾气、补肺气、补心气、补元气等。补气药的主治有：脾气虚，症见食欲不振，脘腹虚胀，大便溏薄，体倦神疲，面色萎黄，消瘦或一身虚浮，甚或脏器下垂，血失统摄等；肺气虚，症见气少喘促，动则益甚，咳嗽无力，声音低怯，甚或喘促，体倦神疲，易出虚汗等；心气虚，症见心悸怔忡，胸闷气短，活动后加剧等；元气虚之轻者，常表现为某些脏气虚，元气虚极欲脱，可见气息短促，脉微欲绝。

本类药的性味以甘温或甘平为主，大多数药能补益脾肺之气，主要归脾肺经。某些药物分别兼有养阴、生津、养血等不同功效，还可用治阴虚津亏证或血虚证，尤宜于气阴(津)两伤或气血俱虚之证。

人　参

【药性】甘、微苦，平。归肺、脾、心经。

【功效】大补元气，补脾益肺，生津，安神益智。

【应用】

1. 元气虚脱证　本品能大补元气，复脉固脱，为拯危救脱要药。适用于因大汗、大泻、大失血或大病、久病所致元气虚极欲脱，气短神疲，脉微欲绝的重危证候。可单用人参煎浓煎服。若气虚欲脱兼见汗出，四肢逆冷者，应与附子同用，以补气固脱与回阳救逆；若气虚欲脱兼见汗出身暖，渴喜冷饮，舌红干燥者，常与麦冬、五味子配伍，以补气养阴，敛汗固脱，如生脉散(《内外伤辨惑论》)。

2. **肺脾气虚，阳痿宫冷** 治肺气咳喘、痰多者，常与五味子、苏子、杏仁等药同用；治虚喘，常与蛤蚧、五味子、胡桃等药同用；治脾虚不运常兼湿滞，故常与白术、茯苓等健脾利湿药配伍，如四君子汤（《和剂局方》）；若脾气虚弱，不能统血，导致长期失血者，常与黄芪、白术等补中益气之品配伍，如归脾汤（《济生方》）；若脾气虚衰，气虚不能生血，以致气血两虚者，可与当归、熟地黄等药配伍，如八珍汤《正体类要》；治肾阳虚衰，肾精亏虚之阳痿，则常与鹿茸等补肾阳、益肾精之品配伍。

3. **心气不足，惊悸失眠** 治疗失眠多梦，健忘，常与酸枣仁、柏子仁等药配伍，如天王补心丹。

4. **热病气虚津伤口渴及消渴证** 治热伤气津者，常与知母、石膏同用，如白虎加人参汤（《伤寒论》）。消渴其病机变化主要是阴虚与燥热，往往气阴两伤，人参既能补益肺脾肾之气，又能生津止渴，治消渴的方剂中亦较常用。

【用法用量】煎服，3~9g；挽救虚脱可用 15~30g。宜文火另煎分次兑服。

【使用注意】不宜与藜芦同用。

西洋参

【药性】甘、微苦，凉。归肺、心、肾、脾经。

【功效】补气养阴，清热生津。

【应用】

1. **气阴两脱证** 本品适用于热病或大汗、大泻、大失血，耗伤元气及阴津所致神疲乏力、气短息促、自汗热黏、心烦口渴、尿短赤涩、大便干结、舌燥、脉细数无力等证。常与麦冬、五味子等同用。

2. **气虚阴亏** 本品适用于火热耗伤肺之气阴所致短气喘促，咳嗽痰少，或痰中带血等症，可与玉竹、麦冬、川贝母等同用。治疗心之气阴两虚之心悸心痛，失眠多梦，可与甘草、麦冬、生地黄等同用；治疗脾之气阴两虚，纳呆食滞，口渴思饮，可与太子参、山药、谷芽等同用。

3. **热病气虚津伤口渴及消渴** 治疗热伤气津所致身热汗多，口渴心烦，体倦少气，脉虚数者，常与西瓜翠衣、竹叶、麦冬等同用。临床亦常配伍养阴、生津之品用于消渴病气阴两伤之证。

【用法用量】另煎兑服，3~6g。

【使用注意】不宜与藜芦同用。

党 参

【药性】甘，平。归脾、肺经。

【功效】补脾肺气，养血生津。

【应用】

1. **脾肺气虚证** 本品以补脾肺之气为主要作用。用于中气不足的体虚倦怠，食少便溏等症，常与白术、茯苓等同用；对肺气亏虚的咳嗽气促，语声低弱等症，可与黄芪、蛤蚧等同用。临床常用以代替古方中的人参，用以治疗脾肺气虚的轻证。

2. **气血两虚证** 治面色苍白或萎黄、乏力、头晕、心悸之气血两虚证，常配伍黄芪、白术、当归、熟地黄等。

3. **气津两伤证** 本品适用于气津两伤的轻证，宜与麦冬、五味子等同用。此外，本品亦常与解表药、攻下药等祛邪药配伍，用于气虚外感或里实热结而气血亏虚等。

【用法用量】煎服，9~30g。

【使用注意】不宜与藜芦同用。

太子参

【药性】甘、微苦，平。归脾、肺经。

【功效】补气健脾，生津润肺。

【应用】

1. **脾虚体倦** 治疗脾气虚弱、胃阴不足所致食少倦怠，口干舌燥，宜与山药、石斛等同用。

2. **脾肺气阴不足，自汗口渴** 本品属补气药中的清补之品。临床适用于小儿及热病之后，气阴不足，倦怠自汗，饮食减少，口干少津，而不宜温补者。因其作用平和，多入复方作病后调补之药。

【用法用量】煎服，9~30g。

黄 芪

【药性】甘，微温。归脾、肺经。

【功效】健脾补中，升阳举陷，益卫固表，利尿，托毒生肌。

【应用】

1. **脾气虚证** 本品甘温，善入脾胃，为补中益气要药。治脾气虚弱，倦怠乏力，食少便溏者，可单用熬膏服，或与党参、白术等补气健脾药配伍。治疗脾虚中气下陷之久泻脱肛，内脏下垂，常与人参、升麻、柴胡等品同用，如补中益气汤（《脾胃论》）。若脾虚水湿失运，以致浮肿尿少者，常与白术、茯苓等配伍。

2. **肺气虚证** 用于肺气虚弱，咳喘日久，气短神疲者，常与紫菀、款冬花、杏仁等配伍。

3. **气虚自汗** 本品能补脾肺之气，益卫固表，常与牡蛎、麻黄根等同用；若因卫气不固，表虚自汗而易感风邪者，宜与白术、防风等品同用，如玉屏风散（《丹溪心法》）。

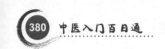

4. **血虚萎黄，气血两虚**　本品能补气生血，常用于血虚或气血两虚，常与当归同用。

5. **内热消渴**　对脾虚不能布津之消渴，本品能补气生津，促进津液的生成与输布而有止渴之效，常与天花粉、葛根等品同用。

6. **气血亏虚，疮疡难溃难腐，或溃久难敛**　疮疡中期，正虚毒盛不能托毒外达，疮形平塌，根盘散漫，难溃难腐者，可用本品补气生血，扶助正气，托脓毒外出，常与人参、当归、升麻、白芷等同用。溃疡后期，因气血虚弱，疮口难敛者，用本品补气生血，生肌敛疮，常与人参、当归、肉桂等同用。

7. **气虚血滞，半身不遂**　治痹证、中风后遗症等气虚而致血滞，筋脉失养，症见肌肤麻木或半身不遂者，常与当归、川芎、地龙等同用，如补阳还五汤（《医林改错》）。

【用法用量】煎服，9~30g。蜜炙可增强其补中益气作用。

白　术

【药性】甘、苦，温。归脾、胃经。

【功效】健脾益气，燥湿利尿，止汗，安胎。

【应用】

1. **脾气虚证**　本品被前人誉之为"补气健脾第一要药"。既补气以复脾运，又能燥湿、利尿以除湿邪。治脾虚有湿，食少便溏或泄泻，常与人参、茯苓等同用，如四君子汤（《和剂局方》）。治脾虚中阳不振，痰饮内停者，宜与温阳化气、利水渗湿之品配伍，如苓桂术甘汤（《金匮要略》）。

2. **气虚自汗**　治脾肺气虚，卫气不固，表虚自汗，易感风邪者，宜与黄芪、防风等配伍，如玉屏风散（《丹溪心法》）。

3. **脾虚胎动不安**　用于脾虚胎儿失养者，宜与人参、阿胶等配伍。治脾虚失运，湿浊中阻之妊娠恶阻，呕恶不食，四肢沉重者，宜与人参、茯苓、陈皮等配伍。

【用法用量】煎服，6~12g。补气健脾宜炒用。

【使用注意】阴虚内热、津液亏耗者不宜。

山　药

【药性】甘，平。归脾、肺、肾经。

【功效】补脾养胃，生津益肺，补肾涩精。

【应用】

1. **脾虚证**　本品能补脾益气，滋养脾阴，亦食亦药。多用于脾气虚弱或气阴两虚，消瘦乏力，食少，便溏，或脾虚不运，湿浊下注之妇女带下。常与人参、白术等配伍使用。可做成食品长期服用，对慢性久病或病后虚弱羸瘦，需营养调补而脾运不健者，则是佳品。

2. 肺虚证　治肺虚咳喘，可与太子参、南沙参等同用。

3. 肾虚证　本品适用于肾气虚之腰膝酸软，夜尿频多或遗尿，滑精早泄，女子带下清稀及肾阴虚之形体消瘦，腰膝酸软，遗精等症。如肾气丸 (《金匮要略》)、六味地黄丸 (《小儿药证直诀》) 中均配有本品。

4. 虚热消渴　治疗消渴气阴两虚，常与黄芪、天花粉、知母等同用。

【用法用量】煎服，10~30g。麸炒可增强补脾止泻作用。

白扁豆

【药性】甘，微温。归脾、胃经。

【功效】补脾和中，化湿消暑。

【应用】

1. 脾气虚证　本品适用于脾虚湿滞，食少、便溏或泄泻，常配伍人参、白术等药物。

2. 暑湿吐泻　治暑湿吐泻，可单用本品水煎服，或与荷叶、滑石等同用；若属暑月乘凉饮冷，外感于寒，内伤于湿之"阴暑"，宜配伍香薷、厚朴等。

【用法用量】煎服，9~15g。健脾止泻宜炒用，和中消暑宜生用。

甘　草

【药性】甘，平。归心、肺、脾、胃经。

【功效】补脾益气，祛痰止咳，缓急止痛，清热解毒，调和诸药。

【应用】

1. 脾气虚证　治脾胃虚弱，体倦乏力，食少便溏等症，常与人参、白术、黄芪等同用。

2. 心气不足，脉结代、心动悸　本品用于心气不足而致脉结代，心动悸者，主治伤寒耗伤心气之心悸，脉结代。若属气血两虚，可与人参、阿胶、生地黄等同用。

3. 咳喘　随证配伍，可用于寒热虚实多种咳喘，有痰无痰均宜。

4. 脘腹、四肢挛急疼痛　本品善于缓急止痛。对脾虚肝旺的脘腹挛急作痛或阴血不足之四肢挛急作痛，均常与白芍同用，如芍药甘草汤 (《伤寒论》)；临床常以芍药甘草汤为基础，随证配伍用于血虚、血瘀、寒凝等多种原因所致的脘腹、四肢挛急疼痛。

5. 热毒疮疡，咽喉肿痛，药食中毒　治热毒疮疡，可单用煎汤浸渍，或与紫花地丁、连翘等品配伍；治热毒咽喉肿痛，宜与板蓝根、桔梗、牛蒡子等配伍。

6. 调和药性　本品可缓和烈性或减轻药物毒副作用，可调和百药，称为"国老"。

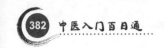

如可降低方中附子、大黄等毒烈之性。对药物或者食物所致中毒，有一定的解毒作用。

【用法用量】煎服，2~10g。清热解毒宜生用；补中缓急、益气复脉宜蜜炙用。

【使用注意】不宜与京大戟、芫花、甘遂、海藻同用。本品有助湿壅气之弊，湿盛胀满、水肿者不宜用。大剂量久服可导致水钠潴留，引起浮肿。

大 枣

【药性】甘，温。归脾、胃、心经。

【功效】补中益气，养血安神。

【应用】

1. 脾虚证 治脾气虚弱，消瘦、倦怠乏力、便溏等症，可与黄芪、党参、白术等配伍。

2. 脏躁，失眠证 治心阴不足，肝气失和，妇人脏躁，精神恍惚，悲伤欲哭，故常与浮小麦、甘草配伍；治血虚萎黄，心悸失眠者，多与当归、枣仁等配伍。

【用法用量】煎服，6~15g。

饴 糖

【药性】甘，温。归脾、胃、肺经。

【功效】补益中气，缓急止痛，润肺止咳。

【应用】

1. 中虚脘腹疼痛 本品能补脾益气，缓急止痛，尤宜于脾胃虚寒之脘腹疼痛喜按，空腹时痛甚，食后稍安者。如脾胃虚寒，肝木乘土，里急腹痛者，宜与白芍、甘草、大枣等同用，如小建中汤（《伤寒论》）；若气虚甚者，宜与黄芪、大枣、炙甘草等配伍；若中虚寒盛而脘腹痛甚者，宜与干姜、花椒等配伍。

2. 肺燥咳嗽 对肺虚久咳，干咳痰少，少气乏力者，宜与人参、阿胶、杏仁等配伍。

【用法用量】入汤剂须烊化服，每次 15~20g。

【使用注意】湿阻中满者不宜服。

蜂 蜜

【药性】甘，平。归肺、脾、大肠经。

【功效】补中，润燥，止痛，解毒。外用生肌敛疮。

【应用】

1. 脾气虚弱，脘腹挛急疼痛 本品可作食品服用。尤多作为补脾益气丸剂、膏剂的赋型剂，或作为炮炙补脾益气药的辅料。对中虚脘腹疼痛，腹痛喜按，空腹痛甚，食后稍安者，常与白芍、甘草等配伍。

2. **肺燥咳嗽**　治虚劳咳嗽日久，气阴耗伤，气短乏力，咽燥痰少者，可单用或与人参、生地黄等同用。燥邪伤肺，干咳无痰或痰少而黏者，可与阿胶、桑叶、川贝母等配伍。

3. **肠燥便秘**　治疗肠燥便秘者，可单用冲服，或与生地黄、当归、火麻仁等配伍。

4. **解乌头类药毒**　服乌头类药物中毒者，大剂量服用本品，有一定解毒作用。

5. **疮疡不敛，水火烫伤**　本品外用可用于疮疡肿毒、烧烫伤。

【用法用量】入煎剂，15~30g。冲服。外用适量。

【使用注意】湿阻中满，便溏泄泻者慎用。

二、补阳药

凡能补助人体阳气，以治疗各种阳虚病证为主的药物，称为补阳药。

本类药物味多甘、辛、咸，性多温热，主入肾经，主要适用于肾阳不足之畏寒肢冷、腰膝酸软、性欲淡漠、阳痿早泄、精寒不育或宫冷不孕、尿频遗尿；脾肾阳虚之脘腹冷痛或阳虚水泛之水肿；肝肾不足，精血亏虚之眩晕耳鸣、须发早白、筋骨痿软或小儿发育不良、囟门不合、齿迟行迟；肺肾两虚，肾不纳气之虚喘以及肾阳亏虚，下元虚冷，崩漏带下等证。

补阳药性多燥烈，易助火伤阴，故阴虚火旺者忌用。

鹿　茸

【药性】甘、咸，温。归肾、肝经。

【功效】补肾阳，益精血，强筋骨，调冲任，托疮毒。

【应用】

1. **肾阳虚衰，精血不足证**　治疗肾阳虚，精血不足，而见畏寒肢冷、阳痿早泄、宫冷不孕、小便频数、腰膝酸痛、头晕耳鸣、精神疲乏等，均可以本品单用或配入复方。如治阳痿不举，小便频数，用本品与山药浸酒服；治疗诸虚百损，五劳七伤，元气不足，畏寒肢冷、阳痿早泄、宫冷不孕、小便频数等症，常与人参、黄芪、当归同用。

2. **肾虚骨弱，腰膝无力或小儿五迟**　用于肾虚骨弱，筋骨痿软，或小儿发育迟缓，可与五加皮、熟地黄、山萸肉等同用；亦可与骨碎补、川断、自然铜等同用，治骨折后期，愈合不良。

3. **冲任虚寒，崩漏带下**　治冲任虚寒，崩漏不止，可与乌贼骨、龙骨、川断等同用。若配桑螵蛸、菟丝子、白蔹，可治白带过多。

4. **疮疡久溃不敛，阴疽内陷不起**　治疗疮疡久溃不敛，阴疽疮肿内陷不起，常与当归、肉桂等配伍。

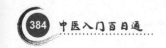

【用法用量】1~2g，研末吞服。

【使用注意】服用本品宜从小量开始，缓缓增加，以免阳升风动，头晕目赤，或伤阴动血。凡发热者均当忌服。

紫河车

【药性】甘、咸、温。归肺、肝、肾经。

【功效】补肾益精，养血益气。

【应用】

1. **阳痿遗精，腰酸，头晕，耳鸣** 治肾阳虚衰，精血不足之足膝无力、头昏耳鸣、男子遗精、女子不孕等，可与龟甲、杜仲、牛膝等同用。

2. **气血不足诸证** 产后乳汁缺少、面色萎黄消瘦、体倦乏力等，可单用本品或与人参、黄芪、当归、熟地黄等同用。

3. **肺肾虚喘** 可以本品补肺气，益肾精，纳气平喘，单用或与人参、蛤蚧、冬虫夏草、胡桃肉、五味子等同用。

【用法用量】2~3g，研末吞服。

【使用注意】阴虚火旺者不宜单独应用。

淫羊藿

【药性】辛、甘，温。归肾、肝经。

【功效】补肾壮阳，祛风除湿。

【应用】

1. **肾阳虚衰，阳痿尿频，腰膝无力** 治疗肾阳虚衰男子阳痿不育，可单用或与其他补肾壮阳药同用。治肾虚阳痿遗精等，可与肉苁蓉、巴戟天、杜仲等同用。

2. **风寒湿痹，肢体麻木** 用于风湿痹痛，筋骨不利及肢体麻木，常与威灵仙、苍耳子、川芎、肉桂同用。

【用法用量】煎服，6~10g。

【使用注意】阴虚火旺者不宜服。

巴戟天

【药性】辛、甘，微温。归肾、肝经。

【功效】补肾助阳，祛风除湿。

【应用】

1. **阳痿不举，宫冷不孕** 治虚赢阳道不举，常配牛膝浸酒服；治肾阳虚弱，命门火衰所致阳痿不育，可配淫羊藿、仙茅、枸杞子；治下元虚寒之宫冷不孕、月经不调、少腹冷痛，配肉桂、吴茱萸、高良姜等。

2. **风湿痹痛，筋骨痿软**　治肾虚骨痿，腰膝酸软，常与肉苁蓉、杜仲、菟丝子等配伍；治风冷腰胯疼痛、行步不利，配羌活、杜仲、五加皮等。

【用法用量】煎服，3~10g。

【使用注意】阴虚火旺及有热者不宜服。

仙　茅

【药性】辛，热；有毒。归肾、肝经。

【功效】温肾壮阳，祛寒除湿。

【应用】

1. **肾阳不足，命门火衰，阳痿精冷，小便频数**　治命门火衰，阳痿早泄及精寒不育，常与淫羊藿、巴戟天、金樱子等同用。

2. **腰膝冷痛，筋骨痿软**　本品能散寒湿，强筋骨，常与杜仲、独活、附子等同用。

【用法用量】煎服，3~10g。

【使用注意】阴虚火旺者忌服。本品燥热有毒，不宜久服。

杜　仲

【药性】甘，温。归肝、肾经。

【功效】补肝肾，强筋骨，安胎。

【应用】

1. **肝肾不足，腰膝酸痛**　治肾虚腰痛或足膝痿弱，常与胡桃肉、补骨脂同用；治风湿腰痛冷重，与独活、桑寄生、细辛等同用；治外伤腰痛，与川芎、桂心、丹参等同用；治妇女经期腰痛，与当归、川芎、芍药等同用。

2. **肝肾亏虚，胎动不安**　治肝肾亏虚，胎动不安，或滑胎，可与桑寄生、续断、阿胶、菟丝子等同用。

【用法用量】煎服，6~10g。

【使用注意】炒用利于有效成分煎出，故比生用效果好。阴虚火旺者慎用。

续　断

【药性】苦、辛，微温。归肝、肾经。

【功效】补益肝肾，强筋健骨，止血安胎，疗伤续折。

【应用】

1. **腰膝酸痛，寒湿痹痛**　治肝肾不足，腰膝酸痛，可与萆薢、杜仲、牛膝等同用；治肝肾不足兼寒湿痹痛，可与防风、川乌等配伍。

2. **跌打损伤，筋伤骨折**　治跌打损伤，瘀血肿痛，筋伤骨折，常与桃仁、红花、穿山甲、苏木等配伍同用；治疗脚膝折损愈后失补，筋缩疼痛，与当归、木瓜、黄芪等

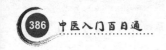

同用。

3.**崩漏下血，胎动不安** 治崩漏，月经过多，可与黄芪、地榆、艾叶等同用；治胎漏下血、滑胎者，与桑寄生、阿胶等配伍。

【用法用量】煎服，9~15g。崩漏下血宜炒用。

肉苁蓉

【药性】甘、咸，温。归肾、大肠经。

【功效】补肾助阳，润肠通便。

【应用】

1.**肾阳亏虚，精血不足，阳痿早泄，宫冷不孕，腰膝酸痛，痿软无力** 治男子五劳七伤，阳痿不起，小便余沥，常配伍菟丝子、续断、杜仲同用；治肾虚骨痿，可与杜仲、巴戟天、紫河车等同用。

2.**肠燥便秘** 治津液耗伤所致大便秘结，常与沉香、麻子仁同用；治肾气虚弱引起的大便不通、小便清长、腰酸背冷，与当归、牛膝、泽泻等同用，如济川煎（《景岳全书》）。

【用法用量】煎服，6~10g。

【使用注意】本品能助阳、滑肠，故阴虚火旺、热结便秘、大便泄泻者不宜服。

锁 阳

【药性】甘，温。归肝、肾、大肠经。

【功效】补肾助阳，润肠通便。

【应用】

1.**肾阳亏虚，精血不足，阳痿，不孕，下肢痿软，筋骨无力** 治疗阳痿不孕，常与巴戟天、菟丝子、补骨脂同用；治肾虚骨痿，筋骨痿弱，行步艰难，可与熟地黄、龟甲等同用。

2.**肠燥便秘** 用于精血亏虚肠燥便秘，可单用或与肉苁蓉、火麻仁、生地黄等同用。

【用法用量】煎服，5~10g。

【使用注意】阴虚阳亢、脾虚泄泻、实热便秘者忌服。

补骨脂

【药性】苦、辛，温。归肾、脾经。

【功效】补肾壮阳，固精缩尿，温脾止泻，纳气平喘。

【应用】

1.**肾虚阳痿，腰膝冷痛** 治肾虚阳痿，常与菟丝子、胡桃肉、沉香等同用；治肾虚阳衰，风冷侵袭之腰膝冷痛等，与杜仲、胡桃肉同用。

2. **肾虚遗精，遗尿，尿频**　治滑精，以补骨脂、青盐等分同炒为末服；治小儿遗尿，单用本品炒，为末服；治肾气虚冷，小便无度，与小茴香等分为丸服。

3. **脾肾阳虚，五更泄泻**　治疗脾肾虚寒五更泻，常与吴茱萸、五味子、肉豆蔻等配伍。

4. **肾不纳气，虚寒喘咳**　治虚寒性喘咳，多配伍附子、肉桂、沉香等。

【用法用量】煎服，6~10g。

【使用注意】阴虚火旺及大便秘结者忌服。

益智仁

【药性】辛，温。归肾、脾经。

【功效】暖肾固精缩尿，温脾开胃摄唾。

【应用】

1. **下元虚寒，遗精，遗尿，小便频数**　治疗梦遗滑精，常与乌药、山药等同用；治下焦虚寒，小便频数，以益智仁、乌药等分为末，山药糊丸，如缩泉丸。

2. **脾胃虚寒，腹痛吐泻，口涎自流**　治脾胃虚寒脘腹冷痛，呕吐泄利，常配小茴香、干姜、吴茱萸等同用；脾肾阳虚，统摄无权，多见涎唾，可单用本品或与理中丸、六君子汤等同用。

【用法用量】煎服，3~10g。

菟丝子

【药性】辛、甘，平。归肾、肝、脾经。

【功效】补肾益精，固精缩尿，明目，止泻，安胎。

【应用】

1. **肾虚腰痛，阳痿遗精，尿频，宫冷不孕**　治肾虚腰痛，可与菟丝子、杜仲等配伍；治阳痿遗精，与枸杞子、覆盆子、车前子同用，如五子衍宗丸（《丹溪心法》）；治小便过多或失禁，与桑螵蛸、肉苁蓉、鹿茸等同用。

2. **肝肾不足，目暗不明**　本品滋补肝肾、益精养血而明目，常与熟地黄、车前子、枸杞同用。

3. **脾肾虚泻**　治脾肾两虚便溏泄泻，与人参、白术、补骨脂等配伍。

4. **肾虚胎动不安**　治肾虚胎元不固，胎动不安、滑胎，与续断、桑寄生、阿胶同用。

【用法用量】煎服，6~12g。

【使用注意】阴虚火旺，大便燥结、小便短赤者不宜服。

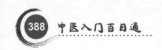

沙苑子

【药性】甘，温。归肝、肾经。

【功效】补肾固精，养肝明目。

【应用】

1. **肾虚腰痛，阳痿遗精，遗尿尿频，白带过多**　治肾虚遗精，白带过多，常与龙骨、牡蛎、莲子等配伍；治肾虚腰痛，常与杜仲、续断、桑寄生等同用。

2. **肝肾不足，头晕目眩**　养肝肾明目，常与枸杞子、菟丝子、菊花等同用。

【用法用量】煎服，9~15g。

【使用注意】阴虚火旺及小便不利者忌服。

蛤 蚧

【药性】咸，平。归肺、肾经。

【功效】补肺益肾，纳气平喘，助阳益精。

【应用】

1. **肺虚咳嗽，肾虚作喘，虚劳喘咳**　本品为治多种虚证喘咳之佳品。治虚劳咳嗽，常与贝母、紫菀、杏仁等同用；治肺肾虚喘，常与人参、贝母、杏仁等同用。

2. **肾虚阳痿**　治肾阳不足、精血亏虚阳痿遗精，可与益智仁、巴戟天、补骨脂等同用。

【用法用量】煎服，3~6g；多入丸、散或酒剂。

【使用注意】风寒或实热咳喘者忌服。

核桃仁

【药性】甘，温。归肾、肺、大肠经。

【功效】补肾温肺，润肠通便。

【应用】

1. **肾阳虚衰，腰痛脚弱，小便频数**　治肾亏腰酸，头晕耳鸣，尿有余沥，常与杜仲、补骨脂、大蒜等同用；治肾虚腰膝酸痛，两足痿弱，可与杜仲、补骨脂等同用。

2. **肺肾不足，虚寒喘咳**　治肺肾不足，肾不纳气所致的虚喘证，常与人参、生姜同用。

3. **肠燥便秘**　可单用或与火麻仁、肉苁蓉、当归等同用。

【用法用量】煎服，6~9g。

【使用注意】阴虚火旺、痰热咳嗽及便溏者不宜用。

冬虫夏草

【药性】甘，温。归肾、肺经。

【功效】补肾益肺，止血化痰。

【应用】

1. **阳痿遗精，腰膝酸痛**　治肾阳不足，精血亏虚之阳痿遗精、腰膝酸痛，可单用浸酒服，或与淫羊藿、杜仲、巴戟天等配伍。

2. **久咳虚喘，劳嗽痰血**　治劳嗽痰血，可单用，或与沙参、川贝母、阿胶、生地黄、麦冬等同用；肺肾两虚，摄纳无权，气虚作喘者，可与人参、黄芪、胡桃肉等同用。

【用法用量】煎服，5~15g。也可入丸、散。

【使用注意】有表邪者不宜用。

三、补血药

凡能补血，以治疗血虚证为主的药，称为补血药。

补血主入心肝血分，广泛用于各种血虚证：症见面色苍白或萎黄，唇爪苍白，眩晕耳鸣，心悸怔忡，失眠健忘，或月经愆期，量少色淡，甚则闭经，舌淡脉细等症。使用补血药常配伍补气药；若兼见阴虚者，可与补阴药或兼有补阴补血作用的药物配伍；血虚源于脾虚，故多配伍补益脾气之品。

补血药多滋腻黏滞，故脾虚湿阻，气滞食少者慎用。必要时，可配伍化湿行气消食药，以助运化。

当　归

【药性】甘、辛，温。归肝、心、脾经。

【功效】补血调经，活血止痛，润肠通便。

【应用】

1. **血虚诸证**　本品为补血之圣药。若气血两虚，常配黄芪、人参等；若血虚萎黄、心悸失眠，常与熟地黄、白芍、川芎配伍，如四物汤（《和剂局方》）。

2. **血虚血瘀，月经不调，经闭，痛经**　本品为妇科补血活血、调经止痛之要药。治妇女血虚月经不调，经闭者，常与熟地黄、白芍、川芎配伍，如四物汤《和剂局方》；兼气虚者，可配人参、黄芪；兼气滞者，可配香附、延胡索；兼血热者，可配黄芩、黄连、牡丹皮；血瘀经闭不通者，可配桃仁、红花；血虚寒滞者，可配阿胶、艾叶等。

3. **虚寒腹痛，风寒痹痛，跌打损伤，痈疽疮疡**　治疗血虚血瘀寒凝腹痛，配桂枝、芍药、生姜等同用，如当归生姜羊肉汤（《金匮要略》）；治疗跌打损伤瘀血作痛，与乳香、没药、桃仁、红花等同用；治疗疮疡初起肿胀疼痛，与银花、赤芍、天花粉等同用；治疗痈疽成脓不溃或溃后不敛，与黄芪、人参、肉桂等同用；治疗脱疽溃烂，阴血

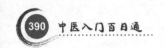

伤败，可与银花、玄参、甘草同用；若风寒痹痛、肢体麻木，常与羌活、防风、黄芪等同用。

4. 血虚肠燥便秘 治血虚肠燥便秘，常与肉苁蓉、牛膝、升麻等同用。

【用法用量】煎服，6~12g。

【使用注意】湿盛中满、大便泄泻者忌服。

熟地黄

【药性】甘，微温。归肝、肾经。

【功效】补血养阴，填精益髓。

【应用】

1. 血虚诸证 本品为养血补虚之要药。治疗血虚萎黄，眩晕，心悸，失眠及月经不调等，常与当归、白芍、川芎同用；心血虚心悸怔忡，可与远志、酸枣仁等同用；崩漏下血而致血虚血寒、少腹冷痛者，可与阿胶、艾叶等同用。

2. 肝肾阴虚诸证 本品为补肾阴之要药。治疗肝肾阴虚，腰膝酸软、遗精、盗汗、耳鸣、耳聋及消渴等，常与山药、山茱萸等同用，如六味地黄丸(《小儿药证直诀》)；治疗阴虚骨蒸潮热，可与知母、黄柏、龟甲等同用。

3. 肝肾不足，须发早白 治精血亏虚须发早白，常与何首乌、牛膝、菟丝子等配伍。

【用法用量】煎服，9~15g。

【使用注意】本品性质黏腻，有碍消化，凡气滞痰多、脘腹胀痛、食少便溏者忌服。重用久服宜与陈皮、炒砂仁等同用，以免黏腻碍胃。

白 芍

【药性】苦、酸，微寒。归肝、脾经。

【功效】养血调经，柔肝止痛，敛阴止汗，平抑肝阳。

【应用】

1. 肝血亏虚，月经不调 治肝血亏虚，面色苍白，眩晕心悸，或月经不调，崩中漏下等，常与熟地黄、当归等同用；若血虚有热，月经不调，可配伍黄芩、黄柏、续断等药；若崩漏，可与阿胶、艾叶等同用。

2. 肝脾不和，胸胁脘腹疼痛，四肢挛急疼痛 治血虚肝郁，胁肋疼痛，常配柴胡、当归、白芍等，如逍遥散(《和剂局方》)；治脾虚肝旺，腹痛泄泻，与白术、防风、陈皮同用，如痛泻要方(《景岳全书》)；治痢疾腹痛，与木香、黄连等同用；治阴血亏虚筋脉失养而致手足挛急作痛，常配甘草缓急止痛，即芍药甘草汤(《伤寒论》)。

3. 自汗、盗汗 治外感风寒，营卫不和之汗出恶风，与桂枝同用，如桂枝汤(《伤寒论》)；阴虚盗汗，与龙骨、牡蛎、浮小麦等同用。

4. **肝阳上亢，头痛眩晕** 平抑肝阳，常配牛膝、代赭石、龙骨、牡蛎等。

【用法用量】煎服，6~15g。养血调经、柔肝止痛多炒用。

【使用注意】阳衰虚寒之证不宜用。反藜芦。

阿 胶

【药性】甘，平。归肺、肝、肾经。

【功效】补血，止血，滋阴，润肺。

【应用】

1. **血虚诸证** 本品为补血要药，尤以治疗出血而致血虚为佳。可单用本品或配熟地黄、当归、芍药等同用；与桂枝、甘草、人参等同用，可治气虚血少之心动悸、脉结代，如炙甘草汤（《伤寒论》）。

2. **出血证** 本品止血作用好。可单味炒黄为末或配伍使用。治阴虚血热吐衄，常配伍蒲黄、生地黄等药；治肺破嗽血，配人参、天冬、白及等药；治血虚血寒之崩漏下血等，与熟地、当归、芍药等同用；治脾气虚寒便血或吐血等证，配白术、灶心土、附子等同用。

3. **肺阴虚燥咳** 治肺热阴虚，燥咳痰少，咽喉干燥，痰中带血，常配马兜铃、牛蒡子、杏仁等同用；治燥邪伤肺，干咳无痰，心烦口渴，鼻燥咽干等，可与桑叶、杏仁、麦冬等同用，如清燥救肺汤（《医门法律》）。

4. **热病伤阴，心烦失眠，阴虚风动，手足瘛疭** 治热病伤阴，肾水亏而心火亢，心烦不得眠，常与黄连、白芍等同用，如黄连阿胶汤（《伤寒论》）；治温热病后期，阴虚风动，手足瘛疭，可与龟甲、鸡子黄等同用。

【用法用量】3~9g。入汤剂宜烊化冲服。

【使用注意】本品黏腻，有碍消化，故脾胃虚弱者慎用。

何首乌

【药性】苦、甘、涩，微温。归肝、肾经。

【功效】制用：补益精血。生用：解毒，截疟，润肠通便。

【应用】

1. **精血亏虚，头晕眼花，须发早白，腰膝酸软** 治血虚萎黄，失眠健忘，常与熟地黄、当归、酸枣仁等同用；治精血亏虚，腰酸脚弱、头晕眼花、须发早白及肾虚无子，与当归、枸杞子、菟丝子等同用；治肝肾亏虚，腰膝酸软，头晕目花，耳鸣耳聋，常配伍桑椹子、黑芝麻、杜仲等。

2. **久疟** 疟疾日久，气血虚弱，可用生首乌与人参、当归、陈皮、煨姜同用。

3. **痈疽，瘰疬**　若瘰疬痈疮、皮肤瘙痒，可配伍夏枯草、土贝母、当归等药；治遍身疮肿痒痛，可与防风、苦参、薄荷同用煎汤洗。

4. **肠燥便秘**　治年老体弱之人血虚肠燥便秘，可与肉苁蓉、当归、火麻仁等同用。

【用法用量】煎服，制首乌6~12g，生首乌3~6g。

【使用注意】大便溏泄及湿痰较重者不宜用。

龙眼肉

【药性】甘，温。归心、脾经。

【功效】补益心脾，养血安神。

【应用】

思虑过度，劳伤心脾，惊悸怔忡，失眠健忘　补心脾、益气血、安神，与人参、当归、酸枣仁等同用，如归脾汤（《济生方》）。

【用法用量】煎服，9~15g。

【使用注意】湿盛中满或有停饮、痰、火者忌服。

四、补阴药

以滋养阴液，纠正阴虚的病理偏向为主要功效，常用于治疗阴虚证的药物，称为补阴药。

本类药均可补阴，并多兼润燥和清热之效。可用于阴液不足，不能滋润脏腑组织，出现皮肤、咽喉、口鼻、眼目干燥或肠燥便秘，或阴虚生内热，出现午后潮热、盗汗、五心烦热、两颧发红；或阴虚阳亢，出现头晕目眩等。分别主治肺阴虚、胃(脾)阴虚、肝阴虚、肾阴虚、心阴虚证。

本类药大多有一定滋腻性，脾胃虚弱，痰湿内阻，腹满便溏者慎用。

北沙参

【药性】甘、微苦，微寒。归肺、胃经。

【功效】养阴清肺，益胃生津。

【应用】

1. **肺阴虚证**　本品适用于阴虚肺燥有热之干咳少痰、咳血或咽干音哑等症。常与麦冬、南沙参、杏仁、桑叶、玄参等药同用。

2. **胃阴虚证**　治胃阴虚有热之口干多饮、饥不欲食、大便干结、舌苔光剥或舌红少津及胃痛、胃胀、干呕等症，常与石斛、玉竹、乌梅等同用；治胃阴脾气俱虚者，宜与山药、太子参、黄精等同用。

【用法用量】煎服，5~12g。

【使用注意】反藜芦。

南沙参

【药性】甘，微寒。归肺、胃经。

【功效】养阴清肺，清胃生津，补气，化痰。

【应用】

1. **肺阴虚证** 治阴虚劳嗽，肺热燥咳，干咳痰少、咳血或咽干音哑等症，常与北沙参、麦冬、杏仁等配伍。

2. **胃阴虚证** 本品用于胃阴虚有热之口燥咽干、大便秘结、舌红少津及饥不欲食、呕吐等证。对热病后期，气阴两虚而余热未清不受温补者，尤为适宜。多与玉竹、麦冬、生地黄等配伍。

【用法用量】煎服，9~15g。

【使用注意】反藜芦。

百 合

【药性】甘，微寒。归肺、心、胃经。

【功效】养阴润肺，清心安神。

【应用】

1. **阴虚燥咳，劳嗽咳血** 治阴虚肺燥有热之干咳少痰、咳血或咽干音哑等症，常与款冬花配伍；治肺虚久咳，劳嗽咳血，常与生地黄、玄参、桔梗、川贝母等清肺、祛痰药同用。

2. **虚烦惊悸，失眠多梦，精神恍惚** 治虚热上扰，失眠，心悸，可与麦冬、酸枣仁、丹参等同用；治神志恍惚，情绪不能自主，口苦、小便赤、脉微数等为主的百合病心肺阴虚内热证，常与生地黄、知母等同用。

【用法用量】煎服，6~12g。清心安神生用，润肺宜蜜炙。

麦 冬

【药性】甘、微苦，微寒。归胃、肺、心经。

【功效】养阴生津，润肺清心。

【应用】

1. **胃阴虚证** 治热伤胃阴，口干舌燥，常与生地黄、玉竹、沙参等品同用；治消渴，可与天花粉、乌梅等品同用；治胃阴不足之气逆呕吐，与半夏、人参等同用，如麦冬汤（《金匮要略》）；治热邪伤津之便秘，与生地、玄参同用。

2. **肺阴虚证** 治阴虚肺燥有热的鼻燥咽干，干咳痰少、咳血，咽痛音哑等症，常与阿胶、石膏、桑叶、枇杷叶等同用。

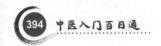

3. **心阴虚证**　用于心阴虚有热之心烦、失眠多梦、健忘、心悸怔忡等症，宜与生地、酸枣仁、柏子仁等配伍；治热伤心营，神烦少寐者，宜与黄连、生地黄、玄参等同用，如清营汤（《温病条辨》）。

【用法用量】煎服，6~12g。

【用法用量】脾胃虚寒、便溏者忌用。

天　冬

【药性】甘、苦，寒。归肺、肾、胃经。

【功效】养阴润燥，清肺生津。

【应用】

1. **肺阴虚证**　本品适用于阴虚肺燥有热之干咳痰少、咳血、咽痛音哑等症。治肺阴不足，燥热内盛之证，常与麦冬、沙参、川贝母等药同用。

2. **肾阴虚证**　治肾阴亏虚，眩晕耳鸣，腰膝酸痛者，常与熟地、枸杞子、牛膝等同用；治阴虚火旺，骨蒸潮热者，宜与生地黄、麦冬、知母、黄柏等同用；治肾阴久亏，内热消渴证，可与生地、山药、女贞子等同用；治肺肾阴虚之咳嗽咯血，可与生地黄、玄参、川贝母等药同用。

3. **热病伤津，咽干口渴及肠燥便秘**　治气阴两伤，食欲不振，口渴者，宜与生地黄、人参等配伍；津亏肠燥便秘者，宜与生地黄、当归、生首乌等同用。

【用法用量】煎服，6~12g。

【使用注意】脾虚泄泻、痰湿内盛者忌用。

石　斛

【药性】甘，微寒。归胃、肾经。

【功效】益胃生津，滋阴清热。

【应用】

1. **胃阴虚证，热病伤津证**　治热病伤津，烦渴，舌干苔黑之证，常与天花粉、鲜生地黄、麦冬等品同用；治胃热阴虚之胃脘疼痛、牙龈肿痛、口舌生疮，与生地黄、麦冬、黄芩等品同用。

2. **肾阴虚证，目暗不明，筋骨痿软，骨蒸劳热**　治肾阴亏虚，目暗不明者，常与枸杞子、熟地黄、菟丝子等同用；治肾阴亏虚，筋骨痿软者，常与熟地黄、山茱萸、杜仲、牛膝等同用；治肾虚火旺，骨蒸劳热者，宜与生地黄、枸杞子、黄柏、胡黄连等滋肾阴、退虚热之品同用。

【用法用量】煎服，6~12g。鲜品 15~30g。

玉　竹

【药性】甘，微寒。归肺、胃经。

【功效】养阴润燥，生津止渴。

【应用】

1. **肺阴不足，燥热咳嗽**　治阴虚肺燥有热的干咳少痰、咳血、声音嘶哑等症，常与沙参、麦冬、桑叶等同用，如沙参麦冬汤（《温病条辨》）；治阴虚火旺，咳血，咽干，失音，可与麦冬、地黄、贝母等同用；治阴虚外感，常与薄荷、淡豆豉、白薇等同用。

2. **胃阴不足，内热消渴**　治燥伤胃阴，口干舌燥，食欲不振，常与麦冬、沙参等同用；治胃热津伤之消渴，可与石膏、知母、麦冬、天花粉等同用。

【用法用量】煎服，6~12g。

黄　精

【药性】甘，平。归脾、肺、肾经。

【功效】补气养阴，健脾，润肺，益肾。

【应用】

1. **脾胃气虚，胃阴不足**　治脾胃气虚、倦怠乏力、食欲不振、脉象虚软者，可配党参、白术等同用；若脾胃阴虚、口干食少、饮食无味、舌红无苔，可与石斛、麦冬、山药等同用。

2. **阴虚肺燥，干嗽少痰**　治肺金气阴两伤之干咳少痰，多与沙参、川贝母等药同用；治肺肾阴虚之劳嗽久咳，可与熟地黄、百部、天冬等同用。

3. **肾精亏虚，内热消渴**　治肾虚头晕、腰膝酸软、须发早白等，可与枸杞、何首乌等同用；治内热消渴，常配生地黄、麦冬、天花粉同用。

【用法用量】煎服，9~15g。

枸杞子

【药性】甘，平。归肝、肾经。

【功效】滋补肝肾，益精明目。

【应用】

肝肾阴虚，精血不足，眩晕耳鸣，阳痿遗精，内热消渴　本品为平补肾精肝血之品。治疗精血不足所致的腰膝酸软、眩晕耳鸣、遗精滑泄、内热消渴等，可单用；治须发早白，常与怀牛膝、菟丝子、何首乌等同用；治肝肾阴虚或精亏血虚之两目干涩，内障目昏，常与熟地黄、山茱萸、山药、菊花等同用，如杞菊地黄丸（《医级》）。

【用法用量】煎服，6~12g。

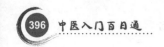

墨旱莲

【药性】甘、酸，寒。归肝、肾经。

【功效】滋补肝肾，凉血止血。

【应用】

1. **肝肾阴虚证**　治肝肾阴虚或阴虚内热所致之须发早白、头晕目眩、失眠多梦、腰膝酸软、遗精耳鸣等证，可与女贞子、熟地黄、枸杞子等配伍。

2. **阴虚血热的失血证**　治阴虚血热之出血证，可与生地黄、阿胶等同用。

【用法用量】煎服，6~12g。

女贞子

【药性】甘、苦，凉。归肝、肾经。

【功效】滋补肝肾，明目乌发。

【应用】

肝肾阴虚证　本品用于肝肾阴虚所致的目暗不明、视力减退、须发早白、眩晕耳鸣、失眠多梦、腰膝酸软、遗精等，常与墨旱莲配伍；治阴虚有热，目微红羞明，眼珠作痛者，宜与生地黄、石决明、谷精草等同用；治肾阴亏虚消渴者，宜与生地黄、天冬、山药等同用。

【用法用量】煎服，6~12g。酒制后可增强滋补肝肾作用。

黑芝麻

【药性】甘，平。归肝、肾、大肠经。

【功效】补肝肾，润肠燥。

【应用】

1. **精血亏虚，头晕眼花，须发早白**　治精亏血虚，肝肾不足头晕眼花、须发早白、四肢无力等症，可配伍巴戟天、熟地黄等补肾益精养血之品。

2. **肠燥便秘**　精亏血虚之肠燥便秘，可单用或与肉苁蓉、苏子、火麻仁等同用。

【用法用量】煎服，9~15g。

龟　甲

【药性】甘，寒。归肾、肝、心经。

【功效】滋阴潜阳，益肾健骨，养血补心，固经止崩。

【应用】

1. **阴虚内热，虚风内动**　本品长于滋补肾阴，兼能滋养肝阴。治阴虚阳亢头目眩晕，常与天冬、白芍、牡蛎等品同用，如镇肝息风汤（《医学衷中参西录》）；治阴虚内热，骨蒸潮热，盗汗遗精者，常与熟地黄、知母、黄柏等品同用，如大补阴丸（《丹溪心法》); 治阴虚风动, 手足瘛疭, 宜与阿胶、鳖甲、生地黄等同用。

2. 肾虚骨痿, 囟门不合 治肾虚筋骨不健, 腰膝酸软, 步履乏力及小儿鸡胸、龟背、囟门不合诸症, 常与熟地黄、知母、锁阳、紫河车、鹿茸、山药、当归等同用。

3. 阴血亏虚, 惊悸、失眠、健忘 治阴血不足, 心肾失养之惊悸、失眠、健忘, 常与石菖蒲、远志、龙骨等品同用。

4. 阴虚血热, 崩漏经多 治阴虚血热, 冲任不固崩漏、月经过多, 常与生地黄、黄芩、地榆等同用。

【用法用量】煎服, 9~24g。先煎。

【使用注意】脾胃虚寒者忌服, 孕妇慎用。

鳖 甲

【药性】甘、咸, 寒。归肝、肾经。

【功效】滋阴潜阳, 退热除蒸, 软坚散结。

【应用】

1. 肝肾阴虚证 本品适用于肝肾阴虚所致之阴虚内热、阴虚风动、阴虚阳亢诸证, 长于退虚热、除骨蒸。治疗温病后期, 阴液耗伤, 邪伏阴分, 夜热早凉, 热退无汗者, 常与丹皮、生地、青蒿等品同用, 如青蒿鳖甲汤(《温病条辨》); 治疗阴血亏虚, 骨蒸潮热者, 常与秦艽、地骨皮等品同用; 治阴虚阳亢, 头晕目眩, 配生地黄、牡蛎、菊花等同用; 治阴虚风动, 手足瘛疭者, 常与阿胶、生地黄、麦冬等同用。

2. 癥瘕积聚 本品长于软坚散结, 用于肝脾肿大, 癥瘕积聚, 常与牡丹皮、桃仁、土鳖虫等同用。

【用法用量】煎服, 9~24g。先煎。

【使用注意】脾胃虚寒者忌服, 孕妇慎用。

第十七节　收涩药

凡以收敛固涩, 用以治疗各种滑脱病证为主的药物称为收涩药, 又称固涩药。

本类药物味多酸涩, 性温或平, 主入肺、脾、肾、大肠经。有敛耗散、固滑脱之功。主要用于久病体虚、正气不固、脏腑功能衰退所致的自汗、盗汗、久咳虚喘、久泻、久痢、遗精、滑精、遗尿、尿频、崩带不止等滑脱不禁之证。

收涩药性涩敛邪, 故凡表邪未解, 湿热内蕴所致之泻痢、带下、血热出血, 以及郁热未清者, 均不宜用, 误用有"闭门留寇"之弊。但某些收涩药除收涩作用之外, 兼

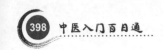

有清湿热、解毒等功效，则又当分别对待。

根据其药性及临床应用的不同，可分为固表止汗药、敛肺涩肠药、固精缩尿止带药三类。

一、固表止汗药

本类药物性味多为甘平，性收敛。多入肺、心二经。临床常用于气虚肌表不固，腠理疏松，津液外泄而自汗；阴虚不能制阳，阳热迫津外泄而盗汗。治自汗当配补气固表药同用，治盗汗宜配滋阴除蒸药同用。

凡实邪所致汗出，不宜使用。

麻黄根

【药性】甘、微涩，平。归肺经。

【功效】固表止汗。

【应用】

自汗，盗汗　本品为敛肺固表止汗之要药。治气虚自汗，常与黄芪、牡蛎同用；治阴虚盗汗，常与熟地黄、当归等同用；治产后虚汗不止，常与当归、黄芪等配伍。

【用法用量】煎服，3~9g，外用适量。

【使用注意】有表邪者忌用。

浮小麦

【药性】甘，凉。归心经。

【功效】固表止汗，益气，除热。

【应用】

1.**自汗，盗汗**　本品为养心敛液，固表止汗之佳品。凡自汗、盗汗者，均可应用。治气虚自汗者，可与黄芪、煅牡蛎、麻黄根等同用，如牡蛎散（《和剂局方》）；治阴虚盗汗者，可与五味子、麦冬、地骨皮等药同用。

2.**骨蒸劳热**　治阴虚发热，骨蒸劳热等证，常与玄参、麦冬、生地黄、地骨皮等药同用。

【用法用量】煎服，6~12g。

【使用注意】表邪汗出者忌用。

二、敛肺涩肠药

五味子

【药性】酸、甘，温。归肺、心、肾经。

【功效】收敛固涩，益气生津，补肾宁心。

【应用】

1. **久咳虚喘** 本品为治疗久咳虚喘之要药。治肺虚久咳，可与罂粟壳同用；治肺肾两虚喘咳，常与山茱萸、熟地黄、山药等同用；用于寒饮咳喘证，可配伍麻黄、细辛、干姜等，如小青龙汤（《伤寒论》）。

2. **自汗，盗汗** 治自汗、盗汗者，可与麻黄根、牡蛎等同用。

3. **遗精，滑精** 为治肾虚精关不固遗精、滑精之常用药。治滑精者，可与桑螵蛸、附子、龙骨等同用；治梦遗者，常与麦冬、山茱萸、熟地黄、山药等同用，如麦味地黄丸（《医宗金鉴》）。

4. **久泻不止** 治脾肾虚寒久泻不止，可与吴茱萸同炒香研末，米汤送服；或与补骨脂、肉豆蔻、吴茱萸同用。

5. **津伤口渴，消渴** 治热伤气阴，汗多口渴者，常与人参、麦冬同用；治阴虚内热，口渴多饮之消渴证，多与山药、知母、天花粉、黄芪等同用。

6. **心悸，失眠，多梦** 治阴血亏损，心神失养，或心肾不交之虚烦心悸、失眠多梦，常与麦冬、丹参、生地黄、酸枣仁等同用。

【用法用量】煎服，2~6g。

【使用注意】凡表邪未解，内有实热，咳嗽初起，麻疹初期者，均不宜用。

乌 梅

【药性】酸、涩，平。归肝、脾、肺、大肠经。

【功效】敛肺止咳，涩肠止泻，安蛔止痛，生津止渴。

【应用】

1. **肺虚久咳** 本品适用于肺虚久咳少痰或干咳无痰之证。可与罂粟壳、杏仁等同用。

2. **久泻，久痢** 本品为治疗久泻、久痢之常用药。可与罂粟壳、诃子等同用。配伍黄连，亦可用于湿热泻痢，便脓血者。

3. **蛔厥腹痛，呕吐** 用于蛔虫所致腹痛、呕吐、四肢厥冷的蛔厥病证，常配伍细辛、川椒、黄连、附子等同用，如乌梅丸（《伤寒论》）。

4. **虚热消渴** 治虚热消渴，可单用煎服，或与天花粉、麦冬、人参等同用。

【用法用量】煎服，6~12g，大剂量可用至30g。外用适量。止泻止血宜炒炭用。

【使用注意】外有表邪或内有实热积滞者均不宜服。

五倍子

【药性】酸、涩，寒。归肺、大肠、肾经。

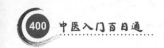

【功效】敛肺降火，止咳止汗，涩肠止泻，固精止遗，收敛止血，收湿敛疮。

【应用】

1. **咳嗽，咯血** 治肺虚久咳，常与五味子、罂粟壳等药同用；治肺热痰嗽，可与瓜蒌、黄芩、贝母等药同用；治热灼肺络、咳嗽咯血，常与藕节、白及等药同用。

2. **自汗，盗汗** 治自汗、盗汗，可单用研末，与荞面等分做饼，煨熟食之；或研末水调敷肚脐处。

3. **久泻，久痢** 治久泻、久痢，可与诃子、五味子同用。

4. **遗精，滑精** 治肾虚精关不固之遗精、滑精者，常与龙骨、茯苓等同用。

5. **崩漏，便血，痔血** 治崩漏，可单用，或与棕榈炭、血余炭等同用；治便血、痔血，可与槐花、地榆等同用，或煎汤熏洗患处。

6. **湿疮，肿毒** 治湿疮流水、溃疡不敛、疮疖肿毒、肛脱不收、子宫下垂等，可单味或配合枯矾研末外敷或煎汤熏洗。

【用法用量】煎服，3~6g。外用适量。研末外敷或煎汤熏洗。

【使用注意】湿热泻痢者忌用。

罂粟壳

【药性】酸、涩，平。有毒。归肺、大肠、肾经。

【功效】涩肠止泻，敛肺止咳，止痛。

【应用】

1. **久泻，久痢** 本品适用于久泻、久痢而无邪滞者。治脾虚久泻不止者，常与诃子、陈皮、砂仁等同用；治脾虚中寒，久痢不止者，常与肉豆蔻等同用。

2. **肺虚久咳** 用于肺虚久咳不止之证，可单用蜜炙研末冲服。

3. **脘腹、筋骨疼痛** 本品有良好的止痛作用，单用有效或配入复方使用。

【用法用量】煎服，3~6g。止咳蜜炙用，止泻、止痛醋炒用。

【使用注意】本品过量或持续服用易成瘾。咳嗽或泻痢初起邪实者忌用。

诃　子

【药性】苦、酸、涩，平。归肺、大肠经。

【功效】涩肠止泻，敛肺止咳，利咽开音。

【应用】

1. **久泻，久痢** 本品为治疗久泻、久痢常用药物。治久泻、久痢属虚寒者，常与干姜、罂粟壳、陈皮配伍；配伍人参、黄芪、升麻等药，可用于泻痢日久，中气下陷之脱肛；配伍防风、秦艽、白芷等药，可治肠风下血证。

2. **久咳，失音** 治肺虚久咳、失音者，可与人参、五味子等同用；治痰热郁肺，久咳、失音者，常与桔梗、甘草同用。

【用法用量】煎服，3~10g。涩肠止泻宜煨用，敛肺清热、利咽开音宜生用。

【使用注意】凡外有表邪、内有湿热积滞者忌用。

石榴皮

【药性】酸、涩，温。归大肠经。

【功效】涩肠止泻，杀虫，收敛止血。

【应用】

1. **久泻，久痢**　本品为久泻、久痢之常用药物。可单用煎服；或配肉豆蔻、诃子等药同用。若配伍党参、黄芪、升麻等药，可治久泻、久痢而致中气下陷脱肛者。

2. **虫积腹痛**　治蛔虫、蛲虫、绦虫等虫积腹痛，常与槟榔、使君子等同用。

3. **崩漏，便血**　治崩漏及妊娠下血不止者，常与当归、阿胶、艾叶炭等同用；治便血，可单用或配伍地榆、槐花等药同用。

【用法用量】煎服，3~9g。止血多炒炭用。

肉豆蔻

【药性】辛，温。归脾、胃、大肠经。

【功效】涩肠止泻，温中行气。

【应用】

1. **虚泻，冷痢**　本品为治疗虚寒性泻痢之要药。治脾胃虚寒之久泻、久痢者，常与肉桂、干姜、党参、白术、诃子等同用；治脾肾阳虚，五更泄泻者，可配补骨脂、五味子、吴茱萸。

2. **胃寒胀痛，食少呕吐**　治胃寒气滞、脘腹胀痛、食少呕吐等证，常与木香、干姜、半夏等药同用。

【用法用量】煎服，3~10g。内服须煨熟去油用。

【使用注意】湿热泻痢者忌用。

赤石脂

【药性】甘、涩，温。归大肠、胃经。

【功效】涩肠止泻，收敛止血，敛疮生肌。

【应用】

1. **久泻，久痢**　本品为久泻、久痢，下痢脓血常用药物。治泻痢日久，滑脱不禁，脱肛等证，常与禹余粮相须为用；若虚寒下痢，便脓血不止者，常与干姜、粳米同用，如桃花汤（《伤寒论》）。

2. **崩漏，便血**　治崩漏，常与海螵蛸、侧柏叶等同用；治便血、痔疮出血，常与

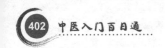

禹余粮、龙骨、地榆等药同用。

3.**疮疡久溃**　治疮疡久溃不敛，可与龙骨、乳香、没药、血竭等同用，研细末掺于疮口。

【用法用量】煎服，9~12g。外用适量，研末敷患处。

【使用注意】湿热积滞泻痢者忌服，孕妇慎用。畏官桂。

三、固精缩尿止带药

本类药物酸涩收敛，主入肾、膀胱经。具有固精、缩尿、止带作用。某些药物甘温还兼有补肾之功。适用于肾虚不固所致的遗精、滑精、遗尿、尿频及带下清稀等证，常与补肾药配伍同用，以标本兼治。

本类药酸涩收敛，对外邪内侵，湿热下注所致的遗精、尿频等不宜用。

山茱萸

【药性】酸、涩，微温。归肝、肾经。

【功效】补益肝肾，收敛固涩。

【应用】

1.**腰膝酸软，头晕耳鸣，阳痿**　本品为平补阴阳之要药。治肝肾阴虚，头晕目眩、腰酸耳鸣者，常与熟地黄、山药等配伍，如六味地黄丸（《小儿药证直诀》）；治命门火衰，腰膝冷痛，小便不利者，常与肉桂、附子等同用；治肾阳虚阳痿者，多与补骨脂、巴戟天、淫羊藿等配伍。

2.**遗精滑精，遗尿尿频**　治肾虚精关不固之遗精、滑精者，常与熟地黄、山药等同用；治肾虚膀胱失约之遗尿、尿频者，常与覆盆子、金樱子、桑螵蛸等药同用。

3.**崩漏，月经过多**　治妇女肝肾亏损，冲任不固之崩漏及月经过多者，常与熟地黄、白芍、当归等同用；若治脾气虚弱，冲任不固而漏下不止者，常与龙骨、黄芪、白术、五味子等同用。

4.**大汗不止，体虚欲脱**　治大汗欲脱或久病虚脱者，常与人参、附子、龙骨等同用。

【用法用量】煎服，6~12g，急救固脱20~30g。

【使用注意】素有湿热而致小便淋涩者不宜应用。

覆盆子

【药性】甘、酸，微温。入肝、肾经。

【功效】固精缩尿，益肝肾，明目。

【应用】

1. **遗精滑精、遗尿尿频**　治肾虚遗精、滑精、阳痿、不孕者，常与枸杞子、菟丝子、五味子等同用，如五子衍宗丸（《丹溪心法》）；治肾虚遗尿、尿频者，常与桑螵蛸、益智仁、补骨脂等药同用。

2. **肝肾不足，目暗不明**　治疗肝肾不足，目暗不明者，可单用或与枸杞、桑椹子、菟丝子等同用。

【用法用量】煎服，6~12g。

桑螵蛸

【药性】甘、咸，平。归肝、肾经。

【功效】固精缩尿，补肾助阳。

【应用】

1. **遗精滑精，遗尿尿频，白浊**　本品为治疗肾虚不固之遗精滑精、遗尿尿频、白浊之良药。治肾虚遗精、滑精，常与龙骨、五味子、制附子等同用；治小儿遗尿，可单用为末，米汤送服；治心神恍惚，小便频数，遗尿，白浊，可与远志、龙骨、石菖蒲等配伍。

2. **肾虚阳痿**　治肾虚阳痿，常与鹿茸、肉苁蓉、菟丝子等药同用。

【用法用量】煎服，5~10g。

【使用注意】阴虚多火，膀胱有热而小便频数者忌用。

金樱子

【药性】酸、涩，平。归肾、膀胱、大肠经。

【功效】固精缩尿止带，涩肠止泻。

【应用】

1. **遗精滑精，遗尿尿频，带下**　治肾虚精关不固之遗精滑精、膀胱失约之遗尿尿频、带下过多，可单用本品熬膏服，或与芡实、菟丝子、补骨脂、海螵蛸等同用。

2. **久泻、久痢**　治脾虚久泻、久痢，可单用浓煎服；或配伍党参、白术、芡实、五味子等同用。

【用法用量】煎服，6~12g。

海螵蛸

【药性】咸、涩，微温。归肝、肾经。

【功效】固精止带，收敛止血，制酸止痛，收湿敛疮。

【应用】

1. **遗精，带下**　治肾失固藏之遗精、滑精，常与山茱萸、菟丝子、沙苑子等同用；

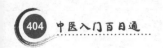

治肾虚带脉不固之带下清稀者，常与山药、芡实等药同用。

2. **崩漏，吐血，便血及外伤出血**　治崩漏，常与茜草、棕榈炭、五倍子等同用；治吐血、便血者，常与白及等分为末服；治外伤出血，可单用研末外敷。

3. **胃痛吐酸**　本品为治疗胃脘痛、胃酸过多之佳品。常与延胡索、白及、贝母、瓦楞子等药同用。

4. **湿疮，湿疹，溃疡不敛**　本品外用能收湿敛疮。治湿疮、湿疹，配黄柏、青黛、煅石膏等药研末外敷；治溃疡多脓，久不愈合者，可单用或配煅石膏、枯矾、冰片等研末外敷。

【用法用量】煎服，5~10g。散剂酌减。外用适量。

莲　子

【药性】甘、涩，平。归脾、肾、心经。

【功效】固精止带，补脾止泻，益肾养心。

【应用】

1. **遗精滑精**　治肾虚精关不固之遗精、滑精，常与芡实、龙骨等同用。

2. **带下**　治脾虚带下者，常与茯苓、白术等药同用；治脾肾两虚，带下清稀，腰膝酸软者，可与山茱萸、山药、芡实等同用。

3. **脾虚泄泻**　治脾虚久泻，食欲不振者，常与党参、茯苓、白术等同用，如参苓白术散(《和剂局方》)。

4. **心悸，失眠**　治心肾不交之虚烦、心悸、失眠者，常与酸枣仁、茯神、远志等同用。

【用法用量】煎服，6~15g。

第十八节　涌吐药

凡以促使呕吐，治疗毒物、宿食、痰涎等停滞在胃脘或胸膈以上所致病证为主的药物，称为涌吐药，又名催吐药。本类药物具有涌吐毒物、宿食、痰涎的作用。适用于误食毒物，停留胃中，未被吸收；或宿食停滞不化，尚未入肠，胃脘胀痛；或痰涎壅盛，阻于胸膈或咽喉，呼吸急促；或痰浊上涌，蒙蔽清窍，癫痫发狂等症。

涌吐药作用强烈，且多具毒性，易伤胃损正，药后患者反应强烈而痛苦不堪，故现代临床已少用。

瓜　蒂

【药性】苦，寒。有毒。归胃经。

【功效】涌吐痰食，祛湿退黄。

【应用】

1. **风痰、宿食停滞及食物中毒诸证**　凡宿食停滞胃脘，胸脘痞硬，气逆上冲者，或误食毒物不久，尚停留于胃者，皆可单用本品取吐，或与赤小豆为散，用香豉煎汁和服。

2. **湿热黄疸**　用于湿热黄疸，多单用本品研末吹鼻，令鼻中黄水出而达祛湿退黄之效；或内服、顿服使用。

【用法用量】煎服，2.5~5g；入丸、散服，每次 0.3~1g。外用适量，研末吹鼻，待鼻中流出黄水即可停药。

【使用注意】体虚、吐血、咯血、胃弱、孕妇及上部无实邪者忌用。

胆　矾

【药性】酸、涩、辛，寒。有毒。归肝、胆经。

【功效】涌吐痰涎，解毒收湿，祛腐蚀疮。

【应用】

1. **喉痹，癫痫，误食毒物**　治痰壅喉痹，可与白僵蚕共为末，吹喉；治风痰癫痫，单用本品研末，温醋调下；若误食毒物，可用本品催吐。

2. **风眼赤烂，口疮，牙疳**　本品少量外用，可治疗口、眼诸窍火热之证。如本品煅研，泡汤洗眼，治风眼赤烂；与蟾皮共研末，外敷患处，治口疮；以本品研末，加麝香少许和匀，外敷，治牙疳。

3. **胬肉，疮疡**　如本品煅研外敷，治胬肉疼痛。

【用法用量】温水化服，0.3~0.6g。外用适量，研末撒或调敷，或以水溶化后外洗。

【使用注意】体虚者忌用。

第十九节　攻毒杀虫止痒药

凡以攻毒疗疮，杀虫止痒为主要作用的药物，分别称为攻毒药或杀虫止痒药。

本类药物多具有不同程度的毒性，以外用为主，兼可内服。主要适用于某些外科皮肤及五官科病证，如疮痈疔毒，疥癣，湿疹，梅毒及虫蛇咬伤，癌肿等。制剂时应严格

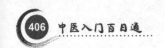

遵守炮制和制剂法度，以降低毒性而确保用药安全。

雄 黄

【药性】辛，温。有毒。归肝、胃、大肠经。

【功效】解毒，杀虫，截疟。

【应用】

1. **痈肿疔疮，湿疹疥癣，蛇虫咬伤** 治痈肿疔毒，可外用单用，或配伍乳香、没药、麝香为丸；治疥癣，与黄连、松脂、发灰为末，猪脂为膏外涂；治蛇虫咬伤，轻者单用本品香油调涂患处；重者可与五灵脂共为细末，酒调灌服，并外敷。

2. **虫积腹痛，疟疾** 与牵牛子、槟榔等同用，可治虫积腹痛。本品内服能祛痰截疟。

【用法用量】内服 0.05~0.1g，入丸散用。外用适量，熏涂患处。

【使用注意】内服宜慎，不可久服。宜水飞。孕妇禁用。忌火煅。

硫 黄

【药性】酸，温。有毒。归肾、大肠经。

【功效】外用解毒杀虫疗疮；内服补火助阳通便。

【应用】

1. **疥癣，湿疹，阴疽疮疡** 本品为治疗疥疮的要药，可单取硫黄为末，麻油调涂用，或配伍风化石灰、铅丹研末，猪油调涂；治疮疽，可与荞麦面、白面为末贴敷患处。

2. **阳痿，虚喘冷哮，虚寒便秘** 治肾虚阳痿常与鹿茸、补骨脂、蛇床子等同用；治肾不纳气之喘促，可配附子、肉桂、沉香等；治虚冷便秘，可配半夏用。

【用法用量】外用适量，研末油调敷患处。内服 1.5~3g，炮制后入丸散服。

【使用注意】阴虚火旺及孕妇忌服。

白 矾

【药性】酸、涩，寒。归肺、脾、肝、大肠经。

【功效】外用解毒杀虫，燥湿止痒；内服止血止泻，化痰。

【应用】

1. **治湿疹瘙痒，脱肛，痔疮，疮疡疥癣** 本品尤宜治疮面湿烂或瘙痒者。湿疹瘙痒，可与雄黄为末，浓茶调敷；治口疮、鼻息肉、酒齄鼻等，可单用或配伍硫黄、乳香等；治痔疮、脱肛、子宫脱垂，可与五倍子、地榆配伍。

2. **便血、吐衄、崩漏** 治衄血不止，以枯矾研末吹鼻；治崩漏，配五倍子、地榆同用。

3. **久泻久痢** 可与煨诃子、肉豆蔻等配伍。

4. **痰厥癫狂痫证** 治痰壅心窍癫痫发狂，可与郁金为末，薄荷糊丸服。

【用法用量】内服 0.6~1.5g，入丸、散剂。外用适量，研末敷或化水洗患处。

【使用注意】体虚胃弱及无湿热痰火者忌服。

蛇床子

【药性】辛、苦，温。有小毒。归肾经。

【功效】杀虫止痒，燥湿，温肾壮阳。

【应用】

1. **阴部湿痒，湿疹，疥癣** 本品为皮肤及妇科病常用药，常与苦参、黄柏、白矾等配伍。多外用。

2. **寒湿带下，湿痹腰痛** 尤宜于寒湿兼肾虚所致带下腰痛。常与山药、杜仲、牛膝等同用。

3. **肾虚阳痿，宫冷不孕** 治阳痿无子，常配伍当归、枸杞、淫羊藿、肉苁蓉等。

【用法用量】煎服，3~10g。外用适量，多煎汤熏洗或研末调敷。

【使用注意】阴虚火旺或下焦有湿热者不宜内服。

蟾 酥

【药性】辛，温。有毒。归心经。

【功效】解毒，止痛，开窍醒神。

【应用】

1. **痈疽疔疮，咽喉肿痛，牙痛** 治痈疽及恶疮，常配伍麝香、朱砂等；治咽喉肿痛及痈疖，与牛黄、冰片等配用；治牙痛，可单用本品研细少许点患处。

2. **痧胀腹痛，神昏吐泻** 治暑湿秽浊或饮食不洁而致腹痛，吐泻不止，甚至昏厥，常与麝香、丁香、雄黄等药配伍，研末吹入鼻中取嚏。

【用法用量】内服 0.015~0.03g，多入丸、散。外用适量。

【使用注意】本品有毒，内服切勿过量。外用不可入目。孕妇忌用。

樟 脑

【药性】辛，热。有毒。归心、脾经。

【功效】除湿杀虫，温散止痛，开窍辟秽。

【应用】

1. **疥癣瘙痒，湿疮溃烂** 治癣可与土槿皮、川椒、白矾等配伍应用；治瘰疬溃烂，与雄黄等分为末，用时先以荆芥煎汤洗患处，再用麻油调涂。

2. **跌打伤痛，牙痛** 治跌打伤痛，肌肤完好者，可泡酒外擦；治龋齿牙痛，与黄

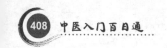

丹、皂角（去皮、核）各等分为末，制成蜜丸，塞孔中。

3.**痧胀腹痛，吐泻神昏** 治感受秽浊疫疠或暑湿之邪，而致腹痛闷乱、吐泻昏厥诸证，可与没药、乳香共为细末，以茶水调服。

【用法用量】外用适量，研末撒布或调敷。内服0.1~0.2g，入散剂或用酒溶化服。

【使用注意】气虚阴亏，有热及孕妇忌服。

蜂 房

【药性】甘，平。归胃经。

【功效】攻毒杀虫，祛风止痛。

【应用】

1.**疮疡肿毒，乳痈，瘰疬，癌肿** 治疮肿初发，与生南星、生草乌、白矾、赤小豆共为细末，淡醋调涂；治瘰疬，与蛇蜕、黄芪、黄丹、玄参等为膏外用；治癌肿可与莪术、全蝎、僵蚕等配用。

2.**风疹瘙痒，风湿痹痛，牙痛** 治风疹瘙痒，常与蝉衣等同用；治风湿痹痛，与川乌、草乌同用，或配全蝎、蜈蚣、地鳖虫各等分，研末为丸服；治牙痛可配细辛水煎漱口用。

【用法用量】煎服，3~5g。外用适量，研末油调敷患处。

大 蒜

【药性】辛，温。归脾、胃、肺经。

【功效】解毒杀虫，消肿，止痢。

【应用】

1.**痈肿疔毒，疥癣** 治疮疖初发可用独头蒜切片贴肿处；用于皮肤或头癣瘙痒，可将大蒜切片外擦或捣烂外敷。

2.**痢疾，泄泻，肺痨，顿咳** 治肺痨咳血、顿咳，可单独用或配伍入复方中用。治泻痢，单用或以10%大蒜浸液保留灌肠。

3.**钩虫病，蛲虫病** 治蛲虫病可将大蒜捣烂，加茶油少许，睡前涂于肛门周围。

【用法用量】煎服 9~15g。外用适量，捣敷，切片擦或隔蒜灸。

【使用注意】外用可引起皮肤发红、灼热甚至起泡，故不可敷之过久。阴虚火旺及有目、舌、喉、口齿诸疾不宜内服。孕妇忌灌肠用。

第二十节 拔毒化腐生肌药

凡以外用拔毒化腐、生肌敛疮为主要作用的药物，称为拔毒化腐生肌药。本类药物主要适用于痈疽疮疡溃后脓出不畅，或溃后腐肉不去，新肉难生，伤口难以生肌愈合之证；有些还常用于皮肤湿疹瘙痒，口疮、喉证、目赤翳障等。

本类药物多为矿石重金属类，多具剧烈毒性或强大刺激性，使用时应严格控制剂量和用法，外用也不可过量或过久应用，有些药还不宜在头面及黏膜上使用，以防发生毒副反应。本书仅列举常用药。

炉甘石

【药性】甘，平。归肝、胃经。

【功效】解毒明目退翳，收湿止痒敛疮。

【应用】

1. 目赤翳障 本品为眼科外用常用药。与玄明粉各等分为末点眼，治目赤暴肿；与海螵蛸、冰片为细末点眼，可治风眼流泪。

2. 溃疡不敛，湿疮，湿疹，眼睑溃烂 治疮疡不敛，配龙骨同用，研极细末涂患处；治眼眶破烂，畏光羞明，配黄连、冰片同用。

【用法用量】外用适量，研末撒布或调敷。水飞点眼、吹喉。一般不内服。

【使用注意】宜炮制后用。

硼 砂

【药性】甘、咸，凉。归肺、胃经。

【功效】外用清热解毒，内服清肺化痰。

【应用】

1. 咽喉肿痛，口舌生疮，目赤翳障 本品能清热解毒，消肿防腐，为喉科及眼科常用药。配伍冰片、玄明粉、朱砂同用，可治咽喉、口齿肿痛，如冰硼散（《外科正宗》）；配冰片、炉甘石、玄明粉为细末点眼，可治火眼及翳障胬肉；配冰片、珍珠、炉甘石为细末点眼，治火眼及目翳。

2. 痰热咳嗽 治痰热咳嗽并有咽喉肿痛者，可与沙参、玄参、贝母、瓜蒌、黄芩等同用。

【用法用量】外用适量，研极细末干撒或调敷患处；或化水含漱。内服，1.6~3g，入丸、散用。

【使用注意】本品以外用为主，内服宜慎。

第五讲
中医方剂入门

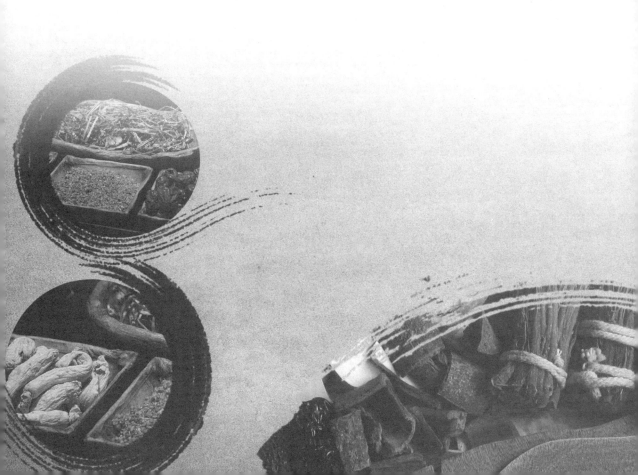

第一章 绪 论

方剂，是在辨证审因、确定治法后，遵循组方原则，选择适宜的药物，明确用量，并酌定剂型、用法而成的药物配伍组合。

方剂在治法指导下，按照组方原则配伍，形成药物的有序组合，即"法随证立""方从法出"。只有治法与病证相符，方剂功用与治法相同，才能使邪去正复。常用治法包括：汗、和、下、消、吐、清、温、补八法。

方剂的剂型历史悠久，早在《内经》13首方剂中，就已出现汤、丸、散、膏、酒、丹等剂型。后世医家多有发展，如锭、线、条、饼、露等剂型。随着制药工业的发展，又研制出片剂、胶囊剂、冲剂、注射剂等。

方剂的煎服法是方剂运用过程中的重要环节，虽药物配伍合理，剂量准确，剂型适宜，倘若煎药法或服药法不当，也会影响疗效。而服药法是否恰当，对疗效亦有一定的影响，其中包括服药时间、服用方法以及药后调护等。

方剂的组方原则即君臣佐使。君药是针对主病或主证起主要治疗作用的药物，是方中不可或缺，且药力居首的药物。臣药，一是辅助君药加强治疗主病或主证作用的药物；二是针对兼病或兼证起治疗作用的药物，其在方中之药力小于君药。佐药，一是佐助药，即协助君药、臣药以加强治疗作用，或直接治疗次要兼证的药物；二是佐制药，即制约君药、臣药的峻烈之性，或减轻、消除君药、臣药毒性的药物；三是反佐药，即根据某些病证之需，配伍少量与君药性味或作用相反而又能在治疗中起相成作用的药物。佐药在方中之药力小于臣药，一般用量较轻。使药，一是引经药，即能引方中诸药到达病所的药物；二是调和药，即具有调和诸药作用的药物。使药在方中之药力较小，用量亦轻。方剂的组方原则是根据病情需要及患者体质、性别、年龄的不同，并参照季节与气候的变化、地域的差异等因素而确定的。因此，运用成方，或遣药组方时，必须因病、因人、因时、因地制宜，将原则性和灵活性相结合，使方药与病证丝丝入扣，做到师其法而不泥其方，从而实现治疗的"个体化"主旨。

第二章 各 论

第一节 解表剂

一、辛温解表剂

辛温解表剂，适用于风寒表证。代表方如麻黄汤、大青龙汤、桂枝汤、九味羌活汤、止嗽散、小青龙汤、香苏散等。

1. 麻黄汤《伤寒论》

【组成】麻黄去节，三两（9g）　桂枝去皮，二两（6g）　杏仁去皮尖，七十个（9g）　甘草炙，一两（3g）

【用法】上四味，以水九升，先煮麻黄，减二升，去上沫，内诸药，煮取二升半，去滓，温服八合。温覆取微汗，不须啜粥，余如桂枝法将息（现代用法：水煎服，温覆取微汗）。

【功用】发汗解表，宣肺平喘。

【主治】外感风寒表实证。恶寒发热，头身疼痛，无汗而喘，舌苔薄白，脉浮紧。

【方解】方中麻黄辛温，为发汗峻剂，入肺经，开腠理、透毛窍，可发汗祛在表之风寒，又可宣散肺经风寒而平喘，为君药。桂枝辛温、甘，可解肌发表，通达营卫之郁，助麻黄发汗散寒，为臣药。麻桂为辛温发汗的常用组合。杏仁利肺平喘，与麻黄相伍，一宣一降，使肺气宣降协调而平喘，为佐药。炙甘草调和药性，缓麻、桂峻烈之性，使汗出不伤正，为使药。

若喘急胸闷、咳嗽痰多、表证不甚者，可去桂枝，加苏子、半夏化痰止咳平喘；若鼻塞流涕重者，可加苍耳子、辛夷以宣通鼻窍；若夹湿邪且见骨节酸痛者，可加苍术、薏苡仁以祛风除湿；兼里热之烦躁、口渴，可酌加石膏、黄芩清泻郁热。

【运用】本方为治疗外感风寒表实证之代表方。以恶寒发热，无汗而喘，脉浮紧为辨证要点。因本方为辛温发汗之峻剂，当中病即止，不可过服，临床可用于治疗感冒、流行性感冒、急性支气管炎、支气管哮喘等属风寒表实证等。

2. 大青龙汤《伤寒论》

【组成】麻黄去节，六两（12g）　桂枝二两（6g）　甘草炙，二两（6g）　杏仁去皮尖，四十个（6g）　石膏如鸡子大，碎（18g）　生姜三两（9g）　大枣十二枚，擘（6g）

【用法】上七味，以水九升，先煮麻黄，减二升，去上沫，内诸药，煮取三升，去滓，温服一升，取微似汗。一服汗者，停后服。若复服，汗多亡阳，遂虚，恶风烦躁，不得眠也（现代用法：水煎温服，取微汗）。

【功用】发汗解表，兼清里热。

【主治】①外感风寒，内有郁热证。恶寒发热，头身疼痛，不汗出而烦躁，脉浮紧。②溢饮。身体疼重，或四肢浮肿，恶寒身热，无汗，烦躁，脉浮紧。

【方解】麻黄发汗解表、宣肺平喘、利水消肿，为君。桂枝辛温，解肌发汗，助麻黄解表和营卫；石膏辛甘而寒，清里热并透郁热，二者同为臣药。麻黄与石膏同用，辛温发表而不助热，大寒清热而无凉遏之虞。杏仁降利肺气，与麻黄相合，使肺气宣降正常；生姜、大枣合用可和脾胃、调营卫，兼助解表、益汗源，共为佐药。甘草益气和中，缓辛温峻散之力，调和诸药，防石膏寒凉伤中，为佐使药。

【运用】本方为治疗外感风寒，里兼郁热证的常用方。以恶寒发热，无汗，烦躁，脉浮紧为辨证要点。表虚者不可用。临床可用于感冒、流行性感冒、支气管炎、支气管哮喘、过敏性鼻炎、急性风湿性关节炎、急性肾炎等病属外寒里热或外寒里热夹饮者。

3. 桂枝汤《伤寒论》

【组成】桂枝去皮，三两（9g）　芍药三两（9g）　甘草炙，二两（6g）　生姜切，三两（9g）　大枣擘，十二枚（6g）

【用法】上五味，㕮咀，以水七升，微火煮取三升，适寒温，服一升。服已须臾，啜热稀粥一升余，以助药力。温覆令一时许，遍身微似有汗者益佳，不可令如水流漓，病必不除。若一服汗出病瘥，停后服，不必尽剂；若不汗，更服如前法；又不汗，后服小促其间，半日许，令三服尽。若病重者，一日一夜服，周时观之，服一剂尽，病证犹在者，更作服；若汗不出，乃服至二三剂。禁生冷、黏滑、肉面、五辛、酒酪、臭恶等物（现代用法：水煎服，温覆取微汗）。

【功用】解肌发表，调和营卫。

【主治】外感风寒表虚证。恶风发热，汗出头痛，鼻鸣干呕，苔白不渴，脉浮缓或浮弱。

【方解】方中桂枝辛温，助卫阳，通经络，解肌发表祛在表风寒，为君药。芍药酸、甘、凉，益阴敛营，敛固外泄之营阴，为臣药。桂芍等量配伍，营卫同治，邪正兼顾，相辅相成。生姜辛温，助桂枝散表邪，兼和胃止呕；大枣甘平，协芍药补营阴，兼健脾益气，共为佐药。炙甘草调和药性，合桂枝辛甘化阳以实卫，合芍药酸甘化阴以益营，为佐使。

恶风寒较甚者，宜加防风、荆芥、淡豆豉疏散风寒；体质素虚者，可加黄芪扶正祛邪；兼见咳喘者，宜加杏仁、苏子、桔梗宣肺止咳平喘。

【运用】本方既为治疗外感风寒表虚证的基础方，又是调和营卫、调和阴阳法的代表方。以恶风，发热，汗出，脉浮缓为辨证要点。本方服后"啜热稀粥"，是借水谷之精气充养中焦，不但易为酿汗，更可使外邪速去而不致重感；"温覆令一时许"，是避风助汗之意。待其"遍身微似有汗"，是肺胃之气已和，津液得通，营卫和谐，腠理复固，"不可令如水流漓，病必不除"为服解表剂均应注意的事项。临床本方可用于普通感冒、流行性感冒、上呼吸道感染等常见风寒表虚证者。

4. 九味羌活汤 张元素方，录自《此事难知》

【组成】羌活（9g）　防风（9g）　苍术（9g）　细辛（3g）　川芎（6g）　香白芷（6g）　生地黄（6g）　黄芩（6g）　甘草（6g）（原著本方无用量）

【用法】上㕮咀，水煎服。若急汗，热服，以羹粥投之；若缓汗，温服，不用汤投之（现代用法：水煎服）。

【功用】发汗祛湿，兼清里热。

【主治】外感风寒湿邪，内有蕴热证。恶寒发热，无汗，头痛项强，肢体酸楚疼痛，口苦微渴，舌苔白或微黄，脉浮或浮紧。

【方解】方中羌活辛苦、温，入太阳经，善解表寒，祛风湿，利关节，止痹痛，为君药。防风辛甘、温，善祛风胜湿止痛；苍术辛苦、温，入太阴经，善燥湿，并能祛风散寒，两药助君药祛风散寒，除湿止痛，为臣药。细辛、白芷、川芎皆能祛风散寒，共为佐药。其中细辛主入少阴经，尤能止痛；白芷主入阳明经，兼可燥湿；川芎主入少阳、厥阴经，行气活血，宣痹止痛。生地黄、黄芩清泄里热，防辛温燥烈之品助热伤津，为佐药。甘草调和诸药为使。

若湿邪较轻，肢体酸楚不甚者，可去苍术、细辛以减温燥之性；若肢体关节痛剧者，加独活、威灵仙、姜黄等加强宣痹止痛之力；湿重胸满者，可去滋腻之生地黄，加枳壳、厚朴行气化湿宽胸；无口苦微渴者，生地黄、黄芩当酌情裁减；里热甚而烦渴者，可加石膏、知母清热除烦止渴。

【运用】本方为治疗外感风寒湿邪兼里热证的常用方。以恶寒发热，头痛无汗，肢体酸楚疼痛，口苦微渴为辨证要点。若寒邪较甚，表证较重，宜热服，且应啜粥助药力而酿汗祛邪。临床本方可用于治疗感冒、流感，加减后可用于风湿性关节炎、急性荨麻疹、坐骨神经痛等病的治疗。

5. 香苏散《太平惠民和剂局方》

【组成】香附子炒香，去毛　紫苏叶各四两（12g）　甘草炙，一两（3g）　陈皮不去白，二两（6g）

【用法】上为粗末。每服三钱（9g），水一盏，煎七分，去滓热服，不拘时候，日三服。若作细末，只服二钱（6g），入盐点服（现代用法：作汤剂，水煎服）。

【功用】疏散风寒，理气和中。

【主治】外感风寒，气郁不舒证。恶寒身热，头痛无汗，胸脘痞闷，不思饮食，舌苔薄白，脉浮。

【方解】本方苏叶辛温，归肺、脾二经，可解表散寒，理气宽中，为君药。香附辛苦甘平，行气解郁，为臣药。君臣相伍，苏叶得香附之助，调畅气机之功著；香附借苏叶之升散，可上行外达以祛邪。胸脘痞闷源于气郁，和湿滞有关，佐用陈皮理气燥湿。甘草健脾和中，与香附、陈皮相合，行气不耗气，调和药性为佐使药。

若风寒表证较重可加葱白、生姜、荆芥等加强发汗解表作用；气郁较甚，胸胁胀痛，脘腹胀满者，加柴胡、厚朴、大腹皮等加强行气解郁之力；湿浊较重，胸闷，不思饮食，苔白腻者，加藿香、厚朴、半夏等化湿运脾；兼见咳嗽有痰者，加苏子、桔梗、半夏等降气化痰止咳。

【运用】本方为治疗外感风寒兼气滞的常用方。以恶寒发热，头痛无汗，胸脘痞闷，苔薄白，脉浮为辨证要点。临床可用于胃肠型感冒属感受风邪兼气机郁滞者。

6. 小青龙汤《伤寒论》

【组成】麻黄去节，三两（9g）　芍药三两（9g）　细辛三两（3g）　干姜三两（6g）　甘草炙，三两（6g）　桂枝去皮，三两（9g）　五味子半升（9g）　半夏洗，半升（9g）

【用法】上八味，以水一斗，先煮麻黄，减二升，去上沫，内诸药，煮取三升，去滓，温服一升（现代用法：水煎服）。

【功用】解表散寒，温肺化饮。

【主治】外寒内饮证。恶寒发热，头身疼痛，无汗，喘咳，痰涎清稀量多，胸痞，或干呕，或痰饮喘咳，不得平卧，或身体疼重，头面四肢浮肿，舌苔白滑，脉浮。

【方解】方中麻黄、桂枝辛温，相须为君，发汗解表，且麻黄宣肺气治喘咳，桂枝化气行水化饮。干姜辛热、细辛辛温，为臣，温肺化饮，兼协麻黄、桂枝解表祛邪。半夏辛苦温为佐，燥湿化痰，和胃降逆。五味子酸甘，敛肺止咳，芍药和营养血，二药与辛散之品相配，使散中有收，利肺气开阖，增强止咳平喘之功；同时防辛散温燥药物耗气伤津，二者为佐药。炙甘草益气和中，兼调和辛散酸收之性，为佐使药。

若外邪表闭重，恶寒无汗，重用麻黄、桂枝；寒痰饮甚，胸满痰多，重用细辛、半夏；里饮郁热，喘而烦躁，加石膏；郁热伤津见口渴，去半夏，加瓜蒌根；里饮偏重见小便不利、小腹满，去麻黄，加茯苓。

【运用】本方为治疗外感风寒、寒饮内停而致喘咳的常用方。以恶寒发热，无汗，喘咳，痰多而稀，舌苔白滑，脉浮为辨证要点。临床可用于慢性支气管炎、支气管哮喘、老年性肺气肿，及慢性支气管炎急性发作、肺炎、过敏性鼻炎、胸膜炎、肺水肿、肺心病等病属外寒或肺寒里饮者。

7. 止嗽散《医学心悟》

【组成】桔梗炒　荆芥　紫菀蒸　百部蒸　白前蒸，各二斤（各12g）　甘草炒，十二两（4g）　陈皮水洗，去白，一斤（6g）

【用法】上为末。每服三钱（9g），开水调下，食后临卧服。初感风寒，生姜汤调下（现代用法：作汤剂，水煎服）。

【功用】宣利肺气，疏风止咳。

【主治】风邪犯肺之咳嗽证。咳嗽咽痒，咯痰不爽，或微恶风发热，舌苔薄白，脉浮缓。

【方解】方中紫菀、百部甘苦微温，为止咳化痰要药，新久咳嗽皆宜，共用为君。桔梗苦辛性平，善宣肺止咳；白前辛苦微温，可降气化痰。宣降协调，助君药止咳化痰，共为臣药。荆芥辛、微温，疏风解表，祛表之余邪，陈皮行气化痰，二者共为佐药。甘草合桔梗利咽止咳，兼能调和诸药，为佐使药。

若兼风热表证症见身热，可加金银花、连翘；兼风寒表证症见恶寒，可加防风、荆芥、苏叶；痰多加贝母、瓜蒌；兼肺热症见咳嗽痰黄，加生石膏、桑白皮、胆南星；津液损伤见咽干口渴，加沙参、麦冬。

【运用】本方为治疗表邪未尽，肺气失宣致咳嗽的常用方。以咳嗽咽痒，微恶风发热，苔薄白为辨证要点。临床本方可用于上呼吸道感染、支气管炎、肺炎、流行性感冒等证属风邪犯肺者。

二、辛凉解表剂

辛凉解表剂，适用于风热表证。代表方如银翘散、桑菊饮、麻黄杏仁甘草石膏汤、升麻葛根汤等。

1. 银翘散《温病条辨》

【组成】连翘一两（30g） 银花一两（30g） 苦桔梗六钱（18g） 薄荷六钱（18g） 竹叶四钱（12g） 生甘草五钱（15g） 芥穗四钱（12g） 淡豆豉五钱（15g） 牛蒡子六钱（18g）

【用法】上为散。每服六钱（18g），鲜苇根汤煎，香气大出，即取服，勿过煮。病重者，约二时一服，日三服，夜一服；轻者，三时一服，日二服，夜一服；病不解者，作再服（现代用法：作汤剂，加芦根18g，水煎服）。

【功用】辛凉透表，清热解毒。

【主治】温病初起。发热，微恶风寒，无汗或有汗不畅，口渴头痛，咽痛咳嗽，舌尖红，苔薄白或薄黄，脉浮数。

【方解】方中重用银花、连翘为君，二药气味芳香，疏散风热、清热解毒，辟秽化浊。薄荷、牛蒡子味辛性凉，善疏散上焦风热，兼可清利头目，解毒利咽；荆芥穗、淡豆豉辛而微温，协君药开皮毛解表散邪，为臣药。芦根、竹叶清热生津；桔梗合牛蒡子宣肃肺气而止咳利咽，同为佐药。生甘草合桔梗利咽止痛，兼可调和药性，为佐使药。

若渴甚，可加天花粉生津止渴；项肿咽痛者可加马勃、玄参清热解毒，利咽消肿；衄者可去荆芥穗、淡豆豉之辛温，加白茅根、侧柏炭、栀子炭凉血止血；咳者可加杏仁苦降肃肺以加强止咳之功；胸膈闷者可加藿香、郁金芳香化湿，辟秽祛浊。

【运用】本方为"辛凉平剂"，是治疗风温初起的常用方。以发热，微恶寒，咽痛，口渴，脉浮数为辨证要点。方中药物多为芳香轻宣之品，不宜久煎。临床本方可用于流行性感冒、流行性腮腺炎、扁桃体炎、急性上呼吸道感染，以及流行性乙型脑炎、流行性脑膜炎、咽炎、咽峡疱疹、麻疹、肺炎、药物性皮炎、小儿湿疹、产褥感染等病属于风热表证。

2. 桑菊饮《温病条辨》

【组成】桑叶二钱五分（7.5g） 菊花一钱（3g） 杏仁二钱（6g） 连翘一钱五分（5g） 薄荷八分（2.5g） 苦桔梗二钱（6g） 生甘草八分（2.5g） 苇根二钱（6g）

【用法】水二杯，煮取一杯，日二服（现代用法：水煎温服）。

【功用】疏风清热，宣肺止咳。

【主治】风温初起，邪客肺络证。但咳，身热不甚，口微渴，脉浮数。

【方解】方中桑叶甘苦性凉，疏散风热，清宣肺热而止咳嗽；菊花辛甘性寒，疏散风热，清利头目而肃肺。二药协同以疏散肺中风热见长，共为君药。杏仁苦降，肃降肺气；桔梗辛散，开宣肺气。二药以复肺之宣降功能而止咳，共为臣药。薄荷辛凉解表，助君药疏散风热；连翘透邪解毒；芦根清热生津，共为佐药。甘草调和诸药为使。

若气粗似喘，是气分热势渐盛，可加石膏、知母清解气分之热；若咳嗽较频可加黄芩清肺热；若咳痰黄稠，咯吐不爽，可加瓜蒌、黄芩、桑白皮、贝母清热化痰；咳嗽咯血者，可加白茅根、茜草根、丹皮凉血止血；若口渴甚者可加天花粉生津止渴；兼咽喉红肿疼痛，可加玄参、板蓝根清热利咽。

【运用】本方为治疗风热犯肺咳嗽的常用方。以咳嗽，发热不甚，微渴，脉浮数为辨证要点。临床本方可用于上呼吸道感染、急性扁桃体炎、肺炎、麻疹、流行性乙型脑炎、百日咳等病属风热表证者。

3. 麻黄杏仁甘草石膏汤《伤寒论》

【组成】麻黄去节，四两（9g）　杏仁去皮尖，五十个（9g）　甘草炙，二两（6g）　石膏碎，绵裹，半斤（18g）

【用法】上四味，以水七升，煮麻黄，减二升，去上沫，内诸药，煮取二升，去滓。温服一升（现代用法：水煎服）。

【功用】辛凉疏表，清肺平喘。

【主治】外感风邪，邪热壅肺证。身热不解，有汗或无汗，咳逆气急，甚则鼻煽，口渴，舌苔薄白或黄，脉浮而数。

【方解】方中麻黄辛温，宣肺平喘，解表散邪。石膏辛甘大寒，清泄肺热以生津。二药相伍，既宣散肺中风热，又清宣肺中郁热，共为君药。石膏倍于麻黄，相制为用。麻黄得石膏，宣肺平喘而不助热；石膏得麻黄，清解肺热而不凉遏。杏仁苦温，宣利肺气以平喘咳，与麻黄相配则宣降相因，与石膏相伍则清肃协同，是为臣药。炙甘草益气和中，防石膏寒凉伤中，调和诸药，为佐使。

如肺热甚，壮热汗出者，宜加重石膏用量，并酌加桑白皮、黄芩、知母清泄肺热；表邪偏重，无汗而恶寒，石膏用量宜减轻，酌加薄荷、苏叶、桑叶等以助解表宣肺之力；痰多气急，可加葶苈子、枇杷叶降气化痰；痰黄稠、胸闷者，宜加瓜蒌、贝母、黄芩、桔梗清热化痰，宽胸利膈。

【运用】本方为治疗表邪未解，邪热壅肺而致喘咳的基础方。本方石膏倍麻黄，功用重在清宣肺热，不在发汗，故以发热、喘咳、苔黄、脉数为辨证要点，临床可用于急性气管炎、支气管炎、肺炎、百日咳、风热感冒、荨麻疹、咽喉炎、痔疮、口疮、鼻窦炎、肺心病等属肺热壅甚者。

4. 升麻葛根汤《太平惠民和剂局方》

【组成】升麻　白芍药　甘草炙，各十两（各6g）　葛根十五两（9g）

【用法】上为粗末。每服三钱（9g），用水一盏半，煎取一中盏，去滓，稍热服，不计时候，一日二三次。以病气去，身清凉为度（现代用法：水煎服）。

【功用】解肌透疹。

【主治】麻疹初起。疹发不出，身热头痛，咳嗽，目赤流泪，口渴，舌红，苔薄而干，脉浮数。

【方解】方中升麻辛甘微寒，入肺、胃经，为透疹之要药，既可辛散透疹，又能清热解毒，为君药。葛根辛甘性凉，入胃经，解肌透疹，生津除热，为臣药。二药轻扬升散，通行肌表内外，对疹毒欲透未透、病势向外者，能因势利导，相配则透达疹毒之功彰。芍药益阴和营，以防君臣升散太过，为佐药。使以炙甘草调和药性。

本方清疏之力皆不强，临证可选加薄荷、荆芥、蝉蜕、牛蒡子、银花等增强透疹清热之功。若因风寒袭表不能透发，兼见恶寒、无汗、鼻塞、流清涕、苔薄白等症，宜加防风、荆芥、柽柳发表透疹；麻疹未透，色深红者，宜加紫草、丹皮、大青叶凉血解毒。

【运用】本方为治疗麻疹未发，或发而不透之基础方。以疹发不出或出而不畅，舌红，脉数为辨证要点，临床可用于麻疹、风疹等儿科出疹性疾病，及疱疹、水痘、感冒、病毒性肺炎、肠炎、痢疾、中心性视网膜炎、银屑病等病属邪郁肌表，肺胃有热者。

三、扶正解表剂

扶正解表剂，适用于正气不足又感受外邪之证。代表方如败毒散、麻黄细辛附子汤、加减葳蕤汤等。

1. 败毒散（原名人参败毒散）《太平惠民和剂局方》

【组成】柴胡去苗　甘草爁　桔梗　人参去芦　川芎　茯苓去皮　枳壳去瓤,麸炒　前胡去苗　羌活去苗,洗　独活去苗,各三十两（9g）

【用法】为粗末。每服二钱（6g），水一盏，入生姜、薄荷各少许，同煎七分，去滓，不拘时候，寒多则热服，热多则温服（现代用法：加生姜3g，薄荷2g，水煎服）。

【功用】散寒祛湿，益气解表。

【主治】气虚外感风寒湿证。憎寒壮热，头项强痛，肢体酸痛，无汗，鼻塞声重，咳嗽有痰，胸膈痞满，舌苔白腻，脉浮而重按无力。

【方解】方中羌活、独活祛风散寒，除湿止痛，通治一身上下之风寒湿邪，共为君药。柴胡发散退热，助君解表；川芎行气活血，助君宣痹止痛，俱为臣药。桔梗宣肺，枳壳降气，前胡化痰，茯苓渗湿，升降相合，宽胸利气，化痰止咳，皆为佐药。人参扶助正气以鼓邪外出，使祛邪不伤正，防邪复入。生姜、薄荷为引，以助发散表邪；甘草调和药性，兼以益气和中，共为佐使。

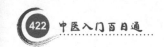

若正气未虚，表寒较甚者，可去人参，加荆芥、防风祛风散邪；气虚明显者重用人参，可加黄芪以益气补虚；湿滞肌表经络，肢体酸楚疼痛甚者，可酌加威灵仙、桑枝、秦艽、防己等祛风除湿，通络止痛；咳嗽重者，可加杏仁、白前止咳化痰。

【运用】本方为益气解表的常用方。以恶寒发热，头身重痛，无汗，脉浮、重按无力为辨证要点，临床可用于感冒、支气管炎、过敏性皮炎、荨麻疹、湿疹、皮肤瘙痒等病。

2. 麻黄细辛附子汤《伤寒论》

【组成】麻黄去节，二两（6g）　细辛二两（3g）　附子炮，去皮，一枚，破八片（9g）

【用法】上三味，以水一斗，先煮麻黄，减二升，去上沫，内诸药，煮取三升，去滓，温服一升，日三服（现代用法：水煎服）。

【功用】助阳解表。

【主治】素体阳虚，外感风寒表证。发热，恶寒甚剧，其寒不解，神疲欲寐，脉沉微。

【方解】方中麻黄为君，辛温发汗散寒解表。制附子为臣，温补阳气，助麻黄鼓邪外出。麻黄与附子同用无伤阳之弊，相辅相成，为助阳解表常用配伍。细辛归肺肾二经，芳香气浓，性善走窜，通彻表里，能祛风散寒以助麻黄解表，又可鼓动阳气以协附子助阳散寒，为佐。三药并用，祛外感风寒之邪，振奋在里之阳气，则阳虚外感可愈。

【运用】本方为治疗阳虚外感风寒表证的基础方，以恶寒重，发热轻，神疲欲寐，脉沉为辨证要点。临床可用于感冒、流行性感冒、支气管炎、病窦综合征、风湿性关节炎、过敏性鼻炎、暴盲、暴暗、喉痹、皮肤瘙痒等属阳虚外感者。

3. 加减葳蕤汤《重订通俗伤寒论》

【组成】生葳蕤二钱至三钱（9g）　生葱白二枚至三枚（6g）　桔梗一钱至钱半（4.5g）　东白薇五分至一钱（3g）　淡豆豉三钱至四钱（12g）　苏薄荷一钱至钱半（4.5g）　炙草五分（1.5g）　红枣二枚

【用法】水煎，分温再服。

【功用】滋阴解表。

【主治】阴虚外感风热证。头痛身热，微恶风寒，无汗或有汗不多，咳嗽，心烦，口渴，咽干，舌红，脉数。

【方解】方用葳蕤（玉竹）甘平滋润，滋阴润燥；薄荷疏散风热、清利咽喉，二者配伍，滋阴解表，共为君药。葱白、淡豆豉助薄荷发表散邪，为臣药。佐以白薇清热益阴，桔梗宣肺止咳，大枣甘润养血，合白薇以滋阴液。使以甘草调和药性。

若兼咳喘吐痰者，可加半夏、杏仁等化痰止咳平喘。

【运用】本方为治疗素体阴虚，外感风热之常用方。以身热微寒，咽干口燥，舌红，苔薄白，脉数为辨证要点。临床本方可用于老年人及产后感冒、急性扁桃体炎、咽炎等属阴虚外感者。

4. 葱白七味饮《外台秘要》

【组成】葱白连须切，一升（9g）　干葛切，六合（9g）　新豉绵裹，一合（6g）　生姜切，二合（6g）　生麦门冬去心，六合（9g）　干地黄六合（9g）

【用法】劳水八升，此水以杓扬之一千遍。上药用劳水煎之三分减二，去滓，分温三服。相去行八九里，如觉欲汗，渐渐覆之（现代用法：水煎服）。

【功用】养血解表。

【主治】血虚外感风寒证。病后阴血亏虚，调摄不慎，感受外邪，或失血（吐血、便血、咳血、衄血）之后，复感风寒，头痛身热，微寒无汗。

【方解】方中葱白、葛根解表散邪，共为君药。干地黄、麦冬养血滋阴，同为臣药。豆豉、生姜助君药发表散邪，俱为佐药。原方用千扬劳水煎之，取劳水之味甘体轻以养脾胃。诸药合用，邪正兼顾，养血解表。

【运用】本方为治疗血虚外感风寒证的常用方。以头痛身热，恶寒无汗兼见血虚，或有失血病史为辨证要点。服药后不可温覆过早，以免汗出过多。临床本方可用于老年人及产后感冒等属血虚外感者。

第二节　泻下剂

凡以通便、泻热、攻积、逐水等作用为主，用于治疗里实证的方剂，统称为泻下剂。

一、寒下剂

寒下剂适用于里热积滞实证。代表方如大承气汤、大陷胸汤等。

1. 大承气汤《伤寒论》

【组成】大黄酒洗，四两（12g）　厚朴去皮，炙，半斤（24g）　枳实炙，五枚（12g）　芒硝三合（9g）

【用法】上四味，以水一斗，先煮二物，取五升，去滓，内大黄，更煮取二升，去滓，内芒硝，更上微火一两沸，分温再服，得下，余勿服（现代用法：水煎服。先煎

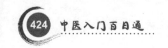

枳实、厚朴，后下大黄，溶服芒硝）。

【功用】峻下热结。

【主治】1.阳明腑实证。大便不通，频转矢气，脘腹痞满，腹痛拒按，按之硬，甚或潮热谵语，手足濈然汗出，舌苔黄燥起刺，或焦黑燥裂，脉沉实。2.热结旁流证。下利清水，色纯青，其气臭秽，脐腹疼痛，按之坚硬有块，口舌干燥，脉滑实。3.里实热证而见热厥、痉病、发狂者。

【方解】方中大黄苦寒泄热，攻积通便，荡涤肠胃邪热积滞，为君药。芒硝咸苦而寒，泻热通便，润燥软坚，助大黄峻下热结，为臣药。积滞内阻，致腑气不通，用厚朴行气消胀除满，枳实下气开痞散结，二者与大黄、芒硝相伍，泻热破气，推荡积滞，以成速泻热结之功。

若兼气虚者，可加人参补气防泻下气脱；兼阴津不足者，可加玄参、生地黄等滋阴润燥。

【运用】本方为治疗阳明腑实证的代表方，亦为寒下法的基础方。以数日不大便，脘腹胀满疼痛，苔黄厚而干，脉沉数有力为辨证要点。大黄久煎可减缓泻下之力，故后下，汤成去滓后溶入芒硝。本方药力峻猛，应中病即止，慎勿过剂。临床可用于急性单纯性肠梗阻、粘连性肠梗阻早期、蛔虫性肠梗阻、胆囊炎、急性胰腺炎、急性阑尾炎、幽门梗阻、急性菌痢、胃石症以及某些热性病过程中出现高热昏谵、惊厥发狂、便秘及苔黄脉实者。

2. 大陷胸汤《伤寒论》

【组成】大黄去皮，六两（10g）　芒硝一升（10g）　甘遂一钱匕（1g）

【用法】上三味，以水六升，先煮大黄，取二升，去滓，内芒硝，煮一两沸，内甘遂末，温服一升。得快利止后服（现代用法：水煎，溶芒硝，冲服甘遂末）。

【功用】泻热逐水。

【主治】大结胸证。心下疼痛，拒按，按之硬，或心下至少腹硬满疼痛而痛不可近，大便秘结，日晡潮热，或短气烦躁，舌上燥而渴，脉沉紧，按之有力。

【方解】方中甘遂苦寒为君，泻热散结，尤善峻下泻水逐饮。辅以苦寒之大黄，荡涤胸腹之邪热；芒硝咸寒，泻热通滞，润燥软坚。二药相须为用，以泻热破积、软坚通滞，共为臣佐药。

若腑气不通偏重者，大黄后下；若热邪偏重可加黄连、瓜蒌等。

【运用】本方为治疗水热互结之大结胸证的常用方。以心下硬满而痛不可近，苔黄舌燥，脉沉为辨证要点。煎药先煎大黄。本方药力峻猛，中病即止，以防伤正；素体虚弱者慎用。临床本方可用于急性胰腺炎、急性肠梗阻、肝脓疡、渗出性胸膜炎、胆囊炎、胆石症等属于水热互结者。

二、温下剂

温下剂，适用于里寒积滞实证。代表方如大黄附子汤、温脾汤等。

1. 大黄附子汤《金匮要略》

【组成】大黄三两（9g）　附子炮，三枚（12g）　细辛二两（3g）

【用法】上三味，以水五升，煮取二升，分温三服；若强人煮二升半，分温三服。服后如人行四五里，进一服（现代用法：水煎服）。

【功用】温里散寒，通便止痛。

【主治】寒积里实证。腹痛便秘，胁下偏痛，发热，畏寒肢冷，舌苔白腻，脉弦紧。

【方解】方中附子温里助阳，散寒止痛，为君药。大黄通导大便，荡涤肠道积滞，为臣药。附子和大黄并用是温下法的常用配伍。佐以细辛，辛温宣通，既散寒结以止痛，又助附子温里祛寒。

腹痛甚，喜温，加肉桂温里祛寒止痛；腹胀满，可加厚朴、木香以行气导滞；体虚或积滞较轻，可用制大黄，以减缓泻下之功；如体虚较甚，加党参、当归以益气养血。

【运用】本方为温下法的基础方，亦是治疗寒积里实证的代表方。以腹痛便秘，手足不温，苔白腻，脉弦紧为辨证要点。临床本方可用于急性阑尾炎、急性肠梗阻、睾丸肿痛、胆绞痛、胆囊术后综合征、慢性痢疾、尿毒症等属寒积里实者。

2. 温脾汤《备急千金要方》卷十三

【组成】当归　干姜各三两（各9g）　附子　人参　芒硝各二两（各6g）　大黄五两（15g）　甘草二两（6g）

【用法】上七味，㕮咀，以水七升，煮取三升，分服，日三服（现代用法：水煎服，后下大黄）。

【功用】攻下冷积，温补脾阳。

【主治】阳虚冷积证。便秘腹痛，脐周绞痛，手足不温，苔白不渴，脉沉弦而迟。

【方解】附子大辛大热，温脾阳以散寒凝；大黄苦寒沉降，荡涤泻下而除积滞，二药相配，温下以攻逐寒积，共为君药。芒硝软坚，助大黄泻下攻积；干姜温中助阳，增附子祛寒温阳之力，均为臣药。脾阳虚弱，运化无力，佐入人参、甘草补益脾气，且二者与附子、干姜相伍，有阳虚先益气之意。甘草能调药和中，又兼使药之能。当归为佐，养血润燥，既润肠以资泻下，又使泻下而不伤正。

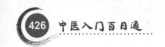

若腹中胀痛者加厚朴、木香行气止痛；腹中冷痛，加肉桂、吴茱萸增强温中祛寒之力。

【运用】本方为治疗脾阳不足、冷积内停证的常用方。以便秘腹痛，得温则缓，倦怠少气，手足欠温，苔白，脉沉弦为辨证要点。临床本方可用于消化道溃疡、口腔溃疡、慢性肾功能不全、尿毒症、幽门梗阻、急性肠梗阻等证属寒积内停者。

三、润下剂

润下剂，适用于津枯肠燥所致大便秘结证。代表方如麻子仁丸、五仁丸、济川煎等。

1. 麻子仁丸（又名脾约丸）《伤寒论》

【组成】麻子仁二升（20g）　芍药半斤（9g）　枳实炙，半斤（9g）　大黄去皮，一斤（12g）　厚朴炙，去皮，一尺（9g）　杏仁去皮尖，熬，别作脂，一升（10g）

【用法】上六味，蜜和丸，如梧桐子大，饮服十丸，日三服，渐加，以知为度（现代用法：药研为末，炼蜜为丸，每次9g，每日1~2次，温开水送服；亦可作汤剂，水煎服）。

【功用】润肠泄热，行气通便。

【主治】脾约证。大便干结，小便频数，脘腹胀痛，舌红苔黄，脉数。

【方解】方中麻子仁性味甘平，质润多脂，润肠通便，为君药。大黄泻热通便以通腑；杏仁肃降肺气而润肠；白芍养阴和里以缓急，共为臣药。枳实、厚朴行气破结消滞，以助腑气下行而通便，为佐药。蜂蜜润燥滑肠，调和诸药，是为使药。

若痔疮便秘者可加桃仁、当归等养血和血、润肠通便；痔疮出血属胃肠燥热者可酌加槐花、地榆凉血止血；燥热伤津较甚者可加生地黄、玄参、石斛增液通便。

【运用】本方为治疗胃热肠燥便秘的常用方。以大便秘结，小便频数，或脘腹胀痛，舌质红，苔薄黄，脉数为辨证要点。本方应从小剂量逐渐加量，以取效为度，临床可用于习惯性便秘、痔疮便秘、老人与产后便秘等证属肠胃燥热者。

2. 五仁丸《世医得效方》

【组成】桃仁　杏仁麸炒，去皮尖，各一两（各15g）　松子仁一钱二分半（9g）　柏子仁半两（5g）　郁李仁炒，一钱（5g）　陈皮另研末，四两（15g）

【用法】将五仁别研为膏，再入陈皮末研匀，炼蜜为丸，如梧桐子大，每服五十丸，空心米饮送下（现代用法：五仁研为膏，陈皮为末，炼蜜为丸，每服9g，每日1~2次，温开水送服；亦可作汤剂，水煎服）。

【功用】润肠通便。

【主治】津枯便秘。大便干燥，艰涩难出，以及年老或产后血虚便秘。

【方解】杏仁为君，滋肠燥，降肺气，利大肠传导。桃仁为臣，润燥滑肠，助杏仁之力。柏子仁性多润滑；郁李仁质润性降，润滑肠道，专治肠胃燥热、大便秘结；松子仁润五脏。陈皮理气行滞使大肠得以运化，共为佐药。炼蜜为丸，更能助其润下之功。

【运用】本方为润肠通便的常用方。以大便秘结，口干渴饮，舌燥少津，脉细涩为辨证要点。方中桃仁、郁李仁均能活血，故孕妇慎用。临床本方可用于习惯性便秘、痔疮便秘属津枯肠燥者。

3. 济川煎《景岳全书》

【组成】当归三至五钱（9~15g）　牛膝二钱（6g）　肉苁蓉酒洗去咸，二至三钱（6~9g）　泽泻一钱半（4.5g）　升麻五分至七分或一钱（1.5~3g）　枳壳一钱（3g）

【用法】水一盅半，煎七分，食前服（现代用法：水煎服）。

【功用】温肾益精，润肠通便。

【主治】肾虚便秘。大便秘结，小便清长，腰膝酸冷，舌淡苔白，脉沉迟。

【方解】方中肉苁蓉咸温，入肾与大肠经，善温补肾精、暖腰润肠，为君药。当归养血和血，润肠通便；牛膝补肾壮腰，善行于下，均为臣药。枳壳宽肠下气助通便；泽泻性降，渗利泄浊，共为佐药。少加升麻升举清阳，为佐使。

《景岳全书》方后加减法提出"如气虚者，但加人参无碍；如有火加黄芩；若肾虚加熟地"；"虚甚者，枳壳不必用"，可供临床参考。

【运用】本方为治疗肾虚便秘的常用方。以便秘，小便清长，腰膝酸冷，舌淡苔白，脉虚弱为辨证要点，临床可用于老人便秘、习惯性便秘等证属肾虚者。

四、逐水剂

逐水剂，适用于水饮壅盛于里之实证。代表方如十枣汤等。

十枣汤《伤寒论》

【组成】芫花熬　甘遂　大戟各等分

【用法】三味等分，各别捣为散。以水一升半，先煮大枣肥者十枚，取八合去滓，内药末。强人服一钱匕（2g），羸人服半钱（1g），温服之，平旦服。若下少病不除者，明日更服，加半钱。得快下利后，糜粥自养（现代用法：三药研细末，或装入胶囊，每次服0.5~1g，每日1次，以大枣10枚煎汤送服，清晨空腹服，得快下利后，糜粥自养）。

【功用】攻逐水饮。

【主治】1.悬饮。咳唾胸胁引痛，心下痞硬，干呕短气，头痛目眩，或胸背掣痛不得息，舌苔白滑，脉沉弦。2.水肿。一身悉肿，尤以身半以下为重，腹胀喘满，二便不利，脉沉实。

【方解】甘遂苦寒有毒，善行经隧水湿；大戟苦寒，善泻脏腑水邪；芫花辛温，善消胸胁伏饮痰癖。三药合用，峻泻攻逐，使胸腹积水迅速逐出体外，共为君药。大枣煎汤送服，益脾缓中，防逐水伤及脾胃，并缓和诸药毒性，使邪去而不伤正，寓培土制水之意，为佐使。

若患者体虚邪实，又非攻下不可者，可用本方与健脾补益剂交替使用。

【运用】本方为峻下逐水法的基础方，亦是治疗悬饮、水肿实证的代表方。以咳唾胸胁引痛，或水肿腹胀，二便不利，脉沉弦为辨证要点。因其逐水之力峻猛，只宜暂用，不可久服；孕妇忌服。临床本方可用于渗出性胸膜炎、肝硬化腹水、晚期血吸虫病及肾炎水肿等证属水饮内盛，形气俱实者。

五、攻补兼施剂

攻补兼施剂，适用于里实正虚证。代表方如黄龙汤、增液承气汤等。

1. 黄龙汤《伤寒六书》

【组成】大黄（9g）　芒硝（6g）　枳实（9g）　厚朴（9g）　甘草（3g）　人参（9g）　当归（6g）（原著本方无用量）

【用法】水二盅，姜三片，枣子二枚，煎之后，再入桔梗一撮，热沸为度（现代用法：水煎服）。

【功用】攻下热结，益气养血。

【主治】阳明腑实，气血不足证。下利清水，色纯青，或大便秘结，脘腹胀满，腹痛拒按，身热口渴，神倦少气，谵语甚或循衣撮空，神昏肢厥，舌苔焦黄或焦黑，脉虚。

【方解】方中大黄泻热通便，荡涤积滞为君药。芒硝润燥软坚，助大黄泻热攻逐，为臣药。佐以枳实、厚朴行气导滞；人参、当归益气养血，扶正祛邪，使攻下而不伤正；桔梗开宣肺气而通肠腑，与承气性降相伍，使气机升降复常，寓"欲降先升"之妙。生姜、大枣、甘草和中益胃，用为佐使。

原注云："老年气血虚者，去芒硝"，以减缓泻下之力。或可适当增加参、归用量以加强补虚扶正之力。

【运用】本方为治疗阳明腑实兼气血不足证的基础方。以大便秘结，或自利清水，脘腹胀痛，身热口渴，神倦少气，舌苔焦黄，脉虚为辨证要点。本方虽攻补兼施，但攻下之力较强，使用时要据气血虚衰程度选用相应补益药。临床本方可用于流行性脑脊髓膜炎、流行性乙型脑炎、伤寒、副伤寒等证属阳明腑实，兼气血不足者。

2. 增液承气汤《温病条辨》

【组成】玄参一两（30g） 麦冬连心，八钱（24g） 细生地八钱（24g） 大黄三钱（9g） 芒硝一钱五分（4.5g）

【用法】水八杯，煮取三杯，先服一杯，不知，再服（现代用法：水煎服，芒硝溶服）。

【功用】滋阴增液，泄热通便。

【主治】阳明热结阴亏证。大便秘结，下之不通，脘腹胀满，口干唇燥，舌红苔黄，脉细数。

【方解】方中玄参甘咸性寒，滋阴降火，泄热软坚，重用为君药。麦冬、生地黄甘寒质润，助君药滋阴增液，泄热降火，共为臣药（三药相合即增液汤）。热结既结，故以大黄、芒硝泄热通便，软坚润燥，共为佐药。

【运用】本方为治疗热结阴亏，肠燥便秘证的基础方。以燥屎不行，下之不通，口干唇燥，苔黄，脉细数为辨证要点。本方虽为攻补兼施之剂，但方中有攻伐之大黄、芒硝，不宜久服，中病即止。临床本方可用于急性热病高热引起的便秘、习惯性便秘、痔疮便秘、肾衰竭、大叶性肺炎、痤疮等属阴虚热结者。

第三节 和解剂

凡以和解少阳、调和肝脾、调和寒热等作用为主，用于治疗伤寒邪在少阳、肝脾不和、寒热错杂的方剂，统称为和解剂。

一、和解少阳剂

和解少阳剂，适用于邪在少阳之证。代表方如小柴胡汤、大柴胡汤、蒿芩清胆汤等。

1. 小柴胡汤《伤寒论》

【组成】柴胡半斤（24g） 黄芩三两（9g） 人参三两（9g） 甘草炙，三两（9g） 半夏洗，半升（9g） 生姜切，三两（9g） 大枣擘，十二枚（4枚）

【用法】上七味，以水一斗二升，煮取六升，去滓，再煎，取三升，温服一升，日三服（现代用法：水煎服）。

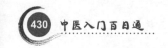
【功用】和解少阳。

【主治】①伤寒少阳证。往来寒热，胸胁苦满，默默不欲饮食，心烦喜呕，口苦，咽干，目眩，舌苔薄白，脉弦。②妇人中风，热入血室。经水适断，寒热发作有时。3.疟疾、黄疸等病而见少阳证者。

【方解】方中柴胡苦平，入肝胆经，疏泄气机郁滞，透泄少阳之邪，为君药。黄芩苦寒，清泄少阳之热，为臣药。胆气犯胃，胃失和降，佐以半夏、生姜和胃降逆止呕。邪从太阳传入少阳，缘于正气本虚，故佐以人参、大枣益气补脾，扶正祛邪，防邪内传；参、枣与夏、姜相伍，利中州气机升降。炙甘草助参、枣扶正，且能调和诸药，用为佐使药。

【运用】本方为治疗少阳病证的基础方，又是和解少阳法的代表方。以往来寒热，胸胁苦满，默默不欲饮食，心烦喜呕，口苦，咽干，目眩，苔白，脉弦为辨证要点。本方为和解剂，服药后或不经汗出而病解，或见汗而愈。若少阳病证经误治损伤正气，或患者素体正气不足，服用本方后，可见先寒战后发热而汗出之"战汗"，属正气来复，祛邪外出之征。若胸中烦而不呕，为热聚于胸，去半夏、人参，加瓜蒌清热理气宽胸；渴者，是热伤津液，去半夏，加天花粉止渴生津；腹中痛，是木来乘土，宜去黄芩，加芍药柔肝缓急止痛；胁下痞硬，是瘀滞痰凝，去大枣，加牡蛎软坚散结；心下悸，小便不利，是水气凌心，宜去黄芩，加茯苓利水宁心；不渴，外有微热，是表邪仍在，宜去人参，加桂枝疏风解表；咳者，是素有肺寒留饮，宜去人参、大枣、生姜，加五味子、干姜温肺止咳。临床本方可用于感冒、疟疾、慢性胆囊炎、慢性肝炎、慢性胃炎、胸膜炎、乳腺炎、睾丸炎、胃溃疡、抑郁症等证属少阳证者。

2. 大柴胡汤《金匮要略》

【组成】柴胡半斤（24g）　黄芩三两（9g）　芍药三两（9g）　半夏洗，半升（9g）　枳实炙，四枚（9g）　大黄二两（6g）　大枣十二枚（4枚）　生姜五两（15g）

【用法】上八味，以水一斗二升，煮取六升，去滓，再煎，温服一升，日三服（现代用法：水煎服）。

【功用】和解少阳，内泻热结。

【主治】少阳阳明合病。往来寒热，胸胁苦满，呕不止，郁郁微烦，心下痞硬，或心下急痛，大便不解或协热下利，舌苔黄，脉弦数有力。

【方解】本方以和解少阳的小柴胡汤与轻下阳明热结的小承气汤合方加减而成。方中重用柴胡为君，疏解少阳之邪。臣以黄芩清泄少阳郁热，与柴胡相伍，和解清热，以解少阳之邪。轻用大黄、枳实泻热通腑，行气破结，内泻阳明热结，亦为臣药。芍药缓急止痛，与大黄相配可治腹中实痛，合枳实能调和气血，以除心下满痛；半夏和胃降逆，辛开散结；配伍大量生姜，既增止呕之功，又解半夏之毒，共为佐药。大枣和中益气，与生姜相配，调脾胃、和营卫，并调和诸药，为佐使药。诸药合用，既不悖少阳禁下原则，又可和解少阳、内泻热结，使少阳与阳明之邪得以分解。

【运用】本方为治疗少阳阳明合病之代表方。以往来寒热，胸胁苦满，心下满痛，呕吐，便秘，苔黄，脉弦数为辨证要点。临床本方可用于胆系急性感染，如胆石症、胆道蛔虫病、急性胰腺炎、胃及十二指肠溃疡等急腹症，还可用于肝炎、急性扁桃体炎、腮腺炎、小儿高热等多种疾病证属少阳阳明合病者。

3. 蒿芩清胆汤《通俗伤寒论》

【组成】青蒿脑钱半至二钱（4.5~6g）　淡竹茹三钱（9g）　仙半夏钱半（4.5g）　赤茯苓三钱（9g）　青子芩钱半至三钱（4.5~9g）　生枳壳钱半（4.5g）　陈广皮钱半（4.5g）　碧玉散（滑石、甘草、青黛）包，三钱（9g）

【用法】水煎服。

【功用】清胆利湿，和胃化痰。

【主治】少阳湿热痰浊证。寒热如疟，寒轻热重，口苦膈闷，吐酸苦水，或呕黄涎而黏，甚则干呕呃逆，胸胁胀痛，小便黄少，舌红苔白腻，间现杂色，脉数而右滑左弦。

【方解】本方为治少阳胆热偏重，兼有湿郁痰浊内阻之证。方中青蒿苦寒芳香，既清透少阳邪热，又辟秽化浊；黄芩苦寒，善清胆热，并能燥湿，两药相合，既可内清少阳湿热，又能透邪外出，共为君药。竹茹善清胆胃之热，化痰止呕；枳壳下气宽中，除痰消痞；半夏燥湿化痰，和胃降逆；陈皮理气化痰，宽胸畅膈。四药相伍，使热清湿化痰除，共为臣药。赤茯苓、碧玉散清热利湿，导湿热从小便而去，为佐使药。

若呕多加黄连、苏叶清热止呕；湿重加藿香、薏苡仁、白蔻仁以化湿浊；小便不利加车前子、泽泻、通草以利小便。

【运用】本方为治疗少阳湿热证的常用方。以寒热如疟，寒轻热重，胸胁胀痛，吐酸苦水，舌红苔腻，脉弦滑数为辨证要点，临床可用于急性胆囊炎、急性黄疸型肝炎、病毒性肝炎、急性胰腺炎、胃炎、疟疾、钩端螺旋体病、肾盂肾炎等证属少阳湿热者。

二、调和肝脾剂

调和肝脾剂，适用于肝脾不和之证。代表方如四逆散、逍遥散、痛泻要方等。

1. 四逆散《伤寒论》

【组成】甘草炙　枳实破，水渍，炙干　柴胡　芍药各十分（各6g）

【用法】上四味，各十分，捣筛，白饮和，服方寸匕，日三服（现代用法：水煎

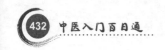
服）。

【功用】透邪解郁，疏肝理脾。

【主治】①阳郁厥逆证。手足不温，或腹痛，或泄利下重，脉弦。②肝脾不和证。胁肋胀痛，脘腹疼痛，脉弦。

【方解】柴胡入肝胆经，升发阳气，疏肝解郁，透邪外出，为君药。白芍敛阴，养血柔肝，为臣药，二者合用正为适肝体阴用阳之性，为疏肝法之基本配伍。佐以枳实理气解郁，泻热破结，与柴胡为伍，一升一降，增舒畅气机之功，并奏升清降浊之效；与白芍相配，又能理气和血，使气血调和。甘草调和诸药，益脾和中。原方用白饮（米汤）和服，亦取中气和则阴阳之气自相顺接之意。

若腹中痛者可加炮附子散里寒，泻利下重者可加薤白除下重，气郁甚者可加香附、郁金理气解郁，有热者可加栀子以清内热。

【运用】本方原治阳郁厥逆之证，后世拓展用作疏肝理脾之基础方。以手足不温，或胁肋、脘腹疼痛，脉弦为辨证要点。临床本方可用于慢性肝炎、胆囊炎、胆石症、胆道蛔虫症、肋间神经痛、胃溃疡、胃炎、胃黏膜异型增生、胃肠神经官能症、附件炎、输卵管阻塞、急性乳腺炎等证属肝脾不和者。

2. 逍遥散《太平惠民和剂局方》

【组成】甘草微炙赤，半两（4.5g）　当归去苗，锉，微炒　茯苓去皮，白者　芍药白者　白术　柴胡去苗，各一两（各9g）

【用法】上为粗末，每服二钱（6g），水一大盏，烧生姜一块切破，薄荷少许，同煎至七分，去渣热服，不拘时候（现代用法：加生姜3片，薄荷6g，水煎服；丸剂，每服6~9g，日服2次）。

【功用】疏肝解郁，养血健脾。

【主治】肝郁血虚脾弱证。两胁作痛，头痛目眩，口燥咽干，神疲食少，或往来寒热，或月经不调，乳房胀痛，脉弦而虚。

【方解】柴胡疏肝解郁，使肝郁得以条达，为君药。当归甘辛苦温，养血和血，且其味辛散，乃血中气药；白芍酸苦微寒，养血敛阴，柔肝缓急；归、芍与柴胡同用，补肝体而助肝用，使血和则肝和，血充则肝柔，共为臣药。木郁则土衰，肝病易传脾，故以白术、茯苓、甘草健脾益气，可实土以御木乘，且营血生化有源，共为佐药。加薄荷少许，疏散郁遏之气，透达肝经郁热；烧生姜降逆和中，且能辛散达郁，亦为佐药。柴胡引药入肝，甘草调和药性，二者兼使药之用。

若肝郁气滞较甚，可加香附、郁金等疏肝解郁；血虚甚者可加熟地黄养血；肝郁化火者可加丹皮、栀子清热凉血。

【运用】本方为治疗肝郁血虚脾弱证的基础方，亦为妇科调经的常用方。以两胁作痛，神疲食少，月经不调，脉弦而虚为辨证要点。原方以疏肝为主，君以柴胡，臣佐养血、健脾之品。临证若以血虚为主者，重用当归、白芍，佐健脾、疏肝之品；脾虚湿盛者，重用茯苓、白术，佐疏肝、养血之品。临床本方可用于慢性肝炎、肝硬化、慢性胆囊炎、胃十二指肠溃疡、慢性胃炎、肠易激综合征、月经不调、经前期紧张综合征、乳腺小叶增生症、围绝经期综合征，也可用于胆石症、盆腔炎、子宫肌瘤、精神分裂症、视神经萎缩、视神经炎、老年性白内障、黄褐斑等病属肝郁血虚脾弱者。

3. 痛泻要方《丹溪心法》

【组成】炒白术三两（9g） 炒芍药二两（6g） 炒陈皮两半（4.5g） 防风一两（3g）

【用法】上锉，分八帖，水煎或丸服（现代用法：水煎服）。

【功用】补脾柔肝，祛湿止泻。

【主治】脾虚肝郁之痛泻。肠鸣腹痛，大便泄泻，泻必腹痛，泻后痛缓，舌苔薄白，脉两关不调，左弦而右缓者。

【方解】方中白术苦甘而温，补脾燥湿以培土，为君药。白芍酸甘而寒，柔肝缓急以止痛，为臣药。二药配伍，可于土中泻木。陈皮辛苦而温，理气燥湿，醒脾和胃，为佐药。防风升散，合白芍助疏散肝郁，伍白术鼓舞脾之清阳，祛湿以助止泻，又为脾经引经药，兼具佐使之用。

若久泻者可加炒升麻升阳止泻；舌苔黄腻者可加黄连，煨木香清热燥湿，理气止泻。

【运用】本方为治疗痛泻的代表方。以肠鸣腹痛，大便泄泻，泻必腹痛，泻后痛缓，左关脉弦而右关脉缓为辨证要点，临床可用于急慢性肠胃炎、肠易激综合征、慢性结肠炎、慢性肝炎、慢性胰腺炎、神经性腹泻、小儿消化不良等证属脾虚肝乘者。

三、调和寒热剂

适用于寒热互结于中焦，升降失常，而致心下痞满、恶心呕吐、肠鸣下利等症。代表方如半夏泻心汤。

半夏泻心汤《伤寒论》

【组成】半夏洗，半升（12g） 黄芩 干姜 人参各三两（9g） 黄连一两（3g） 大枣擘，十二枚（4枚） 甘草炙，三两（9g）

【用法】上七味，以水一斗，煮取六升，去滓，再煎，取三升，温服一升，日三服（现代用法：水煎服）。

【功用】寒热平调，散结除痞。

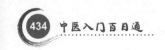

【主治】寒热互结之痞证。心下痞，但满而不痛，或呕吐，肠鸣下利，舌苔腻而微黄。

【方解】方中半夏辛温为君，散结除痞，又善降逆止呕。干姜辛热，温中散寒，黄芩、黄连苦寒，泄热开痞，为臣。君臣相伍，寒热平调，辛开苦降。人参、大枣甘温益气，补脾虚，使升降复常，为佐药。甘草补脾和中，调诸药，为佐使药。诸药相伍，使寒去热清，升降复常，则痞满可除，呕利自愈。

若湿热蕴积，中焦呕甚而痞，中气不虚或舌苔厚腻者，可去人参、甘草、大枣、干姜，加枳实、生姜下气消痞止呕。

【运用】本方为治疗中气虚弱、寒热互结、升降失常的基础方，又是寒热平调、辛开苦降、散结除痞法的代表方。以心下痞满，呕吐泻利，苔腻微黄为辨证要点，临床可用于急慢性胃炎、胃及十二指肠溃疡、慢性肠炎、神经性呕吐、肠易激综合征、慢性肝炎、慢性胆囊炎、妊娠恶阻、口腔溃疡、幽门螺杆菌阳性等证属寒热错杂、肠胃不和者。

第四节　清热剂

凡以清热、泻火、凉血、解毒等作用为主，用于治疗里热证的方剂，统称为清热剂。

一、清气分热剂

清气分热剂，适用于热在气分证。代表方如白虎汤、竹叶石膏汤等。

1. 白虎汤《伤寒论》

【组成】石膏碎，一斤（50g）　知母六两（18g）　甘草炙，二两（6g）　粳米六合（9g）

【用法】上四味，以水一斗，煮，米熟汤成，去滓，温服一升，日三服（现代用法：水煎，米熟汤成，温服）。

【功用】清热生津。

【主治】气分热盛证。壮热面赤，烦渴引饮，汗出恶热，脉洪大有力。

【方解】方中重用石膏辛甘大寒，入肺胃气分，善清阳明气分大热而不伤阴，止渴除烦，为君药。臣以知母苦寒质润，清肺胃气分之热，又滋阴润燥。石膏配知母相须为用，清热除烦、生津止渴之力尤强，为治气分大热之最佳配伍。粳米、炙甘草益胃生津，缓石膏、知母苦寒重降之性，可防大寒伤中之弊，并留恋药气，均为佐药。炙甘草兼以调和诸药为使。

若气血两燔，引动肝风，见神昏谵语，抽搐者可加羚羊角、水牛角凉肝息风；若兼阳明腑实，见神昏谵语，大便秘结，小便赤涩者，可加大黄、芒硝泻热攻积；消渴病见烦渴引饮，属胃热者，可加天花粉、芦根、麦门冬等增强清热生津之力。

【运用】本方为治疗伤寒阳明经证，或温病气分热盛证的基础方。以身大热，汗大出，口大渴，脉洪大为辨证要点。临床本方可用于急慢性胃炎、胃及十二指肠溃疡、慢性肠炎、神经性呕吐、肠易激综合征、慢性肝炎、慢性胆囊炎、妊娠恶阻、口腔溃疡、幽门螺杆菌阳性等证属寒热错杂、肠胃不和者。

2. 竹叶石膏汤《伤寒论》

【组成】竹叶二把（6g） 石膏一斤（50g） 半夏洗，半升（9g） 麦门冬去心，一升（20g） 人参二两（6g） 甘草炙，二两（6g） 粳米半升（10g）

【用法】上七味，以水一斗，煮取六升，去滓，内粳米，煮米熟汤成，去米，温服一升，日三服（现代用法：水煎服）。

【功用】清热生津，益气和胃。

【主治】伤寒、温病、暑病余热未清，气阴两伤证。身热多汗，心胸烦闷，气逆欲呕，口干喜饮，虚羸少气，或虚烦不寐，舌红苔少，脉虚数。

【方解】方中石膏清热生津，除烦止渴，为君药。人参益气生津；麦冬养阴生津清热，二者气阴双补，共为臣药。君臣相合，清补并行。半夏降逆和胃止呕，与倍量之麦冬相伍，则温燥之性去而降逆之用存，且使人参、麦冬补而不滞；竹叶清热除烦；粳米、甘草养胃和中，与半夏相合可防石膏寒凉伤胃，与人参相伍可益脾养胃，共为佐药。甘草调和诸药，兼为使药。

若胃阴不足，胃火上逆，口舌糜烂，舌红而干，可加石斛、天花粉等清热养阴生津；若胃火炽盛，消谷善饥，舌红脉数者，可加知母、天花粉增强清热生津之效；若气分热犹盛，可加知母、黄连增强清热之力。

【运用】本方为治疗热病后期，余热未清，气阴耗伤证的常用方。以身热多汗，气逆欲呕，烦渴喜饮，舌红少津，脉虚数为辨证要点，临床可用于流行性脑脊髓炎后期、夏季热、中暑等属余热未清，气津两伤者。糖尿病的干渴多饮属胃热阴伤者，亦可应用。

二、清营凉血剂

清营凉血剂，适用于邪热传营，或热入血分诸证。代表方如清营汤等。

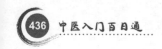

清营汤《温病条辨》

【组成】犀角三钱（水牛角代，30g）　生地黄五钱（15g）　元参三钱（9g）　竹叶心一钱（3g）麦冬三钱（9g）　丹参二钱（6g）　黄连一钱五分（5g）　银花三钱（9g）　连翘连心用，二钱（6g）

【用法】上药，水八杯，煮取三杯，日三服（现代用法：作汤剂，水牛角镑片先煎，后下余药）。

【功用】清营解毒，透热养阴。

【主治】热入营分证。身热夜甚，神烦少寐，时有谵语，目常喜开或喜闭，口渴或不渴，斑疹隐隐，脉细数，舌绛而干。

【方解】方用苦咸寒之犀角（现用水牛角代）清解营分之热毒，为君药。热伤营阴，以生地黄清热凉血养阴，麦冬清热养阴生津，玄参滋阴降火解毒，三药可甘寒养阴保津，又可助君药清营凉血解毒，共为臣药。君臣相配，苦咸寒与甘寒并用，清营热而养营阴，祛邪扶正兼顾。温邪初入营分，尚有外泄之机，用银花、连翘清热解毒，轻清透泄，促使营分热邪向外从气分透泄而解；竹叶清心除烦，黄连清心解毒；丹参清热凉血，并能活血散瘀，可防热与血结，深陷血分，共为佐药。诸药相伍，共成清营养阴透热之功。

若寸脉大，舌干较甚者，可去黄连免苦燥伤阴；若热陷心包而窍闭神昏者，可与安宫牛黄丸或至宝丹合用清心开窍；若营热动风而见痉厥抽搐者，可配用紫雪，或酌加羚羊角、钩藤、地龙息风止痉；若兼热痰，可加竹沥、天竺黄、川贝母之属清热涤痰；营热多系由气分传入，如气分热邪犹盛，可重用银翘、黄连，或更加石膏、知母，及大青叶、板蓝根、贯众之属，增强清热解毒之力。

【运用】本方为"透热转气"法的代表方，为治疗热邪初入营分之常用方。以身热夜甚，神烦少寐，斑疹隐隐，舌绛而干，脉数为辨证要点。应用本方尤当注重舌诊，以舌绛而干为要。临床本方可用于流行性乙型脑炎、流行性脑脊髓膜炎、败血症、肠伤寒等属热入营分者。

三、清热解毒剂

清热解毒剂，适用于温疫、温毒、火毒及疮疡疔毒等证。代表方如黄连解毒汤、凉膈散等。

1. 黄连解毒汤《外台秘要》

【组成】黄连三两（9g）　黄芩　黄柏各二两（各6g）　栀子擘，十四枚（9g）

【用法】上四味切，以水六升，煮取二升，分二服（现代用法：水煎服）。

【功用】泻火解毒。

【主治】三焦火毒热盛证。大热烦躁，口燥咽干，错语不眠；或热病吐血、衄血；或热甚发斑，或身热下痢，或湿热黄疸；或外科痈疡疔毒，小便黄赤，舌红苔黄，脉数有力。

【方解】方中黄连为君，入上焦清泻心火，心为君火之脏，泻火必先清心，心火宁，则诸经之火自降；又入中焦，泻中焦之火。臣以黄芩清上焦之火，黄柏泻下焦之火。栀子清泻三焦之火，导热下行，用为佐使。

若便秘，可加大黄泄下焦实热；若吐血、尿血、发斑，可酌加玄参、生地黄、丹皮清热凉血；发黄者可加茵陈、大黄清热祛湿退黄；疔疮肿毒者可加蒲公英、银花、连翘，增强清热解毒之力。

【运用】本方为"苦寒直折"法的代表方，清热解毒的基础方。以大热烦躁，口燥咽干，舌红苔黄，脉数有力为辨证要点。本方为大苦大寒之剂，久服或过量服用易伤脾胃，故非火盛者不宜使用。临床本方可用于急性肠炎、急性细菌性痢疾、急性黄疸型肝炎、败血症、脓毒血症、肺炎、急性泌尿系感染、流行性脑脊髓膜炎、流行性乙型脑炎，及其他感染性炎症属于热毒或者湿热俱甚者。

2. 凉膈散《太平惠民和剂局方》

【组成】川大黄　朴硝　甘草燻，各二十两（各12g）　山栀子仁　薄荷叶去梗　黄芩各十两（各6g）　连翘二斤半（25g）

【用法】上药为粗末，每服二钱（6g），水一盏，入竹叶七片，蜜少许，煎至七分，去滓，食后温服。小儿可服半钱，更随岁数加减服之。得利下，住服（现代用法：上药共为粗末，每服6~12g，加竹叶3g，蜜少许，水煎服；亦作汤剂，加竹叶3g，水煎服）。

【功用】泻火通便，清上泄下。

【主治】上中二焦火热证。烦躁口渴，面赤唇焦，胸膈烦热，口舌生疮，睡卧不宁，谵语狂妄，或咽痛吐衄，便秘溲赤，或大便不畅，舌红苔黄，脉滑数。

【方解】方中连翘苦、微寒，归心、肺、小肠经，轻清透散，长于清热解毒，透散上焦之热，重用为君药。大黄、芒硝泻火通便，荡涤中焦燥热内结，以助君药清解上焦之邪热，共为臣药。黄芩以清胸膈郁热；山栀通泻三焦，引火下行；薄荷清头目，利咽喉，竹叶清上焦之热，二药轻清疏散，助连翘、黄芩清泄上焦郁热，均为佐药。甘草、白蜜既能缓和硝、黄峻泻之力，又能生津润燥，调和诸药，为佐使药。

若热毒壅阻上焦，症见壮热，口渴，烦躁，咽喉红肿，大便不燥者，可去朴硝加石膏、桔梗以增强清热凉膈之功。

【运用】本方为治疗上、中二焦火热炽盛证的常用方，亦为"以泻代清"法之代表

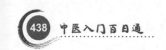

方。以胸膈烦热，面赤唇焦，烦躁口渴，舌红苔黄，脉数为辨证要点。本方重在清泄胸膈之热，即使无大便秘结，但胸膈灼热如焚者，亦可用之。临床本方可用于咽喉炎、口腔炎、急性扁桃体炎、胆道感染、急性黄疸型肝炎、流行性脑脊髓膜炎等证属上中二焦邪热炽盛者。

四、清脏腑热剂

清脏腑热剂，适用于邪热偏盛于某一脏腑所致之热证。代表方如导赤散、龙胆泻肝汤、左金丸、泻白散、清胃散、玉女煎、白头翁汤等。

1. 导赤散《小儿药证直诀》

【组成】生地黄　木通　生甘草梢各等分（各6g）

【用法】上药为末，每服三钱（9g），水一盏，入竹叶同煎至五分，食后温服（现代用法：加竹叶3g，水煎服）。

【功用】清心利水养阴。

【主治】心经火热证。心胸烦热，口渴面赤，意欲冷饮，以及口舌生疮；或心热移于小肠，小便赤涩刺痛，舌红，脉数。

【方解】本方原为小儿而设，其乃稚阴稚阳、易寒易热、易虚易实之体。方中生地黄甘凉而润，入心、肾经，凉血滋阴以制心火；木通苦寒，入心与小肠经，上清心经之火，下导小肠之热，两药相配，滋阴制火而不恋邪，利水通淋而不伤阴，共为君药。竹叶甘淡，清心除烦，淡渗利窍，导心火下行，为臣药。生甘草梢清热解毒，尚可直达茎中而止淋痛，并能调和诸药，且防木通、生地黄寒凉伤胃，用为佐使。四药合用，共收清热利水养阴之效。

若心火较盛，可加黄连以清心泻火；心热移于小肠，小便不通，可加车前子、赤茯苓增强清热利水之功；阴虚较甚，可加麦冬增强清心养阴之力；小便淋涩明显，可加萹蓄、瞿麦、滑石等增强利尿通淋之效；血淋，可加白茅根、小蓟、旱莲草凉血。

【运用】本方为治疗心经火热证的常用方，又是体现清热利水养阴法之基础方。以心胸烦热，口渴，口舌生疮或小便赤涩，舌红脉数为辨证要点。本方临证应用时，应据成人、小儿及火热虚实之异，相应增减生地黄、木通之用量。临床本方可用于口腔炎、小儿鹅口疮、手足口病、小儿夜啼、急性泌尿系统感染等证属心经有热者。

2. 龙胆泻肝汤《医方集解》

【组成】龙胆草酒炒（6g）　黄芩炒（9g）　栀子酒炒（9g）　泽泻（12g）　木通（6g）　车前子（9g）　当归酒洗（3g）　生地黄酒炒（9g）　柴胡（6g）　甘草生用（6g）（原著本方无用量）

【用法】水煎服；亦可制成丸剂，每服6~9g，日二次，温开水送下。

【功用】清泻肝胆实火，清利肝经湿热。

【主治】1.肝胆实火上炎证。头痛目赤，胁痛，口苦，耳聋，耳肿，舌红苔黄，脉弦数有力。2.肝经湿热下注证。阴肿，阴痒，筋痿，阴汗，小便淋浊，或妇女带下黄臭，舌红苔黄腻，脉弦数有力。

【方解】方中龙胆草大苦大寒，既能泻肝胆实火，又能利肝胆湿热，泻火除湿，两擅其功，故为君药。黄芩、栀子苦寒泻火，燥湿清热，增君药泻火除湿之力，用以为臣。泽泻、木通、车前子渗湿泄热，导肝经湿热从水道而去。肝乃藏血之脏，若为实火所伤，阴血亦随之消灼，且方中诸药以苦燥渗利伤阴之品居多，故用当归、生地黄养血滋阴，使邪去而阴血不伤。肝性喜疏泄条达而恶抑郁，火邪内郁，肝胆之气不疏，且骤用大剂苦寒降泄之品，既恐肝胆之气被抑，又虑折伤肝胆升发之机，遂用柴胡疏畅肝胆之气，与生地黄、当归相伍以适肝体阴用阳之性，并能引药归于肝胆之经，以上皆为佐药。甘草调和诸药，护胃安中，为佐使之用。火降热清，湿浊得利，循经所发诸症皆可相应而愈。

若肝胆实火较盛，可去木通、车前子，加黄连助泻火之力；若湿盛热轻者，可去黄芩、生地黄，加滑石、薏苡仁增强利湿之功；若阴囊红肿热痛甚者，可去柴胡。

【运用】本方为治疗肝胆实火上炎，肝经湿热下注的常用方。以口苦溺赤，舌红苔黄，脉弦数有力为辨证要点。临床本方可用于顽固性头痛、头部湿疹、高血压、急性结膜炎、虹膜睫状体炎、外耳道疖肿、鼻窦炎、急性黄疸型肝炎、急性胆囊炎、急性肾盂肾炎、急性膀胱炎、尿道炎、急性盆腔炎、外阴炎、睾丸炎、腹股沟淋巴结炎、带状疱疹等证属肝胆实火或肝经湿热所致者。

3. 左金丸《丹溪心法》

【组成】黄连六两（18g） 吴茱萸一两（3g）

【用法】上药为末，水丸或蒸饼为丸，白汤下五十丸（6g）（现代用法：为末，水泛为丸，每服3~6g，一日2次，温开水送服；亦可作汤剂，水煎服）。

【功用】清泻肝火，降逆止呕。

【主治】肝火犯胃证。胁肋疼痛，嘈杂吞酸，呕吐口苦，舌红苔黄，脉弦数。

【方解】方中黄连用量为吴茱萸的六倍，入肝经清肝火，且善清胃热、泻心火。少佐辛热之吴茱萸，入肝经，辛开肝郁，苦降胃逆，助黄连和胃降逆，又能制黄连之寒，使泻火而不凉遏，苦寒而不伤胃，并引黄连入肝经，为佐使药。二药配伍，共奏清泻肝火、降逆止呕之功。

若吞酸重，可加乌贼骨、煅瓦楞制酸止痛；若胁肋疼甚者，可合四逆散，加强疏肝和胃之功。

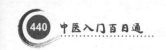

【运用】本方为治疗肝火犯胃，肝胃不和证之常用方。以呕吐吞酸，胁痛口苦，舌红苔黄，脉弦数为辨证要点。临床本方可用于胃炎、食管炎、胃溃疡等属肝火犯胃者。

4. 泻白散《小儿药证直诀》

【组成】地骨皮 桑白皮炒，各一两（各30g） 甘草炙，一钱（3g）

【用法】上药锉散，入粳米一撮，水二小盏，煎七分，食前服（现代用法：水煎服）。

【功用】清泻肺热，止咳平喘。

【主治】肺热喘咳证。气喘咳嗽，皮肤蒸热，日晡尤甚，舌红苔黄，脉细数。

【方解】方中桑白皮甘寒性降，专入肺经，善清肺热，泻肺气，平喘咳，故以为君。地骨皮甘寒入肺，可助君药清降肺中伏火，为臣药。君臣相合，清泻肺热，以使金清气肃。炙甘草、粳米养胃和中，培土生金，以扶肺气，兼调药性，共为佐使。四药合用，共奏泻肺清热、止咳平喘之功。

若肺经热重，可加黄芩、知母等增强清泄肺热之效；若燥热咳嗽，可加瓜蒌皮、川贝母等润肺止咳；阴虚潮热，可加银柴胡、鳖甲滋阴退热；热伤阴津，烦热口渴者，可加天花粉、芦根清热生津。

【运用】本方为治疗肺有伏火、郁热喘咳的常用方。以咳喘气急，皮肤蒸热，舌红苔黄，脉细数为辨证要点。临床本方可用于上呼吸道感染、支气管炎、喉源性咳嗽、百日咳、小儿麻疹等证属肺有伏火者。

5. 清胃散《脾胃论》

【组成】生地黄 当归身各三分（各6g） 牡丹皮半钱（6g） 黄连六分，夏月倍之，大抵黄连临时增减无定（9g） 升麻一钱（6g）

【用法】上药为细末，都作一服，水一盏半，煎至七分，去滓，放冷服（现代用法：水煎服）。

【功用】清胃凉血。

【主治】胃火牙痛。牙痛牵引头疼，面颊发热，其齿喜冷恶热，或牙宣出血，或牙龈红肿溃烂，或唇舌腮颊肿痛，口气热臭，口干舌燥，舌红苔黄，脉滑数。

【方解】方用苦寒泻火之黄连为君，直折胃腑之热。臣以甘辛微寒之升麻，一取其清热解毒，以治胃火牙痛；一取其轻清升散透发，可宣达郁遏之伏火。黄连得升麻，降中寓升，则泻火而无凉遏之弊；升麻得黄连，则散火而无升焰之虞。臣以丹皮凉血清热。佐以生地黄凉血滋阴；当归养血活血，合生地黄滋阴养血，合牡丹皮消肿止痛。升麻兼以引经为使。

若兼肠燥便秘者，可加大黄以导热下行；口渴饮冷者，可重用石膏，再加玄参、花粉以清热生津；若胃火炽盛之牙衄，可加牛膝导血热下行。

【运用】本方为治疗胃火牙痛的常用方，凡胃热证或胃经血热火郁者均可使用。以牙痛牵引头痛，口气热臭，舌红苔黄，脉滑数为辨证要点。临床本方可用于口腔炎、口腔溃疡、牙周炎、牙髓炎、三叉神经痛等证属胃有积热，循经上攻者。

6. 玉女煎《景岳全书》

【组成】石膏三至五钱（9~15g）　熟地三至五钱或一两（9~30g）　麦冬二钱（6g）　知母　牛膝各一钱半（各5g）

【用法】上药用水一盅半，煎七分，温服或冷服（现代用法：水煎服）。

【功用】清胃热，滋肾阴。

【主治】胃热阴虚证。头痛，牙痛，齿松牙衄，烦热干渴，舌红苔黄而干。亦治消渴，消谷善饥等。

【方解】方中石膏辛甘大寒，善清阳明胃热，兼生津止渴，为君药。臣以熟地滋肾水之不足，君臣相伍，清火壮水，虚实兼顾。佐以知母，一助石膏清胃热止烦渴，一助熟地黄滋少阴壮肾水；又佐入麦门冬清热养阴生津，既可养肺、助熟地滋肾，寓金水相生之意，又能生津而润胃燥。牛膝引热下行，且补肝肾，为佐使之用。诸药配伍，共奏清胃热、滋肾阴之功。

若火盛，可加山栀子、地骨皮清热泻火；若血分热盛，齿衄出血量多，可去熟地，加生地黄、玄参增强清热凉血之功。

【运用】本方为治疗胃热阴虚牙痛的常用方。以牙痛齿松，烦热干渴，舌红苔黄而干为辨证要点。若大便溏泄者慎用。临床本方可用于牙龈炎、糖尿病、急性口腔炎、舌炎等属胃热阴虚者。

7. 白头翁汤《伤寒论》

【组成】白头翁二两（15g）　黄柏三两（9g）　黄连三两（9g）　秦皮三两（9g）

【用法】上药四味，以水七升，煮取二升，去滓，温服一升，不愈，更服一升（现代用法：水煎服）。

【功用】清热解毒，凉血止痢。

【主治】热毒痢疾。下痢脓血，赤多白少，腹痛，里急后重，肛门灼热，渴欲饮水，舌红苔黄，脉弦数。

【方解】白头翁苦寒，入"阳明血分"而为君，清热解毒，凉血止痢。黄连泻火解毒，燥湿厚肠，为治痢要药；黄柏清下焦湿热，二者助君药清热解毒、燥湿止痢而为臣。秦皮"苦寒性涩"，清热解毒而兼以收涩止痢，用为佐使。

若外有表邪，恶寒发热者，加葛根、连翘、银花透表解热；里急后重较甚，加木香、槟榔、枳壳调气；脓血多者加赤芍、丹皮、地榆凉血和血；食滞者加焦山楂、枳实消食导滞。

【运用】本方为治疗热毒血痢的常用方。以下痢赤多白少，腹痛，里急后重，舌红苔黄，脉弦数为辨证要点。临床本方可用于阿米巴痢疾、细菌性痢疾等属热毒偏盛者。

五、清虚热剂

清虚热剂，适用于热病后期，邪留阴分，阴液已伤之证。代表方如青蒿鳖甲汤、当归六黄汤等。

1. 青蒿鳖甲汤《温病条辨》

【组成】青蒿二钱（6g）　鳖甲五钱（15g）　细生地黄四钱（12g）　知母二钱（6g）　丹皮三钱（9g）

【用法】上药以水五杯，煮取二杯，日再服（现代用法：水煎服）。

【功用】养阴透热。

【主治】温病后期，邪伏阴分证。夜热早凉，热退无汗，舌红苔少，脉细数。

【方解】方中鳖甲咸寒，直入阴分，滋阴退热；青蒿苦辛而寒，其气芳香，清中有透，引邪外出，两药相配，滋阴清热，内清外透，使阴分伏热有外达之机，共为君药。生地黄甘寒，滋阴凉血；知母苦寒质润，滋阴降火，共助鳖甲养阴退虚热，为臣药。丹皮辛苦性凉，泄血中伏火，助青蒿清透阴分伏热，为佐药。

若暮热早凉，汗解渴饮，可去生地黄，加天花粉以清热生津止渴；若兼肺阴虚，可加沙参、麦冬滋阴润肺；如用于小儿夏季热，可加白薇、荷梗等祛暑退热。

【运用】本方为治疗阴虚发热证的常用方。以夜热早凉，热退无汗，舌红少苔，脉细数为辨证要点。临床本方可用于原因不明的发热、麻疹后肺炎、慢性肾盂肾炎、肺结核、肾结核、小儿夏季热、妇科手术后低热、癌性发热等证属阴虚发热者。

2. 当归六黄汤《兰室秘藏》

【组成】当归　生地黄　黄芩　黄柏　黄连　熟地黄各等分（各6g）　黄芪加一倍（12g）

【用法】上药为粗末，每服五钱（15g），水二盏，煎至一盏，食前服，小儿减半服之（现代用法：水煎服）。

【功用】滋阴泻火，固表止汗。

【主治】阴虚火旺盗汗。发热盗汗，面赤心烦，口干唇燥，大便干结，小便黄赤，舌红苔黄，脉数。

【方解】方中当归、生地黄、熟地黄入肝肾滋阴养血，阴血充则水能制火，共为君药。臣以黄连清心泻火，并合黄芩、黄柏苦寒泻火以坚阴。君臣相伍，滋阴泻火兼施，标本兼顾。汗出过多，卫虚不固，倍用黄芪为佐，益气实卫以固表，合当归、熟地黄益气养血，亦为臣药。诸药配伍，共奏滋阴泻火、固表止汗之功。

本方滋阴清热之力较强，且偏于苦燥。若阴虚而实火较轻者，可去黄连、黄芩，加知母，以其泻火而不伤阴；汗出甚者，可加浮小麦等增强止汗作用；若阴虚阳亢，潮热颧赤突出者，可加白芍、龟板滋阴潜阳。

【运用】本方为治疗阴虚火旺盗汗的常用方。以盗汗面赤，心烦溲赤，舌红，脉数为辨证要点。临床本方可用于结核病、甲状腺功能亢进、干燥综合征、白塞病、围绝经期综合征、糖尿病等属阴虚火旺者。

第五节　祛暑剂

凡以祛除暑邪作用为主，用于治疗暑病的方剂，统称为祛暑剂。

一、祛暑解表剂

祛暑解表剂，适用于夏月外感风寒，暑湿伤中证。代表方如香薷散等。

香薷散《太平惠民和剂局方》

【组成】香薷去土，一斤（10g）　白扁豆微炒　厚朴去粗皮，姜汁炙熟，各半斤（各5g）

【用法】上粗末。每三钱（9g），水一盏，入酒一分，煎七分，去滓，水中沉冷，连吃二服，立有神效，随病不拘时（现代用法：水煎服，或加酒少量同煎）。

【功用】祛暑解表，化湿和中。

【主治】阴暑。恶寒发热，头疼身痛，无汗，腹痛吐泻，胸脘痞闷，舌苔白腻，脉浮。

【方解】方中香薷辛微温，芳香质轻，辛温发散，为夏月祛暑解表要药，为君药。厚朴苦辛性温，行气除满，燥湿运脾，为臣药。白扁豆甘淡性平，健脾和中，渗湿消暑，为佐药。入酒少许同煎，意在温经脉，通阳气，使药力畅达周身。诸药合用，祛暑解表，化湿和中，有表里双解之功。

若兼内热者可加黄连清热；湿盛于里者，可加茯苓，甘草利湿和中；素体脾虚，中气不足者，可加人参、黄芪、白术、橘红以益气健脾燥湿。

【运用】本方为治疗夏月乘凉饮冷，外感风寒，内伤于湿证的常用方。以恶寒发热，头痛身痛，无汗，胸脘痞闷，舌苔白腻，脉浮为辨证要点。临床本方可用于夏季感冒、急性肠胃炎等证属寒邪束表，暑湿伤中者。

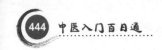

二、祛暑利湿剂

祛暑利湿剂，适用于感暑夹湿证。代表方如六一散等。

六一散（原名益元散）《黄帝素问宣明论方》

【组成】滑石六两（18g）　甘草一两（3g）

【用法】为细末，每服三钱（9g），加蜜少许，温水调下，或无蜜亦可，每日三服；或欲冷饮者，新井泉调下亦得；解利伤寒，发汗，煎葱白、豆豉汤下，每服一盏，葱白五寸，豆豉五十粒，煮取七分服（现代用法：为细末，每服9g，包煎，或温开水调下，日服2~3次；亦可作汤剂，水煎服）。

【功用】清暑利湿。

【主治】暑湿证。身热烦渴，小便不利，或泄泻。

【方解】方中滑石甘淡性寒，质重而滑，寒能清热，淡能渗利，重能走下，滑能利窍，善清解暑热、通利水道，令暑热水湿从小便而去，为君药。甘草生用，甘平偏凉，清热泻火，益气和中，与滑石相配，防寒凉伐胃。二药合用，共奏清暑利湿之效。

若暑热较重，可酌加淡竹叶、西瓜翠衣之类以祛暑；伤津而口渴舌红者可加麦冬、沙参、石斛等养阴生津止渴；心火较旺面舌红心烦者，可加竹叶、黄连等泻火除烦；气津两伤可加西洋参、五味子等益气养阴。

【运用】本方为治疗暑湿证之基础方。以身热烦渴，小便不利为辨证要点。临床本方可用于中暑、膀胱炎、尿道炎、泌尿系统结石等属湿热者。

三、祛暑益气剂

祛暑益气剂，适用于外感暑热、津气两伤证。代表方如清暑益气汤等。

清暑益气汤《温热经纬》

【组成】西洋参（5g）　石斛（15g）　麦冬（9g）　黄连（3g）　竹叶（6g）　荷梗（15g）　知母（6g）　甘草（3g）　粳米（15g）　西瓜翠衣（30g）（原著本方无用量）

【用法】水煎服。

【功用】清暑益气，养阴生津。

【主治】暑热气津两伤证。身热汗多，口渴心烦，小便短赤，体倦少气，精神不振，脉虚数。

【方解】方中西瓜翠衣甘凉，功同"白虎"，可清解暑热，生津止渴；西洋参甘苦性凉，益气生津，养阴清热，共为君药。荷梗助西瓜翠衣清热解暑；石斛、麦冬甘寒质润，助西洋参养阴生津清热，共为臣药。少用黄连苦寒，清热泻火，助清热祛暑之力；知母苦寒质润，泻火滋阴；竹叶甘淡，清热除烦，均为佐药。粳米、甘草益胃和中，调和诸药，为佐使药。

若暑热较高，可加石膏以清热解暑；暑热夹湿，苔白腻者，可去阴柔之麦冬、石斛、知母，加藿香、六一散等增强祛湿之功；黄连味苦质燥，若暑热不盛者可去之；用于小儿夏季发热者，可去黄连、知母，加白薇、地骨皮等。

【运用】本方为治疗暑热气津两伤证之常用方。以身热汗多，口渴心烦，小便短赤，体倦少气，脉虚数为辨证要点。临床本方可用于中暑、小儿夏季热等证属中暑受热，气津两伤者。

第六节 温里剂

凡以温里助阳、散寒通脉作用为主，用于治疗里寒证的方剂，统称为温里剂。

一、温中祛寒剂

温中祛寒剂，适用于中焦虚寒证。代表方如理中丸、小建中汤、吴茱萸汤等。

1. 理中丸《伤寒论》

【组成】人参 干姜 甘草炙 白术各三两（各9g）

【用法】上四味，捣筛，蜜和为丸，如鸡子黄许大（9g）。以沸汤数合，和一丸，研碎，温服之，日三四服，夜二服。腹中未热，益至三四丸，然不及汤。汤法：以四物依两数切，用水八升，煮取三升，去滓，温服一升，日三服。服汤后，如食顷，饮热粥一升许，微自温，勿发揭衣被（现代用法：上药共研细末，炼蜜为丸，重9g，每次1丸，小蜜丸则每次9g，温开水送服，每日2~3次；亦可作汤剂，水煎服，药后饮热粥适量）。

【功用】温中祛寒，补气健脾。

【主治】1.脾胃虚寒证。脘腹疼痛，喜温喜按，呕吐便溏，脘痞食少，畏寒肢冷，口淡不渴，舌质淡、苔白润，脉沉细或沉迟无力。2.阳虚失血证。便血、吐血、衄血或崩漏等，血色暗淡，质清稀，面色㿠白，气短神疲，脉沉细或虚大无力。3.中阳不足，阴寒上乘之胸痹；脾气虚寒，不能摄津之病后多涎唾；中阳虚损，土不荣木之小儿慢惊；食饮不节，损伤脾胃阳气，清浊相干，升降失常之霍乱等。

【方解】方中干姜大辛大热，温脾暖胃，助阳祛寒，为君药。阳虚则兼气弱，气旺亦可助阳，故臣以甘温之人参，益气健脾，补虚助阳，君臣相配，温中健脾。脾为中土，喜燥恶湿，虚则湿浊易生，反困脾胃，故佐以甘温苦燥之白术，既健脾补虚以助阳，又燥湿运脾以助生化。甘草与诸药等量，一与参、术以助益气健脾，补虚助阳；二可缓急止痛；三为调和诸药，是佐药而兼使药之用。

虚寒甚者可加附子、肉桂以增强温阳祛寒之力；呕吐甚者，可加生姜、半夏降逆和胃止呕；下利甚者，可加茯苓、白扁豆健脾渗湿止泻；阳虚失血者，可将干姜易为炮姜，加艾叶、灶心土温涩止血；胸痹，可加薤白、桂枝、枳实振奋胸阳，舒畅气机。

【运用】本方为治疗中焦脾胃虚寒证的基础方。以脘腹疼痛，喜温喜按，呕吐便溏，脘痞食少，畏寒肢冷，舌淡，苔白，脉沉细为辨证要点。本方临证服后，当"饮热粥"，且温覆"勿发揭衣被"。药后当觉腹中似有热感，若"腹中未热"，则应适当加量，"益至三四丸"，或易为汤剂。临床本方可用于慢性肠炎、胃及十二指肠溃疡、胃扩张、胃下垂、慢性结肠炎、慢性痢疾、肠易激综合征、经行腹泻、婴儿腹泻、慢性支气管炎、慢性咳嗽、功能失调性子宫出血等证属中焦虚寒者。

2. 小建中汤《伤寒论》

【组成】桂枝去皮，三两（9g）　甘草炙，二两（6g）　大枣擘，十二枚（4枚）　芍药六两（18g）生姜切，三两（9g）　胶饴一升（30g）

【用法】上六味，以水七升，煮取三升，去滓，内饴，更上微火消解。温服一升，日三服（现代用法：水煎取汁，兑入饴糖，文火加热溶化，分两次温服）。

【功用】温中补虚，和里缓急。

【主治】中焦虚寒，肝脾失调，阴阳不和证。脘腹拘急疼痛，时发时止，喜温喜按；或心中悸动，虚烦不宁，面色无华；兼见手足烦热，咽干口燥等，舌淡苔白，脉细弦。

【方解】本方由桂枝汤倍芍药加饴糖而成，方中重用甘温质润入脾之饴糖，温中补虚，缓急止痛，以为君。臣以辛温之桂枝，温助脾阳，祛散虚寒。饴糖与桂枝相伍，辛甘化阳，温中益气，使中气强健，不受肝木之侮。更臣以酸苦之芍药，其用有三：一者滋养营阴，以补营血之亏虚；二者柔缓肝急止腹痛，与饴糖相伍，酸甘化阴，养阴缓急而止腹痛拘急；三者与桂枝相配，调和营卫，燮理阴阳。佐以生姜，助桂枝温胃散寒；佐以大枣，助饴糖补益脾虚。生姜、大枣合用，又可调营卫，和阴阳。佐使炙甘草，一则益气补虚；二则缓急止腹痛；三则助君臣以化阴阳；四则调和诸药。诸药合用，可使脾健寒消，肝脾调和，阴阳相生，中气建立，诸症痊愈。

中焦寒重者可加干姜以增强温中散寒之力；兼有气滞者，可加木香行气止痛；便溏者可加白术健脾燥湿止泻；面色萎黄、短气神疲者，可加人参、黄芪、当归以补养气血。

【运用】本方为治疗中焦虚寒，肝脾失调，阴阳不和证的常用方。以腹中拘急疼痛，喜温喜按，舌淡，脉细弦为辨证要点。呕家，或中满者不宜使用。临床本方可用于慢性胃炎、胃及十二指肠溃疡、溃疡性结肠炎、肠易激综合征、肠痉挛、痛经、室性早搏、抑郁症等证属中焦虚寒，兼阴血不足者。

3. 吴茱萸汤《伤寒论》

【组成】吴茱萸洗，一升（9g）　人参三两（9g）　生姜切，六两（18g）　大枣擘，十二枚（4枚）

【用法】上四味，以水七升，煮取二升，去滓。温服七合，日三服（现代用法：水煎服）。

【功用】温中补虚，降逆止呕。

【主治】1. 胃寒呕吐证。食谷欲呕，或兼胃脘疼痛，吞酸嘈杂，舌淡，脉沉弦而迟。2. 肝寒上逆证。干呕吐涎沫，头痛，巅顶痛甚，舌淡，脉沉弦。3. 肾寒上逆证。呕吐下利，手足厥冷，烦躁欲死，舌淡，脉沉细。

【方解】方中吴茱萸辛苦性热，入肝、肾、脾、胃经，上可温胃散寒，下可温暖肝肾，又能降逆止呕，一药而三经并治，为君。重用辛温之生姜为臣，生姜乃呕家之圣药，温胃散寒，降逆止呕。吴茱萸与生姜配伍，相须为用，温降并行，颇宜阴寒气逆之机。佐以甘温之人参，补益中焦脾胃之虚；佐使以甘平之大枣，益气补脾，调和诸药。人参、大枣并用，补益中气，与吴茱萸、生姜合用，使清阳得升，浊阴得降，遂成补虚降逆之剂。

呕吐较甚者可加半夏、陈皮、砂仁等增强和胃止呕之力；头痛较甚者，可加川芎加强止痛之功；肝胃虚寒重证，可加干姜、小茴香等温里祛寒。

【运用】本方为治疗肝胃虚寒，浊阴上逆证的常用方。以食后欲吐，或巅顶头痛，干呕吐涎沫，畏寒肢凉，舌淡苔白滑，脉弦细而迟为辨证要点。临床本方可用于慢性胃炎、神经性头痛、三叉神经性痛、血管痉挛性头痛、梅尼埃病、眩晕症、神经性呕吐、脑中风顽固性呕吐、妊娠呕吐、化疗引起的呕吐、慢性胆囊炎、胃轻瘫、高血压等证属肝胃虚寒者。

二、回阳救逆剂

回阳救逆剂，适用于阳气衰微，阴寒内盛，甚或阴盛格阳、戴阳的危重病证。代表方如四逆汤等。

四逆汤《伤寒论》

【组成】甘草炙，二两（6g）　干姜一两半（6g）　附子生用，去皮，破八片，一枚（15g）

【用法】上三味，以水三升，煮取一升二合，去滓，分温再服。强人可大附子一

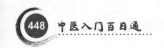

枚，干姜三两（现代用法：水煎服）。

【功用】回阳救逆。

【主治】少阴病，心肾阳衰寒厥证。四肢厥逆，恶寒蜷卧，神衰欲寐，面色苍白，腹痛下利，呕吐不渴，舌苔白滑，脉微细，以及太阳病误汗亡阳者。

【方解】方中生附子大辛大热，入心、脾、肾经，温壮心肾之阳，回阳破阴以救逆，为君药，生用能迅达内外以温阳逐寒。臣以辛热之干姜，入心、脾、肺经，既与附子相须为用，以增温里回阳之力；又温中散寒，助阳通脉。炙甘草一者益气补中，与姜、附温补结合，治虚寒之本；二者甘缓姜、附峻烈之性，使其破阴回阳而无暴散之虞；三者调和药性，并使药力持久，是为佐药而兼使药之用。三药合用，药少力专而效捷，大辛大热，使阳复厥回，故名"四逆汤"。

若一服未愈而有气虚现象，需再服药者，宜加人参以益气固脱；阳浮脉微者，可加龙骨、牡蛎以震慑固脱。

【运用】本方为治疗少阴心肾阳衰寒厥证的基础方。以四肢厥逆，神衰欲寐，面色苍白，脉微细为辨证要点。若服药后出现呕吐拒药者，可将药液置凉后服用。本方纯用辛热之品，中病手足温和即止，不可久服。真热假寒者禁用。临床本方可用于救治心力衰竭、心肌梗死、心动过缓、急性胃肠炎吐泻过度，或因误汗、过汗所致休克等证属阳衰阴盛者。

三、温经散寒剂

温经散寒剂，适用于寒凝经脉证。代表方如当归四逆汤、黄芪桂枝五物汤等。

1. 当归四逆汤《伤寒论》

【组成】当归三两（9g）　桂枝去皮，三两（9g）　芍药三两（9g）　细辛三两（3g）　甘草炙，二两（6g）　通草二两（6g）　大枣擘，二十五枚（8枚）

【用法】上七味，以水八升，煮取三升，去滓，温服一升，日三服（现代用法：水煎服）。

【功用】温经散寒，养血通脉。

【主治】血虚寒厥证。手足厥寒，或腰、股、腿、足、肩臂疼痛，口不渴，舌淡苔白，脉沉细或细而欲绝。

【方解】本方由桂枝汤去生姜，倍大枣，加当归、通草、细辛组成。方中当归甘温，主入肝经，养血和血以补虚；桂枝辛温，温经散寒以通脉，共为君药。细辛温经散寒，增桂枝温通之力；白芍养血和营，既助当归补益营血，又配桂枝以和阴阳，共为臣药。通草通利经脉以畅血行；大枣、甘草，益气健脾，养血补虚，皆为佐药。重用大枣，既合归、芍以补营血，又防桂枝、细辛燥烈太过，伤及阴血。甘草兼调药而为使药之用。全方共奏温经散寒、养血通脉之功。

治腰、股、腿、足疼痛属血虚寒凝者，可酌加续断、牛膝、鸡血藤、木瓜等活血祛瘀之品；若加吴茱萸、生姜，又可治本方证内有久寒，兼有水饮呕逆者；若用治妇女血虚寒凝之经期腹痛，及男子寒疝、睾丸掣痛、牵引少腹冷痛、肢冷脉弦者，可酌加乌药、茴香、高良姜、香附等理气止痛；若血虚寒凝所致的手足冻疮，不论初期未溃或已溃者，均可以本方加减运用。

【运用】本方为治疗血虚寒厥证之常用方。以手足厥寒，舌淡苔白，脉细欲绝为辨证要点。临床本方可用于血栓闭塞性脉管炎、雷诺病、多发性神经炎、坐骨神经痛、风湿及类风湿关节炎、痛经等证属血虚寒凝经脉者。

2. 黄芪桂枝五物汤《金匮要略》

【组成】黄芪三两（9g） 芍药三两（9g） 桂枝三两（9g） 生姜六两（18g） 大枣十二枚（4枚）

【用法】上五味，以水六升，煮取二升，温服七合，日三服（现代用法：水煎服）。

【功用】益气温经，和血通痹。

【主治】血痹。肌肤麻木不仁，微恶风寒，舌淡，脉微涩而紧。

【方解】本方为桂枝汤去炙甘草，倍生姜，加黄芪而成。方中黄芪甘温益气，补在表之卫气，为君药。桂枝辛温，散风寒而温经通痹，与黄芪配伍，益气温阳，和血通经。桂枝得黄芪，益气而振奋卫阳；黄芪得桂枝，固表而不留邪。芍药养血和营，濡养肌肤以通血痹，与桂枝合用，调营卫而和表里，共为臣药。生姜辛温，疏散风邪，助桂枝之力；大枣甘温，益气养血，以资黄芪、芍药之功；与生姜为伍，又能和营卫，调诸药，为佐使药。五味相合，配伍精当，共奏益气温经、和血通痹之效。

本方祛风散邪之力较弱，若风邪重而麻木甚者可加防风；血行不畅而见疼痛，加桃仁、红花、鸡血藤；日久不愈，邪深入络者，加地龙、蕲蛇；中风后脉络瘀阻而半身不遂，加当归、鸡血藤；肝肾不足而筋骨痿软，加杜仲、牛膝；阳虚畏寒，可加附子。

【运用】本方为治疗血痹的常用方。以肌肤麻木，或身体不仁，微恶风寒，舌淡，脉微涩而紧为辨证要点。亦可用于气虚血滞中风之后，半身不遂，或肢体不用，或半身汗出，肌肉消瘦，气短乏力，以及产后、经后身痛等。临床本方可用于中风后遗症、神经麻痹、原发性低血压、产后身痛等病，还可用于雷诺病、风湿关节炎、肩周炎、慢性滑膜炎等证属营卫不足，风客血脉者。

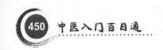

第七节　补益剂

凡以补养人体气、血、阴、阳等作用为主，用于治疗各种虚损病证的方剂，统称为补益剂。

一、补气剂

补气剂，适用于肺脾气虚之证。代表方如四君子汤、参苓白术散、补中益气汤、玉屏风散、生脉散等。

1. 四君子汤《太平惠民和剂局方》

【组成】人参去芦　白术　茯苓去皮（各9g）　甘草炙（6g），各等分

【用法】上为细末，每服二钱，水一盏，煎至七分，通口服，不拘时候；入盐少许，白汤点亦得（现代用法：水煎服）。

【功用】益气健脾。

【主治】脾胃气虚证。面色萎白，语声低微，气短乏力，食少便溏，舌淡苔白，脉虚缓。

【方解】方中人参甘温，大补脾胃之气，为君药。白术健脾燥湿，与人参相须，益气补脾之力更强，为臣药。脾喜燥恶湿，喜运恶滞，茯苓健脾渗湿，合白术互增健脾祛湿之力，为佐助。炙甘草益气和中，既可加强人参、白术益气补中之功，又能调和诸药，为佐使。四药皆为甘温和缓之品，而呈君子中和之气，故以"君子"为名。四药合力，重在健补脾胃之气，兼司运化之职，且渗利湿浊，共成益气健脾之功。

若呕吐，可加半夏以降逆止呕；胸膈痞满者，可加枳壳、陈皮以行气宽胸。

【运用】本方为补气的基础方。以气短乏力，面色萎白，食少便溏，舌淡苔白，脉虚缓为辨证要点。临床本方可用于治疗慢性消化不良、慢性胃肠炎、消化性溃疡、乙型肝炎等疾病，还可用于先兆流产、小儿缺铁性贫血、小儿感染后期调理等属脾胃气虚者。

2. 参苓白术散《太平惠民和剂局方》

【组成】莲子肉去皮，一斤（9g）　薏苡仁一斤（9g）　缩砂仁一斤（6g）　桔梗炒令深黄色，一斤（6g）　白扁豆姜汁浸，去皮，微炒，一斤半（12g）　白茯苓二斤（15g）　人参去芦，二斤（15g）　甘草炒，二斤（10g）　白术二斤（15g）　山药二斤（15g）

【用法】上为细末。每服二钱（6g），枣汤调下。小儿量岁数加减（现代用法：散剂，每服 6~10g，大枣煎汤送服；亦可作汤剂，加大枣 3 枚，水煎服）。

【功用】益气健脾，渗湿止泻。

【主治】脾虚湿盛证。饮食不化，胸脘痞闷，肠鸣泄泻，四肢乏力，形体消瘦，面色萎黄，舌淡苔白腻，脉虚缓。亦可用治肺脾气虚，痰湿咳嗽。

【方解】方中人参大补脾胃之气，白术、茯苓健脾渗湿，共为君药。山药、莲子肉既能健脾，又有涩肠止泻之功，二药可助参、术健脾益气，兼以厚肠止泻；白扁豆健脾化湿，薏苡仁健脾渗湿，二药助术、苓健脾助运，渗湿止泻，四药共为臣药。佐以砂仁芳香醒脾，行气和胃，既助除湿之力，又畅达气机；桔梗宣开肺气，通利水道，并能载药上行，以益肺气而成培土生金之功。炒甘草健脾和中，调和药性，共为使药。诸药相合，益气健脾，渗湿止泻。

若兼里寒而腹痛者，加干姜、肉桂以温中祛寒止痛。

【运用】本方为健脾渗湿止泻之常用方。以气短乏力，肠鸣泄泻，舌淡苔腻，脉虚缓为辨证要点。临床本方可用于慢性胃肠炎、慢性支气管炎、肺结核、慢性肾炎、糖尿病泄泻、妇女带下清稀量多等病。

3. 补中益气汤《内外伤辨惑论》

【组成】黄芪五分，病甚、劳役、热甚者一钱（18g）　甘草炙，五分（9g）　人参去芦，三分（6g）当归酒焙干或晒干，二分（3g）　橘皮不去白，二分或三分（6g）　升麻二分或三分（6g）　柴胡二分或三分（6g）　白术三分（9g）

【用法】上㕮咀，都作一服，水二盏，煎至一盏，去滓，食远稍热服（现代用法：水煎服）。

【功用】补中益气，升阳举陷。

【主治】①脾胃气虚证。饮食减少，体倦肢软，少气懒言，面色萎黄，大便稀薄，脉虚软。②气虚下陷证。脱肛，子宫脱垂，久泻，久痢，崩漏等，伴气短乏力，舌淡，脉虚。③气虚发热证。身热自汗，渴喜热饮，气短乏力，舌淡，脉虚大无力。

【方解】方重用黄芪为君，其性甘温，入脾、肺经，补中气，固表气，且升阳举陷。臣以人参，大补元气；炙甘草补脾和中。佐以白术补气健脾，助脾运化，以资气血生化之源。佐用当归以补养营血；陈皮理气和胃，使诸药补而不滞。更加少量升麻、柴胡，升阳举陷，助益气之品升提下陷之中气。炙甘草调和诸药，亦为使药。诸药合用，既补益中焦脾胃之气，又升提下陷之气，且全方皆为甘温之药而能治气虚发热证，即所谓"甘温除大热"之法也。

若兼腹中痛者，可加白芍以柔肝止痛；咳嗽者，可加五味子、麦冬以敛肺止咳；兼气滞者，可加木香、枳壳以理气解郁。

【运用】本方体现"甘温除热"法，为治疗气虚发热证及脾虚气陷证的代表方。以中气虚弱或清阳下陷，或慢性发热，症见少气乏力、面色㿠白、舌淡，脉虚软无力为辨证要点。本方所治之气虚发热，乃由中气既虚，清阳下陷，郁遏不运，阴火上乘所为。故其热有病程较长，或发有休时、手心热甚于手背等特点，且必兼见中气不足之症。此证应与外感及实火发热者详加辨析。临床本方可用于治疗肌弛缓性疾病，如子宫脱垂、胃肝脾肾等内脏下垂、胃黏膜脱垂、脱肛、疝气、膀胱肌麻痹、重症肌无力等；还可用于原因不明的低热、慢性结肠炎、乳糜尿、功能失调性子宫出血、习惯性流产、慢性肝炎、原发性低血压等证属中气不足，清阳不升者。

4. 玉屏风散《究原方》，录自《医方类聚》

【组成】防风一两（15g）　黄芪蜜炙　白术各二两（30g）

【用法】上咬咀，每服三钱（9g），水一盏半，加大枣一枚，煎至七分，去滓，食后热服（现代用法：散剂，每服6~9g；亦可作汤剂，水煎服）。

【功用】益气固表止汗。

【主治】表虚自汗。汗出恶风，面色㿠白，舌淡，苔薄白，脉浮虚。亦治虚人腠理不固，易感风邪。

【方解】方中黄芪甘温，内可大补脾肺之气，外可固表止汗，为君药。白术益气健脾，培土生金，协黄芪以益气固表实卫，为臣药。二药相合，使气旺表实，则汗不外泄，风邪不得侵袭。佐以辛润之防风以祛风邪，黄芪得防风，则固表而不留邪。三药相伍，固卫气，实肌腠，兼疏风邪，共奏固表止汗之功。

若自汗较重，可加浮小麦、煅牡蛎、麻黄根等加强固表止汗之效。

【运用】本方为治疗表虚自汗的常用方。以汗出恶风，面色㿠白，舌淡脉虚为辨证要点。临床本方可用于治疗或预防小儿及成人反复发作的上呼吸道感染，肾小球肾炎易于因伤风感冒而诱致病情反复者，过敏性鼻炎、慢性荨麻疹等每因外受风邪而导致反复发作的过敏性疾病。

5. 生脉散《医学启源》

【组成】麦冬（9g）　五味子（6g）　人参（9g）（原著本方无用量）

【用法】水煎服。

【功用】益气生津，敛阴止汗。

【主治】①温热、暑热，耗气伤阴证。汗多神疲，体倦乏力，气短懒言，咽干口渴，舌干红少苔，脉虚数。②久咳伤肺，气阴两虚证。干咳少痰，短气自汗，口干舌燥，脉虚细。

【方解】方中人参甘温，既大补肺脾之气，又生津液，为君药。麦冬甘寒，养阴清热，润肺生津，与人参相合，则气阴双补，为臣药。五味子酸敛，既敛阴止汗，又能收敛耗散之肺气而止咳，为佐药。三药相合，一补一润一敛，既补气阴之虚，又敛气阴之散，使气复津生，汗止阴存，脉气得充，则可复生，故名"生脉"。

若阴虚有热，可用西洋参代替人参。

【运用】本方是治疗气阴两虚证的常用方。以气短乏力，咽干口渴，舌干红，脉虚数为辨证要点。临床本方可用于治疗冠心病、心绞痛、急性心肌梗死、心律不齐等心血管系统疾病，肺心病、肺结核、慢性支气管炎等，及各类休克、中暑等属气阴两虚者。

二、补血剂

补血剂，适用于血虚之证。代表方如四物汤、当归补血汤、归脾汤等。

1. 四物汤《仙授理伤续断秘方》

【组成】白芍药（9g）　川当归（9g）　熟地黄（12g）　川芎（6g），各等分

【用法】每服三钱，水盏半，煎至七分，空心热服（现代用法：水煎服）。

【功用】补血调血。

【主治】营血虚滞证。头晕目眩，心悸失眠，面色无华，或妇人月经不调，量少或经闭不行，脐腹作痛，舌淡，脉细弦或细涩。

【方解】方中熟地黄甘温味厚，入肝肾，质润滋腻，为滋阴补血之要药，为君药。当归补血和血，与熟地相伍，既增补血之力，又行营血之滞，为臣药。白芍养血敛阴，柔肝缓急，与地、归相协则滋阴补血之力更著，又可缓急止痛；川芎活血行气，与当归相协则行血之力益彰，又使诸药补血而不滞血，二药共为佐药。四药合用，共成补血调血之功。《仙授理伤续断秘方》以本方治疗外伤瘀血作痛，《太平惠民和剂局方》用本方治疗妇人诸疾。

若兼气虚，可加人参、黄芪以补气生血；若以瘀血为主，可加桃仁、红花，白芍易为赤芍，以加强活血祛瘀之力；若血虚有寒，可加肉桂、炮姜、吴茱萸以温通血脉；若血虚有热，可加黄芩、丹皮，熟地黄易为生地黄，以清热凉血。

【运用】本方原治外伤瘀血作痛，后用治妇人诸疾，今多作补血调血之基础方。以头晕心悸，面色、唇爪无华，舌淡，脉细为辨证要点。原方四药各用等分，意在补血调血并行。然后世多以四物汤为补血之剂，重用熟地黄以增强滋补营血之功；少用川芎，取其活血化瘀，意在补而不滞。临床本方可用于月经不调、胎产等病，还可用于荨麻疹、扁平疣等慢性皮肤病，以及骨伤科疾病等属营血虚滞者。

2. 当归补血汤《内外伤辨惑论》

【组成】黄芪一两（30g）　当归酒洗，二钱（6g）

【用法】上哎咀,以水二盏,煎至一盏,去滓温服,空心食前(现代用法:水煎服)。

【功用】补气生血。

【主治】血虚发热证。肌热面赤,烦渴欲饮,脉洪大而虚,重按无力。亦治妇人经期、产后血虚发热头痛,或疮疡溃后,久不愈合者。

【方解】方中重用黄芪,取其量大力宏,补气固表,以急固浮阳而使热退,且补气又助生血,使阳生阴长,气旺血生,故以之为君。配以少量当归养血和营,并得黄芪生血之助,使阴血渐充,则浮阳秘敛,虚热自退。至于妇人经期、产后血虚发热头痛,属血虚发热者,用此方益气补血,其症自解。疮疡溃后,久不愈合者,亦为气血不足,用本方补气生血,托疮生肌,疮自收口愈合。

妇女经期,或产后感冒发热头痛者,可加葱白、豆豉等疏风解表;疮疡久溃不愈,气血两虚而又余毒未尽者,可加银花、甘草清热解毒;若血虚气弱出血不止者,可加煅龙骨、阿胶、山萸等固涩止血。

【运用】本方为补气生血之常用方,亦体现李杲"甘温除热"之法。以肌热面赤,渴喜热饮,脉洪大而虚为辨证要点。临床本方可用于妇人经期、产后血虚发热等血虚阳浮证者,以及各种贫血、过敏性紫癜、妇人月经过多,以及疮疡久溃不愈等辨证属血虚气弱或气不摄血者。

3.归脾汤《济生方》

【组成】白术　茯神去木　黄芪去芦　龙眼肉　酸枣仁炒,去壳,各一两(各18g)　人参　木香不见火,各半两(各9g)　甘草炙,二钱半(6g)　当归一钱(3g)　远志蜜炙,一钱(3g)(当归、远志从《内科摘要》补入)

【用法】上哎咀,每服四钱(12g),水一盏半,加生姜五片,枣一枚,煎至七分,去滓温服,不拘时候(现代用法:加生姜、大枣,水煎服)。

【功用】益气补血,健脾养心。

【主治】①心脾气血两虚证。心悸怔忡,健忘失眠,盗汗虚热,食少体倦,面色萎黄,舌淡,苔薄白,脉细弱。②脾不统血证。便血,皮下紫癜,以及妇女崩漏,月经超前,量多色淡,或淋漓不止,舌淡,脉细弱。

【方解】方中黄芪甘温,补脾益气;龙眼肉甘平,既补脾气,又养心血,共为君药。人参、白术皆为补脾益气之要药,与黄芪相伍,补脾益气之功益著;当归补血养心,酸枣仁宁心安神,二药与龙眼肉相伍,补心血、安神志之力更强,均为臣药。佐以茯神养心安神,远志宁神益智;佐理气醒脾之木香,可使其补而不滞。炙甘草补益心脾之气,调和诸药,用为佐使。生姜、大枣调和脾胃以资化源。诸药配伍,心脾得补，气血得养，诸症自除。

若崩漏下血偏寒者可加艾叶炭、炮姜炭以温经止血；偏热者，可加生地炭、阿胶珠、棕榈炭以清热止血。

【运用】本方为补益心脾的常用方。以气短乏力，心悸失眠，或便血崩漏，舌淡，脉细弱为辨证要点。临床本方可用于神经衰弱、冠心病、胃及十二指肠溃疡出血、功能失调性子宫出血、再生障碍性贫血、血小板减少性紫癜等属心脾气血两虚及脾不统血证者。

三、气血双补剂

气血双补剂，适用于气血两虚证。代表方如八珍汤、炙甘草汤等。

1. 八珍汤（原名八珍散）《瑞竹堂经验方》

【组成】当归去芦　川芎　熟地黄　白芍药　人参去芦　甘草炙　茯苓去皮　白术各一两（各15g）

【用法】上为咬咀。每服三钱（9g），水一盏半，加生姜五片，枣一枚，煎至七分，去滓，不拘时候，通口服（现代用法：加生姜5片，大枣1枚，水煎服）。

【功用】益气补血。

【主治】气血两虚证。面色萎白或无华，头晕目眩，四肢倦怠，气短懒言，心悸怔忡，饮食减少，舌淡，苔薄白，脉细弱或虚大无力。

【方解】本方为四君子汤与四物汤合方而成。方中人参与熟地黄为君药，人参甘温，大补五脏元气，补气生血，熟地黄补血滋阴。臣以白术补气健脾，当归补血和血。佐用茯苓健脾养心，芍药养血敛阴；川芎活血行气，以使补而不滞。炙甘草益气和中，煎加姜枣，调和脾胃，以助气血生化，共为佐使。诸药相合，共成益气补血之效。

若以血虚为主，眩晕心悸明显者，可加大熟地、芍药用量；以气虚为主，气短乏力明显者，可加大参、术用量；兼见不寐者，可加酸枣仁、五味子。

【运用】本方为治疗气血两虚的基础方。以气短乏力，头晕心悸，舌淡，脉细弱为辨证要点。临证若气虚偏重者，加大人参、白术用量；若血虚偏重者，加大熟地黄用量。临床本方可用于病后虚弱、贫血、迁延性肝炎、神经衰弱等各种慢性病，以及妇女月经不调、胎萎不长、习惯性流产、溃疡久不愈合等证属气血不足者。

2. 炙甘草汤（又名复脉汤）《伤寒论》

【组成】甘草炙，四两（12g）　生姜切，三两（9g）　人参二两（6g）　生地黄一斤（50g）　桂枝去皮，三两（9g）　阿胶二两（6g）　麦门冬去心，半升（10g）　麻仁半升（10g）　大枣擘，三十枚（10g）

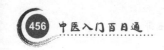

【用法】以清酒七升，水八升，先煮八味，取三升，去滓，内胶烊消尽，温服一升，日三服（现代用法：水酒各半煎服，阿胶烊化）。

【功用】滋阴养血，益气温阳，复脉定悸。

【主治】①阴血不足，阳气虚弱证。脉结代，心动悸，虚羸少气，舌光少苔，或质干而瘦小者。②虚劳肺痿。咳嗽，涎唾多，形瘦短气，虚烦不眠，自汗盗汗，咽干舌燥，大便干结，脉虚数。

【方解】方中重用生地黄为君药，滋阴养血。臣以炙甘草益气养心；麦门冬滋养心阴；桂枝温通心阳，与生地黄相伍，收气血阴阳并补之效。佐以人参补中益气；阿胶滋阴养血；麻仁滋阴润燥；大枣益气养血；生姜辛温，具宣通之性，合桂枝以温通阳气，配大枣以益脾胃、滋化源、调阴阳、和气血。用法中加酒煎服，清酒辛热，可温通血脉，以行药势。诸药配伍，阴血足而血脉充，阳气旺而心脉通，气血充足，阴阳调和，则悸定脉复，故本方又名"复脉汤"。

加酸枣仁、柏子仁可增强养心安神定悸之力，或加龙齿、磁石重镇安神；偏于心气不足者，可重用炙甘草、人参；偏于阴血虚者，可重用生地黄、麦冬；心阳偏虚者，可易桂枝为肉桂，加附子以增强温心阳之力；阴虚而内热较盛者，可易人参为南沙参，并减枣、酒，酌加知母、黄柏，则滋阴液降虚火之力更强。

【运用】本方为治气血阴阳虚损证的常用方。以虚羸少气，心动悸，脉结代为辨证要点。临床本方可用于功能性心律不齐、期外收缩、冠心病、风湿性心脏病、病毒性心肌炎、甲状腺功能亢进，以及老年性慢性支气管炎、肺结核等病属阴阳气血之不足者。

四、补阴剂

补阴剂，适用于阴精不足证。代表方如六味地黄丸、左归丸、大补阴丸、一贯煎、益胃汤等。

1. 六味地黄丸（原名地黄丸）《小儿药证直诀》

【组成】熟地黄炒，八钱（24g）　山萸肉　干山药各四钱（各12g）　泽泻　牡丹皮　茯苓去皮，各三钱（各9g）

【用法】上为末，炼蜜为丸，如梧子大，空心温水化下三丸（现代用法：蜜丸，每服9g，日2~3次；亦可作汤剂，水煎服）。

【功用】填精滋阴补肾。

【主治】肾阴精不足证。腰膝酸软，头晕目眩，视物昏花，耳鸣耳聋，盗汗，遗精，消渴，骨蒸潮热，手足心热，舌燥咽痛，牙齿动摇，足跟作痛，以及小儿囟门不合，舌红少苔，脉沉细数。

【方解】方中重用熟地黄为君药，填精益髓，滋补阴精。臣以山萸肉补养肝肾，并能涩精；山药双补脾肾，既补肾固精，又补脾以助后天生化之源。君臣相伍，补肝脾肾，即所谓"三阴并补"。然熟地黄用量独重，以滋补肾之阴精为主。凡补肾精之法，必当泻其"浊"，方可存其"清"，而使阴精得补。且肾为水火之宅，肾虚则水泛，阴虚而火动。故佐以泽泻利湿泄浊，并防熟地黄之滋腻；牡丹皮清泄相火，并制山萸肉之温涩；茯苓健脾渗湿，配山药补脾而助健运。此三药合用，即所谓"三泻"，泻湿浊而降相火。全方六药合用，补泻兼施，泻浊有利于生精，降火有利于养阴，诸药滋补肾之阴精而降相火。

若虚火明显，可加知母、玄参、黄柏等加强清热降火之功；兼脾虚气滞，可加白术、砂仁、陈皮等以健脾和胃。

【运用】本方为补肾填精之基础方。以腰膝酸软，头晕目眩，口燥咽干，舌红少苔，脉沉细为辨证要点。临床本方可用于老年性慢性支气管炎、高血压、老年性痴呆、慢性肾炎、腰肌劳损、不孕症等证属真阴亏损者。

2. 左归丸《景岳全书》

【组成】大怀熟地八两（24g）　山药炒，四两（12g）　枸杞四两（12g）　山茱萸肉四两（12g）　川牛膝酒洗，蒸熟，三两（9g），滑精者不用　菟丝子制，四两（12g）　鹿胶敲碎，炒珠，四两（12g）　龟胶切碎，炒珠，四两（12g），无火者不必用

【用法】上先将熟地蒸烂，杵膏，加炼蜜丸桐子大。每食前用滚汤或淡盐汤送下百余丸（现代用法：蜜丸，每服9g，日2~3次；亦可作汤剂，水煎服）。

【功用】滋阴补肾，填精益髓。

【主治】真阴不足证。头晕目眩，腰酸腿软，遗精滑泄，自汗盗汗，口燥舌干，舌红少苔，脉细。

【方解】方中重用大熟地滋肾阴，益精髓，补真阴之不足，为君药。山茱萸补养肝肾，固秘精气；山药补脾益阴，滋肾固精；龟板胶滋阴补髓；鹿角胶补益精血，温壮肾阳，配入补阴方中，有"阳中求阴"之义，皆为臣药。枸杞子补肝肾，益精血；菟丝子补肝肾，助精髓；川牛膝益肝肾，强筋骨，俱为佐药。

若真阴不足，虚火上炎，可去枸杞、鹿角胶，加女贞子、麦门冬养阴清热；若夜热骨蒸，可加地骨皮以清热除蒸；若大便燥结，可去菟丝子，加肉苁蓉以润肠通便。

【运用】本方为治疗真阴不足证的常用方。以头晕目眩，腰酸腿软，舌光少苔，脉细为辨证要点。临床本方可用于老年性慢性支气管炎、高血压、老年性痴呆、慢性肾炎、腰肌劳损、不孕症等证属真阴亏损者。

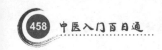

3. 大补阴丸（原名大补丸）《丹溪心法》

【组成】黄柏炒褐色　知母酒浸，炒，各四两（各12g）　熟地酒蒸　龟板酥炙，各六两（各18g）

【用法】上为末，猪脊髓蜜丸。服七十丸，空心盐白汤下（现代用法：蜜丸，每服9g，淡盐汤送服；亦可作汤剂，水煎服）。

【功用】滋阴降火。

【主治】阴虚火旺证。骨蒸潮热，盗汗遗精，咳嗽咯血，心烦易怒，足膝疼热或痿软，舌红少苔，尺脉数而有力。

【方解】方中熟地滋补真阴，填精益髓；龟板滋阴潜阳，补肾健骨。二药相须，补阴固本，滋水亦可制火，共为君药。相火既动，以黄柏之苦寒降泄；知母味苦性寒质润，既能清泄肺、胃、肾三经之火，又能滋三经之阴。知母、黄柏相须为用，知母滋阴清热，黄柏为"坚阴"之品，二者善能清降阴虚之火，为臣。丸用猪脊髓补髓养阴，蜂蜜补中润燥，共增滋补真阴之效，为佐。合而成方，既滋阴又降火，但龟板、熟地用量略多，以滋阴培本为主，故曰"大补阴丸"，实乃补泻并施之方。

若阴虚较甚，可加天门冬、麦门冬润燥养阴；阴虚盗汗，可加地骨皮等退热除蒸；咯血、吐血者，可加仙鹤草，旱莲草、白茅根等凉血止血；遗精者，可加金樱子、芡实、桑螵蛸、山茱萸等固精止遗。

【运用】本方为治疗阴虚火旺证的常用方。以骨蒸潮热，盗汗遗精，心烦易怒，舌红少苔，尺脉数而有力为辨证要点。临床本方可用于治疗肺结核、肾结核、甲状腺功能亢进、糖尿病等证属阴虚火旺之证。

4. 一贯煎《续名医类案》

【组成】北沙参　麦冬　当归身（各9g）　生地黄（18g）　枸杞子（9g）　川楝子（6g）（原著本方无用量）

【用法】水煎服。

【功用】滋阴疏肝。

【主治】肝肾阴虚，肝气郁滞证。胸脘胁痛，吞酸吐苦，咽干口燥，舌红少津，脉细弱或虚弦。亦治疝气瘕聚。

【方解】方中重用生地黄为君药，滋养肝阴，涵养肝木。臣以枸杞子滋养肝肾；当归补血养肝，且补中有行；沙参、麦冬滋养肺胃之阴，而养肺阴以清金制木，养胃阴以培土荣木。少佐辛凉之川楝子疏肝泄热，理气止痛，顺其条达之性，而无劫阴之弊。诸药合用，则肝肾得补，肝气得舒，则诸症自愈。

【运用】本方为治疗阴虚气滞证的常用方。以胸脘胁痛，咽干口燥，舌红少津，脉虚弦为辨证要点。如大便秘结，可加瓜蒌仁，肃肺而润肠通便；有虚热或汗，加地骨皮以清虚热；痰多，加贝母止咳化痰；舌红而干，阴亏过甚者，加石斛以滋养阴津；胁胀，加芍药、甘草以缓急止痛；脚弱，加牛膝、薏苡仁补肾活血并祛湿；不寐，加酸枣仁养心安神；口苦燥，加黄连三至五分，以清热泻火。临床本方可用于治疗慢性肝炎、慢性胃炎、胃及十二指肠溃疡、肋间神经痛、神经衰弱症等疾病，还可用于肺结核、糖尿病、高血压、慢性睾丸炎等属阴虚气滞者。

5. 益胃汤《温病条辨》

【组成】沙参三钱（9g）　麦冬五钱（15g）　冰糖一钱（3g）　细生地五钱（15g）　玉竹炒香，一钱五分（4.5g）

【用法】水五杯，煮取二杯，分二次服，渣再煮一杯服（现代用法：水煎服）。

【功用】养阴益胃。

【主治】胃阴不足证。饥不欲食，口干咽燥，大便干结，舌红少津，脉细数。

【方解】胃阴不足，阴虚生热，故方中重用细生地、麦冬，味甘性寒，养阴清热，生津润燥，为甘凉益胃之上品，共为君药。配伍北沙参、玉竹为臣，养阴生津，助生地、麦冬益胃养阴之力。冰糖濡养肺胃，调和诸药，为佐使药。诸药共奏养阴益胃之效。

若汗多、气短，兼有气虚，可加党参、五味子等益气敛汗；食后脘胀者，可加神曲、陈皮等理气消食。

【运用】本方为滋养胃阴之常用方。以饥不欲食，口干咽燥，舌红少津，脉细数为辨证要点。临床本方可用于慢性胃炎、糖尿病、小儿厌食症等属胃阴亏损者。

五、补阳剂

补阳剂，适用于阳虚证。代表方如肾气丸、右归丸等。

1. 肾气丸（又名《金匮》肾气丸、崔氏八味丸）《金匮要略》

【组成】干地黄八两（24g）　薯蓣　山茱萸各四两（各12g）　泽泻　茯苓　牡丹皮各三两（各9g）　桂枝　附子炮，各一两（各3g）

【用法】上八味，末之，炼蜜和丸梧子大，酒下十五丸，加至二十五丸，日再服（现代用法：蜜丸，每服6g，日2次，白酒或淡盐汤送下；亦可作汤剂，水煎服）。

【功用】补肾助阳，化生肾气。

【主治】肾阳气不足证。腰痛脚软，身半以下常有冷感，少腹拘急，小便不利，或小便反多，入夜尤甚，阳痿早泄，舌淡而胖，脉虚弱，尺部沉细，以及痰饮、水肿、消渴、脚气、转胞等。

【方解】方用干地黄（今多用熟地黄）为君，滋补肾阴，益精填髓。臣以山茱萸，补肝肾，涩精气；薯蓣（山药）健脾气，固肾精。二药与地黄相配，补肾填精，谓之"三补"。臣以附子、桂枝，温肾助阳，生发少火，鼓舞肾气。佐以茯苓健脾益肾，泽泻、丹皮降相火而制虚阳浮动，且茯苓、泽泻均有渗湿泄浊、通调水道之功。三者配伍，与"三补"相对而言，谓之"三泻"，即补中有泻，泻清中之浊以纯清中之清，而益肾精，且补而不滞。诸药相合，乃阴中求阳，微微生火，鼓舞肾气，即"少火生气"之意。

若小便数多，色白体羸，为真阳亏虚，可加补骨脂、鹿茸等加强温阳之力；若用于阳痿，证属命门火衰者，可酌加淫羊藿、补骨脂、巴戟天等以助壮阳起痿之力。

【运用】本方为补肾助阳，化生肾气之代表方。以腰膝酸软，腰以下冷，小便失常，舌淡而胖，脉沉无力为辨证要点。临床本方可用于治疗慢性肾炎、糖尿病、醛固酮增多症、甲状腺功能低下、肾上腺皮质功能减退、慢性支气管炎、支气管哮喘、围绝经期综合征、慢性前列腺肥大、营养不良性水肿等证属肾阳不足者。

2.右归丸《景岳全书》

【组成】熟地黄八两（24g）　山药炒，四两（12g）　山茱萸微炒，三两（9g）　枸杞子微炒，四两（12g）　菟丝子制，四两（12g）　鹿角胶炒珠，四两（12g）　杜仲姜汁炒，四两（12g）　肉桂二两，渐可加至四两（6g）　当归三两（9g）　制附子自二两，渐可加至五六两（6g）

【用法】将熟地黄蒸烂杵膏，余为细末，加炼蜜为丸，如弹子大。每嚼服二三丸，以滚白汤送下（现代用法：蜜丸，每服9g；亦可作汤剂，水煎服）。

【功用】温补肾阳，填精益髓。

【主治】肾阳不足，命门火衰证。年老或久病气衰神疲，畏寒肢冷，腰膝软弱，阳痿遗精，或阳衰无子，或饮食减少，大便不实，或小便自遗，舌淡苔白，脉沉而迟。

【方解】方中附子、肉桂温壮元阳，鹿角胶温肾阳、益精血，共为君药。熟地黄、山茱萸、枸杞子、山药滋阴益肾，填精补髓，并养肝补脾，共为臣药。佐以菟丝子、杜仲，补肝肾，强腰膝；当归养血补肝，与补肾之品相合，共补精血。诸药合用，温壮肾阳，滋补精血。

若阳虚精滑或带浊，便溏，可加补骨脂等补肾固精止泻；肾泄不止，可加五味子、肉豆蔻等涩肠止泻；腰膝酸痛，可加胡桃肉等补肾助阳，益髓强腰；阳痿，可加巴戟天、肉苁蓉等补肾壮阳。

【运用】本方为治疗命门火衰证之常用方。以腰膝酸软，畏寒肢冷，神疲乏力为辨证要点。临床本方可用于治疗肾病综合征、老年骨质疏松症、精少不育症，以及贫血、白血病、白细胞减少症等证属肾阳不足者。

六、阴阳并补剂

阴阳并补剂，适用于阴阳两虚证。代表方如地黄饮子等。

地黄饮子《黄帝素问宣明论方》

【组成】熟干地黄（18g） 巴戟去心 山茱萸 石斛 肉苁蓉酒浸，焙（各9g） 附子炮 五味子 官桂 白茯苓 麦门冬去心 菖蒲 远志去心，等分（各6g）（原著本方无用量）

【用法】上为末，每服三钱（9g），水一盏半，生姜五片，枣一枚，薄荷，同煎至八分，不计时候（现代用法：加生姜5片，大枣1枚，薄荷2g，水煎服）。

【功用】滋肾阴，补肾阳，开窍化痰。

【主治】喑痱。舌强不能言，足废不能用，口干不欲饮，足冷面赤，脉沉细弱。

【方解】方中熟地黄、山茱萸滋补肾阴，填补肾精；肉苁蓉、巴戟天温养肾阳。四药相伍，阴阳并补，益肾填精，共为君药。附子、肉桂温助真元，摄纳浮阳，引火归原，与君药相伍，以增温补肾阳之力，为臣药。麦冬、五味、石斛滋阴敛液，育阴以配阳，与君药相伍，以增补肾阴、益肾精之力，亦为臣药。佐入石菖蒲、远志、茯苓交通心肾，开窍化痰。少佐薄荷，借其轻清疏散之性，助解郁开窍之力；引用生姜、大枣，调阴阳，和气血。诸药合用，滋补肾阴，温养肾阳，交通心肾，化痰开窍。下元既补，痰浊又化，则喑痱可愈矣。

若属痱而无喑者，可减石菖蒲、远志等宣通开窍之品；若喑痱以阴虚为主，痰火偏盛者，可去附、桂，酌加川贝母、竹沥、胆南星、天竺黄等清化痰热；兼有气虚者酌加黄芪、人参等益气。

【运用】本方为治疗肾虚喑痱的代表方。以舌强不语，足废不用为辨证要点。临床本方可用于治疗晚期高血压、脑动脉硬化、中风后遗症、脊髓炎、老年性痴呆等疾病属肾阴阳两虚证者。

第八节 固涩剂

凡以收敛固涩作用为主，用于治疗气、血、精、津耗散滑脱病证的方剂，统称为固涩剂。

一、固表止汗剂

固表止汗剂，适用于表虚卫外不固，或阴液不能内守的自汗、盗汗证。代表方如

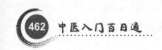

牡蛎散。

牡蛎散《太平惠民和剂局方》

【组成】黄芪去苗、土　麻黄根洗　牡蛎米泔浸，刷去土，火烧通赤，各一两（各15g）

【用法】上三味为粗散，每服三钱（9g），水一盏半，小麦百余粒，同煎至八分，去渣热服，日二服，不拘时候（现代用法：加小麦或浮小麦15g，水煎服）。

【功用】敛阴止汗，益气固表。

【主治】自汗、盗汗证。自汗，盗汗，夜卧尤甚，久而不止，心悸惊惕，短气烦倦，舌淡红，脉细弱。

【方解】方中煅牡蛎咸涩微寒，敛阴潜阳，固涩止汗，为君药。自汗多由气虚所致，生黄芪益气实卫，固表止汗，为臣药。君臣相配，标本兼顾，止汗之力尤著。麻黄根功专收涩止汗，为佐药；小麦甘凉，专入心经，养心阴，益心气，并能清心除烦，为佐使药。

若气虚明显者，可加人参、白术等以益气；偏于阴虚者，可加生地黄、白芍等养阴。自汗可重用黄芪等以固表。

【运用】本方为治卫外不固、阴虚心阳不潜之自汗、盗汗证的常用方。以汗出，心悸，短气，舌淡，脉细弱为辨证要点。临床本方可用于病后、术后或产后体虚，自主神经功能失调、肺结核等自汗、盗汗属卫外不固，又复阴伤，心阳不潜者。

二、敛肺止咳剂

敛肺止咳剂，适用于久咳肺虚，气阴耗伤证。代表方如九仙散等。

九仙散　王子昭方，录自《卫生宝鉴》

【组成】人参　款冬花　桑白皮　桔梗　五味子　阿胶　乌梅各一两（各12g）　贝母半两（6g）　罂粟壳去顶，蜜炒黄，八两（9g）

【用法】上为末，每服三钱，白汤点服，嗽住止后服（现代用法：共为粗末，每日三次，每次6g，温开水送服。亦可作汤剂，水煎服）。

【功用】敛肺止咳，益气养阴。

【主治】久咳伤肺，气阴两伤证。咳嗽日久不已，咳甚则气喘自汗，痰少而黏，脉虚数。

【方解】方中罂粟壳味酸涩，善于敛肺止咳，故重用为君药。五味子、乌梅酸涩，敛肺气，协助君药敛肺止咳；人参补益肺气，阿胶滋养肺阴，气阴双补，共为臣药。君臣相配，增强敛肺止咳、益气养阴之力。款冬花化痰止咳，降气平喘；桑白皮清肺泄热，止咳平喘；贝母清热化痰止咳，共为佐药。桔梗宣肺祛痰，载药上行，为佐使药，与以上诸药配伍，敛中有散，降中寓升，但全方以降、收为主。诸药合用，共奏敛肺止咳、补益气阴之功。

若虚热明显可加地骨皮、麦冬、玄参等加强润肺清热之功。

【运用】本方为治疗久咳伤肺，气阴两虚证的常用方。以久咳不已，甚则喘而自汗，脉虚数为辨证要点。本方中罂粟壳有毒，不宜多服、久服。临床本方可用于慢性支气管炎、支气管哮喘、肺气肿等属久咳肺虚，气阴两亏者。

三、涩肠固脱剂

涩肠固脱剂，适用于泻痢日久不止，脾肾虚寒，以致大便滑脱不禁的病证。代表方如真人养脏汤、四神丸等。

1. 真人养脏汤（原名纯阳真人养脏汤）《太平惠民和剂局方》

【组成】人参　当归去芦　白术焙，各六钱（各6g）　肉豆蔻面裹，煨，半两（8g）　肉桂去粗皮　甘草炙，各八钱（各6g）　白芍药一两六钱（12g）　木香不见火，一两四钱（3g）　诃子去核，一两二钱（9g）　罂粟壳去蒂萼，蜜炙，三两六钱（9g）

【用法】上锉为粗末。每服二大钱（6g），水一盏半，煎至八分，去滓，食前温服。忌酒、面、生、冷、鱼腥、油腻（现代用法：水煎服）。

【功用】涩肠固脱，温补脾肾。

【主治】久泻久痢、脾肾虚寒证。大便滑脱不禁，甚则脱肛坠下，腹痛喜温喜按，或下痢赤白，或便脓血，里急后重，日夜无度，不思饮食，舌淡苔白，脉沉迟细。

【方解】方中重用罂粟壳涩肠固脱止泻，为君药。诃子苦酸温涩，功专涩肠止泻；肉豆蔻温中散寒，涩肠止泻，共为臣药，助君药以增强涩肠固脱止泻之功。君臣相配，体现"急则治标"之法。肉桂温肾暖脾，兼散阴寒；泻痢日久，气血亏虚，用人参、白术益气健脾，当归、白芍养血和营，共治其本，其中白芍又治下痢腹痛；为防补涩太过导致气滞，配木香醒脾导滞、行气止痛，使补而不滞。以上药物共为佐药。炙甘草调和诸药，合白芍又能缓急止痛，共为佐使药。诸药合用，补涩结合，标本兼治，使滑脱得固，脏腑得养，故名"养脏"。

若脾肾虚寒，手足不温，可加附子以温肾暖脾；脱肛坠下者，可加升麻、黄芪以益气升陷。

【运用】本方为治泻痢日久，脾肾虚寒的常用方。以大便滑脱不禁，腹痛喜温喜按，食少神疲，舌淡苔白，脉迟细为辨证要点。临床本方可用于慢性痢疾、慢性肠炎、溃疡性结肠炎等属脾肾虚寒者。

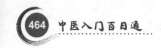

2. 四神丸《证治准绳》

【组成】肉豆蔻二两（6g）　补骨脂四两（12g）　五味子二两（6g）　吴茱萸浸炒，一两（3g）

【用法】上为末，生姜八两，红枣一百枚，煮熟，取枣肉和末丸，如桐子大，每服五七十丸，空心或食前白汤送下（现代用法：丸剂，每服 6~9g，日 2 次，用淡盐汤或温开水送服；亦作汤剂，加姜 6g、枣 10 枚，水煎服）。

【功用】温肾暖脾，固肠止泻。

【主治】脾肾阳虚之五更泻。五更泄泻，不思饮食，食不消化，或久泻不愈，腹痛喜温，腰酸肢冷，神疲乏力，舌淡，苔薄白，脉沉迟无力。

【方解】方中重用补骨脂温补命门之火，为君药。臣以肉豆蔻温脾暖胃，涩肠止泻。君臣相配，肾脾兼治，命门火旺则可暖脾土，脾得健运，肠得固摄，则久泻可止。佐以吴茱萸温暖脾肾以散阴寒；五味子温敛收涩，固肾益气，涩肠止泻。生姜温胃散寒，大枣补脾养胃，共为佐使药。诸药合用，温肾暖脾，涩肠止泻。

本方合理中丸可增强温中止泻之力。若腰酸肢冷较甚者，可加附子、肉桂以增强温阳补肾之功。

【运用】本方为治命门火衰，火不暖土所致五更泄泻或久泻的代表方。以五更泄泻，不思饮食，舌淡苔白，脉沉迟无力为辨证要点。临床本方可用于慢性结肠炎、溃疡性结肠炎、过敏性结肠炎、功能性腹泻、肠易激综合征及肠结核、大肠癌术后腹泻等属脾肾虚寒者。

四、涩精剂

涩精剂，适用于肾虚封藏失职，精关不固所致的遗精滑精。代表方如金锁固精丸等。

金锁固精丸《医方集解》

【组成】沙苑蒺藜炒　芡实蒸　莲须各二两（各12g）　龙骨酥炙　牡蛎盐水煮一日一夜，煅粉，各一两（各6g）

【用法】莲子粉糊为丸，盐汤下（现代用法：丸剂，每服 9g，日 2 次，淡盐汤或开水送下；亦可作汤剂，加入莲子肉 10g，水煎服）。

【功用】补肾涩精。

【主治】肾虚不固之遗精。遗精滑泄，腰疼耳鸣，四肢酸软，神疲乏力，舌淡苔白，脉细弱。

【方解】方中沙苑蒺藜甘温，补肾固精，为君药。莲肉补肾涩精，芡实益肾固精，莲须固肾涩精，三药合用，以助君补肾固精之力，共为臣药。龙骨、牡蛎收敛固涩，重镇安神，共为佐药。诸药合用，既能涩精，又能补肾，标本兼顾，以涩为主。

若大便干结可加熟地黄、肉苁蓉等补精血而通大便；大便溏泄者，可加补骨脂、菟丝子、五味子等补肾固涩；腰膝酸痛者，可加杜仲、续断等补肾壮腰膝；兼见阳虚者，可加锁阳、淫羊藿以补肾壮阳。

【运用】本方为治疗肾虚精关不固证的常用方。以遗精滑泄，腰痛耳鸣，舌淡苔白，脉细弱为辨证要点。临床本方可用于慢性前列腺炎、乳糜尿、重症肌无力等属肾虚精关不固者。

五、固崩止带剂

固崩止带剂，适用于妇女崩中漏下，或带下日久不止等证。代表方如固冲汤、固经丸等。

1. 固冲汤《医学衷中参西录》

【组成】白术炒，一两（30g） 生黄芪六钱（18g） 龙骨煅，捣细，八钱（24g） 牡蛎煅，捣细，八钱（24g） 萸肉去净核，八钱（24g） 生杭芍四钱（12g） 海螵蛸捣细，四钱（12g） 茜草三钱（9g） 棕边炭二钱（6g） 五倍子轧细，药汁送服，五分（1.5g）

【用法】水煎服。

【功用】益气健脾，固冲摄血。

【主治】脾肾虚弱，冲脉不固证。血崩或月经过多，或漏下不止，色淡质稀，心悸气短，神疲乏力，腰膝酸软，舌淡，脉细弱。

【方解】方中重用白术，与黄芪相伍，补气健脾，使气旺摄血，共为君药。肝肾足即冲任固，故配以山茱萸、白芍补益肝肾以调冲任，并能养血敛阴，共为臣药。煅龙骨、煅牡蛎、棕榈炭、五倍子功专收敛固涩，增止血之力；海螵蛸、茜草化瘀止血，使血止而不留瘀，共为佐药。诸药合用，共奏益气健脾、固冲止血之功。

若兼肢冷汗出，脉微欲绝，为阳气虚衰欲脱之象，需加重黄芪用量，并合参附汤，以益气回阳。

【运用】本方为治疗脾肾亏虚、冲脉不固之崩漏、月经过多之常用方。以出血量多，色淡质稀，腰膝酸软，舌淡，脉微弱为辨证要点。临床本方可用于功能失调性子宫出血、产后出血过多等属脾肾两虚，冲脉失固者。

2. 固经丸《丹溪心法》

【组成】黄芩炒 白芍炒 龟板炙，各一两（各30g） 黄柏炒，三钱（9g） 椿树根皮七钱半（22.5g） 香附子二钱半（7.5g）

【用法】上为末，酒糊为丸，如梧桐子大。每服五十丸（6g），空心温酒或白汤送

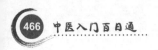

下（现代用法：酒糊丸，每服 6g，日 2 次，温开水送服；亦可作汤剂，水煎服）。

【功用】滋阴清热，固经止血。

【主治】阴虚血热之崩漏。月经过多，或崩中漏下，血色深红或紫黑稠黏，手足心热，腰膝酸软，舌红，脉弦数。

【方解】方中龟板滋养肝肾，潜阳制火；白芍敛阴益血以养肝。二药合用，肝肾同补，共为君药。黄芩清热泻火止血，黄柏泻火坚阴，共为臣药。佐以椿树根皮，苦涩而凉，固经止血。又恐寒凉太过，止血留瘀，用少量辛苦微温之香附行气以助活血，并有调经之效，亦为佐药。诸药合用，使阴血得养，火热得清，气血调畅，诸症自愈。

若阴虚甚者，可酌加女贞子、墨旱莲以养阴凉血止血；出血日久者，可加龙骨、牡蛎、乌贼骨、茜草炭以固涩止血。

【运用】本方为治阴虚血热之月经过多及崩漏的常用方。以血色深红甚或紫黑稠黏，舌红，脉弦数为辨证要点。

第九节　安神剂

凡以安神定志作用为主，用于治疗神志不安病证的方剂，统称为安神剂。

一、重镇安神剂

重镇安神剂，适用于心肝阳亢，热扰心神证。代表方如朱砂安神丸、桂枝甘草龙骨牡蛎汤等。

1. 朱砂安神丸《内外伤辨惑论》

【组成】朱砂另研，水飞为衣，五钱（1g）　甘草五钱五分（15g）　黄连去须净，酒洗，六钱（15g）　当归去芦，二钱五分（8g）　生地黄一钱五分（6g）

【用法】上药除朱砂外，四味共为细末，汤浸蒸饼为丸，如黍米大，以朱砂为衣，每服十五丸或二十丸，津唾咽下，或温水、凉水少许送下亦得（现代用法：上药研末，炼蜜为丸，每次 6~9g，临睡前温开水送服；亦可作汤剂，水煎服，朱砂研细末冲服 1g）。

【功用】镇心安神，清热养血。

【主治】心火亢盛，阴血不足证。心神烦乱，失眠多梦，惊悸怔忡，或胸中懊侬，舌尖红，脉细数。

【方解】方中朱砂专入心经，秉寒降之性，长于镇心安神，清心火，为君药。黄连苦寒，泻心火以除烦热，为臣药。生地黄清热滋阴，当归养血，均为佐药。甘草防朱砂质重碍胃，并调药和中，为佐使药。诸药合用，使心火降、阴血充，则心烦失眠、惊悸怔忡自除，故以"安神"名之。

若胸中烦热较甚，可加山栀子、莲子心以增强清心除烦之力；兼惊恐，宜加生龙骨、生牡蛎以镇惊安神；失眠多梦者，可加酸枣仁、柏子仁养心安神。

【运用】本方为治疗心火亢盛，阴血不足而致神志失宁的代表方。以心神烦乱，惊悸，失眠，舌红，脉细数为辨证要点。方中朱砂含硫化汞，不宜多服、久服，以防汞中毒；素体脾胃虚弱者慎用。

2. 桂枝甘草龙骨牡蛎汤《伤寒论》

【组成】桂枝去皮，一两（15g）　甘草炙，二两（30g）　牡蛎熬，二两（30g）　龙骨二两（30g）

【用法】上四味，以水五升，煮取二升半，去滓，温服八合，日三服（现代用法：水煎服）。

【功用】潜镇安神，温通心阳。

【主治】心阳虚损，神志不安证。心悸怔忡，失眠多梦，烦躁不安，面色㿠白，舌质淡胖嫩，苔白滑，脉弱；或见胸闷气短，畏寒肢冷，自汗乏力，面唇青紫，舌质紫暗，脉结或代等。

【方解】方中龙骨、牡蛎固涩潜阳，收敛浮越之心阳，安神止烦，为君药。桂枝辛温，甘草甘温，二者法取桂枝甘草汤之意，辛甘养阳，以温复心阳，共为臣佐。甘草调药和中，兼用为使。四者相合，潜敛温通浮越之阳以安神定志。

【运用】本方为治太阳病误火劫津复下、重伤心阳所致心阳虚损证的代表方。以心悸怔忡，失眠多梦，烦躁不安，苔白滑，脉弱为辨证要点。临床本方可用于治疗心肾阳虚之心力衰竭，亦见于盗汗、遗精、遗尿、早搏、病毒性心肌炎等属于心阳不振，心神受扰者。

二、补养安神剂

补养安神剂，适用于阴血不足，心神失养证。代表方如天王补心丹、酸枣仁汤、甘麦大枣汤等。

1. 天王补心丹《校注妇人良方》

【组成】人参去芦　茯苓　玄参　丹参　桔梗　远志各五钱（各5g）　当归酒浸　五味　麦门冬去心　天门冬　柏子仁　酸枣仁炒，各一两（9g）　生地黄四两（12g）

【用法】上为末，炼蜜为丸，如梧桐子大，用朱砂为衣，每服二三十丸（6~9g），临卧，竹叶煎汤送下（现代用法：上药共为细末，炼蜜为小丸，用朱砂水飞9~15g为

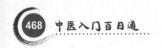

衣，每服 6~9g，温开水送下，或竹叶煎汤送服；亦可作汤剂，水煎服）。

【功用】滋阴养血，补心安神。

【主治】阴虚血少，神志不安证。心悸怔忡，虚烦失眠，神疲健忘，或梦遗，手足心热，口舌生疮，大便干结，舌红少苔，脉细数。

【方解】方中重用甘寒之生地黄，滋阴养血，清虚热，为君药。天冬、麦冬滋阴清热，酸枣仁、柏子仁养心安神，当归补心血，共助生地黄滋阴补血以养心安神，俱为臣药。人参补气，使气旺而阴血自生，以宁心神；五味子酸收敛阴，以养心神；茯苓、远志养心安神，交通心肾；玄参滋阴降火，以制虚火上炎；丹参养心血而活血，可使诸药补而不滞；朱砂镇心安神，兼治其标，共为佐药。桔梗为舟楫，载药上行，以使药力上入心经，为使药。

若失眠重者，可酌加龙骨、磁石等重镇安神；心悸怔忡者甚者，可酌加龙眼肉、夜交藤等增强养心安神之功；遗精者，可酌加金樱子、煅牡蛎以固肾涩精。

【运用】本方为治疗心肾阴血亏虚，虚火上炎，神志不安的常用方。以心悸失眠，手足心热，舌红少苔，脉细数为辨证要点。临床本方可用于神经衰弱、精神分裂症、心脏病、甲状腺功能亢进等证属心肾阴亏，心神不宁者。

2. 酸枣仁汤《金匮要略》

【组成】酸枣仁二升（15g）　甘草一两（3g）　知母二两（6g）　茯苓二两（6g）　川芎二两（6g）

【用法】上五味，以水八升，煮酸枣仁，得六升，内诸药，煮取三升，分温三服（现代用法：水煎服）。

【功用】养血安神，清热除烦。

【主治】肝血不足，虚热内扰之虚烦不眠证。虚烦失眠，心悸不安，头目眩晕，咽干口燥，舌红，脉弦细。

【方解】重用酸枣仁养血补肝，宁心安神，为君药。茯苓宁心安神，知母滋阴润燥、清热除烦，俱为臣药。川芎之辛散，调肝血，疏肝气，为佐药。川芎与酸枣仁相伍，寓散于收，补中有行，共奏养血调肝之功。甘草和中缓急，调和诸药，为佐使药。

若血虚甚而头目眩晕重者，可加当归、白芍、枸杞子增强养血补肝之功；虚火重而咽干口燥甚者，可加麦冬、生地黄以养阴清热；若寐而易惊，可加龙齿、珍珠母镇惊安神；兼见盗汗，可加五味子、牡蛎安神敛汗。

【运用】本方为治疗肝血虚而致虚烦失眠的常用方。以虚烦失眠，咽干口燥，舌红，脉弦细为辨证要点。方中重用酸枣仁，且需先煎。

3. 甘麦大枣汤《金匮要略》

【组成】甘草三两（9g）　小麦一升（15g）　大枣十枚（10枚）

【用法】上三味，以水六升，煮取三升，温分三服（现代用法：水煎服）。

【功用】养心安神，和中缓急。

【主治】脏躁。精神恍惚，常悲伤欲哭，不能自主，心中烦乱，睡眠不安，甚则言行失常，呵欠频作，舌淡红苔少，脉细略数。

【方解】方中重用小麦，取其甘凉之性，补心养肝，益阴除烦，宁心安神，为君药。甘草甘平，补养心气，和中缓急，为臣药。大枣甘温质润，益气和中，润燥缓急，为佐药。三药相合，共奏养心安神、和中缓急之功。

【运用】本方为治疗脏躁的代表方。以精神恍惚，悲伤欲哭为辨证要点。临床本方可用于癔症、癫痫、神经衰弱、更年期综合征等多种精神神经性疾病属脏阴不足者。

三、交通心肾剂

交通心肾剂，适用于心肾不交、水火不济证。代表方如交泰丸、黄连阿胶汤等。

1. 交泰丸《韩氏医通》

【组成】川黄连五钱（15g）　肉桂心五分（1.5g）

【用法】上为末，炼蜜为丸，空心淡盐汤送下（现代用法：蜜丸，每服3g，日2次，温开水送下；亦可作汤剂，水煎服）。

【功用】交通心肾。

【主治】心火偏亢，心肾不交证。怔忡不宁，或夜寐不安，口舌生疮。

【方解】方中黄连为君药，苦寒入心，清降心火。佐以辛热之肉桂，温助肾阳。二药相伍，使心火得降，肾阳得复，肾水上承，心肾相交。

若兼心阴不足，口干舌燥，舌红少苔者，可加生地黄、麦冬；若肾阴不足，腰膝足冷，可加重肉桂用量，或加补骨脂、菟丝子等。

【运用】本方为治心肾不交，心火上亢之神志不安证的代表方。以心悸怔忡、失眠、脉细数为辨证要点。临床本方可用于神经衰弱症、心律失常、围绝经期抑郁症，及多种口腔疾病等证属心肾不交，心火偏亢者。

2. 黄连阿胶汤《伤寒论》

【组成】黄连四两（12g）　黄芩二两（6g）　芍药二两（6g）　鸡子黄二枚（2枚）　阿胶三两（9g）

【用法】上五味，以水六升，先煮三物，取二升，去滓，内胶烊尽，小冷，内鸡子黄，搅令相得，温服七合，日三服（现代用法：水煎服，阿胶烊化，鸡子黄搅匀冲

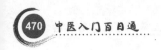

服）。

【功用】滋阴降火，除烦安神。

【主治】阴虚火旺，心肾不交证。心中烦热，失眠不得卧，口燥咽干，舌红苔少，脉细数。

【方解】方中黄连苦寒入心，清降心火；阿胶甘平入肾，滋阴补血。二药相伍，降心火，滋肾阴，使心火降、肾水旺，水火共济，心神安宁，共为君药。黄芩苦寒，助黄连清热泻火；芍药酸甘，养血滋阴，助阿胶滋补肾水，共为臣药。佐以鸡子黄，上以养心，下以补肾，并能安中。诸药相伍，降心火、补肾水，心肾相交，诸症自除。

【运用】本方为治阴虚火旺、心肾不交之失眠证的常用方。以心烦失眠，舌尖红，脉细数为辨证要点。临床本方可用于神经衰弱、更年期综合征、甲状腺功能亢进、心肌炎、心律失常、口腔溃疡等属心肾阴虚火旺者。

第十节　开窍剂

凡以开窍醒神作用为主，用于治疗窍闭神昏证的方剂，统称为开窍剂。

一、凉开剂

凉开剂，适用于温热邪毒内陷心包或痰热蔽窍的热闭证。代表方如安宫牛黄丸、紫雪丹等。

1. 安宫牛黄丸《温病条辨》

【组成】牛黄一两（30g）　郁金一两（30g）　犀角（水牛角代）一两（30g）　黄连一两（30g）　朱砂一两（30g）　梅片二钱五分（7.5g）　麝香二钱五分（7.5g）　真珠五钱（15g）　山栀一两（30g）　雄黄一两（30g）　黄芩一两（30g）

【用法】上为极细末，炼老蜜为丸，每丸一钱（3g），金箔为衣，蜡护。脉虚者人参汤下，脉实者银花、薄荷汤下，每服一丸。大人病重体实者，日再服，甚至日三服；小儿服半丸，不知，再服半丸（现代用法：口服，一次1丸。小儿3岁以内，一次1/4丸；4~6岁，一次1/2丸。一日1~3次。昏迷不能口服者，可鼻饲给药）。

【功用】清热解毒，豁痰开窍。

【主治】邪热内陷心包证。高热烦躁，神昏谵语，或舌謇肢厥，舌红或绛，脉数。亦治中风昏迷，小儿惊厥，属邪热内闭者。

【方解】方中牛黄苦凉，清心解毒，豁痰开窍；犀角（水牛角代）咸寒，清心凉血解毒；麝香芳香走窜，通达十二经，芳香开窍醒神。三味相配，清心开窍，凉血解毒，共为君药。黄连、黄芩、山栀苦寒清热，泻火解毒，以增牛黄、犀角清解热毒之力，共为臣药。冰片、郁金芳香辟秽，通窍开闭，以加强麝香开窍醒神之功；雄黄助牛黄以劫痰解毒；朱砂、珍珠清热镇心安神；金箔为衣，亦取其重镇安神之效，共为佐药。用炼蜜为丸，和胃调中，为使药。

若用《温病条辨》清宫汤煎汤送服本方，可加强清心解毒之力；若温病初起，邪在肺卫，迅即逆传心包者，可用银花、薄荷或银翘散加减煎汤送服本方，以增强清热透解作用；热闭证见脉虚有内闭外脱之势者，急宜人参煎汤送服本方。

【运用】本方为治疗热陷心包证的常用方，凉开法的代表方。以高热烦躁，神昏谵语，舌红或绛，脉数为辨证要点。临床本方可用于乙型脑炎、流行性脑脊髓膜炎、中毒性痢疾、尿毒症、脑血管意外、肝昏迷、小儿高热惊厥高热神昏等证属热闭心包者。

2. 紫雪丹《苏恭方》，录自《外台秘要》

【组成】黄金百两（3000g）　寒水石三斤（1500g）　石膏三斤（1500g）　磁石三斤（1500g）滑石三斤（1500g）　玄参一斤（500g）　羚羊角屑，五两（150g）　犀角屑（水牛角代），五两（150g）升麻一升（250g）　沉香五两（150g）　丁子香一两（30g）　青木香五两（150g）　甘草炙，八两（240g）

【用法】上十三味，以水一斛，先煮五种金石药，得四斗，去滓后内八物，煮取一斗五升，去滓，取硝石四升（1000g），芒硝亦可，用朴硝精者十斤（5000g）投汁中，微炭火上煮，柳木篦搅，勿住手，有七升，投在木盆中，半日欲凝，内研朱砂三两（90g），细研当门子五分（1.5g），内中搅调，寒之二日成霜雪紫色。患者强壮者，一服二分（0.6g），当利热毒；老弱人或热毒微者，一服一分，以意节之，合得一剂（现代用法：口服，一次 1.5~3g，一日 2 次。周岁小儿一次 0.3g，每增 1 岁，递增 0.3g，每日 1 次；五岁以上小儿遵医嘱，酌情服用）。

【功用】清热开窍，息风止痉。

【主治】热盛动风证。高热烦躁，神昏谵语，痉厥，口渴唇焦，尿赤便秘，舌质红绛，苔干黄，脉数有力或弦数；以及小儿热盛惊厥。

【方解】方中犀角（水牛角代）咸寒，清心凉血解毒；羚羊角咸寒，清热凉肝息风；麝香芳香走窜，开窍醒神。三药配伍，清热开窍息风，针对高热、神昏、惊厥而设，共为君药。生石膏辛甘大寒，寒水石辛咸大寒，二者清热泻火，除烦止渴；滑石甘淡而寒，清热利窍，引热下行，三石为臣，清热泻火不伤津。佐以硝石、朴硝泻热通便，釜底抽薪；玄参滋阴清热凉血；升麻清热解毒透邪；青木香、丁香、沉香辛温芳香，行气通窍，与麝香配伍，增强开窍醒神之功；黄金、朱砂、磁石重镇安神，并能潜镇肝阳，以除烦止痉。使以甘草调药和中，防寒凉伤胃。

若伴见气阴两伤者，宜以生脉散煎汤送服本方，或本方与生脉注射液同用，以防其内闭外脱。

【运用】本方为治疗热闭心包，热盛动风证的常用方。以高热烦躁，神昏谵语，痉厥，舌红绛，苔干黄，脉数有力为辨证要点。本方以金石重坠与辛香走窜之品为主，服用过量有损元气，应中病即止。临床本方可用于各种发热性感染性疾病，如流行性脑脊髓膜炎、流行性乙型脑炎、重症肺炎、化脓性感染等证属热陷心包，热极生风者。对于肝昏迷以及小儿高热惊厥、小儿麻疹热毒炽盛等以高热神昏抽搐为主症者，亦可用之。

二、温开剂

温开剂，适用于寒湿痰浊内闭心窍，或秽浊之邪闭阻气机之寒闭证。代表方如苏合香丸等。

苏合香丸（原名吃力伽丸）《广济方》，录自《外台秘要》

【组成】吃力伽　光明砂研　麝香当门子　诃黎勒皮　香附子中白　沉香重者　青木香　丁子香　安息香　白檀香　荜茇上者　犀角（水牛角代）各一两（各30g）　熏陆香　苏合香　龙脑香各半两（各15g）

【用法】上十五味，捣筛极细，白蜜煎，去沫，和为丸。每朝取井华水，服如梧子四丸，于净器中研破服，老小每碎一丸服之，仍取一丸如弹丸，蜡纸裹，绯袋盛，当心带之（现代用法：口服，每次1丸，小儿酌减，一日1~3次，温开水送服。昏迷不能口服者，可鼻饲给药）。

【功用】温通开窍，行气止痛。

【主治】寒闭证。突然昏倒，牙关紧闭，不省人事，苔白，脉迟。亦治心腹猝痛，甚则昏厥。中风、中气及感受时行瘴疠之气等属寒凝气滞之闭证者。

【方解】方中苏合香、麝香、龙脑香（冰片）、安息香芳香开窍，启闭醒神，辟秽化浊，共为君药。香附理气解郁；青木香行气止痛；沉香降气温中，温肾纳气；白檀香行气和胃；熏陆香（乳香）调气活血定痛；丁香温中降逆，治心腹冷痛。上述诸药，行气解郁，散寒止痛，理气活血，共为臣药。佐以辛热之荜茇，配合诸香温中散寒止痛；犀角（水牛角代）清心解毒，朱砂镇心安神，二者药性虽寒，但与大队温热之品相伍，则不悖温通开窍之旨；吃力伽（白术）补气健脾，燥湿化浊，诃子温涩敛气，二药一补一敛，防辛散走窜太过，耗气伤正，均为佐药。

脉弱体虚者，可用人参汤送服，以扶助正气，防止外脱；中风痰壅者，可用姜汁、竹沥送服，以助化痰之力。

【运用】本方为温开法的代表方，又是治疗寒闭证以及心腹疼痛属于寒凝气滞证的常用方。以突然昏倒，不省人事，牙关紧闭，苔白，脉迟为辨证要点。方中药物辛香走窜，有损胎气，孕妇忌用。临床本方可用于流行性乙型脑炎、脑血管意外、肝昏迷、冠心病心绞痛、心肌梗死等证属寒闭或寒凝气滞者。

第十一节　理气剂

凡以行气或降气等作用为主，用于治疗气滞或气逆病证的方剂，统称为理气剂。

一、行气剂

行气剂，适用于气机郁滞之证。代表方如越鞠丸、柴胡疏肝散、半夏厚朴汤、厚朴温中汤、天台乌药散等。

1. 越鞠丸（又名芎术丸）《丹溪心法》

【组成】香附　苍术　川芎　栀子　神曲各等分（各6~10g）

【用法】上为末，水泛为丸如绿豆大（现代用法：水丸，每服 6~9g，温开水送下；亦可作汤剂，水煎服）。

【功用】行气解郁。

【主治】六郁证。胸膈痞闷，脘腹胀痛，嗳腐吞酸，恶心呕吐，饮食不消。

【方解】方以香附为君，行气解郁以治气郁。川芎为血中之气药，善行气活血，以解血郁；苍术燥湿运脾，以解湿郁；栀子清热泻火，以解火郁；神曲消食和胃，以解食郁，四药皆为臣佐之品。诸药合用，行气解郁，气行血活，湿祛热清，食化脾健，气、血、湿、火、食五郁自解。至于痰郁，或因气滞湿聚而生，或因饮食积滞而致，或因火邪炼液而成，今五郁得解，则痰郁自消。

【运用】本方为治疗气血痰火湿食"六郁"之代表方。以胸膈满闷，脘腹胀痛，饮食不消为辨证要点。临床使用本方可视何郁为重，以调整相应药物之用量。若气郁偏重，可重用香附；血郁偏重，可重用川芎；湿郁偏重，可重用苍术；食郁偏重，可重用神曲；火郁偏重，可重用栀子；痰郁偏重，宜酌加瓜蒌、半夏等以助化痰行滞。临床本方可用于胃神经官能症、消化性溃疡、慢性胃炎、胆石症、胆囊炎、肝炎肋间神经痛，以及妇女痛经、月经不调等属气血湿食诸邪郁滞者。

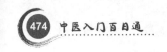

2. 柴胡疏肝散《证治准绳》

【组成】陈皮醋炒　柴胡各二钱（各6g）　川芎　枳壳麸炒　芍药各一钱半（各4.5g）　甘草炙，五分（1.5g）　香附一钱半（4.5g）

【用法】水一盅半，煎八分（2.5g），食前服（现代用法：水煎服）。

【功用】疏肝解郁，行气止痛。

【主治】肝气郁滞证。胁肋疼痛，胸闷喜太息，情志抑郁或易怒，或嗳气，脘腹胀满，脉弦。

【方解】方中柴胡苦辛入肝胆，擅条达肝气而疏郁结，为君药。香附味辛入肝，长于疏肝行气止痛；川芎味辛气温，入肝胆经，能行气活血、开郁止痛。二药共助柴胡疏肝解郁，且有行气止痛之效，同为臣药。陈皮理气行滞而和胃，醋炒以入肝行气；枳壳行气止痛以疏理肝脾；芍药养血柔肝，缓急止痛，与柴胡相伍，养肝之体，利肝之用，且防诸辛香之品耗伤气血，俱为佐药。甘草调和药性，与白芍相合，则增缓急止痛之功，为佐使药。诸药共奏疏肝解郁，行气止痛之功。本方以四逆散易枳实为枳壳，加川芎、香附、陈皮而成，其疏肝理气作用较强。

若气郁血滞见胁肋痛甚，舌有瘀点或紫气者，可加当归、郁金、乌药以行气活血止痛；肝郁化火见口苦舌红，可加栀子、黄芩、川楝子以清肝泻火；兼阴血不足见胁痛口干，舌红苔少，可酌加枸杞子、沙参、麦冬以滋阴柔肝。

【运用】本方为治疗肝气郁结证的代表方。以胁肋胀痛，脉弦为辨证要点。本方药性芳香辛燥，不宜久煎；易耗气伤阴，不宜久服，且孕妇慎用。临床本方可用于慢性肝炎、慢性胃炎、肋间神经痛等属肝郁气滞者。

3. 半夏厚朴汤《金匮要略》

【组成】半夏一升（12g）　厚朴三两（9g）　茯苓四两（12g）　生姜五两（15g）　苏叶二两（6g）

【用法】上五味，以水七升，煮取四升，分温四服，日三夜一服（现代用法：水煎服）。

【功用】行气散结，降逆化痰。

【主治】梅核气。咽中如有物阻，咯吐不出，吞咽不下，或咳或呕，舌苔白润或白滑，脉弦缓或弦滑。

【方解】方中半夏辛温入肺胃，化痰散结，降逆和胃，为君药。厚朴苦辛性温，下气除满，为臣药。二药相合，化痰结，降逆气，痰气并治。茯苓健脾渗湿，湿去则痰无由生；生姜辛温散结，和胃止呕，且制半夏之毒；苏叶芳香行气，理肺疏肝，助厚朴以行气宽胸、宣通郁结之气，共为佐药。

若气郁较甚者可酌加香附、郁金助行气解郁之功；胁肋疼痛者，可酌加川楝子，延胡索以疏肝理气止痛；咽痛者，可酌加玄参、桔梗以解毒散结，宣肺利咽。

【运用】本方为治疗痰气互结之梅核气的代表方。以咽中如有物阻，苔白腻，脉弦滑为辨证要点。临床本方可用于咽异感症、癔症、焦虑性神经症、抑郁症、顽固性失眠、慢性咽喉炎、慢性支气管炎、慢性胃炎、食管痉挛、胃轻瘫综合征、化疗或放疗所致恶心呕吐，以及反流性食管炎、新生儿幽门痉挛等证属痰气郁结者。

4. 厚朴温中汤《内外伤辨惑论》

【组成】厚朴姜制　橘皮去白，各一两（各15g）　甘草炙　草豆蔻仁　茯苓去皮　木香各五钱（各8g）　干姜七分（2g）

【用法】上为粗散，每服五钱匕（15g），水二盏，生姜三片，煎至一盏，去滓，温服，食前。忌一切冷物（现代用法：加生姜3片，水煎服）。

【功用】行气除满，温中燥湿。

【主治】脾胃气滞寒湿证。脘腹胀满或疼痛，不思饮食，舌苔白腻，脉沉弦。

【方解】方中厚朴辛苦温燥，行气消胀，燥湿除满，为君药。草豆蔻辛温芳香，行气燥湿，温中散寒，为臣药。陈皮、木香行气宽中，助厚朴消胀除满；干姜、生姜温脾暖胃，助草豆蔻散寒止痛；茯苓渗湿健脾，均为佐药。炙甘草益气和中，调和诸药，功兼佐使。诸药合用，共奏行气除满，温中燥湿之功。

若痛甚者可加肉桂、良姜以温中散寒止痛；兼身重肢肿者，可加大腹皮以下气利水消肿。

【运用】本方为治疗脾胃气滞寒湿证的常用方。以脘腹胀满或疼痛，舌苔白腻，脉沉弦为辨证要点。临床本方可用于治疗急性胃炎、慢性胃炎、胃潴留、急性胃扩张和胃肠道功能紊乱等证属脾胃寒湿气滞者。

5. 天台乌药散（原名乌药散）《圣济总录》

【组成】乌药　木香　茴香子微炒　青橘皮汤浸，去白，焙　高良姜炒，各半两（15g）　槟榔锉，二枚（9g）　楝实十枚（15g）　巴豆微炒，敲破，同楝实二味，用麸一升炒，候麸黑色，拣去巴豆并麸不用，七十枚（12g）

【用法】上八味，除炒巴豆不用外，捣罗为散。每服一钱匕（3g），空心，食前温酒调下。疼甚，炒生姜、热酒调下（现代用法：为散，每服3~5g，食前温服；亦可作汤剂，水煎服）。

【功用】行气疏肝，散寒止痛。

【主治】寒凝气滞证。小肠疝气，少腹痛引睾丸，舌淡苔白，脉沉弦。亦治妇女痛经、瘕聚。

【方解】方中乌药辛温，入肝经，行气疏肝，散寒止痛，为君药。青皮疏肝行气，木香理气止痛，共助君药疏肝行气；小茴香暖肝散寒，高良姜散寒止痛，共助君药散寒止痛，四药俱为臣药。槟榔下气导滞，能直达下焦而破坚；川楝子理气止痛，但性苦寒，与辛热之巴豆同炒，去巴豆而用川楝子，巴豆既可制其苦寒之性，又能增其行气散结之力，为方中佐使药。诸药合用，使寒凝得散，气滞得疏，肝经得调，则疝痛、腹痛可愈。

若偏坠肿胀，可加荔枝核，橘核等增强行气止痛之功；寒甚者，可加肉桂，吴茱萸等加强散寒止痛之力。

【运用】本方为治疗寒凝肝脉所致疝痛的常用方。以少腹痛引睾丸，舌淡苔白，脉沉弦为辨证要点。临床本方可用于腹股沟斜疝和直疝、睾丸炎、附睾炎、胃肠功能紊乱、肠痉挛和痛经、慢性阑尾炎等证属寒滞肝脉者。

二、降气剂

降气剂，适用于肺气上逆或胃气上逆证。代表方如苏子降气汤、定喘汤、旋覆代赭汤、橘皮竹茹汤、丁香柿蒂汤等。

1. 苏子降气汤《太平惠民和剂局方》

【组成】紫苏子　半夏汤洗七次，各二两半（各9g）　川当归去芦，两半（6g）　甘草爁，二两（6g）　前胡去芦　厚朴去粗皮，姜汁拌炒，各一两（各6g）　肉桂去皮，一两半（3g）

【用法】上为细末，每服二大钱（6g），水一盏半，入生姜二片，枣子一个，紫苏五叶，同煎至八分，去滓热服，不拘时候（现代用法：加生姜3g，大枣1枚，苏叶2g，水煎服）。

【功用】降气平喘，祛痰止咳。

【主治】上实下虚之喘咳证。喘咳痰多，短气，胸膈满闷，呼多吸少，或腰疼脚软，或肢体浮肿，舌苔白滑或白腻，脉弦滑。

【方解】方中以紫苏子为君药，温而不燥，质润而降，善降上逆之肺气，消壅滞之痰涎，为治痰逆咳喘的要药。半夏燥湿化痰降逆，为臣药。厚朴降逆平喘，宽胸除满；前胡降气祛痰；肉桂温肾助阳纳气；当归辛甘温润，既止咳逆上气，又可养血补虚以助肉桂温补下元，共为佐药。生姜、大枣调和脾胃；苏叶宣肺散寒，与诸药相伍，降逆化痰之中兼宣肺气；甘草和中益气，调和药性，为佐使药。诸药合用，标本兼治，治上顾下，使气降痰消，则咳喘自平。

若痰涎壅盛，喘咳气逆难卧者，可酌加沉香以加强降气平喘之功；兼表证者，可酌加麻黄、杏仁以宣肺平喘，疏散外泄；兼气虚者，可酌加人参等以益气。

【运用】本方为治疗痰涎壅盛，上实下虚之喘咳的常用方。以喘咳痰多，胸膈满闷，苔白滑或白腻，脉弦滑为辨证要点。临床本方可用于慢性支气管炎、肺气肿、支气管哮喘等辨证属痰壅于肺或兼肾阳不足者。

2. 定喘汤《摄生众妙方》

【组成】白果去壳，砸碎，炒黄色，二十一个（9g）　麻黄三钱（9g）　苏子二钱（6g）　甘草一钱（3g）　款冬花三钱（9g）　杏仁去皮尖，一钱五分（4.5g）　桑皮蜜炙，三钱（9g）　黄芩微炒，一钱五分（4.5g）　法制半夏如无，用甘草汤泡七次，去脐用，三钱（9g）

【用法】上用水三盅，煎二盅，作二服。每服一盅，不用姜，不拘时候，徐徐服（现代用法：水煎服）。

【功用】宣降肺气，清热化痰。

【主治】痰热内蕴，风寒外束之哮喘。咳喘痰多气急，痰稠色黄，或微恶风寒，舌苔黄腻，脉滑数。

【方解】方中麻黄疏散风寒，宣肺平喘；白果敛肺定喘。二药配伍，散收结合，既能增强平喘之功，又可使宣肺而不耗气，敛肺不留邪，共为君药。桑白皮泻肺平喘，黄芩清热化痰，二者合用以消内蕴之痰热，为臣药。杏仁、苏子、半夏、款冬花降气平喘，化痰止咳，俱为佐药。甘草调药和中，且能止咳，用为佐使。诸药配伍，内清痰热，外散风寒，宣降肺气而平哮喘。

若无表证者，以宣肺定喘为主，麻黄可减量应用；痰多难咯者，可酌加瓜蒌、胆南星等以助清热化痰之功；肺热偏重，可酌加石膏、鱼腥草以清泄肺热。

【运用】本方是治疗痰热内蕴，风寒外束之哮喘的常用方。以咳喘气急，痰多色黄，苔黄腻，脉滑数为辨证要点。临床本方可用于支气管哮喘、慢性支气管炎等证属痰热蕴肺或兼表寒者。

3. 旋覆代赭汤《伤寒论》

【组成】旋覆花三两（9g）　人参二两（6g）　生姜五两（15g）　代赭石一两（3g）　甘草炙，三两（9g）　半夏洗，半升（9g）　大枣擘，十二枚（4枚）

【用法】以水一斗，煮取六升，去滓再煎，取三升，温服一升，日三服（现代用法：水煎服）。

【功用】降逆化痰，益气和胃。

【主治】胃虚气逆痰阻证。心下痞硬，噫气不除，或见纳差、呃逆、恶心，甚或呕吐，舌苔白腻，脉缓或滑。

【方解】方中旋覆花苦辛咸温，性主降，善于下气消痰，降逆止噫，重用为君。代赭石重坠降逆以止呃，下气消痰，为臣药。半夏祛痰散结，降逆和胃；生姜用量独重，和胃降逆增其止呕之力，并可宣散水气以助祛痰之功；人参、大枣、炙甘草甘温益气，健脾养胃，以治中虚气弱之本，俱为佐药。炙甘草调和药性，兼作使药。诸药相合，标本兼治，共奏降逆化痰、益气和胃之功，使逆气得降，痰浊得消，中虚得复。

若胃气不虚者，可去人参、大枣，加重代赭石用量，以增重镇降逆之效；痰多者，可加茯苓、陈皮助化痰和胃之力。

【运用】本方为治疗胃虚痰阻气逆证的常用方。以心下痞硬，噫气频作，或呕吐，呃逆，苔白腻，脉缓或滑为辨证要点。方中代赭石性寒沉降，有碍胃气，若胃虚较著者，其用量不可过重。临床本方可用于胃神经官能症、慢性胃炎、胃扩张、胃及十二指肠溃疡、幽门不全梗阻、神经性呃逆及肿瘤放化疗之呕吐等证属中虚痰阻气逆者。

4. 橘皮竹茹汤《金匮要略》

【组成】橘皮二升（12g）　竹茹二升（12g）　大枣三十枚（5枚）　生姜半斤（9g）　甘草五两（6g）　人参一两（3g）

【用法】上六味，以水一斗，煮取三升，温服一升，日三服（现代用法：水煎服）。

【功用】降逆止呃，益气清热。

【主治】胃虚有热之呃逆。呃逆或干呕，虚烦少气，口干，舌红嫩，脉虚数。

【方解】方中橘皮辛苦而温，行气和胃；竹茹甘寒，清热和胃，降逆止呕。二药相伍，降逆止呃，清热除烦，行气和胃，共为君药。生姜和胃止呕，助君药以降逆止呃；人参益气补中，与橘皮相合，则行中有补，同为臣药。大枣、甘草益气补脾和胃，合人参补中以治胃气之虚；大枣与生姜为伍，调和脾胃，俱为佐药。甘草调和药性，兼作使药。诸药合用，共奏降逆止呃、益气清热之功。

若兼胃阴不足者，可加麦冬、石斛等以养胃阴；胃热呃逆，气不虚者，可去人参、甘草、大枣，加柿蒂降逆止呃。

【运用】本方为治疗胃虚有热，气逆不降之呃逆的常用方。以呃逆或呕吐，舌红嫩为辨证要点。临床本方可用于治疗妊娠、幽门不全梗阻、腹部手术后的呕吐或呃逆不止等证属胃虚有热气逆者。

5. 丁香柿蒂汤《症因脉治》

【组成】丁香（6g）　柿蒂（9g）　人参（3g）　生姜（6g）（原著本方无用量）

【用法】水煎服。

【功用】降逆止呃，温中益气。

【主治】胃气虚寒之呃逆。呃逆不已，胸脘痞闷，舌淡苔白，脉沉迟。

【方解】方中丁香辛温芳香，温中散寒、降逆止呃，是治疗胃寒呃逆之要药，为君药。柿蒂苦平，善降胃气；生姜辛温，降逆止呕，为呕家之圣药。二药与君药相伍，则温胃降逆之功尤著，共为臣药。因胃气亏虚，故配人参甘温益气、补虚养胃为佐。四药配伍，共奏降逆止呃、温中益气之功。

若兼气滞痰阻，舌苔白腻，可加半夏、陈皮等理气化痰；中寒有饮，舌苔白滑，可加桂枝、茯苓等温化痰饮；胃气不虚，可减去人参；胃寒较甚，可加吴茱萸、干姜等增温中祛寒之力；若兼气滞胸脘胀满，可加陈皮、木香等理气除满。

【运用】本方为治疗虚寒呃逆之常用方。以呃逆，舌淡苔白，脉沉迟为辨证要点。临床本方可用于神经性呃逆、膈肌痉挛等属胃中虚寒者。

第十二节 理血剂

凡以活血化瘀或止血作用为主，用于治疗瘀血证或出血证的方剂，统称为理血剂。

一、活血祛瘀剂

活血祛瘀剂，适用于蓄血及各种瘀血阻滞病证。代表方如桃核承气汤、血府逐瘀汤、补阳还五汤、复元活血汤、温经汤、生化汤、桂枝茯苓丸、失笑散等。

1. 桃核承气汤《伤寒论》

【组成】桃仁去皮尖，五十个（12g） 大黄四两（12g） 桂枝去皮，二两（6g） 甘草炙，二两（6g） 芒硝二两（6g）

【用法】上四味，以水七升，煮取二升半，去滓，内芒硝，更上火，微沸，下火，先食，温服五合，日三服，当微利（现代用法：水煎服，芒硝冲服）。

【功用】逐瘀泻热。

【主治】下焦蓄血证。少腹急结，小便自利，至夜发热，其人如狂，甚则谵语烦躁；以及血瘀经闭，痛经，脉沉实而涩者。

【方解】本方由调胃承气汤减芒硝之量，加桃仁、桂枝而成。方中桃仁苦甘平，活血破瘀；大黄苦寒，下瘀泻热。二者合用，瘀热并治，共为君药。芒硝咸苦寒，泻热软坚，助大黄下瘀泻热；桂枝辛甘温，通行血脉，既助桃仁活血祛瘀，又防硝黄寒凉凝血之弊，共为臣药。桂枝与硝、黄同用，相反相成，桂枝得硝、黄则温通而不助热；硝、黄得桂枝则寒下而不凉遏。炙甘草护胃安中，并缓诸药之峻烈，为佐使药。诸药合用，共奏破血下瘀之功。

本方治疗妇人血瘀经闭、痛经、恶露不下等症，常与四物汤同用；如兼气滞者，酌加香附、乌药、枳实、青皮、木香等以理气止痛。跌打损伤，瘀血停留，疼痛不已者，可加赤芍、当归尾、红花、苏木、三七等以活血祛瘀止痛。火旺而血郁于上之吐血、衄血，可借本方釜底抽薪，引血下行，并可酌加生地、丹皮、栀子等以清热凉血。

【运用】本方为逐瘀泻热法之基础方，亦为治疗瘀热互结，下焦蓄血证之代表方。以少腹急结，小便自利，脉沉实或涩为辨证要点。原方"先食，温服"，使药力下行。服后"当微利"，使蓄血除，瘀热清，邪有出路。表证未解者，当先解表，而后再用本方。本方为破血下瘀之剂，孕妇禁用。临床本方可用于急性盆腔炎、胎盘残留、附件炎、宫外孕、子宫肌瘤、肠梗阻、急性坏死性肠炎、精神分裂症、急性脑出血、脑外伤后头痛、骨折后肠麻痹、慢性前列腺炎、前列腺增生等证属瘀热互结者。

2. 血府逐瘀汤《医林改错》

【组成】桃仁四钱（12g）　红花三钱（9g）　当归三钱（9g）　生地黄三钱（9g）　川芎一钱半（4.5g）　赤芍二钱（6g）　牛膝三钱（9g）　桔梗一钱半（4.5g）　柴胡一钱（3g）　枳壳二钱（6g）　甘草二钱（6g）

【用法】水煎服。

【功用】活血化瘀，行气止痛。

【主治】胸中血瘀证。胸痛，头痛，日久不愈，痛如针刺而有定处，或呃逆日久不止，或饮水即呛，干呕，或内热瞀闷，或心悸怔忡，失眠多梦，急躁易怒，入暮潮热，唇暗或两目暗黑，舌质暗红或有瘀斑、瘀点，脉涩或弦紧。

【方解】本方取桃红四物汤与四逆散之主要配伍，加下行之牛膝和上行之桔梗而成。方中桃仁破血行滞而润燥，红花活血祛瘀以止痛，共为君药。赤芍、川芎助君药活血祛瘀；牛膝入血分，性善下行，能祛瘀血，通血脉，并引瘀血下行，使血不郁于胸中，瘀热不上扰，共为臣药。生地黄甘寒，清热凉血，滋阴养血；合当归养血，使祛瘀不伤正；合赤芍清热凉血，以清瘀热。三者养血益阴，清热活血，共为佐药。桔梗、枳壳，一升一降，宽胸行气，桔梗并能载药上行；柴胡疏肝解郁，升达清阳，与桔梗、枳壳同用，尤善理气行滞，使气行则血行，亦为佐药。甘草调和诸药，为使药。合而用之，使血活瘀化气行，则诸证可愈。

若瘀血入络可加全蝎、穿山甲、地龙、三棱、莪术等破血、通络止痛；若气机郁滞较重，可加川楝子、香附、青皮等疏肝理气止痛；血瘀经闭、痛经者，可用本方去桔梗，加香附、益母草、泽兰等活血调经止痛；胁下有痞块，属血瘀者，可酌加丹参、郁金、䗪虫、水蛭等活血破瘀，消癥化滞。

【运用】本方为治疗胸中血瘀证的代表方。以胸痛、头痛，痛有定处，舌暗红或有瘀斑，脉涩或弦紧为辨证要点。临床本方可用于冠心病、心绞痛、风湿性心脏病等见胸中血瘀证者。加减后还可用于肋软骨炎、胸部软组织挫伤、肝硬化、脑震荡后遗症、颈椎病、偏头痛、神经衰弱症、子宫内膜异位症、慢性盆腔炎等证属于瘀血者。

3. 补阳还五汤《医林改错》

【组成】黄芪生，四两（120g） 归尾二钱（6g） 赤芍钱半（4.5g） 地龙去土，一钱（3g） 川芎一钱（3g） 红花一钱（3g） 桃仁一钱（3g）

【用法】水煎服。

【功用】补气活血通络。

【主治】气虚血瘀之中风。半身不遂，口眼㖞斜，语言謇涩，口角流涎，小便频数或遗尿不禁，舌暗淡，苔白，脉缓无力。

【方解】方中重用生黄芪，甘温大补元气，使气旺以促血行，瘀去络通，为君药。当归尾活血通络而不伤血，为臣药。赤芍、川芎、桃仁、红花助当归尾活血祛瘀，为佐药；地龙通经活络，力专善走，并引诸药之力直达络中，为佐使药。合而用之，则气旺、瘀消、络通，诸症可愈。

本方生黄芪用量独重，开始可先用小量（一般从 30~60g 开始），效果不明显时再逐渐增加；原方活血祛瘀药用量较轻，使用时可据病情适当加大。若半身不遂以上肢为主者，可加桑枝、桂枝以引药上行，温经通络；下肢为主者，可加牛膝、杜仲以引药下行，补益肝肾；日久效果不显著者，可加水蛭、虻虫以破瘀通络；语言不利者，可加石菖蒲、郁金、远志等以化痰开窍；口眼㖞斜者，可合用牵正散以化痰通络；痰多者，可加制半夏、天竺黄等化痰；偏寒者，可加熟附子等温阳散寒；脾胃虚弱者，可加党参、白术等补气健脾。

【运用】本方为益气活血法的代表方，又是治疗中风后遗症的常用方。以半身不遂，口眼㖞斜，舌暗淡，苔白，脉缓无力为辨证要点。本方久服方能显效，故取效后多需继服，以巩固疗效，防止复发。

4. 复元活血汤《医学发明》

【组成】柴胡半两（15g） 栝楼根 当归各三钱（各9g） 红花 甘草 穿山甲炮，各二钱（各6g） 大黄酒浸，一两（18g） 桃仁酒浸，去皮尖，研如泥，五十个（15g）

【用法】除桃仁外，锉如麻豆大，每服一两，水一盏半，酒半盏，同煎至七分，去滓，大温服之，食前，以利为度，得利痛减，不尽服（现代用法：共为粗末，每服30g，加黄酒 30mL，水煎服）。

【功用】活血祛瘀，疏肝通络。

【主治】跌打损伤，瘀血阻滞证。胁肋瘀肿，痛不可忍。

【方解】方中重用酒制大黄，荡涤凝瘀败血，导瘀下行，推陈致新；柴胡疏肝行气，并可引诸药入肝经。两药合用，一升一降，攻散胁下之瘀滞，共为君药。桃仁、红花活血祛瘀，消肿止痛；穿山甲破瘀通络，消肿散结，为臣药。当归补血活血；栝楼根（天花粉）"续绝伤"（《神农本草经》），"消仆损瘀血"（《日华子本草》），能入血分助诸药而消瘀散结，又可清热消肿，共为佐药。甘草缓急止痛，调和诸药，是为使药。大黄、桃仁酒制及原方加酒煎服，乃增强活血通络之意。诸药配伍，使瘀祛新生，气行络通，胁痛自平。

若瘀重而痛甚，可加三七，或酌加乳香、没药、延胡索等增强活血祛瘀，消肿止痛之功；气滞重而痛甚，可加川芎、香附、郁金、青皮等增强行气止痛之力。

【运用】本方为治疗跌打损伤，瘀血阻滞证的常用方。以胁肋瘀肿疼痛，痛不可忍为辨证要点。服药后应"以利为度"，不必尽剂，因瘀血已下，免伤正气；若虽"得利痛减"，而病未痊愈，需继续服药者，据证易方或调整原方剂量；孕妇忌服。临床本方可用于胸内软组织挫伤、肋软骨炎、肋间神经痛、乳腺增生、肋骨骨折等证属于瘀血停滞者。

5. 温经汤《金匮要略》

【组成】吴茱萸三两（9g）　当归二两（6g）　芍药二两（6g）　芎䓖二两（6g）　人参二两（6g）　桂枝二两（6g）　阿胶二两（6g）　牡丹皮去心，二两（6g）　生姜二两（6g）　甘草二两（6g）　半夏半升（6g）　麦冬去心，一升（9g）

【用法】上十二味，以水一斗，煮取三升，分温三服（现代用法：水煎服，阿胶烊冲）。

【功用】温经散寒，养血祛瘀。

【主治】冲任虚寒，瘀血阻滞证。漏下不止，经血淋漓不畅，血色暗而有块，月经超前或延后，或逾期不止，或一月再行，或经停不至，而见少腹里急，腹满，傍晚发热，手心烦热，唇口干燥，舌质暗红，脉细而涩。亦治妇人宫冷，久不受孕。

【方解】方中吴茱萸辛热，入肝肾而走冲任，散寒行气止痛；桂枝辛甘温入血分，温通血脉。二者温经散寒，行血通脉，共为君药。当归、川芎、芍药活血祛瘀，养血调经，补血之虚，祛血之瘀，共为臣药。丹皮之辛苦微寒，活血祛瘀，并能清退虚热；阿胶甘平，养血止血，滋阴润燥；麦冬甘寒清润，滋阴润燥，合阿胶以滋阴养血，配丹皮以清虚热，并制桂、萸之温燥；阳明气血充足，则冲任得以盈满，配伍人参、甘草，益气健脾，以资生化之源，阳生阴长，气旺血充；半夏辛温行散，入胃经通降胃气，以助通冲任，散瘀结；生姜既温胃气以助生化，又助吴茱萸、桂枝以温经散寒，以上均为佐药。甘草调和诸药，兼为使药。诸药合用，温经散寒，活血养血，使瘀血去、新血生，血脉和畅，经血自调。方名温经，且重用吴茱萸，使本方功效重在温散寒邪，温中寓通，温中寓补，温中寓清，可谓主次分明，全面兼顾。

若小腹冷痛甚者可去丹皮、麦冬，加艾叶、小茴香，或桂枝易肉桂，增强散寒止痛之力；寒凝气滞者，可加香附、乌药以理气止痛；漏下不止而血色暗淡者，可去丹皮，加炮姜、艾叶以温经止血；气虚甚者，可加黄芪、白术等益气健脾。

【运用】本方为妇科调经的常用方。以月经不调，小腹冷痛，经有瘀块，时有烦热，舌质暗红，脉细涩为辨证要点。临床本方可用于功能失调性子宫出血、围绝经期综合征、痛经、不孕症、月经不调等证属冲任虚寒，瘀血阻滞者。加减后还可用于慢性盆腔炎、子宫肌瘤等。

6. 生化汤《傅青主女科》

【组成】全当归八钱（24g） 川芎三钱（9g） 桃仁去皮尖，研，十四枚（6g） 干姜炮黑，五分（2g） 甘草炙，五分（2g）

【用法】黄酒、童便各半煎服（现代用法：水煎服，或酌加黄酒同煎）。

【功用】养血活血，温经止痛。

【主治】血虚寒凝，瘀血阻滞证。产后恶露不行，小腹冷痛。

【方解】方中重用全当归补血活血，化瘀生新，为君药。川芎辛散温通，活血行气；桃仁活血祛瘀，均为臣药。炮姜入血散寒，温经止血；黄酒温通血脉以助药力，共为佐药。炙甘草和中缓急，调和诸药，用以为使。原方另用童便（现多不用）同煎者，乃取其益阴化瘀，引败血下行之意。诸药合用，具有活血养血、化瘀生新、温经止痛之功，使瘀血得去，新血得生，则腹痛自止。

若恶露已行而腹微痛者，可减去破瘀的桃仁；若瘀滞较甚，腹痛较剧者，可加蒲黄、五灵脂、延胡索、益母草等以祛瘀止痛；若小腹冷痛甚者，可加肉桂以温经散寒；若气滞明显者，加木香、香附、乌药等以理气止痛。

【运用】本方为女子产后的常用方。以产后恶露不行，小腹冷痛为辨证要点。临床本方可用于胎盘残留、子宫复旧不良、产后缺乳、人流及引产后阴道不规则性出血、子宫内膜炎、产后尿潴留等证属血虚有寒瘀滞者。

7. 桂枝茯苓丸《金匮要略》

【组成】桂枝 茯苓 丹皮去心 桃仁去皮尖，熬 芍药各等分（各6g）

【用法】上五味，末之，炼蜜和丸，如兔屎大，每日食前服一丸（3g）；不知，加至三丸（9g）（现代用法，共为末，炼蜜和丸，每日服3~5g；亦可作汤剂，水煎服）。

【功用】活血化瘀，缓消癥块。

【主治】瘀阻胞宫证。妇人素有癥块，妊娠漏下不止，或胎动不安，血色紫黑晦暗，腹痛拒按，或经闭腹痛，或产后恶露不尽而腹痛拒按者，舌质紫暗或有瘀点，脉沉涩。

【方解】方中桂枝辛甘而温，温通血脉，以行瘀滞，为君药。瘀结成癥，不破其血，其癥难消，故配伍桃仁、丹皮活血破瘀，散结消癥，且漏下之症用行血之品，亦含通因通用之意；丹皮又能凉血以清瘀久所化之热，共为臣药。芍药养血和血，使破瘀而不伤正，并能缓急止痛；癥块的形成，与气滞、血瘀、痰结、湿阻密切相关，尤以瘀血痰湿互结最为多见，配伍茯苓甘淡渗利，渗湿健脾，以消痰利水，配合祛瘀药以助消癥，并健脾益胃，以扶正气，为佐药。取蜜糖之甘缓，以白蜜为丸以缓和诸破泄药之力，为使药。诸药合用，共奏活血化瘀、缓消癥块之功，使瘀化癥消，诸症皆愈。

若瘀血阻滞较甚可加丹参、川芎等以活血祛瘀；若疼痛剧烈者，宜加延胡索、没药、乳香等以活血止痛；出血多者，可加茜草、蒲黄等以活血止血；气滞者加香附、陈皮等以理气行滞。

【运用】本方为缓消癥块法的代表方。以少腹宿有癥块，腹痛拒按，或下血色晦暗而夹有瘀块，舌质紫暗，脉沉涩为辨证要点。妇女妊娠而有瘀血癥块，只能渐消缓散，不可峻攻猛破，若攻之过急，易伤胎元。故应从小剂量开始，不知渐加，使消癥而不伤胎；中病即止，不可久服；正常妊娠下血者慎用；若阴道下血较多，腰酸腹痛较甚者，则非本方所宜。临床本方可用于子宫内膜炎、附件炎、子宫肌瘤、卵巢囊肿、功能性子宫出血等属于瘀滞胞宫证。也常加减用于高血脂、动脉硬化、慢性前列腺炎、血液高黏综合征、慢性肾炎、糖尿病周围神经病变等痰瘀互结者。

8. 失笑散《太平惠民和剂局方》

【组成】蒲黄炒香　五灵脂酒研，淘去沙土，各等分（各6g）

【用法】上先用酽醋调二钱，熬成膏，入水一盏，煎七分，食前热服（现代用法：共为细末，每服6g，用黄酒或醋冲服；亦可作汤剂，用纱布包，水煎服）。

【功用】活血祛瘀，散结止痛。

【主治】瘀血疼痛证。心胸刺痛，脘腹疼痛，或产后恶露不行，或月经不调，少腹急痛。

【方解】方中五灵脂苦咸甘温，入肝经血分，且用酒研，功擅通利血脉、散瘀止痛；蒲黄甘平，炒用并能止血，二者相须为用，化瘀散结止痛。调以米醋，或用黄酒冲服，乃取其活血脉，行药力，化瘀血，以增活血止痛之功，且制五灵脂气味之腥臊。

若瘀血甚者可酌加当归、赤芍、川芎、桃仁、红花、丹参等加强活血祛瘀之力；若兼见血虚者，可合四物汤同用，以增强养血调经之功；若疼痛较剧者，可加乳香、没药、延胡索等以化瘀止痛；兼气滞者，可加香附、川楝子，或配合金铃子散以行气止痛；兼寒者，加炮姜、艾叶、小茴香等以温经散寒。

【运用】本方为治疗瘀血疼痛的基础方，尤以肝经血瘀者为宜。以心腹刺痛，或妇人月经不调，少腹急痛为辨证要点。五灵脂易败胃，脾胃虚弱者及月经期妇女慎用；孕妇禁用。临床本方可用于痛经、冠心病、高脂血症、宫外孕、慢性胃炎等属瘀血停滞者。

二、止血剂

止血剂，适用于血溢脉外而出现的吐血、衄血、咳血、便血、尿血、崩漏等各种出血及外伤出血等。代表方如十灰散、咳血方、小蓟饮子、槐花散、黄土汤等。

1. 十灰散《十药神书》

【组成】大蓟　小蓟　荷叶　侧柏叶　茅根　茜根　山栀　大黄　牡丹皮　棕榈皮各等分（各9g）

【用法】上药各烧灰存性，研极细末，用纸包，碗盖于地上一宿，出火毒。用时先将白藕捣汁，或萝卜汁磨京墨半碗，调服五钱，食后服下（现代用法：各药烧炭存性，为末，藕汁或萝卜汁磨京墨适量，调服9~15g；亦可作汤剂，水煎服）。

【功用】凉血止血。

【主治】血热妄行之上部出血证。呕血、吐血、咯血、嗽血、衄血等，血色鲜红，来势急暴，舌红，脉数。

【方解】方中大蓟、小蓟性味甘凉，长于凉血止血，且能祛瘀，为君药。荷叶、侧柏叶、白茅根、茜根皆能凉血止血；棕榈皮收涩止血，与君药相配，既能增强澄本清源之力，又有塞流止血之功，皆为臣药。由于气盛火旺，血妄行于上，用栀子、大黄清热泻火，使邪热从大小便而去，则气火得降而血止，为佐药；重用凉降涩止之品，恐致留瘀，以丹皮配大黄凉血祛瘀，使止血而不留瘀，亦为佐药。用藕汁或萝卜汁磨京墨调服，藕汁能清热凉血散瘀，萝卜汁降气清热以助止血，京墨有收涩止血之功，皆属佐药之用。诸药炒炭存性，可加强收敛止血之力。全方集凉血、止血、清降、祛瘀诸法于一方，使血热清，气火降，则出血自止。

若气火上逆，血热较盛者，可将本方改作汤剂使用，此时当加大大黄、栀子的用量，并可配入牛膝、代赭石等镇降之品以引血下行。

【运用】本方为治疗血热妄行所致各种上部出血证的常用方。以上部出血，血色鲜红，舌红，脉数为辨证要点。本方为急则治标之剂，血止之后，当审因图本，方能巩固疗效。对虚寒性出血不宜使用。方中药物皆"烧炭"，但应注意"存性"。临床本方可用于支气管扩张、肺结核咯血、消化道出血、眼前房出血等属于血热妄行者。

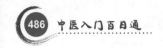

2. 咳血方《丹溪心法》

【组成】青黛（6g）　瓜蒌仁（9g）　诃子（6g）　海粉（9g）　山栀（9g）（原著本方无用量）

【用法】上为末，以蜜同姜汁丸，噙化（现代用法：共研末为丸，每服9g；亦可作汤剂，水煎服）。

【功用】清肝宁肺，凉血止血。

【主治】肝火犯肺之咳血证。咳嗽痰稠带血，咯吐不爽，心烦易怒，胸胁作痛，咽干口苦，颊赤便秘，舌红苔黄，脉弦数。

【方解】方中青黛咸寒，入肝肺二经，能清肝泻火而凉血止血；山栀子苦寒，入心肝肺经，清热凉血，泻火除烦，炒黑可入血分而止血。两药合用，澄本清源，共为君药。火热灼津成痰，痰不除则咳不止，咳不止则血不宁，故用瓜蒌仁清热化痰、润肺止咳；海粉（现多用海浮石）清肺降火，软坚化痰，为臣药。诃子苦涩平，入肺和大肠经，生用清降敛肺，化痰止咳，为佐药。诸药合用，共奏清肝宁肺之功，使木不刑金，肺复宣降，痰化咳平，其血自止。

若火热伤阴者可酌加沙参、麦冬等以清肺养阴；咳甚痰多者，可加川贝、天竺黄、枇杷叶等以清肺化痰止咳。

【运用】本方为治疗肝火犯肺之咳血证的常用方。以咳痰带血，胸胁作痛，舌红苔黄，脉弦数为辨证要点。临床本方可用于支气管扩张、肺结核等属肝火犯肺者。

3. 小蓟饮子《济生方》，录自《玉机微义》

【组成】生地黄　小蓟　滑石　木通　蒲黄　藕节　淡竹叶　当归　山栀子　甘草各等分（各9g）

【用法】上咬咀，每服半两（15g），水煎，空心服（现代用法：水煎服）。

【功用】凉血止血，利水通淋。

【主治】热结下焦之血淋、尿血。尿中带血，小便频数，赤涩热痛，舌红，脉数。

【方解】方中小蓟甘凉入血分，清热凉血止血，又可利尿通淋，尤宜于尿血、血淋之症，为君药。生地黄甘苦性寒，凉血止血，养阴清热；蒲黄、藕节助君药凉血止血，并能消瘀，为臣药。君臣相配，使血止而不留瘀。滑石、竹叶、木通清热利水通淋；栀子清泄三焦之火，导热从下而出；当归养血和血，引血归经，并防诸药寒凉太过之弊，合而为佐。使以甘草缓急止痛，和中调药。诸药合用，共成凉血止血为主，利水通淋为辅之方。

【运用】本方为治疗下焦瘀热所致血淋、尿血的常用方。以尿中带血，小便赤涩热痛，舌红，脉数为辨证要点。方中药物多属寒凉通利之品，只适用于实热证。若血淋、尿血日久兼寒，或阴虚火动，或气虚不摄者，均不宜使用。

4. 槐花散《普济本事方》

【组成】槐花炒　柏叶杵，焙　荆芥穗　枳壳麸炒，各等分（各9g）

【用法】上为细末，用清米饮调下二钱（6g），空心食前服（现代用法：为细末，每服6g，开水或米汤调下；亦可作汤剂，水煎服）。

【功用】清肠止血，疏风行气。

【主治】风热湿毒，壅遏肠道，损伤血络便血证。肠风、脏毒，或便前出血，或便后出血，或粪中带血，以及痔疮出血，血色鲜红或晦暗，舌红苔黄，脉数。

【方解】方中槐花苦微寒，善清大肠湿热，凉血止血，为君药。侧柏叶苦涩性寒，清热凉血，燥湿收敛，可增强君药凉血止血之力，为臣药。荆芥穗辛散疏风，微温不燥，炒黑入血分而止血，与君、臣药相配，疏风理血；盖大肠气机为风热湿毒所遏，故用枳壳行气宽肠，使气调则血调，为佐药。诸药合用，既能凉血止血，又能清肠疏风，使风热、湿热邪毒得清，则便血自止。

若便血较多，荆芥可改用荆芥炭，并加入黄芩炭、地榆炭、棕榈炭等加强止血之功；若大肠热甚，可加入黄连、黄芩等清肠泄热；若脏毒下血紫暗，可加入苍术、茯苓等以祛湿毒；便血日久血虚，可加入熟地黄、当归等以养血和血。

【运用】本方为治疗肠风脏毒下血的常用方。以便血，血色鲜红，舌红，脉数为辨证要点。临床本方可用于痔疮出血、溃疡性结肠炎之便血等属血热者。

5. 黄土汤《金匮要略》

【组成】甘草　干地黄　白术　附子炮　阿胶　黄芩各三两（各9g）　灶心黄土半斤（30g）

【用法】上七味，以水八升，煮取三升，分温二服（现代用法：先将灶心土水煎取汤，再煎余药，阿胶烊化冲服）。

【功用】温阳健脾，养血止血。

【主治】脾阳不足，脾不统血证。大便下血，先便后血，或吐血，衄血，及妇人崩漏，血色暗淡，四肢不温，面色萎黄，舌淡苔白，脉沉细无力。

【方解】方中灶心黄土（伏龙肝），辛温而涩，温中收涩止血，以为君。白术、附子温阳健脾，以复脾土统血之权，为臣药。然辛温之术、附易耗血动血，且出血者，阴血每亦亏耗，以干地黄、阿胶滋阴养血止血；与苦寒之黄芩合用，又能制约术、附温燥伤血之弊；而生地、阿胶得术、附则滋而不腻，避免呆滞碍胃，均为佐药。甘草调药和中为使。诸药合用，共成温阳健脾、益阴止血之剂。

若出血多者可酌加三七、白及等以止血；气虚甚者，可加人参等益气摄血；胃纳较差者，阿胶可改为阿胶珠，以减其滋腻之性。脾胃虚寒较甚者，可加炮姜炭以温中

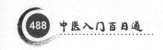

止血。

【运用】本方为治疗脾阳不足所致便血或崩漏的常用方。以血色暗淡，舌淡苔白，脉沉细无力为辨证要点。方中灶心黄土可用赤石脂代替。临床本方可用于上消化道出血、慢性溃疡性结肠炎、功能失调性子宫出血、痔疮出血等证属脾阳不足，脾不统血者。

第十三节　治风剂

凡以疏散外风或平息内风等作用为主，用于治疗风病的方剂，统称为治风剂。

一、疏散外风剂

疏散外风剂，适用于外风所致诸证。代表方如川芎茶调散、消风散、牵正散等。

1. 川芎茶调散《太平惠民和剂局方》

【组成】薄荷叶不见火, 八两（12g）　川芎　荆芥去梗, 各四两（各12g）　细辛去芦, 一两（3g）　防风去芦, 一两半（4.5g）　白芷　羌活　甘草燺, 各二两（各6g）

【用法】上为细末，每服二钱（6g），食后，茶清调下（现代用法：共为细末，每服6g，每日2次，饭后清茶调服；亦可作汤剂，水煎服）。

【功用】疏风止痛。

【主治】外感风邪头痛。偏正头痛或巅顶头痛，恶寒发热，目眩鼻塞，舌苔薄白，脉浮。

【方解】方中川芎性味辛温，为"诸经头痛之要药"，善于祛风活血而止头痛，长于治少阳、厥阴经头痛（头顶或两侧痛），为君药。薄荷、荆芥轻而上行，善能疏风止痛，并能清利头目，为臣药。羌活、白芷均能疏风止痛，其中羌活善治太阳经头痛（后脑牵连项痛）；白芷善治阳明经头痛（前额及眉心痛）。细辛散寒止痛，善治少阴经头痛；防风辛散上部风邪。以上各药协助君、臣以增强疏风止痛之效，均为佐药。炙甘草益气和中，调和诸药，为使。用时以茶清调下，取茶叶苦凉之性，既可上清头目，又能制约风药的过于温燥与升散，寓降于升，利于散邪。诸药合用，共奏疏风止痛之效。

外感风寒头痛宜减薄荷用量，酌加苏叶、生姜以加强祛风散寒之功；外感风热头痛加菊花、僵蚕、蔓荆子以疏散风热；外感风湿头痛加苍术、藁本以散风祛湿；头风头痛宜重用川芎，并酌加桃仁、红花、全蝎、地龙等活血祛瘀、搜风通络。

【运用】本方为治疗风邪头痛的常用方。以头痛，鼻塞，脉浮为辨证要点。本方用药多辛温之品，用量宜轻，不宜久煎。临床本方可用于偏头痛、血管神经性头痛、感冒、流感，以及鼻炎、鼻窦炎、颞下颌关节功能紊乱综合征、面神经炎、三叉神经痛等病属外感风邪者。

2. 消风散《外科正宗》

【组成】当归　生地　防风　蝉蜕　知母　苦参　胡麻　荆芥　苍术　牛蒡子　石膏各一钱（各6g）　甘草　木通各五分（各3g）

【用法】水二盅，煎至八分，食远服（现代用法：水煎服）。

【功用】疏风养血，清热除湿。

【主治】风疹、湿疹。皮肤疹出色红，或遍身云片斑点，瘙痒，抓破后渗出津水，苔白或黄，脉浮数。

【方解】方中荆芥、防风、蝉蜕、牛蒡子辛散以达邪，疏风以止痒，为君药。风湿相搏而致水液流溢，苍术祛风除湿，苦参清热燥湿，木通渗利湿热，俱为臣药。风邪易于化热，用石膏、知母清热泻火；风热或风湿浸淫血脉则伤阴血，苦寒渗利之品亦可伤及阴血，故用当归、生地、胡麻仁以养血活血，滋阴润燥，既补已伤之阴血，且达"治风先治血，血行风自灭"之意，又制约诸药之温燥，皆为佐药。生甘草清热解毒，调和诸药，为使药。合而用之，共奏疏风养血、清热除湿之功。

若风热偏盛而见身热、口渴者，宜重用石膏，加银花、连翘以疏风清热解毒；湿热偏盛而兼胸脘痞满、舌苔黄腻者，加地肤子、车前子以清热利湿；血分热重致皮疹红赤、烦热、舌红或绛者，宜重用生地，或加赤芍、紫草以清热凉血。

【运用】本方为治疗风疹、湿疹的常用方。以皮肤瘙痒，疹出色红，或遍身云片斑点为辨证要点。临床本方可用于荨麻疹、湿疹、药物性皮炎、神经性皮炎、玫瑰糠疹、皮肤瘙痒症等病，也常用于银屑病、扁平疣、疥疮、春季卡他性结膜炎、急性肾炎、咳嗽变异性哮喘等属风湿热毒所致者。

3. 牵正散《杨氏家藏方》

【组成】白附子　白僵蚕　全蝎去毒，并生用，各等分（各5g）

【用法】上细为末，每服一钱（3g），热酒调下，不拘时候（现代用法：共为细末，每次3g，温酒送服，日服2~3次；亦可作汤剂，水煎服）。

【功用】祛风化痰，通络止痉。

【主治】风痰阻于头面经络所致口眼㖞斜。

【方解】方中白附子辛温燥烈，入阳明走头面，祛风化痰，尤善治头面之风，为君药。僵蚕、全蝎均能祛风止痉，其中全蝎长于通络，僵蚕并能化痰，共为臣药。热酒调服，可宣通血脉，并能引药入络，直达病所，以为佐使。诸药合用，使风散痰消，

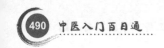

经络通畅，口眼㖞斜得以复正，是名"牵正"。

若初起风邪重者宜加羌活、防风、白芷等辛散风邪；病久不愈者，可酌加蜈蚣、地龙、天麻、桃仁、红花等搜风化瘀通络。

【运用】本方为治疗风痰阻于头面经络的常用方。以猝然口眼㖞斜为辨证要点。本方用药偏于温燥，对风痰阻络偏寒者为宜。方中白附子、全蝎为有毒之品，临证慎酌用量，不宜久服。临床本方可用于颜面神经麻痹、三叉神经痛、偏头痛、面神经炎、中风后遗症、眼肌麻痹、颞颌关节紊乱症等证属风痰阻络者。

4. 小活络丹（原名活络丹）《太平惠民和剂局方》

【组成】川乌炮，去皮、脐　草乌炮，去皮、脐　地龙去土　天南星炮，各六两（各6g）　乳香研　没药研，各二两二钱（各5g）

【用法】上为细末，入研药和匀，酒面糊为丸，如梧桐子大，每服二十丸，空心，日午冷酒送下，荆芥茶下亦得（现代用法：为蜜丸，每丸重3g，每服1丸，每日2次，陈酒或温开水送服；亦可作汤剂，川乌、草乌先煎30分钟）。

【功用】祛风除湿，化痰通络，活血止痛。

【主治】风寒湿痹。肢体筋脉疼痛，麻木拘挛，关节屈伸不利，疼痛游走不定。亦治中风，手足不仁，日久不愈，经络湿痰瘀血，而见腰腿沉重，或腿臂间作痛。

【方解】方中川乌、草乌大辛大热，祛风除湿，温经通络，且止痛作用强，共为君药。天南星辛温燥烈，祛风燥湿化痰，以除经络中之风痰湿浊，是为臣药。佐以乳香、没药行气活血，化瘀通络，使气血流畅，则风寒湿邪不得留滞，且亦有止痛之功；地龙性善走窜，为入络之佳品，功能通经活络。以酒送服，取其辛散温通之性以助药势，并可引诸药直达病所，为使药。诸药合用，使风寒湿邪与痰浊、瘀血得以祛除，经络疏通，营卫调和，则肢体肌肤得以温养，诸证自可痊愈。

若风胜以疼痛游走不定为主者，可加防风、秦艽等；湿盛见腰腿沉重而痛者，可加苍术、防己、薏苡仁等；寒胜见肢节冷痛为主者，可加肉桂，重用川乌、草乌等。

【运用】本方为治疗风寒湿与痰瘀痹阻经络的常用方。以肢体筋脉挛痛，关节屈伸不利，舌淡紫，苔白为辨证要点。本方药性温燥，药力峻猛，以体实气壮者为宜。阴虚有热者及孕妇忌服。且川乌、草乌为有毒之品，不宜过量。临床本方可用于慢性风湿性关节炎、类风湿关节炎、坐骨神经痛、急性软组织挫伤、骨质增生症以及中风后遗症等属风湿痰瘀交阻于经络者。

二、平息内风剂

平息内风剂，适用于内风证。代表方如羚角钩藤汤、镇肝熄风汤、天麻钩藤饮、大定风珠、阿胶鸡子黄汤等。

1. 羚角钩藤汤《通俗伤寒论》

【组成】羚角片先煎，一钱半（4.5g） 霜桑叶二钱（6g） 京川贝去心，四钱（12g） 鲜生地五钱（15g） 双钩藤后入，三钱（9g） 滁菊花三钱（9g） 茯神木三钱（9g） 生白芍三钱（9g） 生甘草八分（3g） 淡竹茹鲜刮，与羚角先煎代水，五钱（15g）

【用法】水煎服。

【功用】凉肝息风，增液舒筋。

【主治】肝热生风证。高热不退，烦闷躁扰，手足抽搐，发为痉厥，甚则神昏，舌质绛而干，或舌焦起刺，脉弦数。

【方解】方中羚羊角咸寒入肝，清热凉肝息风；钩藤甘寒入肝，清热平肝，息风解痉。两者合用，相得益彰，清热凉肝、息风止痉之功益著，共为君药。桑叶、菊花辛凉疏泄，清热平肝，助君凉肝息风之效，用为臣药。热极动风，风火相煽，最易耗阴劫液，故用鲜生地凉血滋阴，白芍养阴柔肝，二者与辛疏之桑叶、菊花相伍，亦寓适肝体阴用阳之法，又白芍合甘草，酸甘化阴，养阴增液，舒筋缓急，与君药相配，标本兼顾，可增强息风解痉之效；邪热亢盛，每易灼津成痰，故用川贝母、鲜竹茹以清热化痰；热扰心神，以茯神木平肝宁心安神，俱为佐药。甘草兼和诸药，为使。诸药相配，共奏凉肝息风、增液舒筋之功。

若邪热内闭，神昏谵语者，宜配合紫雪或安宫牛黄丸清热开窍；抽搐甚者，可配合止痉散以加强息风止痉之效；便秘者，加大黄、芒硝通腑泄热。本方清热凉血解毒之力不足，运用时可酌加水牛角、牡丹皮等。

【运用】本方为治疗肝热生风证的常用方。以高热烦躁，手足抽搐，脉弦数为辨证要点。临床本方可用于流行性乙型脑炎、流行性脑脊髓膜炎、蛛网膜下腔出血、感染性中毒性脑病、肺性脑病、病毒性脑炎、子痫等病，以及偏头痛、面肌痉挛、小儿脐风、小儿习惯性抽搐等属肝经热极生风，亦可用于肝热阳亢型高血压。

2. 镇肝熄风汤《医学衷中参西录》

【组成】怀牛膝一两（30g） 生赭石轧细，一两（30g） 生龙骨捣碎，五钱（15g） 生牡蛎捣碎，五钱（15g） 生龟板捣碎，五钱（15g） 生杭芍五钱（15g） 玄参五钱（15g） 天冬五钱（15g） 川楝子捣碎，二钱（6g） 生麦芽二钱（6g） 茵陈二钱（6g） 甘草钱半（4.5g）

【用法】水煎服。

【功用】镇肝息风，滋阴潜阳。

【主治】类中风。头晕目眩，目胀耳鸣，脑部热痛，面色如醉，心中烦热，或时常噫气，或肢体渐觉不利，口眼渐形㖞斜；甚或眩晕颠仆，昏不知人，移时始醒；或醒

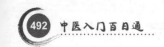

后不能复原，脉弦长有力。

【方解】方中怀牛膝苦酸性平，归肝肾经，重用以引血下行，折其阳亢，并有补益肝肾之效，为君药。代赭石质重沉降，镇肝降逆，合牛膝引气血下行以治其标；龙骨、牡蛎、龟板、白芍益阴潜阳，镇肝息风，共为臣药。玄参、天冬滋阴清热，壮水涵木；肝为刚脏，喜条达而恶抑郁，过用重镇之品以强制，势必影响其疏泄条达之性，故又以茵陈、川楝子、生麦芽清泄肝热，疏理肝气，以顺肝性，利于肝阳的平降镇潜，均为佐药。甘草调和诸药为使，合生麦芽又能和胃安中，以防金石、介壳类药物质重碍胃之弊。诸药相伍，共奏镇肝息风、滋阴潜阳之功。

【运用】本方为治疗内中风的常用方。以头目眩晕，脑部胀痛，面色如醉，心中烦热，脉弦长有力为辨证要点。原著曾载："心中热甚者，加生石膏一两。痰多者，加胆星二钱。尺脉重按虚者，加熟地黄八钱，净萸肉五钱。大便不实者，去龟板、赭石，加赤石脂一两。"临床本方可用于高血压、血管性头痛、脑卒中、眩晕综合征等属肝阳暴亢者，也常用于顽固性失眠、顽固性呃逆、贲门失弛缓症、帕金森症、癫痫、癔症性晕厥、围绝经期综合征等属阴虚阳亢者。

3. 天麻钩藤饮《中医内科杂病证治新义》

【组成】天麻（9g）　钩藤后下（12g）　生决明先煎（18g）　山栀　黄芩（各9g）　川牛膝（12g）　杜仲　益母草　桑寄生　夜交藤　朱茯神（各9g）（原著本方无用量）

【用法】水煎服。

【功用】平肝息风，清热活血，补益肝肾。

【主治】肝阳偏亢，肝风上扰证。头痛，眩晕，失眠，舌红苔黄，脉弦数。

【方解】方中天麻、钩藤平肝息风，为君药。石决明咸寒质重，平肝潜阳，除热明目，助君平肝息风之力；川牛膝引血下行，兼益肝肾，并能活血利水，共为臣药。杜仲、桑寄生补益肝肾以治本；栀子、黄芩清肝降火，以折其亢阳；益母草合川牛膝活血利水，以利平降肝阳；夜交藤、朱茯神宁心安神，均为佐药。诸药合用，共奏平肝息风，清热活血，补益肝肾之功。

若眩晕头痛剧者，可酌加羚羊角、龙骨、牡蛎等，以增强平肝潜阳息风之力；若肝火盛，口苦面赤，心烦易怒，可加龙胆草、夏枯草等，以加强清肝泻火之功；脉弦而细者，宜加生地、枸杞子、何首乌以滋补肝肾。

【运用】本方为治疗肝阳偏亢，肝风上扰证的常用方。以头痛，眩晕，失眠，舌红苔黄，脉弦为辨证要点。重症可易生决明为羚羊角，则药力益著。临床本方可用于高血压、急性脑血管疾病、血管和神经性头痛、内耳性眩晕等，也常用于高脂血症、颈椎病、顽固性失眠、视网膜静脉阻塞、围绝经期综合征、小儿多动症等属肝阳偏亢，肝风上扰者。

4. 大定风珠《温病条辨》

【组成】生白芍六钱（18g）　阿胶三钱（9g）　生龟板四钱（12g）　干地黄六钱（18g）　麻仁二钱（6g）　五味子二钱（6g）　生牡蛎四钱（12g）　麦冬连心，六钱（18g）　炙甘草四钱（12g）　鸡子黄生，二枚（2个）　鳖甲生，四钱（12g）

【用法】水八杯，煮取三杯，去滓，入阿胶烊化，再入鸡子黄，搅令相得，分三次服（现代用法：水煎去渣，入阿胶烊化，再入鸡子黄搅匀，分3次温服）。

【功用】滋阴息风。

【主治】阴虚风动证。温病后期，神倦瘛疭，舌绛苔少，脉弱有时时欲脱之势。

【方解】方中鸡子黄、阿胶均为血肉有情之品，滋阴养液以息风，为君药。重用生白芍、干地黄、麦冬滋水涵木，柔肝濡筋，为臣药。阴虚则阳浮，故以龟板、鳖甲、牡蛎等介类潜镇之品，滋阴潜阳，重镇息风；麻仁养阴润燥；五味子味酸善收，与滋阴药相伍而收敛真阴，配白芍、甘草能酸甘化阴。以上诸药协助君臣以加强滋阴息风之功，均为佐药。炙甘草调和诸药，为使。诸药相伍，使真阴得复，浮阳得潜，则虚风自息。

【运用】本方为治疗温病后期，真阴大亏，虚风内动证的常用方。以神倦瘛疭，舌绛苔少，脉虚弱为辨证要点。喘，加人参；自汗者，加龙骨、人参、小麦；悸者，加茯神、人参、小麦。若阴液虽亏而邪热犹盛者，则非本方所宜。临床本方可用于流行性乙型脑炎后期、中风后遗症、甲状腺功能亢进、甲亢术后手足搐搦症、帕金森病、中风后遗症等病，也可用于产后抑郁症、疱疹后神经痛、放疗后舌萎缩、顽固性失眠、肝纤维化、慢性肾衰竭、小儿抽动秽语综合征等属阴虚生风者。

5. 阿胶鸡子黄汤《通俗伤寒论》

【组成】陈阿胶烊冲，二钱（6g）　生白芍三钱（9g）　石决明杵，五钱（15g）　双钩藤二钱（6g）　大生地四钱（12g）　清炙草六分（2g）　生牡蛎杵，四钱（12g）　络石藤三钱（9g）　茯神木四钱（12g）　鸡子黄先煎代水，二枚（2个）

【用法】水煎服。

【功用】滋阴养血，柔肝息风。

【主治】邪热久羁，阴血不足，虚风内动证。筋脉拘急，手足瘛疭，或头晕目眩，舌绛苔少，脉细数。

【方解】方中阿胶、鸡子黄乃血肉有情之品，滋阴养血，濡养筋脉，共为君药。生地、白芍滋阴养血，柔肝息风，为臣药。阴血虚者无以制阳，肝阳浮亢而生风，故以钩藤、石决明、牡蛎平肝潜阳而息风；茯神木平肝安神，兼能通络；络石藤舒筋活络，

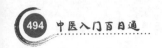

均为佐药。炙甘草调和诸药，合白芍酸甘化阴，舒筋缓急，用为佐使。诸药相配，共奏养血滋阴、柔肝息风之功。

【运用】本方为治疗邪热久羁，阴血不足，虚风内动证的常用方。以筋脉拘急，手足瘛疭，舌绛苔少，脉细数为辨证要点。临床本方可用于乙脑后遗症辨证属热伤营阴，虚风内动者。

第十四节　治燥剂

凡以轻宣外燥或滋阴润燥等作用为主，用于治疗燥证的方剂，统称为治燥剂。

一、轻宣外燥剂

轻宣外燥剂，适用于外感凉燥或温燥之证。代表方如杏苏散、桑杏汤等。

1. 杏苏散《温病条辨》

【组成】苏叶（9g）　半夏（9g）　茯苓（9g）　甘草（3g）　前胡（9g）　苦桔梗（6g）　枳壳（6g）　生姜（3片）　橘皮（6g）　大枣去核（3枚）　杏仁（9g）（原著本方无用量）

【用法】水煎温服。

【功用】轻宣凉燥，理肺化痰。

【主治】外感凉燥证。恶寒无汗，头微痛，咳嗽痰稀，鼻塞咽干，苔白，脉弦。

【方解】方中苏叶辛温不燥，发汗解表，宣畅肺气，使凉燥之邪从表而解；杏仁苦温而润，肃降肺气，润燥止咳。二药配伍，苦辛温润，共为君药。前胡既助苏叶疏风解表，又助杏仁降气化痰；桔梗、枳壳宣降肺气，既疏理胸膈气机，又化痰止咳祛邪。三药合用，有宣有降，使气顺津布，痰消咳止，共用为臣。橘皮、半夏行气燥湿化痰；茯苓渗湿健脾以杜生痰之源；生姜、大枣调和营卫，滋脾行津以助润燥，共为佐药。甘草调和药性，合桔梗宣肺利咽，为佐使。诸药配伍，外可轻宣凉燥，内可理肺化痰，使表解痰消，肺气和降，诸症可除。

若无汗，脉弦甚或紧，可加羌活以解表发汗；汗后咳不止，可去苏叶、羌活加苏梗以降肺气；热甚者，可加黄芩以清解肺热。

【运用】本方为治疗凉燥证的代表方。以恶寒无汗，咳嗽痰稀，鼻塞咽干，苔白，脉弦为辨证要点。临床本方可用于普通感冒、流行性感冒、急慢性支气管炎等证属外感凉燥或风寒较轻，肺气不宣者。

2. **桑杏汤**《温病条辨》

【组成】桑叶一钱（3g） 杏仁一钱五分（4.5g） 沙参二钱（6g） 象贝一钱（3g） 香豉一钱（3g） 栀皮一钱（3g） 梨皮一钱（3g）

【用法】水二杯，煎取一杯，顿服之，重者再作服（现代用法：水煎服）。

【功用】清宣温燥，润肺止咳。

【主治】外感温燥证。头痛，身热不甚，微恶风寒，口渴，咽干鼻燥，干咳无痰，或痰少而黏，舌红，苔薄白而干，脉浮数而右脉大。

【方解】桑叶轻清宣散，长于疏散风热，宣肺清热；杏仁苦温润降，功善肃降肺气而止咳，共为君药。淡豆豉辛凉透散，以助桑叶轻宣发表；象贝清化痰热，合而为臣。沙参养阴生津，润肺止咳；梨皮益阴降火，生津润肺；栀子皮质轻而寒，入上焦清泄肺热，共为佐药。诸药合用，共奏清宣温燥、润肺止咳之功。

若温燥偏甚，身热较重，可加金银花、连翘；若肺气逆而咳嗽较重，可加百部、枇杷叶；若邪伤肺络，咳而见血，可加白茅根、墨旱莲；若咽痛，可加牛蒡子、薄荷。

【运用】本方为治疗外感温燥轻证的常用方。以发热不甚，干咳无痰，或痰少而黏，右脉数大为辨证要点。本方意在清宣，故药量不宜过重，煎煮时间不宜过长。临床本方可用于急性上呼吸道感染、急性气管支气管炎、支气管扩张、百日咳等证属外感温燥、灼伤肺津者。

二、滋润内燥剂

滋润内燥剂，适用于脏腑津液不足之内燥证。代表方如麦门冬汤、养阴清肺汤、玉液汤、增液汤等。

1. **麦门冬汤**《金匮要略》

【组成】麦门冬七升（42g） 半夏一升（6g） 人参三两（9g） 甘草二两（6g） 粳米三合（6g） 大枣十二枚（4枚）

【用法】上六味，以水一斗二升，煮取六升，温服一升，日三夜一服（现代用法：水煎服）。

【功用】滋养肺胃，降逆下气。

【主治】①虚热肺痿。咳唾涎沫，短气喘促，咽干口燥，舌红少苔，脉虚数。②胃阴不足证。气逆呕吐，口渴咽干，舌红少苔，脉虚数。

【方解】方中麦门冬重用为君，甘寒清润，养阴生津，滋液润燥，兼清虚热，两擅其功。臣以半夏降逆下气、化痰和胃，一则降逆以止咳呕，二则开胃行津以润肺，三则防大剂量麦冬之滋腻壅滞，二药相反相成。人参益气生津。甘草、粳米、大枣甘润性平，合人参和中滋液，培土生金，以上俱为佐药。甘草调和药性，兼作使药。诸药相合，可使肺胃阴复，逆气得降，中土健运，诸症自愈。

若津伤甚者，可加沙参、玉竹等养阴液。

【运用】本方为治疗肺胃阴伤，火逆上气证的常用方。以咳唾涎沫，短气喘促，或呕吐，口渴咽干，舌红少苔，脉虚数为辨证要点。临床本方可用于慢性支气管炎、支气管扩张症、慢性咽喉炎、肺结核等，属肺胃阴虚，气火上逆者，亦可用治胃及十二指肠溃疡、慢性萎缩性胃炎见有呕吐证属胃阴不足，气逆不降者。

2. 养阴清肺汤《重楼玉钥》

【组成】大生地二钱（6g）　麦门冬一钱二分（4g）　生甘草五分（2g）　元参钱半（5g）　贝母去心，八分（3g）　丹皮八分（3g）　薄荷五分（2g）　炒白芍八分（3g）

【用法】水煎服。

【功用】养阴清肺，解毒利咽。

【主治】阴虚肺燥之白喉。喉间起白如腐，不易拭去，咽喉肿痛，初期或发热或不发热，鼻干唇燥，或咳或不咳，呼吸有声，似喘非喘，脉数无力或细数。

【方解】方中生地甘苦而寒，既能滋肾水而救肺燥，又能清热凉血而解疫毒，故重用为君药。麦门冬养阴润肺清热，益胃生津润喉；玄参清热解毒散结，启肾水上达于咽喉，二药共助生地养阴清热解毒，为臣药。白芍敛阴和营泄热；牡丹皮凉血活血消肿；贝母润肺化痰散结；薄荷辛凉宣散利咽，共为佐药。生甘草清热解毒，调和药性，为佐使之药。全方养阴扶正与清肺解毒合用，正邪并治，标本兼顾，共奏养阴清肺、解毒利咽之功。

若阴虚，可加熟地滋阴补肾；热毒甚者，可加银花、连翘等清热解毒；燥热甚者，可加天冬、鲜石斛等养阴润燥。

【运用】本方为治疗阴虚白喉之常用方。以喉间起白如腐，不易拭去，咽喉肿痛，鼻干唇燥为辨证要点。白喉忌解表，尤忌辛温发汗。原书方后记载："如有内热及发热，不必投表药，照方服去，其热自除。"临床本方可用于除白喉外，亦常用于急性扁桃体炎、急性咽喉炎、急性疱疹性咽峡炎、鼻咽癌放疗后急性口腔黏膜反应等证属阴虚肺燥者。

3. 玉液汤《医学衷中参西录》

【组成】生山药一两（30g）　生黄芪五钱（15g）　知母六钱（18g）　生鸡内金捣细，二钱（6g）　葛根钱半（5g）　五味子三钱（9g）　天花粉三钱（9g）

【用法】水煎服。

【功用】益气养阴，固肾生津。

【主治】气阴两虚之消渴。口干而渴，饮水不解，小便频数量多，或小便浑浊，困倦气短，舌嫩红而干，脉虚细无力。

【方解】方中生山药、生黄芪补气养阴，益脾固肾，为君药。阴虚而内热生，遂以知母、天花粉滋阴清热，润燥止渴，为臣药，二药与君药相配伍，则元气升而真阴复，气旺自能生水。佐以葛根升阳生津，助黄芪补脾气上升，散精达肺；鸡内金助脾健运，化水谷为津液；五味子酸收而固肾生津，不使津液下流。诸药合用，益气养阴，固肾止渴，使脾旺肾固，诸症可愈。

若气虚较甚，可加人参等；小溲频数较重，可加山茱萸等。

【运用】本方为治疗消渴日久，气阴两虚证的常用方。以口渴尿多，困倦气短，舌嫩红而干，脉虚细无力为辨证要点。临床本方可用于糖尿病、尿崩症、干燥综合征等证属气阴两亏，肾虚胃燥者。

4. 增液汤《温病条辨》

【组成】玄参一两（30g）　麦冬连心，八钱（24g）　细生地八钱（24g）

【用法】原方以水八杯，煮取三杯，口干则与饮令尽。不便，再作服（现代用法：水煎服）。

【功用】增液润燥。

【主治】阳明温病，津亏肠燥便秘证。大便秘结，口渴，舌干红，脉细数或脉沉无力者。

【方解】方中重用玄参为君药，其苦咸而寒，清热养阴生津，启肾水以滋肠燥。以细生地为臣药，其甘苦而寒，清热滋阴，壮水生津，与君药玄参相须相宜。肺与大肠相表里，故用麦冬甘寒，滋肺增液，生津润肠以润燥，为佐药。本方养阴增液而清热，使肠燥得润，大便自下，名之曰"增液汤"。

若津亏热结甚者，服增液汤大便不下，可加生大黄、芒硝等；胃阴不足，口干唇燥，舌质光绛，可加沙参、玉竹、石斛等。

【运用】本方是主治热病伤津、肠燥便秘证的基础方，是增水行舟法之代表方，以大便秘结、舌干红、脉细数或沉而无力为辨证要点。方中三药均较临证常用量为大。临床本方可用于肛裂、慢性牙周炎、慢性咽喉炎、复发性口腔溃疡、糖尿病等属阴津不足者。

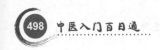

第十五节　祛湿剂

凡以化湿利水，通淋泄浊等作用为主，用于治疗水湿病证的方剂，统称为祛湿剂。

一、化湿和胃剂

化湿和胃剂，适用于湿邪中阻，脾胃失和证。代表方如平胃散、藿香正气散等。

1. 平胃散《简要济众方》

【组成】苍术去黑皮，捣为粗末，炒黄色，四两（12g）　厚朴去粗皮，涂生姜汁，炙令香熟，三两（9g）　陈橘皮洗令净，焙干，二两（6g）　甘草炙黄，一两（3g）

【用法】上为散。每服二钱（6g），水一中盏，加生姜二片，大枣二枚，同煎至六分，去滓，食前温服（现代用法：共研细末，每服4~6g，姜枣煎汤送下；亦可作汤剂，加生姜2片、大枣2枚，水煎服）。

【功用】燥湿运脾，行气和胃。

【主治】湿滞脾胃证。脘腹胀满，不思饮食，口淡无味，恶心呕吐，嗳气吞酸，肢体沉重，怠惰嗜卧，常多自利，舌苔白腻而厚，脉缓。

【方解】方中苍术辛香苦温，为燥湿运脾要药，使湿去则脾运有权，脾健则湿邪得化，为君药。厚朴辛温而散，长于行气除满，脾气行则湿化，且其味苦性燥而能燥湿，与苍术有相须之妙，为臣药。陈皮辛行温通，理气和胃，燥湿醒脾，协苍术、厚朴燥湿行气，为佐药。甘草甘平入脾，既可益气补中实脾，合诸药泄中有补，祛邪不伤正，又能调和诸药，为佐使药。煎煮时少加生姜、大枣以增补脾和胃之效。脾湿去脾健，气机调畅，胃气平和，升降有序，则胀满吐泻诸症可除。

若证属湿热者，可加黄连清热燥湿；证属寒湿者，可加干姜、草豆蔻以温化寒湿；湿盛泄泻者，可加茯苓、泽泻以利湿止泻。

【运用】本方为治疗湿滞脾胃证的基础方。以脘腹胀满，舌苔白腻而厚为辨证要点。本方中药物辛苦温燥，易耗气伤津，故阴津不足或脾胃虚弱者及孕妇不宜使用。临床本方可用于急性胃肠炎、慢性胃肠炎、胃及十二指肠溃疡、消化不良、胃肠神经官能症等证属湿滞脾胃者。

2. 藿香正气散《太平惠民和剂局方》

【组成】大腹皮　白芷　紫苏　茯苓去皮，各一两（各3g）　半夏曲　白术　陈皮去白　厚朴去粗皮，姜汁炙　苦桔梗各二两（各6g）　藿香去土，三两（9g）　甘草炙，二两半（6g）

【用法】上为细末，每服二钱（6g），水一盏，姜三片，枣一枚，同煎至七分，热服。如欲出汗，衣被盖，再煎并服（现代用法：散剂，每服6g，生姜3片、大枣1枚，煎汤送服；亦可作汤剂，加生姜3片、大枣1枚，水煎服）。

【功用】解表化湿，理气和中。

【主治】外感风寒，内伤湿滞证。霍乱吐泻，恶寒发热，头痛，胸膈满闷，脘腹疼痛，舌苔白腻，脉浮或濡缓，以及山岚瘴疟等。

【方解】方中藿香辛温芳香，外散风寒，内化湿滞，辟秽和中，为治霍乱吐泻的要药，重用为君。半夏曲、陈皮理气燥湿，和胃降逆以止呕；白术、茯苓健脾助运，除湿和中以止泻，助藿香内化湿浊以止吐泻，同为臣药。紫苏、白芷辛温发散，助藿香外散风寒，紫苏尚可醒脾宽中、行气止呕，白芷兼能燥湿化浊；大腹皮、厚朴行气化湿，畅中行滞，且寓气行则湿化之义；桔梗宣肺利膈，既益解表，又助化湿；煎加生姜、大枣，内调脾胃，外和营卫，俱为佐药。甘草调和药性，并协姜、枣以和中，用为使药。诸药相合，使风寒外散，湿浊内化，气机通畅，脾胃调和，清升浊降，则寒热、吐泻、腹痛诸症可除。感受山岚瘴气以及水土不服，症见寒甚热微或但寒不热、呕吐腹泻、苔白厚腻者，亦可以本方散寒祛湿，辟秽化浊，和中悦脾而治之。

若表邪偏重，寒热无汗者，可加香薷以助解表；兼气滞脘腹胀痛者，可加木香、延胡索以行气止痛。

【运用】本方为治疗夏月感寒伤湿，脾胃失和证的常用方。以恶寒发热，上吐下泻，舌苔白腻为辨证要点。本方解表之力较弱，故"如欲出汗"，宜"热服"，且"衣被盖"。霍乱吐泻属湿热证者禁服本方。临床本方可用于夏秋季节性感冒、流行性感冒、胃肠型感冒、急性胃肠炎、消化不良、水土不服等属外感风寒，内伤湿滞者。

二、清热祛湿剂

清热祛湿剂，适用于外感湿热，或湿热内蕴所致的湿温、黄疸、霍乱、热淋、痢疾、泄泻、痿痹等病证。代表方如茵陈蒿汤、八正散、三仁汤等。

1. 茵陈蒿汤《伤寒论》

【组成】茵陈六两（18g）　栀子十四枚（12g）　大黄去皮，二两（6g）

【用法】上三味，以水一斗二升，先煮茵陈，减六升，内二味，煮取三升，去滓，分三服（现代用法：水煎服）。

【功用】清热利湿退黄。

【主治】黄疸阳黄。一身面目俱黄，黄色鲜明，发热，无汗或但头汗出，口渴欲饮，恶心呕吐，腹微满，小便短赤，大便不爽或秘结，舌红苔黄腻，脉沉数或滑数有力。

【方解】方中重用茵陈蒿为君药，以其苦寒降泄，长于清利脾胃肝胆湿热，为治黄疸要药。栀子泄热降火，清利三焦湿热，合茵陈可使湿热从小便而去，为臣药。大黄泻热逐瘀，通利大便，伍茵陈则令湿热瘀滞由大便而去，为佐药。诸药相合，使二便通利，湿热瘀滞前后分消，则腹满自减，黄疸渐消。

若湿重于热者，可加茯苓、泽泻、猪苓等利水渗湿；热重于湿者，可加黄柏、龙胆草等清热祛湿；胁痛明显者，可加柴胡、川楝子以疏肝理气。

【运用】本方为治疗黄疸阳黄的代表方。以一身面目俱黄，黄色鲜明，舌苔黄腻，脉沉数或滑数有力为辨证要点。服本方后，以小便增多，且尿色黄赤为效。临床本方可用于急、慢性黄疸型传染性肝炎、胆囊炎、胆结石、钩端螺旋体病属肝胆湿热蕴结者。

2. 八正散《太平惠民和剂局方》

【组成】车前子　瞿麦　萹蓄　滑石　山栀子仁　甘草炙　木通　大黄面裹煨，去面，切，焙，各一斤（各9g）

【用法】上为散，每服二钱，水一盏，入灯心，煎至七分，去滓，温服，食后临卧。小儿量力少少与之（现代用法：散剂，每服6~10g，灯心煎汤送服；亦可作汤剂，加灯心，水煎服）。

【功用】清热泻火，利水通淋。

【主治】热淋。尿频尿急，溺时涩痛，淋沥不畅，尿色浑赤，甚则癃闭不通，小腹急满，口燥咽干，舌苔黄腻，脉滑数。

【方解】方中滑石清热利湿，利水通淋；木通上清心火，下利湿热，使湿热之邪从小便而去，共为君药。萹蓄、瞿麦、车前子均为清热利水通淋要药，合滑石、木通则利尿通淋之效尤彰，同为臣药。山栀子仁清热泻火，清利三焦湿热；大黄荡涤邪热，通利肠腑，亦治"小便淋沥"，合诸药可令湿热由二便分消，俱为佐药。甘草调和诸药，兼以清热缓急，有佐使之功。加灯心则更增利水通淋之力。诸药合用，既可直入膀胱清利而除邪，又兼通利大肠导浊以分消，使湿热之邪尽从二便而去，共成清热泻火、利水通淋之剂。

若属血淋者，宜加生地、小蓟、白茅根以凉血止血；石淋可加金钱草、海金沙、石韦等以化石通淋；膏淋宜加萆薢、菖蒲以分清化浊。

【运用】本方为治疗热淋的代表方。以尿频尿急，溺时涩痛，舌苔黄腻，脉滑数为辨证要点。若大便秘结，腹胀者，原方煨大黄改用生大黄，加枳实以通腑泄热；若伴寒热往来，口苦，呕恶者，与小柴胡汤合用以和解少阳；若湿热伤阴，口渴，舌红苔少者，去大黄，加生地、知母以养阴清热。本方苦寒通利，凡淋证属湿热下注者均可加减用之。若属血淋者，加生地、小蓟、白茅以凉血止血；若为石淋，加金钱草、海金沙、石韦等以化石通淋；若属膏淋，加萆薢、菖蒲以分清化浊。临床本方可用于急性膀胱炎、尿道炎、肾盂肾炎、泌尿系结石等证属膀胱湿热者。

3. 三仁汤《温病条辨》

【组成】杏仁五钱（15g）　飞滑石六钱（18g）　白通草二钱（6g）　白蔻仁二钱（6g）　竹叶二钱（6g）　厚朴二钱（6g）　生薏苡仁六钱（18g）　半夏五钱（15g）

【用法】甘澜水八碗，煮取三碗，每服一碗，日三服（现代用法：水煎服）。

【功用】宣畅气机，清利湿热。

【主治】湿温初起或暑温夹湿之湿重于热证。头痛恶寒，身重疼痛，肢体倦怠，面色淡黄，胸闷不饥，午后身热，苔白不渴，脉弦细而濡。

【方解】方中以滑石为君，清热利湿而解暑。以薏苡仁、杏仁、白蔻仁"三仁"为臣，其中薏苡仁淡渗利湿以健脾，使湿热从下焦而去；白蔻仁芳香化湿，利气宽胸，畅中焦之脾气以助祛湿；杏仁宣利上焦肺气。佐以通草、竹叶甘寒淡渗，助君药利湿清热之效；半夏、厚朴行气除满，化湿和胃，以助君臣理气除湿之功。原方以甘澜水（又名"劳水"）煎药，意在取其下走之性以助利湿之效。诸药相合，使三焦湿热上下分消，气行湿化，热清暑解，水道通利，则湿温可除。

若湿温初起，卫分症状较明显者，可加藿香、香薷以解表化湿；若寒热往来者，可加青蒿、草果以和解化湿。

【运用】本方为治疗湿温初起，湿重于热证的代表方。以头痛恶寒，身重疼痛，午后身热，苔白不渴为辨证要点。湿温初起，证多疑似，每易误治，故吴鞠通于《温病条辨》中明示"三戒"：一者，不可见其头痛恶寒，身重疼痛，以为伤寒而汗之，汗伤心阳，则神昏耳聋，甚则目瞑不欲言；二者，不可见其中满不饥，以为停滞而下之，下伤脾胃，湿邪乘势下注，则为洞泄；三者，不可见其午后身热，以为阴虚而用柔药润之，否则易使湿热锢结而病深不解。临床本方可用于肠伤寒、胃肠炎、肾盂肾炎、肾小球肾炎、布氏菌病等证属湿重于热者。

三、利水渗湿剂

利水渗湿剂，适用于水湿壅盛所致的水肿、泄泻等。代表方如五苓散、猪苓汤、防己黄芪汤、五皮散等。

1. 五苓散《伤寒论》

【组成】猪苓去皮，十八铢（9g）　泽泻一两六铢（15g）　白术十八铢（9g）　茯苓十八铢（9g）桂枝去皮，半两（6g）

【用法】上五味，捣为散，以白饮和，服方寸匕，日三服，多饮暖水，汗出愈，如法将息（现代用法：散剂，每服6~10g，多饮热水，取微汗；亦可作汤剂，水煎服，温服取微汗）。

【功用】利水渗湿，温阳化气。

【主治】1.蓄水证。小便不利，头痛微热，烦渴欲饮，甚则水入即吐，舌苔白，脉浮。2.痰饮。脐下动悸，吐涎沫而头眩，或短气而咳者。3.水湿内停证。水肿，泄泻，小便不利，以及霍乱吐泻等。

【方解】方中重用泽泻为君，利水渗湿。臣以茯苓、猪苓助君药利水渗湿。佐以白术补气健脾以运化水湿，合茯苓既可彰健脾制水之效，又可奏输津四布之功。膀胱气化赖阳气蒸腾，佐以桂枝温阳化气以助利水，且可辛温发散以祛表邪，一药而表里兼治。诸药相伍，共奏淡渗利湿，健脾助运，温阳化气，解表散邪之功。

若水肿兼有表证者，可与越婢汤合用；水湿壅盛者，可与五皮散合用；泄泻偏于热者须去桂枝，可加车前子、木通以利水清热。

【运用】本方为利水化气的代表方。以小便不利，舌苔白，脉浮或缓为辨证要点。本方后嘱曰"多饮暖水，汗出愈"。多饮暖水，可温助阳气，以发汗解表；再则汗出而肺气开宣，若提壶揭盖，亦有助于利水渗湿。临床本方可用于慢性肾炎、肝硬化所致的水肿，亦用于急性胃肠炎、尿潴留、脑积水、梅尼埃病等证属水湿或痰饮内停者。

2.**猪苓汤**《伤寒论》

【组成】猪苓去皮　茯苓　泽泻　阿胶　滑石碎，各一两（各10g）

【用法】以水四升，先煮四味，取二升，去滓，内阿胶烊消，温服七合，日三服（现代用法：水煎服，阿胶烊化）。

【功用】利水渗湿，养阴清热。

【主治】水热互结伤阴证。发热，口渴欲饮，小便不利，或心烦不寐，或咳嗽，或呕恶，或下利，舌红苔白或微黄，脉细数。亦治热淋，血淋等。

【方解】方中猪苓归肾与膀胱经，专以淡渗利水，为君药。泽泻、茯苓助君药利水渗湿，且泽泻兼可泄热，茯苓兼可健脾，同为臣药。滑石清热利水；阿胶滋阴止血，既益已伤之阴，又防诸药渗利重伤阴血。并止淋证出血，俱为佐药。诸药配伍，利水渗湿，兼养阴清热，俾水湿去，邪热清，阴津复，则诸症可痊。

本方用治热淋，可加栀子、车前子等清热利水通淋；用治血淋、尿血，可加白茅根、大蓟、小蓟等凉血止血。

【运用】本方为治疗水热互结而兼阴虚证候的常用方。以小便不利，口渴，身热，舌红，脉细数为辨证要点。临床本方可用于泌尿系感染、肾炎、膀胱炎、产后尿潴等属水热互结兼阴虚者。

3. 防己黄芪汤《金匮要略》

【组成】防己一两（12g）　甘草炒，半两（6g）　白术七钱半（9g）　黄芪去芦，一两一分（15g）

【用法】上锉麻豆大，每抄五钱匕（15g），生姜四片，大枣一枚，水盏半，煎八分，去滓，温服，良久再服。服后当如虫行皮中，从腰下如冰，后坐被上，又以一被绕腰以下，温令微汗，瘥（现代用法：加生姜4片，大枣1枚，水煎服）。

【功用】益气祛风，健脾利水。

【主治】表虚之风水或风湿。汗出恶风，身重或肿，或肢节疼痛，小便不利，舌淡苔白，脉浮。

【方解】方中防己祛风胜湿以止痛，黄芪益气固表而利水，二药相使而用，祛风除湿而不伤正，益气固表而不恋邪，共为君药。白术补气健脾祛湿，助防己祛湿行水之力，又增黄芪益气固表之功，为臣药。煎时加生姜以助防己祛风湿，加大枣以助芪、术补脾气，姜枣为伍，调和营卫，俱为佐药。甘草益气和中，调和诸药，兼司佐使之职。

若兼喘者，加麻黄以宣肺平喘；腹痛肝胃不和者，加芍药以柔肝理脾；冲气上逆者，加桂枝以平冲降逆；下有陈寒者，加细辛以温经散寒。

【运用】本方为治疗皮水的常用方。以一身悉肿，心腹胀满，小便不利为辨证要点。临床本方可用于风湿性关节炎、类风湿性关节炎、心源性水肿、营养不良性水肿、肾性水肿等证属气虚不固，风湿郁滞者。

4. 五皮散《中藏经》

【组成】生姜皮　桑白皮　陈橘皮　大腹皮　茯苓皮各等分（各9g）

【用法】上为粗末，每服三钱（9g），水一盏半，煎至八分，去滓，不拘时候温服（现代用法：水煎服）。

【功用】利水消肿，理气健脾。

【主治】水停气滞之皮水证。一身悉肿，肢体沉重，心腹胀满，上气喘急，小便不利，以及妊娠水肿，苔白腻，脉沉缓。

【方解】方中茯苓皮甘淡性平，专行皮肤水湿，以奏健脾渗湿、利水消肿之功，为君药。大腹皮行气消胀，利水消肿；橘皮理气和胃，醒脾化湿，同为臣药。生姜皮散皮间水气以消肿；桑白皮肃降肺气以通调水道，俱为佐药。诸药相伍，共成"以皮行皮"健脾行气利水之剂。

若偏寒者可加附子、干姜等温阳利水；偏热者可加滑石、木通等清利湿热；妊娠水肿可加白术等健脾利湿而安胎。

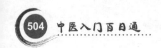

【运用】本方为治疗皮水之常用方。以一身悉肿，心腹胀满，小便不利为辨证要点。临床本方可用于慢性肾炎水肿、心源性水肿、肝硬化水肿、经行浮肿、妊娠浮肿等属脾湿壅盛者。

四、温化寒湿剂

温化寒湿剂，适用于阳虚不能化水或湿从寒化所致的痰饮、水肿、痹证、脚气等。代表方如苓桂术甘汤、真武汤、实脾散等。

1. 苓桂术甘汤《金匮要略》

【组成】茯苓四两（12g）　桂枝三两（9g）　白术三两（9g）　甘草炙，二两（6g）

【用法】上四味，以水六升，煮取三升，分温三服（现代用法：水煎服）。

【功用】温阳化饮，健脾利水。

【主治】中阳不足之痰饮。胸胁支满，目眩心悸，或短气而咳，舌苔白滑，脉弦滑或沉紧。

【方解】方以甘淡之茯苓为君，健脾利水渗湿，消已聚之饮，杜生痰之源。臣以桂枝温阳化气。苓、桂相伍，温阳行水之功著，为阳虚水停之常用配伍。再佐以白术健脾燥湿，苓、术相须，健脾祛湿之力强，是治病求本之意。又辅以炙甘草，补中益气，其合白术，益气健脾，崇土制水；配桂枝，辛甘化阳，温补中焦，并可调和诸药，而兼佐使之用。四药相合，中阳得建，痰饮得化，津液得布，诸症自愈。

若咳嗽痰多加半夏、陈皮以燥湿化痰；心下痞或腹中有水声可加枳实、生姜以消痰散水。

【运用】本方为治疗中阳不足痰饮病的代表方。以胸胁支满，目眩心悸，舌苔白滑为辨证要点。服本方后，小便增多，此为饮从小便而去之兆。临床本方可用于心包积液、心力衰竭、心律失常、支气管哮喘、慢性支气管炎、梅尼埃病等证属痰饮内停而中阳不足者。

2. 真武汤《伤寒论》

【组成】茯苓三两（9g）　芍药三两（9g）　白术二两（6g）　生姜切，三两（9g）　附子炮，去皮，破八片，一枚（9g）

【用法】上五味，以水八升，煮取三升，去滓，温服七合，日三服（现代用法：水煎服）。

【功用】温阳利水。

【主治】①阳虚水泛证。小便不利，四肢沉重疼痛，浮肿，腰以下为甚，畏寒肢冷，腹痛，下利，或咳，或呕，舌淡胖，苔白滑，脉沉细。②太阳病发汗太过，阳虚水泛证。汗出不解，其人仍发热，心下悸，头眩，身𥅆动，振振欲擗地。

【方解】方中君以大辛大热之附子，温肾助阳以化气行水，暖脾抑阴以温运水湿。茯苓、白术补气健脾，利水渗湿，合附子可温脾阳而助运化，同为臣药。佐以辛温之生姜，配附子温阳散寒，伍苓、术辛散水气，并可和胃而止呕。配伍酸收之白芍，其意有四：一者利小便以行水气；二者柔肝缓急以止腹痛；三者敛阴舒筋以解筋肉𥅆动；四者防止附子燥热伤阴，亦为佐药。

若水寒射肺而咳，可加干姜、细辛温肺化饮，五味子敛肺止咳；阴盛阳衰而下利甚，可去芍药，加干姜以助温里散寒；水寒犯胃而呕，可加重生姜用量以和胃降逆，更加吴茱萸、半夏以助温胃止呕。

【运用】本方为温阳利水的基础方。以小便不利，肢体沉重或浮肿，舌质淡胖，苔白，脉沉为辨证要点。临床本方可用于慢性肾炎、肾病综合征、尿毒症、肾积水、心力衰竭、心律失常、梅尼埃病等证属阳虚水饮内停者。

3. 实脾散《严氏济生方》

【组成】厚朴去皮，姜制，炒　白术　木瓜去瓤　木香不见火　草果仁　大腹子　附子炮，去皮脐　白茯苓去皮　干姜炮，各一两（各30g）　甘草炙，半两（15g）

【用法】上㕮咀，每服四钱，水一盏半，生姜五片，大枣一枚，煎至七分，去滓，温服，不拘时服（现代用法：加生姜5片，大枣1枚，水煎服）。

【功用】温阳健脾，行气利水。

【主治】脾肾阳虚，水气内停之阴水。身半以下肿甚，手足不温，口中不渴，胸腹胀满，大便溏薄，舌苔白腻，脉沉弦而迟。

【方解】方中附子温肾阳、助气化以祛湿；干姜暖脾阳、助运化以制水。二药相合，温肾暖脾，扶阳抑阴，共为君药。茯苓、白术健脾渗湿，利水消肿，同为臣药。君臣相协，补火助阳，崇土实脾，利水渗湿。厚朴、木香、大腹子（槟榔）行气利水，气化则湿化，气顺则胀消；木瓜除湿和中；草果仁温中燥湿，俱为佐药。甘草、生姜、大枣益脾和中，生姜兼能温散水气，甘草亦可调和药性，同司佐使之职。诸药合用，温阳健脾，行气利水，标本兼顾，实为治疗阴水证之常用方。

若气短乏力，倦惰懒言，可加黄芪补气以助行水；小便不利，水肿甚，可加猪苓、泽泻以增强利水消肿之功。

【运用】本方为治疗脾肾阳虚水肿的常用方。以身半以下肿甚，胸腹胀满，舌淡苔腻，脉沉迟为辨证要点。临床本方可用于慢性肾炎、心源性水肿、妊娠羊水过多、肝硬化腹水等证属脾肾阳虚，水停气滞者。

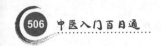

五、祛湿化浊剂

祛湿化浊剂，适用于湿浊下注所致的白浊、妇女带下等。代表方如萆薢分清饮、完带汤等。

1. 萆薢分清饮（原名萆薢分清散）《杨氏家藏方》

【组成】益智仁　川萆薢　石菖蒲　乌药各等分（各9g）

【用法】上为细末，每服三钱，水一盏半，入盐一捻，同煎至七分，食前温服（现代用法：水煎服，加入食盐少许）。

【功用】温肾利湿，分清化浊。

【主治】下焦虚寒之膏淋、白浊。小便频数，混浊不清，白如米泔，凝如膏糊，舌淡苔白，脉沉。

【方解】方中萆薢味苦性平，可利湿祛浊，为治疗白浊、膏淋之要药，故为君药。益智仁温补肾阳，涩精缩尿，为臣药。石菖蒲辛香苦温，化浊祛湿，兼祛膀胱之寒，以助萆薢分清化浊；乌药温肾散寒，行气止痛，能除膀胱冷气，治小便频数，为佐药。加盐同煎，则取其咸以入肾，引药直达下焦，为使药。诸药合用，共奏温肾祛湿、分清化浊之功。

若兼虚寒腹痛，可加肉桂、盐茴以温中祛寒；久病气虚可加黄芪、白术以益气祛湿。

【运用】本方为治疗下焦虚寒淋浊的常用方。以小便混浊频数，舌淡苔白，脉沉为辨证要点。临床本方可用于乳糜尿、慢性前列腺炎、慢性肾盂肾炎、慢性肾炎、慢性盆腔炎等属下焦虚寒，湿浊不化者。

2. 完带汤《傅青主女科》

【组成】白术土炒，一两（30g）　山药炒，一两（30g）　人参二钱（6g）　白芍酒炒，五钱（15g）　车前子酒炒，三钱（9g）　苍术制，三钱（9g）　甘草一钱（3g）　陈皮五分（2g）　黑芥穗五分（2g）　柴胡六分（2g）

【用法】水煎服。

【功用】补脾疏肝，化湿止带。

【主治】脾虚肝郁，湿浊下注之带下证。带下色白，清稀无臭，倦怠便溏，舌淡苔白，脉缓或濡弱。

【方解】白术健脾而化湿浊，山药补肾以固带脉，二者相合，补脾肾，祛湿浊，约带脉，则带下可止，共为君药。人参补中益气，助君药补脾之力；苍术燥湿运脾，车前子利湿泄浊，以增君药祛湿之能；白芍柔肝理脾，使肝木条达而脾土自强，共为臣药。辅以陈皮理气和中，使君药补而不滞，又可令气行而湿化；柴胡、芥穗之升散，得白术可升发脾胃清阳，配白芍可疏达肝气以适肝性，均为佐药。甘草和中调药，为使药。

若兼湿热，带下兼黄色，可加黄柏、龙胆草以清热燥湿；兼有寒湿，小腹疼痛，可加炮姜、盐茴香以温中散寒；腰膝酸软，可加杜仲、续断以补益肝肾。

【运用】方为治疗脾虚肝郁，湿浊下注带下证的常用方。以带下色白，清稀无臭，舌淡苔白，脉濡缓为辨证要点。临床本方可用于阴道炎、宫颈炎、盆腔炎等属脾虚肝郁，湿浊下注者。

六、祛风胜湿剂

祛风胜湿剂，适用于风湿在表所致的头痛身重，或风湿痹阻经络所致的肢节不利、腰膝顽麻痹痛等证。代表方如羌活胜湿汤、独活寄生汤等。

1. 羌活胜湿汤《脾胃论》

【组成】羌活 独活各一钱（各6g） 藁本 防风 甘草炙，各五分（各3g） 蔓荆子三分（2g） 川芎二分（1.5g）

【用法】上咬咀，都作一服，水二盏，煎至一盏，去滓，食后温服（现代用法：水煎服）。

【功用】祛风胜湿止痛。

【主治】风湿犯表之痹证。肩背痛不可回顾，头痛身重，或腰脊疼痛，难以转侧，苔白，脉浮。

【方解】羌活、独活辛苦温燥，可祛风除湿，通利关节。其中羌活善祛上部风湿，独活善祛下部风湿，二者合用，可散周身风湿而止痹痛，共为君药。防风散风胜湿而治一身之痛；川芎上行头目，旁通络脉，既可疏散周身风邪，又能活血行气而止头身之痛，共助君药散邪通痹止痛之力，用为臣药。藁本疏散太阳经之风寒湿邪，且善达巅顶而止头痛；蔓荆子亦轻浮上行，主散头面之邪，并可清利头目，俱为佐药。甘草缓诸药辛散之性，并调和诸药，为佐使药。诸药配伍，可祛风胜湿，宣痹止痛。

若湿邪较重，肢体酸楚甚者，可加苍术、细辛以助祛湿通络；郁久化热，可加黄芩、黄柏、知母等以清里热。

【运用】本方为治疗风湿在表痹证的常用方。以头身重痛，或腰脊疼痛，苔白脉浮为辨证要点。临床本方可用于风湿性关节炎、类风湿关节炎、骨质增生症、强直性脊柱炎等属风湿在表者。

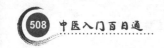

2. 独活寄生汤《备急千金要方》

【组成】独活三两（9g） 桑寄生 杜仲 牛膝 细辛 秦艽 茯苓 肉桂心 防风 川芎 人参 甘草 当归 芍药 干地黄各二两（各6g）

【用法】上㕮咀，以水一斗，煮取三升，分三服，温身勿冷也（现代用法：水煎服）。

【功用】祛风湿，止痹痛，益肝肾，补气血。

【主治】痹证日久，肝肾两虚，气血不足证。腰膝疼痛，肢节屈伸不利，或麻木不仁，畏寒喜温，心悸气短，舌淡苔白，脉细弱。

【方解】方中重用独活为君，辛苦微温，善治伏风，长于祛下焦风寒湿邪而除痹痛。细辛发散阴经风寒，搜剔筋骨风湿；防风、秦艽祛风胜湿，活络舒筋；桂心温里祛寒，通行血脉。四药助君祛风胜湿，宣痹止痛，共为臣药。桑寄生、牛膝、杜仲补肝肾，祛风湿，壮筋骨；当归、芍药、地黄、川芎养血活血，寓"治风先治血，血行风自灭"之意；人参、茯苓、甘草补气健脾，皆为佐药。甘草调和诸药，又为使药。诸药合用，风寒湿邪俱除，肝肾强健，气血充盛，诸症自缓。

若痹证疼痛较剧者，可酌加制川乌、制草乌、白花蛇等以助搜风通络、活血止痛；寒邪偏盛者，酌加附子、干姜以温阳散寒；湿邪偏盛者，去地黄，酌加防己、苍术以祛湿消肿。

【运用】本方为治疗风寒湿痹日久，肝肾两虚，气血不足证的常用方。以腰膝冷痛，关节屈伸不利，心悸气短，舌淡苔白，脉细弱为辨证要点。临床本方可用于慢性风湿性关节炎、慢性腰腿痛、坐骨神经痛、骨质增生症等证属风寒湿邪痹阻日久，肝肾亏损，气血不足者。

第十六节　祛痰剂

凡以消除痰涎作用为主，用于治疗各种痰病的方剂，统称为祛痰剂。

一、燥湿化痰剂

燥湿化痰剂，适用于湿痰证。代表方如二陈汤、茯苓丸、温胆汤等。

1. 二陈汤《太平惠民和剂局方》

【组成】半夏汤洗七次 橘红各五两（各15g） 白茯苓三两（9g） 甘草炙，一两半（4.5g）

【用法】上药㕮咀，每服四钱（12g），用水一盏，生姜七片，乌梅一个，同煎六分，去滓，热服，不拘时候（现代用法：加生姜7片，乌梅1枚，水煎服）。

【功用】燥湿化痰，理气和中。

【主治】湿痰证。咳嗽痰多，色白易咯，恶心呕吐，胸膈痞闷，肢体困重，或头眩心悸，舌苔白滑或腻，脉滑。

【方解】方中半夏辛温而燥，燥湿化痰，降逆和胃，散结消痞，为君药。湿痰既成，阻滞气机，橘红辛苦温燥，理气行滞，燥湿化痰，为臣药。茯苓甘淡，渗湿健脾以杜生痰之源，与半夏配伍，燥湿渗湿则不生痰；生姜既助半夏降逆，又制半夏之毒；少许乌梅收敛肺气，与半夏相伍，散中有收，使祛痰而不伤正，均为佐药。炙甘草调和诸药，为使药。

若治湿痰，可加苍术、厚朴以增燥湿化痰之力；治热痰，可加胆南星、瓜蒌以清热化痰；治寒痰，可加干姜、细辛以温化寒痰；治风痰眩晕，可加天麻、僵蚕以化痰息风；治食痰，可加莱菔子、麦芽以消食化痰；治郁痰，可加香附、青皮、郁金以解郁化痰；治痰流经络之瘰疬、痰核，可加海藻、昆布、牡蛎以软坚化痰。

【运用】本方为治疗湿痰证的基础方。以咳嗽，呕恶，痰多色白易咯，舌苔白腻，脉滑为辨证要点。若阴虚燥咳，痰中带血者，不宜应用本方。临床本方可用于慢性支气管炎、肺气肿、慢性胃炎、神经性呕吐、梅尼埃病等证属湿痰者。

2. 茯苓丸（又名治痰茯苓丸）《全生指迷方》，录自《是斋百一选方》

【组成】茯苓一两（6g）　枳壳麸炒，去瓤，半两（3g）　半夏二两（12g）　风化朴硝一分（1g）

【用法】上四味为末，生姜自然汁煮糊为丸，如梧桐子大，每服三十丸，生姜汤下（现代用法：姜汁糊丸，每服6g，生姜汤或温开水送下；亦可作汤剂，加生姜3~5片，水煎服，朴硝溶化）。

【功用】燥湿行气，软坚化痰。

【主治】痰伏中脘，流注经络证。两臂酸痛或抽掣，手不得上举，或左右时复转移，或两手麻木，或四肢浮肿，舌苔白腻，脉沉细或弦滑。

【方解】半夏燥湿化痰，为君药，茯苓健脾渗湿，为臣药，君臣相伍，既消已生之痰，又杜生痰之源。佐以枳壳理气宽中，此气顺则痰消之意。然中脘之伏痰，非一般化痰药所能及，故又佐以软坚润下之风化朴硝，取其消痰破结，与半夏相合，一燥一润，一辛一咸，意在消解顽痰，相制为用；与茯苓相伍，可从二便分消结滞之伏痰。更以姜汁糊丸，且姜汤送服，既能开胃化痰，又可兼制半夏毒性。

若两臂酸痛或肢体麻木较甚者，可加入桂枝、姜黄、鸡血藤等活血通络之品；手臂抽掣者，可酌加全蝎、僵蚕等以息风止痉。

【运用】本方为治疗痰伏中脘，流注经络之臂痛证的代表方。以两臂酸痛，舌苔白

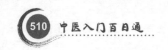

腻，脉沉细或弦滑为辨证要点。临证对咳痰稠黏不爽、胸脘满闷，以及眩晕、梅核气等由顽痰所致者，亦可酌情用之。风湿臂痛者不宜使用本方。临床本方可用于慢性支气管炎、上肢血管性水肿等属顽痰停伏者。

3. 温胆汤《三因极一病证方论》

【组成】半夏汤洗七次　竹茹　枳实麸炒，去瓤，各二两（各6g）　陈皮三两（9g）　甘草炙，一两（3g）　茯苓一两半（4.5g）

【用法】上锉为散，每服四大钱，水一盏半，姜五片，枣一枚，煎七分，去滓，食前服（现代用法：加生姜5片，大枣1枚，水煎服）。

【功用】理气化痰，清胆和胃。

【主治】胆胃不和，痰热内扰证。胆怯易惊，虚烦不宁，失眠多梦，或呕恶呃逆，或眩晕，或癫痫等，苔腻微黄，脉弦滑。

【方解】半夏燥湿化痰，和胃止呕，为君药。竹茹清胆和胃，清热化痰，除烦止呕，为臣药。君臣相配，既化痰和胃，又清胆热，令胆气清肃，胃气顺降，则胆胃得和，烦呕自止。陈皮理气和中，燥湿化痰；枳实破气化痰；茯苓渗湿健脾以消痰；生姜、大枣和中培土，使水湿无以留聚，共为佐药。炙甘草益气和中，调和诸药，为佐使药。

若心热烦甚者，可加黄连、山栀、豆豉以清热除烦；惊悸者，可加珍珠母、生牡蛎、生龙齿以重镇定惊；呕吐呃逆者，可酌加苏叶或枇杷叶、旋覆花以降逆止呕；眩晕者，可加天麻、钩藤以平肝息风。

【运用】本方为治疗胆胃不和，痰热内扰证的常用方。以虚烦不眠，眩悸呕恶，苔白腻微黄，脉弦滑为辨证要点。临床本方可用于慢性胃炎、溃疡病、迁延性或慢性肝炎、神经症、早期精神分裂症、耳源性眩晕等辨证属胆胃不和，痰热内扰者。

二、清热化痰剂

清热化痰剂，适用于热痰证。代表方如清气化痰丸、小陷胸汤丸等。

1. 清气化痰丸《医方考》

【组成】陈皮去白　杏仁去皮尖　枳实麸炒　黄芩酒炒　瓜蒌仁去油　茯苓各一两（各6g）胆南星　制半夏各一两半（各9g）

【用法】姜汁为丸。每服二至三钱，温开水送下（现代用法：生姜汁为丸，每服6~9g，每日2次，温开水送下；亦可作汤剂，加生姜3片，水煎服）。

【功用】清热化痰，理气止咳。

【主治】热痰咳嗽。咳嗽，痰黄稠，胸膈痞闷，甚则气急呕恶，舌质红，苔黄腻，脉滑数。

【方解】本方系二陈汤去甘草、乌梅，加胆南星、瓜蒌仁、黄芩、杏仁、枳实而成。方中胆南星味苦性凉，功善清热豁痰，为君药。瓜蒌仁甘寒质润而性滑，长于清热化痰，黄芩苦寒，功善清泻肺火，二者合用，助君药以增强清肺热、化痰结之力；制半夏虽属辛温之品，但与苦寒之黄芩相配，则避其性温助热之弊，而独取化痰散结、降逆止呕之功，共为臣药。治痰者当须降其火，治火者必须顺其气，故佐以杏仁降利肺气，陈皮理气化痰，枳实破气化痰，并佐茯苓健脾渗湿。使以姜汁为丸，既可制半夏之毒，又增强祛痰降逆之力。

若痰多气急者，可加鱼腥草、桑白皮；痰稠胶黏难咯者，可减半夏用量，加青黛、蛤粉；恶心呕吐明显者，可加竹茹；烦躁不眠者，可去黄芩，加清热除烦之黄连、山栀，并酌加琥珀粉、远志等宁心安神之品。

【运用】本方为治疗痰热咳嗽的常用方。以咯痰黄稠，胸膈痞闷，舌红苔黄腻，脉滑数为辨证要点。临床本方可用于肺炎、急慢性支气管炎、肺脓肿、肺结核等证属痰热内扰者，加减还可用于痰火内扰所致的神经系统疾病。

2. 小陷胸汤《伤寒论》

【组成】黄连一两（6g） 半夏洗，半升（12g） 瓜蒌实大者一枚（20g）

【用法】上三味，以水六升，先煮瓜蒌，取三升，去滓，内诸药，煮取二升，去滓，分温三服（现代用法：水煎服）。

【功用】清热化痰，宽胸散结。

【主治】痰热互结之小结胸证。心下痞闷，按之则痛，或心胸闷痛，或咳痰黄稠，舌红苔黄腻，脉滑数。

【方解】方中瓜蒌实味甘性寒，既可清热涤痰以除胸中之痰热邪气，又能利气散结而宽胸以治气郁不畅之胸满痞痛，为君药。黄连苦寒，泻热降火，为臣药，与瓜蒌实相合则清热化痰之力倍增。半夏祛痰降逆，开结消痞，为佐药。半夏与黄连同用，辛开苦降，既清热化痰，又开郁除痞。

若心胸闷痛者，可加柴胡、桔梗、郁金、赤芍等以行气活血止痛；咳痰黄稠难咯者，可减半夏用量，加胆南星、杏仁、贝母等以清润化痰。

【运用】本方为治疗痰热互结证的常用方。以胸脘痞闷，按之则痛，舌红苔黄腻，脉滑数为辨证要点。临床本方可用于急性支气管炎、胸膜炎、心绞痛、急性胃痛、慢性胃炎、胰腺炎、肋间神经痛等属痰热内结者。

三、润燥化痰剂

润燥化痰剂，适用于燥痰证。代表方如贝母瓜蒌散等。

贝母瓜蒌散《医学心悟》

【组成】贝母一钱五分（9g）　瓜蒌一钱（6g）　花粉 茯苓 橘红 桔梗各八分（各5g）

【用法】水煎服。

【功用】润肺清热，理气化痰。

【主治】燥痰咳嗽。咳嗽痰少，咯痰不爽，涩而难出，咽喉干燥，苔白而干。

【方解】方中贝母甘而性微寒，主入肺经，清热化痰，润肺止咳，为君药。瓜蒌善清热涤痰，利气润燥，与贝母相须为用，增强清润化痰止咳之力，为臣药。佐以天花粉清肺生津，润燥化痰。茯苓健脾渗湿以祛痰，橘红理气化痰，使气顺痰消；桔梗宣利肺气，化痰止咳，使肺宣降有权，亦为佐药。诸药相伍，使肺得清润而燥痰自化，宣降有权而咳逆自平。

如兼感风邪，咽痒而咳，微恶风者，可加桑叶、杏仁、蝉蜕等以宣肺散邪；燥热较甚，咽喉干涩哽痛明显者，可加麦冬、玄参、生石膏等以清燥润肺；声音嘶哑，痰中带血者，可去橘红，加南沙参、阿胶、白及等以养阴清肺、化痰止血。

【运用】本方为治疗燥痰证的常用方。以咳嗽痰少，咯痰不爽，咽喉干燥，苔白而干为辨证要点。临床本方可用于肺结核、肺炎、支气管炎、咽喉炎等属于燥痰证者。

四、温化寒痰剂

温化寒痰剂，适用于寒痰病证。代表方如苓甘五味姜辛汤、三子养亲汤。

1. 苓甘五味姜辛汤《金匮要略》

【组成】茯苓四两（12g）　甘草三两（9g）　干姜三两（9g）　细辛三两（3g）　五味子半升（5g）

【用法】上五味，以水八升，煮取三升，去滓，温服半升，日三服（现代用法：水煎服）。

【功用】温肺化饮。

【主治】寒饮咳嗽。咳嗽痰多，清稀色白，胸膈痞满，舌苔白滑，脉弦滑。

【方解】方中用干姜为君，入肺、脾经，既温肺化饮，又温脾化湿。细辛为方中臣药，温肺散寒化饮，助干姜温散凝聚之寒饮。仲景每以两味配伍以温阳化饮，其中干姜温热为主，温阳化饮之力强，细辛以辛散为主，开郁散饮之力优，两者相伍，温肺化饮之力倍增。茯苓健脾渗湿，既可化已聚之痰，又能杜生痰之源，亦为臣药。喘咳日久，必耗散肺气，方中诸药又是以辛散温燥之药为主，恐更伤肺气，故佐以五味子敛肺止咳，与干姜、细辛为伍，一散一收，开阖相济，散不伤正，收不留邪，既防辛散耗伤肺气，又使肺脏宣降有权。使以甘草和中，调和药性。全方配伍，共奏温肺化饮之功。

若痰多欲呕者，可加半夏以温化寒痰、降逆止呕；咳甚喘急者，可加杏仁、厚朴以降气止咳。

【运用】本方为治疗寒饮咳嗽的常用方。以咳嗽痰稀色白，舌苔白滑，脉弦滑为辨证要点。临床本方可用于慢性支气管炎、肺气肿证属寒饮内停者。

2. **三子养亲汤**《韩氏医通》

【组成】白芥子（9g）　紫苏子（9g）　莱菔子（9g）（原著本方无用量）

【用法】上三味各洗净，微炒，击碎。看何证多，则以所主者为君，余次之。每剂不过三钱（9g），用生绢小袋盛之，煮作汤饮，随甘旨代茶水啜用，不宜煎熬太过（现代用法：三药捣碎，用纱布包裹，煎汤频服，不宜煎煮太过）。

【功用】温肺化痰，降气消食。

【主治】痰壅气逆食滞证。咳嗽喘逆，痰多胸痞，食少难消，舌苔白腻，脉滑。

【方解】方中白芥子温肺化痰，利气畅膈；苏子降气消痰，止咳平喘；莱菔子消食导滞，降气祛痰。三药均属消痰理气之品，但白芥子豁痰力强，紫苏子以降气为长，而莱菔子消食独胜。合而用之，可使气顺痰消，食积得化，则咳喘自平。临证根据痰壅、气逆、食滞三者轻重而酌定君药之量，余者减量为臣佐之属。

本方常与二陈汤合用，有助于提高疗效；若兼有表寒，可再合用三拗汤。

【运用】本方为治疗痰壅气逆食滞证的常用方。以咳喘痰多色白，食少脘痞，舌苔白腻为辨证要点。原方用法"每剂不过三钱，用生绢小袋盛之"，煮汤代茶，以使药力缓行。本方为治标之剂，不宜久服，待症状缓解，则当标本兼顾。临床本方可用于慢性支气管炎、支气管哮喘、肺气肿等辨证属于痰壅气滞者。

五、治风化痰剂

治风化痰剂，适用于风痰证。代表方如半夏白术天麻汤等。

半夏白术天麻汤《医学心悟》

【组成】半夏一钱五分（9g）　天麻　茯苓　橘红各一钱（各6g）　白术三钱（18g）　甘草五分（3g）

【用法】生姜一片，大枣二枚，水煎服（现代用法：加生姜1片，大枣2枚，水煎服）。

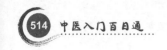

【功用】化痰息风，健脾祛湿。

【主治】风痰上扰证。眩晕，头痛，胸膈痞闷，恶心呕吐，舌苔白腻，脉弦滑。

【方解】本方乃二陈汤去乌梅，加天麻、白术、大枣而成。方中半夏辛温而燥，燥湿化痰，降逆止呕；天麻甘平而润，入肝经，善于平肝息风而止眩晕。二者配伍，长于化痰息风，共为君药。白术健脾燥湿；茯苓健脾渗湿，以治生痰之本，与半夏、天麻配伍，加强化痰息风之效，共为臣药。橘红理气化痰，使气顺痰消，为佐药。使以甘草调药和中，煎加姜、枣以调和脾胃。

若眩晕较甚者，可加僵蚕、胆南星等以加强化痰息风之力；头痛甚，加蔓荆子、白蒺藜等以祛风止痛；呕吐甚者，可加代赭石、旋覆花以镇逆止呕。

【运用】本方为治疗风痰眩晕、头痛的常用方。以眩晕头痛，舌苔白腻，脉弦滑为辨证要点。临床本方可用于耳源性眩晕、高血压病、神经衰弱、神经性眩晕、癫痫等证属风痰上扰者。

第十七节　消食剂

凡以消食运脾、化积导滞等作用为主，用于治疗各种食积证的方剂，统称为消食剂。

一、消食化滞剂

消食化滞剂，适用于食积内停之证。代表方如保和丸、枳实导滞丸等。

1. 保和丸《丹溪心法》

【组成】山楂六两（18g）　神曲二两（6g）　半夏　茯苓各三两（各9g）　陈皮　连翘　莱菔子各一两（各3g）

【用法】上为末，炊饼为丸，如梧桐子大，每服七八十丸，食远白汤下（现代用法：共为末，水泛为丸，每服6~9g，温开水送下；亦可作汤剂，水煎服）。

【功用】消食化滞，理气和胃。

【主治】食积证。脘腹痞满胀痛，嗳腐吞酸，恶食呕逆，或大便泄泻，舌苔厚腻，脉滑。

【方解】山楂为君药，可消一切饮食积滞，尤善消肉食油腻之积。臣以神曲消食健脾，更长于化酒食陈腐之积；莱菔子消食下气，长于消麦面痰气之积。三药同用，可消各种饮食积滞。佐以半夏、陈皮行气化滞，和胃止呕；茯苓健脾利湿，和中止泻。

食积易于化热，故又佐以苦而微寒之连翘，既可散结以助消积，又可清解食积所生之热。

本方药力较缓，若食积较重者，可加枳实、槟榔等；苔黄脉数者，可加黄连、黄芩等；大便秘结者，可加大黄等；兼脾虚者，可加白术等。

【运用】本方为治疗一切食积轻证的常用方。以脘腹胀满，嗳腐厌食，苔厚腻，脉滑为辨证要点。临床本方可用于消化不良、急慢性胃炎、慢性胆囊炎、肠炎、婴幼儿消化不良等属食积证者。

2. 枳实导滞丸《内外伤辨惑论》

【组成】大黄一两（30g）　枳实麸炒，去瓤　神曲炒，各五钱（各15g）　茯苓去皮　黄芩去腐　黄连拣净　白术各三钱（各9g）　泽泻二钱（6g）

【用法】上为细末，汤浸蒸饼为丸，如梧桐子大，每服五十丸至七十丸，温水送下，食远，量虚实加减服之（现代用法：共为细末，水泛小丸，每服6~9g，食后温开水送下，每日2次；亦可作汤剂，水煎服）。

【功用】消食导滞，清热祛湿。

【主治】湿热食积证。脘腹胀痛，大便秘结，或下痢泄泻，小便短赤，舌苔黄腻，脉沉有力。

【方解】方中以苦寒之大黄为君药，攻积泻热，使积滞湿热从大便而下。以苦辛微寒之枳实为臣，行气化滞，助大黄攻积之力，又解气滞之腹满痞痛；神曲甘辛性温，消食健脾，使食消而脾胃得和。病属湿热，故佐苦寒之黄连、黄芩清热燥湿，且可厚肠止痢；茯苓、泽泻甘淡渗湿，使湿热从小便分消；白术甘苦性温，健脾燥湿，协苓、泽以祛湿，可防大黄、枳实攻积伤正，以及芩、连苦寒败胃。诸药合用，使积去食消，湿化热清，对于湿热食积证较重者尤为适宜。此方用于湿热、食滞之泄泻、下痢，属"通因通用"之法。

若腹胀满较甚，里急后重者，可加木香、槟榔等以助理气导滞之功。

【运用】本方为治疗湿热食积证的常用方。以脘腹胀满，泻痢或便秘，苔黄腻，脉沉有力为辨证要点。临床本方可用于急性肠炎、细菌性痢疾、食物中毒、胃肠功能紊乱及消化不良等属湿热食积者。

二、健脾消食剂

健脾消食剂，适用于脾胃虚弱，食积内停之证。代表方如健脾丸、葛花解酲汤等。

1. 健脾丸《证治准绳》

【组成】白术炒，二两半（15g）　木香另研　黄连酒炒　甘草各七钱半（各6g）　白茯苓去皮，

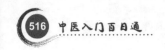

二两（10g）　人参一两五钱（9g）　神曲炒　陈皮　砂仁　麦芽炒　山楂取肉　山药　肉豆蔻面裹，纸包槌去油，各一两（各6g）

【用法】上共为细末，蒸饼为丸，如绿豆大，每服五十丸，空心服，一日二次，陈米汤下（现代用法：共为细末，糊丸或水泛小丸，每服6~9g，温开水送下，每日2次；亦可作汤剂，水煎服）。

【功用】健脾和胃，消食止泻。

【主治】脾虚食积证。食少难消，脘腹痞闷，大便溏薄，倦怠乏力，苔腻微黄，脉虚弱。

【方解】本方人参、白术、茯苓用量居多，重在补气健脾运湿以止泻，共用为君。臣以山楂、神曲、麦芽消食和胃，除已停之积。再佐肉蔻、山药健脾止泻；木香、砂仁、陈皮理气开胃，醒脾化湿，且使全方补而不滞；黄连清热燥湿，以除食积所生之热。甘草补中和药，是为佐使之用。诸药共用，使脾健、食消、气畅、热清、湿化。因方中四君子汤及山药等补气健脾之品居多，使脾健运而食积消，食积消则脾自健，故取名"健脾丸"。

若湿甚者，可加车前子、泽泻以利水渗湿；兼寒者去黄连，加干姜以温中祛寒。本方为消补兼施之剂，但补益之药多塞滞，消克之品易伤脾，临床应用时，应权衡其轻重配伍适宜。

【运用】本方为治疗脾虚食积证的常用方。以食少难消，脘腹痞闷，大便溏薄，苔腻微黄，脉虚弱为辨证要点。临床本方可用于慢性胃炎、慢性肠炎、消化不良等属于脾虚食滞者。

2. 葛花解酲汤《内外伤辨惑论》

【组成】白豆蔻仁　缩砂仁　葛花以上各五钱（各15g）　干生姜　神曲炒黄　泽泻　白术以上各二钱（各6g）　橘皮去白　猪苓去皮　人参去芦　白茯苓以上各一钱五分（各4.5g）　木香五分（3g）　莲花　青皮去瓤，三分（3g）

【用法】上为极细末，秤和匀。每服三钱匕，白汤调下，但得微汗，酒病去矣（现代用法：共为极细末，和匀，每服9g，温开水调下；亦作汤剂，水煎服）。

【功用】分消酒湿，理气健脾。

【主治】酒积伤脾证。眩晕呕吐，胸膈痞闷，食少体倦，小便不利，大便泄泻，舌苔腻，脉滑。

【方解】方中以葛花为君，甘寒芳香，独入阳明，解酒醒脾。臣以神曲消食和胃，尤善消酒食之积。砂仁、白豆蔻仁理气开胃醒脾，辛散解酒，合葛花之芳香以散酒毒；二苓、泽泻淡渗利湿，引酒湿从小便而出；青皮、橘皮、木香行气和胃；干姜、人参、白术温中健脾，以上共为佐药。诸药同用，共奏分消酒湿、温中健脾之功。

伤酒为病随人体之阴阳而有寒化、热化之分，若偏寒者，可加吴茱萸以温中祛寒；若湿从热化，湿热内盛而见面赤烦热，口渴饮冷，当减去辛燥之品，改用黄芩、黄连等清热燥湿之药。

【运用】本方为治疗酒积的常用方。以头痛眩晕，胸闷呕吐，食少苔腻等为辨证要点。临床本方可用于饮酒过度致醉，或嗜酒成性者。

第十八节　驱虫剂

凡以驱虫、杀虫或安蛔等作用为主，用于治疗人体寄生虫病的方剂，统称为驱虫剂。

1. 乌梅丸《伤寒论》

【组成】乌梅三百枚（30g）　细辛六两（3g）　干姜十两（9g）　黄连十六两（9g）　当归四两（6g）　附子炮，去皮，六两（6g）　蜀椒炒香，四两（5g）　桂枝六两（6g）　人参六两（6g）　黄柏六两（6g）

【用法】上十味，异捣筛，合治之。以苦酒渍乌梅一宿，去核，蒸之五斗米下，饭熟，捣成泥，和药令相得，内臼中，与蜜杵两千下，丸如梧桐子大，每服十丸，食前以饮送下，日三服，稍加至二十丸。禁生冷、滑物、臭食等（现代用法：乌梅用醋浸一宿，去核打烂，和余药打匀，烘干或晒干，研成细末，加蜜制丸，每服9g，每日2~3次，空腹温开水送下；亦可作汤剂，水煎服）。

【功用】温脏安蛔。

【主治】蛔厥证。腹痛时作，手足厥冷，烦闷呕吐，时发时止，得食即呕，常自吐蛔。亦治久泻、久痢。

【方解】本方重用味酸之乌梅以安蛔，使蛔静痛止，为君药。蛔动因于肠寒胃热，故以味辛性温之蜀椒、细辛，温脏而驱蛔；味苦性寒之黄连、黄柏，清热而下蛔，共为臣药。附子、干姜、桂枝助其温脏祛寒、伏蛔之力；蛔虫久积脏腑，必耗伤气血，故以人参、当归益气补血，扶助正气，与桂、附、姜相配，既可养血通脉，以除四肢厥冷，亦有利于温脏安蛔，合为佐药。炼蜜为丸，甘缓和中，为使药。诸药合用，共奏温脏安蛔、扶正祛邪之功。对于胃热肠寒，正气虚弱的久泻、久痢，本方又有酸收涩肠、清热燥湿、温中补虚之功，故亦可治之。

本方以安蛔为主，杀虫之力较弱，临床运用时可酌加使君子、苦楝皮、槟榔等以增强驱虫作用。若热重者可去附子、干姜；寒重者可减黄连、黄柏；口苦、心下疼热甚者重用乌梅、黄连，并加川楝子、白芍；无虚者可去人参、当归；呕吐者可加吴茱萸、半夏；大便不通者可加大黄、槟榔。

【运用】本方为治疗蛔厥证的代表方。以腹痛时作，常自吐蛔，甚或手足厥冷为辨证要点。蛔虫病发作之时，可先用本方安蛔，再行驱虫。临床本方可用于肠蛔虫病、胆道蛔虫症、蛔虫性肠梗阻、慢性痢疾、慢性肠炎、肠易激综合征等证属寒热错杂，正气虚弱者。

2. 肥儿丸《太平惠民和剂局方》

【组成】神曲炒　黄连去须，各十两（各10g）　肉豆蔻面裹，煨　使君子去皮　麦芽炒，各五两（各5g）　槟榔不见火，细锉，晒，二十个（10g）　木香二两（2g）

【用法】上为细末，猪胆为丸如粟米大，每服三十丸，量岁数加减，熟水下，空心服（现代用法：诸药共为细末，取猪胆汁和丸，每次3g，空腹服。一岁以内小儿酌减）。

【功用】杀虫消积，健脾清热。

【主治】小儿虫疳。消化不良，面黄形瘦，肚腹胀大，口臭发热，舌苔黄腻。

【方解】方中神曲重在消食，使君子专于杀虫，两药相合，祛食、虫之积，除致病之因，共为君药。臣以麦芽增强神曲消食之力，尚可健脾和胃；槟榔既能驱虫，又能行气消胀，以除胀满；黄连清热燥湿，泻其疳热，苦又下虫，以助使君子、槟榔之力。佐以肉豆蔻、木香行气止痛，其中肉豆蔻尚可涩肠止泻。更用胆汁和药为丸，与黄连配合，则清热之功更佳。全方标本兼顾，使食消虫去，气畅热清。

若脾胃气虚较重而神疲乏力、食少者，可加党参、白术、山药。

【运用】本方为治疗小儿虫疳的常用方。以面黄体瘦，肚腹胀大，发热口臭为辨证要点。临床本方可用于小儿蛔虫症、小儿慢性消化不良、小儿角膜软化症等证属虫积食滞，脾虚内热者。

第十九节　涌吐剂

凡以涌吐痰涎、宿食、毒物等作用为主，用于治疗痰涎、食积及胃中毒物的方剂，统称为涌吐剂。

瓜蒂散《伤寒论》

【组成】瓜蒂熬黄，一分（3g）　赤小豆一分（3g）

【用法】上二味，各别捣筛，为散已，合治之，取一钱匕，以香豉一合（9g），用热汤七合，煮作稀糜，去滓。取汁和散，温顿服之。不吐者，少少加，得快吐乃止（现代用法：将二药研细末和匀，每服 1~3g，用香豉 9g，煎汤送服）。

【功用】涌吐痰涎宿食。

【主治】痰涎、宿食壅滞胸脘证。胸中痞硬，烦懊不安，欲吐不出，气上冲咽喉不得息，寸脉微浮。

【方解】瓜蒂苦寒有小毒，能涌吐痰涎宿食，为君药。赤小豆酸平，与瓜蒂相须为用，酸苦涌泻，善吐胸脘实邪，为臣药。以淡豆豉煎汤者，既可宣解胸中邪气，以利于涌吐，又可安中护胃，使在快吐之中兼顾胃气，为佐使药。三药合用，涌吐痰涎宿食，宣越胸中陈腐之邪就近从上而解。如此则上焦得通，阳气得复，痞硬可消，胸中可和。若服之不吐，可"少少加服，得快吐乃止"，唯恐伤气耗液也。

【运用】本方为涌吐的代表方。以胸中痞硬，欲吐不出，气上冲咽喉不得息，或误食毒物仍在胃中者为辨证要点。方中瓜蒂苦寒有毒，催吐力峻，易伤胃气，体虚者应慎用；若宿食已离胃入肠，或痰涎不在胸膈，亦应禁用。服瓜蒂散而吐不止者，可服麝香 0.03~0.06g，或丁香 0.3~0.6g 以解之。临床本方可用于暴饮暴食导致的急性胃炎、消化不良、精神错乱、神经衰弱症、口服毒（药）物中毒的早期等属于痰涎壅盛或痰食化热于上焦者。

第二十节　治痈疡剂

凡以散结消痈、解毒排脓、生肌敛疮等作用为主，用于治疗痈疽疮疡证的方剂，统称为治痈疡剂。

一、散结消痈剂

散结消痈剂，适用于痈疽疮疡等。代表方如仙方活命饮、五味消毒饮、海藻玉壶汤、大黄牡丹汤等。

1. 仙方活命饮《校注妇人良方》

【组成】白芷　贝母　防风　赤芍药　当归尾　甘草　皂角刺炒　穿山甲炙　天花粉　乳香　没药各一钱（各6g）　金银花　陈皮各三钱（各9g）

【用法】用酒一大碗，煎五七沸服（现代用法：水煎服，或水酒各半煎服）。

【功用】清热解毒，消肿溃坚，活血止痛。

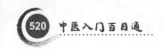

【主治】痈疡肿毒初起。局部红肿焮痛，或身热凛寒，苔薄白或黄，脉数有力。

【方解】方中金银花善清热解毒疗疮，乃"疮疡圣药"，故重用为君。然单用清热解毒，则气滞血瘀难消，肿结不散，又以当归尾、赤芍、乳香、没药、陈皮行气活血通络，消肿止痛，气行则营卫畅通，营卫畅通则邪无滞留，使瘀去肿散痛止，共为臣药。白芷、防风疏风散表，以助散结消肿；气机阻滞每致液聚成痰，故配用贝母、花粉清热化痰排脓，可使脓未成即消；山甲、皂刺通行经络，透脓溃坚，可使脓成即溃，均为佐药。甘草清热解毒，和中调药，为佐使药。煎药加酒者，借其通行周身，助药力直达病所，使邪尽散。

若红肿痛甚，热毒重者，可加蒲公英、连翘、紫花地丁、野菊花等以加强清热解毒之力；便秘者加大黄以泻热通便；血热盛者加丹皮以凉血；气虚者加黄芪以补气；不会饮酒者可用酒水各半或用清水煎服。此外，还可以根据疮疡肿毒所在部位的不同，适当加入引经药，以使药力直达病所。本方除煎煮取汁内服外，其药渣可捣烂外敷。

【运用】本方适用于阳证而体实的各种疮疡肿毒。以红肿焮痛，或身热凛寒，苔薄白或黄，脉数有力为辨证要点。临床本方可用于蜂窝组织炎、疖肿、深部脓肿、脓疱疮、扁桃体炎、急性乳腺炎、阑尾脓肿等属于热毒壅聚，气血瘀滞者。

2. 五味消毒饮《医宗金鉴》

【组成】金银花三钱（30g）　野菊花　蒲公英　紫花地丁　紫背天葵子各一钱二分（各12g）

【用法】水二盏，煎八分，加无灰酒半盏，再滚二三沸时热服。渣，如法再煎服，被盖出汗为度（现代用法：水煎服，加酒一二匙和服，取汗）。

【功用】清热解毒，消散疔疮。

【主治】火毒结聚之疔疮。疔疮初起，发热恶寒，疮形似粟，坚硬根深，状如铁钉，以及痈疡疖肿，局部红肿热痛，舌红苔黄，脉数。

【方解】方中金银花清热解毒，清宣透邪，为君药。蒲公英长于清热解毒，兼能消痈散结；紫花地丁清热解毒，凉血消痈。二者助君药清热解毒、消散痈肿之力，共为臣药。佐以野菊花、紫背天葵子清热解毒而治痈疮疔毒，其中野菊花尤专于治"痈肿疔毒，瘰疬眼瘜"（《本草纲目》），而紫背天葵子则能"散诸疮肿，攻痈疽，排脓定痛"（《滇南本草》）。加酒少量，是行血脉以助药效。诸药合用，共奏清热解毒、消散疔疮之功。

【运用】本方为治火热疔毒的常用方。以疮疡初起，疮形如粟，坚硬根深，状如铁钉，以及痈疡疖肿，红肿热痛，舌红苔黄，脉数为辨证要点。临床本方可用于化脓性炎症，如蜂窝织炎、化脓性扁桃体炎、乳腺炎、脓疱疮、疖肿、深部脓肿等属阳证、实证者。

3. 海藻玉壶汤《外科正宗》

【组成】海藻 贝母 陈皮 昆布 青皮 川芎 当归 半夏 连翘 甘草节 独活各一钱（各3g） 海带五分（1.5g）

【用法】水二盅，煎八分，量病上下，食前后服之（现代用法：水煎服）。

【功用】化痰软坚，散结消瘿。

【主治】气滞痰凝之瘿瘤初起。漫肿或结块，皮色不变不痛，不溃，或肿或硬，或赤不赤。亦可治石瘿，坚硬如石，推之不移，皮色不变。

【方解】方用海藻、昆布、海带化痰软坚，散结消瘿，为治瘿瘤之要药，共为君药。青皮、陈皮行气解郁，使气顺则痰消；当归、川芎活血调营。四味相合，活血理气，调畅气血以助散结消瘿，共为臣药。佐以半夏、贝母化痰散结，合君药则化痰散结消瘿之力著；连翘清热散结，独活辛散通络。甘草与海藻相反，取其相反相成，以激发药力，且调和诸药，用为佐使。诸药配伍，化痰、散结、行气、活血并施，以渐消瘿。

若肿块坚硬，可加赤芍、露蜂房、牡蛎等；阴虚内热，咽干苔少，可加玄参、天花粉；痰湿内阻，舌苔厚腻，可加茯苓、半夏。

【运用】本方为治疗瘿瘤的常用方。多发于颈部，以漫肿或结块，皮色不变，不痛，不溃为辨证要点。方中海藻配伍甘草，属中药配伍禁忌"十八反"之列，然有"相反相成，以激发药力"之效。但临证应用，理当慎重。此外，原著注曰："凡服此门药饵，先断厚味大荤，次宜绝欲虚心者为妙。"临床本方可用于甲状腺瘤、单纯性甲状腺肿、甲状腺囊肿以及老年性前列腺增生、乳腺增生等初起属痰凝气滞者。

4. 大黄牡丹汤《金匮要略》

【组成】大黄四两（12g） 丹皮一两（3g） 桃仁五十个（9g） 瓜子半升（30g） 芒硝三合（6g）

【用法】上五味，以水六升，煮取一升，去滓，内芒硝，再煎沸，顿服之，有脓当下，如无脓，当下血（现代用法：水煎，芒硝溶服）。

【功用】泻热破瘀，散结消肿。

【主治】湿热瘀滞之肠痈初起。右下腹疼痛拒按，或右足屈而不伸，伸则痛甚，甚则局部肿痞，或时时发热，自汗恶寒，舌苔薄腻而黄，脉滑数。

【方解】方中大黄苦寒攻下，泻肠中湿热郁结，祛肠中稽留之瘀血；桃仁苦平入血分，性善破血，与大黄相配，破瘀泻热，共为君药。芒硝咸寒，泻热导滞，软坚散结，助大黄以荡涤实热；牡丹皮辛苦微寒，凉血散瘀消肿，两药为臣。佐以冬瓜子能清肠

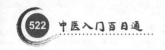

中湿热，排脓散结消痈，以治肠痈。诸药配伍，热清瘀祛，肠痈得消。

若热毒较重，可加蒲公英、金银花、败酱草以加强清热解毒之力；血瘀较重，可加赤芍、乳香、没药等以活血祛瘀止痛。

【运用】本方为治湿热瘀滞肠痈初起的常用方。以右少腹疼痛拒按，善屈右足，舌苔薄黄而腻，脉滑数为辨证要点。临床本方可用于急性阑尾炎、阑尾脓肿、子宫附件炎、盆腔炎、输精管结扎术后感染等属于湿热郁蒸，血瘀气滞者。

二、托里透脓剂

托里透脓剂，适用于疮痈邪盛毒深而气血亏虚，虽脓已成，但正气不足，无力托毒外透，正虚邪陷，脓成难溃之证。代表方如透脓散。

透脓散《外科正宗》

【组成】黄芪四钱（12g）　山甲炒末，一钱（3g）　川芎三钱（9g）　当归二钱（6g）　皂刺一钱五分（5g）

【用法】水二盅，煎一半，随病前后服，临服入酒一杯亦好（现代用法：水煎服，临服入酒适量）。

【功用】补气养血，托毒溃痈。

【主治】气血两虚，疮痈脓成难溃。疮痈内已成脓，无力外溃，漫肿无头，或酸胀热痛。

【方解】方中重用黄芪，甘温益气，托疮生肌，为君药。当归养血活血；川芎活血行气，化瘀通络。两药与黄芪相伍，既补益气血，又活血通脉，俾气旺血充，血脉通畅，则可透脓外泄，生肌长肉，共为臣药。穿山甲、皂角刺善于消散穿透，软坚溃痈；加酒少许，宣通血脉，以助药力，均为佐药。诸药配伍，扶助正气，托毒透脓。

若气血虚甚而不易溃脓外出，宜加党参、白术等补气生血。

【运用】本方为治气血两虚，痈疮脓成难溃的常用方。以疮痈脓成而体虚无力外溃，舌淡，脉细弱为辨证要点。脓已成而不溃者，本方服之即破；本方用之不宜过早，疮疡初起未成脓者禁用。临床本方可用于各种化脓性疾病属于气血不足，脓成难溃者。

三、补虚敛疮剂

补虚敛疮剂，适用于痈疡溃后，毒邪虽去，但气血不足、阴阳亏虚，久不生肌收口之证。代表方如内补黄芪汤。

内补黄芪汤《外科发挥》

【组成】黄芪盐水拌炒　麦门冬去心　熟地黄酒拌　人参　茯苓各一钱（各9g）　甘草炙炒，

三分（4g） 白芍药炒 远志去心，炒 川芎 官桂 当归酒拌，各五分（各6g）

【用法】作一剂，水二盅，姜三片，枣一枚，煎八分，食远服（现代用法：水煎服）。

【功用】温补气血，生肌敛疮。

【主治】痈疽溃后，气血两虚证。痈疽发背，溃后虚羸少气，溃疡作痛，或疮口经久不敛，脓水清稀，倦怠懒言，少食乏味，自汗口干，夜寐不安，间有发热，经久不退，舌淡苔白，脉细弱。

【方解】本方乃十全大补汤去白术，加麦门冬、远志而成。方中黄芪善补脾肺之气，生肌敛疮；人参大补元气，补脾益肺。二者相合，益气生肌敛疮力著，共为君药。肉桂温阳散寒，通畅气血，合君药则能温补阳气，以鼓舞气血之化生；熟地黄滋养阴血，与黄芪同用，益气养血，以益祛腐生肌、收敛疮口之效，均为臣药。佐以当归、川芎活血养血，行滞通络；麦门冬、白芍滋阴补血，敛阴以配阳；远志宁心安神，疏泄壅滞而消痈疽；茯苓健脾泄浊；生姜、大枣调补脾胃，助君药以益中州、促运化。炙甘草益气和中，调和诸药，为佐使药。

【运用】本方为治疗痈疽溃后、气血不足、疮口经久不敛证的常用方。以痈疽发背，溃后虚羸少气力，溃疡作痛，或疮口经久不敛，脓水清稀，倦怠懒言，舌淡苔白，脉细弱为辨证要点。本方为补虚而设，溃后虽气血亏虚但毒邪未尽时切勿使用，以免留邪为患，犯"实实之戒"；疮疡早期、成脓期热毒尚盛者禁用。临床本方可用于痈肿疔疮、深部脓肿、化脓性炎症后期疮口久溃不敛属气血两虚者。

第六讲

中医常见病入门

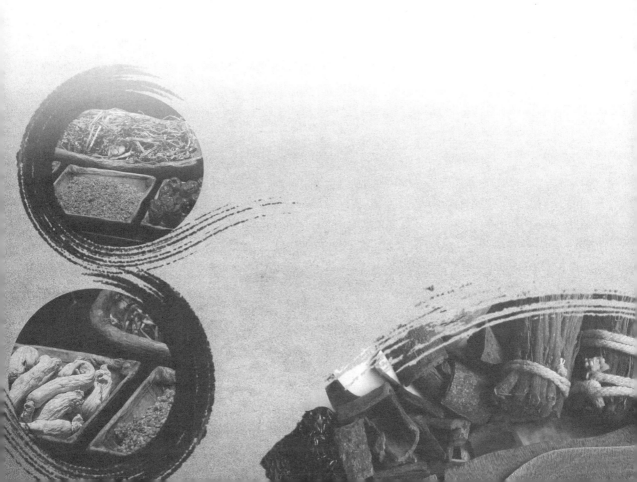

第一篇　中医内科常见病诊治

第一章　肺系病证

第一节　感　冒

感冒是感受触冒风邪，邪犯卫表而导致的常见外感疾病，临床表现以鼻塞、流涕、喷嚏、咳嗽、头痛、恶寒、发热、全身不适、脉浮为其特征。

凡普通感冒（伤风）、流行性感冒（时行感冒）及其他上呼吸道感染而表现感冒特征者，皆可参照本节内容进行辨证论治。

【病因病机】

一、病因

感冒是由于六淫、时行病毒侵袭人体而致病。以风邪为主因，因风为六淫之首，流动于四时之中，故外感为病，常以风为先导。一般以风寒、风热为多见，夏令暑湿之邪亦常伤人致病。梅雨季节常见夹湿，秋季多兼燥。四时六气失常，非其时而有其气，伤人致病者，一般较感受当令之邪为重，病情重而多变，往往相互传染，造成广泛的流行，且不限于季节。

二、病机

外邪侵袭人体是否发病，关键在于卫气之强弱，同时与感邪的轻重有关。若卫外功能减弱，肺卫调节失常，外邪乘袭卫表，即可致病。或因生活起居不当，寒温失调以及过度疲劳，以致腠理不密，营卫失和，外邪侵袭为病。若体质虚弱，卫表不固，稍有不慎，即易见虚体感邪。

外邪侵犯肺卫或从口鼻而入，或从皮毛内侵。感邪之后，随即出现卫表不和及上焦肺系症状。因病邪在外、在表，故尤以卫表不和为主。

【诊断依据】

（1）临证以卫表及鼻咽症状为主，可见鼻塞、流涕、多嚏、咽痒、咽痛、周身酸楚不适、恶风或恶寒，或有发热等。

（2）时行感冒多呈流行性，在同一时期发患者数剧增，且病证相似，多突然起病，恶寒、发热（多为高热）、周身酸痛、疲乏无力，病情一般较普通感冒为重。

（3）病程一般 3~7 日，普通感冒一般不传变，时行感冒少数可传变入里，变生它病。

（4）部分患者可见白细胞总数及中性粒细胞升高或降低。有咳嗽、痰多等呼吸道症状者，胸部 X 线摄片可见肺纹理增粗。

【辨证论治】

一、辨证要点

本病邪在肺卫，辨证属表实证，但应根据证情，区别风寒、风热和暑湿兼夹之证，还需注意虚体感冒者的特殊性。

二、治疗原则

多采用解表达邪的治疗原则。风寒证治以辛温发汗；风热证治以辛凉清解；暑湿杂感者，又当清暑祛湿解表。

三、证治分类

1. 风寒束表

恶寒重，发热轻，无汗，头痛，肢节酸疼，鼻塞声重，或鼻痒喷嚏，时流清涕，咽痒，咳嗽，痰吐稀薄色白，口不渴或渴喜热饮，舌苔薄白而润，脉浮或浮紧。

证机概要：风寒外束，卫阳被郁，腠理闭塞，肺气不宣。

治法：辛温解表。

代表方：荆防达表汤或荆防败毒散加减。

常用药：荆芥、防风、苏叶、豆豉、葱白、生姜等解表散寒；杏仁、前胡、桔梗、甘草、橘红宣通肺气。

若表寒重，头痛身痛，憎寒发热，无汗者，配麻黄、桂枝；头痛甚，配白芷、川芎；身热较著者，加柴胡、薄荷。

2. 风热犯表

身热较著，微恶风，汗泄不畅，头胀痛，面赤，咳嗽，痰黏或黄，咽燥，或咽喉乳蛾红肿疼痛，鼻塞，流黄浊涕，口干欲饮，舌苔薄白微黄，舌边尖红，脉浮数。

证机概要：风热犯表，热郁肌腠，卫表失和，肺失清肃。

治法：辛凉解表。

代表方：银翘散或葱豉桔梗汤加减。

常用药：银花、连翘、黑山栀、豆豉、薄荷、荆芥辛凉解表，疏风清热；竹叶、芦根清热生津；牛蒡子、桔梗、甘草宣利肺气，化痰利咽。

若痰热较盛，咯痰黄稠，加黄芩、知母、瓜蒌皮；热毒壅阻咽喉，乳蛾红肿疼痛，加一枝黄花、土牛膝、玄参。

3. 暑湿伤表

身热，微恶风，汗少，肢体酸重或疼痛，头昏重胀痛，咳嗽痰黏，鼻流浊涕，心烦口渴，或口中黏腻，渴不多饮，胸闷脘痞，泛恶，腹胀，大便或溏，小便短赤，舌苔薄黄而腻，脉濡数。

证机概要：暑湿遏表，湿热伤中，表卫不和，肺气不清。

治法：清暑祛湿解表。

代表方：新加香薷饮加减。

常用药：银花、连翘、鲜荷叶、鲜芦根清暑解热；香薷发汗解表；厚朴、扁豆化湿和中。

若里湿偏盛，口中黏腻，胸闷脘痞，泛恶，腹胀，便溏，加苍术、白蔻仁、半夏、陈皮；小便短赤加滑石、甘草、赤茯苓。

4. 气虚感冒

恶寒较甚，发热，无汗，头痛身楚，咳嗽，痰白，咯痰无力，平素神疲体弱，气短懒言，反复易感，舌淡苔白，脉浮而无力。

证机概要：表虚卫弱，风寒乘袭，气虚无力达邪。

治法：益气解表。

代表方：参苏饮加减。

常用药：党参、甘草、茯苓补气扶正以祛邪；苏叶、葛根、前胡疏风解表；半夏、陈皮、枳壳、桔梗宣肺化痰止咳。

若表虚自汗，易伤风邪者，可常服玉屏风散以防感冒。若见恶寒重，发热轻，四肢欠温，语音低微，舌质淡胖，脉沉细无力，为阳虚外感，用再造散加减。药用党参、黄芪、桂枝、附子、炙甘草、细辛、防风、羌活。

5. 阴虚感冒

身热，微恶风寒，少汗，头昏，心烦，口干，干咳少痰，舌红少苔，脉细数。

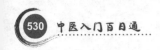

证机概要：阴亏津少，外受风热，表卫失和，津液不能作汗。

治法：滋阴解表。

代表方：加减葳蕤汤加减。

常用药：玉竹滋阴，以资汗源；甘草、大枣甘润和中；豆豉、薄荷、葱白、桔梗疏表散邪；白薇清热和阴。

若阴伤较重，口渴、咽干明显，加沙参、麦冬；血虚，面色无华，唇甲色淡，脉细，加地黄、当归。

【预防调护】

（1）常易患感冒者，可坚持每天按摩迎香穴。

（2）可服用防治方药，冬春风寒当令季节，可服贯众汤（贯众、紫苏、荆芥各10克，甘草5克）；夏令暑湿当令季节，可服藿佩汤（藿香、佩兰各5克，薄荷1.5克，鲜者用量加倍）；如时邪毒盛，流行广泛，可用贯众、板蓝根、生甘草煎服。

（3）在流行季节，室内可用食醋熏蒸，每立方米空间用食醋5~10毫升，加水1~2倍，加热熏蒸2小时，每日或隔日1次，做空气消毒，以预防传染。

第二节　咳　嗽

咳嗽是指外感或内伤等因素导致肺失宣降，肺气上逆，发出咳声，或咳吐痰液的一种肺系疾病。

西医学中急慢性支气管炎、部分支气管扩张症、慢性咽炎等以咳嗽为主要表现者可参考本节辨证论治。

【病因病机】

一、病因

1. **外感六淫**　外感咳嗽为六淫之邪，从口鼻或皮毛而入，侵袭肺系，或因吸入烟尘、异味气体，肺气被郁，肺失宣降。

2. **内邪干肺**　内伤咳嗽总由脏腑功能失调、内邪干肺所致。嗜烟好酒，或过食肥甘辛辣炙煿，酿湿生痰，或平素脾运不健，饮食精微不归正化，变生痰浊，肺脉连胃，痰邪上干，乃生咳嗽；或情志不遂，郁怒伤肝，肝失条达，气机不畅，日久气郁化火，因肝脉布胁而上注于肺，故气火循经犯肺，发为咳嗽。

二、病机

咳嗽的病变主脏在肺，与肝、脾有关，久则及肾。主要病机为邪犯于肺，肺气上逆。因肺主气，司呼吸，上连气道、喉咙，开窍于鼻，外合皮毛，内为五脏华盖，其气贯百脉而通它脏，不耐寒热，称为"娇脏"，易受内外之邪侵袭而致宣肃失司。肺脏为了祛除病邪外达，以致肺气上逆，冲激声门而发为咳嗽。

【诊断依据】

（1）临床以咳嗽、咯痰为主要表现。外感咳嗽，起病急，病程短，常伴肺卫表证。内伤咳嗽，常反复发作，病程长，多伴其他兼证。

（2）部分患者可见白细胞总数及中性粒细胞升高或降低、血沉加快、痰培养中可见阳性菌、胸部 X 线透视或摄胸片可见肺纹理增粗、片状阴影或片状毛玻璃样改变等。

【辨证论治】

一、辨证要点

1. 辨外感内伤 外感咳嗽，多为新病，起病急，病程短，常伴恶寒、发热、头痛等肺卫表证。内伤咳嗽，多为久病，常反复发作，病程长，可伴它脏兼证。

2. 辨证候虚实 外感咳嗽以风寒、风热、风燥为主，一般属邪实。而内伤咳嗽多为虚实夹杂，本虚标实，其中痰湿、痰热、肝火多为邪实正虚；肺阴亏耗则属正虚，或虚中夹实。应分清标本主次缓急。

二、治疗原则

咳嗽的治疗应分清邪正虚实。外感咳嗽，多为实证，应祛邪利肺。内伤咳嗽，多属邪实正虚。标实为主者，治以祛邪止咳；本虚为主者，治以扶正补虚。

三、证治分类

（一）外感咳嗽

1. 风寒袭肺

咳嗽声重，气急，咽痒，咯痰稀薄色白，常伴鼻塞，流清涕，头痛，肢体酸楚，或见恶寒发热，无汗等表证。舌苔薄白，脉浮或浮紧。

证机概要：风寒袭肺，肺气失宣。

治法：疏风散寒，宣肺止咳。

代表方：三拗汤合止嗽散加减。

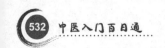
常用药：麻黄宣肺散寒；杏仁、桔梗、前胡、甘草、橘皮、金沸草等宣肺利气，化痰止咳。

若胸闷、气急等肺气闭实之象不著，而外有表证者，可去麻黄，加荆芥、苏叶、生姜；若夹痰湿，咳而痰黏，胸闷，苔腻，加半夏、川朴、茯苓；咳嗽迁延不已，加紫菀、百部；表寒未解，里有郁热，热为寒遏，咳嗽音哑，气急似喘，痰黏稠，口渴，心烦，或有身热，加生石膏、桑皮、黄芩。

2. 风热犯肺

咳嗽频剧，气粗或咳声嘶哑，喉燥咽痛，咯痰不爽，痰黏稠或黄，咳时汗出，常伴鼻流黄涕，口渴，头痛，身楚，或见恶风，身热等表证，舌苔薄黄，脉浮数或浮滑。

证机概要：风热犯肺，肺失清肃。

治法：疏风清热，宣肺止咳。

代表方：桑菊饮加减。

常用药：桑叶、菊花、薄荷、连翘疏风清热；前胡、牛蒡子、杏仁、桔梗、大贝母、枇杷叶清肃肺气，化痰止咳。

若热邪上壅，咽痛，加射干、山豆根；热伤肺津，咽燥口干，加天花粉、芦根；夏令夹暑，加六一散、鲜荷叶。

3. 风燥伤肺

干咳，连声作呛，喉痒，咽喉干痛，唇鼻干燥，无痰或痰少而黏，不易咯出，或痰中带有血丝，口干，初起或伴鼻塞，头痛，身热等表证，舌质红干而少津，苔薄白或薄黄，脉浮数。

证机概要：风燥伤肺，肺失清润。

治法：疏风清肺，润燥止咳。

代表方：桑杏汤加减。

常用药：桑叶、薄荷、豆豉疏风解表；杏仁、前胡、牛蒡子肃肺止咳；南沙参、大贝母、天花粉、梨皮、芦根生津润燥。

若津伤较甚，干咳，配麦冬、北沙参；热重不恶寒，心烦口渴，酌加石膏、知母、黑山栀；肺络受损，痰中夹血，配白茅根；干咳少痰或无痰，咽干鼻燥，兼有恶寒发热，头痛无汗，舌苔薄白干，用杏苏散加减，药用苏叶、杏仁、前胡、紫菀、款冬花、百部、甘草。

（二）内伤咳嗽

1. 痰湿蕴肺

咳嗽反复发作，咳声重浊，痰多，因痰而嗽，痰出咳平，痰黏腻或稠厚成块，色白或带灰色，每于早晨或食后则咳甚痰多，进甘甜油腻食物加重，胸闷，脘痞，呕恶，食少，体倦，大便时溏，舌苔白腻，脉象濡滑。

证机概要：脾湿生痰，上渍于肺，壅遏肺气。

治法：燥湿化痰，理气止咳。

代表方：二陈平胃散合三子养亲汤加减。

常用药：法半夏、陈皮、茯苓、苍术、川朴燥湿化痰；杏仁、佛耳草、紫菀、款冬花温肺降气。

若咳逆气急，痰多胸闷，加白前、苏子；寒痰较重，痰黏白如沫，加干姜、细辛；久病脾虚，神疲，加党参、白术、炙甘草，症状平稳后可服六君子丸调理，或合杏苏二陈丸标本兼顾。

2. 痰热郁肺

咳嗽，气息粗促，或喉中有痰声，痰多质黏厚或稠黄，咯吐不爽，或有热腥味，或咯血痰，胸胁胀满，咳时引痛，面赤，或有身热，口干而黏，欲饮水，舌质红，苔薄黄腻，脉滑数。

证机概要：痰热壅肺，肺失肃降。

治法：清热肃肺，豁痰止咳。

代表方：清金化痰汤加减。

常用药：黄芩、知母、桑白皮清泄肺热；杏仁、贝母、瓜蒌、海蛤壳、竹沥、半夏、射干清肺化痰。

若痰热郁蒸，痰黄如脓，加鱼腥草、金荞麦根、象贝母、冬瓜子、薏苡仁等；痰热壅盛，腑气不通，胸满咳逆，痰涌，便秘，配葶苈子、大黄、风化硝；痰热伤津，口干，舌红少津，配北沙参、天冬、天花粉。

3. 肝火犯肺

上气咳逆阵作，咳时面赤，咽干口苦，常感痰滞咽喉而咯之难出，量少质黏，或如絮条，胸胁胀痛，咳时引痛，症状可随情绪波动而增减，舌红或舌边红，苔薄黄少津，脉弦数。

证机概要：肝郁化火，上逆侮肺。

治法：清肺泻肝，顺气降火。

代表方：黛蛤散合泻白散加减。

常用药：桑白皮、地骨皮、黄芩清肺热；山栀、丹皮泻肝火；青黛、海蛤壳化痰热；粳米、甘草和胃气；苏子、竹茹、枇杷叶降逆气。

若肺气郁滞，胸闷气逆，加瓜蒌、桔梗、枳壳、旋覆花；胸痛，配郁金、丝瓜络；

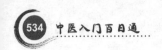

痰黏难咯，加海浮石、知母、贝母；火郁伤津，咽燥口干，咳嗽日久不减，酌加北沙参、麦冬、天花粉、诃子。

4. 肺阴亏耗

干咳，咳声短促，痰少黏白，或痰中带血丝，或声音逐渐嘶哑，口干咽燥，或午后潮热，颧红，盗汗，日渐消瘦，神疲，舌质红少苔，脉细数。

证机概要：肺阴亏虚，虚热内灼，肺失润降。

治法：滋阴润肺，化痰止咳。

代表方：沙参麦冬汤加减。

常用药：沙参、麦冬、花粉、玉竹、百合滋养肺阴；甘草甘缓和中；贝母、杏仁润肺化痰；桑白皮、地骨皮清肺泻热。

若肺气不敛，咳而气促，加五味子、诃子；阴虚潮热，酌加银柴胡、青蒿、鳖甲、胡黄连；阴虚盗汗，加乌梅、瘪桃干、浮小麦；热伤血络，痰中带血，加丹皮、山栀、藕节。

【预防调护】

（1）平素易于感冒者，配合防感冒保健操，面部迎香穴按摩，夜间足三里穴艾熏。

（2）久咳自汗出者，可酌选玉屏风散、生脉饮服用。

（3）内伤咳嗽多呈慢性反复发作，尤其应当注意起居饮食的调护，可据病情适当选食梨、萝卜、山药、百合、荸荠、枇杷等。

第三节　哮　病

哮病是由于宿痰伏肺，遇诱因引触，导致痰阻气道，气道挛急，肺失肃降，肺气上逆所致的发作性痰鸣气喘疾病。

西医学的支气管哮喘、喘息性支气管炎、嗜酸性粒细胞增多症（或其他急性肺部过敏性疾患）引起的哮喘，皆可参照本节内容进行辨证论治。

【病因病机】

一、病因

1. 外邪侵袭　外感风寒或风热之邪，未能及时表散，邪蕴于肺，壅阻肺气，气不布津，聚液生痰。

2. 饮食不当　过食生冷，寒饮内停，或嗜食酸咸甘肥，积痰蒸热，或进食海膻发物，以致脾失健运，痰浊内生，上犯于肺，壅塞气道，而致诱发。

3. 体虚病后　禀赋不足，则易受邪侵。一般而言，禀赋不足者多以肾虚为主，而病后所致者多以肺虚为主。

二、病机

病理因素以痰为主，痰的产生主要由于人体津液不归正化，凝聚而成，如伏藏于肺，则成为发病的潜在"夙根"，因各种诱因如气候、饮食、情志、劳累等诱发，这些诱因每多错杂相关，其中尤以气候变化为主。发作时的基本病理变化为"伏痰"遇感引触，痰随气升、气因痰阻，相互搏结，壅塞气道，肺管狭窄，通畅不利，肺气宣降失常，引动停积之痰，而致痰鸣如吼，气息喘促。若长期反复发作，寒痰伤及脾肾之阳，痰热耗灼肺肾之阴，则可从实转虚，在平时表现肺、脾、肾等脏气虚弱之候。

【诊断依据】

（1）多与先天禀赋有关，家族中可有哮病史。常由气候突变，饮食不当，情志失调，劳累等诱发。

（2）呈反复发作性。

（3）发时常多突然，可见鼻痒、喷嚏、咳嗽、胸闷等先兆。喉中有明显哮鸣声，呼吸困难，不能平卧，甚至面色苍白，唇甲青紫，约数分钟、数小时后缓解。

（4）平时可一如常人，或稍感疲劳、纳差。但病程日久，反复发作，导致正气亏虚，可常有轻度哮鸣，甚至在大发作时持续难平，出现喘脱。

（5）血中嗜酸性粒细胞增高，如并发感染可有白细胞总数增高，中性粒细胞比例增高。肺功能检查，发作期有关呼吸流速的全部指标均显著下降，重症哮喘气道阻塞严重，可使二氧化碳潴留。胸部 X 线检查，发作时可见两肺透亮度增加，呈过度充气状态。并发呼吸道感染可见肺纹理增加及炎性浸润阴影。

【辨证论治】

一、辨证要点

哮病总属邪实正虚。发时以邪实为主，注意是否兼有表证。而未发时以正虚为主，应辨阴阳之偏虚，肺、脾、肾三脏之所属。

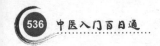
二、治疗原则

以"发时治标，平时治本"为基本原则。发时攻邪治标。反复日久，正虚邪实者，又当兼顾。

三、证治分类

（一）发作期

1. 冷哮

喉中哮鸣如水鸡声，呼吸急促，喘憋气逆，胸膈满闷如塞，咳不甚，痰少咯吐不爽，色白而多泡沫，口不渴或渴喜热饮，形寒怕冷，天冷或受寒易发，舌苔白滑，脉弦紧或浮紧。

证机概要：寒痰伏肺，遇感触发，痰升气阻，肺失宣肃。

治法：宣肺散寒，化痰平喘。

代表方：射干麻黄汤或小青龙汤加减。

常用药：麻黄、射干宣肺平喘，化痰利咽；干姜、细辛、半夏温肺化饮降逆；紫菀、款冬花化痰止咳；五味子收敛肺气；大枣、甘草和中。

若痰涌气逆，不得平卧，加苏子，并酌加杏仁、白前、橘皮等；表寒明显，寒热身疼，配桂枝、生姜；咳逆上气，汗多，加白芍。

2. 热哮

喉中痰鸣如吼，喘而气粗息涌，胸高胁胀，咳呛阵作，咯痰色黄或白，黏浊稠厚，排吐不利，口苦，口渴喜饮，汗出，面赤，或有身热，甚至有好发于夏季者，舌苔黄腻，质红，脉滑数或弦滑。

证机概要：痰热蕴肺，壅阻气道，肺失清肃。

治法：清热宣肺，化痰定喘。

代表方：定喘汤或越婢加半夏汤加减。

常用药：麻黄宣肺平喘；黄芩、桑白皮清热肃肺；杏仁、半夏、款冬花、苏子化痰降逆；白果敛肺，并防麻黄过于耗散；甘草调和诸药。

若表寒外束，肺热内郁，加石膏配麻黄；肺气壅实，痰鸣息涌，不得平卧，加葶苈子、广地龙；肺热壅盛，痰吐稠黄，加射干、知母、鱼腥草；兼有大便秘结者，可用大黄、芒硝、全瓜蒌、枳实。

3. 寒包热哮

喉中哮鸣有声，胸膈烦闷，呼吸急促，喘咳气逆，咯痰不爽，痰黏色黄，或黄白相兼，烦躁，发热，恶寒，无汗，身痛，口干欲饮。大便偏干，舌苔白腻罩黄，舌尖边红，脉弦紧。

证机概要：痰热壅肺，复感风寒，客寒包火，肺失宣降。

治法：解表散寒，清化痰热。

代表方：小青龙加石膏汤或厚朴麻黄汤加减。

常用药：麻黄散寒解表，宣肺平喘；石膏清泄肺热；厚朴、杏仁平喘止咳；生姜、半夏化痰降逆；甘草、大枣调和诸药。

若表寒重者加桂枝、细辛；喘哮，痰鸣气逆，加射干、葶苈子、苏子；痰吐稠黄胶黏加黄芩、前胡、瓜蒌皮。

4. 风痰哮

喉中痰涎壅盛，声如拽锯，或鸣声如吹哨笛，喘急胸满，但坐不得卧，咯痰黏腻难出，或为白色泡沫痰液，无明显寒热倾向，面色青黯，起病多急，常倏忽来去，发前自觉鼻、咽、眼、耳发痒，喷嚏，鼻塞，流涕，胸部憋塞，随之迅即发作，舌苔厚浊，脉滑实。

证机概要：痰浊伏肺，风邪引触，肺气郁闭，升降失司。

治法：祛风涤痰，降气平喘。

代表方：三子养亲汤加减。

常用药：白芥子温肺利气涤痰；苏子降气化痰，止咳平喘；莱菔子行气祛痰；麻黄宣肺平喘；杏仁、僵蚕祛风化痰；厚朴、半夏、陈皮降气化痰；茯苓健脾化痰。

若痰壅喘急，不能平卧，加用葶苈子、猪牙皂，必要时可暂予控涎丹；感受风邪而发作者，加苏叶、防风、苍耳草、蝉衣、地龙等。

5. 虚哮

喉中哮鸣如鼾，声低，气短息促，动则喘甚，发作频繁。甚则持续喘哮，口唇、爪甲青紫，咯痰无力，痰涎清稀或质黏起沫，面色苍白或颧红唇紫，口不渴或咽干口渴，形寒肢冷或烦热，舌质淡或偏红，或紫暗，脉沉细或细数。

证机概要：哮病久发，痰气瘀阻，肺肾两虚，摄纳失常。

治法：补肺纳肾，降气化痰。

代表方：平喘固本汤加减。

常用药：党参、黄芪补益肺气；胡桃肉、沉香、半夏、款冬花、橘皮降气化痰。

若肾阳虚加附子、鹿角片、补骨脂；肺肾阴虚，加沙参、麦冬、生地、当归；痰气瘀阻，口唇青紫，加桃仁、苏木；气逆于上，动则气喘，加紫石英、磁石。

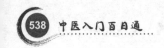

（二）缓解期

1. 肺脾气虚

气短声低，喉中时有轻度哮鸣，痰多质稀，色白，自汗，怕风，常易感冒，倦怠无力，食少便溏，舌质淡，苔白，脉细弱。

证机概要：哮病日久，肺虚不能主气，脾虚健运无权，气不化津，痰饮蕴肺，肺气上逆。

治法：健脾益气，补土生金。

代表方：六君子汤加减。

常用药：党参、白术健脾益气；山药、核桃仁、茯苓甘淡补脾；法半夏、橘皮燥湿化痰；五味子敛肺气；甘草补气调中。

若表虚自汗加炙黄芪、浮小麦、大枣；怕冷，畏风，易感冒，可加桂枝、白芍、附片。

2. 肺肾两虚

短气息促，动则为甚，吸气不利，咯痰质黏起沫，脑转耳鸣，腰酸腿软，心慌，不耐劳累。或五心烦热，颧红，口干，舌质红少苔，脉细数；或畏寒肢冷，面色苍白，舌苔淡白，质胖，脉沉细。

证机概要：哮病久发，精气亏乏，肺肾摄纳失常，气不归元，津凝为痰。

治法：补肺益肾。

代表方：生脉地黄汤合金水六君煎加减。

常用药：熟地、山萸肉、胡桃肉补肾纳气；人参、麦冬、五味子补益肺之气阴；茯苓、甘草益气健脾；半夏、陈皮理气化痰。

若肺气阴两虚为主者加黄芪、沙参、百合；肾阳虚为主者，酌加补骨脂、淫羊藿、鹿角片、制附片、肉桂；肾阴虚为主者加生地、冬虫夏草。另可常服紫河车粉补益肾精。

【**预防调护**】

（1）注意保暖，防止感冒，避免因寒冷空气的刺激而诱发。

（2）饮食宜清淡，避免海膻发物，避免烟尘异味。

（3）平时可常服玉屏风散、肾气丸等药物，以调护正气，提高抗病能力。

第四节 喘 证

喘即气喘、喘息。临床表现以呼吸困难，甚至张口抬肩，鼻翼煽动，不能平卧为特征。

西医学的肺炎、喘息性支气管炎、肺气肿、肺源性心脏病、心源性哮喘、肺结核以及癔症等发生呼吸困难时，均可参照本节辨证施治。

【病因病机】

一、病因

1. **外邪侵袭** 常因重感风寒，邪袭于肺，外闭皮毛，内遏肺气，肺卫为邪所伤，肺气不得宣畅，气机壅阻，上逆作喘。

2. **饮食不当** 过食生冷、肥甘，或因嗜酒伤中，脾运失健，水谷不归正化，反而聚湿生痰，痰浊上干，壅阻肺气，升降不利，发为喘促。

3. **情志所伤** 情志不遂，忧思气结，肺气痹阻，气机不利，或郁怒伤肝，肝气上逆于肺，肺气不得肃降，升多降少，气逆而喘。

4. **劳欲久病** 慢性咳嗽、肺痨等肺系病证，久病肺虚，气失所主，气阴亏耗，不能下荫于肾，肾元亏虚，肾不纳气而气短喘促。

二、病机

喘证的发病部位主要在肺和肾，涉及肝脾心。喘证的病理性质有虚实之分。实喘在肺，为外邪、痰浊、肝郁气逆，邪壅肺气，宣降不利所致；虚喘责之肺、肾两脏，因阳气不足，阴精亏耗，而致肺肾出纳失常。实喘病久伤正，由肺及肾；或虚喘复感外邪，或夹痰浊，则病情虚实错杂，每多表现为邪气壅阻于上，肾气亏虚于下的上盛下虚证候。喘证严重阶段，不但肺肾俱虚，在孤阳欲脱之时，每多影响到心。

【诊断依据】

（1）以喘促短气，呼吸困难，甚至张口抬肩，鼻翼煽动，不能平卧，口唇发绀为特征。

（2）多有慢性咳嗽、哮病、肺痨、心悸等病史，每遇外感及劳累而诱发。

（3）胸部 X 片及 CT 检查，可见两肺透亮度增加，呈过度充气状态。血常规可见嗜酸性粒细胞增多，肺功能测定各项有关呼气流的指标均下降。

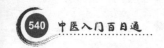

【辨证论治】

一、辨证要点

喘证的辨证首当分清虚实。实喘又当辨外感内伤，虚喘应辨病变脏腑。

二、治疗原则

喘证的治疗应分清虚实邪正。实喘治肺，以祛邪利气为主；虚喘以培补摄纳为主；虚实夹杂，寒热互见者，又当辨证论治。

三、证治分类

（一）实喘

1. 风寒壅肺

喘息咳逆，呼吸急促，胸部胀闷，痰多稀薄而带泡沫，色白质黏，常有头痛，恶寒，或有发热，口不渴，无汗，苔薄白而滑，脉浮紧。

证机概要：风寒上受，内舍于肺，邪实气壅，肺气不宣。

治法：宣肺散寒。

代表方：麻黄汤合华盖散加减。

常用药：麻黄、紫苏温肺散寒；半夏、橘红、杏仁、苏子、紫菀、白前化痰利气。

若表证明显，寒热无汗，头身疼痛，加桂枝配麻黄；寒痰较重，痰白清稀，量多起沫，加细辛、生姜；若咳喘重，胸满气逆者，加射干、前胡、厚朴；寒饮伏肺，复感外寒而引发，可用小青龙汤加减。

2. 表寒肺热

喘逆上气，胸胀或痛，息粗，鼻煽，咳而不爽，吐痰稠黏，伴形寒，身热，烦闷，身痛，有汗或无汗，口渴，苔薄白或黄，舌边红，脉浮数或滑。

证机概要：寒邪束表，热郁于肺，肺气上逆。

治法：解表清里，化痰平喘。

代表方：麻杏石甘汤加减。

常用药：麻黄宣肺解表；黄芩、桑白皮、石膏清泄里热；苏子、杏仁、半夏、款冬花降气化痰。

若表寒重加桂枝；痰热重，痰黄黏稠量多，加瓜蒌、贝母；痰鸣息涌加葶苈子、射干。

3. 痰热郁肺

喘咳气涌，胸部胀痛，痰多质黏色黄，或夹有血色，伴胸中烦闷，身热，有汗，口渴而喜冷饮，面赤，咽干，小便赤涩，大便或秘，舌质红，舌苔薄黄或腻，脉滑数。

证机概要：邪热蕴肺，蒸液成痰，痰热壅滞，肺失清肃。

治法：清热化痰，宣肺平喘。

代表方：桑白皮汤加减。

常用药：桑白皮、黄芩清泄肺热；知母、贝母、射干、瓜蒌皮、前胡、地龙清化痰热定喘。

若身热重，可加石膏；如喘甚痰多，黏稠色黄，可加葶苈子、海蛤壳、鱼腥草、冬瓜仁；腑气不通，痰涌便秘，加瓜蒌仁、大黄或风化硝。

4. 痰浊阻肺

喘而胸满闷塞，甚则胸盈仰息，咳嗽，痰多黏腻色白，咯吐不利，兼有呕恶，食少，口黏不渴，舌苔白腻，脉象滑或濡。

证机概要：中阳不运，积湿生痰，痰浊壅肺，肺失肃降。

治法：祛痰降逆，宣肺平喘。

代表方：二陈汤合三子养亲汤加减。

常用药：法半夏、陈皮、茯苓化痰；苏子、白芥子、莱菔子化痰下气平喘；杏仁、紫菀、旋覆花肃肺化痰降逆。

若痰湿较重，可加苍术、厚朴；脾虚，纳少，便溏，加党参、白术；痰从寒化，色白清稀，加干姜、细辛。

5. 肺气郁痹

每遇情志刺激而诱发，发时突然呼吸短促，息粗气憋，胸闷胸痛，咽中如窒，但喉中痰鸣不著，或无痰声。平素常多忧思抑郁，失眠，心悸，苔薄，脉弦。

证机概要：肝郁气逆，上冲犯肺，肺气不降。

治法：开郁降气平喘。

代表方：五磨饮子加减。

常用药：沉香、木香、川朴花、枳壳行气解郁；苏子、金沸草、代赭石、杏仁降逆平喘。

若肝郁气滞较著，可加用柴胡、郁金；心悸、失眠者加百合、合欢皮、酸枣仁、远志等；若气滞腹胀，大便秘结，可加用大黄。配合心理疏导，劝慰患者心情开朗。

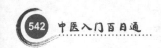

（二）虚喘

1. 肺气虚耗

喘促短气，气怯声低，喉有鼾声，咳声低弱，痰吐稀薄，自汗畏风，或见咳呛，痰少质黏，烦热而渴，咽喉不利，面颧潮红，舌质淡红或有苔剥，脉软弱或细数。

证机概要：肺气亏虚，气失所主。或肺阴亏虚，虚火上炎，肺失清肃。

治法：补肺益气养阴。

代表方：生脉散合补肺汤加减。

常用药：党参、黄芪、冬虫夏草、五味子、炙甘草补益肺气。

若咳逆，咯痰稀薄者，合紫菀、款冬花等；偏阴虚者加沙参、麦冬、玉竹等；咳痰稠黏，合川贝母、百部、桑白皮。

2. 肾虚不纳

喘促日久，动则喘甚，呼多吸少，呼则难升，吸则难降，气不得续，形瘦神惫，汗出肢冷，面青唇紫，舌淡苔白或黑而润滑，脉微细或沉弱；或见喘咳，面红烦躁，口咽干燥，足冷，汗出如油，舌红少津，脉细数。

证机概要：肺病及肾，肺肾俱虚，气失摄纳。

治法：补肾纳气。

代表方：金匮肾气丸合参蛤散加减。

常用药：附子、肉桂、山萸肉、冬虫夏草、胡桃肉、紫河车等温肾纳气；配熟地黄、当归滋阴助阳。

若气从少腹上冲胸咽，为肾失潜纳，加紫石英、磁石、沉香等；喘剧气怯，不能稍动，加人参、五味子；肾阴虚者，宜用生地黄、麦冬。

3. 正虚喘脱

喘逆剧甚，张口抬肩，鼻煽气促，端坐不能平卧，稍动则咳喘欲绝，或有痰鸣，心慌动悸，烦躁不安，面青唇紫，汗出如珠，肢冷，脉浮大无根，或见歇止，或模糊不清。

证机概要：肺气欲绝，心肾阳衰。

治法：扶阳固脱，镇摄肾气。

代表方：参附汤送服黑锡丹，配合蛤蚧粉。

常用药：人参、黄芪、炙甘草补益肺气；山萸肉、冬虫夏草、五味子、蛤蚧（粉）摄纳肾气；龙骨、牡蛎敛汗固脱。

若阳虚甚，气息微弱，汗出肢冷，加附子、干姜；阴虚甚，气息急促，心烦内热，加麦冬、玉竹，人参改用西洋参。

【预防调护】

（1）慎风寒，适寒温，节饮食，少食黏腻和辛热刺激之品，以免助湿生痰动火。

（2）忌烟酒，远房事，调情志。加强体育锻炼，增强体质，但不宜过度疲劳。

（3）若喘息渐平，善后调理可常服紫河车、胡桃肉以补肾固本纳气。

第五节　肺　痨

肺痨是具有传染性的慢性虚弱疾患，以咳嗽、咯血、潮热、盗汗及身体逐渐消瘦为主要临床特征。

本病临床表现及其传染特点，与西医学的肺结核基本相同。若因肺外结核引起的劳损，也可参照本节辨证论治。

【病因病机】

一、病因

（一）感染"痨虫"

与患者直接接触，致"痨虫"侵入人体为害。举凡酒食、问病、看护，或与患者朝夕相处，都是导致感染的条件。

（二）正气虚弱

1. **禀赋不足**　由于先天禀赋不足，小儿发育未充，"痨虫"入侵致病。

2. **酒色劳倦**　酒色过度，耗损精血，正虚受感。

3. **病后失调**　大病或久病后失于调治（如麻疹、哮喘等病）；外感咳嗽，经久不愈；胎产之后失于调养（如产后劳）等，正虚受感。

4. **营养不良**　生活贫困，营养不充，体虚不能抗邪而致感受"痨虫"。

二、病机

从"痨虫"侵犯的病变部位而言，则主要在肺。由于肺主呼吸，受气于天，吸清呼浊，若肺脏本体虚弱，卫外功能不强，或因其他脏腑病变耗伤肺气，导致肺虚，则"痨虫"极易犯肺，侵蚀肺体，而致发病。由于脏腑之间有互相资生、制约的关系，因此在病理情况下，肺脏局部病变，也必然会影响到其他脏腑和整体，故有"其邪辗转，乘于五脏"之说，其中与脾肾两脏的关系最为密切，同时也可涉及心肝。

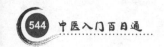

【诊断依据】

（1）有与肺痨患者的长期密切接触史。

（2）以咳嗽、咯血、潮热、盗汗及形体明显消瘦为主要临床表现。

（3）初期患者仅感疲劳乏力、干咳、食欲不振，形体逐渐消瘦。

（4）X线检查可早期发现肺结核，表现有浸润、干酪样变和空洞形成，均属于活动性病变。活动性肺结核痰中常可找到结核菌。结核菌素试验呈强阳性者，常提示体内有活动性病灶，红细胞沉降率也可增快。

【辨证论治】

一、辨证要点

对于本病的辨证，当辨病变脏腑及病理性质。其病变脏腑主要在肺，以肺阴虚为主。久则损及脾肾两脏。

二、治疗原则

治疗当以补虚培元和抗痨杀虫为原则。治疗大法应根据"主乎阴虚"的病理特点，以滋阴为主，火旺的兼以降火，如合并气虚、阳虚兼证者，则当同时兼顾。

三、证治分类

1. 肺阴亏损

干咳，咳声短促，或咯少量黏痰，或痰中带有血丝，色鲜红，胸部隐隐闷痛，午后自觉手足心热，或见少量盗汗，皮肤干灼，口干咽燥，疲倦乏力，纳食不香，苔薄白，舌边尖红，脉细数。

证机概要：阴虚肺燥，肺失滋润，肺伤络损。

治法：滋阴润肺。

代表方：月华丸加减。

常用药：北沙参、麦冬、天冬、玉竹、百合等滋阴补肺；白及补肺生肌止血；百部润肺止咳，抗痨杀虫。

若咳嗽频而痰少质黏者，可合川贝母、甜杏仁；痰中带血丝较多者，加蛤粉炒阿胶、仙鹤草、白茅根（花）等；若低热不退者，可配银柴胡、青蒿、地骨皮等。

2. 虚火灼肺

呛咳气急，痰少质黏，或吐痰黄稠量多，时时咯血，血色鲜红，混有泡沫痰涎，午后潮热，骨蒸，五心烦热，颧红，盗汗量多，口渴心烦，失眠，性情急躁易怒，或胸胁掣痛，男子可见遗精，女子月经不调，形体日益消瘦，舌干而红，苔薄黄而剥，脉细数。

证机概要：肺肾阴伤，水亏火旺，燥热内灼，络损血溢。

治法：滋阴降火。

代表方：百合固金汤合秦艽鳖甲散加减。

常用药：南沙参、北沙参、麦冬、玉竹、百合养阴润肺止咳；百部、白及补肺止血，抗痨杀虫；生地黄、五味子、玄参、阿胶、龟板、冬虫夏草滋养肺肾之阴，培其本元。

若火旺较甚，加胡黄连、黄芩；骨蒸劳热再加秦艽、白薇、鳖甲等；咯血较著者，加丹皮、黑山栀；盗汗较著，加乌梅、浮小麦、煅龙骨、煅牡蛎。

3. 气阴耗伤

咳嗽无力，气短声低，咳痰清稀色白，量较多，偶或夹血，或咯血，血色淡红，午后潮热，伴有畏风，怕冷，自汗与盗汗可并见，纳少神疲，便溏，面色㿠白，颧红，舌质光淡，边有齿印，苔薄，脉细弱而数。

证机概要：阴伤气耗，肺脾两虚，肺气不清，脾虚不健。

治法：益气养阴。

代表方：保真汤或参苓白术散加减。

常用药：党参、黄芪、白术、甘草、山药补肺益脾，培土生金；北沙参、麦冬滋养肺阴；地黄、阿胶、五味子、冬虫夏草滋肾水以润肺燥；白及、百合补肺止咳，抗痨杀虫；紫菀、冬花、苏子温润肺金，止咳化痰。

若夹有湿痰者，可加姜半夏、橘红、茯苓；咯血量多者，加山萸肉、仙鹤草、煅龙牡、三七；劳热、自汗、恶风者，可取桂枝、白芍、红枣，配合党参、黄芪、炙甘草；兼有骨蒸盗汗等阴伤症状者，酌加鳖甲、牡蛎、乌梅、地骨皮、银柴胡；如纳少腹胀，大便溏薄者，加扁豆、薏苡仁、莲肉、橘白，忌用地黄、麦冬、阿胶等过于滋腻的药物。

4. 阴阳虚损

咳逆喘息，少气，咯痰色白有沫，或夹血丝，血色暗淡，潮热，自汗，盗汗，声嘶或失音，面浮肢肿，心慌，唇紫，肢冷，形寒，或见五更泄泻，口舌生糜，大肉尽脱，男子遗精阳痿，女子经闭，苔黄而剥，舌质光淡隐紫，少津，脉微细而数，或虚大无力。

证机概要：阴伤及阳，精气虚竭，肺、脾、肾三脏俱损。

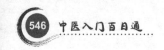

治法：滋阴补阳。

代表方：补天大造丸加减。

常用药：人参、黄芪、白术、山药补益肺脾之气；麦冬、生地黄、五味子滋养肺肾之阴；阿胶、当归、枸杞、山萸肉、龟板培补阴精；鹿角胶、紫河车助真阳而填精髓。

若肾虚气逆喘息者，配冬虫夏草、诃子、钟乳石；心慌者加紫石英、丹参、远志；见五更泄泻，配煨肉蔻、补骨脂，并去地黄、阿胶等滋腻碍脾药物。

【预防调护】

（1）本病应注意防重于治，要求在接触患者时，应戴口罩，身佩安息香，或用雄黄擦鼻，以避免传染。

（2）重视摄生，禁烟酒，慎房事，怡情志，适当进行体育锻炼，加强食养，以补肺润燥生津。忌食一切辛辣刺激动火燥液之物。

第六节　肺　胀

肺胀是多种慢性肺系疾患反复发作，迁延不愈，导致肺气胀满，不能敛降的一种病证。临床表现为胸部膨满，憋闷如塞，喘息上气，咳嗽痰多，烦躁，心悸，面色晦暗，或唇甲发绀，脘腹胀满，肢体浮肿等。

西医学中慢性支气管炎合并肺气肿、肺源性心脏病，可参考本节内容进行辨证论治。

【病因病机】

一、病因

1.**久病肺虚**　如内伤久咳、支饮、喘哮、肺痨等肺系慢性疾患，迁延失治，痰浊潴留，壅阻肺气，气之出纳失常，还于肺间，日久导致肺虚，成为发病的基础。

2.**感受外邪**　肺虚久病，卫外不固，六淫外邪每易乘袭，诱使本病发作，病情日益加重。

二、病机

病变首先在肺，继则影响脾、肾，后期病及于心。因肺主气，开窍于鼻，外合皮毛，职司卫外，为人身之藩篱，故外邪从口鼻、皮毛入侵，每多首先犯肺，以致肺之宣降功能不利，气逆于上而为咳，升降失常则为喘。久则肺虚，肺之主气功能失常，影响呼吸出入，肺气壅滞，还于肺间，导致肺气胀满，张缩无力，不能敛降。病理因素主要为痰浊、水饮与血瘀，兼见同病，三者之间又互相影响和转化。

【诊断依据】

（1）有慢性肺系疾患病史多年，反复发作。病程缠绵，时轻时重，经久难愈。多见于老年人。

（2）常因外感而诱发。其他如劳倦过度、情志刺激等也可诱发。

（3）临床表现为咳逆上气，痰多，胸中憋闷如塞，胸部膨满，喘息，动则加剧，甚则鼻煽气促，张口抬肩，目胀如脱，烦躁不安。胸廓隆起如桶状，叩之呈过清音，听诊有痰鸣声及湿啰音，心音遥远。

（4）日久可见心慌动悸，面唇紫绀，脘腹胀满，肢体浮肿，甚或喘脱。

（5）X线检查：胸廓扩张，肋间隙增宽，肋骨平行，活动减弱，横膈降低且变平，两肺野透亮度增加，肺血管纹理增粗、紊乱，右心室增大。血气分析检查可见低氧血症或合并高碳酸血症。血液检查红细胞和血红蛋白可升高，淤血征象明显时全血黏度和血浆黏度可增加。白细胞总数可增加，中性粒细胞增加。后期可有肝、肾功能的改变，血清电解质出现紊乱。

【辨证论治】

一、辨证要点

辨证总属标实本虚，但有偏实、偏虚的不同。一般感邪时偏于邪实，平时偏于本虚。

二、治疗原则

治疗应抓住治标、治本两个方面。标实者，应祛邪宣肺、降气化痰、温阳利水，甚或开窍、息风、止血。本虚者，当补养心肺、益肾健脾，或气阴兼调，或阴阳两顾。正气欲脱时则应扶正固脱、救阴回阳。

三、证治分类

1.痰浊壅肺

胸膺满闷，短气喘息，稍劳即著，咳嗽痰多，色白黏腻或呈泡沫，畏风易汗，脘痞纳少，倦怠乏力，舌暗，苔薄腻或浊腻，脉小滑。

证机概要：肺虚脾弱，痰浊内生，上逆干肺，肺失宣降。

治法：化痰降气，健脾益肺。

代表方：苏子降气汤合三子养亲汤加减。

常用药：苏子、前胡、白芥子化痰降逆平喘；半夏、厚朴、陈皮燥湿化痰，行气降逆；白术、茯苓、甘草运脾和中。

若痰多，胸满不能平卧，加葶苈子、莱菔子；肺脾气虚，易出汗，短气乏力，痰量不多，酌加党参、黄芪、防风。

2. 痰热郁肺

咳逆，喘息气粗，胸满，烦躁，目胀睛突，痰黄或白，黏稠难咯，或伴身热，微恶寒，有汗不多，口渴欲饮，溲赤，便干，舌边尖红，苔黄或黄腻，脉数或滑数。

证机概要：痰浊内蕴，郁而化热，痰热壅肺，清肃失司。

治法：清肺化痰，降逆平喘。

代表方：越婢加半夏汤或桑白皮汤加减。

常用药：麻黄宣肺平喘；黄芩、石膏、桑白皮清泄肺中郁热；杏仁、半夏、苏子化痰降气平喘。

若痰热内盛，胸满气逆，加鱼腥草、瓜蒌皮、大贝母；痰鸣喘息，不得平卧，加射干、葶苈子；痰热伤津，口干舌燥，加天花粉、知母、芦根。

3. 痰蒙神窍

神志恍惚，表情淡漠，谵妄，烦躁不安，撮空理线，嗜睡，甚则昏迷，或伴肢体瞤动，抽搐，咳逆喘促，咯痰不爽，苔白腻或黄腻，舌质暗红或淡紫，脉细滑数。

证机概要：痰蒙神窍，引动肝风。

治法：涤痰，开窍，息风。

代表方：涤痰汤加减。

常用药：半夏、茯苓、橘红、胆星涤痰息风；竹茹、枳实清热化痰利膈；菖蒲、远志、郁金开窍化痰降浊。

若痰热内盛，谵语，神昏，加葶苈子、天竺黄、竹沥；肝风内动，抽搐，加钩藤、全蝎，另服羚羊角粉；血瘀明显，唇甲发绀，加丹参、红花、桃仁。

4. 阳虚水泛

心悸，喘咳，咯痰清稀，面浮，下肢浮肿，甚则一身悉肿，腹部胀满有水，脘痞，纳差，尿少，怕冷，面唇青紫，苔白滑，舌胖质黯，脉沉细。

证机概要：心肾阳虚，水饮内停。

治法：温肾健脾，化饮利水。

代表方；真武汤合五苓散加减。

常用药：附子、桂枝温肾通阳；茯苓、白术、猪苓、泽泻、生姜健脾利水；赤芍活血化瘀。

若水肿势剧，上凌心肺，心悸喘满，倚息不得卧者，加沉香、川椒目、葶苈子；血瘀甚，发绀明显，加泽兰、红花、北五加皮。

5. 肺肾气虚

呼吸浅短难续，声低气怯，甚则张口抬肩，倚息不能平卧，咳嗽，痰白如沫，咯吐不利，胸闷心慌，形寒汗出，或腰膝酸软，小便清长，或尿有余沥，舌淡或黯紫，脉沉细数无力，或有结代。

证机概要：肺肾两虚，气失摄纳。

治法：补肺纳肾，降气平喘。

代表方：平喘固本汤合补肺汤加减。

常用药：党参（人参）、黄芪、炙甘草补肺；冬虫夏草、熟地、胡桃肉、脐带益肾；五味子收敛肺气；灵磁石、沉香纳气归原；紫菀、款冬花、苏子、法半夏、橘红化痰降气。

若肺虚有寒，怕冷，加肉桂、干姜；兼有阴伤，低热，加麦冬、玉竹、生地；气虚瘀阻，面唇紫绀明显，加当归、丹参、苏木。

【预防调护】

（1）防止经常感冒、内伤咳嗽迁延发展成为慢性咳喘，是预防形成本病的关键。

（2）平时常服扶正固本方药增强正气，提高抗病能力。

（3）禁忌烟酒及恣食辛辣、生冷、咸、甜之品，有水肿者饮食应低盐或无盐。

第二章 心系病证

第一节 心 悸

心悸是指患者自觉心中悸动，惊惕不安，甚则不能自主的一种病证，常伴胸闷、气短、失眠、健忘、眩晕、耳鸣等症。

西医学中凡各种原因引起的心律失常，如心动过速、心动过缓、心房颤动、心肌炎、一部分神经官能症等，如表现以心悸为主症者，均可参照本病证辨证论治。

【病因病机】

一、病因

1. **体虚劳倦** 禀赋不足，素质虚弱，或久病伤正，耗损心之气阴，或劳倦太过伤脾，生化之源不足，气血阴阳亏乏，脏腑功能失调，致心神失养，发为心悸。

2. **七情所伤** 平素心虚胆怯，突遇惊恐，忤犯心神，心神动摇，不能自主而心悸。

3. **感受外邪** 风、寒、湿三气杂至，合而为痹。痹证日久，复感外邪，内舍于心，痹阻心脉，心血运行受阻，发为心悸。

4. **药食不当** 嗜食醇酒厚味、煎炸炙煿，蕴热化火生痰，痰火上扰心神则为悸。

二、病机

心悸的病机不外于气血阴阳亏虚，心失所养，或邪扰心神，心神不宁。其病位在心，而与肝、脾、肾、肺四脏密切相关。心悸的病理性质主要有虚实两方面。虚者为气、血、阴、阳亏损，使心失滋养，而致心悸；实者多由痰火扰心，水饮上凌或心血瘀阻，气血运行不畅所致。虚实之间可以相互夹杂或转化。

【诊断依据】

（1）自觉心搏异常，或快速，或缓慢，或跳动过重，或忽跳忽止，呈阵发性或持续不解，心慌不安，不能自主。

（2）伴有胸闷不舒，易激动，心烦寐差，头晕等症。中老年患者，可伴有心胸疼痛，甚则喘促，汗出肢冷，或见晕厥。

（3）可见数、促、结、代、缓、沉、迟等脉象。

（4）常由情志刺激如惊恐、紧张，及劳倦、饮酒、饱食等因素而诱发。

（5）心电图检查可见心律失常，如心动过缓、心动过速、房性早搏、室性早搏、房颤或房扑、房室传导阻滞等，必要时可行动态心电图监测。

【辨证论治】

一、辨证要点

心悸的辨证应分虚实，虚者系指脏腑气血阴阳亏虚，实者多指痰饮、瘀血、火邪上扰。

二、治疗原则

心悸的治疗应分虚实。虚证分别予以补气、养血、滋阴、温阳；实证则应祛痰、化饮、清火、行瘀；并酌情配合安神镇心之法。

三、证治分类

1. 心虚胆怯

心悸不宁，善惊易恐，坐卧不安，不寐多梦而易惊醒，恶闻声响，食少纳呆，苔薄白，脉细略数或细弦。

证机概要：气血亏损，心虚胆怯，心神失养。

治法：镇惊定志，养心安神。

代表方：安神定志丸加减。

常用药：龙齿、琥珀镇惊安神；酸枣仁、远志、茯神养心安神；人参、茯苓、山药益气壮胆；天冬、生地、熟地滋养心血；少许肉桂，鼓舞气血生长；五味子收敛心气。

若气短乏力,头晕目眩，重用人参，加黄芪；兼见心阳不振，用肉桂易桂枝，加附子。

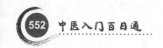
2. 心血不足

心悸气短，头晕目眩，失眠健忘，面色无华，倦怠乏力，纳呆食少，舌淡红，脉细弱。

证机概要：心血亏耗，心失所养，心神不宁。

治法：补血养心，益气安神。

代表方：归脾汤加减。

常用药：黄芪、人参、白术、炙甘草益气健脾，以资气血生化之源；熟地、当归、龙眼肉补养心血；茯神、远志、酸枣仁宁心安神；木香理气醒脾，使补而不滞。

若五心烦热，自汗盗汗，为气阴两虚，用炙甘草汤加减；热病后期损及心阴而心悸者，以生脉散加减。

3. 阴虚火旺

心悸易惊，心烦失眠，五心烦热，口干，盗汗，思虑劳心则症状加重，伴耳鸣腰酸，头晕目眩，急躁易怒，舌红少津，苔少或无，脉象细数。

证机概要：肝肾阴虚，水不济火，心火内动，扰动心神。

治法：滋阴清火，养心安神。

代表方：天王补心丹合朱砂安神丸加减。

常用药：生地、玄参、麦冬、天冬滋阴清热；当归、丹参补血养心；人参、炙甘草补益心气；黄连清热泻火；朱砂、茯苓、远志、枣仁、柏子仁安养心神；五味子收敛耗散之心气；桔梗引药上行，以通心气。

若肾阴亏虚，虚火妄动，遗精腰酸者，加龟板、熟地、知母、黄柏，或加服知柏地黄丸；阴虚而火热不明显者，可单用天王补心丹；阴虚兼有瘀热者，加赤芍、丹皮、桃仁、红花等。

4. 心阳不振

心悸不安，胸闷气短，动则尤甚，面色苍白，形寒肢冷，舌淡苔白，脉象虚弱或沉细无力。

证机概要：心阳虚衰，无以温养心神。

治法：温补心阳，安神定悸。

代表方：桂枝甘草龙骨牡蛎汤合参附汤加减。

常用药：桂枝、附片温振心阳；人参、黄芪益气助阳；麦冬、枸杞滋阴；炙甘草益气养心；龙骨、牡蛎重镇安神定悸。

若形寒肢冷者，重用人参、黄芪、附子、肉桂；大汗出者重用人参、黄芪、煅龙骨、煅牡蛎、山萸肉，或用独参汤煎服；若心阳不振，以致心动过缓者，酌加炙麻黄、补骨脂，重用桂枝。

5. 水饮凌心

心悸眩晕，胸闷痞满，渴不欲饮，小便短少，或下肢浮肿，形寒肢冷，伴恶心，欲吐，流涎，舌淡胖，苔白滑，脉象弦滑或沉细而滑。

证机概要：脾肾阳虚，水饮内停，上凌于心，扰乱心神。

治法：振奋心阳，化气行水，宁心安神。

代表方：苓桂术甘汤加减。

常用药：泽泻、猪苓、车前子、茯苓淡渗利水；桂枝、炙甘草通阳化气；人参、白术、黄芪健脾益气助阳；远志、茯神、酸枣仁宁心安神。

兼见恶心呕吐，加半夏、陈皮、生姜；兼见肺气不宣，咳喘，胸闷，加杏仁、前胡、桔梗、葶苈子、五加皮、防己；若见因心功能不全而致浮肿、尿少、阵发性夜间咳喘或端坐呼吸者，当重用温阳利水之品，如真武汤。

6. 瘀阻心脉

心悸不安，胸闷不舒，心痛时作，痛如针刺，唇甲青紫，舌质紫暗或有瘀斑，脉涩或结或代。

证机概要：血瘀气滞，心脉瘀阻，心阳被遏，心失所养。

治法：活血化瘀，理气通络。

代表方：桃仁红花煎合桂枝甘草龙骨牡蛎汤加减。

常用药：桃仁、红花、丹参、赤芍、川芎活血化瘀；延胡索、香附、青皮理气通脉止痛；生地、当归养血活血；桂枝、甘草以通心阳；龙骨、牡蛎以镇心神。

若气滞血瘀，加用柴胡、枳壳；兼气虚加黄芪、党参、黄精；络脉痹阻，胸部窒闷，加沉香、檀香、降香；胸痛甚，加乳香、没药、五灵脂、蒲黄、三七粉等。

7. 痰火扰心

心悸时发时止，受惊易作，胸闷烦躁，失眠多梦，口干苦，大便秘结，小便短赤，舌红，苔黄腻，脉弦滑。

证机概要：痰浊停聚，郁久化火，痰火扰心，心神不安。

治法：清热化痰，宁心安神。

代表方：黄连温胆汤加减。

常用药：黄连、山栀苦寒泻火，清心除烦；竹茹、半夏、胆南星、全瓜蒌、陈皮清化痰热，和胃降逆；生姜、枳实下气行痰；远志、菖蒲、酸枣仁、生龙骨、生牡蛎宁心安神。

若痰热互结，大便秘结者，加生大黄；心悸重者，加珍珠母、石决明、磁石重镇

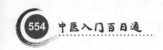
安神。

【预防调护】

（1）心悸每因情志内伤，恐惧而诱发，故患者应经常保持情绪稳定，避免惊恐及忧思恼怒等。

（2）平素饮食忌过饱、过饥，戒烟、酒、浓茶，宜低脂低盐饮食。

（3）注意寒暑变化，避免外邪侵袭而诱发或加重心悸。注意劳逸结合。

（4）平素可服人参等补气药，改善心气虚症状，增强抗病能力。

第二节　胸　痹

胸痹是指以胸部闷痛，甚则胸痛彻背，喘息不得卧为主症的一种疾病，轻者仅感胸闷如窒，呼吸欠畅，重者则有胸痛，严重者心痛彻背，背痛彻心。

本病与西医学所指的冠心病（心绞痛、心肌梗死）关系密切，其他如心包炎、病毒性心肌炎、慢性阻塞性肺疾病等，出现胸闷、心痛彻背、短气、喘不得卧等症状者，亦可参照本节内容辨证论治。

【病因病机】

一、病因

1.寒邪内侵　寒主收引，既可抑遏阳气，所谓暴寒折阳，又可使血行瘀滞，发为本病。

2.饮食失调　饮食不节，如过食肥甘厚味，以致脾胃损伤，运化失健，聚湿生痰，上犯心胸，阻遏心阳，气机不畅，心脉痹阻，而成胸痹。

3.情志失节　郁怒伤肝，肝失疏泄，肝郁气滞，甚则气郁化火，灼津成痰，血行失畅，脉络不利，而致气血瘀滞，心脉痹阻，不通则痛，而发胸痹。

4.年迈体虚　本病多见于中老年人，年过半百，肾气自半，精血渐衰。如肾阳虚衰，则不能鼓舞五脏之阳，可致心气不足或心阳不振，血脉失于温运，痹阻不畅，发为胸痹。

二、病机

胸痹的主要病机为心脉痹阻，病位在心，涉及肝、脾、肾等脏。心病不能推动血脉，肺气治节失司，则血行瘀滞；肝病疏泄失职，气郁血滞；脾失健运，聚生痰浊，气血乏源；肾阴亏损，心血失荣，肾阳虚衰，君火失用，均可引致心脉痹阻，胸阳失旷而发胸痹。其临床主要表现为本虚标实，虚实夹杂。本虚有气虚、气阴两虚及阳气虚衰；标实有血瘀、寒凝、痰浊、气滞，且可相兼为病。

【诊断依据】

（1）膻中或心前区憋闷疼痛，甚则痛彻左肩背、咽喉、胃脘部、左上臂内侧等部位，呈反复发作性或持续不解，常伴有心悸、气短、自汗，甚则喘息不得卧。

（2）胸闷胸痛一般几秒到几十分钟可缓解。严重者可见疼痛剧烈，持续不解，汗出肢冷，面色苍白，唇甲青紫，心跳加快，或心律失常等危候。

（3）多见于中年以上患者，常因操劳过度、抑郁恼怒或多饮暴食、感受寒冷而诱发。

（4）心电图检查，可见 ST 段或（和）T 波的异常变化，或出现病理性 Q 波；超声心动图或可见心肌缺血或梗死；心肌酶谱检查可见肌红蛋白、肌钙蛋白和肌酸激酶同工酶升高；必要时可行心脏冠脉造影。

【辨证论治】

一、辨证要点

1. **辨标本虚实**　胸痹总属本虚标实之证，辨证首先辨别虚实，分清标本。标实应区别气滞、痰浊、血瘀、寒凝的不同，本虚又应区别阴阳气血亏虚的不同。

2. **辨病情轻重**　疼痛发作次数、疼痛持续时间与病情轻重程度呈正比，疼痛发作次数少、持续时间短病情多轻，疼痛持续时间长、反复发作者多重。但也有发作次数不多而病情较重的不典型情况，需结合临床表现，具体分析判断。

二、治疗原则

治疗原则应先治其标，后治其本。先从祛邪入手，可疏理气机、活血化瘀、辛温通阳、泄浊豁痰，尤重活血通脉治法。本虚宜补，纠正脏腑之偏衰，尤其重视补益心气。

三、证治分类

1.心血瘀阻

心胸疼痛，如刺如绞，痛有定处，入夜为甚，甚则心痛彻背，背痛彻心，或痛引

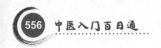

肩背，伴有胸闷，日久不愈，可因暴怒、劳累而加重，舌质紫暗，有瘀斑，苔薄，脉弦涩。

证机概要：血行瘀滞，胸阳痹阻，心脉不畅。

治法：活血化瘀，通脉止痛。

代表方：血府逐瘀汤加减。

常用药：川芎、桃仁、红花、赤芍活血化瘀，和营通脉；柴胡、桔梗、枳壳、牛膝调畅气机，行气活血；当归、生地补养阴血；降香、郁金理气止痛。

若寒凝血瘀或阳虚血瘀者，伴畏寒肢冷，可加桂枝或肉桂、细辛、高良姜、人参、附子等；若气虚血瘀，伴气短乏力者，当益气活血，重用人参、黄芪等；卒然心痛发作，可含服复方丹参滴丸、速效救心丸等。

2. 气滞心胸

心胸满闷，隐痛阵发，痛有定处，时欲太息，遇情志不遂时容易诱发或加重，或兼有脘腹胀闷，得嗳气或矢气则舒，苔薄或薄腻，脉细弦。

证机概要：肝失疏泄，气机郁滞，心脉不和。

治法：疏肝理气，活血通络。

代表方：柴胡疏肝散加减。

常用药：柴胡、枳壳疏肝理气；香附、陈皮理气解郁；川芎、赤芍活血通脉。

若气郁日久化热，心烦易怒，口干便秘，用丹栀逍遥散；便秘严重者加当归龙荟丸。

3. 痰浊痹阻

胸闷重而心痛微，痰多气短，肢体沉重，形体肥胖，遇阴雨天而易发作或加重，伴有倦怠乏力，纳呆便溏，咯吐痰涎，舌体胖大且边有齿痕，苔浊腻或白滑，脉滑。

证机概要：痰浊盘踞，胸阳失展，气机痹阻，脉络阻滞。

治法：通阳泄浊，豁痰宣痹。

代表方：瓜蒌薤白半夏汤合涤痰汤加减。

常用药：瓜蒌、薤白化痰通阳，行气止痛；半夏、胆南星、竹茹清化痰热；人参、茯苓、甘草健脾益气；石菖蒲、陈皮、枳实理气宽胸。

若痰浊郁而化热者，用黄连温胆汤加郁金；大便干结加桃仁、大黄。

4. 寒凝心脉

卒然心痛如绞，心痛彻背，喘不得卧，多因气候骤冷或骤感风寒而发病或加重，伴形寒，甚则手足不温，冷汗自出，胸闷气短，心悸，面色苍白，苔薄白，脉沉紧或沉细。

证机概要：素体阳虚，阴寒凝滞，气血痹阻，心阳不振。

治法：辛温散寒，宣通心阳。

代表方：枳实薤白桂枝汤合当归四逆汤加减。

常用药：桂枝、细辛温散寒邪，通阳止痛；薤白、瓜蒌化痰通阳，行气止痛；当归、芍药、甘草养血活血；枳实、厚朴理气通脉；大枣养脾和营。

若阴寒极盛之胸痹重症，表现胸痛剧烈，痛无休止，伴身寒肢冷，气短喘息，脉沉紧或沉微者，予乌头赤石脂丸加荜茇、高良姜、细辛等；痛剧而四肢不温，冷汗自出，即刻舌下含化苏合香丸或麝香保心丸。

5. 气阴两虚

心胸隐痛，时作时休，心悸气短，动则益甚，伴倦怠乏力，声息低微，面色㿠白，易汗出，舌质淡红，舌体胖且边有齿痕，苔薄白，脉虚细缓或结代。

证机概要：心气不足，阴血亏耗，血行瘀滞。

治法：益气养阴，活血通脉。

代表方：生脉散合人参养荣汤加减。

常用药：人参、黄芪、炙甘草大补元气，通经利脉；肉桂温通心阳；麦冬、玉竹滋养心阴；五味子收敛心气；丹参、当归养血活血。

若兼有气滞血瘀者，可加川芎、郁金以行气活血；兼见纳呆、失眠等心脾两虚者，可并用茯苓、茯神、远志、半夏曲、柏子仁、酸枣仁。

6. 心肾阴虚

心痛憋闷，心悸盗汗，虚烦不寐，腰酸膝软，头晕耳鸣，口干便秘，舌红少津，苔薄或剥，脉细数或促代。

证机概要：水不济火，虚热内灼，心失所养，血脉不畅。

治法：滋阴清火，养心和络。

代表方：天王补心丹合炙甘草汤加减。

常用药：生地、玄参、天冬、麦冬滋水养阴，以降虚火；人参、炙甘草、茯苓益助心气；柏子仁、酸枣仁、五味子、远志交通心肾，养心安神；丹参、当归身、芍药、阿胶滋养心血而通心脉。

若虚烦不寐，舌尖红少津者，可用酸枣仁汤；兼见风阳上扰，加用珍珠母、灵磁石、石决明、琥珀等，若不效，再予黄连阿胶汤。

7. 心肾阳虚

心悸而痛，胸闷气短，动则更甚，自汗，面色㿠白，神倦怯寒，四肢欠温或肿胀，舌质淡胖，边有齿痕，苔白或腻，脉沉细迟。

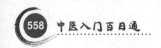

证机概要：阳气虚衰，胸阳不振，气机痹阻，血行瘀滞。

治法：温补阳气，振奋心阳。

代表方：参附汤合右归饮加减。

常用药：人参大补元气，附子温补真阳，肉桂振奋心阳，炙甘草益气复脉，熟地、山萸肉、淫羊藿、补骨脂温养肾气。

若肾阳虚衰，症见水肿、喘促、心悸，用真武汤加黄芪、汉防己、猪苓、车前子；阳虚欲脱厥逆者，用四逆加人参汤。

【预防调护】

（1）防治本病必须高度重视精神调摄，避免过于激动或喜怒忧思无度。

（2）饮食宜清淡低盐，食勿过饱，多吃水果及富含纤维素的食物，保持大便通畅。禁烟酒等刺激之品。

（3）注意劳逸结合，坚持适当活动。发作期患者应立即卧床休息，缓解期要注意适当休息，保证充足的睡眠，坚持力所能及的活动。

第三节　不　寐

不寐是以经常不能获得正常睡眠为特征的一类病证，主要表现为睡眠时间、深度的不足，轻者入睡困难，或寐而不酣，时寐时醒，或醒后不能再寐，重则彻夜不寐。

西医学的神经官能症、更年期综合征、慢性消化不良、贫血等以不寐为主要临床表现时，可参考本节内容辨证论治。

【病因病机】

一、病因

1. 饮食不节　暴饮暴食，宿食停滞，脾胃受损，酿生痰热，壅遏于中，痰热上扰，胃气失和，而不得安寐。

2. 情志失常　喜怒哀乐等情志过极导致脏腑功能的失调引起不寐。

3. 劳逸失调　劳倦太过则伤脾，过逸少动亦致脾虚气弱，运化不健，气血生化乏源，不能上奉于心，以致心神失养而失眠。

4. 病后体虚　久病血虚，年迈血少，引起心血不足，心失所养，心神不安而不寐。

二、病机

不寐之病理变化，总属阳盛阴衰，阴阳失交。其病位主要在心，与肝、脾、肾密切相关。因心主神明，神安则寐，神不安则不寐。而阴阳气血之来源，由水谷之精微所化，上奉于心，则心神得养；受藏于肝，则肝体柔和；统摄于脾，则生化不息；调节有度，化而为精，内藏于肾，肾精上承于心，心气下交于肾，则神志安宁。若肝郁化火，或痰热内扰，神不安宅者以实证为主；心脾两虚，或由心胆气虚，心神失养，神不安宁，多属虚证，但久病可表现为虚实兼夹，或为瘀血所致。

【诊断依据】

（1）轻者入寐困难或寐而易醒，醒后不寐，连续3周以上，重者彻夜难眠。

（2）常伴有头痛、头昏、心悸、健忘、神疲乏力、心神不宁、多梦等症。

（3）本病证常有饮食不节，情志失常，劳倦、思虑过度，病后体虚等病史。

（4）经各系统及实验室检查，未发现有妨碍睡眠的其他器质性病变。

【辨证论治】

一、辨证要点

本病辨证首分虚实。虚证，多属阴血不足，心失所养；实证为邪热扰心。次辨病位，病位主要在心，且与肝、胆、脾、胃、肾相关。

二、治疗原则

治疗当以补虚泻实，调整脏腑阴阳为原则。实证泻其有余，如疏肝泻火，清化痰热，消导和中；虚证补其不足，如益气养血，健脾补肝益肾。在此基础上安神定志，如养血安神，镇惊安神，清心安神。

三、证治分类

1.肝火扰心

不寐多梦，甚则彻夜不眠，急躁易怒，伴头晕头胀，目赤耳鸣，口干而苦，不思饮食，便秘溲赤，舌红苔黄，脉弦而数。

证机概要：肝郁化火，上扰心神。

治法：疏肝泻火，镇心安神。

代表方：龙胆泻肝汤加减。

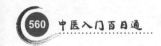

常用药：龙胆草、黄芩、栀子清肝泻火；泽泻、车前子清利湿热；当归、生地滋阴养血；柴胡疏畅肝胆之气；甘草和中；生龙骨、生牡蛎、灵磁石镇心安神。

若胸闷胁胀，善太息者，加香附、郁金。若头晕目眩，头痛欲裂，不寐躁怒，大便秘结者，可用当归龙荟丸。

2. 痰热扰心

心烦不寐，胸闷脘痞，泛恶嗳气，伴口苦，头重，目眩，舌偏红，苔黄腻，脉滑数。

证机概要：湿食生痰，郁痰生热，扰动心神。

治法：清化痰热，和中安神。

代表方：黄连温胆汤加减。

常用药：半夏、陈皮、茯苓、枳实健脾化痰，理气和胃；黄连、竹茹清心降火化痰；龙齿、珍珠母、磁石镇惊安神。

若不寐伴胸闷嗳气，脘腹胀满，大便不爽，苔腻脉滑，加用半夏秫米汤。

3. 心脾两虚

不易入睡，多梦易醒，心悸健忘，神疲食少，伴头晕目眩，四肢倦怠，腹胀便溏，面色少华，舌淡苔薄，脉细无力。

证机概要：脾虚血亏，心神失养，神不安舍。

治法：补益心脾，养血安神。

代表方：归脾汤加减。

常用药：人参、白术、甘草益气健脾；当归、黄芪补气生血；远志、酸枣仁、茯神、龙眼肉补心益脾安神；木香行气舒脾。

若心血不足较甚者，加熟地、芍药、阿胶；不寐较重者，加五味子、夜交藤、合欢皮、柏子仁养心安神，或加生龙骨、生牡蛎、琥珀末以镇静安神；兼见胸闷纳呆，苔腻，重用白术，加苍术、半夏、陈皮、茯苓、厚朴。

4. 心肾不交

心烦不寐，入睡困难，心悸多梦，伴头晕耳鸣，腰膝酸软，潮热盗汗，五心烦热，咽干少津，男子遗精，女子月经不调，舌红少苔，脉细数。

证机概要：肾水亏虚，不能上济于心；心火炽盛，不能下交于肾。

治法：滋阴降火，交通心肾。

代表方：六味地黄丸合交泰丸加减。

常用药：熟地黄、山萸肉、山药滋补肝肾，填精益髓；泽泻、茯苓、丹皮健脾渗湿，清泄相火；黄连清心降火；肉桂引火归原。

心阴不足为主者，可用天王补心丹；心烦不寐，彻夜不眠者，加朱砂（研末，0.6克，另吞）、磁石、龙骨、龙齿。

5. 心胆气虚

虚烦不寐，触事易惊，终日惕惕，胆怯心悸，伴气短自汗，倦怠乏力，舌淡，脉弦细。

证机概要：心胆虚怯，心神失养，神魂不安。

治法：益气镇惊，安神定志。

代表方：安神定志丸合酸枣仁汤加减。

常用药：人参、茯苓、甘草益心胆之气；茯神、远志、龙齿、石菖蒲化痰宁心，镇惊安神；川芎、酸枣仁调血养心；知母清热除烦。

若心肝血虚，惊悸汗出者，重用人参，加白芍、当归、黄芪；肝不疏土，胸闷，善太息，纳呆腹胀者，加柴胡、陈皮、山药、白术；心悸甚，惊惕不安者，加生龙骨、生牡蛎、朱砂。

【预防调护】

（1）睡前避免从事紧张和兴奋的活动，养成定时就寝的习惯。

（2）要注意睡眠环境的安宁，床铺要舒适，卧室光线要柔和，并努力减少噪声，去除各种可能影响睡眠的外在因素。

（3）克服过度的紧张、兴奋、焦虑、抑郁、惊恐、愤怒等不良情绪，做到喜怒有节，保持精神舒畅。

第三章 脑系病证

第一节 头 痛

头痛是临床常见的自觉症状，可单独出现，亦见于多种疾病的过程中。

西医学中凡血管性头痛、紧张性头痛、外伤后头痛、神经官能症及某些感染性疾病的头痛等，均可参照本节内容辨证施治。

【病因病机】

一、病因

1. **感受外邪** 起居不慎，感受风、寒、湿、热之邪，邪气上犯巅顶，清阳之气受阻，气血凝滞，发为头痛。

2. **情志失调** 忧郁恼怒，情志不遂，肝失条达，气郁阳亢，上扰清窍，发为头痛。

3. **先天不足或房事不节** 禀赋不足，或房劳过度，使肾精久亏，脑髓空虚，发为头痛。

4. **饮食劳倦及体虚久病** 脾胃虚弱，气血化源不足，或病后正气受损，营血亏虚，不能上荣于脑髓脉络，可致头痛的发生。

5. **头部外伤或久病入络** 跌仆闪挫，头部外伤，或久病入络，气血滞涩，瘀血阻于脑络，不通则痛，发为头痛。

二、病机

头痛可分为外感和内伤两大类。外感头痛多为外邪上扰清窍，壅滞经络，络脉不通；内伤头痛之病机多与肝、脾、肾三脏的功能失调有关。外感头痛之病性属表属实，病因是以风邪为主的六淫邪气，一般病程较短，预后较好；内伤头痛大多起病较缓，病程较长，病性较为复杂。一般来说，气血亏虚、肾精不足之头痛属虚证；肝阳、痰浊、瘀血所致之头痛多属实证。虚实在一定条件下可以相互转化。

【诊断依据】

（1）以头部疼痛为主要临床表现。

（2）头痛部位可发生在前额、两颞、巅顶、枕项或全头部。疼痛性质可为跳痛、刺痛、胀痛、灼痛、重痛、空痛、昏痛、隐痛等。

（3）外感头痛者多有起居不慎，感受外邪的病史；内伤头痛者常有饮食、劳倦、房事不节、病后体虚等病史。

（4）测血压升高或不升高；外感头痛伴发热者血常规可见白细胞、中性粒细胞或淋巴细胞升高；必要时可行经颅多普勒、脑电图、颅脑 CT 或 MRI 等项检查以明确头痛的病因。

【辨证论治】

一、辨证要点

1. 辨外感头痛与内伤头痛　外感头痛因外邪致病，属实证，起病较急，一般疼痛较剧，多表现为掣痛、跳痛、灼痛、胀痛、重痛，痛无休止。内伤头痛以虚证或虚实夹杂证为多见，起病缓慢，疼痛较轻，表现为隐痛、空痛、昏痛，痛势悠悠，遇劳加重，时作时止，多属虚证。

2. 辨头痛之相关经络脏腑　大抵太阳头痛，在头后部，下连于项；阳明头痛，在前额部及眉棱骨等处；少阳头痛，在头之两侧，并连及于耳；厥阴头痛则在巅顶部位，或连目系。

二、治疗原则

外感头痛属实证，以风邪为主，故治疗主以疏风，兼以散寒、清热、祛湿。内伤头痛多属虚证或虚实夹杂证，虚者以滋阴养血，益肾填精为主；实证当平肝、化痰、行瘀；虚实夹杂者，酌情兼顾并治。

三、证治分类

（一）外感头痛

1. 风寒头痛

头痛连及项背，常有拘急收紧感，或伴恶风畏寒，遇风尤剧，口不渴，苔薄白，脉浮紧。

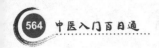

证机概要：风寒外袭，上犯巅顶，凝滞经脉。

治法：疏散风寒止痛。

代表方：川芎茶调散加减。

常用药：川芎善行头目，活血通窍，祛风止痛，为治头痛之要药；白芷、藁本、羌活、细辛、荆芥、防风疏风解表，散寒止痛。

若头痛，恶寒明显者，酌加麻黄、桂枝；巅顶头痛，干呕，吐涎沫，四肢厥冷，苔白，脉弦者，方用吴茱萸汤去人参，加藁本、川芎、细辛、法半夏；头痛，足寒，气逆，背冷，脉沉细，方用麻黄附子细辛汤加白芷、川芎。

2. 风热头痛

头痛而胀，甚则头胀如裂，发热或恶风，面红目赤，口渴喜饮，大便不畅，或便秘，溲赤，舌尖红，苔薄黄，脉浮数。

证机概要：风热外袭，上扰清空，窍络失和。

治法：疏风清热和络。

代表方：芎芷石膏汤加减。

常用药：菊花、桑叶、薄荷、蔓荆子辛凉微寒，轻清上浮，疏散风热，通窍止痛；川芎活血通窍，祛风止痛；白芷、羌活散风通窍而止头痛；生石膏清热和络。

若烦热口渴，舌红少津者，可重用石膏，配知母、天花粉、黄芩、山栀；大便秘结，腑气不通，口舌生疮者，可用黄连上清丸。

3. 风湿头痛

头痛如裹，肢体困重，胸闷纳呆，大便或溏，苔白腻，脉濡。

证机概要：风湿之邪，上蒙头窍，困遏清阳。

治法：祛风胜湿通窍。

代表方：羌活胜湿汤加减。

常用药：羌活、独活、藁本、白芷、防风、细辛、蔓荆子祛风除湿散寒而止头痛；川芎辛温通窍，活血止痛。

若胸闷脘痞、腹胀便溏者，可加苍术、厚朴、陈皮；恶心、呕吐者，可加半夏、生姜。

（二）内伤头痛

1. 肝阳头痛

头昏胀痛，两侧为重，心烦易怒，夜寐不宁，口苦面红，或兼胁痛，舌红苔黄，脉弦数。

证机概要：肝失条达，气郁化火，阳亢风动。

治法：平肝潜阳熄风。

代表方：天麻钩藤饮加减。

常用药：天麻、钩藤、石决明平肝熄风潜阳；山栀、黄芩、丹皮苦寒清泄肝热；桑寄生、杜仲补益肝肾；牛膝、益母草、白芍活血调血，引血下行；夜交藤养心安神。

若头痛剧烈，目赤口苦，急躁，便秘溲黄者，加夏枯草、龙胆草、大黄；头晕目涩，视物不明，遇劳加重，腰膝酸软者，可选加枸杞、白芍、山萸肉。

2. 血虚头痛

头痛隐隐，时时昏晕，心悸失眠，面色少华，神疲乏力，遇劳加重，舌质淡，苔薄白，脉细弱。

证机概要：气血不足，不能上荣，窍络失养。

治法：养血滋阴，和络止痛。

代表方：加味四物汤加减。

常用药：当归、生地、白芍、首乌养血滋阴；川芎、菊花、蔓荆子清利头目，平肝止痛；五味子、远志、枣仁养心安神。

若因血虚气弱者，兼见乏力气短，神疲懒言，汗出恶风等，可选加党参、黄芪、白术；若阴血亏虚，阴不敛阳，肝阳上扰者，可加天麻、钩藤、石决明、菊花等。

3. 痰浊头痛

头痛昏蒙，胸脘满闷，纳呆呕恶，舌苔白腻，脉滑或弦滑。

证机概要：脾失健运，痰浊中阻，上蒙清窍。

治法：健脾燥湿，化痰降逆。

代表方：半夏白术天麻汤加减。

常用药：半夏、陈皮和中化痰；白术、茯苓健脾化湿；天麻、白蒺藜、蔓荆子平肝熄风止痛。

若痰湿久郁化热，口苦便秘，可加黄芩、竹茹、枳实；若胸闷、呕恶明显，加厚朴、枳壳、生姜。

4. 肾虚头痛

头痛且空，眩晕耳鸣，腰膝酸软，神疲乏力，滑精带下，舌红少苔，脉细无力。

证机概要：肾精亏虚，髓海不足，脑窍失荣。

治法：养阴补肾，填精生髓。

代表药：大补元煎加减。

常用药：熟地、枸杞、女贞子滋肾填精；杜仲、川断补益肝肾；龟板滋阴益肾潜阳；山萸肉养肝涩精；山药、人参、当归、白芍补益气血。

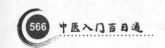

若头痛而晕，头面烘热，面颊红赤，时伴汗出，去人参，加知母、黄柏；若头痛畏寒，面色㿠白，四肢不温，腰膝无力，当温补肾阳，选用右归丸或金匮肾气丸加减。

5.瘀血头痛

头痛经久不愈，痛处固定不移，痛如锥刺，或有头部外伤史，舌紫暗，或有瘀斑、瘀点，苔薄白，脉细或细涩。

证机概要：瘀血阻窍，络脉滞涩，不通则痛。

治法：活血化瘀，通窍止痛。

代表方：通窍活血汤加减。

常用药：川芎、赤芍、桃仁、益母草活血化瘀止痛；当归活血养血；白芷、细辛辛散通窍止痛。

若头痛较剧，久痛不已，可加全蝎、蜈蚣、地鳖虫等。

【预防调护】

（1）头痛患者宜注意休息，保持环境安静，光线不宜过强。

（2）肝火头痛者，可用冷毛巾敷头部；精血亏虚者，应加强饮食调理，多食脊髓、牛乳、蜂乳等血肉有情之品。

（3）可选择合适的头部保健按摩法，如按摩太阳穴、头维穴、百会穴等，以疏通经脉，调畅气血。

第二节　眩　晕

眩是指眼花或眼前发黑，晕是指头晕甚或感觉自身或外界景物旋转。二者常同时并见，故统称为"眩晕"。

西医学中凡梅尼埃综合征、高血压病、低血压、脑动脉硬化、椎－基底动脉供血不足、贫血等，临床表现以眩晕为主症者，均可参考本节有关内容辨证论治。

【病因病机】

一、病因

1.情志不遂　忧郁恼怒太过，肝失条达，肝气郁结，气郁化火，肝阴耗伤，风阳易动，上扰头目，发为眩晕。

2.年高肾亏　肾为先天之本，主藏精生髓，脑为髓之海。若年高肾精亏虚，髓海不足，无以充盈于脑；或体虚多病，损伤肾精肾气；或房劳过度，阴精亏虚，均可导致髓海空虚，发为眩晕。

3. 病后体虚　久病体虚，脾胃虚弱，或失血之后，耗伤气血，或饮食不节，忧思劳倦，均可导致气血两虚。气虚则清阳不升，血虚则清窍失养，发为眩晕。

4. 饮食不节　嗜酒无度，过食肥甘，损伤脾胃，以致健运失司，水湿内停，积聚生痰，痰阻中焦，清阳不升，头窍失养，故发为眩晕。

5. 跌仆损伤，瘀血内阻　跌仆坠损，头脑外伤，瘀血停留，阻滞经脉，而致气血不能上荣于头目，故眩晕时作。

二、病机

眩晕之基本病理变化，不外虚实两端。虚者为髓海不足，或气血亏虚，清窍失养；实者为风、火、痰、瘀扰乱清窍。本病的病位在于头窍，其病变脏腑与肝、脾、肾三脏相关。眩晕的病性以虚者居多，气虚血亏、髓海空虚、肝肾不足所导致的眩晕多属虚证；因痰浊中阻、瘀血阻络、肝阳上亢所导致的眩晕属实证。风、火、痰、瘀是眩晕的常见病理因素。

【诊断依据】

（1）头晕目眩，视物旋转，轻者闭目即止，重者如坐车船，甚则仆倒。

（2）严重者可伴有头痛、项强、恶心呕吐、眼球震颤、耳鸣耳聋、汗出、面色苍白等表现。

（3）多有情志不遂、年高体虚、饮食不节、跌仆损伤等病史。

（4）测血压升高或低于正常；查颈椎 X 线片、CT 及 MRI 检查或有椎 – 基底动脉供血不足、颈椎病、脑动脉硬化；血常规及血液系统检验或可见贫血。

【辨证论治】

一、辨证要点

1. 辨相关脏腑　眩晕病在清窍，但与肝、脾、肾三脏功能失调密切相关。

2. 辨标本虚实　凡病程较长，反复发作，遇劳即发，伴两目干涩，腰膝酸软，神疲乏力，脉细或弱者，多属虚证，由精血不足或气血亏虚所致；凡病程短，或突然发作，眩晕重，视物旋转，伴呕恶痰涎，头痛，面赤，形体壮实者，多属实证，由痰湿、瘀血、肝阳风火所致。

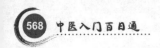

二、治疗原则

眩晕的治疗原则是补虚泻实，调整阴阳。虚者当滋养肝肾，补益气血，填精生髓；实证当平肝潜阳，清肝泻火，化痰行瘀。

三、证治分类

1. 肝阳上亢

眩晕，耳鸣，头目胀痛，口苦，失眠多梦，遇烦劳郁怒而加重，甚则仆倒，颜面潮红，急躁易怒，肢麻震颤，舌红苔黄，脉弦或数。

证机概要：肝阳风火，上扰清窍。

治法：平肝潜阳，清火息风。

代表方：天麻钩藤饮加减。

常用药：天麻、石决明、钩藤平肝潜阳息风；牛膝、杜仲、桑寄生补益肝肾；黄芩、山栀、菊花清肝泻火；白芍柔肝滋阴。

若肝火上炎，口苦目赤，烦躁易怒者，酌加龙胆草、丹皮、夏枯草；若肝肾阴虚较甚，目涩耳鸣，腰酸膝软，可酌加枸杞子、首乌、生地、麦冬、玄参。

2. 气血亏虚

眩晕动则加剧，劳累即发，面色㿠白，神疲乏力，倦怠懒言，唇甲不华，发色不泽，心悸少寐，纳少腹胀，舌淡苔薄白，脉细弱。

证机概要：气血亏虚，清阳不展，脑失所养。

治法：补益气血，调养心脾。

代表方：归脾汤加减。

常用药：党参、白术、黄芪益气健脾；当归、熟地、龙眼肉、大枣补血生血养心；茯苓、炒扁豆补中健脾；远志、枣仁养血安神。

若自汗时出，易于感冒，当重用黄芪，加防风、浮小麦；若脾虚湿盛，腹泻或便溏，腹胀纳呆，可酌加薏苡仁、泽泻等，当归宜炒用。

3. 肾精不足

眩晕日久不愈，精神萎靡，腰酸膝软，少寐多梦，健忘，两目干涩，视力减退；或遗精滑泄，耳鸣齿摇；或颧红咽干，五心烦热，舌红少苔，脉细数；或面色㿠白，形寒肢冷，舌淡嫩，苔白，脉弱尺甚。

证机概要：肾精不足，髓海空虚，脑失所养。

治法：滋养肝肾，益精填髓。

代表方：左归丸加减。

常用药：熟地、山萸肉、山药滋阴补肾；龟板、鹿角胶、紫河车滋肾助阳，益精填髓；杜仲、枸杞子、菟丝子补益肝肾；牛膝强肾益精。

若阴虚火旺，症见五心烦热，潮热颧红，可加鳖甲、知母、黄柏、牡丹皮、地骨皮等；若兼失眠，多梦，健忘诸症，加阿胶、鸡子黄、酸枣仁、柏子仁；若兼见便溏，腹胀少食，可加白术、茯苓。

4. 痰湿中阻

眩晕，头重昏蒙，或伴视物旋转，胸闷恶心，呕吐痰涎，食少多寐，舌苔白腻，脉濡滑。

证机概要：痰浊中阻，上蒙清窍，清阳不升。

治法：化痰祛湿，健脾和胃。

代表方：半夏白术天麻汤加减。

常用药：半夏、陈皮健脾燥湿化痰；白术、薏苡仁、茯苓健脾化湿；天麻化痰息风，止头眩。

若脘闷纳呆，加砂仁、白蔻仁；若痰郁化火，头痛头胀，心烦口苦，渴不欲饮，舌红苔黄腻，脉弦滑者，宜用黄连温胆汤。

5. 瘀血阻窍

眩晕，头痛，兼见健忘，失眠，心悸，精神不振，耳鸣耳聋，面唇紫暗，舌暗有瘀斑，脉涩或细涩。

证机概要：瘀血阻络，气血不畅，脑失所养。

治法：祛瘀生新，活血通窍。

代表方：通窍活血汤加减。

常用药：川芎、赤芍、桃仁、红花活血化瘀，通窍止痛；白芷、菖蒲、老葱通窍理气，温经止痛；当归养血活血；地龙、全蝎善入经络，镇痉祛风。

若兼见神疲乏力，少气自汗等症，加入黄芪、党参；若兼畏寒肢冷，感寒加重，可加附子、桂枝。

【预防调护】

（1）平素易眩晕者，应避免突然、剧烈的体位改变和头颈部运动。

（2）有眩晕史的患者，当避免剧烈体力活动，避免高空作业。

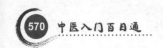

第三节　中　风

中风是以猝然昏仆，不省人事，半身不遂，口眼㖞斜，语言不利为主症的病证。病轻者可无昏仆，而仅见半身不遂及口眼㖞斜等症状。

西医学中的急性脑血管疾病与之相近，包括缺血性中风和出血性中风；如短暂性脑缺血发作、脑梗死、原发性脑出血和蛛网膜下腔出血等，均可参照本节进行辨证论治。

【病因病机】

一、病因

1. **内伤积损**　素体阴亏血虚，阳盛火旺，风火易炽，或年老体衰，肝肾阴虚，肝阳偏亢，复因将息失宜，致使阴虚阳亢，气血上逆，上蒙神窍，突发本病。

2. **饮食不节**　嗜食肥甘厚味、辛香炙煿之物，或饮酒过度，致使脾失健运，聚湿生痰，痰湿生热，热极生风，终致风火痰热内盛，窜犯络脉，上阻清窍。

3. **情志所伤**　五志过极，心火暴甚，可引动内风而发卒中，其中以郁怒伤肝为多。

4. **气虚邪中**　气血不足，脉络空虚，风邪乘虚入中，气血痹阻，或痰湿素盛，形盛气衰，外风引动内风，痰湿闭阻经络，而致㖞僻不遂。

二、病机

基本病机总属阴阳失调，气血逆乱。病位在心脑，与肝肾密切相关。病理基础则为肝肾阴虚，因肝肾之阴下虚，则肝阳易于上亢，复加饮食起居不当，情志刺激或感受外邪，气血上冲于脑，神窍闭阻，故猝然昏仆，不省人事。病理因素主要为风、火、痰、气、瘀，其形成与脏腑功能失调有关。病理性质多属本虚标实。肝肾阴虚，气血衰少为致病之本，风、火、痰、气、瘀为发病之标。

【诊断依据】

（1）具有突然昏仆，不省人事，半身不遂，偏身麻木，口眼㖞斜，言语謇涩等特定的临床表现。

（2）急性起病，好发于40岁以上人群。

（3）发病之前多有头晕、头痛、肢体一侧麻木等先兆症状。

（4）常有眩晕、头痛、心悸等病史，病发多有情志失调、饮食不当或劳累等诱因。

（5）可做脑脊液、眼底及 CT、MRI 等检查。短暂性脑缺血发作检查无明显异常。

【辨证论治】

一、辨证要点

1. **辨中经络、中脏腑**　中经络者虽有半身不遂、口眼㖞斜、语言不利，但意识清楚；中脏腑者则昏不知人，或神志昏糊、迷蒙，伴见肢体不用。

2. **辨病期**　根据病程长短，分为三期。急性期为发病后 2 周以内，中脏腑可至 1 个月；恢复期指发病 2 周后或 1 个月至半年内；后遗症期指发病半年以上。

二、治疗原则

中经络以平肝息风，化痰祛瘀通络为主。中脏腑闭证，治当息风清火，豁痰开窍，通腑泄热；脱证急宜救阴回阳固脱。

三、证治分类

（一）中经络

1. 风痰入络

肌肤不仁，手足麻木，突然发生口眼㖞斜，语言不利，口角流涎，舌强语謇，甚则半身不遂，或兼见手足拘挛，关节酸痛等症，舌苔薄白，脉浮数。

证机概要：脉络空虚，风痰乘虚入中，气血闭阻。

治法：祛风化痰通络。

代表方：真方白丸子加减。

常用药：半夏、南星、白附子祛风化痰；天麻、全蝎息风通络；当归、白芍、鸡血藤养血祛风。

若语言不清者，再加菖蒲、远志；痰瘀交阻，舌紫有瘀斑，脉细涩者，可酌加丹参、桃仁、红花、赤芍。

2. 风阳上扰

平素头晕头痛，耳鸣目眩，突然发生口眼㖞斜，舌强语謇，或手足重滞，甚则半身不遂等症，舌质红苔黄，脉弦。

证机概要：肝火偏旺，阳亢化风，横窜络脉。

治法：平肝潜阳，活血通络。

代表方：天麻钩藤饮加减。

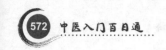

常用药：天麻、钩藤平肝息风；珍珠母、石决明镇肝潜阳；桑叶、菊花清肝泄热；黄芩、山栀清肝泻火；牛膝活血化瘀，引气血下行。

若夹有痰浊，胸闷，恶心，苔腻，加陈胆星、郁金；头痛较重，加羚羊角、夏枯草。

3. 阴虚风动

平素头晕耳鸣，腰酸，突然发生口眼㖞斜，言语不利，手指瞤动，甚或半身不遂，舌红，苔腻，脉弦细数。

证机概要：肝肾阴虚，风阳内动，风痰瘀阻经络。

治法：滋阴潜阳，息风通络。

代表方：镇肝熄风汤加减。

常用药：白芍、天冬、玄参、枸杞子滋阴柔肝息风；龙骨、牡蛎、龟板、代赭石镇肝潜阳；牛膝、当归活血化瘀，且引血下行；天麻、钩藤平肝熄风。

若痰热较重，苔黄腻，泛恶，加胆星、竹沥、川贝母；阴虚阳亢，肝火偏旺，心中烦热，加栀子、黄芩。

（二）中脏腑

1. 闭证

闭证的主要症状是突然昏仆，不省人事，牙关紧闭，口噤不开，两手握团，大小便闭，肢体强痉。

（1）痰热腑实

素有头痛眩晕，心烦易怒，突然发病，半身不遂，口舌歪斜，舌强语謇或不语，神识欠清或昏糊，肢体强急，痰多而黏，伴腹胀，便秘，舌质暗红，或有瘀点瘀斑，苔黄腻，脉弦滑或弦涩。

证机概要：痰热阻滞，风痰上扰，腑气不通。

治法：通腑泄热，息风化痰。

代表方：桃仁承气汤加减。

常用药：桃仁、大黄、芒硝、枳实通腑泄热，凉血化瘀；陈胆星、黄芩、全瓜蒌清热化痰；桃仁、赤芍、牡丹皮凉血化瘀；牛膝引气血下行。

若头痛，眩晕严重者，加钩藤、菊花、珍珠母；烦躁不安，彻夜不眠，口干，舌红，加生地、沙参、夜交藤。

（2）痰火瘀闭

除上述闭证的症状外，还有面赤身热，气粗口臭，躁扰不宁，苔黄腻，脉弦滑而数。

证机概要：肝阳暴张，阳亢风动，痰火壅盛，气血上逆，神窍闭阻。

治法：熄风清火，豁痰开窍。

代表方：羚角钩藤汤加减。

常用药：羚羊角（或山羊角）、钩藤、珍珠母、石决明平肝息风；胆星、竹沥、半夏、天竺黄、黄连清热化痰；菖蒲、郁金化痰开窍。

若肝火旺盛，面红目赤，宜酌加龙胆草、山栀、夏枯草；腑实热结，腹胀便秘，苔黄厚，宜加生大黄、枳实。

（3）痰浊瘀闭

除上述闭证的症状外，还有面白唇暗，静卧不烦，四肢不温，痰涎壅盛，苔白腻，脉沉滑缓。

证机概要：痰浊偏盛，上壅清窍，内蒙心神，神机闭塞。

治法：化痰息风，宣郁开窍。

代表方：涤痰汤加减。

常用药：半夏、茯苓、橘红、竹茹化痰；郁金、菖蒲、胆星豁痰开窍；天麻、钩藤、僵蚕息风化痰。

兼有动风者，加天麻、钩藤；有化热之象者，加黄芩、黄连；见戴阳证者，属病情恶化，宜急进参附汤、白通加猪胆汁汤。

2. 脱证（阴竭阳亡）

突然昏仆，不省人事，目合口张，鼻鼾息微，手撒肢冷，汗多，大小便自遗，肢体软瘫，舌痿，脉细弱或脉微欲绝。

证机概要：正不胜邪，元气衰微，阴阳欲绝。

治法：回阳救阴，益气固脱。

代表方：参附汤合生脉散加减。

常用药：人参、附子补气回阳；麦冬、五味子、山萸肉滋阴敛阳。

若汗泄过多者，可加龙骨、牡蛎敛汗回阳；阴精耗伤，舌干，脉微者，加玉竹、黄精。

（三）恢复期

1. 风痰瘀阻

口眼歪斜，舌强语謇或失语，半身不遂，肢体麻木，苔滑腻，舌暗紫，脉弦滑。

证机概要：风痰阻络，气血运行不利。

治法：搜风化痰，行瘀通络。

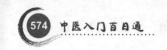

代表方：解语丹加减。

常用药：天麻、胆星、天竺黄、半夏、陈皮息风化痰；地龙、僵蚕、全蝎搜风通络；远志、菖蒲化痰宣窍，桑枝、鸡血藤、丹参、红花祛风活血通络。

若痰热偏盛者，加全瓜蒌、竹茹、川贝母；兼有肝阳上亢，头晕头痛，加钩藤、石决明、夏枯草。

2. 气虚络瘀

肢体偏枯不用，肢软无力，面色萎黄，舌质淡紫或有瘀斑，苔薄白，脉细涩或细弱。

证机概要：气虚血瘀，脉阻络痹。

治法：益气养血，化瘀通络。

代表方：补阳还五汤加减。

常用药：黄芪补气以养血；桃仁、红花、赤芍、归尾、川芎养血活血，化瘀通经；地龙、牛膝引血下行，通络。

若血虚甚，加枸杞、首乌藤；肢冷，阳失温煦，加桂枝；腰膝酸软，加川断、桑寄生、杜仲。

3. 肝肾亏虚

半身不遂，患肢僵硬，拘挛变形，舌强不语，或偏瘫，肢体肌肉萎缩，舌红脉细，或舌淡红，脉沉细。

证机概要：肝肾亏虚，阴血不足，筋脉失养。

治法：滋养肝肾。

代表方：左归丸合地黄饮子加减。

常用药：干地黄、首乌、枸杞、山萸肉补肾益精；麦冬、石斛养阴生津；当归、鸡血藤养血和络。

若腰酸腿软较甚，加杜仲、桑寄生、牛膝；夹有痰浊，加菖蒲、远志、茯苓。

【预防调护】

（1）恢复期要加强偏瘫肢体的被动活动，进行各种功能锻炼，并配合针灸、推拿、理疗、按摩等。

（2）偏瘫严重者，应注意防止患肢受压而发生变形。

（3）语言不利者，宜加强语言训练；长期卧床者，保护局部皮肤，防止发生褥疮。

第四节　痴　呆

痴呆是由髓减脑消，神机失用所导致的一种神志异常的疾病，以呆傻愚笨，智能低下，善忘等为主要临床表现。

西医学中老年性痴呆、脑血管性痴呆及混合性痴呆、脑叶萎缩症、代谢性脑病、中毒性脑病等疾病可参考本节内容辨证治疗。

【病因病机】

一、病因

1. **年迈体虚**　脑为髓海，元神之府，神机之用。人至老年，脏腑功能减退，年高阴气自半，肝肾阴虚，或肾中精气不足，不能生髓，髓海空虚，髓减脑消，则神机失用而成痴呆。

2. **情志所伤**　所欲不遂，或郁怒伤肝，肝失疏泄，可致肝气郁结，肝气乘脾，脾失健运，则聚湿生痰，蒙闭清窍，使神明被扰，神机失用而形成痴呆。

3. **久病耗损**　中风、眩晕等疾病日久，或失治误治，积损正伤，肾、心、肝、脾之阴、阳、精、气、血亏损不足，脑髓失养；或久病入络，脑脉痹阻，脑气与脏气不得相接，发为本病。

二、病机

痴呆为一种全身性疾病，其基本病机为髓海不足，神机失用。由精、气、血亏损不足，髓海失充，脑失所养，或气、火、痰、瘀诸邪内阻，上扰清窍所致。痴呆病位主要在脑，与心、肝、脾、肾功能失调密切相关。病理性质多属本虚标实之候，本虚为阴精、气血亏虚，标实为气、火、痰、瘀内阻于脑。

【诊断依据】

（1）以记忆力减退，记忆近事及远事的能力减弱，判定认知人物、物品、时间、地点能力减退，计算力与识别空间位置结构的能力减退，理解别人语言和有条理地回答问题的能力障碍等为主症。

（2）起病隐匿，发展缓慢，渐进加重，病程一般较长。

（3）行影像学检查、实验室检查排除相关器质性病变；在神经影像学检查中，对于发现引起痴呆的结构性损害的病变，CT及MRI非常重要。实验室检查中，血脂测定、血液流变学检查、免疫学检查、血糖测定、脑血流量测定等均有助于鉴别诊断。必要时

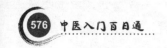

可行神经心理学检查（智商测定）。

【辨证论治】

一、辨证要点

辨证时需分清虚实。痴呆属虚者可分为髓海不足、肝肾亏虚、脾肾两虚等证；痴呆属实者，多因痰浊、瘀血、风火等诸实邪引起。

二、治疗原则

治疗当以开郁逐痰、活血通窍、平肝泻火治其标；补虚扶正，充髓养脑治其本。

三、证治分类

1. 髓海不足

智能减退，记忆力、计算力、定向力、判断力明显减退，神情呆钝，词不达意，头晕耳鸣，懒惰思卧，齿枯发焦，腰酸骨软，步履艰难，舌瘦色淡，苔薄白，脉沉细弱。

证机概要：肾精亏虚，髓海失养。

治法：补肾益髓，填精养神。

代表方：七福饮加减。

常用药：熟地滋阴补肾；鹿角胶、龟板胶、阿胶、紫河车、猪骨髓补髓填精；当归养血补肝；人参、白术、炙甘草益气健脾；石菖蒲、远志、杏仁宣窍化痰。

若兼心烦溲赤，舌红少苔，脉细而弦数，是肾阴不足，水不制火而心火妄亢，可用知柏地黄丸加丹参、莲子心、菖蒲等。

2. 脾肾两虚

表情呆滞，沉默寡言，记忆减退，失认失算，口齿含糊，词不达意，伴腰膝酸软，肌肉萎缩，食少纳呆，气短懒言，口涎外溢，或四肢不温，腹痛喜按，鸡鸣泄泻，舌质淡白，舌体胖大，苔白，或舌红，苔少或无苔，脉沉细弱，双尺尤甚。

证机概要：气血亏虚，肾精不足，髓海失养。

治法：补肾健脾，益气生精。

代表方：还少丹加减。

常用药：熟地、枸杞子、山萸肉滋阴补肾；肉苁蓉、巴戟天、小茴香助命火，补肾气；杜仲、怀牛膝、楮实子补益肝肾；党参、白术、茯苓、山药、大枣益气健脾；菖蒲、远志、五味子宣窍安神。

若肌肉萎缩，气短乏力较甚者，可加阿胶、续断、首乌、黄芪；食少纳呆，头重如裹，时吐痰涎，头晕时作，加陈皮、半夏、生薏苡仁、白蔻仁，也可配伍藿香、佩兰芳香化湿。

3. 痰浊蒙窍

表情呆钝，智力衰退，或哭笑无常，喃喃自语，或终日无语，呆若木鸡，伴不思饮食，脘腹胀痛，痞满不适，口多涎沫，头重如裹，舌质淡，苔白腻，脉滑。

证机概要：痰浊上蒙，清窍被阻。

治法：豁痰开窍，健脾化浊。

代表方：涤痰汤加减。

常用药：半夏、陈皮、茯苓、枳实、竹茹理气化痰，和胃降逆；制南星去胶结之顽痰；石菖蒲、远志、郁金开窍化浊；甘草、生姜补中和胃。

若脾虚明显者，加党参、白术、麦芽、砂仁等；头重如裹，口多涎沫者，重用陈皮、半夏、制南星，并加用莱菔子、全瓜蒌、浙贝母。

4. 瘀血内阻

表情迟钝，言语不利，善忘，易惊恐，或思维异常，行为古怪，伴肌肤甲错，口干不欲饮，双目晦暗，舌质暗或有瘀点瘀斑，脉细涩。

证机概要：瘀血阻滞，脑脉痹阻。

治法：活血化瘀，开窍醒脑。

代表方：通窍活血汤加减。

常用药：麝香芳香开窍，并活血散结通络；当归、桃仁、红花、赤芍、川芎、丹参活血化瘀；葱白、生姜合菖蒲、郁金以通阳宣窍。

若痰瘀交阻，兼头重，口流涎沫，舌质紫暗有瘀斑，苔厚腻者，可加半夏、橘红、枳实、杏仁、胆南星。

【预防调护】

（1）平素可多食具有补肾益精作用的食疗之品，如核桃、黑芝麻、山药等。

（2）对轻症患者应耐心细致地进行智能训练，使之逐渐掌握一定的生活及工作技能，多参加社会活动，或练习气功、太极拳等。

（3）重症患者则应注意生活照顾，防止因大小便自遗及长期卧床引发褥疮、感染等，还要防止患者自伤或伤人。

第四章　脾胃系病证

第一节　胃　痛

胃痛，又称胃脘痛，是以上腹胃脘部近心窝处疼痛为主症的病证。

西医学中急性胃炎、慢性胃炎、胃溃疡、十二指肠溃疡、功能性消化不良等病以上腹部疼痛为主要症状者，均可参考本节进行辨证论治。

【病因病机】

一、病因

1. **外邪犯胃**　外感寒、热、湿诸邪，内客于胃，导致胃脘气机阻滞，不通则痛，其中以寒邪为多。

2. **饮食伤胃**　饮食不节，或过饥过饱，损伤脾胃，胃气壅滞，致胃失和降，不通则痛。

3. **情志不畅**　忧思恼怒，伤肝损脾，肝失疏泄，横逆犯胃，脾失健运，胃气阻滞，均致胃失和降，而发胃痛。

4. **素体脾虚**　素体脾胃虚弱，运化失职，气机不畅，或中阳不足，中焦虚寒，失其温养而发生疼痛。

二、病机

胃痛基本病机是胃气阻滞，胃失和降，不通则痛。胃痛的病变部位在胃，但与肝、脾的关系极为密切。早期由外邪、饮食、情志所伤者，多为实证；后期常为脾胃虚弱，但往往虚实夹杂，如脾胃虚弱夹湿、夹瘀等。胃痛的病理因素主要有气滞、寒凝、热郁、湿阻、血瘀。

【诊断依据】

（1）以上腹近心窝处胃脘部发生疼痛为特征，其疼痛有胀痛、刺痛、隐痛、剧痛等不同的性质。

（2）常伴食欲不振，恶心呕吐，嘈杂泛酸，嗳气吞腐等上消化道症状。

（3）发病特点：以中青年居多，多有反复发作病史，发病前多有明显的诱因，如天气变化、恼怒、劳累、暴饮暴食、饥饿、进食生冷干硬或辛辣醇酒，或服用有损脾胃的药物等。

（4）电子胃镜检查可作急、慢性胃炎，胃、十二指肠溃疡病等的诊断；幽门螺旋杆菌（HP）检测或可见 HP 感染。

【辨证论治】

一、辨证要点

应辨虚实寒热，在气在血，还应辨兼夹证。实者多痛剧，固定不移，拒按，脉盛；虚者多痛势徐缓，痛处不定，喜按，脉虚。

二、治疗原则

治疗以理气和胃止痛为主。邪盛以祛邪为急，正虚以扶正为先，虚实夹杂者，则当祛邪扶正并举。

三、证治分类

1. 寒邪客胃

胃痛暴作，恶寒喜暖，得温痛减，遇寒加重，口淡不渴，或喜热饮，舌淡苔薄白，脉弦紧。

证机概要：寒凝胃脘，阳气被遏，气机阻滞。

治法：温胃散寒，行气止痛。

代表方：香苏散合良附丸加减。

常用药：高良姜、吴茱萸温胃散寒；香附、乌药、陈皮、木香行气止痛。

如兼见恶寒、头痛等风寒表证者，可加苏叶、藿香等；若兼见胸脘痞闷，胃纳呆滞，嗳气或呕吐者，可加枳实、神曲、鸡内金等；寒邪郁久化热，寒热错杂，可用半夏泻心汤。

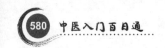

2. 饮食伤胃

胃脘疼痛，胀满拒按，嗳腐吞酸，或呕吐不消化食物，其味腐臭，吐后痛减，不思饮食，大便不爽，得矢气及便后稍舒，舌苔厚腻，脉滑。

证机概要：饮食积滞，阻塞胃气。

治法：消食导滞，和胃止痛。

代表方：保和丸加减。

常用药：神曲、山楂、莱菔子消食导滞；茯苓、半夏、陈皮和胃化湿；连翘散结清热。

若脘腹胀甚者，可加枳实、砂仁、槟榔；胃脘胀痛而便闭者，可合用小承气汤或改用枳实导滞丸；胃痛急剧而拒按，伴见苔黄燥，便秘者，则合用大承气汤。

3. 肝气犯胃

胃脘胀痛，痛连两胁，遇烦恼则痛作或痛甚，嗳气、矢气则痛舒，胸闷嗳气，喜长叹息，大便不畅，舌苔多薄白，脉弦。

证机概要：肝气郁结，横逆犯胃，胃气阻滞。

治法：疏肝解郁，理气止痛。

代表方：柴胡疏肝散加减。

常用药：柴胡、芍药、川芎、郁金、香附疏肝解郁；陈皮、枳壳、佛手、甘草理气和中。

如胃痛较甚者，可加川楝子、延胡索；嗳气较频者，可加沉香、旋覆花；泛酸者，加乌贼骨、煅瓦楞子。

4. 湿热中阻

胃脘疼痛，痛势急迫，脘闷灼热，口干口苦，口渴而不欲饮，纳呆恶心，小便色黄，大便不畅，舌红，苔黄腻，脉滑数。

证机概要：湿热蕴结，胃气痞阻。

治法：清化湿热，理气和胃。

代表方：清中汤加减。

常用药：黄连、栀子清热燥湿；制半夏、茯苓、草豆蔻祛湿健脾；陈皮、甘草理气和中。

如湿偏重者加苍术、藿香；热偏重者加蒲公英、黄芩；伴恶心呕吐者加竹茹、橘皮。

5. 瘀血停胃

胃脘疼痛，如针刺，似刀割，痛有定处，按之痛甚，痛时持久，食后加剧，入夜尤甚，或见吐血黑便，舌质紫暗或有瘀斑，脉涩。

证机概要：瘀停胃络，脉络壅滞。

治法：化瘀通络，理气和胃。

代表方：失笑散合丹参饮加减。

常用药：蒲黄、五灵脂、丹参活血散瘀止痛；檀香、砂仁行气和胃。

若胃痛甚者，可加延胡索、木香、郁金、枳壳；四肢不温，舌淡脉弱者，为气虚无以行血，加党参、黄芪；口干咽燥，舌光无苔，脉细，加生地、麦冬。

6. 胃阴亏耗

胃脘隐隐灼痛，似饥而不欲食，口燥咽干，五心烦热，消瘦乏力，口渴思饮，大便干结，舌红少津，脉细数。

证机概要：胃阴亏耗，胃失濡养。

治法：养阴益胃，和中止痛。

代表方：一贯煎合芍药甘草汤加减。

常用药：沙参、麦冬、生地、枸杞子养阴益胃；当归养血活血；川楝子理气止痛；芍药、甘草缓急止痛。

若见胃脘灼痛、嘈杂泛酸者，可加珍珠粉、牡蛎、海螵蛸；大便干燥难解者，宜加火麻仁、瓜蒌仁。

7. 脾胃虚寒

胃痛隐隐，绵绵不休，喜温喜按，空腹痛甚，得食则缓，劳累或受凉后发作或加重，泛吐清水，神疲纳呆，四肢倦怠，手足不温，大便溏薄，舌淡苔白，脉虚弱或迟缓。

证机概要：脾虚胃寒，失于温养。

治法：温中健脾，和胃止痛。

代表方：黄芪建中汤加减。

常用药：黄芪补中益气；桂枝、生姜温脾散寒；芍药、炙甘草、饴糖、大枣缓急止痛。

若泛吐清水较多，宜加干姜、制半夏、陈皮、茯苓；泛酸，可去饴糖，加黄连、炒吴茱萸、乌贼骨、煅瓦楞子；呕吐，肢冷，可加理中丸；兼有形寒肢冷，腰膝酸软，可用附子理中汤。

【预防调护】

（1）重视精神与饮食的调摄。保持乐观的情绪，避免过度劳累与紧张；养成有规律的生活与饮食习惯，忌暴饮暴食，饥饱不匀。以清淡易消化的食物为宜，忌粗糙多纤

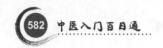

维饮食，尽量避免进食浓茶、咖啡和辛辣食物，进食宜细嚼慢咽。

（2）胃痛持续不已者，应在一定时期内进流质或半流质饮食，少食多餐。

（3）慎用水杨酸、肾上腺皮质激素等西药。

附　吐酸

吐酸是指胃中酸水上泛，又称泛酸。若随即咽下称为吞酸，若随即吐出者称为吐酸，可单独出现，但常与胃痛兼见。

【病因病机】

本病有寒热之分，以热证多见，属热者，多由肝郁化热犯胃所致；属寒者，多因脾胃虚弱，肝气以强凌弱犯胃而成。但总以肝气犯胃、胃失和降为基本病机。

证治分类如下。

1. 热证

吞酸时作，嗳腐气秽，胃脘闷胀，两胁胀满，心烦易怒，口干口苦，咽干口渴，舌红，苔黄，脉弦数。

治法：清泄肝火，和胃降逆。

代表方：左金丸加减。

常用药：黄连、吴茱萸、黄芩、山栀子清肝泄热；乌贼骨、煅瓦楞子制酸。

2. 寒证

吐酸时作，嗳气酸腐，胸脘胀闷，喜唾涎沫，饮食喜热，四肢不温，大便溏泻，舌淡苔白，脉沉迟。

治法：温中散寒，和胃制酸。

代表方：香砂六君子汤加减。

常用药：党参、白术、云苓健脾益气；木香、砂仁行气和胃；法半夏、陈皮和胃降逆；干姜、吴茱萸温中散寒；甘草调和诸药。

附　嘈杂

嘈杂是指胃中空虚，似饥非饥，似辣非辣，似痛非痛，莫可名状，时作时止的病证，可单独出现，又常与胃痛、吞酸兼见。

1. 胃热

嘈杂而兼恶心吞酸，口渴喜冷，口臭心烦，脘闷痰多，多食易饥，或似饥非饥，舌质红，苔黄干，脉滑数。

治法：清热化痰和中。

代表方：温胆汤加减。

常用药：法半夏燥湿化痰降逆；陈皮理气燥湿；竹茹清热化痰降逆；枳实行气导滞；生姜和胃降逆；甘草调和诸药；加黄连、栀子清泄胃热。

2. 胃虚

嘈杂时作时止，口淡无味，食后脘胀，体倦乏力，不思饮食，舌质淡，脉虚。

治法：健脾益胃和中。

代表方：四君子汤加减。

常用药：党参益气补中；白术健脾燥湿；茯苓渗湿健脾；甘草甘缓和中；加山药补脾养胃；蔻仁温中行气。

3. 血虚

嘈杂而兼面白唇淡，头晕心悸，失眠多梦，舌质淡，脉细弱。

治法：益气养血和中。

代表方：归脾汤加减。

常用药：黄芪、党参补气健脾；当归、龙眼肉养血和营；木香健脾理气；茯神、远志、枣仁养心安神；生姜、大枣、甘草和胃健脾，以资化源。

第二节　痞　满

痞满是指以自觉心下痞塞，胸膈胀满，触之无形，按之柔软，压之无痛为主要症状的病证。

西医学的慢性胃炎（包括浅表性胃炎和萎缩性胃炎）、功能性消化不良、胃下垂等疾病，若以上腹胀满不舒为主症时，可参照本节内容辨证论治。

【病因病机】

一、病因

1. **感受外邪**　外感六淫，表邪入里，或误下伤中，邪气乘虚内陷，结于胃脘，阻塞中焦气机，升降失司，遂成痞满。

2. **内伤饮食**　暴饮暴食，或恣食生冷，或过食肥甘，或嗜酒无度，损伤脾胃，纳运无力，食滞内停，痰湿阻中，气机被阻，而生痞满。

3. **情志失调**　抑郁恼怒，情志不遂，肝气郁滞，失于疏泄，横逆乘脾犯胃，脾胃升降失常，或忧思伤脾，脾气受损，运化不力，胃脘失和，气机不畅，发为痞满。

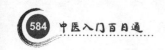

二、病机

中焦气机不利，脾胃升降失职为导致本病发生的病机关键。痞满的基本病位在胃，与肝、脾的关系密切。病理性质不外虚实两端，实即实邪内阻（食积、痰湿、外邪、气滞等），痞满初期，多为实证，因外邪入里，食滞内停，痰湿中阻等邪干胃，导致脾胃运纳失职，清阳不升，浊阴不降，中焦气机阻滞，升降失司出现痞满；虚为脾胃虚弱（气虚或阴虚），实痞日久，可由实转虚，正气日渐消耗，损伤脾胃，或素体脾胃虚弱，而致中焦运化无力；湿热之邪或肝胃郁热日久伤阴，阴津伤则胃失濡养，和降失司而成虚痞。虚实夹杂则两者兼而有之。

【诊断依据】

（1）临床以胃脘痞塞，满闷不舒为主症，并有按之柔软，压之不痛，望无胀形的特点。

（2）发病缓慢，时轻时重，反复发作，病程漫长。

（3）多由饮食、情志、起居、寒温等因素诱发。

（4）电子胃镜或可诊断慢性胃炎等；胃肠动力检测（如胃肠测压、胃排空试验、胃电图等）可协助诊断胃动力障碍、紊乱等，幽门螺旋杆菌（HP）相关检测或可见 HP 感染。

【辨证论治】

一、辨证要点

应首辨虚实，次辨寒热，临证还要辨虚实寒热的兼夹。

二、治疗原则

调理脾胃升降、行气除痞消满为基本法则；虚证则重在扶正，可健脾益胃，补中益气，或养阴益胃；实证则重在祛邪，可消食导滞、除湿化痰、理气解郁、清热祛湿。

三、证治分类

（一）实痞

1. 饮食内停

脘腹痞闷而胀，进食尤甚，拒按，嗳腐吞酸，恶食呕吐，或大便不调，矢气频作，味臭如败卵，舌苔厚腻，脉滑。

证机概要：饮食停滞，胃腑失和，气机壅塞。

治法：消食和胃，行气消痞。

代表方：保和丸加减。

常用药：山楂、神曲、莱菔子消食导滞，行气除胀；半夏、陈皮和胃化湿，行气消痞；茯苓健脾渗湿，和中止泻；连翘清热散结。

若食积较重者，可加鸡内金、谷芽、麦芽；脘腹胀满者，可加枳实、厚朴、槟榔；脾虚便溏者，加白术、扁豆或用枳实消痞丸。

2. 痰湿中阻

脘腹痞塞不舒，胸膈满闷，头晕目眩，身重困倦，呕恶纳呆，口淡不渴，小便不利，舌苔白厚腻，脉沉滑。

证机概要：痰浊阻滞，脾失健运，气机不和。

治法：除湿化痰，理气和中。

代表方：二陈平胃汤加减。

常用药：制半夏、苍术、藿香燥湿化痰；陈皮、厚朴理气消胀；茯苓、甘草健脾和胃。

若痰湿盛而胀满甚者，可加枳实、紫苏梗、桔梗；气逆不降，嗳气不止者，加旋覆花、代赭石、枳实、沉香等；兼脾胃虚弱者加党参、白术、砂仁。

3. 湿热阻胃

脘腹痞闷，或嘈杂不舒，恶心呕吐，口干不欲饮，口苦，纳少，舌红苔黄腻，脉滑数。

证机概要：湿热内蕴，困阻脾胃，气机不利。

治法：清热化湿，和胃消痞。

代表方：泻心汤合连朴饮加减。

常用药：大黄泻热散痞，和胃开结；黄连、黄芩苦降泻热和阳；厚朴理气祛湿；石菖蒲芳香化湿，醒脾开胃；半夏和胃燥湿；芦根清热和胃，止呕除烦；栀子、豆豉清热除烦。

若恶心呕吐明显者，加竹茹、生姜、旋覆花；纳呆不食者，加鸡内金、谷芽、麦芽；嘈杂不舒者，可合用左金丸。

4. 肝胃不和

脘腹痞闷，胸胁胀满，心烦易怒，善太息，呕恶嗳气，或吐苦水，大便不爽，舌质淡红，苔薄白，脉弦。

证机概要：肝气犯胃，胃气郁滞。

治法：疏肝解郁，和胃消痞。

代表方：越鞠丸合枳术丸加减。

常用药：香附、川芎疏肝散结，行气活血；苍术、神曲燥湿健脾，消食化滞；栀子泻火解郁；枳实行气消痞；白术健脾益胃；荷叶升养胃气。

若气郁明显，胀满较甚者，酌加柴胡、郁金、厚朴；郁而化火，口苦而干者，可加黄连、黄芩；呕恶明显者，加制半夏、生姜；嗳气甚者，加竹茹、沉香。

（二）虚痞

1.脾胃虚弱

脘腹满闷，时轻时重，喜温喜按，纳呆便溏，神疲乏力，少气懒言，语声低微，舌质淡，苔薄白，脉细弱。

证机概要：脾胃虚弱，健运失职，升降失司。

治法：补气健脾，升清降浊。

代表方：补中益气汤加减。

常用药：黄芪、党参、白术、炙甘草益气健脾，鼓舞脾胃清阳之气；升麻、柴胡协同升举清阳；当归养血和营以助脾；陈皮理气消痞。

若胀闷较重者，可加枳壳、木香、厚朴；四肢不温，阳虚明显者，加制附子、干姜或合理中丸；纳呆厌食者，加砂仁、神曲；舌苔厚腻，湿浊内蕴者，加制半夏、茯苓或改用香砂六君子汤加减。

2.胃阴不足

脘腹痞闷，嘈杂，饥不欲食，恶心嗳气，口燥咽干，大便秘结，舌红少苔，脉细数。

证机概要：胃阴亏虚，胃失濡养，和降失司。

治法：养阴益胃，调中消痞。

代表方：益胃汤加减。

常用药：生地、麦冬、沙参、玉竹滋阴养胃；香橼疏肝理脾，消除心腹痞满。

若津伤较重者，可加石斛、花粉；腹胀较著者，加枳壳、厚朴花；食滞者加谷芽、麦芽；便秘者，加火麻仁、玄参。

【预防调护】

（1）节制饮食，勿暴饮暴食，同时饮食宜清淡，忌肥甘厚味、辛辣醇酒以及生冷。

（2）注意精神调摄，保持乐观开朗，心情舒畅。

（3）慎起居，适寒温，防六淫，注意腹部保暖。

第三节 呕 吐

呕吐是指胃失和降，气逆于上，迫使胃中之物从口中吐出的一种病证。

西医学中凡神经性呕吐、急性胃炎等，及肠梗阻、急性胰腺炎、急性胆囊炎等病，以呕吐为主要表现时，可参考本章进行辨证论治。

【病因病机】

一、病因

1. **外邪犯胃** 感受风、寒、暑、湿、燥、火六淫之邪，或秽浊之气，侵犯胃腑，胃和降失常，水谷随逆气上出，发生呕吐。

2. **饮食不节** 饮食过量，暴饮暴食，多食生冷、醇酒辛辣、甘肥及不洁之食物，皆可伤胃滞脾，每易引起食滞不化，胃气不降，上逆而为呕吐。

3. **情志失调** 恼怒伤肝，肝失条达，横逆犯胃，胃气上逆；忧思伤脾，脾失健运，食停难化，胃失和降，均可发生呕吐。

4. **病后体虚** 脾胃素虚，或病后虚弱，劳倦过度，耗伤中气，胃虚不能盛受水谷，脾虚不能化生精微，食滞胃中，上逆成呕。

二、病机

呕吐的发病机理为胃失和降，胃气上逆。其病理表现不外虚实两类，实证因外邪、食滞、痰饮、肝气等邪气犯胃，以致胃气痞塞，升降失调，气逆作呕；虚证为脾胃气阴亏虚，运化失常，不能和降，其中又有阳虚、阴虚之别。

病变脏腑主要在胃，还与肝、脾有密切的关系；若脾阳素虚，水谷不归正化，痰饮内阻，升降失常，胃气上逆，则形成痰饮内阻证；肝气郁结，横逆犯胃，胃气上逆，则形成肝气犯胃证；患病日久，伤脾失运，致脾气虚，纳运无力，胃虚气逆，则成脾胃气虚证；久则气虚及阳，致脾胃阳虚证；胃阴不足，胃失濡降，则为胃阴耗伤证。

【诊断依据】

（1）初起呕吐量多，吐出物多有酸腐气味，久病呕吐，时作时止，吐出物不多，酸臭气味不甚。

（2）新病邪实，呕吐频频，常伴有恶寒、发热、脉实有力；久病正虚，呕吐无力，常伴精神萎靡，倦怠，面色萎黄，脉弱无力等症。

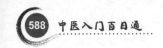

（3）本病常有饮食不节，过食生冷，恼怒气郁，或久病不愈等病史。

（4）胃镜或可见胃黏膜损伤或十二指肠黏膜的改变；查腹部CT及腹部B超排除肠梗阻；B超或可见胰腺或胆囊异常情况，或可见血常规、尿淀粉酶、血淀粉酶异常；育龄期妇女，应化验血、尿，排除妊娠。

【辨证论治】

一、辨证要点

应首辨虚实。实证多由感受外邪、饮食停滞所致，呕吐物多有酸臭味；虚证多属内伤，有气虚、阴虚之别。

二、治疗原则

治以和胃降逆为原则。偏于邪实者，治宜祛邪为主，解表、消食、化痰、解郁；偏于正虚者，治宜扶正为主，健运脾胃、益气养阴。

三、证治分类

（一）实证

1. 外邪犯胃

突然呕吐，胸脘满闷，发热恶寒，头身疼痛，舌苔白腻，脉濡缓。

证机概要：外邪犯胃，中焦气滞，浊气上逆。

治法：疏邪解表，化浊和中。

代表方：藿香正气散加减。

常用药：藿香、紫苏、白芷芳香化浊，散寒疏表；大腹皮、厚朴理气除满；半夏、陈皮和胃降逆止呕；白术、茯苓化湿健脾；生姜和胃止呕。

若伴见脘痞嗳腐，饮食停滞者，可去白术，加鸡内金、神曲；兼气机阻滞，脘闷腹胀者，可加木香、枳壳。

2. 食滞内停

呕吐酸腐，脘腹胀满，嗳气厌食，大便或溏或结，舌苔厚腻，脉滑实。

证机概要：食积内停，气机受阻，浊气上逆。

治法：消食化滞，和胃降逆。

代表方：保和丸加减。

常用药：山楂、神曲、莱菔子消食和胃；陈皮、半夏、茯苓理气降逆，和中止呕；

连翘散结清热。

若因肉食而吐者，重用山楂；因米食而吐者，加谷芽；因面食而吐者，重用莱菔子，加麦芽；因酒食而吐者，加白蔻仁、葛花，重用神曲；因食鱼、蟹制品而吐者，加苏叶、生姜；因豆制品而吐者，加生萝卜汁；因食物中毒呕吐者，用烧盐方探吐。

3. 痰饮内阻

呕吐清水痰涎，脘闷不食，头眩心悸，舌苔白腻，脉滑。

证机概要：痰饮内停，中阳不振，胃气上逆。

治法：温中化饮，和胃降逆。

代表方：小半夏汤合苓桂术甘汤加减。

常用药：半夏化痰饮和胃止呕；生姜温胃散寒而止呕；茯苓、白术、甘草健脾化湿；桔梗温化痰饮。

若脘腹胀满，舌苔厚腻者，可去白术，加苍术、厚朴；脘闷不食者加白蔻仁、砂仁。

4. 肝气犯胃

呕吐吞酸，嗳气频繁，胸胁胀痛，舌质红，苔薄腻，脉弦。

证机概要：肝气不疏，横逆犯胃，胃失和降。

治法：疏肝理气，和胃降逆。

代表方：四七汤加减。

常用药：苏叶、厚朴理气宽中；半夏、生姜、茯苓、大枣和胃降逆止呕。

若胸胁胀满，疼痛较甚，加川楝子、郁金、香附、柴胡；呕吐酸水，心烦口渴，酌加左金丸及山栀、黄芩；若兼见胸胁刺痛，或呕吐不止，诸药无效，舌有瘀斑者，可酌加桃仁、红花。

（二）虚证

1. 脾胃气虚

食欲不振，食入难化，恶心呕吐，脘部痞闷，大便不畅，舌苔白滑，脉象虚弦。

证机概要：脾胃气虚，纳运无力，胃虚气逆。

治法：健脾益气，和胃降逆。

代表方：香砂六君子汤加减。

常用药：党参、茯苓、白术、甘草健脾益气；半夏祛痰降逆，和胃止呕；陈皮、木香、砂仁理气降逆。

若呕吐频作，噫气脘痞，可酌加旋覆花、代赭石；若呕吐清水较多，脘冷肢凉者，可加附子、肉桂、吴茱萸。

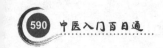

2. 脾胃阳虚

饮食稍多即吐，时作时止，面色㿠白，倦怠乏力，喜暖恶寒，四肢不温，口干而不欲饮，大便溏薄，舌质淡，脉濡弱。

证机概要：脾胃虚寒，失于温煦，运化失职。

治法：温中健脾，和胃降逆。

代表方：理中汤加减。

常用药：人参、白术健脾和胃；干姜、甘草甘温和中。

若呕吐甚者，加砂仁、半夏；若呕吐清水不止，可加吴茱萸、生姜。

3. 胃阴不足

呕吐反复发作，或时作干呕，似饥而不欲食，口燥咽干，舌红少津，脉象细数。

证机概要：胃阴不足，胃失濡润，和降失司。

治法：滋养胃阴，降逆止呕。

代表方：麦门冬汤加减。

常用药：人参、麦冬、粳米、甘草滋养胃阴；半夏降逆止呕；大枣益气和中。

若呕吐较剧者，可加竹茹、枇杷叶；若口干，舌红，热甚者，加黄连；伴倦怠乏力，纳差舌淡，加太子参、山药。

【预防调护】

（1）脾胃素虚者，勿食生冷瓜果等，禁服寒凉药物。胃中有热者，忌食肥甘厚腻、辛辣香燥、醇酒等物品，禁服温燥药物，戒烟。

（2）保持心情舒畅，避免精神刺激，对肝气犯胃者，尤当注意。

（3）服药方法，应少量频服，减少胃的负担。对于呕吐患者，热饮中可加入少量生姜或姜汁，以免格拒难下，逆而复出。

第四节　呃　逆

呃逆是指胃气上逆动膈，以气逆上冲，喉间呃呃连声，声短而频，难以自制为主要表现的病证。

本病相当于西医学中的单纯性膈肌痉挛，而其他如胃肠神经官能症、胃炎、胃扩张，以及胸腹手术后等所引起的膈肌痉挛之呃逆，均可参考本节辨证论治。

【病因病机】

一、病因

1. **饮食不当**　进食太快，过食生冷，或滥服寒凉药物，寒气蕴蓄于胃，循手太阴之脉上动于膈，导致呃逆；或过食辛热煎炒，醇酒厚味，或过用温补之剂，燥热内生，腑气不行，气逆动膈，发生呃逆。

2. **情志不遂**　恼怒伤肝，气机不利，横逆犯胃，逆气动膈；或肝郁克脾，或忧思伤脾，运化失职，滋生痰浊；或素有痰饮内停，复因恼怒气逆，逆气夹痰浊上逆动膈，发生呃逆。

3. **体虚病后**　或素体不足，年高体弱，或大病久病，正气未复，或吐下太过，虚损误攻，均可损伤中气，久病及肾，肾气失于摄纳，浊气上乘，上逆动膈，均可发生呃逆。

二、病机

呃逆病位在膈，病变的关键脏腑在胃，还与肝、脾、肺、肾诸脏腑有关。基本病机是胃失和降，膈间气机不利，胃气上逆动膈。病理性质有虚实之分，实证多为寒凝、火郁、气滞、痰阻、胃失和降；虚证每由脾肾阳虚，或胃阴耗损等正虚气逆所致。

【诊断依据】

（1）呃逆以气逆上冲，喉间呃呃连声，声短而频，不能自止为主症，其呃声或高或低，或疏或密，间歇时间不定。

（2）常伴有胸膈痞闷，脘中不适，情绪不安等症状。

（3）多有受凉、饮食、情志等诱发因素，起病多较急。

（4）单纯性膈肌痉挛无须做理化检查；胃镜检查可诊断胃肠神经官能症、胃炎、胃扩张等。

【辨证论治】

一、辨证要点

呃逆在辨证时首先应分清是生理现象，还是病理反应；辨证当分清虚、实、寒、热，如呃逆声高，气涌有力，连续发作，多属实证；呃声洪亮，冲逆而出，多属热证；呃声沉缓有力，得寒则甚，得热则减，多属寒证；呃逆时断时续，气怯声低，乏力，多属虚证。

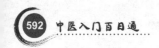

二、治疗原则

理气和胃、降逆止呃为基本治法。根据病之寒热虚实，分别施以祛寒、清热、补虚、泻实之法。

三、证治分类

1. 胃中寒冷

呃声沉缓有力，胸膈及胃脘不舒，得热则减，遇寒更甚，进食减少，喜食热饮，口淡不渴，舌苔白润，脉迟缓。

证机概要：寒蓄中焦，气机不利，胃气上逆。

治法：温中散寒，降逆止呃。

代表方：丁香散加减。

常用药：丁香、柿蒂降逆止呃；高良姜、干姜温中散寒；香附、陈皮理气和胃。

若寒气较重，脘腹胀痛者，加吴茱萸、肉桂、乌药；若寒凝食滞，脘闷嗳腐者，加莱菔子、半夏、槟榔；若寒凝气滞，脘腹痞满者，加枳壳、厚朴、陈皮；若气逆较甚，呃逆频作者，加刀豆子、旋覆花、代赭石。

2. 胃火上逆

呃声洪亮有力，冲逆而出，口臭烦渴，多喜冷饮，脘腹满闷，大便秘结，小便短赤，苔黄燥，脉滑数。

证机概要：热积胃肠，腑气不畅，胃火上冲。

治法：清胃泄热，降逆止呃。

代表方：竹叶石膏汤加减。

常用药：竹叶、生石膏清泻胃火；沙参（易原方人参）、麦冬养胃生津；半夏和胃降逆；粳米、甘草调养胃气；竹茹、柿蒂助降逆止呃之力。

若腑气不通，痞满便秘者，可合用小承气汤；若胸膈烦热，大便秘结，可用凉膈散。

3. 气机郁滞

呃逆连声，常因情志不畅而诱发或加重，胸胁满闷，脘腹胀满，嗳气纳减，肠鸣矢气，苔薄白，脉弦。

证机概要：肝气郁滞，横逆犯胃，胃气上逆。

治法：顺气解郁，和胃降逆。

代表方：五磨饮子加减。

常用药：木香、乌药解郁顺气；枳壳、沉香、槟榔宽中降气；丁香、代赭石降逆止呕。

如肝郁明显者，加川楝子、郁金；若心烦口苦，气郁化热者，加栀子、黄连；若气逆痰阻，昏眩恶心者，可用旋覆代赭汤加陈皮、茯苓；若气滞日久成瘀，瘀血内结，胸胁刺痛，久呃不止者，可用血府逐瘀汤加减。

4. 脾胃阳虚

呃声低长无力，气不得续，泛吐清水，脘腹不舒，喜温喜按，面色㿠白，手足不温，食少乏力，大便溏薄，舌质淡，苔薄白，脉细弱。

证机概要：中阳不足，胃失和降，虚气上逆。

治法：温补脾胃止呃。

代表方：理中丸加减。

若嗳腐吞酸，夹有食滞者，可加神曲、麦芽；若脘腹胀满，脾虚气滞者，可加法半夏、陈皮；若呃声难续，气短乏力，中气大亏者，可加黄芪、党参；若病久及肾，肾阳亏虚，形寒肢冷，腰膝酸软，呃声难续者，可加肉桂、紫石英、补骨脂、山萸肉、刀豆子。

5. 胃阴不足

呃声短促而不得续，口干咽燥，烦躁不安，不思饮食，或食后饱胀，大便干结，舌质红，苔少而干，脉细数。

证机概要：阴液不足，胃失濡养，气失和降。

治法：养胃生津，降逆止呃。

代表方：益胃汤合橘皮竹茹汤加减。

常用药：沙参、麦冬、玉竹、生地甘寒生津，滋养胃阴；橘皮、竹茹、枇杷叶、柿蒂和胃降气，降逆平呃。

若咽喉不利，阴虚火旺，胃火上炎者，可加石斛、芦根；若神疲乏力，气阴两虚者，可加党参或西洋参、山药。

【预防调护】

（1）轻者只需简单处理，如取嚏法，指压内关、合谷、人迎等穴位，可不药而愈。

（2）持续性或反复发作者，也可配合针灸治疗，如针刺足三里、中脘、膈俞、内关等穴位。

（3）饮食宜清淡，忌生冷、辛辣、肥腻之品，避免饥饱无常，发作时应进食易消化食物。

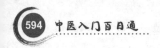

第五节　腹　痛

腹痛是指胃脘以下、耻骨毛际以上部位发生疼痛为主症的病证。

西医学的肠易激综合征、消化不良、胃肠痉挛、不完全性肠梗阻、泌尿系结石、急慢性胰腺炎等，以腹痛为主要表现者，均可参照本节内容辨证施治。

【病因病机】

一、病因

1. **外感时邪**　外感风、寒、暑、热、湿邪，侵入腹中，均可引起腹痛。

2. **饮食不节**　暴饮暴食，饮食停滞，纳运无力；过食肥甘厚腻或辛辣，酿生湿热，蕴蓄胃肠；或恣食生冷，寒湿内停，中阳受损，均可损伤脾胃，腑气通降不利而发生腹痛。

3. **情志失调**　情志不遂，则肝失条达，气机不畅，气机阻滞而痛作。

4. **阳气素虚**　素体脾阳亏虚，虚寒中生，渐致气血生化不足，脾阳虚馁而不能温养，出现腹痛，甚至病久肾阳不足，相火失于温煦，脏腑虚寒，腹痛日久不愈。

此外，跌仆损伤，络脉瘀阻；或腹部术后，血络受损，亦可形成腹中血瘀，中焦气机升降不利，不通则痛。

二、病机

本病的基本病机为脏腑气机阻滞，气血运行不畅，经脉痹阻，"不通则痛"，或脏腑经脉失养，不荣而痛。腹中有肝、胆、脾、肾、大小肠、膀胱等脏腑，并为足三阴、足少阳、手足阳明、冲、任、带等经脉循行之处，上述诸病因，皆可导致相关脏腑功能失调，使气血郁滞，脉络痹阻，不通则痛；腹痛发病涉及脏腑与经脉较多，病理因素主要有寒凝、火郁、食积、气滞、血瘀，病理性质不外寒、热、虚、实四端；概而言之，实为邪气郁滞，不通则痛；虚为中脏虚寒，气血不能温养而痛。

【诊断依据】

（1）凡是以胃脘以下，耻骨毛际以上部位的疼痛为主要表现者，即为腹痛。

（2）注意与腹痛相关病因，脏腑经络相关的症状。如涉及肠腑，可伴有腹泻或便秘；膀胱湿热可见腹痛牵引前阴，小便淋沥，尿道灼痛；瘀血腹痛常有外伤或手术史。

（3）根据性别、年龄、婚况，与饮食、情志、受凉等关系，起病经过，其他伴发症状，以资鉴别何脏腑受病，明确病理性质。

（4）血常规中白细胞、中性粒细胞增高，提示有感染存在；血、尿淀粉酶检查升高多提示急慢性胰腺炎存在；电子胃镜、肠镜、腹部 B 超、腹部 X 线等有助于明确病变部位和性质。

【辨证论治】

一、辨证要点

首辨腹痛性质；再辨腹痛部位，胁腹、少腹痛多属肝经病证；脐以上大腹疼痛，多为脾胃病；脐以下小腹痛多属膀胱及大小肠病证。

二、治疗原则

治疗腹痛多以"通"字立法，应根据辨证的虚实寒热，在气在血，确立相应治法；属实证者，重在祛邪疏导；对虚痛，应温中补虚，益气养血。

三、证治分类

1. 寒邪内阻

腹痛拘急，遇寒痛甚，得温痛减，口淡不渴，形寒肢冷，小便清长，大便清稀或秘结，舌质淡，苔白腻，脉沉紧。

证机概要：寒邪凝滞，中阳被遏，脉络痹阻。

治法：散寒温里，理气止痛。

代表方：良附丸合正气天香散加减。

常用药：高良姜、干姜、紫苏温中散寒；乌药、香附、陈皮理气止痛。

如寒重，痛势剧烈，手足逆冷，脉沉细者，可加入附子、肉桂；若少腹拘急冷痛，属肝经寒凝气滞者，可加吴茱萸、小茴香、沉香；腹中冷痛，兼见便秘，加附子、大黄；若夏日感受寒湿，伴见恶心呕吐，胸闷，纳呆，身重，倦怠，舌苔白腻者，可酌加藿香、苍术、厚朴、蔻仁、半夏。

2. 湿热壅滞

腹痛拒按，烦渴引饮，大便秘结，或溏滞不爽，潮热汗出，小便短黄，舌质红，苔黄燥或黄腻，脉滑数。

证机概要：湿热内结，气机壅滞，腑气不通。

治法：泄热通腑，行气导滞。

代表方：大承气汤加减。

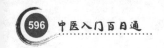

常用药：大黄攻下燥屎，芒硝咸寒泄热，软坚散结；厚朴、枳实导滞消痞。

若燥热不甚，湿热偏重，大便不爽者，可去芒硝，加栀子、黄芩等；若痛引两胁，可加郁金、柴胡；如腹痛剧烈，寒热往来，恶心呕吐，大便秘结者，改用大柴胡汤表里双解。

3. 饮食积滞

脘腹胀满，疼痛拒按，嗳腐吞酸，恶食呕恶，痛而欲泻，泻后痛减，或大便秘结，舌苔厚腻，脉滑。

证机概要：食滞内停，运化失司，胃肠不和。

治法：消食导滞，理气止痛。

代表方：枳实导滞丸加减。

常用药：大黄、枳实、神曲消食导滞；黄芩、黄连、泽泻清热化湿；白术、茯苓健脾助运。

若腹痛胀满者，加厚朴、木香；兼大便自利，恶心呕吐者，去大黄，加陈皮、半夏、苍术；如食滞不重，腹痛较轻者，用保和丸。

4. 肝郁气滞

腹痛胀闷，痛无定处，痛引少腹，或兼痛窜两胁，时作时止，得嗳气或矢气则舒，遇忧思恼怒则剧，舌质红，苔薄白，脉弦。

证机概要：肝气郁结，气机不畅，疏泄失司。

治法：疏肝解郁，理气止痛。

代表方：柴胡疏肝散加减。

常用药：柴胡、枳壳、香附、陈皮疏肝理气；芍药、甘草缓急止痛；川芎行气活血。

若气滞较重，胸肋胀痛者，加川楝子、郁金；若痛引少腹、睾丸者，加橘核、荔枝核、川楝子；若腹痛肠鸣，气滞腹泻者，可用痛泻要方；若少腹绞痛，阴囊寒疝者，可用天台乌药散；肝郁日久化热者，加丹皮、山栀子、川楝子。

5. 瘀血内停

腹痛较剧，痛如针刺，痛处固定，经久不愈，舌质紫暗，脉细涩。

证机概要：瘀血内停，气机阻滞，脉络不通。

治法：活血化瘀，和络止痛。

代表方：少腹逐瘀汤加减。

常用药：桃仁、红花、牛膝祛瘀活血；当归、川芎、赤芍、甘草养血和营；延胡索、蒲黄、五灵脂化瘀止痛；香附、乌药、青皮行气活血。

若腹部术后作痛，或跌仆损伤作痛，可加泽兰、没药、三七；瘀血日久发热，可加丹参、丹皮、王不留行；若兼有寒象，腹痛喜温，胁下积块，疼痛拒按，可用膈下逐瘀汤。若下焦蓄血，大便色黑，可用桃核承气汤。

6. 中脏虚寒

腹痛绵绵，时作时止，喜温喜按，形寒肢冷，神疲乏力，气短懒言，胃纳不佳，面色无华，大便溏薄，舌质淡，苔薄白，脉沉细。

证机概要：中阳不振，气血不足，失于温养。

治法：温中补虚，缓急止痛。

代表方：小建中汤加减。

常用药：桂枝、生姜温阳散寒；芍药、炙甘草缓急止痛；饴糖、大枣甘温补中；可加党参、白术益气健脾。

若腹中大寒，呕吐肢冷，可用大建中汤；若腹痛下利，脉微肢冷，脾肾阳虚者，可用附子理中汤；若大肠虚寒，积冷便秘者，可用温脾汤；若中气大虚，少气懒言，可用补中益气汤。若腹中攻痛不止，加吴茱萸、乌药、川椒；如血气虚弱，腹中拘急冷痛，困倦，短气，纳少，自汗者，酌加当归、黄芪。

【预防调护】

（1）避免久坐少动，养成定时排便习惯。

（2）对于年老体弱患者，为防止过度用力努挣，而诱发痔疮、便血，甚至真心痛等病证，可配合灌肠等外治法治疗。

第六节　泄　泻

泄泻是以排便次数增多，粪质稀溏或完谷不化，甚至泻出如水样为主症的病证。

西医学中凡属消化器官功能或器质性病变导致的腹泻，如急性肠炎、炎症性肠病、肠易激综合征等，或其他脏器病变影响消化吸收功能以泄泻为主症者，均可参照本节进行辨证论治。

【病因病机】

一、病因

1. 感受外邪　外感寒、湿、暑、热之邪均可引起泄泻，其中以湿邪最为多见。

2. **饮食所伤** 误食馊腐不洁之物，或恣食肥甘辛辣，或恣啖生冷，均能化生寒、湿、热、食滞之邪，使脾运失职，升降失调，清浊不分，发生泄泻。

3. **情志失调** 忧郁恼怒，精神紧张，易致肝气郁结，木郁不达，横逆犯脾；忧思伤脾，土虚木乘，均可使脾失健运，气机升降失常，遂致本病。

4. **病后体虚** 久病失治，脾胃受损，运化失职，水谷不化，积谷为滞，湿滞内生，遂成泄泻。

5. **禀赋不足** 由于先天不足，禀赋虚弱，或素体脾胃虚弱，不能受纳运化某些食物，易致泄泻。

二、病机

泄泻基本病机变化为脾胃受损，湿困脾土，肠道功能失司。病位在肠，脾失健运是关键，同时与肝、肾密切相关。脾主运化，喜燥恶湿；大小肠司泌浊、传导；肝主疏泄，调节脾运；肾主命门之火，能暖脾助运，腐熟水谷；若脾运失职，小肠无以分清泌浊，大肠无法传化，水反为湿，谷反为滞，合污而下，则发生泄泻。病理因素与湿邪关系最大，湿为阴邪，易困脾阳，脾受湿困，则运化不健；但可夹寒、夹热、夹滞。

【诊断依据】

（1）以大便粪质稀溏为诊断的主要依据，或完谷不化，或粪如水样，大便次数增多，每日三五次以至十数次以上。

（2）常兼有腹胀、腹痛、肠鸣、纳呆。

（3）起病或急或缓。暴泻者多有暴饮暴食或误食不洁之物的病史；迁延日久，时发时止者，常由外邪、饮食或情志等因素诱发。

（4）病者新鲜粪便的量、质及颜色可有改变；显微镜下粪检或可见血细胞及病原体；粪便培养可找出病原菌等；慢性泄泻可行结肠镜检查，可直接观察，同时采取渗出物进行镜检或培养、活体组织病理学检查协助诊断，同时可排除胃肠道肿瘤。

【辨证论治】

一、辨证要点

当辨暴泻久泻、虚实、寒热及证候特点。

二、治疗原则

泄泻的治疗大法为运脾化湿。急性泄泻多以湿盛为主，重在化湿；久泻多以脾虚为主，当以健脾。

三、证治分类

（一）暴泻

1. 寒湿内盛

泄泻清稀，甚则如水样，脘闷食少，腹痛肠鸣，或兼外感风寒，则恶寒，发热，头痛，肢体酸痛，舌苔白或白腻，脉濡缓。

证机概要：寒湿内盛，脾失健运，清浊不分。

治法：散寒化湿。

代表方：藿香正气散加减。

常用药：藿香辛温散寒，芳香化浊；苍术、茯苓健脾化湿；半夏、陈皮理气祛湿，和中止呕；木香、厚朴、大腹皮理气除满；紫苏、白芷、桔梗解表散寒，疏利气机。

若表寒重者，可加荆芥、防风；若外感寒湿，饮食生冷，腹痛，泻下清稀，可加服纯阳正气丸；腹满肠鸣，小便不利，可改用胃苓汤。

2. 湿热伤中

泄泻腹痛，泻下急迫，或泻而不爽，粪色黄褐，气味臭秽，肛门灼热，烦热口渴，小便短黄，舌质红，苔黄腻，脉滑数或濡数。

证机概要：湿热壅滞，损伤脾胃，传化失常。

治法：清热利湿。

代表方：葛根芩连汤加减。

常用药：葛根解肌清热，煨用且能升清止泻；黄芩、黄连苦寒清热燥湿；木香理气化湿；甘草甘缓和中；车前草、苦参清热除湿，利水止泻。

若有发热、头痛、脉浮等表证，加银花、连翘、薄荷；若夹食滞者，加神曲、山楂、麦芽；在夏暑之间，症见发热头重，烦渴自汗，小便短赤，脉濡数，可用新加香薷饮合六一散。

3. 食滞肠胃

腹痛肠鸣，泻下粪便臭如败卵，泻后痛减，脘腹胀满，嗳腐酸臭，不思饮食，舌苔垢浊或厚腻，脉滑。

证机概要：宿食内停，阻滞肠胃，传化失司。

治法：消食导滞。

代表方：保和丸加减。

常用药：神曲、山楂、莱菔子消食和胃；半夏、陈皮和胃降逆；茯苓健脾祛湿；

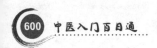

连翘解郁清热；可加谷芽、麦芽增强消食功效。

若食积较重，脘腹胀满，可因势利导，根据"通因通用"的原则，用枳实导滞丸；食积化热可加黄连；兼脾虚可加白术、扁豆。

（二）久泻

1. 脾胃虚弱

大便时溏时泻，迁延反复，食少，食后脘闷不舒，稍进油腻食物，则大便次数明显增加，面色萎黄，神疲倦怠，舌质淡，苔白，脉细弱。

证机概要：脾虚失运，清浊不分。

治法：健脾益气，化湿止泻。

代表方：参苓白术散加减。

常用药：人参、白术、茯苓、甘草健脾益气；砂仁、陈皮、桔梗、扁豆、山药、莲子肉、薏苡仁理气健脾化湿。

若脾阳虚衰，阴寒内盛，可用理中丸；若久泻不止，中气下陷，或兼有脱肛者，可用补中益气汤。

2. 肾阳虚衰

黎明之前脐腹作痛，肠鸣即泻，完谷不化，腹部喜暖，泻后则安，形寒肢冷，腰膝酸软，舌淡苔白，脉沉细。

证机概要：命门火衰，脾失温煦。

治法：温肾健脾，固涩止泻。

代表方：四神丸加减。

常用药：补骨脂温补肾阳；肉豆蔻、吴茱萸温中散寒；五味子收敛止泻；附子、炮姜温脾逐寒。

若年老体衰，久泻不止，脱肛，为中气下陷，可加黄芪、党参、白术、升麻；泻下滑脱不禁，或虚坐努责者，可改用真人养脏汤；脾虚肾寒不著，反见心烦嘈杂，大便夹有黏冻，表现寒热错杂证候，可改服乌梅丸方。

3. 肝气乘脾

素有胸胁胀闷，嗳气食少，每因抑郁恼怒，或情绪紧张之时，发生腹痛泄泻，腹中雷鸣，攻窜作痛，矢气频作，舌淡红，脉弦。

证机概要：肝气不舒，横逆犯脾，脾失健运。

治法：抑肝扶脾。

代表方：痛泻要方加减。

常用药：白芍养血柔肝，白术健脾补虚，陈皮理气醒脾，防风升清止泻。

若胸胁脘腹胀满疼痛，嗳气者，可加柴胡、木香、郁金、香附；若兼神疲乏力，纳呆，脾虚甚者，加党参、茯苓、扁豆、鸡内金；久泻反复发作可加乌梅、焦山楂、甘草。

【预防调护】

（1）平素可食用一些对消化吸收有帮助的食物，如山楂、山药、莲子、扁豆、芡实等。

（2）某些对牛奶、面筋等不耐受者宜禁食牛奶或面筋。

（3）若泄泻而耗伤胃气，可给予淡盐汤、饭汤、米粥以养胃气；若虚寒腹泻，可予淡姜汤饮用，以振奋脾阳，调和胃气。

第七节　痢　疾

痢疾是以大便次数增多，腹痛，里急后重，痢下赤白黏冻为主症，是夏秋季常见的肠道传染病。

本病是指西医学中的细菌性痢疾、阿米巴痢疾，而临床上溃疡性结肠炎、放射性结肠炎、细菌性食物中毒等出现类似痢疾的症状者，均可参照本病辨证处理。

【病因病机】

一、病因

1. **外感实邪**　本病多由感受时令之邪而发病，感邪的性质有三：一为疫毒之邪，内侵胃肠，发病骤急，形成疫毒痢；二为湿热之邪，湿郁热蒸，肠胃气机阻滞，发生湿热痢；三为夏暑感寒伤湿，寒湿伤中，胃肠不和，气血壅滞，发为寒湿痢。

2. **饮食不节**　平素嗜食肥甘厚味，或误食馊腐不洁之食物，酿生湿热，或夏月恣食生冷瓜果，损伤脾胃，中阳受困，湿热或寒湿、食积之邪内蕴，肠中气机壅阻，气滞血瘀，与肠中腐浊相搏结，化为脓血，而致本病。

二、病机

痢疾为病，虽有外感与饮食的不同，但两者可相互影响，往往内外交感而发病。病位在肠，与脾胃密切相关，可涉及肾。因疫毒弥漫，湿热、寒湿内蕴肠腑，腑气壅滞，气滞血阻，气血与邪气相搏结，夹糟粕积滞肠道，脂络受伤，腐败化为脓血而痢下赤白；气机阻滞，腑气不通，闭塞滞下，故见腹痛，里急后重。本病初期多实证；下痢日久，可由实转虚或虚实夹杂，寒热并见。

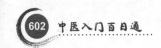

【诊断依据】

（1）以腹痛，里急后重，大便次数增多，泻下赤白脓血便为主症。

（2）暴痢起病突然，病程短，可伴恶寒、发热等；久痢起病缓慢，反复发作，迁延不愈。

（3）多有饮食不洁史；急性起病者多发生在夏秋之交，久痢则四季皆可发生。

（4）急性细菌性痢疾患者血常规检查可见白细胞及中性粒细胞增多，慢性细菌性痢疾患者血常规可见轻度贫血；大便常规可见大量脓细胞和红细胞，培养出致病菌是确诊的关键。阿米巴痢疾患者的新鲜大便可有阿米巴滋养体或包囊。

【辨证论治】

一、辨证要点

1. **辨久痢暴痢，察虚实主次**　暴痢发病急，病程短，腹痛胀满，痛而拒按，痛时窘迫欲便，便后里急后重暂时减轻者为实；久痢发病慢，时轻时重，病程长，腹痛绵绵，痛而喜按，便后里急后重不减，坠胀甚者，常为虚中夹实。

2. **识寒热偏重**　大便排出脓血，色鲜红，甚至紫黑，浓厚黏稠腥臭，腹痛，里急后重感明显，口渴喜冷，口臭，小便黄或短赤，舌红苔黄腻，脉滑数者属热；大便排出赤白清稀，白多赤少，清淡无臭，腹痛喜按，里急后重感不明显，面白肢冷形寒，舌淡苔白，脉沉细者属寒。

3. **辨伤气、伤血**　下痢白多赤少，湿邪伤及气分；赤多白少，或以血为主者，热邪伤及血分。

二、治疗原则

热痢清之，寒痢温之；初痢实则通之，久痢虚则补之，寒热交错者清温并用，虚实夹杂者攻补兼施。

三、证治分类

1. **湿热痢**

腹部疼痛，里急后重，痢下赤白脓血，黏稠如胶冻，腥臭，肛门灼热，小便短赤，舌苔黄腻，脉滑数。

证机概要：湿热蕴结，熏灼肠道，气血壅滞，脂络伤损。

治法：清肠化湿，调气和血。

代表方：芍药汤加减。

常用药：黄芩、黄连清热燥湿解毒；芍药、当归、甘草行血和营，以治脓血；木香、槟榔、大黄行气导滞，以除后重；金银花清热解毒；少佐肉桂辛温通结。

若痢下赤多白少，口渴喜冷饮，属热重于湿者，配白头翁、秦皮、黄柏；若瘀热较重，痢下鲜红者，加地榆、丹皮、苦参；痢下白多赤少，舌苔白腻，属湿重于热者，可去当归，加茯苓、苍术、厚朴、陈皮。

2. 疫毒痢

起病急骤，痢下鲜紫脓血，腹痛剧烈，后重感显著，壮热口渴，头痛烦躁，恶心呕吐，甚者神昏惊厥，舌质红绛，舌苔黄燥，脉滑数或微欲绝。

证机概要：疫邪热毒，壅盛肠道，燔灼气血。

治法：清热解毒，凉血除积。

代表方：白头翁汤合芍药汤加减。

常用药：白头翁、黄连、黄柏、秦皮清热化湿，凉血解毒；芍药、甘草调营和血；木香、槟榔调气导滞；金银花、地榆、牡丹皮清热凉血。

若见热毒秽浊壅塞肠道，腹中满痛拒按，大便滞涩，臭秽难闻者，加大黄、枳实、芒硝；神昏谵语，甚则痉厥，舌质红，苔黄糙，脉细数，用犀角地黄汤、紫雪丹；若热极风动，痉厥抽搐者，加羚羊角、钩藤、石决明。

3. 寒湿痢

腹痛拘急，痢下赤白黏冻，白多赤少，或为纯白冻，里急后重，口淡乏味，脘胀腹满，头身困重，舌质或淡，舌苔白腻，脉濡缓。

证机概要：寒湿客肠，气血凝滞，传导失司。

治法：温中燥湿，调气和血。

代表方：不换金正气散加减。

常用药：藿香芳香化湿；苍术、半夏、厚朴运脾燥湿；炮姜、桂枝温中散寒；陈皮、大枣、甘草行气散满，健脾和中；木香、枳实理气导滞。

痢下白中兼赤者，加当归、芍药；脾虚纳呆者加白术、神曲；暑天感寒湿而痢者，可用藿香正气散加减。

4. 阴虚痢

痢下赤白，日久不愈，脓血黏稠，或下鲜血，脐下灼痛，虚坐努责，食少，心烦口干，至夜转剧，舌红绛少津，苔腻或花剥，脉细数。

证机概要：阴虚湿热，肠络受损。

治法：养阴和营，清肠化湿。

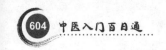

代表方：黄连阿胶汤合驻车丸加减。

常用药：黄连、黄芩、阿胶清热坚阴止痢；芍药、甘草、当归养血和营，缓急止痛；少佐干姜以制芩、连苦寒太过；生地榆凉血止血而除痢。

若虚热灼津而见口渴、尿少、舌干者，可加沙参、石斛；痢下血多者，可加丹皮、旱莲草；湿热未清，有口苦、肛门灼热者，可加白头翁、秦皮。

5. 虚寒痢

腹部隐痛，缠绵不已，喜按喜温，痢下赤白清稀，无腥臭，或为白冻，甚则滑脱不禁，肛门坠胀，便后更甚，形寒畏冷，四肢不温，食少神疲，腰膝酸软，舌淡苔薄白，脉沉细而弱。

证机概要：脾肾阳虚，寒湿内生，阻滞肠腑。

治法：温补脾肾，收涩固脱。

代表方：桃花汤合真人养脏汤。

常用药：人参、白术、干姜、肉桂温肾暖脾；粳米、炙甘草温中补脾；诃子、罂粟壳、肉豆蔻、赤石脂收涩固脱；当归、白芍养血行血；木香行气止痛。

若痢久脾虚气陷，导致少气脱肛，可加黄芪、柴胡、升麻、党参。

6. 休息痢

下痢时发时止，迁延不愈，常因饮食不当、受凉、劳累而发，发时大便次数增多，夹有赤白黏冻，腹胀食少，倦怠嗜卧，舌质淡苔腻，脉濡软或虚数。

证机概要：病久正伤，邪恋肠腑，传导不利。

治法：温中清肠，调气化滞。

代表方：连理汤加减。

常用药：人参、白术、干姜、茯苓、甘草温中健脾；黄连清除肠中湿热余邪；加枳实、木香、槟榔行气化滞。

若症见下痢白冻，倦怠少食，舌淡苔白，脉沉者，用温脾汤加减；久痢兼见肾阳虚衰，关门不固者，宜加肉桂、熟附子、吴茱萸、五味子、肉豆蔻。

【预防调护】

（1）对于具有传染性的细菌性及阿米巴痢疾，应采取积极有效的预防措施，以控制痢疾的传播和流行，如搞好水、粪的管理，饮食管理，消灭苍蝇等。

（2）在痢疾流行季节，可适当食用生蒜瓣，每次 1~3 瓣，每日 2~3 次；或将大蒜瓣放入菜食之中食用；亦可用马齿苋、绿豆适量，煎汤饮用，对防止感染亦有一定作用。

（3）痢疾患者，须适当禁食，待病情稳定后，仍以清淡饮食为宜，忌食油腻荤腥之品。

第八节　便　秘

便秘是指粪便在肠内滞留过久，秘结不通，排便周期延长，或周期不长，但粪质干结，排出艰难，或粪质不硬，虽有便意，但便而不畅的病证。

本病类似于西医学的功能性便秘，同时肠道易激惹综合征、肠炎恢复期肠蠕动减弱、直肠及肛门疾患引起的便秘，药物性便秘等，均可参照本节内容辨证论治。

【病因病机】

一、病因

1. **饮食不节**　饮酒过多，过食辛辣肥甘厚味，导致肠胃积热，大便秘结；或恣食生冷，致阴寒凝滞，胃肠传导失司，造成便秘。

2. **情志失调**　忧愁思虑过度，或久坐少动，气机郁滞，不能宣达，通降失常，传导失职，而致大便秘结。

3. **年老体虚**　素体虚弱，或病后、产后及年老体虚之人，气血两亏，气虚则大肠传送无力，血虚则津枯肠道失润，大便艰涩。

4. **感受外邪**　外感寒邪可导致阴寒内盛，凝滞胃肠，失于传导，糟粕不行而成冷秘；若热病之后，肠胃燥热，耗伤津液，大肠失润，亦可致大便干燥。

二、病机

便秘的基本病变属大肠传导失常，同时与肺、脾、胃、肝、肾等脏腑的功能失调有关。如胃热过盛，津伤液耗，则肠失濡润；脾肺气虚，则大肠传送无力；肝气郁结，气机壅滞，或气郁化火伤津，则腑失通利；肾阴不足，则肠道失润；肾阳不足，则阴寒凝滞，津液不通，故皆可影响大肠的传导，而发为本病。便秘的病性可概括为寒、热、虚、实四个方面。燥热内结于肠胃者，属热秘；气机郁滞者，属实秘；气血阴阳亏虚者，为虚秘；阴寒积滞者，为冷秘或寒秘。

【诊断依据】

（1）排便间隔时间超过自己的习惯1天以上，或两次排便时间间隔3天以上。

（2）大便粪质干结，排出艰难，或欲大便而艰涩不畅。

（3）常伴腹胀、腹痛、口臭、纳差及神疲乏力、头晕心悸等症。

（4）本病常有饮食不节、情志内伤、劳倦过度等病史。

（5）大便常规、潜血试验是常规检查的内容；直肠指检有助于发现直肠癌、痔、

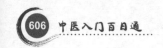

肛裂、炎症、狭窄等；腹部平片可有助于确定肠梗阻的部位，对假性肠梗阻的诊断尤有价值；肠镜检查排除肠道相关病变。

【辨证论治】

一、辨证要点

便秘的辨证当分清虚实，实者包括热秘、气秘和冷秘，虚者当辨气虚、血虚、阴虚和阳虚的不同。

二、治疗原则

便秘的治疗应以通下为主，但决不可单纯用泻下药。实秘应以祛邪为主，泻热、温散、通导，使邪去便通；虚秘应以扶正为先，给予益气温阳、滋阴养血之法，使正盛便通。

三、证治分类

（一）实秘

1. 热秘

大便干结，腹胀腹痛，口干口臭，面红心烦，或有身热，小便短赤，舌红，苔黄燥，脉滑数。

证机概要：肠腑燥热，津伤便结。

治法：泻热导滞，润肠通便。

代表方：麻子仁丸加减。

常用药：大黄、枳实、厚朴通腑泄热；麻子仁、杏仁、白蜜润肠通便；芍药养阴和营。

若津液已伤，可加生地、玄参、麦冬；若肺热气逆，咳喘便秘者，可加瓜蒌仁、苏子、黄芩。

2. 气秘

大便干结，或不甚干结，欲便不得出，或便而不爽，肠鸣矢气，腹中胀痛，嗳气频作，纳食减少，胸胁痞满，舌苔薄腻，脉弦。

证机概要：肝脾气滞，腑气不通。

治法：顺气导滞。

代表方：六磨汤加减。

常用药：木香调气；乌药顺气；沉香降气；大黄、槟榔、枳实破气行滞。

若腹部胀痛甚，可加厚朴、柴胡、莱菔子；若便秘腹痛，舌红苔黄，气郁化火，可加黄芩、栀子、龙胆草。

3. 冷秘

大便艰涩，腹痛拘急，胀满拒按，胁下偏痛，手足不温，呃逆呕吐，舌苔白腻，脉弦紧。

证机概要：阴寒内盛，凝滞胃肠。

治法：温里散寒，通便止痛。

代表方：温脾汤合半硫丸加减。

常用药：附子温里散寒；大黄荡涤积滞；党参、干姜、甘草温中益气；当归、肉苁蓉养精血，润肠燥；乌药理气。

若便秘腹痛，可加枳实、厚朴、木香；若腹部冷痛，手足不温，加高良姜、小茴香。

（二）虚秘

1. 气虚秘

大便并不干硬，虽有便意，但排便困难，用力努挣则汗出短气，便后乏力，面白神疲，肢倦懒言，舌淡苔白，脉弱。

证机概要：脾肺气虚，传送无力。

治法：益气润肠。

代表方：黄芪汤加减。

常用药：黄芪补脾肺之气；麻仁、白蜜润肠通便；陈皮理气。

若乏力汗出者，可加白术、党参；若脘胀纳少者，可加炒麦芽、砂仁。

2. 血虚秘

大便干结，面色无华，头晕目眩，心悸气短，健忘，口唇色淡，舌淡苔白，脉细。

证机概要：血液亏虚，肠道失荣。

治法：养血润燥。

代表方：润肠丸加减。

常用药：当归、生地滋阴养血；麻仁、桃仁润肠通便；枳壳引气下行。

若面白，眩晕甚，加玄参、何首乌、枸杞子；若手足心热，午后潮热者，可加知母、胡黄连。

3. 阴虚秘

大便干结，如羊屎状，形体消瘦，头晕耳鸣，两颧红赤，心烦少眠，潮热盗汗，

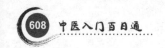

腰膝酸软，舌红少苔，脉细数。

证机概要：阴津不足，肠失濡润。

治法：滋阴通便。

代表方：增液汤加减。

常用药：玄参、麦冬、生地滋阴生津；油当归、石斛、沙参滋阴养血，润肠通便。

若口干面红，心烦盗汗者，可加芍药、玉竹；便秘干结如羊屎状，加火麻仁、柏子仁、瓜蒌仁。

4. 阳虚秘

大便干或不干，排出困难，小便清长，面色㿠白，四肢不温，腹中冷痛，或腰膝酸冷，舌淡苔白，脉沉迟。

证机概要：阳气虚衰，阴寒凝结。

治法：温阳通便。

代表方：济川煎加减。

常用药：肉苁蓉、牛膝温补肾阳；附子、火麻仁润肠通便，温补脾阳；当归养血润肠；升麻、泽泻升清降浊；枳壳宽肠下气。

若寒凝气滞、腹痛较甚，加肉桂、木香；胃气不和，恶心呕吐，可加半夏、砂仁。

【预防调护】

（1）注意饮食的调理，合理膳食，以清淡为主，多吃富含粗纤维的食物，如：香蕉、西瓜等水果，勿过食辛辣厚味或饮酒无度。

（2）可采用食疗法，如黑芝麻、胡桃肉、松子仁等分，研细，稍加白蜜冲服，对阴血不足之便秘，颇有功效。

（3）外治法可采用灌肠法，如中药保留灌肠或清洁灌肠等。

（4）嘱患者每早按时如厕，养成定时大便的习惯。

第五章　肝胆系病证

第一节　胁　痛

胁痛是指以一侧或两侧胁肋部疼痛为主要表现的病证，属临床较常见自觉症状。胁，指侧胸部，为腋以下至第 12 肋骨部的总称。

西医学的急慢性肝炎、胆囊炎、胆系结石、胆道蛔虫、肝硬化、肝癌、肋间神经痛等疾病以胁痛为主要表现者，均可参考本节辨证论治。

【病因病机】

一、病因

1. **情志不遂**　暴怒伤肝，抑郁忧思，可致肝失条达，疏泄不利，气阻络痹，发为肝郁胁痛。气郁日久，又可致血行不畅，瘀血渐生，阻于胁络，出现瘀血胁痛。

2. **跌仆损伤**　跌仆外伤或因强力负重，使胁络受伤，瘀血阻塞，发为胁痛。

3. **饮食失宜**　饮食不节，过食肥甘，脾失健运，湿热内生，致肝胆失于疏泄，发为胁痛。

4. **外邪内侵**　湿热之邪外袭，郁结少阳，枢机不利，肝胆经气失于疏泄，可致胁痛。

5. **劳欲久病**　久病耗伤或劳欲过度，使精血亏虚，肝阴不足，血虚不能养肝，故脉络失养，拘急而痛。

二、病机

胁痛病位主要责之于肝胆，亦与脾胃及肾有关。病理因素包括气滞、血瘀、湿热，基本病机属肝络失和。因肝郁气滞、瘀血停着、湿热蕴结所致的胁痛多属实证且较多见，以气滞为先，为"不通则痛"；因阴血不足、肝络失养所致的胁痛则为虚证，属

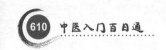

"不荣则痛"。气滞日久常可导致血瘀；血瘀或湿热日久，又可兼有气滞。实证化热伤阴或虚证兼有气滞，则又可虚实并见。

【诊断依据】

（1）一侧或两侧胁肋疼痛为主要临床表现。疼痛性质可表现为刺痛、胀痛、隐痛、闷痛、灼痛或窜痛。

（2）部分患者可伴见胸闷、腹胀、嗳气、呃逆、急躁易怒、口苦纳呆、厌食恶心等症。

（3）常有饮食不节、情志内伤、感受外湿、跌仆闪挫或劳欲久病等病史。

（4）可结合血常规、肝功能、甲胎蛋白（AFP）、胆囊造影、B超、CT等检查。

【辨证论治】

一、辨证要点

1. **辨气血**　胀痛多属气郁，且疼痛游走不定，时轻时重，症状轻重与情绪变化有关；刺痛多属血瘀，且痛处固定不移，疼痛持续不已，局部拒按，入夜尤甚。

2. **辨虚实**　实证之中以气滞、血瘀、湿热为主，多病程短，来势急，症见疼痛较重而拒按，脉实有力。虚证多为阴血不足，脉络失养，症见其痛隐隐，绵绵不休，且病程长，来势缓，并伴见全身阴血亏耗之证。

二、治疗原则

治疗上以疏肝和络止痛为基本治则。实证采用疏肝理气，活血通络，清利湿热之法；虚证以滋阴养血柔肝为治，同时佐以理气和络之品。

三、证治分类

1. 肝郁气滞

胁肋胀痛，走窜不定，甚则引及胸背肩臂，疼痛每因情志变化而增减，胸闷腹胀，嗳气频作而后胀痛稍舒，纳少口苦；舌苔薄白，脉弦。

证机概要：肝失条达，气机郁滞，络脉失和。

治法：疏肝理气。

代表方：逍遥散或柴胡疏肝散加减。

常用药：柴胡、枳壳、香附、川楝子疏肝理气，解郁止痛；白芍、甘草养血柔肝，缓急止痛；川芎、郁金活血行气通络。

若胁痛甚者，可加青皮、郁金、木香、延胡索、川楝子；若胁肋掣痛，口干口苦，烦躁易怒，溲黄便秘，舌红苔黄，脉弦数者，可选用加味逍遥散、龙胆泻肝汤；若恶心呕吐者，可加半夏、陈皮、旋覆花；若肝气横逆犯脾，症见肠鸣，腹泻，腹胀者，可加茯苓、白术。

2. 肝胆湿热

胁肋胀痛或灼热疼痛、剧痛，口苦口黏，胸闷纳呆，恶心呕吐，小便黄赤，大便不爽，或兼有身热恶寒，身目发黄；舌红苔黄腻，脉弦滑数。

证机概要：湿热蕴结，肝胆失疏，络脉失和。

治法：清热利湿。

代表方：龙胆泻肝汤加减。

常用药：龙胆草清利肝胆湿热；栀子、黄芩清肝泻火；川楝子、枳壳、延胡索疏肝理气；泽泻、车前子渗湿清热。

若见发热、黄疸者，加茵陈、黄柏、虎杖；若大便不通，腹胀腹满者，加大黄、芒硝；若砂石阻滞胆道，见胁肋剧痛，连及肩背者，可加金钱草、海金沙、鸡内金、郁金、川楝子等，或选用硝石矾石散。

3. 瘀血阻络

胁肋刺痛，痛有定处，痛处拒按，入夜痛甚，胁肋下或见有癥块；舌质紫暗，脉象沉涩。

证机概要：瘀血停滞，肝络痹阻。

治法：祛瘀通络。

代表方：血府逐瘀汤加减。

常用药：生地、当归、川芎、桃仁、红花、赤芍养血活血化瘀，消肿止痛；柴胡、枳壳、桔梗疏肝调气，散瘀止痛；牛膝通利血脉、引血下行。

若瘀血较重或有明显外伤史者，选用复元活血汤，亦可加三七粉或云南白药另服；若胁肋下有癥块，而正气未衰者，可加三棱、莪术、地鳖虫，或配合服用鳖甲煎丸。

4. 肝络失养

胁肋隐痛，悠悠不休，遇劳加重，口干咽燥，心中烦热，头晕目眩；舌红少苔，脉细弦而数。

证机概要：肝肾阴亏，精血耗伤，肝络失养。

治法：养阴柔肝。

代表方：一贯煎加减。

常用药：生地黄、枸杞、黄精、沙参、麦冬滋补肝肾，养阴柔肝；当归、白芍、

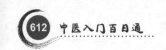

炙甘草滋阴养血，柔肝缓急；川楝子、延胡索疏肝理气止痛。

若心神不宁，心烦不寐者，可加酸枣仁、五味子、炒栀子、合欢皮；若见头晕目眩、视物昏花者，可加女贞子、墨旱莲、黄精、熟地黄、桑椹、菊花等。

【预防调护】

（1）注意保持情绪稳定及心情的愉快，减少不良的精神刺激，如过怒、过悲、过劳及过度紧张等。

（2）注意饮食清淡，宜食用水果、蔬菜及豆制品等；忌食肥甘辛辣、生冷不洁的食物，切忌暴饮暴食和过度饮酒。

（3）注意劳逸结合，起居有常，可适当参加体育活动，如散步、打太极拳等。

第二节　黄　疸

黄疸是以目黄、身黄、小便黄为主症的一种病证，其中尤以目睛黄染为主要特征。

本病与西医学的肝细胞性黄疸、阻塞性黄疸和溶血性黄疸意义相同。临床常见的急慢性病毒性肝炎、自身免疫性肝炎、药物性肝炎、肝硬化、胆囊炎、胆石症等，以及蚕豆病、钩端螺旋体病、消化系统肿瘤等以黄疸为主要表现的疾病，均可参照本节辨证论治。

【病因病机】

一、病因

1.**感受外邪**　夏秋季节，暑湿当令，或因湿热偏盛，由表入里，内蕴中焦，湿郁热蒸，不得泄越，而致发病。若湿热夹时邪疫毒伤人，病势暴急且有传染性，热毒炽盛伤及营血，发为急黄。

2.**饮食所伤**　长期嗜酒无度，或过食肥甘厚腻，或饮食污染不洁，脾胃损伤，运化失职，湿浊内生，郁而化热，湿热熏蒸，胆汁泛溢而发为黄疸。

3.**脾胃虚寒**　长期饥饱失常，或恣食生冷，或劳倦太过，或病后脾阳受损，都可导致脾虚寒湿内生，困遏中焦，壅塞肝胆，致使胆液不循常道，外溢肌肤而为黄疸。

4.**病后继发**　胁痛、癥积或其他疾病之后，瘀血阻滞，湿热残留，日久损肝伤脾，湿遏瘀阻，胆汁泛溢肌肤，也可产生黄疸。

5.**其他**　砂石或虫体阻滞胆道，导致胆汁外溢而发黄。

二、病机

黄疸的病位主要在脾胃肝胆，发生关键是湿邪为患。湿邪可从热化或寒化，表现为湿热、寒湿两端。因于湿热所伤或过食甘肥酒热，或素体胃热偏盛，则湿从热化，湿热交蒸，发为阳黄。火热极盛谓之毒，若湿热蕴积化毒，疫毒炽盛，充斥三焦，深入营血，内陷心肝，可见猝然发黄，神昏谵妄，痉厥出血等危重症，为急黄。若因寒湿伤人或素体脾胃虚寒，或久病脾阳受伤，则湿从寒化，发为阴黄。阳黄、急黄、阴黄在一定条件下可以相互转化。黄疸以速退为顺，若久病不愈，气血瘀滞，伤及肝脾，可酿成癥积、鼓胀。

【诊断依据】

（1）目黄、肤黄、小便黄，其中目睛黄染为本病的重要特征。常伴食欲减退，恶心呕吐，胁痛腹胀等症状。

（2）常有外感湿热疫毒，内伤酒食不节，或有胁痛、癥积、鼓胀等病史，或肝炎患者接触史，或化学制剂、药物接触与应用史。

（3）肝脏或脾脏肿大，或胆囊肿大，伴有压痛或触痛。

（4）血清胆红素（直接或间接），尿三胆试验，血清谷丙转氨酶，谷草转氨酶，r-谷氨酰转肽酶，碱性磷酸酶以及B超、胆囊造影、X线胃肠造影等有助病因诊断。必要时做甲胎蛋白测定，胰、胆管造影，CT等检查，以排除肝、胆、胰等恶性病变。

【辨证论治】

一、辨证要点

黄疸辨证以阴阳为纲。阳黄以湿热、疫毒为主，而有热重于湿，湿重于热，胆腑郁热与疫毒炽盛的不同；阴黄以脾虚寒湿为主，注意有无血瘀。

二、治疗原则

黄疸的治疗之法为化湿邪，利小便。初病见表证者，则可发热解表，湿从汗解；属湿热者，当清热化湿，必要时通利腑气，使湿热下泄，从二便而解；属寒湿者，应予健脾温化。急黄治当清热解毒，凉营开窍。

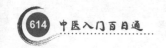

三、证治分类

（一）阳黄

1. 热重于湿

身目俱黄，黄色鲜明，发热口渴，或见心中懊侬，腹部胀闷，口干而苦，恶心呕吐，小便短少黄赤，大便秘结；舌苔黄腻，脉象弦数。

证机概要：湿热熏蒸，困遏脾胃，壅滞肝胆，胆汁泛溢。

治法：清热通腑，利湿退黄。

代表方：茵陈蒿汤加减。

常用药：茵陈蒿为清热利湿退黄之要药；栀子、大黄、黄柏、连翘、垂盆草、蒲公英清热泻下；茯苓、滑石、车前草利湿清热，使邪从小便而去。

若胁痛较甚，可加柴胡、郁金、川楝子、延胡索；若热毒内盛，心烦懊侬，可加黄连、龙胆草；若恶心呕吐，可加橘皮、竹茹、半夏。

2. 湿重于热

身目俱黄，黄色不及前者鲜明，头重身困，胸脘痞满，食欲减退，恶心呕吐，腹胀或大便溏垢；舌苔厚腻微黄，脉象濡数或濡缓。

证机概要：湿遏热伏，困阻中焦，胆汁不循常道。

治法：利湿化浊运脾，佐以清热。

代表方：茵陈五苓散合甘露消毒丹加减。

常用药：藿香、白蔻仁、陈皮芳香化浊，行气悦脾；茵陈蒿、车前子、茯苓、薏苡仁、黄芩、连翘利湿清热退黄。

如湿阻气机，胸腹痞胀，呕恶纳差明显者，可加苍术、厚朴、半夏。若阳黄初起伴寒热头痛者，宜疏表清热，宣散外邪，利湿退黄，方用麻黄连翘赤小豆汤。

3. 胆腑郁热

身目发黄，黄色鲜明，上腹、右胁胀闷疼痛，牵引肩背，身热不退，或寒热往来，口苦咽干，呕吐呃逆，尿黄赤，大便秘结；舌红苔黄，脉弦滑数。

证机概要：湿热砂石郁滞，脾胃不和，肝胆失疏。

治法：疏肝泄热，利胆退黄。

代表方：大柴胡汤加减。

常用药：柴胡、黄芩、半夏和解少阳，和胃降逆；大黄、枳实通腑泄热；郁金、佛手、茵陈、栀子疏肝利胆退黄；白芍、甘草缓急止痛。

若砂石阻滞，可加金钱草、海金沙、鸡内金、郁金、玄明粉；恶心呕逆明显者，加厚朴、竹茹、陈皮。

4. 疫毒炽盛（急黄）

发病急骤，黄疸迅速加深，其色如金，皮肤瘙痒，高热口渴，胁痛腹满，神昏谵语，烦躁抽搐，或见衄血、便血，或肌肤瘀斑；舌质红绛，苔黄而燥，脉弦滑或数。

证机概要：湿热疫毒炽盛，深入营血，内陷心肝。

治法：清热解毒，凉血开窍。

代表方：犀角散加减。

常用药：犀角（用水牛角代）、黄连、栀子、大黄、板蓝根、生地黄、玄参、丹皮清热凉血解毒；茵陈、土茯苓利湿清热退黄。

如神昏谵语，加服安宫牛黄丸、至宝丹；如动风抽搐者，加用钩藤、石决明，另服羚羊角粉或紫雪丹；如衄血、便血、肌肤瘀斑重者，可加地榆炭、侧柏叶炭、紫草、茜根炭等；如腹大有水，小便短少不利，可加马鞭草、木通、白茅根、车前草、大腹皮、猪苓、泽泻，并另吞琥珀、蟋蟀、沉香粉。大便不通、腹满烦痛者，可加大黄、芒硝、枳实、木香、槟榔。

（二）阴黄

1. 寒湿阻遏

身目俱黄，黄色晦暗，或如烟熏，脘腹痞胀，纳谷减少，大便不实，神疲畏寒，口淡不渴；舌淡苔腻，脉濡缓或沉迟。

证机概要：中阳不振，寒湿滞留，肝胆失于疏泄。

治法：温中化湿，健脾和胃。

代表方：茵陈术附汤加减。

常用药：附子、白术、干姜温中健脾化湿；茵陈、茯苓、泽泻、猪苓利湿退黄。

若脘腹胀满，胸闷、呕恶显著者，加苍术、厚朴、半夏、陈皮；若胁腹疼痛作胀，肝脾同病者，加柴胡、香附。

2. 脾虚湿滞

面目及肌肤淡黄，甚则晦暗不泽，肢软乏力，心悸气短，大便溏薄；舌质淡苔薄，脉濡细。

证机概要：黄疸日久，脾虚血亏，湿滞残留。

治法：健脾养血，利湿退黄。

代表方：黄芪建中汤加减。

常用药：黄芪、桂枝、生姜、白术益气温中；当归、白芍、甘草、大枣补养气血；茵陈、茯苓利湿退黄。

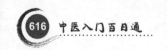

如气虚乏力明显者，应重用黄芪，并加党参；畏寒，肢冷，加附子；心悸不宁，脉细而弱者，加熟地黄、首乌、酸枣仁。

（三）黄疸消退后的调治

1. 湿热留恋

脘痞腹胀，胁肋隐痛，饮食减少，口中干苦，小便黄赤；苔腻，脉濡数。

证机概要：湿热留恋，余邪未清。

治法：清热利湿。

代表方：茵陈四苓散加减。

常用药：茵陈、黄芩、黄柏清热化湿；茯苓、泽泻、车前草淡渗分利；苍术、苏梗、陈皮化湿行气宽中。

2. 肝脾不调

脘腹痞闷，肢倦乏力，胁肋隐痛不适，饮食欠香，大便不调；舌苔薄白，脉细弦。

证机概要：肝脾不调，疏运失职。

治法：调和肝脾，理气助运。

代表方：柴胡疏肝散或归芍六君子汤加减。

常用药：当归、白芍、柴胡、枳壳、香附、郁金养血疏肝；党参、白术、茯苓、山药益气健脾；陈皮、山楂、麦芽理气助运。

3. 气滞血瘀

胁下结块，隐痛、刺痛不适，胸胁胀闷，面颈部见有赤丝红纹；舌有紫斑或紫点，脉涩。

证机概要：气滞血瘀，积块留着。

治法：疏肝理气，活血化瘀。

代表方：逍遥散合鳖甲煎丸加减。

常用药：柴胡、枳壳、香附疏肝理气；当归、赤芍、丹参、桃仁、莪术活血化瘀。鳖甲煎丸，以软坚消积。

【预防调护】

（1）避免不洁食物，注意饮食节制，勿过嗜生冷、辛热、肥甘厚味，忌烟酒和辛辣刺激食物。

（2）发病初期应卧床休息，恢复期或慢性久病患者可适当参加体育活动，如散步、打太极拳等，避免劳累。

（3）保持心情舒畅，忌多虑善怒。

第三节 鼓 胀

鼓胀是指以腹部胀大如鼓，皮色苍黄，脉络暴露为特征的一类病证。为中医"风、痨、鼓、膈"四大顽证之一，病情重，易反复，预后不良，治疗较为棘手。

西医学中的各种疾病导致的肝硬化腹水、结核性腹膜炎、腹腔内恶性肿瘤、肾病综合征、丝虫病、慢性缩窄性心包炎等疾病导致的腹水，可参照本节辨证论治。

【病因病机】

一、病因

1. 酒食不节 如嗜酒过度，或恣食肥甘厚味，酿湿生热，蕴阻中焦，清浊相混，壅阻气机，水谷精微失于输布，湿浊内聚，久则气血郁滞，便成鼓胀。

2. 虫毒感染 多因血吸虫感染，虫毒阻塞经隧，脉道不通，日久失治，肝脾两伤，形成癥积；气滞络瘀，清浊相混，水液停聚，乃成鼓胀。

3. 情志刺激 忧思郁怒，损伤肝脾。肝失疏泄，气机不利，致肝脉瘀阻；肝气郁结，气不行水，或横逆犯脾胃，以致水湿停留，水湿与血瘀蕴结，日久便成鼓胀。

4. 他病继发 如黄疸日久，湿邪阻滞，肝脾受损，气滞血瘀，或癥积不愈，气滞血结，脉络壅塞，正气耗伤，痰瘀不化，水湿停聚，均可形成鼓胀。

二、病机

鼓胀基本病机是肝、脾、肾三脏受损，气滞、血瘀、水停腹中。病变初起，肝脾先伤，互为相因，乃致气滞湿阻，清浊相混，以实为主；进而湿浊内蕴中焦，阻滞气机，既可郁而化热，而致水热蕴结，亦可因湿从寒化，出现水湿困脾之候；久则气血凝滞，瘀结水留更甚。肝脾日虚，病延及肾，常兼有脾肾阳虚或肝肾阴虚等脏腑亏虚之候，故后期以虚为主。气血水结于腹中，水湿不化，久则实者愈实；邪气不断伤残正气，使正气日渐虚弱，久则虚者愈虚，故本虚标实，虚实并见为本病的主要病机特点。

【诊断依据】

（1）初期脘腹作胀，食后尤甚，叩之如鼓。继而腹部胀大如鼓，重者腹壁青筋显露，脐孔突起。

（2）常伴有乏力、纳差、尿少及齿衄、鼻衄、皮肤紫斑等出血征象，可见面色萎黄、皮肤或巩膜黄染、手掌殷红、面颈胸部红丝赤缕、血痣及蟹爪纹。

（3）本病常有情志内伤、酒食不节、虫毒感染或黄疸、胁痛、癥积等病史。

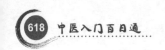

（4）肝功能、B超、CT、MRI、腹腔镜、肝脏穿刺、腹腔穿刺液检查等检查有助于腹水原因的鉴别。

【辨证论治】

一、辨证要点

本病多属本虚标实之证。临床首先应辨其虚实标本的主次，标实者当辨气滞、血瘀、水湿的偏盛，本虚者当辨阴虚与阳虚的不同。

二、治疗原则

本病治当攻补兼施。初病以标实为主者，当根据气、血、水的偏盛，分别采用行气、活血、祛湿利水或暂用攻逐之法，同时配以疏肝健脾；后期以本虚为主者，当根据阴阳的不同，分别采取温补脾肾或滋养肝肾法，同时配合行气活血利水。后期伴有出血、昏迷、阳气虚脱等危重证候者，应以"急则治其标"，予以迅速止血、开窍醒神、回阳固脱等急救法，病情稳定后，再从根本治疗。

三、证治分类

1.气滞湿阻

腹胀按之不坚，胁下胀满或疼痛，饮食减少，食后胀甚，得嗳气、矢气稍减，小便短少；舌苔薄白腻，脉弦。

证机概要：肝郁气滞，脾运不健，湿浊中阻。

治法：疏肝理气，运脾利湿。

代表方：柴胡疏肝散合胃苓汤加减。

常用药：柴胡、香附、郁金、青皮疏肝理气；川芎、白芍养血和血；苍术、厚朴、陈皮运脾化湿消胀；茯苓、猪苓利水渗湿。

如胸脘痞闷，腹胀，嗳气为快者，可酌加佛手、沉香、木香；尿少，腹胀，苔腻者，加砂仁、大腹皮、泽泻、车前子；若神倦，便溏，舌质淡者，宜酌加党参、附片、干姜、川椒。

2.水湿困脾

腹大胀满，按之如囊裹水，甚则颜面微浮，下肢浮肿，脘腹痞胀，得热则舒，精神困倦，怯寒懒动，小便少，大便溏；舌苔白腻，脉缓。

证机概要：湿邪困遏，脾阳不振，寒水内停。

治法：温中健脾，行气利水。

代表方：实脾饮加减。

常用药：白术、苍术、附子、干姜振奋脾阳，温化水湿；厚朴、木香、草果、陈皮行气健脾除湿；茯苓、泽泻利水渗湿。

若浮肿较甚，小便短少，可加肉桂、猪苓、车前子；如兼胸闷咳喘，可加葶苈子、苏子、半夏；如胁腹痛胀，可加郁金、香附、青皮、砂仁；如脘闷纳呆，神疲，便溏，下肢浮肿，可加党参、黄芪、山药、白术、茯苓、泽泻。

3. 水热蕴结

腹大坚满，脘腹胀急，烦热口苦，渴不欲饮，或有面、目、皮肤发黄，小便赤涩，大便秘结或溏垢；舌边尖红苔黄腻或兼灰黑，脉象弦数。

证机概要：湿热壅盛，蕴结中焦，浊水内停。

治法：清热利湿，攻下逐水。

代表方：中满分消丸合茵陈蒿汤加减。

常用药：茵陈、金钱草、栀子、黄柏清化湿热；苍术、厚朴、砂仁行气健脾化湿；大黄、猪苓、泽泻、车前子、滑石分利二便。

若热势较重，常加连翘、龙胆草、半边莲；小便赤涩不利者，加陈葫芦、蟋蟀粉（另吞服）；若见面、目、皮肤发黄，可合用茵陈蒿汤。

4. 瘀结水留

脘腹坚满，青筋显露，胁下癥结痛如针刺，面色晦暗鳌黑，或见赤丝血缕，面、颈、胸、臂出现血痣或蟹爪纹，口干不欲饮水，或见大便色黑；舌质紫暗或有紫斑，脉细涩。

证机概要：肝脾瘀结，络脉滞涩，水气停留。

治法：活血化瘀，行气利水。

代表方：调营饮加减。

常用药：当归、赤芍、桃仁、三棱、莪术、鳖甲化瘀散结；大腹皮行气消胀；马鞭草、益母草、泽兰、泽泻、赤茯苓化瘀利水。

若胁下癥积肿大明显，可选加穿山甲、地鳖虫、牡蛎，或配合鳖甲煎丸内服；如病久体虚，气血不足，或攻逐之后，正气受损，宜用八珍汤或人参养荣丸；如大便色黑，可加三七、茜草、侧柏叶等；如病势恶化，大量吐血、下血，或出现神志昏迷等危象，当辨阴阳之衰脱而予以生脉注射液或参附注射液滴注。

5. 阳虚水盛

腹大胀满，形似蛙腹，朝宽暮急，面色苍黄，或呈㿠白，脘闷纳呆，神倦怯寒，肢冷浮肿，小便短少不利；舌体胖，质紫，苔淡白，脉沉细无力。

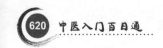

证机概要：脾肾阳虚，不能温运，水湿内聚。

治法：温补脾肾，化气利水。

代表方：附子理苓汤或济生肾气丸加减。

常用药：附子、干姜、人参、白术、鹿角片、葫芦巴温补脾肾；茯苓、泽泻、陈葫芦、车前子利水消胀。

若神疲乏力，少气懒言，纳少，便溏者，可加黄芪、山药、苡仁、扁豆；面色苍白，怯寒肢冷，腰膝酸冷疼痛者，酌加肉桂、仙茅、仙灵脾。

6. 阴虚水停

腹大胀满，或见青筋暴露，面色晦滞，唇紫，口干而燥，心烦失眠，时或鼻衄，牙龈出血，小便短少；舌质红绛少津，苔少或光剥，脉弦细数。

证机概要：肝肾阴虚，津液失布，水湿内停。

治法：滋肾柔肝，养阴利水。

代表方：六味地黄丸合一贯煎加减。

常用药：沙参、麦冬、生地黄、山萸肉、枸杞子、楮实子滋养肾阴；猪苓、泽泻、茯苓、玉米须淡渗利湿。

若津伤口干明显，可酌加石斛、玄参、芦根；如青筋显露，唇舌紫暗，小便短少，可加丹参、益母草、泽兰、马鞭草；如腹胀甚，加枳壳、大腹皮；兼有潮热，烦躁，酌加地骨皮、白薇、栀子；齿鼻衄血，加鲜茅根、藕节、仙鹤草；如阴虚阳浮，症见耳鸣，面赤，颧红，宜加龟板、鳖甲、牡蛎；湿热留恋不清，溲赤涩少，酌加知母、黄柏、六一散、金钱草。

【预防调护】

（1）增强体质，注意保暖，避免反复感邪，预防感冒、腹泻等。

（2）注意劳逸结合，病情较重时应多卧床休息，腹水较多者可取半卧位，避免劳累。

（3）注意营养，给予清淡、易消化、高蛋白、高维生素、低盐饮食，腹水期应忌盐。避免饮酒过度和生冷寒凉不洁食物、辛辣油腻、粗硬饮食。

（4）宜安心静养，避免郁怒伤肝，解除紧张恐惧。

第四节　瘿　病

瘿病，又名瘿气、瘿瘤，是以颈前喉结两旁结块肿大为主要临床特征的一类疾病。

西医中的单纯性甲状腺肿、甲状腺结节、甲状腺功能亢进症、甲状腺炎、甲状腺腺瘤、甲状腺癌均属本病范畴，可参照本节辨证论治。

【病因病机】

一、病因

1. **情志内伤**　忿郁恼怒或忧愁思虑日久，使肝气失于条达，气机郁滞，则津液不得正常输布，易于凝聚成痰，气滞痰凝，壅结颈前，则形成瘿病。

2. **饮食及水土失宜**　饮食失调，或居住在高山地区，水土失宜，影响脾胃的功能，使脾失健运，不能运化水湿，聚而生痰；影响气血的正常运行，致气滞、痰凝、血瘀壅结颈前则发为瘿病。

3. **体质因素**　妇女常因情志、饮食等因素，引起气郁痰结、气滞血瘀及肝郁化火等病理变化，故易患瘿病。素体阴虚之人，痰气郁滞更易化火伤阴，常使病机复杂，病程缠绵。

二、病机

瘿病的基本病机是气滞、痰凝、血瘀，壅结颈前。初期多为气机郁滞，津凝痰聚，痰气搏结颈前，日久引起血脉瘀阻，气、痰、瘀三者合而为患。本病的病位主要在肝脾，与心有关。瘿病日久，可伤及心阴，出现心悸、烦躁、脉数等症。瘿病初起多实，病久则由实致虚，尤以阴虚、气虚为主，以致成为虚实夹杂之证。若肿块在短期内迅速增大，质地坚硬，结节高低不平者，可能恶变，预后不佳。

【诊断依据】

（1）瘿病以颈前喉结两旁结块肿大为临床特征，可随吞咽动作而上下移动。初作可如樱桃或指头大小，一般生长缓慢。大小程度不一，大者可如囊如袋，触之多柔软，光滑，病程日久则质地较硬，或可扪及结节。

（2）多发于女性，常有饮食不节、情志不舒的病史，发病有一定的地区性。

（3）早期多无明显的伴随症状，发生阴虚火旺的病机转化时，可见低热、多汗多食易饥，面赤、脉数等表现。

（4）血清总三碘甲状腺原氨酸（TT_3）、总甲状腺素（TT_4）、血清游离三碘甲状腺原氨酸（FT_3）、游离甲状腺素（FT_4）、血清促甲状腺激素释放激素（TRH）兴奋试验、血清促甲状腺激素（TSH）释放试验、甲状腺抗体、甲状腺摄碘率、甲状腺 B 超和甲状腺核素扫描检查，有助于确诊。

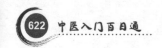
【辨证论治】

一、辨证要点

1. 辨在气与在血　颈前喉结两旁结块肿大，质软不痛，颈部觉胀，胸闷，喜太息，属气郁痰阻，病在气分；病久肿块质地较硬或有结节，肿块经久未消，属痰结血瘀，病在血分。

2. 辨火旺与阴伤　如兼见烦热，易汗，性情急躁易怒，眼球突出，手指颤抖，面部烘热，口苦，舌红苔黄，脉数者，为火旺；如见心悸不宁，心烦少寐，易出汗，手指颤动，两目干涩，头晕目眩，耳鸣，腰膝酸软，倦怠乏力，舌红，苔少或无苔，脉弦细数者，为阴虚。

二、治疗原则

瘿病治疗应以理气化痰、消瘿散结为基本治则。瘿肿质地较硬及有结节者，配合活血化瘀；火郁阴伤而表现阴虚火旺者，以滋阴降火为主。

三、证治分类

1. 气郁痰阻

颈前喉结两旁结块肿大，质软不痛，颈部觉胀，胸闷，喜太息，或兼胸胁窜痛，病情常随情志波动；苔薄白，脉弦。

证机概要：气机郁滞，痰浊壅阻。

治法：理气舒郁，化痰消瘿。

代表方：四海舒郁丸加减。

常用药：昆布、海藻、海螵蛸、海蛤壳、浙贝母化痰软坚，消瘿散结；郁金、青木香、青陈皮疏肝理气。

若肝气不舒明显而见胸闷、胁痛者，加柴胡、枳壳、香附、延胡索、川楝子；咽部不适，声音嘶哑者，加桔梗、牛蒡子、木蝴蝶、射干。

2. 痰结血瘀

颈前喉结两旁结块肿大，按之较硬或有结节，肿块经久未消，胸闷，纳差；舌质黯或紫，苔薄白或白腻，脉弦或涩。

证机概要：痰浊内结，瘀血阻滞，搏结成瘿。

治法：理气化痰，活血祛瘀。

代表方：海藻玉壶汤加减。

常用药：海藻、昆布化痰软坚，消瘿散结；青皮、陈皮、半夏、胆南星、浙贝母、连翘、甘草理气化痰散结；当归、赤芍、川芎、丹参养血活血。

若胸闷不舒加郁金、香附、枳壳；郁久化火而见烦热、舌红苔黄、脉数者，加夏枯草、丹皮、玄参、栀子；纳差、便溏者，加白术、茯苓、山药；结块较硬或有结节者，可酌加黄药子、三棱、莪术、露蜂房、僵蚕、穿山甲等；若结块坚硬且不可移者，可酌加土贝母、莪术、山慈菇、天葵子、半枝莲、犀黄丸等。

3. 肝火旺盛

颈前喉结两旁轻度或中度肿大突出，一般柔软光滑，烦热，容易出汗，性情急躁易怒，眼球突出，手指颤抖，面部烘热，口苦；舌质红，苔薄黄，脉弦数。

证机概要：痰气交阻，气郁化火，壅结颈前。

治法：清肝泄火，消瘿散结。

代表方：栀子清肝汤合消瘰丸加减。

常用药：柴胡疏肝解郁；栀子、丹皮清肝泄火；当归养血活血；白芍柔肝；配合牛蒡子散热利咽消肿；生牡蛎、浙贝母化痰软坚散结；玄参滋阴降火。

若肝火旺盛，烦躁易怒，脉弦数者，可加龙胆草、黄芩、青黛、夏枯草；手指颤抖者，加石决明、钩藤、白蒺藜、天麻；兼见胃热内盛而见多食易饥者，加生石膏、知母；阴虚火旺而见烦热，多汗，消瘦乏力，舌红少苔，脉细数等症者，可用二冬汤合消瘰丸加减。

4. 心肝阴虚

颈前喉结两旁结块或大或小，质软，病起较缓，心悸不宁，心烦少寐，易出汗，手指颤动，眼干，目眩，倦怠乏力；舌质红，苔少或无苔，舌体颤动，脉弦细数。

证机概要：气火内结日久，心肝之阴耗伤。

治法：滋阴降火，宁心柔肝。

代表方：天王补心丹或一贯煎加减。

常用药：生地黄、沙参、玄参、麦冬、天冬养阴清热；人参、茯苓益气宁心；当归、枸杞子养肝补血；丹参、酸枣仁、柏子仁、五味子、远志养心安神；川楝子疏肝理气。

若虚风内动，手指及舌体颤抖者，加钩藤、白蒺藜、鳖甲、白芍；脾胃运化失调致大便稀溏，便次增加者，加白术、薏仁、怀山药、麦芽；肾阴亏虚而见耳鸣、腰膝酸软者，酌加龟板、桑寄生、牛膝、女贞子；久病正虚精血不足，而见消瘦乏力，妇女月经量少或经闭，男子阳痿者，可酌加黄芪、太子参、山茱萸、熟地黄、枸杞子、制首

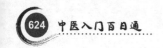

乌等。

【预防调护】

（1）保持精神愉快，防止情志内伤。

（2）针对水土因素调节饮食，在容易发生瘿病的地区，可经常食用海带，食用碘化食盐预防。

第六章　肾系病证

第一节　水　肿

水肿是体内水液滞留，泛滥肌肤，以头面、眼睑、四肢、腹背，甚至全身浮肿为特征表现的一类病证。严重的还可能伴有胸水、腹水等。

西医学的急慢性肾小球肾炎、肾病综合征、继发性肾小球疾病等均属本病范畴，可参照本节辨证论治。

【病因病机】

一、病因

1. **风邪袭表**　风寒或风热之邪，侵袭肺卫，肺失通调，风水相搏，发为水肿。
2. **疮毒内犯**　肌肤疮毒，或咽喉肿烂，火热内攻，损伤肺脾肾，致津液气化失常，发为水肿。
3. **外感水湿**　久居湿地，冒雨涉水，湿衣裹身，致水湿内侵，困遏脾阳，脾胃失其升清降浊之能，水无所制，发为水肿。
4. **饮食不节**　过食肥甘，嗜食辛辣，久则湿热中阻，损伤脾胃；或因生活饥饿，营养不足，脾气失养，以致脾运不健，脾失转输，水湿壅滞，发为水肿。
5. **禀赋不足，久病劳倦**　先天禀赋薄弱，肾气亏虚，膀胱开阖不利，气化失常，水泛肌肤，发为水肿；或因劳倦久病，脾肾亏虚，津液转输及气化失常，发为水肿。

二、病机

水肿病位在肺、脾、肾，而关键在肾。病机为肺失通调、脾失转输、肾失开阖、三焦气化不利。病理因素为风邪、水湿、疮毒、瘀血。水肿有阴水、阳水之分，并可相互转化或兼夹。阳水属实，多由外感风邪、疮毒、水湿而成，病位在肺、脾。阴水属虚

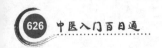

或虚实夹杂，多由饮食劳倦、禀赋不足、久病体虚所致，病位在脾、肾。阳水、阴水可互相转化。

【诊断依据】

（1）水肿先从眼睑或下肢开始，继及四肢全身。轻者仅眼睑或足胫浮肿；重者全身皆肿，甚则腹大胀满，气喘不能平卧。严重者可见尿闭或尿少，恶心呕吐，口有秽味，鼻衄齿衄，头痛，抽搐，神昏谵语等危象。

（2）可有乳蛾、心悸、疮毒、紫癜以及久病体虚病史。

（3）尿常规、24 小时尿蛋白总量、抗核抗体、肝肾功能、血浆蛋白、心电图、肝肾 B 超等有助于水肿的诊断。

【辨证论治】

一、辨证要点

1. **辨阳水、阴水和病性**　阳水属实，由风、湿、热、毒诸邪导致水气的潴留；阴水多属本虚标实，因脾肾虚弱，而致气不化水，久则可见瘀阻水停。

2. **辨脏腑、虚实**　水肿有在肺、脾、肾、心之差异。若水肿较甚，咳喘少气，不能平卧者，病变部位多在肺；水肿日久，纳食不佳，身重倦怠，苔腻者，病变部位多在脾；水肿反复，腰膝酸软者，病变部位多在肾；水肿下肢明显，心悸怔忡，甚则不能平卧者，病变部位多在心。对于虚实夹杂，多脏共病者，应仔细辨清本虚标实之主次。

二、治疗原则

发汗、利尿、泻下逐水为治疗水肿的三条基本原则。阳水以祛邪为主，应予发汗、利水或攻逐，临床应用时配合清热解毒、理气化湿等法；阴水当以扶正为主，健脾温肾，同时配以利水、养阴、活血、祛瘀等法；虚实夹杂者，则当兼顾。

三、证治分类

（一）阳水

1. 风水相搏

眼睑浮肿，继则四肢及全身皆肿，来势迅速，多有恶寒，发热，肢节酸楚，小便不利等。偏于风热者，伴咽喉红肿疼痛；舌质红，脉浮滑数。偏于风寒者，兼恶寒，咳喘；舌苔薄白，脉浮滑或浮紧。

证机概要：风邪袭表，肺气闭塞，通调失职，风遏水阻。

治法：疏风清热，宣肺行水。

代表方：越婢加术汤加减。

常用药：麻黄、杏仁、防风、浮萍疏风宣肺；白术、茯苓、泽泻、车前子淡渗利水；石膏、桑白皮、黄芩清热宣肺。

若风寒偏盛，去石膏，加苏叶、桂枝、防风；若风热偏盛，加连翘、桔梗、板蓝根、鲜芦根；若咳喘较甚，可加杏仁、前胡。

2. 湿毒浸淫

眼睑浮肿，延及全身，皮肤光亮，尿少色赤，身发疮痍，甚则溃烂，恶风发热；舌质红，苔薄黄，脉浮数或滑数。

证机概要：疮毒内归脾肺，三焦气化不利，水湿内停。

治法：宣肺解毒，利湿消肿。

代表方：麻黄连翘赤小豆汤合五味消毒饮加减。

常用药：麻黄、杏仁、桑白皮、赤小豆宣肺利水；金银花、野菊花、蒲公英、紫花地丁、紫背天葵清热解毒。

若脓毒甚者，当重用蒲公英、紫花地丁清热解毒；湿盛糜烂者，加苦参、土茯苓；皮肤瘙痒者，加白鲜皮、地肤子、蝉蜕；血热而疮疡色红肿痛者，加丹皮、赤芍；大便不通，加大黄、芒硝。

3. 水湿浸渍

全身水肿，下肢明显，按之没指，小便短少，身体困重，胸闷，纳呆，泛恶，起病缓慢，病程较长；苔白腻，脉沉缓。

证机概要：水湿内侵，脾气受困，脾阳不振。

治法：健脾化湿，通阳利水。

代表方：五皮饮合胃苓汤加减。

常用药：桑白皮、陈皮、大腹皮、茯苓皮、生姜皮化湿行水，苍术、厚朴、陈皮、草果燥湿健脾；桂枝、白术、茯苓、猪苓、泽泻温阳化气行水。

若外感风邪，肿甚而喘者，可加麻黄、杏仁；面肿，胸满，不得卧者，加苏子、葶苈子；湿困中焦，脘腹胀满者，可加川椒目、大腹皮、干姜。

4. 湿热壅盛

遍体浮肿，皮肤绷紧光亮，胸脘痞闷，烦热口渴，小便短赤，大便干结；舌红，苔黄腻，脉沉数或濡数。

证机概要：湿热内盛，三焦壅滞，气滞水停。

治法：分利湿热。

代表方：疏凿饮子加减。

常用药：羌活、秦艽、防风、大腹皮、茯苓皮、生姜皮疏风解表，发汗消肿；猪苓、茯苓、泽泻、木通、椒目、赤小豆、黄柏清热利尿消肿；商陆、槟榔、生大黄通便逐水消肿。

若肿势严重，兼见喘促不得平卧者，加葶苈子、桑白皮；湿热化燥伤阴，口燥咽干者，可加白茅根、芦根；若腹满不减，大便不通者，可合己椒苈黄丸。

（二）阴水

1. 脾阳虚衰

身肿日久，腰以下为甚，按之凹陷不易恢复，脘腹胀闷，纳减便溏，面色不华，神疲乏力，四肢倦怠，小便短少；舌质淡，苔白腻或白滑，脉沉缓或沉弱。

证机概要：脾阳不振，运化无权，土不制水。

治法：健脾温阳利水。

代表方：实脾饮加减。

常用药：干姜、附子、草果仁、桂枝温阳散寒利水；白术、茯苓、炙甘草、生姜、大枣健脾补气；茯苓、泽泻、车前子、木瓜利水消肿；木香、厚朴、大腹皮理气行水。

若气虚见气短声弱者，可加人参、黄芪；小便短少者，可加桂枝、泽泻。

2. 肾阳衰微

水肿反复消长不已，面浮身肿，腰以下甚，按之凹陷不起，尿量减少或反多，腰酸冷痛，四肢厥冷，怯寒神疲，面色㿠白，甚者心悸胸闷，喘促难卧，腹大胀满；舌质淡胖，苔白，脉沉细或沉迟无力。

证机概要：脾肾阳虚，水寒内聚。

治法：温肾助阳，化气行水。

代表方：济生肾气丸合真武汤加减。

常用药：附子、肉桂、巴戟天、仙灵脾温补肾阳；白术、茯苓、泽泻、车前子通利小便；牛膝引药下行。

若小便清长量多，去泽泻、车前子，加菟丝子、补骨脂；小便不利，水肿较甚者，合五苓散；咳喘面浮，汗多，不能平卧者，加党参、蛤蚧、五味子、山茱萸、煅牡蛎；心悸，唇发绀，脉虚数者，加肉桂、炙甘草，重用附子。

3. 瘀水互结

水肿延久不退，肿势轻重不一，四肢或全身浮肿或伴血尿，以下肢为主，皮肤瘀斑，腰部刺痛；舌紫暗，苔白，脉沉细涩。

证机概要：水停湿阻，气滞血瘀，三焦气化不利。

治法：活血祛瘀，化气行水。

代表方：桃红四物汤合五苓散加减。

常用药：当归、赤芍、川芎、丹参养血活血；益母草、红花、凌霄花、路路通、桃仁活血通络；桂枝、附子通阳化气；茯苓、泽泻、车前子利水消肿。

如全身肿甚，气喘烦闷，小便不利，可加葶苈子、川椒目、泽兰；若见腰膝酸软，神疲乏力，可合用济生肾气丸；对阳气虚者，可配黄芪、附子。

【预防调护】

（1）劳逸结合，调畅情志，适当参加体育锻炼，避免过度劳累，节制房事。

（2）注意保暖，慎防感冒；感冒流行季节，外出戴口罩，避免去公共场所；居室宜通气，经常用食醋熏蒸，或用艾叶消毒香焚点，进行空气消毒。体虚易于外感者，可服用玉屏风散以补气固表。

（3）水肿患者宜戒烟、戒酒，避辛辣；水肿患者应忌盐，肿势重者应予无盐饮食，轻者予低盐饮食（每日食盐量 3~4 克）。若因营养障碍而致水肿者，不必过于忌盐，饮食应富含蛋白质，清淡易消化，忌食辛辣肥甘之品。

第二节　淋　证

淋证是以小便频数短涩，淋沥刺痛，欲出未尽，小腹拘急，或痛引腰腹为主症的病证。

西医学的急慢性尿路感染、泌尿道结核、尿路结石、急慢性前列腺炎、化学性膀胱炎、乳糜尿以及尿道综合征等病具有淋证表现者，均可参照本节辨证论治。

【病因病机】

一、病因

1. **外感湿热**　因下阴不洁，秽浊之邪从下而入，上犯膀胱，或由小肠邪热、心经火热、下肢丹毒等他脏外感之热邪传入膀胱，发为淋证。

2. **饮食不节**　多食辛热肥甘之品，或嗜酒太过，脾胃运化失常，积湿生热，下注膀胱，乃成淋证。

3. **情志失调**　情志不遂，肝气郁结，或气郁化火，下移膀胱，导致淋证。

4. **禀赋不足或劳伤久病**　久病缠身，劳伤过度，房事不节，多产多育；或久淋不愈，耗伤正气；或妊娠、产后脾肾气虚，膀胱易于感受外邪，而致本病。

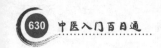

二、病机

淋证的病位在膀胱与肾，且与肝、脾相关；病机为湿热蕴结下焦，肾与膀胱气化不利。临床上有六淋之分。初起多因湿热为患，正气尚未虚损，故多属实证。但淋久湿热伤正，由肾及脾，每致脾肾两虚，而由实转虚。淋证多以肾虚为本，膀胱湿热为标。

【诊断依据】

（1）小便频数、淋沥涩痛、小腹拘急引痛为各种淋证的主症。

（2）病久或反复发作后，常伴有低热、腰痛、小腹坠胀、疲劳等。

（3）多见于已婚女性，每因疲劳、情志变化、不洁房事而诱发。

（4）尿常规、尿细菌培养、静脉肾盂造影、腹部平片、膀胱镜等有助于疾病的诊断。

【辨证论治】

一、辨证要点

1. 辨淋证类别　六种淋证均有小便频涩，滴沥刺痛，小腹拘急引痛。热淋起病多急骤，小便赤热，溲时灼痛，或伴有发热，腰痛拒按；石淋以小便排出砂石为主症，或排尿时突然中断，尿道窘迫疼痛，或腰腹绞痛难忍；气淋小腹胀满较明显，小便艰涩疼痛，尿后余沥不尽；血淋为溺血而痛；膏淋症见小便混浊如米泔水，或滑腻如膏脂；劳淋为小便赤涩、溺痛不甚，但淋沥不已，时作时止，遇劳即发。

2. 辨证候虚实、转化、兼夹与标本缓急　初起或在急性发作阶段属实，以膀胱湿热、砂石结聚、气滞不利为主；久病多虚，病在脾肾，以脾虚、肾虚、气阴两虚为主。同一种淋证也有虚实之分。在虚实转化中，多虚实夹杂，必须分清标本虚实的主次和证情之缓急。

二、治疗原则

实则清利、虚则补益为淋证的基本治则。淋证初起多实，以祛邪为主，常用清利湿热、凉血止血、理气疏导、排石通淋等法。日久虚象明显，多补益脾肾。虚实夹杂者，治当清利与补虚并用。

三、证治分类

1. 热淋

小便频数短涩，灼热刺痛，溺色黄赤，少腹拘急胀痛，寒热起伏，口苦，呕恶，腰痛拒按，大便秘结；苔黄腻，脉滑数。

证机概要：湿热蕴结下焦，膀胱气化失司。

治法：清热利湿通淋。

代表方：八正散加减。

常用药：瞿麦、萹蓄、车前子、滑石、萆薢利湿通淋；大黄、黄柏、蒲公英、紫花地丁清热解毒。

若大便秘结、腹胀者，可重用生大黄、枳实；伴寒热、口苦、呕恶者，可加黄芩、柴胡；若湿热伤阴见口干、舌红少苔、脉细者，去大黄，加生地黄、知母、白茅根。

2. 石淋

尿中夹砂石，排尿涩痛，或排尿时突然中断，尿道窘迫疼痛，少腹拘急，往往突发，一侧腰腹绞痛难忍，甚则牵及外阴，尿中带血；舌红，苔薄黄，脉弦或数。

证机概要：湿热蕴结下焦，尿液煎熬成石，膀胱气化失司。

治法：清热利湿，排石通淋。

代表方：石韦散加减。

常用药：瞿麦、萹蓄、通草、滑石清热利湿通淋；金钱草、海金沙、鸡内金、石韦排石化石；青皮、乌药、沉香理气导滞。

若腰腹绞痛者，加芍药、甘草；尿中带血者，可加小蓟、生地黄、藕节；小腹胀痛者加木香、乌药。

3. 血淋

小便热涩刺痛，尿色深红，或夹有血块，疼痛满急加剧，心烦；舌尖红，苔黄，脉滑数。

证机概要：湿热下注膀胱，热甚灼络，迫血妄行。

治法：清热通淋，凉血止血。

代表方：小蓟饮子加减。

常用药：小蓟、生地黄、白茅根、旱莲草凉血止血；木通、生甘草梢、栀子、滑石清热泻火通淋；当归、蒲黄、土大黄、三七、马鞭草通络止血。

若舌暗或有瘀点，脉细涩者，加三七、牛膝、桃仁；若出血不止，可加仙鹤草、琥珀粉；若尿色淡红，尿痛涩滞不显著，腰膝酸软，神疲乏力，脉细数者，用知柏地黄丸加减；若神疲乏力，面色少华者，用归脾汤加仙鹤草、泽泻、滑石。

4. 气淋

郁怒之后，小便涩滞，淋沥不宣，少腹胀满疼痛；苔薄白，脉弦。

证机概要：气机郁结，膀胱气化不利。

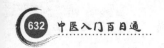

治法：理气疏导，通淋利尿。

代表方：沉香散加减。

常用药：沉香、青皮、乌药、香附疏肝理气；石韦、滑石、冬葵子、车前子利水通淋。

若见胸胁胀满，加川楝子、小茴香、广郁金；兼舌暗有瘀斑，脉涩者，加红花、赤芍、益母草；若久病少腹坠胀，尿有余沥，面色萎黄，舌质淡，脉虚细无力，可用补中益气汤。

5. 膏淋

小便混浊，乳白或如米泔水，上有浮油，置之沉淀，或伴有絮状凝块物，或混有血液、血块，尿道热涩疼痛，尿时阻塞不畅，口干；舌质红，苔黄腻，脉濡数。

证机概要：湿热下注，阻滞络脉，脂汁外溢。

治法：清热利湿，分清泄浊。

代表方：程氏萆薢分清饮加减。

常用药：萆薢、石菖蒲、黄柏、车前子清热利湿；飞廉、水蜈蚣、向日葵心分清泌浊；莲子心、连翘心、丹皮、灯心草清心泄热。

若小腹胀，尿涩不畅，加乌药、青皮；伴有血尿，加小蓟、藕节、白茅根；小便黄赤，热痛明显，加甘草梢、竹叶、通草；兼肝火者，配龙胆草、栀子。

若久病淋出如脂，涩痛不甚，形体消瘦，头昏无力，腰膝酸软，舌淡，苔薄腻，脉细无力，为脾肾两虚，气不固摄，用膏淋汤。

6. 劳淋

小便不甚赤涩，溺痛不甚，但淋沥不已，时作时止，病程缠绵，遇劳即发，腰膝酸软，神疲乏力；舌质淡，脉细弱。

证机概要：湿热留恋，脾肾两虚，膀胱气化无权。

治法：补脾益肾。

代表方：无比山药丸加减。

常用药：党参、黄芪、怀山药、莲子肉补气健脾；茯苓、泽泻、薏苡仁、扁豆衣化湿利水；山茱萸、菟丝子、芡实、金樱子、煅牡蛎益肾固摄。

若中气下陷，症见少腹坠胀，尿频涩滞，余沥难尽，不耐劳累，面色㿠白，少气懒言，舌淡，脉细无力，可用补中益气汤。肾阴虚，舌红苔少，面红烦热，尿黄赤伴有灼热不适者，可加生熟地黄、龟板或用知柏地黄丸；低热者，加青蒿、鳖甲；肾阳虚者，加附子、肉桂、鹿角片、巴戟天。

【预防调护】

（1）慢性患者应多饮水，勤排尿，不憋尿。妇女在月经期、妊娠期、产后更应注意外阴卫生。

（2）注意休息，避免纵欲过劳，保持心情舒畅。

（3）治疗期戒烟酒，饮食宜清淡；热淋、血淋者忌肥腻辛辣酒醇之品。

（4）尽量避免使用尿路器械，如导尿、膀胱镜、膀胱逆行造影，以防外邪带入膀胱。

第三节　癃　闭

癃闭是以小便量少，排尿困难，甚则小便闭塞不通为主症的病证。小便不畅，点滴而短少，病势较缓者称为癃；小便闭塞，点滴不通，病势较急者称为闭，为不同程度的排尿困难，合称为癃闭。

西医学的神经性尿闭、膀胱括约肌痉挛、尿道结石、尿路肿瘤、尿道损伤、尿道狭窄、前列腺增生、脊髓炎等所致的尿潴留以及肾功能不全引起的少尿、无尿等均属于本病范畴，可参照本节辨证论治。

【病因病机】

一、病因

1. **外邪侵袭**　下阴不洁，湿热秽浊之邪上犯膀胱，膀胱气化不利，小便不通，则为癃闭；或热毒犯肺，肺热壅滞，水道通调失职，津液不能下输膀胱而成癃闭；或因燥热犯肺，肺燥津伤，水源枯竭，而成癃闭。

2. **饮食不节**　过食辛辣香燥、肥甘厚味之品，或嗜酒过度，导致脾胃酿湿生热，阻滞中焦，湿热伤肾或下注膀胱，发为癃闭；或饥饱失常，饮食不足，气血生化无源，中焦气虚，甚或下陷，清阳不升，浊阴不降，气化无力而生癃闭。

3. **情志内伤**　惊恐、忧思、郁怒、紧张等引起肝气郁结，三焦水液的运行及气化功能失常，则上焦肺不能敷布津液、中焦脾不能运化水湿、下焦肾不能蒸腾气化水液，以致水道通调受阻，形成癃闭。

4. **尿路阻塞**　瘀血败精、痰瘀积块或内生砂石阻塞尿路，以致排尿困难，或点滴而出，或点滴全无，从而形成癃闭。

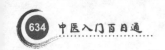

5. **体虚久病**　久病体虚或年老体弱，致肾阳不足，气不化水，故尿不得出。或因热病日久，耗损津液，以致肾阴不足，水府枯竭而无尿。

二、病机

癃闭病位主要在膀胱与肾，与肺、脾、肝和三焦密切相关；基本病机为膀胱气化功能失调。病理因素有湿热、热毒、气滞及瘀血。膀胱湿热、肺热气壅、肝郁气滞、尿路阻塞，以致膀胱气化不利者为实证。脾气不升、肾阳衰惫，导致膀胱气化无权者为虚证。各种原因引起的癃闭，常互相关联，或彼此兼夹。如肝郁气滞，化火伤阴；湿热久恋，灼伤肾阴；肺热壅盛，损津耗液，可致水液无以下注膀胱；脾肾虚损日久，气虚无力运化而兼气滞血瘀等，可表现为虚实夹杂之证。

【诊断依据】

（1）起病急骤或逐渐加重，以小便不利、点滴不畅，甚或小便闭塞、点滴全无、每日小便总量明显减少为主要特点。严重者可伴有恶心呕吐、胸闷气喘、水肿、头痛头晕，甚至神昏。

（2）凡小腹胀满，小便欲解不出，触叩小腹部膀胱区明显膨隆，有振水音者，为尿潴留；小便量少或不通，无排尿感，小腹胀满，触叩小腹部膀胱区无明显充盈征象，亦无振水音者，多属肾功能衰竭引起的少尿或无尿。

（3）多见于老年男性、产后妇女及腹部手术后患者，或患有水肿、淋证、消渴等病迁延日久不愈患者。

（4）泌尿道或前列腺 B 超、尿道及膀胱造影、尿流动力学、肾功能、血常规、血电解质等检查，有助于本病的诊断。

【辨证论治】

一、辨证要点

1. **辨病性虚实**　起病较急，病程较短，体质较好，尿意急迫，小便短少色黄，涩滞不畅，苔黄腻，脉弦数，病机每属膀胱湿热、肺热壅盛、肝郁气滞、尿路阻塞等。虚证起病较缓，病程较长，体质较弱，排尿无力，神疲乏力，舌质淡，脉沉细，病机每属中气虚陷、肾阳虚衰、膀胱气化无权等。

2. **辨病情轻重缓急**　水蓄膀胱，小便闭塞不通为急病；小便量少，但点滴能出，无水蓄膀胱者为缓证。

二、治疗原则

治疗应以通利为则，实证当清湿热、利气机、散瘀结，以通水道；虚证宜补脾肾、助气化，使气化水行；对虚实夹杂者，应标本同治，切忌一味利尿。对水蓄膀胱之急症，内服药缓不济急，应速用导尿、针灸等多种外治法急通小便。

三、证治分类

1. 膀胱湿热

小便点滴不通，或量极少而短赤灼热，小腹胀满，口苦口黏，或口渴不欲饮，或大便不畅；舌质红，苔黄腻，脉数。

证机概要：湿热壅结下焦，膀胱气化不利。

治法：清利湿热，通利小便。

代表方：八正散加减。

常用药：黄柏、栀子、大黄、滑石清热利湿；瞿麦、萹蓄、茯苓、泽泻、车前子通利小便。

若舌苔厚黄腻者，可加苍术、黄柏；若兼心烦、口舌生疮糜烂者，可合导赤散；若湿热久恋下焦，导致肾阴灼伤而出现口干咽燥，潮热盗汗，手足心热，舌光红，可改用滋肾通关丸加生地黄、车前子、牛膝等；若因湿热蕴结三焦，气化不利，小便量极少或无尿，面色晦滞，胸闷烦躁，恶心呕吐，口中有尿臭味，甚则神昏谵语，宜用黄连温胆汤加车前子、通草、制大黄等。

2. 肺热壅盛

小便不畅或点滴不通，咽干，烦渴欲饮，呼吸急促，或有咳嗽；舌红，苔薄黄，脉数。

证机概要：肺热壅盛，失于肃降，不能通调水道，无以下输膀胱。

治法：清泄肺热，通利水道。

代表方：清肺饮加减。

常用药：黄芩、桑白皮、鱼腥草清泄肺热；麦冬、芦根、天花粉、地骨皮清肺生津养阴；车前子、茯苓、泽泻、猪苓通利小便。

如热盛者，常加鱼腥草、芦根、天花粉；有鼻塞、头痛，脉浮等表证者，加薄荷、桔梗；肺阴不足者，加沙参、黄精、石斛；大便不通者，加大黄、杏仁；心烦，舌尖红者，加黄连、竹叶；兼尿赤灼热、小腹胀满者，合八正散。

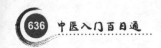

3. 肝郁气滞

小便不通或通而不爽，情志抑郁，或多烦善怒，胁腹胀满；舌红，苔薄黄，脉弦。

证机概要：肝气失于疏泄，三焦气机失宣，膀胱气化不利。

治法：疏利气机，通利小便。

代表方：沉香散加减。

常用药：沉香、橘皮、柴胡、青皮、乌药疏肝理气；当归、王不留行、郁金行下焦气血；石韦、车前子、冬葵子、茯苓通利小便。

如胁肋胀满明显，加柴胡、川芎、香附，或合六磨汤；如肝郁化火，见舌红、苔薄黄，加栀子、丹皮、龙胆草；少腹胀满疼痛，痛引阴器，加小茴香、川楝子。

4. 浊瘀阻塞

小便点滴而下，或尿如细线，甚则阻塞不通，小腹胀痛；舌紫暗，或有瘀点，脉涩。

证机概要：瘀血败精，阻塞尿路，水道不通。

治法：行瘀散结，通利水道。

代表方：代抵当汤加减。

常用药：当归尾、山甲片、桃仁、莪术活血化瘀；大黄、芒硝、郁金通瘀散结；肉桂、桂枝助膀胱气化。

若瘀血现象比较严重，可加红花、川牛膝；若久病气血两虚，面色不华，加黄芪、丹参、当归；兼见尿血者，可吞服三七、琥珀粉；尿路有结石，可加金钱草、海金沙、冬葵子、瞿麦；若一时性小便不通，胀闭难忍，可加麝香 0.09~0.15g 装胶囊内吞服，以急通小便。

5. 脾气不升

小腹坠胀，时欲小便而不得出，或量少而不畅，神疲乏力，食欲不振，气短语声低微；舌淡，苔薄，脉细。

证机概要：脾虚运化无力，升清降浊失职。

治法：升清降浊，行气化水。

代表方：补中益气汤合春泽汤加减。

常用药：人参、党参、黄芪、白术益气健脾；桂枝、肉桂通阳化气；升麻、柴胡提升中气；茯苓、猪苓、泽泻、车前子利水渗湿。

若血虚者，加熟地黄、当归、鸡血藤；心悸怔忡者，加酸枣仁、五味子、麦冬；若脾虚及肾，可合济生肾气丸。

6.肾阳衰惫

小便不通或点滴不爽，排出无力，面色㿠白，神气虚弱，畏寒肢冷，腰膝酸软无力；舌淡胖，苔薄白，脉沉细或弱。

证机概要：肾中阳气虚衰，气化不及州都。

治法：温补肾阳，化气利水。

代表方：济生肾气丸加减。

常用药：附子、肉桂、桂枝温肾通阳；地黄、山药、山茱萸补肾滋阴；车前子、茯苓、泽泻利尿。

如脾肾阳气虚，加党参、黄芪、白术；若老人形神委顿，腰脊酸痛，可合香茸丸。若因肾阳衰惫，命火式微，致三焦气化无权，浊阴内蕴，小便量少，甚至无尿、呕吐、烦躁、神昏者，宜千金温脾汤合吴茱萸汤。

【预防调护】

（1）保持心情舒畅，忌忧思恼怒；积极锻炼身体，生活起居要有规律，避免久坐少动。

（2）避免外邪入侵或湿热内生的有关因素，如过食肥甘、辛辣、醇酒，或忍尿，纵欲过度等。

（3）老年人尽量减少使用抗胆碱类药，如阿托品、颠茄等，以免癃闭的发生。

第四节　阳　痿

阳痿是指成年男子性交时阴茎痿软不举，或举而不坚，或坚而不久，无法进行正常性生活的病证。但对发热、过度劳累、情绪反常等因素造成的一时性阴茎勃起障碍，不能视为病态。

西医学中的各种功能性及器质性疾病造成的男子阴茎勃起功能障碍等属于本病范畴，可参照本节辨证论治。

【病因病机】

一、病因

1. 禀赋不足，劳伤久病　先天不足或恣情纵欲，房事过度，或手淫，早婚，或久病及肾，均可造成精气虚损，命门火衰而致阳事不举。或过度安逸，多食少劳，多坐少动，气血不运；或身体虚胖，痰湿壅盛，肢体柔弱，脏腑不强，阳事不旺。久病劳伤，损及脾胃，气血化源不足，可致宗筋失养而成阳痿。

2. 七情失调　情志不遂，忧思郁怒，则肝失疏泄，脉络不张，血液不充，宗筋弛纵，乃成阳痿。或过思多虑，劳伤心脾，气血不足，宗筋失养；或大惊卒恐，伤于心肾，气机逆乱，气血不达宗筋，则阳事不举。

3. 饮食不节　过食醇酒厚味，损伤脾胃，致气血生化不足，不能输布精微以养宗筋，则宗筋不举而痿软。

4. 外邪侵袭　脾胃运化失常，聚湿生热，湿热下注肝肾，经络阻滞，气血不荣宗筋而病。久居湿地或生活不洁，湿热内侵，蕴结肝经，下注宗筋，或寒湿伤阳，阳为阴遏，发为阳痿。

二、病机

阳痿的病位在宗筋，基本病机是脏腑受损，精血不足，或邪气郁滞，宗筋失养而不用。病理性质有虚实之分，且多虚实相兼。病理因素为气滞、湿热、寒湿、痰浊、血瘀。肝郁不舒，湿热下注属实，多责之于肝。命门火衰，心脾两虚，惊恐伤肾属虚，多与心、脾、肾有关。若久病不愈，常可见虚实夹杂之证。

【诊断依据】

（1）成年男子性交时，阴茎痿而不举，或举而不坚，或坚而不久，无法进行正常性生活。排除性器官发育不全，或药物引起的阳痿。

（2）常有性欲下降，神疲乏力，腰酸膝软，畏寒肢冷，夜寐不安，精神苦闷，胆怯多疑，或小便不畅，滴沥不尽等症。

（3）常有操劳过度、房事不节、手淫频繁，或有肥胖、消渴、惊悸、郁证等病史。

（4）阳痿在西医学上有精神性与器质性之别，通过检查尿常规、前列腺液、血脂、血糖、睾酮、促性腺激素、夜间阴茎勃起试验等可以鉴别，多普勒超声、阴茎动脉测压等可确定是否有阴茎血流障碍。

【辨证论治】

一、辨证要点

临床辨证，应辨清病性之虚实，病位之脏腑，虚实之夹杂。标实者需区别气滞、湿热；本虚者应辨气血阴阳虚损之差别，病变脏腑之不同；虚实夹杂者，先别虚损之脏腑，后辨夹杂之病邪。

二、治疗原则

实证当疏利，肝郁宜疏肝解郁，湿热应清利湿热；虚证应补益，命门火衰宜温补，结合养精，心脾血虚当调养气血，佐以温补开郁；虚实夹杂者需标本兼顾。阳痿早期单纯由命门火衰所致者并不多见，治疗切勿滥用补肾壮阳之品。

三、证治分类

1. 命门火衰

阳事不举，或举而不坚，精薄清冷，神疲倦怠，畏寒肢冷，面色㿠白，头晕耳鸣，腰膝酸软，夜尿清长；舌淡胖，苔薄白，脉沉细。

证机概要：命门火衰，精气虚冷，宗筋失养。

治法：温肾壮阳。

代表方：赞育丹加减。

常用药：巴戟天、肉桂、仙灵脾、韭菜子壮命门之火；熟地黄、山茱萸、枸杞子、当归滋阴养血，从阴求阳。

如火衰不甚，精血薄弱，可予左归丸或金匮肾气丸加减；如滑精频繁，精薄精冷，可加覆盆子、金樱子、益智仁。

2. 心脾亏虚

阳痿不举，心悸，失眠多梦，神疲乏力，面色萎黄，食少纳呆，腹胀便溏；舌淡，苔薄白，脉细弱。

证机概要：心脾两虚，气血乏源，宗筋失养。

治法：补益心脾。

代表方：归脾汤加减。

常用药：党参、黄芪、白术、茯苓补气助运；当归、熟地黄、枣仁、远志养血安神；仙灵脾、补骨脂、九香虫、阳起石温补肾阳；木香、香附理气解郁。

若夜寐不酣，可加夜交藤、合欢皮、柏子仁；胸脘胀满，泛恶纳呆，属痰湿内盛者，加用半夏、川朴、竹茹；脾肾阳虚者，加仙灵脾、补骨脂、九香虫、阳起石；形体肥胖者，加泽泻、荷叶、薏苡仁、苍术、陈皮。

3. 肝郁不舒

阳事不起，或起而不坚，心情抑郁，胸胁胀痛，脘闷不适，食少便溏；苔薄白，脉弦。

证机概要：肝郁气滞，血行不畅，宗筋所聚无能。

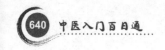

治法：疏肝解郁。

代表方：逍遥散加减。

常用药：柴胡、香附、郁金、川楝子疏肝理气；当归、白芍、生地黄、枸杞养血柔肝；白术、茯苓、甘草健脾助运。

若口干口苦，急躁易怒，目赤尿黄，加丹皮、栀子、龙胆草；如有血瘀者，加川芎、丹参、当归、鸡血藤；腰酸肢软者，加沙苑子、枸杞子、仙灵脾；伴纳呆便溏者，可加炒白术、山药、薏苡仁、木香；如失眠、心理压力较大者，可加酸枣仁、五味子、合欢皮、石菖蒲、郁金。

4. 惊恐伤肾

阳痿不振，心悸易惊，胆怯多疑，夜多噩梦，常有被惊吓史；苔薄白，脉弦细。

证机概要：惊恐伤肾，肾精破散，心气逆乱，气血不达宗筋。

治法：益肾宁神。

代表方：启阳娱心丹加减。

常用药：人参、菟丝子、当归、白芍益肾补肝壮胆；远志、茯神、龙齿、石菖蒲宁心安神；柴胡、香附、郁金理气疏郁。

如惊惕不安甚者，加龙齿、磁石；失眠多梦者，加五味子、琥珀、合欢皮；心肾不交而失眠者，加黄连、肉桂；腰膝酸软，加杜仲、肉苁蓉、海马、锁阳。

5. 湿热下注

阴茎痿软，阴囊潮湿，瘙痒腥臭，睾丸坠胀作痛，小便赤涩灼痛，胁胀腹闷，肢体困倦，泛恶口苦；舌红，苔黄腻，脉滑数。

证机概要：湿热下注肝经，宗筋经络失畅。

治法：清利湿热。

代表方：龙胆泻肝汤加减。

常用药：龙胆草、丹皮、栀子、黄芩清肝泻火；木通、车前子、泽泻、土茯苓清利湿热；柴胡、香附疏肝理气；当归、生地黄、牛膝凉血坚阴。

如阴部湿痒者，可加地肤子、黄柏、苦参、蛇床子；小腹胀痛者，加延胡索、川楝子；精液带血者，加大蓟、小蓟、茜草、仙鹤草。

【预防调护】

（1）节制性欲，切忌恣情纵欲，房事过频，手淫过度。

（2）不应过食醇酒肥甘，避免湿热内生，壅塞经络，造成阳痿。

（3）积极治疗易造成阳痿的原发病，如糖尿病、动脉硬化、甲状腺功能亢进、皮质醇增多症等。尽量避免长期服用如大剂量镇静剂、降压药，抗胆碱类等药物，以免影响性功能。

（4）切忌讳疾忌医，隐瞒病情，贻误治疗时机。宜清心寡欲，摒除杂念，树立信心，消除顾虑，怡悦心情，戒除抑郁低落、焦虑惊恐情绪。

第五节 遗 精

遗精是指以不因性活动而精液自行频繁泄出为主要特点的病证，常伴有头昏、精神萎靡、腰腿酸软、失眠等。因梦而遗精的称为"梦遗"；无梦而遗精，甚至清醒时无性刺激情况之下精液流出的称为"滑精"。

西医学中的神经衰弱、神经官能症、前列腺炎、精囊炎等疾病如以遗精为主症者，属于本病范畴，可参照本节辨证论治。

【病因病机】

一、病因

1. **情志失调** 烦劳伤神，心阴耗损，心阳独亢，肾水亏虚，心肾不交，虚火妄动，扰动精室而遗精。或思虑太甚，损伤心脾，导致脾气下陷，气不摄精，产生遗精。或因情动于心，所欲不遂，心神不宁，君相火旺，扰动精室而遗精。

2. **饮食不节** 嗜食醇酒厚味，损伤脾胃，湿浊内生，蕴而生热，湿热循经下注，或郁于肝胆，迫精下泄，均可致遗精。

3. **恣情纵欲** 早婚房事不节，或频犯手淫，或醉而入房，纵欲无度，日久肾精虚亏，水不制火，相火扰动精室，肾不固精而遗精。

二、病机

遗精的基本病机总属肾气不固，或热扰精室，而致肾失封藏，精关不固。病位在肾，与心、肝、脾三脏密切相关。病理性质有虚实之别，且多虚实夹杂；病理因素不外乎湿与火。初起多因君相火旺、湿热下注，扰动精室而遗者，属实；久病肾脏亏损，封藏失职而泄者多属虚。

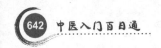

【诊断依据】

（1）男子梦中遗精，每周超过 2 次；或清醒时，不因性生活而排泄精液者。

（2）常伴有情绪不稳、精神不振、体倦乏力、腰腿酸软、头晕心悸、失眠多梦、记忆力减退等症。

（3）常有恣情纵欲、情志内伤、久嗜醇酒厚味等病史。

（4）体检有无包茎、包皮过长、包皮垢刺激，并进行直肠指诊、前列腺液常规检查、前列腺和精囊 B 超等检查有助于本病诊断。

【辨证论治】

一、辨证要点

1. 辨虚实　由君相火旺所致者，为本虚标实；以心脾两虚、肾虚不藏为主者，多以虚证为主；以湿热下注为主者，多以实证为主。久病精滑则虚多实少。

2. 辨病位　劳心过度，邪念妄想梦遗者，多责于心；精关不固，无梦滑泄者，多由于肾。对肾虚不藏者还应辨别肾阴虚、肾阳虚的主次。

二、治疗原则

常用治法是"上则清心安神；中则调其脾胃，升举阳气；下则益肾固精"。治疗分虚实两端，邪气盛者治以清泻为主，如清利湿热、清心安神、清泻相火等法；正气虚者以补涩为主，分补肾固精、益气摄精等法；虚实夹杂者，治疗当清补兼施。

三、证治分类

1. 君相火旺

遗精梦泄，性欲亢进，易举易泄，心烦寐差，潮热颧红，腰酸耳鸣，口干多饮，溲黄便结；舌红，苔少或薄黄，脉弦数。

证机概要：君火妄动，相火随之，迫精妄泄。

治法：清心泄肝。

代表方：黄连清心饮合三才封髓丹加减。

常用药：黄连、栀子、灯心草清心火；知母、黄柏、丹皮泄相火；生地黄、熟地黄、天冬滋水养阴；远志、枣仁、茯神养心安神。

如肝火偏旺者，加龙胆草；小溲短赤灼热者，加淡竹叶、灯心草；若久遗伤肾，遗精频作，潮热颧红者，可用知柏地黄丸或大补阴丸。若梦遗日久，烦躁失眠，心神不宁或心悸易惊，可予安神定志丸。

2. 湿热下注

遗精频作，小溲黄赤，热涩不畅，口苦而黏；舌质红，苔黄腻，脉濡数或滑数。

证机概要：湿热蕴滞，下扰精室。

治法：清热利湿。

代表方：程氏萆薢分清饮加减。

常用药：萆薢、黄柏、茯苓、车前子清热利湿；莲子心、石菖蒲、丹参清心安神；白术、薏苡仁健脾化湿。

如口苦口黏者，加茵陈、佩兰、草果；小溲短赤灼热者，加淡竹叶、灯心草；若阴囊湿痒，小溲短赤，口苦胁痛，可用龙胆泻肝汤。

3. 劳伤心脾

遗精时作，劳则加重，伴心悸气短，失眠健忘，四肢倦怠乏力，纳少腹胀，面色萎黄，大便溏薄；舌质淡胖边有齿印，苔薄白，脉细弱。

证机概要：心脾两虚，气虚神浮，气不摄精。

治法：调补心脾，益气摄精。

代表方：妙香散加减。

常用药：人参、黄芪、山药益气生精；茯神、远志宁心调神；木香、桔梗、升麻理气升清。

如遗精频繁者，加鸡内金、莲子、山药、芡实；若面色淡白，眩晕易汗，短气便溏，腹部重坠，乃中气下陷，可用补中益气汤。

4. 肾气不固

遗精频作，多为无梦而遗，甚而滑精不禁；伴见头昏目眩，腰膝酸软，形寒肢冷，面色㿠白，阳痿早泄，精液清冷，夜尿清长；舌质淡胖而嫩，苔白滑，脉沉细。

证机概要：肾元虚衰，封藏失职，精关不固。

治法：补肾益精，固涩止遗。

代表方：金锁固精丸加减。

常用药：沙苑子、杜仲、菟丝子、山药补肾益精；莲须、龙骨、牡蛎涩精止遗；金樱子、芡实、莲子、山茱萸补肾涩精。

如滑泄久遗，阳痿早泄，阴部有冷感，可加枸杞子、菟丝子、杜仲、鹿角胶、肉桂、锁阳、附子，或合右归丸；若头晕耳鸣，五心烦热，形瘦盗汗，加熟地黄、黄柏、金樱子、龟甲、阿胶，或合左归丸。

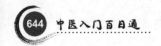

【预防调护】

（1）注意精神调养，消除恐惧心理，排除杂念，不接触黄色书刊、影像，不贪恋女色。

（2）避免过度脑力劳动，做到劳逸结合，丰富文体活动，适当参加体力劳动。

（3）注意生活起居，节制性欲，戒除手淫，夜晚进食不宜过饱，睡前用温水洗脚，被褥不宜过厚、过暖，衬裤不宜过紧，养成侧卧习惯。遗精后不可立即冷水洗浴以免寒邪内侵。

（4）少食醇酒厚味及辛辣刺激性食品。

第七章　气血津液病证

第一节　郁　证

郁证是以心情抑郁、情绪不宁、胸部满闷、胁肋胀痛，或易怒易哭，或咽中如有异物梗阻等症为主要临床表现的一类病证。广义的郁，包括外邪、情志等因素所致之郁。本节所论单指情志不舒的狭义之郁。

西医学中的抑郁症、焦虑症、神经衰弱、癔症、更年期综合征及反应性精神病等出现郁证的临床表现时，可参考本节辨证论治。

【病因病机】

一、病因

1. **情志失调**　恼怒伤肝，肝失条达，气失疏泄，而致肝气郁结。气郁日久化火，则为火郁；气滞血瘀则为血郁；谋虑不遂或忧思过度，久郁伤脾，脾失健运，食滞不消而蕴湿、生痰、化热等，又可成为食郁、湿郁、痰郁、热郁。

2. **体质因素**　素体肝旺，或体质素弱，复加情志刺激，肝郁抑脾，饮食渐减，生化乏源，日久必气血不足，心脾失养，或郁火暗耗营血，阴虚火旺，心病及肾，而致心肾阴虚。

二、病机

肝失疏泄、脾失健运、心失所养，脏腑阴阳气血失调是郁证的主要病机。病位主要在肝，可涉及心、脾、肾等脏。本病始于肝气郁滞，进而引起化火、血瘀、痰结、食滞、湿停等病机变化，六郁均以气郁为病理基础，多为实证。日久伤及心、脾、肾等脏腑，由实转虚或虚实夹杂。

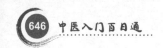

【诊断依据】

（1）以心情抑郁、情绪不宁、善太息、胁肋胀满疼痛为主要临床表现，或有易怒易哭，或有咽中如有异物感、吞之不下、咯之不出的特殊症状。

（2）有愤怒、忧愁、焦虑、恐惧、悲哀等情志内伤的病史。

（3）多发于青中年女性。经各系统检查和实验室检查可排除器质性疾病。

【辨证论治】

一、辨证要点

1. 辨受病脏腑　气郁、血瘀、火郁主要关系于肝；食郁、湿郁、痰郁主要关系于脾；虚证与心关系密切。

2. 辨证候虚实　实证病程短，表现为精神抑郁、胸胁胀痛、咽中梗塞、时欲太息、脉弦或滑。久病则虚，症见精神不振、心神不宁、虚烦不寐、悲忧善哭。

二、治疗原则

理气开郁、调畅气机、怡情易性是治疗郁证的基本原则。实证治疗首当理气开郁，兼有血瘀、火郁、痰结、湿滞、食积等可分别采用活血、降火、祛痰、化湿、消食等法。虚则补之，或养心安神，或补益心脾，或滋养肝肾。对于虚实夹杂者，则又当根据虚实的偏重而兼顾。

三、证治分类

1. 肝气郁结

精神抑郁，情绪不宁，胸部满闷，胁肋胀痛，痛无定处，脘闷嗳气，不思饮食，大便不调；苔薄腻，脉弦。

证机概要：肝郁气滞，脾胃失和。

治法：疏肝解郁，理气畅中。

代表方：柴胡疏肝散加减。

常用药：柴胡、香附、枳壳、陈皮疏肝解郁，理气畅中；郁金、青皮、苏梗、合欢皮调气解郁；川芎理气活血；芍药、甘草柔肝缓急。

若见嗳气频作，脘闷不舒者，可加旋覆花、代赭石、法半夏；兼有食滞腹胀者，可加神曲、麦芽、山楂、鸡内金；见腹胀、腹痛、腹泻者，可加苍术、厚朴、茯苓、乌药；兼胸胁刺痛，舌质有瘀点瘀斑，可加当归、丹参、郁金、红花。

2. 气郁化火

性情急躁易怒，胸胁胀满，口苦而干，或头痛，目赤，耳鸣，或嘈杂吞酸，大便秘结；舌质红，苔黄，脉弦数。

证机概要：肝郁化火，横逆犯胃。

治法：疏肝解郁，清肝泻火。

代表方：丹栀逍遥散加减。

常用药：柴胡、薄荷、郁金、制香附疏肝解郁；当归、白芍养血柔肝；白术、茯苓健脾祛湿；丹皮、栀子清肝泻火。

若热甚见口苦，大便秘结者，可加龙胆草、大黄；肝火犯胃而见胁肋疼痛者，口苦，嘈杂吞酸，嗳气，呕吐者，可加黄连、吴茱萸；肝火上炎而见头痛者，目赤，耳鸣者，加菊花、钩藤、刺蒺藜；热盛伤阴而见舌红少苔，脉细数者，可去当归、白术、生姜，酌加生地黄、麦冬、山药。

3. 痰气郁结（梅核气）

精神抑郁，胸部闷塞，胁肋胀满，咽中如有物梗塞，吞之不下，咯之不出；苔白腻，脉弦滑。

证机概要：气郁痰凝，阻滞胸咽。

治法：行气开郁，化痰散结。

代表方：半夏厚朴汤加减。

常用药：厚朴、紫苏理气宽胸，开郁畅中；半夏、茯苓、生姜化痰散结，和胃降逆。

若湿郁气滞而兼胸脘痞闷，嗳气，苔腻者，加香附、佛手片、苍术；痰郁化热而见烦躁，舌红苔黄者，加竹茹、瓜蒌、黄芩、黄连；病久入络而胸胁刺痛，舌质紫暗或有瘀点瘀斑，脉涩者，加郁金、丹参、降香、姜黄。

4. 心神失养（脏躁）

精神恍惚，心神不宁，多疑易惊，悲忧善哭，喜怒无常，或时时欠伸，或手舞足蹈，骂詈喊叫等；舌质淡，脉弦。多见于女性，常因精神刺激而诱发。

证机概要：营阴暗耗，心神失养。

治法：甘润缓急，养心安神。

代表方：甘麦大枣汤加减。

常用药：甘草甘润缓急；小麦味甘微寒，补益心气；大枣益脾养血；郁金、合欢花解郁安神。

若血虚生风而见手足蠕动或抽搐者，加当归、生地黄、珍珠母、钩藤；躁扰失眠

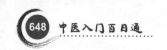

者，加酸枣仁、柏子仁、茯神。

5. 心脾两虚

多思善疑，头晕神疲，心悸胆怯，失眠健忘，纳差，面色不华；舌质淡，苔薄白，脉细。

证机概要：脾虚血亏，心失所养。

治法：健脾养心，补益气血。

代表方：归脾汤加减。

常用药：党参、茯苓、白术、甘草、黄芪、当归、龙眼肉等益气健脾生血；酸枣仁、远志、茯苓养心安神；木香、神曲理气醒脾。

若心胸郁闷，情志不舒，加郁金、佛手片；头痛，加川芎、白蒺藜。

6. 心肾阴虚

情绪不宁，心悸，健忘，失眠，多梦，五心烦热，盗汗，口咽干燥；舌红少津，脉细数。

证机概要：阴精亏虚，阴不涵阳。

治法：滋养心肾。

代表方：天王补心丹合六味地黄丸加减。

常用药：地黄、怀山药、山茱萸、天冬、麦冬、玄参滋心肾；西洋参、茯苓、五味子、当归益气养血；柏子仁、酸枣仁、远志、丹参养心安神；丹皮凉血清热。

若见心烦失眠，多梦遗精者，可合交泰丸(黄连、肉桂)加芡实、莲须、金樱子。

【预防调护】

（1）正确对待各种事物，避免忧思郁怒，防止情志内伤，是防治郁证的重要措施。

（2）医务人员用诚恳、关怀、同情、耐心的态度对待患者，取得患者的充分信任，解除致病原因，帮助患者克服不良情绪，使患者充分配合治疗，树立战胜疾病的信心。

（3）饮食宜清淡，应以蔬菜和营养丰富的鱼、水果、瘦肉、乳类为宜，忌生冷、辛辣、油腻、烟酒等。

（4）建立良好的生活作息习惯。运动宜适量，练习太极拳、八段锦、气功等有助于转移患者的注意力，增强治疗效果。

第二节　消　渴

消渴是以多饮、多尿、乏力、消瘦或尿有甜味为主要症状的病证。

西医学的糖尿病，或其他具有多尿、烦渴表现的疾病或症状，如尿崩症等，可参考本节辨证论治。

【病因病机】

一、病因

1. **禀赋不足**　先天禀赋不足，阴虚体质者最易罹患本病。肾阴亏虚，水竭火烈，上燔心肺则烦渴多饮，中灼脾胃则胃热消谷。肾气开阖固摄失权，则水谷精微随尿排出体外，故尿多甜味。

2. **饮食失节**　长期过食肥甘、醇酒厚味、辛辣香燥之品，导致脾胃运化失职，积热内蕴，化燥伤津，消谷耗液，发为消渴。

3. **情志失调**　长期过度的情志刺激，如郁怒伤肝，肝气郁结，或劳心竭虑，营谋强思等郁久化火，消灼肺胃阴津而发为消渴。

4. **劳欲过度**　房事不节，劳欲过度，肾精亏损，虚火内生，终致肾虚肺燥胃热俱现，发为消渴。

二、病机

消渴病机主要在于阴津亏损，燥热偏盛，阴虚为本，燥热为标，本虚标实，二者互为因果。肺、胃、肾为主要病变脏腑，尤以肾为关键。消渴病日久，则易致阴损及阳，阴阳俱虚，以肾阳虚及脾阳虚较为多见；或是病久入络，血脉瘀滞，瘀血为患是消渴并发症的发病基础。

【诊断依据】

（1）口渴多饮、多食易饥、尿频量多、形体消瘦或尿有甜味等具有特征性的临床症状，是诊断消渴病的主要依据。严重者可见烦渴，头痛，呕吐，腹痛，呼吸短促，甚或昏迷厥脱危象。

（2）初发或病轻者"三多"症状不显著，但若于中年之后发病，且嗜食膏粱厚味、醇酒炙煿，以及病久并发眩晕、肺痨、胸痹、中风、雀目、疮痈等病证者，应考虑消渴的可能性。

（3）消渴病的家族史可供诊断参考。

（4）查空腹、餐后 2 小时尿糖和血糖，尿比重，葡萄糖耐量试验。必要时查尿酮体，血尿素氮、肌酐，二氧化碳结合力及血钾、钠、钙、氯化物等。

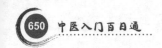
【辨证论治】

一、辨证要点

1. 辨脏腑病位　以肺燥为主，多饮症状较突出者，称为上消；以胃热为主，多食症状较为突出者，称为中消；以肾虚为主，多尿症状较为突出者，称为下消。

2. 辨标本　一般初病多以燥热为主，病程较长者则阴虚与燥热互见，日久则以阴虚为主，阴损及阳，导致阴阳俱虚。

3. 辨本症与并发症　消渴临床表现有较大的个体差异，而且易兼并发症。多数患者，先见本症，而后出现并发症。但也有少数中老年患者"三多一少"的本症不明显，常因痈疽、眼疾、心脑病证等为线索，最后确诊为本病。

二、治疗原则

清热润燥，养阴生津为本病的治疗大法。初重肺胃，久治脾肾；三消分治，立足于肾。《医学心悟·三消》说："治上消者，宜润其肺，兼清其胃"；"治中消者，宜清其胃，兼滋其肾"；"治下消者，宜滋其肾，兼补其肺"。针对血脉瘀滞、阴损及阳的病变及并发症，须及时合理地选用活血化瘀、清热解毒、健脾益气、温补肾阳等治法。

三、证治分类

（一）上消——肺热津伤

口渴多饮，口舌干燥，尿频量多，烦热多汗；舌边尖红，苔薄黄，脉洪数。

证机概要：肺脏燥热，津液失布。

治法：清热润肺，生津止渴。

代表方：消渴方加减。

常用药：天花粉、葛根、麦冬、生地黄、藕汁生津清热，养阴增液；黄连、黄芩、知母清热降火。

若烦渴不止、小便频数，加麦冬、葛根；若兼多食易饥、大便干结、舌苔黄燥，可用白虎加人参汤；若热伤肺阴，烦渴不止，小便频数，而苔少脉数乏力者，方用玉泉丸或二冬汤。

（二）中消

1. 胃热炽盛

多食易饥，口渴，尿多，形体消瘦，大便干燥；苔黄，脉滑实有力。

证机概要：胃火内炽，胃热消谷，耗伤津液。

治法：清胃泻火，养阴增液。

代表方：玉女煎加减。

常用药：生石膏、知母、黄连、栀子清胃泻火；玄参、生地黄、麦冬滋肺胃之阴；川牛膝活血化瘀，引热下行。

若口苦，大便秘结不行，可重用石膏，加黄连、栀子；若口渴难耐、舌苔少津，加乌梅；若火旺伤阴，舌红而干、脉细数，方用竹叶石膏汤。

2.气阴亏虚

口渴引饮，能食与便溏并见，或饮食减少，精神不振，四肢乏力，体瘦；舌质淡红，苔白而干，脉弱。

证机概要：气阴不足，脾失健运。

治法：益气健脾，生津止渴。

代表方：七味白术散加减。

常用药：黄芪、党参、白术、茯苓、怀山药、甘草益气健脾；木香、藿香醒脾行气散津；葛根升清生津；天冬、麦冬养阴生津。

如肺中燥热者，加地骨皮、知母、黄芩；口渴明显者，加天花粉、生地黄、乌梅；气短、汗多者，合生脉散；食少腹胀者，加砂仁、鸡内金。

（三）下消

1.肾阴亏虚

尿频量多，混浊如脂膏，或尿甜，腰膝酸软，乏力，头晕耳鸣，口干唇燥，皮肤干燥，瘙痒；舌红苔少，脉细数。

证机概要：肾阴亏虚，肾失固摄。

治法：滋阴固肾。

代表方：六味地黄丸加减。

常用药：熟地黄、山茱萸、枸杞子、五味子固肾益精；怀山药滋补脾阴，固摄精微；茯苓健脾渗湿；泽泻、丹皮清泄火热。

若五心烦热、盗汗、失眠者，加知母、黄柏；尿量多而混浊者，加益智仁、桑螵蛸；气阴两虚而伴困倦、气短乏力、舌质淡红者，加党参、黄芪、黄精；烦渴，头痛，唇红舌干，呼吸深快，阴伤阳浮者，用生脉散加天冬、鳖甲、龟甲；若见神昏、肢厥、脉微细等阴竭阳亡危象者，合参附龙牡汤。

2.阴阳两虚

小便频数，混浊如膏，甚至饮一溲一，面容憔悴，耳轮干枯，腰膝酸软，四肢欠

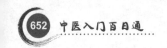
温，畏寒肢冷，阳痿或月经不调；舌苔淡白而干，脉沉细无力。

证机概要：阴损及阳，肾阳衰微，肾失固摄。

治法：滋阴温阳，补肾固涩。

代表方：金匮肾气丸加减。

常用药：熟地黄、山萸肉、枸杞子、五味子固肾益精；怀山药滋补脾阴，固摄精微；茯苓健脾渗湿；附子、肉桂温肾助阳。

若尿量多而混浊者，加益智仁、桑螵蛸、覆盆子、金樱子；身体困倦、气短乏力者，可加党参、黄芪、黄精；兼阳痿，加巴戟天、淫羊藿、肉苁蓉；畏寒甚者，加鹿茸粉 0.5g 冲服。

消渴本症及并发症伴有舌质紫暗或有瘀斑，脉涩或结或代，或见其他瘀血证候者，均可酌加活血化瘀之品，如三七、蒲黄、丹参、川芎、郁金、红花、泽兰、鬼箭羽等。消渴并发白内障、雀盲、耳聋，主要病机为肝肾精血不足，不能上承耳目所致，宜滋补肝肾、益精补血，可用杞菊地黄丸或明目地黄丸。并发疮毒痈疽者，则治宜清热解毒、消散痈肿，用五味消毒饮加减。

【预防调护】

（1）限制粮食、油脂的摄入，忌食糖类，饮食宜以适量米、麦、杂粮，配以蔬菜、豆类、瘦肉，鸡蛋等，定时定量进餐。戒烟、酒、浓茶及咖啡等。

（2）保持情志平和、精神乐观；通过劝慰开导，解除患者思想顾虑。

（3）生活起居规律，适当运动，"以不疲劳为度"，改善痰湿体质。

（4）加强健康教育，使患者理解血糖的监测、自我保健的重要性，掌握饮食和运动的方法与实施，了解口服降糖药与胰岛素合理使用及调节。

第三节　汗　证

汗证是以汗液外泄失常为主症的一类病证。不因天暑、衣厚、劳作及其他疾病，而白昼时时汗出，动辄益甚者，称为自汗；寐中汗出，醒来自止者，称为盗汗，亦称为寝汗。

西医学中的甲状腺功能亢进、自主神经功能紊乱、风湿热、低血糖、虚脱、休克及结核病、肝病、黄疸等导致的自汗、盗汗，可参照本节辨证论治。

【病因病机】

一、病因

1. 病后体虚　素体薄弱，病后体虚，或久患咳喘，耗伤肺气，肌表疏松，表虚不固，腠理开泄而致自汗。或因表虚卫弱，复加微受风邪，导致营卫不和，卫外失司而汗出。

2. 情志不调　思虑烦劳过度，损伤心脾，血不养心，心不敛营，则汗液外泄。或因耗伤阴精，虚火内生，阴津被扰，不能自藏而汗泄。亦有因忿郁恼怒，肝郁化火，火热逼津外泄，表现为腋下、阴部汗出，甚或衣服黄染。

3. 嗜食辛辣　嗜食辛辣厚味，或素体湿热偏盛，以致湿热内盛，邪热郁蒸，津液外泄，表现为蒸蒸汗出、头面部汗出较甚、食后尤显。

二、病机

本病病机是由于阴阳失调，腠理不固，而致汗液外泄失常。病变脏腑涉及肝、心、脾、胃、肺、肾。自汗多属气虚不固；盗汗多属阴虚内热。因肝火、湿热等邪热所致者，则属实证。病理性质属虚者为多，虚实可兼见或相互转化。

【诊断依据】

（1）不因外界环境的影响，在头面、颈胸，或四肢、全身出汗为本病的主要临床症状。白昼时时汗出，动辄益甚者为自汗；寐中汗出，醒来即止者为盗汗。

（2）有病后体虚、表虚受风、烦劳过度、情志不舒、嗜食辛辣等易引起自汗、盗汗的病因存在。

（3）血沉、抗"O"、血清甲状腺激素和性激素测定、胸部 X 线摄片、痰培养等检查有助于本病的诊断。

【辨证论治】

一、辨证要点

1. 辨明阴阳虚实　自汗多由气虚不固，盗汗多因阴虚内热。由邪热郁蒸所致者，则属实证。久病或病重可出现气阴两虚或阴阳两虚之证。

2. 辨汗出部位和伴随症状　动辄汗出、鼻尖尤甚、气短、平时易患感冒多属肺卫气虚。半身或局部汗出，伴有恶风、周身酸楚、时寒时热多属营卫不和。盗汗伴有五心烦热、潮热、颧红、口干多属阴虚火旺。心胸部汗出，伴有心悸失眠、头晕乏力、面色

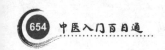

不华多属心血不足；头面汗出、食后尤甚，手足汗出，伴有脘腹胀闷、大便燥结或口苦、烦躁多属湿热肝火。

二、治疗原则

虚证应益气养阴、固表敛汗；实证当清肝泄热、化湿和营；虚实夹杂者，则根据虚实的主次而适当兼顾。可酌加麻黄根、浮小麦、糯稻根、五味子、瘪桃干、牡蛎或桑叶等，以增强止汗的作用。

三、证治分类

1. 肺卫不固

汗出恶风，稍劳汗出尤甚，或表现半身、某一局部出汗，易于感冒，体倦乏力，周身酸楚，面色㿠白少华；苔薄白，脉细弱。

证机概要：肺气不足，表虚失固，营卫不和，汗液外泄。

治法：益气固表。

代表方：桂枝加黄芪汤或玉屏风散加减。

常用药：桂枝温经解肌，白芍和营敛阴，调和营卫；生姜、大枣、甘草辛温和中；黄芪益气固表，少佐防风达表。

若气虚甚加党参、白术；见舌红，脉细数者，加麦冬、五味子；兼阳虚者，加附子；汗多者加浮小麦、糯稻根、龙骨、牡蛎；如半身或局部出汗者，可合甘麦大枣汤。

2. 心血不足

自汗或盗汗，心悸少寐，神疲气短，面色不华；舌质淡，脉细。

证机概要：心血耗伤，心液不藏。

治法：养血补心。

代表方：归脾汤加减。

常用药：人参、黄芪、白术、茯苓益气健脾；当归、龙眼肉补血养血；酸枣仁、远志养心安神；五味子、牡蛎、浮小麦收涩敛汗。

若血虚甚者，加枸杞子、熟地黄。

3. 阴虚火旺

夜寐盗汗，或有自汗，五心烦热，或兼午后潮热，两颧色红，口渴；舌红少苔，脉细数。

证机概要：虚火内灼，逼津外泄。

治法：滋阴降火。

代表方：当归六黄汤加减。

常用药：当归、生地黄、熟地黄滋阴养血，壮水之主，以制阳光；黄连、黄芩、黄柏苦寒清热，泻火坚阴；五味子、乌梅敛阴止汗。

若汗出多者，加牡蛎、浮小麦、糯稻根；潮热甚者，加秦艽、银柴胡、白薇；兼气虚者，加黄芪。

4. 邪热郁蒸

蒸蒸汗出，汗黏，汗液易使衣服黄染，面赤烘热，烦躁，口苦，小便色黄；舌苔薄黄，脉象弦数。

证机概要：湿热内蕴，逼津外泄。

治法：清肝泄热，化湿和营。

代表方：龙胆泻肝汤加减。

常用药：龙胆草、黄芩、栀子、柴胡清肝泄热；泽泻、木通、车前子清利湿热；当归、生地黄滋阴养血和营；糯稻根清热利湿，敛阴止汗。

若里热较甚，小便短赤者，加茵陈。湿热内蕴而热势不盛，面赤烘热、口苦等症不显著者，可改用四妙丸。

【预防调护】

（1）加强体育锻炼，注意劳逸结合，避免思虑烦劳过度，保持精神愉快，少食辛辣厚味。

（2）汗出之时，腠理空虚，易于感受外邪，故当避风寒，以防感冒。汗出之后，应及时擦干。出汗多者，需经常更换内衣，并注意保持衣服、卧具干燥清洁。

第四节　内伤发热

内伤发热是以发热为主要临床表现的病证。一般起病较缓，病程较长，热势轻重不一，但以低热为多，或自觉发热而体温并不升高。

凡是不因感受外邪所导致的发热，均属内伤发热的范畴。西医学的功能性低热、肿瘤、血液病、结缔组织疾病、内分泌疾病及部分慢性感染性疾病所引起的发热，和某些原因不明的发热，均可参照本节辨证论治。

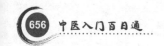

【病因病机】

一、病因

1. 久病体虚　中气不足，阴火内生，可引起气虚发热；久病心肝血虚，或脾虚不能生血，或长期慢性失血，以致血虚阴伤，无以敛阳，导致血虚发热；素体阴虚，或热病日久，耗伤阴液，或治病过程中误用、过用温燥药物，导致阴精亏虚，阴衰则阳盛，水不制火，导致阴虚发热。寒证日久，或久病气虚，气损及阳，脾肾阳气亏虚，虚阳外浮，导致阳虚发热。

2. 饮食劳倦　饮食失调，劳倦过度，使脾胃受损，水谷精气不充或不能化生阴血，而引起发热。若脾胃受损，运化失职，以致痰湿内生，引起湿郁发热。

3. 情志失调　情志抑郁，肝气不能条达，气郁化火，或恼怒过度，肝火内盛，导致气郁发热。情志失调，气机郁滞，日久血行瘀滞也可导致发热。

4. 外伤、出血及术后　外伤及术后致使血循不畅，瘀血阻滞经络，气血壅遏不通，引起瘀血发热。若出血过多，或长期慢性失血，以致阴血不足，无以敛阳可引起血虚发热。

二、病机

本病的基本病机为脏腑功能失调，气血阴阳亏虚，或气、血、湿郁久化热。病变涉及肝、脾、肾等脏。病性以火热为标，脏腑气血亏虚、阴阳失衡为本。由气郁化火、瘀血阻滞及痰湿停聚所致者属实；由中气不足、血虚失养、阴精亏虚及阳气虚衰所致者为虚。多种病因也可同时引起发热，如气郁血瘀、气阴两虚、气血两虚、痰瘀内阻等。

【诊断依据】

（1）内伤发热起病缓慢，病程较长，多为低热，或自觉发热，而体温并不升高，表现为高热者较少。不恶寒，或虽有怯冷，但得衣被则温。常兼见头晕、神疲、自汗、盗汗、脉弱等症。

（2）一般有气、血、阴、阳亏虚，或气郁、血瘀、湿阻的病史，或有反复发热史。

（3）无感受外邪所致的头身疼痛、鼻塞、流涕、脉浮等症。

（4）临床诊疗时需监测体温，在完善血、尿、便三大常规，血生化、心电图、胸片等常规检查的基础上，必要时查甲状腺功能、肿瘤标志物、免疫学、风湿三项、抗核抗体谱、骨髓穿刺等。

【辨证论治】

一、辨证要点

1. 辨证候虚实 由气郁、血瘀、痰湿所致者属实；由气虚，血虚、阴虚、阳虚所致者属虚。若邪实伤正及因虚致实，表现虚实夹杂证候者，应分析其主次。

2. 辨病情轻重 病程长，热势亢盛，持续发热或反复发作，经治不愈，胃气衰败，正气虚甚，兼夹证多，均为病情较重的表现，反之则病情较轻。

二、治疗原则

实热宜泻，治宜解郁、活血、除湿为主，适当配伍清热。虚热宜补，应益气、养血、滋阴、温阳，阴虚发热可适当配伍清退虚热的药物。虚实夹杂者则须兼顾。

三、证治分类

1. 阴虚发热

午后潮热，或夜间发热，不欲近衣，手足心热，烦躁，少寐多梦，盗汗，口干咽燥；舌质红，或有裂纹，苔少甚至无苔，脉细数。

证机概要：阴虚阳盛，虚火内炽。

治法：滋阴清热。

代表方：清骨散加减。

常用药：银柴胡、知母、胡黄连、地骨皮、青蒿、秦艽清退虚热，鳖甲滋阴潜阳。

若盗汗较甚者，可去青蒿，加牡蛎、浮小麦、糯稻根；阴虚较甚者，加玄参、生制首乌；失眠者，加酸枣仁、柏子仁、夜交藤；兼头晕气短，体倦乏力者，加太子参、麦冬、五味子。

2. 血虚发热

发热，热势多为低热，头晕眼花，身倦乏力，心悸不宁，面白少华，唇甲色淡；舌质淡，脉细弱。

证机概要：血虚失养，阴不配阳。

治法：益气养血。

代表方：归脾汤加减。

常用药：黄芪、党参、茯苓、白术、甘草益气健脾；当归、龙眼肉补血养血；酸枣仁、远志养心安神；木香健脾理气。

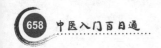

若血虚较甚者，加熟地黄、枸杞子、制首乌；发热较甚者，可加银柴胡、白薇；慢性少量出血者，可酌加三七粉、仙鹤草、茜草、棕榈炭；脾虚失健，纳差腹胀者，去黄芪、龙眼肉，加陈皮、神曲、谷麦芽。

3. 气虚发热

发热，热势或低或高，常在劳累后发作或加剧，倦怠乏力，气短懒言，自汗，易于感冒，食少便溏；舌质淡，苔白薄，脉细弱。

证机概要：中气不足，阴火内生。

治法：益气健脾，甘温除热。

代表方：补中益气汤加减。

常用药：黄芪、党参、白术、甘草益气健脾；当归养血活血；陈皮理气和胃；升麻、柴胡既能升举清阳，又能透泄热邪。

若自汗较多者，加牡蛎、浮小麦、糯稻根；时冷时热，汗出恶风者，加桂枝、芍药；胸闷脘痞，舌苔白腻者，加苍术、茯苓、厚朴。

4. 阳虚发热

发热而欲近衣，形寒怯冷，四肢不温，少气懒言，头晕嗜卧，腰膝酸软，纳少便溏，面色㿠白；舌质淡胖，或边有齿痕，苔白润，脉沉细无力。

证机概要：肾阳亏虚，火不归原。

治法：温补阳气，引火归原。

代表方：金匮肾气丸加减。

常用药：附子、桂枝温补阳气；山茱萸、地黄补养肝肾；山药、茯苓补肾健脾；丹皮、泽泻清泄肝肾。

若气短甚者，加人参；阳虚较甚者加仙茅、仙灵脾；便溏腹泻者，加白术、炮干姜。

5. 气郁发热

发热多为低热或潮热，热势常随情绪波动而起伏，精神抑郁，胁肋胀满，烦躁易怒，口干而苦，纳食减少；舌红，苔黄，脉弦数。

证机概要：气郁日久，化火生热。

治法：疏肝理气，解郁泻热。

代表方：丹栀逍遥散加减。

常用药：丹皮、栀子清肝泄热；柴胡、薄荷疏肝解热；当归、白芍养血柔肝；白术、茯苓、甘草培补脾土。

若气郁较甚，可加郁金、香附、青皮；舌红口干，便秘者，可去白术，加龙胆草、黄芩；妇女若兼月经不调，可加泽兰、益母草。

6. 痰湿郁热

低热，午后热甚，心内烦热，胸闷脘痞，不思饮食，渴不欲饮，呕恶，大便稀薄或黏滞不爽；舌苔白腻或黄腻，脉濡数。

证机概要：痰湿内蕴，壅遏化热。

治法：燥湿化痰，清热和中。

代表方：黄连温胆汤合中和汤加减。

常用药：半夏、厚朴燥湿化痰；枳实、陈皮理气和中；茯苓、通草、竹叶清热利湿；黄连清热除烦。

若呕恶，加竹茹、藿香、白蔻仁；胸闷，苔腻者，加郁金、佩兰；见寒热如疟，寒轻热重，口苦呕逆者，加青蒿、黄芩。

7. 血瘀发热

午后或夜晚发热，或自觉身体某些部位发热，口燥咽干，但不多饮，肢体或躯干有固定痛处或肿块，面色萎黄或晦暗；舌质青紫或有瘀点、瘀斑，脉弦或涩。

证机概要：血行瘀滞，瘀热内生。

治法：活血化瘀。

代表方：血府逐瘀汤加减。

常用药：当归、川芎、赤芍、地黄养血活血；桃仁、红花、牛膝活血祛瘀；柴胡、枳壳、桔梗理气行气。

若发热较甚，可加秦艽、白薇、丹皮；若肢体肿痛，可加丹参、郁金、延胡索。

【预防调护】

（1）注意休息，体温高者应卧床，部分长期低热的患者，在体力允许的情况下，可做适当户外活动。

（2）注意保暖、避风，防止感受外邪。

（3）要保持情绪乐观，锻炼身体以促进体质；饮食宜进清淡、富于营养而又易于消化之品。

第五节 虚 劳

虚劳又称虚损，是以五脏虚证为主要临床表现的多种慢性虚弱证候的总称。精气夺则虚，久虚不复谓之损，损极不复谓之劳。

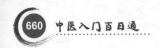

西医学中各系统、各器官发生的多种慢性消耗性和功能衰退性疾病，出现类似虚劳的临床表现时，均可参照本节辨证论治。

【病因病机】

一、病因

1. **先天不足，体质薄弱** 如父母体虚、胎孕失养、生育过多、喂养不当等，使先天禀赋薄弱，精气不充，易患疾病，久病不复，发为虚劳。

2. **重病久病，耗伤正气** 罹患大病重病，病邪耗伤脏气；或久病迁延不愈，精气耗伤；或病后失于调养，正气难复，均可演变为虚劳。

3. **失治误治，损耗精气** 辨治失误，或用药不当，损伤精气，如苦寒太过，损伤脾胃阳气。或延误救治时机，加重阴精、阳气耗损，更使正气难复。

4. **烦劳过度，损伤五脏** 忧郁思虑不解、所欲未遂等过度劳神，致心脾气血亏损，或早婚多育、恣情纵欲、房事不节、频繁手淫等，致肾精肾气不足、阴阳两虚，久则成劳。

5. **饮食不节，损伤脾胃** 暴饮暴食，饥饱不调，饮食偏嗜，营养不良，或饮酒过度，均致脾胃损伤，日久形成虚劳。

二、病机

多种原因导致五脏功能衰退，气、血、阴、阳亏损，是虚劳的基本病机。病性以本虚为主，病位涉及五脏，尤以脾肾为要。幼年患虚劳者多以先天为主因，因禀赋不足而致病；成年以后患病，多为后天失养、劳伤过度、久病体虚成劳。

【诊断依据】

（1）临床可见消瘦憔悴，面色无华，身体羸弱，甚或形神衰败，大肉尽脱，食少便溏，心悸气促，呼多吸少，自汗盗汗，或五心烦热，或畏寒肢冷，脉虚无力等诸多证候。若病程较长，久虚不复，症状可呈进行性加重。

（2）具有引起虚劳的致病因素及较长的病史。

（3）应排除内科其他疾病中出现的虚证。

【辨证论治】

一、辨证要点

虚劳的辨证应以气、血、阴、阳为纲，五脏虚候为目。气虚以肺、脾为主，病重者可影响心、肾；血虚以心、肝为主，并与脾之化源不足有关；阴虚以肺、肝、肾为主，涉及心、胃；阳虚以脾、肾为主，重者易影响到心。

二、治疗原则

虚劳病治疗以"虚者补之"为基本原则，分别采取益气、养血、滋阴、温阳等治法；并要结合五脏病位的不同而选方用药。同时应注意：①重视补益脾肾。②对于虚中夹实及兼感外邪者，当补中有泻，扶正祛邪。

三、证治分类

（一）气虚

气虚是虚证中最常见的，气虚以肺、脾为多。

1. 肺气虚

短气自汗，声音低怯，咳嗽无力，痰液清稀，时寒时热，平素易于感冒，面白；舌质淡，脉弱。

证机概要：肺气不足，表虚不固。

治法：补益肺气。

代表方：补肺汤加减。

常用药：人参、黄芪、沙参益气补肺；熟地黄、五味子、百合益肾敛肺。

若自汗较多者，加牡蛎、麻黄根；气阴两虚而兼见潮热、盗汗者，加鳖甲、地骨皮、秦艽。若正虚感邪，见寒热，身重，头目眩冒者，当扶正祛邪，佐以防风、豆卷、桂枝、生姜、杏仁、桔梗。

2. 心气虚

心悸，气短，劳则尤甚，神疲体倦，自汗；舌质淡，脉弱。

证机概要：心气不足，心失所养。

治法：益气养心。

代表方：七福饮加减。

常用药：人参、白术、炙甘草益气养心；熟地黄、当归滋补阴血；酸枣仁、远志宁心安神。

若自汗多者，可加黄芪、五味子；若饮食少思，加砂仁、茯苓。

3. 脾气虚

饮食减少，食后胃脘不舒，倦怠乏力，大便溏薄，面色萎黄；舌淡，苔薄，脉弱。

证机概要：脾虚失健，生化乏源。

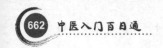

治法：健脾益气。

代表方：四君子汤加减。

常用药：人参、黄芪、白术、甘草益气健脾；茯苓、扁豆健脾除湿。

若胃脘胀满，嗳气呕吐者，加陈皮、半夏；食少而见脘闷腹胀，嗳气，苔腻者，加神曲、麦芽、山楂、鸡内金；脾阳渐虚而兼见腹痛即泻，手足欠温者，加肉桂、炮姜。若中气不足，气虚下陷，脘腹坠胀，胃下垂，脱肛者，可改用补中益气汤。若伴各种出血，可用归脾汤。

4. 肾气虚

神疲乏力，腰膝酸软，小便频数而清，白带清稀；舌质淡，脉弱。

证机概要：肾气不充，腰督失养，固摄无权。

治法：益气补肾。

代表方：大补元煎加减。

常用药：人参、山药、炙甘草益气固肾；杜仲、山茱萸温补肾气；熟地黄、枸杞子、当归补养精血。

若神疲乏力甚者，加黄芪；尿频，甚则小便失禁者，加菟丝子、五味子、益智仁；兼见大便溏薄者，去熟地黄、当归，加肉豆蔻、补骨脂。

肝病而出现神疲乏力，食少便溏，舌质淡，脉弱等气虚症状时，多在治肝的基础上结合脾气亏虚论治。

（二）血虚

血虚以心、肝为主，脾血虚常与心血虚并见。

1. 心血虚

心悸怔忡，健忘，失眠，多梦，面色不华；舌质淡，脉细或结代。

证机概要：心血亏虚，心失所养。

治法：养血宁心。

代表方：养心汤加减。

常用药：人参、黄芪、茯苓、五味子、甘草益气生血；当归、川芎、柏子仁、酸枣仁、远志养血宁心；肉桂、半夏曲温中健脾，以助气血之生化。

若失眠、多梦较甚，可加合欢花、夜交藤。

心血虚往往与脾血虚并存，称为心脾血虚，可选用归脾汤。

2. 肝血虚

头晕，目眩，胁痛，肢体麻木，筋脉拘急，或筋惕肉瞤，妇女月经不调甚则闭经，面色不华；舌质淡，脉弦细或细涩。

证机概要：肝血亏虚，筋脉失养。

治法：补血养肝。

代表方：四物汤加减。

常用药：熟地黄、当归补血养肝；芍药、川芎和营调血；黄芪、党参、白术补气生血。

若胁痛，加丝瓜络、郁金、香附；若目失所养，视物模糊，加楮实子、枸杞子、决明子。若干血瘀结，新血不生，羸瘦，腹满，腹部触有癥块，硬痛拒按，肌肤甲错，状如鱼鳞，妇女经闭，两目黯黑，舌有青紫瘀点、瘀斑，脉细涩者，可同服大黄䗪虫丸。

（三）阴虚

阴虚以肺、肝、肾为主，以肝肾为本。

1. 肺阴虚

干咳，咽燥，甚或失音，咯血，潮热，盗汗，面色潮红；舌红少津，脉细数。

证机概要：肺阴亏虚，肺失清润。

治法：养阴润肺。

代表方：沙参麦冬汤加减。

常用药：沙参、麦冬、玉竹滋养肺阴；天花粉、桑叶、甘草清热润燥。

若咳嗽甚者，加百部、款冬花；若咯血，加白及、仙鹤草、小蓟；潮热者，加地骨皮、银柴胡、秦艽、鳖甲；盗汗者，加五味子、乌梅、瘪桃干。

2. 心阴虚

心悸，失眠，烦躁，潮热，盗汗，或口舌生疮，面色潮红；舌红少津，脉细数。

证机概要：心阴亏耗，心失濡养。

治法：滋阴养心。

代表方：天王补心丹加减。

常用药：生地黄、玄参、麦冬、天冬养阴清热；人参、茯苓、五味子、当归益气养血；丹参、柏子仁、酸枣仁、远志养心安神。

若见烦躁不安，口舌生疮者，去当归、远志，加黄连、木通、淡竹叶；若潮热，加地骨皮、银柴胡；若盗汗，加牡蛎、浮小麦。

3. 脾胃阴虚

口渴，唇舌干燥，不思饮食，甚则干呕，呃逆，大便燥结，面色潮红；舌红少苔，脉细数。

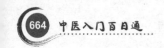

证机概要：脾胃阴伤，失于濡养。

治法：养阴和胃。

代表方：益胃汤加减。

常用药：沙参、麦冬、生地黄、玉竹滋阴养液；白芍、乌梅、甘草酸甘化阴；玫瑰花醒脾健胃。

若口干唇燥津亏者，加石斛、花粉；不思饮食甚者，加麦芽、扁豆、山药；呃逆者，加刀豆、柿蒂、竹茹；大便干结者，用蜂蜜。

4. 肝阴虚

头痛，眩晕，耳鸣，目干畏光，视物不明，急躁易怒，或肢体麻木，筋惕肉瞤，面潮红；舌干红，脉弦细数。

证机概要：阴虚阳亢，上扰清空。

治法：滋养肝阴。

代表方：补肝汤加减。

常用药：地黄、当归、芍药、川芎养血柔肝；木瓜、甘草酸甘化阴；山茱萸、首乌滋养肝阴。

若头痛，眩晕、耳鸣较甚，或筋惕肉瞤，为风阳内盛，加石决明、菊花、钩藤、刺蒺藜；目干涩畏光，或视物不明者，加枸杞子、女贞子、草决明；急躁易怒，尿赤便秘，舌红脉数者，为肝火亢盛，加夏枯草、丹皮、栀子。若肝络失养，胁痛隐隐、口燥咽干、烦热、舌红少苔者，可选用一贯煎。

5. 肾阴虚

腰酸，遗精，两足痿弱，眩晕，耳鸣，甚则耳聋，口干，咽痛，颧红；舌红少津，脉沉细。

证机概要：肾精不足，失于濡养。

治法：滋补肾阴。

代表方：左归丸加减。

常用药：熟地黄、龟板胶、枸杞、山药、菟丝子、牛膝滋补肾阴，山萸肉、鹿角胶滋补肾气，助阳生阴。

若遗精，加牡蛎、金樱子、芡实、莲须；若潮热，口干咽痛，脉数，为阴虚火旺，去鹿角胶、山茱萸，加知母、黄柏、地骨皮。

（四）阳虚

阳虚以脾、肾、心为多见。

1. 心阳虚

心悸，自汗，神倦嗜卧，心胸憋闷疼痛，形寒肢冷，面色苍白；舌淡或紫暗，脉细弱或沉迟。

证机概要：心阳不振，心气亏虚，运血无力。

治法：益气温阳。

代表方：保元汤加减。

常用药：人参、黄芪益气扶正；肉桂、甘草、生姜温通阳气。

若心胸疼痛者，酌加郁金、川芎、丹参、三七；形寒肢冷者，加附子、巴戟、仙茅、仙灵脾、鹿茸。

2. 脾阳虚

面色萎黄，食少，形寒，神倦乏力，少气懒言，大便溏薄，肠鸣腹痛，每因受寒或饮食不慎而加剧；舌淡，苔白，脉弱。

证机概要：中阳亏虚，温煦乏力，运化失常。

治法：温中健脾。

代表方：附子理中汤加减。

常用药：党参、白术、甘草益气健脾；附子、干姜温中祛寒。

若腹中冷痛，可加高良姜、香附或丁香、吴茱萸；食后腹胀及呕逆者，为胃寒气逆，加砂仁、半夏、陈皮；阳虚腹泻者，加肉豆蔻、补骨脂、薏苡仁。

3. 肾阳虚

腰背酸痛，遗精，阳痿，多尿或不禁，面色苍白，畏寒肢冷，下利清谷或五更泄泻；舌质淡胖，边有齿痕。

证机概要：肾阳亏虚，失于温煦，固摄无权。

治法：温补肾阳。

代表方：右归丸加减。

常用药：附子、肉桂温补肾阳；杜仲、山茱萸、菟丝子、鹿角胶温补肾气；熟地黄、山药、枸杞、当归补益精血，滋阴以助阳。

若遗精，加金樱子、桑螵蛸、莲须，或金锁固精丸；下利清谷者，去熟地黄、当归，加党参、白术、薏苡仁；五更泄泻者，合四神丸；浮肿，尿少者，加茯苓、泽泻、车前子，或合五苓散；喘促短气，动则更甚者，加补骨脂、五味子、蛤蚧。

【预防调护】

（1）避风寒，适寒温，尽量减少伤风感冒。

（2）饮食调理以富于营养、易于消化、不伤脾胃为准。少食辛辣厚味、滋腻、生冷之物，戒除烟酒。

（3）保持情绪稳定，舒畅乐观；生活起居规律，动静结合，劳逸适度，节制房事。

第六节　肥　胖

肥胖是由于多种原因导致体内膏脂堆积过多，体重异常增加，并伴有头晕乏力、神疲懒言、少动气短等症状的一类病证。

西医学的单纯性（体质性）肥胖病、继发性肥胖病（如继发于下丘脑及垂体病，胰岛病及甲状腺功能低下等的肥胖病），可参照本节辨证论治。

【病因病机】

一、病因

1. **年老体弱**　中年以后，脾的运化功能减退，又过食肥甘，运化不及，聚湿生痰，痰湿壅结；或肾阳虚衰，不能化气行水，酿生水湿痰浊，故而肥胖。

2. **饮食不节**　暴饮暴食，食量过大，或过食肥甘，长期饮食不节，超量水谷不能化为精微而变生膏脂，或损伤脾胃，致使湿酿成痰，使人臃肿肥胖。

3. **劳逸失调**　长期喜卧好坐，缺乏运动，久卧则气虚，久坐伤肉则脾虚，水液失于运化，化为膏脂痰浊，形成肥胖。

4. **先天禀赋**　阳热体质，胃热偏盛，食欲亢进，食量过大，脾运不及，可致膏脂痰湿堆积，形成肥胖。

5. **情志所伤**　七情内伤，脏腑气机失调，水湿内停，痰湿聚积，亦成肥胖。

二、病机

肥胖的基本病机是胃强脾弱，酿生痰湿，导致气郁、血瘀、内热壅塞。病位主要在脾与肌肉，与肾虚关系密切，亦与心肺的功能失调及肝失疏泄有关。

【诊断依据】

（1）超过标准体重20%｛标准体重（kg）=[身高（cm）－100]×0.9｝，或体重质量指数超过24｛体重质量指数=体重（kg）/身高（m）^{2}｝，排除肌肉发达或水分潴留因素，即可诊断为肥胖。

（2）起病缓慢，病程长，以形体肥胖为主要表现。初期轻度肥胖仅体重增加，常无自觉症状。中重度肥胖常见伴随症状，如身体沉重、头晕乏力、腹大胀满、行动迟缓，甚或动则喘促等症状。

（3）常有嗜食肥甘、缺乏运动的习惯，或有肥胖病的家族史。可因精神压力以及服用药物不当诱发。

【辨证论治】

一、辨证要点

1. 辨标本虚实　本病多为实多而虚少、标实本虚之候。早期以虚为主，病久可由虚致实，证见虚实夹杂。实主要在于胃热、痰湿、气郁、血瘀。虚主要是脾气亏虚，进而出现脾肾阳气不足。本虚要辨明气虚，还是阳虚。标实要辨明痰湿、气滞及瘀血之不同。

2. 辨脏腑病位　以脾、胃为主，涉及五脏。肥胖而多食，或伴口干、大便偏干，病多在胃。肥胖伴乏力、少气懒言、疲倦少动，或伴大便溏薄、四肢欠温，病多在脾。或伴腰酸背痛，或腿膝酸软、尿频清长、畏寒足冷，病多在肾。或伴心悸气短、少气懒言、神疲自汗等，则病及心肺。或伴胸胁胀闷、烦躁眩晕、口干口苦、大便秘结、脉弦等，则病及肝胆。

二、治疗原则

治疗当以补虚泻实为原则。年轻体壮者以实证为主，中年以上肥胖患者以虚证为主。补虚常用健脾益气；脾病及肾，结合益气补肾。泻实常用祛湿化痰，结合行气、利水、消导、通腑、化瘀等法。

三、证治分类

1. 胃热滞脾

肥胖多食，消谷善饥，脘腹胀满，面色红润，心烦头昏，大便不爽，甚或干结，尿黄，或有口干口苦，喜饮水；胃脘灼痛嘈杂，得食则缓；舌红苔黄腻，脉弦滑。

证机概要：胃热脾湿，精微不化，膏脂瘀积。

治法：清胃泻火，佐以消导。

代表方：小承气汤合保和丸加减。

常用药：大黄泄热通便；连翘、黄连清胃泻火；枳实、厚朴行气散结；山楂、神

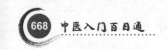

曲、莱菔子消食导滞；陈皮、半夏理气化痰和胃；茯苓健脾利湿。

若消谷善饥、口苦、嘈杂，加黄连；口干多饮者，加天花粉、葛根；若热盛耗气见疲乏、少力，加太子参或西洋参。若肝胃郁热，症见胸胁苦满，烦躁易怒，口苦舌燥，腹胀纳呆，月经不调，脉弦，可加柴胡、黄芩、栀子；肝火致便秘者，加更衣丸。若食积化热而致脘腹胀满，大便秘结，或泄泻，小便短赤，苔黄腻，脉沉有力，可用枳实导滞丸或木香槟榔丸。若湿热郁于肝胆，可用龙胆泻肝汤。若胃肠燥结可用大承气汤（大黄、芒硝、枳实、厚朴）。

2. 痰湿内盛

形体肥胖，身体沉重，肢体困倦，脘痞胸满，可伴头晕，口干而不欲饮，大便黏滞不爽，嗜食肥甘醇酒，喜卧懒动；舌质淡胖或大，苔白腻或白滑，脉滑。

证机概要：痰湿内盛，困遏脾运，阻滞气机。

治法：化痰利湿，理气消脂。

代表方：导痰汤合四苓散加减。

常用药：半夏、制南星、生姜燥湿化痰和胃；橘红、枳实理气化痰；冬瓜皮、泽泻淡渗利湿；决明子通便；莱菔子消食化痰；白术、茯苓健脾化湿；甘草调和诸药。

若痰湿化热，症见心烦少寐，纳少便秘，舌红苔黄，脉滑数，可酌加竹茹、浙贝母、黄芩、黄连、瓜蒌仁；痰瘀交阻，伴见舌暗或有瘀斑者，可酌加当归、赤芍、川芎、桃仁、红花、丹参、泽兰等。

3. 脾虚不运

肥胖臃肿，神疲乏力，身体困重，脘腹痞闷，或有四肢轻度浮肿，晨轻暮重，劳累后更为明显，饮食如常或偏少，既往多有暴饮暴食史，小便不利，便溏或便秘；舌质淡胖，边有齿印，苔薄白或白腻，脉濡细。

证机概要：脾胃虚弱，运化无权，水湿内停。

治法：健脾益气，渗利水湿。

代表方：参苓白术散合防己黄芪汤加减。

常用药：党参、黄芪、茯苓、白术、大枣健脾益气；桔梗性上浮，兼益肺气；山药、扁豆、薏苡仁、莲子肉渗湿健脾；陈皮、砂仁理气化滞，醒脾和胃；防己、猪苓、泽泻、车前子利水渗湿。

若肢体肿胀明显者，加大腹皮、桑白皮、木瓜，或加入五皮饮；腹胀便溏者，加厚朴、陈皮、广木香；腹中畏寒者，加肉桂、干姜。

4. 脾肾阳虚

形体肥胖，易于疲劳，神疲嗜卧，下肢浮肿，畏寒肢冷，喜食热饮，小便清长；

舌淡胖，舌苔薄白，脉沉细。

证机概要：脾肾阳虚，气化不行，水饮内停。

治法：补益脾肾，温阳化气。

代表方：真武汤合苓桂术甘汤加减。

常用药：附子、桂枝补脾肾之阳，温阳化气；茯苓、白术健脾利水化饮；白芍敛阴；甘草和中；生姜温阳散寒。

若见气短，自汗者，加人参、黄芪；尿少浮肿者，加五苓散，或泽泻、猪苓、大腹皮；若见畏寒肢冷者，加补骨脂、仙茅、仙灵脾、益智仁，并重用肉桂、附子。

【预防调护】

（1）饮食宜清淡，忌肥甘醇酒厚味，多食蔬菜，水果等富含纤维、维生素的食物，适当补充蛋白质，宜低糖、低脂、低盐；养成良好的饮食习惯，忌多食、暴饮暴食，忌食零食。

（2）适当参加体育锻炼或体力劳动，可选择散步、快走、慢跑、骑车、爬楼梯等，也可做适当的家务等体力劳动。运动不可太过，贵在持之以恒，一般勿中途中断。

第八章　肢体经络病证

第一节　痹　证

痹证是以肌肉、筋骨、关节发生疼痛、麻木、重着、屈伸不利，甚至关节肿大灼热为主要临床表现的病证。

西医学的风湿性关节炎、类风湿性关节炎、强直性脊柱炎、骨性关节炎、坐骨神经痛等疾病以肢体痹证为临床特征者，可参照本节辨证论治。

【病因病机】

一、病因

1. **感受外邪**　因久居湿地，涉水冒雨，睡卧当风，水中作业，冷热交错，或风寒湿痹日久不愈，郁而化热，亦可由于阳虚之体，而致风寒湿热之邪乘虚侵袭人体，留注经络而成痹证。

2. **劳逸不当**　劳欲过度，精气亏损，卫外不固；或激烈活动，耗损正气，汗出肌疏，外邪乘袭。

3. **久病体虚**　年老体虚，肝肾不足，肢体筋脉失养；或病后气血不足，腠理空疏，外邪乘虚而入。

4. **饮食不节**　恣食甘肥厚腻或酒热海腥发物，导致脾运失健，湿热痰浊内生。

5. **跌仆外伤**　外伤损及肢体筋脉，气血经脉痹阻而致病。

二、病机

正虚卫外不固是痹证发生的内在基础，感受外邪是痹证发生的外在条件。风、寒、湿、热、痰、瘀等邪气滞留肢体筋脉、关节、肌肉，经脉闭阻，不通则痛，是痹证的基本病机。痹证日久不愈可见瘀血痰浊阻痹经络，或呈现不同程度的气血亏虚和肝肾不足的证候，或病邪由经络而累及脏腑，以心痹较为常见。

【诊断依据】

1. 突然或缓慢地自觉肢体关节肌肉疼痛、屈伸不利为本病的症状学特征。

2. 有感受风寒湿热等外邪病史，或既往有关节痛病史者。

3. 本病不分年龄、性别，但青壮年和体力劳动者、运动员以及体育爱好者易于罹患。同时，发病的轻重与劳累、饮食不当，或寒冷、潮湿等天气变化有关。

4. 抗溶血性链球菌 "O"、红细胞沉降率、C 反应蛋白、类风湿因子、血清抗核抗体等检查常有助于本病的诊断；X 线和 CT 等影像学检查有助于了解骨关节疾病的病变部位与损伤程度；心电图、心脏彩超、肺功能等检查有助于诊断本病是否累及内脏。

【辨证论治】

一、辨证要点

1. **辨病邪偏胜** 风寒湿热为病各有偏胜，如游走不定而痛者为风邪胜；疼痛剧烈，遇冷加重，得热则减者，寒邪为胜；重着固定，麻木不仁者湿邪为胜；病变处焮红灼热，疼痛剧烈者热邪为胜；病变处有结节、肿胀、瘀斑或肢节变形者，为痰瘀阻痹。

2. **辨别虚实** 突然发病，或发病虽缓，但病程短者多为实证。反复发作，经久不愈者多虚实夹杂。疲乏少动者多气虚；面色㿠白，心悸者多血虚；肌肉麻木，肢节屈伸不利者多肝虚而筋失所养；骨节变形，腰膝酸软，多为肾虚骨痹。

二、治疗原则

痹证治疗以祛邪通络、宣痹止痛为基本原则，根据邪气的偏盛，分别予以祛风、散寒、除湿、清热、化痰、行瘀，兼以舒筋通络。风邪胜者或久病入络者，应重视养血活血，即所谓"治风先治血，血行风自灭"。久痹正虚者，应重视扶正，以益气养血、培补肝肾为法。虚实夹杂者，宜标本兼顾。

三、证治分类

1. 风寒湿痹

（1）行痹

肢体关节、肌肉疼痛，屈伸不利，可累及多个关节，疼痛呈游走性，初起可见恶风、发热等表证；舌质淡，苔薄白或薄腻，脉浮或浮缓。

证机概要：风邪兼夹寒湿，留滞经脉，闭阻气血。

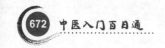

治法：祛风通络，散寒除湿。

代表方：防风汤加减。

常用药：防风、麻黄、秦艽、葛根祛风除湿；肉桂、当归温经活血；茯苓、生姜、大枣、甘草健脾渗湿，和中调营。

若疼痛以上肢为主，加羌活、白芷、威灵仙、川芎；若疼痛以下肢为主，加独活、牛膝、萆薢、防己；若疼痛以腰背为主，为肾气虚，加巴戟天、续断、杜仲、桑寄生、淫羊藿；若见关节肿大，苔薄黄，邪有化热之象者，宜寒热并用，投桂枝芍药知母汤。

（2）痛痹

肢体关节疼痛，疼势较剧，痛有定处，关节屈伸不利，局部皮肤或有寒冷感，遇寒痛甚，得热痛减，口淡不渴，恶风寒；舌质淡，苔薄白，脉弦紧。

证机概要：寒邪兼夹风湿，留滞经脉，闭阻气血。

治法：温经散寒，祛风除湿。

代表方：乌头汤加减。

常用药：制川乌、麻黄温经散寒，通络镇痛；芍药、甘草、蜂蜜缓急止痛；黄芪益气固表，利血通痹。

若关节发凉，疼痛剧烈，遇冷更甚，加附子、细辛、桂枝、干姜、全当归。

（3）着痹

肢体关节、肌肉酸楚、重着、疼痛，关节活动不利，肌肤麻木不仁，或有肿胀，手足困重；舌质淡，苔白腻，脉濡缓。

证机概要：湿邪兼夹风寒，留滞经脉，闭阻气血。

治法：除湿通络，祛风散寒。

代表方：薏苡仁汤加减。

常用药：薏苡仁、苍术、甘草益气健脾除湿；羌活、独活、防风祛风除湿；麻黄、桂枝、制川乌温经散寒，祛湿止痛；当归、川芎养血活血通脉。

若关节肿胀甚者，加萆薢、木通、猪苓；若肌肤麻木不仁，加海桐皮、豨莶草；若小便不利，肢体浮肿，加茯苓、泽泻、车前子。

2. 风湿热痹

肢体关节疼痛，活动不利，局部灼热红肿，得冷则舒，可有皮下结节或红斑，多兼有发热，恶风，汗出，口渴，烦闷不安，尿黄，便干；舌质红，苔黄腻或黄燥，脉滑数或浮数。

证机概要：风湿热邪壅滞经脉，气血闭阻不通。

治法：清热通络，祛风除湿。

代表方：白虎加桂枝汤加减。

常用药：生石膏、知母、黄柏、连翘清热养阴；桂枝疏风解肌通络；防己、杏仁、滑石、赤小豆、蚕沙清利湿热，通络宣痹。

若皮肤有红斑者，加丹皮、赤芍、生地黄、紫草、地肤子、白鲜皮；若发热汗出，恶风，咽痛者，加连翘、荆芥、薄荷、牛蒡子、桔梗；若热盛伤阴，症见口渴心烦者，加元参、天冬、麦冬、生地黄。

3. 痰瘀痹阻

病程日久，肢体关节肿胀刺痛，痛有定处，夜间痛甚；或关节肌肤紫暗、肿胀，按之较硬，肢体顽麻或重着；或关节僵硬变形，屈伸不利，甚则肌肉萎缩，有硬结、瘀斑，面色暗黧，肌肤甲错，眼睑浮肿，或痰多胸闷；舌质暗紫或有瘀点、瘀斑，苔白腻，脉弦涩。

证机概要：痰瘀互结，留滞肌肤，闭阻经脉。

治法：化痰祛瘀，蠲痹通络。

代表方：双合汤加减。

常用药：桃仁、红花、当归、川芎、白芍活血化瘀，通络止痛；茯苓、半夏、陈皮、白芥子、竹沥、姜汁健脾化痰。

若痰浊滞留，皮下有结者，加胆南星、天竺黄；若瘀血明显，关节疼痛、肿大、强直、畸形，活动不利，舌质紫暗，脉涩，可加莪术、三七、地鳖虫；若痰瘀交结，疼痛不已者，加丹参、牛膝、鸡血藤或穿山甲、白花蛇舌草、全蝎、蜈蚣、地龙等虫类药。

4. 肝肾两虚

痹证日久不愈，关节肿大，僵硬变形，屈伸不利，肌肉瘦削，腰膝酸软；或畏寒肢冷，阳痿遗精；或头晕目眩，骨蒸潮热，面色潮红，心烦口干，失眠；舌质红，少苔，脉细数。

证机概要：肝肾不足，筋脉失于濡养、温煦。

治法：补益肝肾，舒筋活络。

代表方：独活寄生汤加减。

常用药：独活、细辛、防风、秦艽、肉桂祛风除湿，散寒舒络；桑寄生、杜仲、牛膝以补益肝肾而强壮筋骨，活血通脉；当归、川芎、地黄、白芍养血和血；人参、茯苓、甘草健脾益气。

若肾气虚见腰膝酸软乏力，加补骨脂、菟丝子、黄精、党参；若肾阳虚见畏寒肢冷，关节疼痛拘急，加附子、干姜、巴戟天、狗脊，或合用阳和汤加减；若见肝肾阴虚，腰膝疼痛，低热心烦，或午后潮热，加龟甲、女贞子、熟地黄或合用河车大造丸加减。

【预防调护】

（1）发病时卧床休息，病情好转后适当进行体育锻炼。

（2）改善阴冷潮湿等不良的工作、生活环境；一旦受寒、冒雨等应及时服用姜汤、午时茶等以祛邪。

（3）做好防寒保暖；保护病变肢体，提防跌仆等以免受伤；可配合针灸、推拿、按摩、拔罐、药物熏洗、热熨、冷敷等进行治疗。

第二节　痿　证

痿证是指肢体筋脉弛缓，软弱无力，不能随意运动，或伴有肌肉萎缩的一种病证。以临床下肢痿弱较为常见，亦称"痿躄"。"痿"是指机体痿弱不用；"躄"是指下肢软弱无力，不能步履之意。

西医学中的多发性神经炎、运动神经元疾病、脊髓病变、重症肌无力、进行性肌营养不良、周期性麻痹等表现为肢体痿软无力、不能随意运动者，均可参照本节辨证论治。

【病因病机】

一、病因

1. 感受温毒　温病高热不退或病后余邪未尽、低热不解，皆令内热燔灼，伤津耗气，肺热叶焦，津液不得敷布而润泽五脏，五体失养而痿弱不用。

2. 湿热浸淫　久处湿地或冒雨涉水，感受外湿，遏阻营卫，郁而生热，或素有痰湿，久蕴化热，导致湿热浸淫经脉，浸淫筋脉，气血运行不畅，致筋脉失于滋养而成痿。

3. 饮食或毒物所伤　饮食不节，嗜食辛辣肥甘，损伤脾胃，则痰湿内停或湿热内生，可致痿证。素体脾胃虚弱，或劳倦思虑过度，运化失职，气血津液生化乏源，以致筋骨肌肉失养。服用或接触毒性药物，损伤气血经脉，经气不利，脉道失畅，亦可致痿。

4. 久病房劳　先天不足，或久病体虚，或房劳太过，伤及肝肾，精损难复；或劳役太过而伤肾，耗损阴精，肾水亏虚，筋脉失于灌溉濡养。

5.**跌仆瘀阻** 跌打损伤，瘀血阻络，新血不生，经气运行不利，脑失神明之用，发为痿证；或产后恶露未尽，瘀血流注于腰膝，以致气血瘀阻不畅，脉道不利，四肢失其濡润滋养。

二、病机

痿证病变部位在筋脉肌肉，但根柢在于五脏虚损。病机以肺燥、脾虚、湿盛、湿热、阴亏、瘀阻互为因果。本病以热证、虚证为多，虚实夹杂者亦不少见，易相互传变。久痿虚极，脾肾精气虚败，可见舌体瘫软，呼吸和吞咽困难等凶险之候。

【诊断依据】

（1）肢体筋脉弛缓不收，下肢或上肢，一侧或双侧，软弱无力，甚则瘫痪，部分患者伴有肌肉萎缩。

（2）可伴有肢体麻木、疼痛，或拘急痉挛。严重者可见排尿障碍，呼吸困难，吞咽无力等。

（3）常有久居湿地、涉水淋雨史。部分患者发病前有感冒、腹泻病史，有的患者有神经毒性药物接触史或家族遗传史。

（4）脑脊液检查、肌电图、肌肉活组织检查、血清酶学检测、乙酰胆碱受体抗体检查，有助于明确诊断。头颅 MRI 或 CT 检查，有助于疾病的鉴别诊断。

【辨证论治】

一、辨证要点

1.**辨脏腑病位** 痿证初起，症见发热、咳嗽、咽痛，或在热病之后出现肢体软弱不用者，病位多在肺；凡见四肢痿软、食少便溏、面浮、下肢微肿、纳呆腹胀，病位多在脾胃；凡以下肢痿软无力明显，甚则不能站立、腰脊酸软、头晕耳鸣、遗精阳痿、月经不调、咽干目眩，病位多在肝肾。

2.**审标本虚实** 痿证以虚为本，或本虚标实。因感受温热毒邪或湿热浸淫者，多急性发病，病程发展较快，属实证。热邪最易耗津伤正，故疾病早期就常见虚实错杂。内伤积损，久病不愈，主要为肝肾阴虚和脾胃虚弱，多属虚证，但又常兼夹郁热、湿热、痰浊、瘀血，而虚中有实。跌打损伤，瘀阻脉络或痿证日久，气虚血瘀，也属常见。

二、治疗原则

痿证的治疗应重视补益脾胃的原则。虚证宜扶正补虚，脾胃虚弱者，宜益气健脾；

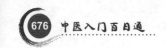

肝肾亏虚者，宜滋养肝肾，酌加健脾益气之品。实证宜祛邪和络，肺热伤津者，宜清热润燥，酌加养胃阴、清胃火之品；湿热浸淫者，宜清热利湿，酌加健脾化湿之品；瘀阻脉络者，宜活血行瘀，酌加益气养血通络之品。虚实兼夹者当兼顾之。

三、证治分类

1. 肺热津伤

发病急，病起发热，或热后突然出现肢体软弱无力，可较快发生肌肉瘦削，皮肤干燥，心烦口渴，咳呛少痰，咽干不利，小便黄赤或热痛，大便干燥；舌质红，苔黄，脉细数。

证机概要：肺燥伤津，五脏失润，筋脉失养。

治法：清热润燥，养阴生津。

代表方：清燥救肺汤加减。

常用药：北沙参、西洋参、麦冬、生甘草甘润生津养阴；阿胶、胡麻仁养阴血以润燥；生石膏、霜桑叶、苦杏仁、炙枇杷叶清热宣肺。

若身热未退、高热、口渴有汗，可重用生石膏，加金银花、连翘、知母；咳嗽痰多，加瓜蒌、桑白皮、川贝母；若咳呛少痰、咽喉干燥，加桑白皮、天花粉、芦根；若身热已退，兼见食欲减退、口干咽干，宜用益胃汤加石斛、薏苡仁、山药、麦芽。

2. 湿热浸淫

起病较缓，逐渐出现肢体困重，痿软无力，尤以下肢或两足痿弱为甚，兼见微肿，手足麻木，扪及微热，喜凉恶热，或有发热，胸脘痞闷，小便赤涩热痛；舌质红，舌苔黄腻，脉濡数或滑数。

证机概要：湿热浸渍，壅遏经脉，营卫受阻。

治法：清热利湿，通利经脉。

代表方：加味二妙散加减。

常用药：苍术、黄柏清热燥湿；萆薢、防己、薏苡仁渗湿分利；蚕沙、木瓜、牛膝利湿，通经活络；龟板滋阴益肾强骨。

若湿邪偏盛，胸脘痞闷、肢重且肿，加厚朴、茯苓、枳壳、陈皮；身热肢重，小便赤涩热痛，加忍冬藤、连翘、蒲公英、赤小豆；若湿热伤阴，兼见两足焮热、心烦口干、舌质红或中剥、脉细数，可去苍术，重用龟甲，加玄参、山萸肉、生地黄；若久病兼有瘀血阻滞者，肌肉顽痹不仁、关节活动不利或有痛感、舌质紫暗、脉涩，加丹参、鸡血藤、赤芍、当归、桃仁。

3.脾胃虚弱

起病缓慢，肢体软弱无力逐渐加重，神疲肢倦，肌肉萎缩，少气懒言，纳呆便溏，面色萎黄无华，面浮；舌淡苔薄白，脉细弱。

证机概要：脾虚不健，生化乏源，气血亏虚，筋脉失养。

治法：补中益气，健脾升清。

代表方：参苓白术散加减。

常用药：人参、白术、山药、扁豆、莲肉、甘草、大枣补脾益气；黄芪、当归益气养血；薏苡仁、茯苓、砂仁、陈皮健脾理气化湿；升麻、柴胡升举清阳；神曲消食行滞。

若脾胃虚，食积不运者，酌佐谷麦芽、山楂、神曲；气血虚甚者，重用黄芪、党参、当归，加阿胶；唇舌紫暗、脉兼涩象者，加丹参、川芎、川牛膝；肥人痰多或脾虚湿盛，可用六君子汤加减；脾胃虚弱，中气不足，气血亏虚者，可用补中益气汤。

4.肝肾亏损

起病缓慢，渐见肢体痿软无力，尤以下肢明显，腰膝酸软，不能久立，甚至步履全废，腿胫大肉渐脱，或伴有眩晕耳鸣，舌咽干燥，遗精或遗尿，或妇女月经不调；舌红少苔，脉细数。

证机概要：肝肾亏虚，阴精不足，筋脉失养。

治法：补益肝肾，滋阴清热。

代表方：虎潜丸加减。

常用药：虎骨(用狗骨代)、牛膝壮筋骨利关节；熟地黄、龟板、知母、黄柏填精补髓，滋阴补肾，清虚热；锁阳温肾益精；当归、白芍药养血柔肝；陈皮、干姜理气温中和胃，既防苦寒败胃，又使滋补而不滞。

若病久阴损及阳，阴阳两虚，兼有神疲、怯寒怕冷、阳痿早泄、尿频而清、妇女月经不调、脉沉细无力，去黄柏、知母，加仙灵脾、鹿角霜、紫河车、附子、肉桂，或服用鹿角胶丸、加味四斤丸；若见面色无华或萎黄、头昏心悸，加黄芪、党参、何首乌、龙眼肉、当归；腰脊酸软者，加续断、补骨脂、狗脊；热甚者，可去锁阳、干姜，或服用六味地黄丸加牛骨髓、鹿角胶、枸杞子；阳虚畏寒，脉沉弱者，加右归丸加减。

5.脉络瘀阻

久病体虚，四肢痿弱，肌肉瘦削，手足麻木不仁，四肢青筋显露，可伴有肌肉活动时隐痛不适，舌痿不能伸缩；舌质暗淡、瘀点、瘀斑，脉细涩。

证机概要：气虚血瘀，阻滞经络，筋脉失养。

治法：益气养营，活血行瘀。

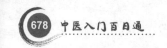

代表方：圣愈汤合补阳还五汤加减。

常用药：人参、黄芪益气；当归、川芎、熟地黄、白芍养血和血；川牛膝、地龙、桃仁、红花、鸡血藤活血化瘀通脉。

若手足麻木，舌苔厚腻者，加橘络、木瓜；若下肢痿软无力，加杜仲、锁阳、桑寄生；若见肌肤甲错，形体消瘦，手足痿弱，为瘀血久留，可用圣愈汤送服大黄䗪虫丸。

【预防调护】

（1）注意保暖，避居湿地，防御外邪侵袭，应避免冻伤或烫伤。

（2）进行适当锻炼，对生活自理者，可打太极拳，做五禽戏。病情较重者，可经常用手轻轻拍打患肢，以促进肢体气血运行，有利于康复。

（3）注意精神调养，清心寡欲，避免过劳，生活规律，饮食宜清淡富有营养，忌油腻辛辣。

第三节　腰　痛

腰痛又称"腰脊痛"，是指因外感、内伤或跌仆闪挫导致腰部气血运行不畅，或失于濡养，引起腰脊或脊旁部位疼痛为主要症状的一种病证。

西医学的腰肌纤维炎、强直性脊柱炎、腰椎骨质增生、腰椎间盘病变、腰肌劳损等腰部病变以及某些内脏疾病，凡以腰痛为主要症状者，可参考本节辨证论治。

【病因病机】

一、病因

1. **外邪侵袭**　多由居处潮湿，或劳作汗出当风，衣着单薄，或冒雨着凉，或暑夏贪凉，腰府失护，风、寒、湿、热之邪乘虚侵入，阻滞经脉，气血运行不畅而发腰痛。

2. **体虚年衰**　先天禀赋不足，加之劳役负重，或久病体虚，或年老体衰，或房事不节，以致肾之精气虚亏，腰府失养。

3. **跌仆闪挫**　举重抬升，暴力扭转，坠堕跌打，或体位不正，用力不当，摒气闪挫，导致腰部经络气血运行不畅，气血阻滞不通，瘀血留着而发生疼痛。

二、病机

腰痛的病变部位在腰与肾，与肾经、膀胱经、督脉、带脉等密切相关。病机为邪阻经脉，腰府失养。其发病以肾虚为本，感受外邪、跌仆闪挫为标。外感或外伤腰痛多属实证，为邪阻经脉，"不通则痛"。内伤腰痛多因肾之精气亏虚，腰府不得濡养或温煦，"不荣则痛"。

【诊断依据】

（1）急性腰痛，病程较短，轻微活动即可引起一侧或两侧腰部疼痛加重，脊柱两旁常有明显的按压痛。

（2）慢性腰痛，病程较长，缠绵难愈，腰部多隐痛或酸痛，遇劳则剧，按之则舒。可因体位不当、劳累过度、天气变化等因素诱发或加重。

（3）常有居处潮湿阴冷、涉水冒雨、跌仆闪挫、腰椎劳损或劳累过度等相关病史。

（4）腰椎、骶髂关节 X 线、CT、MRI 等检查有助于腰椎病变的诊断。血常规、尿常规、抗链球菌溶血素"O"、红细胞沉降率、类风湿因子有助于风湿和类风湿疾病的诊断。部分内脏疾病也可引起腰痛，血、尿检查和泌尿系统影像学检查，有助于泌尿系统疾病的诊断；妇科检查可排除妇科疾病引起的腰痛。

【辨证论治】

一、辨证要点

腰痛病因主要为外感、内伤与跌仆闪挫。外感者，多起病较急，腰痛明显，常伴有外感表证；内伤者，多起病隐匿，腰部酸痛，病程缠绵，常伴有脏腑症状，多见于肾虚；跌仆闪挫者，起病急，疼痛部位固定，瘀血症状明显，常有外伤史可鉴。

二、治疗原则

腰痛治疗当分标本虚实。感受外邪属实，治宜祛邪通络，根据寒湿、湿热的不同，分别予以温散或清利；外伤腰痛属实，治宜活血祛瘀，通络止痛为主；内伤致病多属虚，治宜补肾固本为主，兼顾肝脾；虚实兼见者，宜辨主次轻重，标本兼顾。

三、证治分类

1. 寒湿腰痛

腰部冷痛重着，转侧不利，逐渐加重，静卧病痛不减，寒冷和阴雨天则加重；舌

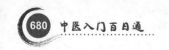

质淡，苔白腻，脉沉而迟缓。

证机概要：寒湿闭阻，滞碍气血，经脉不利。

治法：散寒行湿，温经通络。

代表方：甘姜苓术汤加减。

常用药：干姜、桂枝、甘草、牛膝温经散寒，通络止痛；茯苓、白术健脾渗湿；杜仲、桑寄生、续断补肾壮腰。

若寒邪偏胜，腰部冷痛，拘急不舒，可加熟附片、川乌、细辛；若湿邪偏胜，腰痛重着，苔厚腻，可加苍术、厚朴、薏苡仁；若年高体弱或久病不愈，肝肾虚损，气血亏虚，而兼见腰膝酸软无力，脉沉弱等症，宜独活寄生汤加附子。

2. 湿热腰痛

腰部疼痛，重着而热，暑湿阴雨天气加重，活动后或可减轻，身体困重，小便短赤；舌质红，苔黄腻，脉濡数或弦数。

证机概要：湿热壅遏，经气不畅，筋脉失舒。

治法：清热利湿，舒筋止痛。

代表方：四妙丸加减。

常用药：苍术、黄柏、薏苡仁清利下焦湿热；木瓜、络石藤舒筋通络止痛；川牛膝通利筋脉，引药下行，兼能强壮腰脊。

若小便短赤不利，舌质红，脉弦数，加栀子、草薢、车前草、泽泻、木通；若腰痛，伴咽干，手足心热，加生地黄、知母、女贞子、旱莲草。

3. 瘀血腰痛

腰痛如刺，痛有定处，痛处拒按，日轻夜重，轻者俯仰不便，重者不能转侧；舌质暗紫，或有瘀斑，脉涩。部分患者有跌仆闪挫病史。

证机概要：瘀血阻滞，经脉痹阻，不通则痛。

治法：活血化瘀，通络止痛。

代表方：身痛逐瘀汤加减。

常用药：当归、川芎、桃仁、红花活血祛瘀，疏通经脉；香附、没药、五灵脂、地龙行气活血，通络止痛，祛瘀消肿；牛膝活血化瘀，引药下行，并能强壮腰脊。

若兼有风湿者，肢体困重，阴雨天加重，加独活、秦艽、狗脊；腰痛日久肾虚者，兼见腰膝酸软无力，眩晕，耳鸣，小便频数，加桑寄生、杜仲、续断、熟地黄；腰痛引胁，胸胁胀痛不适，加柴胡、郁金；若有跌仆、扭伤、挫闪病史，加乳香、没药、青皮；瘀血明显，腰痛入夜更甚者，加全蝎、蜈蚣、白花蛇等虫类药。

4. 肾虚腰痛

（1）肾阴虚

腰部隐隐作痛，酸软无力，缠绵不愈，心烦少寐，口燥咽干，面色潮红，手足心热；舌红少苔，脉弦细数。

证机概要：肾阴不足，不能濡养腰脊。

治法：滋补肾阴，濡养筋脉。

代表方：左归丸加减。

常用药：熟地黄、枸杞子、山萸肉、山药、龟板胶以滋补肾阴；菟丝子、鹿角胶、牛膝温肾壮腰，阳中求阴。

若肾阴不足，常有相火偏亢，可酌情选用知柏地黄丸或大补阴丸加减；虚劳腰痛，日久不愈，阴阳俱虚，阴虚内热者，可选用杜仲丸。

（2）肾阳虚

腰部隐隐作痛，酸软无力，缠绵不愈，局部发凉，喜温喜按，遇劳更甚，卧则减轻，常反复发作，面色㿠白，肢冷畏寒；舌质淡，苔薄白，脉沉细无力。

证机概要：肾阳不足，不能温煦筋脉。

治法：补肾壮阳，温煦经脉。

代表方：右归丸加减。

常用药：肉桂、附子、鹿角胶、杜仲、菟丝子温阳补肾，强壮腰脊，熟地黄、山药、山萸肉、枸杞子滋阴益肾，阴中求阳。

若肾虚及脾，脾气亏虚，证见腰痛乏力，食少便溏，甚或脏器下垂者，加黄芪、党参、白术、柴胡、升麻；若房劳过度而致肾虚腰痛者，可用血肉有情之品调理，如河车大造丸、补髓丹等。

【预防调护】

（1）在日常生活中要保持正确的坐、卧、行体位，劳逸适度，不可强力负重；避免腰部跌仆闪挫。

（2）应注意保暖，避免坐卧湿地；暑季应避免贪冷喜凉，夜宿室外；涉水冒雨或运动汗出后即应换衣擦身，或服用生姜红糖茶，以发散风寒湿邪。

（3）在腰痛发作期间注意休息，弯腰下蹲动作时宜缓慢，勿拎重物。慢性发病者注意腰部保暖，或加用腰托固护，可进行腰部自我按摩、打太极拳等康复活动。

第二篇　中医妇科常见病诊治

第一章 月经病

第一节 月经先期

月经周期提前 7 天以上，甚至 10 余天一行，连续 3 个周期以上者，称为"月经先期"。

【病因病机】

本病的病因病机主要是气虚和血热。气虚则统摄无权，冲任不固；血热则热扰冲任，伤及胞宫，血海不宁，均可使月经先期而至。

《妇人大全良方·调经门》指出本病病机是由于"过于阳则前期而来"。《景岳全书·妇人规》指出："若脉证无火而经早不及期者，乃其心脾气虚，不能固摄而然。"指出气虚不摄是导致月经先期的重要发病机制。《傅青主女科·调经》也提出"先期而来多者，火热而水有余也"，并可根据经血量的多少以辨血热证之虚实。

【诊断依据】

1. **病史** 有血热病史或平素嗜食辛辣，或有情志内伤等病史。

2. **症状** 月经提前来潮，周期不足 21 天，且连续出现 3 个月经周期及以上，经期基本正常，可伴有月经过多。

3. **检查**

（1）妇科检查：一般无明显盆腔器质性病变。

（2）辅助检查：基础体温（BBT）监测呈双相型，但黄体期少于 11 天，或排卵后体温上升缓慢，上升幅度 < 0.3℃；月经来潮 12 小时内诊断性刮宫，子宫内膜呈分泌反应不良。

【辨证论治】

1. **辨证要点** 月经先期的辨证重在观察月经量、色、质的变化，并结合全身证候及舌脉，辨其虚、实、热。一般而言，月经先期伴见量多、色淡、质稀者属气虚，其中兼有神疲肢倦、气短懒言等为脾气虚，兼有腰膝酸软、头晕耳鸣等为肾气虚；伴见量多或少、色红、质稠者属血热，其中兼有面红口干、尿黄便结等为阳盛血热，兼有两颧潮红、手足心热者为阴虚血热，兼有烦躁易怒、口苦咽干等为肝郁血热。

2. **治疗原则**　本病的治疗原则重在益气固冲，清热调经。

3. **分型论治**

（1）气虚证：

1）脾气虚证：

主要证候：月经周期提前，或经量多，色淡红，质清稀；神疲肢倦，气短懒言，小腹空坠，纳少便溏；舌淡红，苔薄白，脉细弱。

证候分析：脾主中气而统血，脾气虚弱，统血无权，冲任不固，故月经提前而量多；气虚火衰，血失温煦，则月经色淡，质清稀；脾虚中气不足，故神疲肢倦，气短懒言，小腹空坠；运化失职，则纳少便溏。

治法：补脾益气，摄血调经。

方药：补中益气汤（《脾胃论》）。

补中益气汤：人参　黄芪　甘草　当归　陈皮　升麻　柴胡　白术

若经血量多者，经期去当归之辛温行血，酌加煅龙骨、煅牡蛎、棕榈炭以固涩止血；若心脾两虚，症见月经提前，心悸怔忡，失眠多梦，舌淡，苔白，脉细弱，治宜补益心脾，固冲调经，方选归脾汤（《济生方》）。

2）肾气虚证：

主要证候：周期提前，经量或多或少，色淡暗，质清稀；腰膝酸软，头晕耳鸣，面色晦暗或有暗斑；舌淡暗，苔白润，脉沉细。

证候分析：冲任之本在肾，肾气不足，封藏失司，冲任不固，故月经提前，经量增多；肾虚精血不足，故经量少，头晕耳鸣；肾气不足，肾阳虚弱，血失温煦，则经色淡暗、质清稀、面色晦暗；腰府失荣，筋骨不坚，故腰膝酸软。

治法：补益肾气，固冲调经。

方药：固阴煎（《景岳全书》）。

固阴煎：菟丝子　熟地黄　山茱萸　人参　山药　炙甘草　五味子　远志

若经血量多者，加仙鹤草、血余炭收涩止血；量多色淡者，加艾叶炭、杜仲温经止血；腰腹冷痛，小便频数者，加益智仁、补骨脂以温肾固涩。

（2）血热证：

1）阳盛血热证：

主要证候：经来先期，量多，色深红或紫红，质黏稠；或伴心烦，面红口干，小便短黄，大便燥结；舌质红，苔黄，脉数或滑数。

证候分析：阳盛则热，热扰冲任、胞宫，冲任不固，经血妄行，故月经提前来潮，经量增多；血为热灼，故经色深红或紫红，质黏稠；热邪扰心，则心烦，面红；热甚伤津，则口干，小便短黄，大便燥结。

治法：清热凉血调经。

方药：清经散（《傅青主女科》）。

清经散：牡丹皮　地骨皮　白芍　熟地黄　青蒿　黄柏　茯苓

若兼见倦怠乏力，气短懒言等症，为失血伤气，血热兼气虚，酌加党参、黄芪以健脾益气；若经行腹痛，经血夹瘀块者，为血热而兼有瘀滞，酌加益母草、蒲黄、三七以化瘀止血。

2）阴虚血热证：

主要证候：经来先期，量少或量多，色红，质稠；或伴两颧潮红，手足心热，咽干口燥；舌质红，苔少，脉细数。

证候分析：阴虚内热，热扰冲任，冲任不固，经血妄行，故月经提前；阴虚血少，冲任不足，故经血量少；若虚热伤络，血受热迫，经量可增多；血为热灼，故经色红而质稠；虚热上浮，则两颧潮红；虚热伤阴，则手足心热，咽干口燥。

治法：养阴清热调经。

方药：两地汤（《傅青主女科》）。

两地汤：生地黄　地骨皮　玄参　麦冬　阿胶　白芍

若正值经期经血量多色红者，加地榆炭、仙鹤草凉血止血；热灼血瘀，经血有块者，加茜草祛瘀止血。

3）肝郁血热证：

主要证候：月经提前，量或多或少，经色深红或紫红，质稠，经行不畅，或有块；或少腹胀痛，或胸闷胁胀，或乳房胀痛，或烦躁易怒，口苦咽干；舌红，苔薄黄，脉弦数。

证候分析：肝郁化热，热扰冲任，经血妄行，故月经提前；肝失疏泄，血海失调，故经量或多或少；热灼于血，故经色深红或紫红，质稠；气滞血瘀，则经行不畅，或有血块；肝郁气滞，则烦躁易怒，胸胁、乳房、少腹胀痛；肝郁化火，则口苦咽干。

治法：疏肝清热，凉血调经。

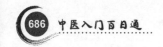

方药：丹栀逍遥散（《内科摘要》）。

丹栀逍遥散：牡丹皮　栀子　当归　白芍　柴胡　白术　茯苓　煨姜　薄荷　炙甘草

若肝火犯胃，口干舌燥者，加知母、生地黄以养阴生津；若胸胁、乳房胀痛严重者，加郁金、橘核以疏肝通络。

【预防调护】

（1）不宜过食肥甘厚腻、生冷寒凉、辛烈香燥之品，以免损伤脾胃，或生热灼血。

（2）保持心情舒畅，经期不宜过度劳累和剧烈运动。以免损伤脾气，致统摄无权而引起本病。

（3）节房事和节制生育，避免生育（含人工流产）过多、过频。

第二节　月经后期

月经周期延后 7 天以上，甚至 3~5 个月一行，连续出现 3 个周期以上者，称为"月经后期"。

【病因病机】

本病主要发病机制是精血不足，或邪气阻滞，致冲任不充，血海不能按时满溢，遂致月经后期。

《妇人大全良方·调经门》引王子亨所言："过于阴则后时而至。"认为月经后期为阴盛血寒所致。《丹溪心法·妇人》中提出"血虚""血热""痰多"均可导致月经后期的发生。

【诊断依据】

1. **病史**　禀赋不足，或有感寒饮冷、情志不遂史。

2. **症状**　月经周期延后 7 天以上，甚至 3~5 个月一行，可伴有经量及经期的异常，连续出现 3 个月经周期以上。

3. **检查**

（1）妇科检查：子宫大小正常或略小。

（2）辅助检查：①尿妊娠试验阴性。②B 超检查了解子宫及卵巢的情况。③BBT

低温相超过 21 天。④生殖激素测定提示卵泡发育不良或高泌乳素、高雄激素、FSH/LH 比值异常等。

【辨证论治】

1.辨证要点　月经后期的辨证重在观察月经量、色、质的变化，并结合全身证候及舌脉，辨其虚、实、寒、热。一般而言，月经后期，伴见量少、色暗淡、质清稀，或兼有腰膝酸软、头晕耳鸣等属肾虚；伴见量少、色淡红、质清稀，或兼有头晕眼花、心悸少寐等属血虚；伴见量少、色淡红、质清稀，或兼有小腹隐痛、喜暖喜按等属虚寒；伴见量少、色暗有块，或兼有小腹冷痛拒按、得热痛减等属实寒；伴见量少、色暗红或有血块，或兼有小腹胀痛、精神抑郁等属气滞；伴见量少，经血夹杂黏液，或兼有形体肥胖、腹满便溏等属痰湿。

2.治疗原则　本病的治疗原则重在调理冲任、疏通胞脉以调经，虚者补之，实者泻之，寒者温之，滞者行之，痰者化之。

3.分型论治

（1）肾虚证：

主要证候：周期延后，量少，色暗淡，质清稀；腰膝酸软，头晕耳鸣，面色晦暗，或面部暗斑；舌淡，苔薄白，脉沉细。

证候分析：肾虚精血亏少，冲任亏虚，血海不能按时满溢，故经行后期，量少；肾气虚，火不足，血失温煦，故色暗淡，质清稀；肾主骨生髓，脑为髓海，腰为肾之外府，肾虚则腰膝酸软，头晕耳鸣；肾主黑，肾虚则肾色上泛，故面色晦暗，面部暗斑。

治法：补肾助阳，养血调经。

方药：当归地黄饮（《景岳全书》）。

当归地黄饮：当归　熟地黄　山茱萸　山药　杜仲　怀牛膝

若肾气不足，日久伤阳，症见腰膝酸冷者，可酌加菟丝子、巴戟天、淫羊藿等以温肾阳，强腰膝；带下量多清稀者，酌加鹿角霜、金樱子温肾固涩止带。

（2）血虚证：

主要证候：周期延长，量少，色淡红，质清稀，或小腹绵绵作痛；或头晕眼花，心悸少寐，面色苍白或萎黄；舌质淡红，苔薄，脉细弱。

证候分析：营血亏虚，冲任不充，血海不能如期满溢，故月经周期延后；营血不足，血海虽满而所溢不多，故经量少；血虚赤色不足，精微不充，故经色淡红，经质清稀；血虚胞脉失养，故小腹绵绵作痛；血虚不能上荣头面，故头晕眼花，面色苍白或萎黄；血虚不能养心，故心悸少寐。

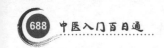

治法：补血填精，益气调经。

方药：大补元煎（《景岳全书》）。

大补元煎：人参　山药　熟地黄　杜仲　当归　山茱萸　枸杞子　炙甘草

若伴月经量少，可加丹参、鸡血藤养血活血；若经行小腹隐痛，可加白芍、阿胶养血和血。

（3）血寒证：

1）虚寒证：

主要证候：月经周期延后，量少色淡红，质清稀，小腹隐痛，喜暖喜按；腰酸无力，小便清长，大便稀溏；舌淡，苔白，脉沉迟或细弱。

证候分析：阳气不足，阴寒内盛，不能温养脏腑，气血化生不足，冲任不充，血海满溢延迟，故月经推迟而至，量少；阳虚血失温煦，故经色淡红，质稀；阳虚不能温煦子宫，故小腹隐痛，喜暖喜按；阳虚肾气不足，外府失养，故腰酸无力；阳虚内寒，膀胱失于温煦，则小便清长，大便稀溏。

治法：温阳散寒，养血调经。

方药：温经汤（《金匮要略》）。

温经汤：当归　吴茱萸　桂枝　白芍　川芎　生姜　牡丹皮　半夏　麦冬　人参　阿胶　甘草

若经行小腹痛者，可酌加巴戟天、淫羊藿、小茴香温肾散寒。

2）实寒证：

主要证候：月经周期延后，量少，色暗有块，小腹冷痛拒按，得热痛减；畏寒肢冷，或面色青白；舌质淡暗，苔白，脉沉紧。

证候分析：外感寒邪，或过食寒凉，血为寒凝，冲任滞涩，血海不能按时满溢，故周期延后，量少；寒凝冲任，故经色暗有块；寒邪客于胞中，气血运行不畅，故小腹冷痛；得热后气血稍通，故小腹得热痛减；寒邪阻滞于内，阳不外达，则畏寒肢冷，面色青白。

治法：温经散寒，活血调经。

方药：温经汤（《妇人大全良方》）。

温经汤：当归　川芎　白芍　桂心　牡丹皮　莪术　人参　甘草　牛膝

若经行腹痛者，可加小茴香、延胡索、香附散寒行气止痛；月经量少者，酌加丹参、益母草活血调经。

（4）气滞证：

主要证候：月经周期延后，量少，色暗红或有血块，小腹胀痛；精神抑郁，经前胸胁、乳房胀痛；舌质正常或红，苔薄白或微黄，脉弦或弦数。

证候分析：情志内伤，气机郁结，血为气滞，冲任不畅，胞宫、血海不能按时满溢，故经行后期，经量减少，或有血块；肝郁气滞，经脉壅阻，故小腹、胸胁、乳房胀痛。

治法：理气行滞，和血调经。

方药：乌药汤（《兰室秘藏》）。

乌药汤：乌药　香附　木香　当归　甘草

若经量过少、有块者，加川芎、丹参、桃仁以活血调经；小腹胀痛甚者，加莪术、延胡索以理气行滞止痛；胸胁、乳房胀痛明显者，加柴胡、郁金、川楝子、王不留行以疏肝解郁，理气通络止痛。

（5）痰湿证

主要证候：月经后期，量少，经血夹杂黏液；形体肥胖，脘闷呕恶，腹满便溏，带下量多；舌淡胖，苔白腻，脉滑。

证候分析：痰湿内盛，滞于冲任，气血运行不畅，血海不能如期满溢，故经期错后，量少；痰湿下注胞宫，则经血夹杂黏液；痰湿阻于中焦，气机升降失常，则脘闷呕恶；痰湿壅阻，脾失健运，则形体肥胖、腹满便溏；痰湿流注下焦，损伤任带二脉，带脉失约，故带下量多。

治法：燥湿化痰，理气调经。

方药：苍附导痰丸（《叶氏女科证治》）。

苍附导痰丸：茯苓　半夏　陈皮　甘草　苍术　香附　南星　枳壳　生姜　神曲

若脾虚食少，神倦乏力者，加人参、白术以益气健脾；脘闷呕恶者，加砂仁、木香以醒脾理气和胃；白带量多者，加虎杖、车前子以除湿止带；月经久不至者，可加当归、川芎、川牛膝、王不留行以活血行经。

【预防调护】

（1）经前及经期注意调摄寒温，以防经血为寒湿所凝，导致月经病的发生。

（2）经期不宜过食寒凉冰冷之物，保持情绪稳定。

第三节　经间期出血

两次月经中间，即氤氲之时，出现周期性少量阴道出血者，称为"经间期出血"，经间期出血大多出现在月经周期的第10~16天，即月经干净后5~7天。如出血量很少，

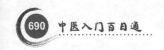

仅仅 1~2 天，或偶尔一次者，不作病论。反复经间期出血，持续时间较长，连续 3 个月经周期者，当及时治疗。

【病因病机】

本病的发生与月经周期中的气血阴阳消长转化密切相关。经间期是继经后期由阴转阳、由虚至盛之期。月经的来潮，标志着前一周期的结束，新周期的开始；排泄月经后，血海空虚，阴精不足，随着月经周期演变，阴血渐增；至经间期精血充盛，阴长至重，此时精化为气，阴转为阳，氤氲之状萌发，"的候"到来，这是月经周期中一次重要的转化。若体内阴阳调节功能正常，自可适应此种变化，无特殊证候。若肾阴虚，癸水有所欠实，或湿热内蕴，或瘀阻胞络，当阳气内动时，阴阳转化不协调，阴络易伤，损及冲任，血海固藏失职，血溢于外，酿成经间期出血。

《女科证治准绳·胎前门》：天地生物，必有氤氲之时，万物化生，必有乐育之时……此天然之节候，生化之真机也……凡妇人一月经行一度，必有一日氤氲之候，于一时辰间，气蒸而热，昏而闷，有欲交接不可忍之状，此的候也。于此时逆而取之则成丹，顺而施之则成胎矣。

【诊断依据】

1. **病史**　多见于青春期及育龄期女性，月经周期及经期正常。

2. **症状**　两次月经中间出现规律性的少量阴道出血，常出现在周期的第 10~16 天，出血一般持续 3~7 天。可伴有腰酸、少腹一侧或两侧胀痛，乳胀，白带增多，如蛋清样，或赤白带下。

3. **检查**

（1）妇科检查：宫颈黏液透明呈拉丝状，夹有血丝。宫颈无赘生物或重度炎症，无接触性出血。

（2）辅助检查：基础体温多低、高温相交替时出血；B 超监测可见成熟卵泡或接近成熟的优势卵泡；月经中期测定血清雌、孕激素水平偏低；诊断性刮宫示子宫内膜呈早期分泌期改变，可能有部分晚期增生。

【辨证论治】

1. **辨证要点**　经间期出血的辨证，主要根据出血的量、色、质及全身症状进行。若出血量少，色鲜红，质黏属肾阴虚；若出血量稍多或少，赤白相兼，质地黏稠属湿热；若出血量少，血色暗红或夹小血块属血瘀。

2. 分型论治

（1）肾阴虚证：

主要证候：经间期出血，量少或稍多，色鲜红，质黏；头晕耳鸣，腰膝酸软，五心烦热，便坚尿黄；舌红，苔少，脉细数。

证候分析：经间期氤氲之时，阳气内动，若肾阴偏虚，虚火内生，虚火与阳气相搏，损伤阴络，冲任不固，而发生阴道流血；阴虚阳动，故血色鲜红，五心烦热。

治法：滋肾养阴，固冲止血。

方药：两地汤（方见月经先期）合二至丸（方见经期延长）。

若阴虚及阳或阴阳两虚，症见经间期出血量稍多，色淡红，无血块，头晕腰酸，神疲乏力，大便溏薄，尿频，舌质淡红，苔白，脉细；治宜益肾助阳，固摄止血；方用大补元煎（《景岳全书》）加减。

（2）湿热证：

主要证候：经间期出现少量阴道流血，色深红，质稠，可见白带中夹血，或赤白带下，腰骶酸楚；或下腹时痛，神疲乏力，胸胁满闷，口苦纳呆，小便短赤；舌红，苔黄腻，脉濡或滑数。

证候分析：湿邪阻于冲任、胞络之间，蕴蒸生热，得经间期重阴转阳，阳气内动，引动内蕴之湿热，而扰动冲任血海，影响固藏，而见阴道流血；湿热与血搏结，故血色深红，质稠；湿热搏结，瘀滞不通，则下腹时痛；湿热熏蒸，故口苦纳呆；湿邪阻络，故胸胁满闷。

治法：清利湿热，固冲止血。

方药：清肝止淋汤（《傅青主女科》）去阿胶、红枣，加小蓟、茯苓。

清肝止淋汤：白芍　当归　生地黄　阿胶　牡丹皮　黄柏　牛膝　红枣　香附　黑豆

若出血多，去牛膝，加侧柏叶、荆芥炭凉血止血；湿盛者，加薏苡仁、苍术健脾燥湿。

（3）血瘀证：

主要证候：经间期出血量少或稍多，色暗红，或紫黑或有血块，少腹一侧或两侧胀痛或刺痛，拒按，胸闷烦躁；舌质紫或有瘀斑，脉细弦。

证候分析：瘀血阻滞于冲任，经间期阳气内动，与之相搏，脉络损伤，血不循经，故而经间期出血；瘀血内阻，则出血量少或稍多，色暗红，或紫黑或有血块；气血阻滞，则少腹一侧或两侧胀痛或刺痛，拒按；瘀血阻络，气机不畅，故胸闷烦躁。

治法：化瘀止血。

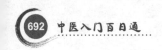

方药：逐瘀止血汤（《傅青主女科》）。

逐瘀止血汤：生地黄　大黄　赤芍　牡丹皮　当归尾　枳壳　龟甲　桃仁

若出血偏多时，宜去赤芍、当归，加失笑散；若带下黄稠，夹有湿热者，上方加红藤、败酱草、薏苡仁以清热利湿；若大便溏者，去生地黄、大黄，加煨木香、炒白术、焦神曲以健脾和胃。

【预防调护】

（1）适当休息，避免过度劳累。

（2）保持外阴局部清洁，严禁性生活，防止感染。

（3）饮食宜清淡，富有营养，保持心情舒畅，加强体质锻炼。

第四节　崩　漏

崩漏是指经血非时暴下不止或淋沥不尽，前者称为崩中，后者称为漏下。

【病因病机】

崩漏的病因较为复杂，但可概括可为热、虚、瘀三个方面。其主要发病机制是劳伤血气，脏腑损伤，血海蓄溢失常，冲任二脉不能约制经血，以致经血非时而下。

《傅青主女科·血崩》云："冲脉太热而血即沸，血崩之为病，正冲脉之太热也。"《兰室秘藏·妇人门》云："妇人血崩，是肾水阴虚不能镇守胞络相火，故血走而崩也。"《妇科玉尺·崩漏》云："思虑伤脾，不能摄血，致令妄行。"

【诊断依据】

1.病史

（1）既往多有月经先期、月经先后无定期、经期延长、月经过多等病史。

（2）年龄、孕产史、目前采取的避孕措施、激素类药物的使用史。

（3）肝病、血液病、高血压、甲状腺、肾上腺、脑垂体病史。

2.症状　月经来潮无周期规律而妄行，出血量多如山崩之状，或量少淋沥不止。出血情况可有多种表现形式，如停经数月而后骤然暴下，继而淋沥不断；或淋沥量少累月不止，突然又暴下量多如注；或出血时断时续，血量时多时少。常常继发贫血，甚至发生失血性休克。

3.检查

（1）妇科检查：①出血来自子宫腔。②生殖器官有无器质性病变。③有无妊娠因素等。

（2）辅助检查：①B超检查：了解子宫大小及内膜厚度，排除妊娠、生殖器肿瘤或赘生物等。②血液检查：如血常规、凝血功能检查等，以了解贫血程度并排除血液病。③卵巢功能及激素测定：基础体温呈单相型；血清雌、孕激素及垂体激素测定等。有性生活史者，应做妊娠试验。④诊断性刮宫：可止血并明确诊断。对育龄期和绝经过渡期患者可在出血前数天或出血 6 小时之内诊刮；对大出血，或淋沥不净，或不规则出血者，可随时诊刮取子宫内膜病理检查，以明确有无排卵及排除子宫内膜恶性病变。

【出血期治疗】

治疗原则以塞流为主，结合澄源。

1. 应急处理 崩漏属于急症，崩漏发作之时，出血量多势急，急当"塞流"止崩，以防厥脱，视病情和患者体质选择下列方法紧急止血。

（1）补气摄血，固摄冲任以止崩：前人有"留得一分血，便是留得一分气"之言，补气摄血止崩之法常用西洋参 10g 或独参汤水煎服。

（2）温阳止崩：崩证发作，暴下如注，血压下降，胸闷泛恶，四肢湿冷，脉芤或脉微欲绝，病情危象，需中西医结合抢救。

（3）滋阴固气止崩：急用生脉注射液或参麦注射液 20mL 加入 5% 葡萄糖液 250mL 静脉滴注。

（4）祛瘀止崩：瘀祛则血止，用于下血如注，夹有瘀血者。常用方法有：①三七末 3~6g，温开水冲服。②云南白药 1 支，温开水冲服。③宫血宁胶囊，每次 2 粒，每日 3 次，温开水送服。

（5）针灸止血：艾灸百会，针刺大敦、隐白、断红穴。

（6）西药或手术止血：主要是输液、输血补充血容量以抗休克，或激素止血。对于反复发生崩漏者，务必行诊刮并送病理检查，及早排除子宫内膜腺癌的可能，以免贻误病情。

2. 辨证要点 崩漏辨证首先要根据出血的量、色、质辨明血证的属性，分清寒、热、虚、实。一般经血非时崩下，量多势急，继而淋沥不止，色淡，质稀多属虚；经血非时暴下，血色鲜红或深红，质地黏稠多属实热；淋沥漏下，血色紫红，质稠多属虚热；经来无期，时来时止，时多时少，或久漏不止，色暗夹血块，多属瘀滞。出血急骤多属气虚或血热，淋沥不断多属虚热或血瘀。

一般而言，崩漏虚证多而实证少，热证多而寒证少。即便是热亦是虚热为多，但发病初期可为实热，失血伤阴即转为虚热。

3.**治疗原则**　临证治疗崩漏，应根据其病情缓急和出血时间长短的不同，本着"急则治其标，缓则治其本"的原则，灵活掌握塞流、澄源、复旧三法。

（1）塞流：即止血。暴崩之际，急当止血防脱，首选补气摄血法。如用生脉散（《内外伤辨惑论》：人参、麦冬、五味子），以人参大补元气、摄血固脱，麦冬养阴清心，五味子益气生津、补肾养心、收敛固涩。若见四肢厥逆、脉微欲绝等阳微欲脱之证，则于生脉散中加附子去麦冬，或用参附汤（《校注妇人良方》：人参、附子）加炮姜炭以回阳救逆，固脱止血。同时针刺人中、合谷、断红穴，艾灸百会、神阙、隐白穴。血势不减者，宜输血救急。血势渐缓应按不同证型塞流与澄源并进，采用健脾益气止血，或养阴清热止血，或养血化瘀止血治之。出血暂停或已止，则谨守病机，行澄源结合复旧之法。

（2）澄源：即正本清源，根据不同证型辨证论治。切忌不问缘由，概投寒凉或温补之剂，一味固涩，致犯"虚虚实实"之戒。

（3）复旧：即固本善后，调理恢复。但复旧并非全在补血，而应及时调补肝肾、补益心脾，以资血之源，安血之室，调周固本。视其病势，于善后方中寓治本之法。调经治本，其本在肾，故总宜填补肾精，补益肾气，固冲调经，使本固血充，则周期可望恢复正常。

4.**分型论治**　本节分型论治着重在于崩漏出血阶段的中医药治疗，即塞流结合澄源的治法和方药，复旧固本、善后调理的方药应与月经不调类病、闭经等病证的辨证论治相互参照学习。

（1）血热证：

1）实热证：

主要证候：经血非时暴下，或淋沥不净又时而增多，血色深红或鲜红，质稠，或有血块；唇红目赤，烦热口渴，或大便干结，小便黄；舌红苔黄，脉滑数。

证候分析：阳盛血热，实热内蕴，热扰冲任，血海不宁，迫血妄行，故血崩暴下或淋沥不净；血热则色鲜红或深红；热灼阴津，则质稠或有血块。

治法：清热凉血，止血调经。

方药：清热固经汤（《简明中医妇科学》）。

清热固经汤：黄芩　栀子　生地黄　地骨皮　地榆　阿胶　藕节　棕榈炭　龟甲　牡蛎　生甘草

因外感热邪或过服辛燥助阳之品酿成实热崩漏，症见暴崩，发热，口渴，苔黄，脉洪大有力者，加贯众炭、蒲公英、马齿苋清热解毒，凉血止血；实热耗气伤阴，出现气阴两虚证者，合生脉散加沙参益气养阴；如实热已除，血减少而未止者，当根据证候变化塞流佐以澄源，随证遣方中酌加仙鹤草涩血止血，茜草、益母草化瘀止血。

2）虚热证：

主要证候：经血非时而下，量少淋沥，血色鲜红而质稠；心烦潮热，小便黄少，或大便干燥；舌质红，苔薄黄，脉细数。

证候分析：阴虚失守，冲任不固，故经血非时而下；阴虚生热，虚热扰血，热迫血行，阴虚血少，则量少淋沥，质地黏稠。

治法：养阴清热，止血调经。

方药：上下相资汤（《石室秘录》）。

上下相资汤：人参 沙参 玄参 麦冬 玉竹 五味子 熟地黄 山茱萸 车前子 牛膝

暴崩下血者，加仙鹤草、海螵蛸涩血止血；淋沥不断者，加茜草、三七化瘀止血；心烦少寐者，加炒酸枣仁、柏子仁养心安神；烘热汗出，眩晕耳鸣者，加龟甲、龙骨育阴潜阳；血久不止，面色苍白，心悸气短，血色淡而质清者，加黄芪、枸杞子、当归益气养血。

（2）肾虚证：

1）肾阴虚证：

主要证候：月经紊乱无期，出血淋沥不净或量多，色鲜红，质稠；头晕耳鸣，腰膝酸软，或心烦；舌质偏红，苔少，脉细数。

证候分析：肾阴亏虚，阴虚失守，封藏失司，冲任不固，故月经紊乱，经量多或淋沥不净；阴虚生内热，热灼阴血，则血色鲜红，质稠；阴血不足，不能上荣于脑，故头晕耳鸣；阴精亏虚，外府不荣，作强无力，则腰膝酸软；水不济火，故心烦。

治法：滋肾益阴，止血调经。

方药：左归丸（《景岳全书》）去牛膝合二至丸（见经期延长）。

左归丸：熟地黄 山药 枸杞子 山茱萸 川牛膝 菟丝子 鹿角胶 龟甲胶

如胁胀痛者，加柴胡、香附、白芍疏肝解郁柔肝；咽干，眩晕者，加玄参、牡蛎、夏枯草养阴平肝清热；心烦，寐差者，加五味子、柏子仁、夜交藤养心安神；阴虚生热而热象明显者，参照崩漏虚热证治疗。

2）肾阳虚证：

主要证候：月经紊乱无期，出血量多或淋沥不尽，色淡质清；畏寒肢冷，面色晦暗，腰腿酸软，小便清长；舌质淡，苔薄白，脉沉细。

证候分析：肾阳虚弱，肾气不足，封藏失司，冲任不固，故月经紊乱，量多或淋沥；阳虚火衰，胞宫失煦，故经血色淡质清。

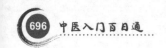

治法：温肾固冲，止血调经。

方药：右归丸（《景岳全书》）去肉桂，加补骨脂、淫羊藿。

右归丸：附子　肉桂　熟地黄　山药　山茱萸　枸杞子　菟丝子　鹿角胶　当归　杜仲

若腰腿酸软，周身无力，加川续断益肾强腰；久崩不止，出血色淡，量多，宜加党参、黑荆芥、生炙黄芪等益气固经。

（3）脾虚证：

主要证候：经血非时而至，崩中暴下继而淋沥，血色淡而质薄；气短神疲，面色白，或面浮肢肿，四肢不温；舌质淡，苔薄白，脉弱或沉细。

证候分析：脾虚气陷，统摄无权，故忽然暴下，或日久不止而成漏下；气虚火不足，故经血色淡而质薄；中气不足，清阳不升，故气短神疲；脾阳不振，则四肢不温，面色㿠白；脾虚水湿不运，泛溢肌肤，则面浮肢肿。

治法：补气升阳，止血调经。

方药：举元煎（方见月经过多）合安冲汤（《医学衷中参西录》）加炮姜炭。

安冲汤：黄芪　白术　生地黄　白芍　续断　海螵蛸　茜草　龙骨　牡蛎

久崩不止，症见头昏，乏力，心悸失眠者，酌加何首乌、桑寄生、五味子养心安神；脘腹胀闷者，加黑荆芥、煨木香、枳壳宽中行气；崩中量多者，加侧柏叶、仙鹤草、血余炭敛阴涩血止血。

（4）血瘀证：

主要证候：经血非时而下，时下时止，或淋沥不净，色紫黑有块；或有小腹不适；舌质紫暗，苔薄白，脉涩或细弦。

证候分析：胞脉瘀滞，旧血不去，新血难安，故月经紊乱，离经之血时停时流，经血时来时止；冲任瘀阻，新血不生，旧血蓄极而满，故经血非时暴下；瘀阻则气血不畅，故小腹不适。

治法：活血化瘀，止血调经。

方药：四草汤（《实用中医妇科方剂》）加三七、蒲黄。

四草汤：鹿衔草　马鞭草　茜草炭　益母草

若崩漏患者月经久闭不行，B超提示子宫内膜较厚者，加花蕊石、马齿苋活血化瘀通经；少腹冷痛，经色暗黑夹块，为寒凝血瘀，加艾叶炭、炮姜炭温经涩血止血；血多者，加海螵蛸、仙鹤草、血余炭收涩止血；口干苦，血色红而量多，苔薄黄者，为瘀久化热，加炒地榆、贯众炭、侧柏叶凉血止血；气血虚兼有瘀滞者，改用八珍汤加益母草、鸡血藤、香附调补气血，化瘀生新。

【血止后治疗】

治疗原则：复旧为主，结合澄源。

1. 辨证求因，循因论治 在崩漏发病过程中常因病机转化而气血同病，多脏受累，甚而反果为因，故在治疗过程中除要辨证求因、审因论治外，更要抓住本病肾虚为主的基本病机，始终不忘补肾治本调经。一般说来，可在血止后根据患者不同的年龄阶段应用调整月经周期疗法。如青春期应以其在肾气初盛，天癸刚至，冲任未实，胞宫发育尚欠，多以调补肝肾，佐以理气和血之法，方用大补元煎合二至丸等方加减治疗；如周期测量基础体温，未见双相体温时，酌加巴戟天、肉苁蓉、补骨脂等温补肾阳，或用加减苁蓉菟丝子丸（《中医妇科治疗学》）化裁。育龄期则常见肝肾不足、心脾两虚、脾肾虚弱、心肾不交等证，治疗宜对应各种证候施行。若绝经前后期患者，则多肾衰，阴阳俱虚，兼夹阴虚火旺，阴虚阳亢，阴虚风动，以及夹瘀血、痰湿等证，治疗则根据其具体情况辨证施治。

2. 调整月经周期法 调整月经周期法简称"调周法"，各阶段用药的原则为：行经期着重活血调经，有利于经血排出；经后期着重补益肝肾，固护阴血，促进卵泡发育成熟和子宫内膜修复；经间期着重阴转阳，促进排卵；经前期着重补肾助阳，维持黄体功能。一般连续治疗3~6个周期，可逐渐建立规律的月经周期，恢复排卵功能。临床运用"调周法"时，应根据患者的证候与体质特点，辨病与辨证结合，因人、因证、因时制宜，以补肾、养肝、扶脾和宁心安神为治疗大法，调周以治本。

3. 确定复旧的目标 治疗崩漏还应结合患者的年龄与生育情况来确定治疗所要达到的最终目标。如治疗青春期崩漏的目标是使肾气充盛，冲任气血充沛，逐渐建立规律的月经周期；治疗育龄期崩漏的目标是使肾气平均，肝肾精血旺盛，阴阳平衡，恢复卵巢排卵功能与月经的周期，保持生殖功能正常；治疗围绝经期崩漏的目标则是重在控制出血，补益脾气，固摄经血，以后天养先天，促使肝肾、脾肾、心肾功能协调，恢复阴阳平衡，延缓衰老进程。

【预防调护】

（1）重视经期卫生，尽量避免或减少宫腔手术。

（2）及早治疗月经过多、经期延长、月经先期等出血倾向的月经病。

第五节 闭 经

原发性闭经是指女性年逾16周岁，虽有第二性征发育但无月经来潮，或年逾14周岁，尚无第二性征发育及月经。继发性闭经是指月经来潮后停止3个周期或6个月以上。闭经古称"经闭""不月""月事不来""经水不通"等。

【病因病机】

闭经的病因病机首分虚实两类。虚者多因精血匮乏，冲任不充，血海空虚，无血可下；实者多为邪气阻隔，冲任瘀滞，脉道不通，经不得下。

《沈氏女科辑要·月事不来》：《金匮》三证，积冷、结气，有血不行也，景岳谓之血隔。积冷宜肉桂大辛热之药，导血下行，后用养营之药调之；气结宜宣，如逍遥散，或香附、乌药行气之品宜之。虚者无血可行也，景岳谓之血枯，宜补。赵养葵补水、补火、补中气三法，最为扼要。

【诊断依据】

1. **病史** 有月经初潮延迟及月经后期病史；或反复刮宫史、产后出血史、结核病史；或过度紧张劳累、过度精神刺激史；或有不当节食减肥史；或有环境改变、疾病影响、使用药物（避孕药、镇静药、抗抑郁药、激素类药物）、放化疗及妇科手术史等。

2. **症状** 女性年逾16周岁，虽有第二性征发育但无月经来潮，或年逾14周岁，尚无第二性征发育及月经；或月经来潮后停止3个周期或6个月以上。应注意体格发育和营养状况，有无厌食、恶心，有无周期性下腹疼痛，有无体重改变（肥胖或消瘦），有无婚久不孕、痤疮、多毛、头痛、复视、溢乳、烘热汗出、烦躁、失眠、阴道干涩、毛发脱落、畏寒肢冷、性欲减退等症状。

3. **检查**

（1）全身检查：注意观察患者体质和精神状态，形态特征和营养状况，全身毛发分布和身高、体重，女性第二性征发育情况等。

（2）妇科检查：了解内外生殖器官发育情况，有无缺失、畸形、肿块或萎缩。先天发育不良、原发性闭经者，尤需注意外阴发育情况，有无处女膜闭锁及阴道病变，可查及子宫偏小、畸形等；子宫过早萎缩，多见于下丘脑、垂体病变或卵巢早衰；同时应注意有无处女膜闭锁及阴道、卵巢等病变。

（3）辅助检查：①血清激素，如卵巢激素（E2、P、T）、促性腺激素（FSH、LH）、催乳素（PRL）及甲状腺、肾上腺功能测定，对于诊断下丘脑–垂体–卵巢性腺轴功能失调性闭经具有意义。②基础体温（BBT）测定、宫颈黏液结晶和阴道脱落细胞检查，有助于诊断卵巢性闭经。③超声及影像学检查、B超检查，可了解子宫、卵巢大小及卵泡发育、内膜厚薄等情况；子宫输卵管碘油造影可间接了解内生殖器情况及其病变；必要时可行CT、MRI检查。④诊断性刮宫手术，或宫腔镜、腹腔镜检查等，均可协助判断闭经的原因。

【辨证论治】

1. 辨证要点　本病应根据病因病机、诊断要点，结合鉴别诊断与四诊信息辨别证候虚实。一般而论，年逾 16 周岁尚未行经，或已行经而又月经稀发、量少，渐至停闭，并伴腰膝酸软，头晕眼花，面色萎黄，五心烦热，或畏寒肢冷，舌淡脉弱等者，多属虚证；若既往月经基本正常，而骤然停闭，伴胸胁胀满，小腹疼痛，或脘闷痰多，形体肥胖，脉象有力等者，多属实证。

2. 治疗原则　闭经的治疗原则，虚者补而通之，或补肾滋肾，或补脾益气，或填精益阴，大补气血，以滋养精血之源；实证者泻而通之，或理气活血，或温经通脉，或祛痰行滞，以疏通冲任经脉；虚实夹杂者当补中有通，攻中有养；皆以恢复月经周期为要。切不可一味滥用攻破或峻补之法，以犯虚虚实实之戒。若因其他疾病而致经闭者，又当先治他病，或他病、调经并治。

3. 分型证治

（1）肾虚证：

1）肾气虚证：

主要证候：月经初潮来迟，或月经后期量少，渐至闭经；头晕耳鸣，腰膝酸软，小便频数，性欲降低；舌淡红，苔薄白，脉沉细。

证候分析：肾气不足，精血衰少，冲任气血不充，血海空虚，不能按时满盈，故月经初潮来迟，或后期量少，渐至停闭；肾虚不能化生精血，髓海、腰府失养，故头晕耳鸣，腰膝酸软；肾气虚则阳气不足，故性欲降低；肾气虚而膀胱失于温化，故小便频数。

治法：补肾益气，养血调经。

方药：大补元煎（方见月经后期）加丹参、牛膝。

若闭经日久，畏寒肢冷甚者，酌加菟丝子、肉桂、紫河车以温肾助阳，调冲任；夜尿多者，酌加金樱子、覆盆子以温肾缩尿。

2）肾阴虚证：

主要证候：月经初潮来迟，或月经后期量少，渐至闭经；头晕耳鸣，腰膝酸软，或足跟痛，手足心热，甚则潮热盗汗，心烦少寐，颧红唇赤；舌红，苔少或无苔，脉细数。

证候分析：肾阴不足，精血亏虚，冲任气血不充，血海不能满溢，故月经初潮来迟，或后期量少，渐至停闭；精亏血少，不能濡养空窍、外府，故头晕耳鸣，腰膝酸软，或足跟痛；阴虚内热，故手足心热；虚热迫津外泄，故潮热盗汗；虚热内扰心神，

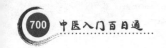

则心烦少寐；虚热上浮，则颧红唇赤。

治法：滋肾益阴，养血调经。

方药：左归丸（方见崩漏）。

若潮热盗汗者，酌加青蒿、鳖甲、地骨皮以滋阴清热；心烦不寐者，酌加柏子仁、丹参、珍珠母以养心安神；阴虚肺燥，咳嗽咯血者，酌加沙参、白及、仙鹤草以养阴润肺止血。

3）肾阳虚证：

主要证候：月经初潮来迟，或月经后期量少，渐至闭经；头晕耳鸣，腰痛如折，畏寒肢冷，小便清长，夜尿多，大便溏薄，面色晦暗，或目眶暗黑；舌淡，苔白，脉沉弱。

证候分析：肾阳虚衰，脏腑失于温养，精血化生乏源，冲任气血不充，血海不能满溢，故月经初潮来迟，或后期量少，渐至停闭；肾阳虚衰，阳气不布，故畏寒肢冷；肾阳虚不足以温养髓海、外府，故头晕耳鸣，腰痛如折；肾阳虚膀胱气化失常，故小便清长，夜尿多；肾阳虚不能温运脾阳，运化失司，故大便溏薄；肾阳虚其脏色外现，故面色晦暗，目眶暗黑。

治法：温肾助阳，养血调经。

方药：十补丸（《济生方》）加佛手、川芎。

十补丸：熟地黄　山茱萸　山药　鹿茸　茯苓　牡丹皮　泽泻　附子　肉桂　五味子

若腰痛如折，畏寒肢冷，性欲淡漠者，酌加淫羊藿、菟丝子以温阳益肾；若大便溏薄，面肢浮肿者，酌加黄芪、桂枝以温阳益气利水；面色晦暗兼有色斑，少腹冷痛者，酌加蒲黄、香附以温阳活血理气。

（2）脾虚证：

主要证候：月经停闭数月；神疲肢倦，食少纳呆，脘腹胀满，大便溏薄，面色淡黄；舌淡胖边有齿痕，苔白腻，脉缓弱。

证候分析：脾虚生化无力而乏源，冲任气血不足，血海不能满溢，故月经停闭数月，面色淡黄；脾虚运化失司，湿浊内生而渐盛，故食少纳呆，脘腹胀满，大便溏薄；脾主四肢，脾虚中阳不振，故神疲肢倦。

治法：健脾益气，养血调经。

方药：参苓白术散（《太平惠民和剂局方》）加泽兰、怀牛膝。

参苓白术散：人参　白术　茯苓　白扁豆　甘草　山药　莲子肉　桔梗　薏苡仁　砂仁

若兼见腰膝酸软，五更泻，小便频数者，乃脾肾阳虚，酌加肉豆蔻、巴戟天以温阳止泻；若腹痛而泄泻，伴胸胁、乳房胀痛者，为脾虚而肝气乘之，酌加防风、白芍、柴胡以平肝止痛。

（3）精血亏虚证：

主要证候：月经停闭数月；头晕眼花，心悸少寐，面色萎黄，阴道干涩，皮肤干枯，毛发脱落，生殖器官萎缩；舌淡，苔少，脉沉细弱。

证候分析：精血亏虚，冲任气血衰少，血海不能满溢，故月经停闭；精血乏源，上不能濡养脑髓清窍而头晕眼花，下不能荣养胞宫而生殖器官萎缩；精不化气，气不生津，故阴道干涩；血虚内不养心神，故心悸少寐，外不荣肌肤，故皮肤干枯，毛发脱落，面色萎黄。

治法：填精益气，养血调经。

方药：归肾丸（方见月经过少）加北沙参、鸡血藤。

若精血亏虚日久，渐至阴虚血枯经闭者，兼见形体羸瘦，骨蒸潮热，或咳嗽唾血，两颧潮红，舌绛苔少或无苔，脉细数；治宜滋肾养血，壮水制火，可选用补肾地黄汤（《陈素庵妇科补解》）。若精血亏虚日久，渐至阳虚血枯经闭者，兼见神疲倦怠，面色苍白，畏寒肢冷，性欲淡漠，舌淡，脉沉缓；治宜温肾养血，益火之源，可选用四二五合方（《刘奉五妇科经验》）。

（4）气滞血瘀证：

主要证候：月经停闭数月，小腹胀痛拒按；精神抑郁，烦躁易怒，胸胁胀满，嗳气叹息；舌紫暗或有瘀点，脉沉弦或涩而有力。

证候分析：气机郁滞，气滞血瘀，冲任瘀阻，血海不能满溢，故停闭不行；瘀阻胞脉，故小腹胀痛拒按，胸胁胀满；气机不畅，肝气不舒，故精神抑郁，烦躁易怒，嗳气叹息。

治法：行气活血，祛瘀通经。

方药：膈下逐瘀汤（《医林改错》）。

膈下逐瘀汤：当归　川芎　赤芍　桃仁　红花　枳壳　延胡索　五灵脂　乌药　香附　牡丹皮　甘草

若烦急，胁痛或乳房胀痛，舌尖边红者，酌加柴胡、郁金、栀子以疏肝清热；口干渴，大便结，脉数者，酌加黄芩、知母、大黄以清热泻火；若肝郁气逆，水不涵木，闭经而兼见溢乳，心烦易怒，头痛，腰膝酸软，舌红苔薄，脉弦而尺弱；治宜疏肝回乳，益阴通经，方用逍遥散（《太平惠民和剂局方》）酌加川楝子、炒麦芽、川牛膝、生地黄。

（5）寒凝血瘀证：

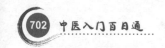

主要证候：月经停闭数月，小腹冷痛拒按，得热则痛缓；形寒肢冷，面色青白；舌紫暗，苔白，脉沉紧。

证候分析：寒邪客于冲任，与血相搏，血为寒凝而瘀塞，冲任瘀阻，血海不能满溢，故经闭不行；寒客胞中，血脉不畅，"不通则痛"，故小腹冷痛拒按，得热后血脉暂通，故腹痛得以缓解；寒邪伤阳，阳气不达，故形寒肢冷，面色青白。

治法：温经散寒，活血通经。

方药：温经汤（方见月经后期）。

若小腹冷痛重者，酌加艾叶、小茴香、香附温经暖宫止痛；四肢不温，畏寒者，酌加制附子、吴茱萸、肉桂温经助阳通经。

（6）痰湿阻滞证：

主要证候：月经停闭数月，带下量多，色白质稠；形体肥胖，胸脘满闷，神疲肢倦，头晕目眩；舌淡胖，苔白腻，脉滑。

证候分析：痰湿阻于冲任，壅遏血海，经血不能满溢，故经闭不行；痰湿下注，损伤带脉，故带下量多，色白质稠；痰湿内盛，清阳不升，故头晕目眩，形体肥胖；痰湿困阻脾阳，运化失司，故胸脘满闷，神疲肢倦。

治法：豁痰除湿，活血通经。

方药：丹溪治湿痰方（《丹溪心法》）。

若胸脘满闷重者，酌加瓜蒌、枳壳、郁金宽胸理气；面目、肢体浮肿者，酌加益母草、泽泻、泽兰除湿化瘀；腰膝酸软者，酌加川续断、菟丝子、杜仲补肾气，强腰膝。

【预防调护】

（1）注意精神调摄，避免过度紧张和压力过大。

（2）采取避孕措施，避免多次人流或刮宫。

（3）饮食适宜，少食辛辣油腻食品，以保养脾胃，增强体质。

第六节　痛　经

痛经是指妇女正值经期或经行前后，出现周期性小腹疼痛，或伴腰骶酸痛，甚至剧痛晕厥，影响正常工作及生活的疾病。

【病因病机】

痛经病因有生活所伤、情志不和、六淫为害，痛经的病位在冲任与胞宫，其发生与冲任、胞宫的周期性生理变化密切相关。病因病机可概括为"不荣则痛"或"不通则痛"，其证重在明辨虚实寒热。若素体肝肾亏损，气血虚弱，经期前后，血海满而溢泄，气血骤虚，冲任、胞宫失养，故"不荣则痛"；若由于肝郁气滞、寒邪凝滞、湿热郁结等因素导致的瘀血阻络，客于胞宫，损伤冲任，气血运行不畅，故"不通而痛"。

《张氏医通·妇人门》云："经行之际……若郁怒则气逆，气逆则血滞于腰腿心腹背胁之间，遇经行时则痛而加重。"《景岳全书·妇人规》云："凡人之气血犹源泉也，盛则流畅，少则壅滞，故气血不虚则不滞。"《傅青主女科》中所述："妇人有少腹疼于行经之后者，人以为气血之虚也，谁知是肾气之涸乎。"

【诊断依据】

1. **病史** 既往有经行腹痛史；精神过度紧张，经期产后冒雨涉水、过食寒凉，或有不洁房事等情况；子宫内膜异位症、子宫腺肌病、盆腔炎性疾病、宫颈狭窄等病史或妇科手术史。

2. **症状** 腹痛多发生在经行前1~2天，行经第1天达高峰，疼痛多呈阵发性、痉挛性，或呈胀痛或伴下坠感。疼痛常可放射至腰骶部、肛门、阴道及大腿内侧。痛甚者可伴面色苍白，出冷汗，手足发凉，恶心呕吐，甚至昏厥等。也有少数于经血将净或经净后1~2天始觉腹痛或腰腹痛者。

3. **检查**

（1）妇科检查：功能性痛经者，检查多无明显异常。部分患者可见子宫体极度屈曲，或宫颈口狭窄。子宫内膜异位症者多有痛性结节，或伴有卵巢囊肿；子宫腺肌病者子宫多呈均匀性增大，或伴有压痛；盆腔炎性疾病可有子宫或附件压痛等征象；有妇科手术史者，多有子宫粘连、活动受限等。

（2）辅助检查：①盆腔B超检查有助于诊断子宫内膜异位症、子宫腺肌病、盆腔炎性疾病，排除妊娠、生殖器肿瘤等。②血液检查，如血常规白细胞计数是否增高，有助于诊断盆腔炎性疾病。另外，盆腔MRI检查、腹腔镜、子宫输卵管碘油造影、宫腔镜等检查有助于明确痛经的病因。

【辨证论治】

1. **辨证要点** 痛经辨证首先要根据疼痛发生的时间、部位、性质及疼痛程度，明察病位，分清寒热、虚实，在气、在血。一般而言，痛在小腹正中，多为胞宫瘀滞；痛在少腹一侧或两侧，病多在肝；痛连腰骶，病多在肾。经前或经行之初疼痛者多属实，月经将净或经后疼痛者多属虚。详查疼痛的性质、程度是本病辨证的重要内容，掣痛、绞痛、灼痛、刺痛、疼痛拒按多属实；隐痛、空痛、按之痛减多属虚；坠痛虚实兼有；

绞痛、冷痛，得热痛减多属寒；灼痛，得热痛剧多属热。胀甚于痛，时痛时止多属气滞；痛甚于胀，持续作痛多属血瘀。

一般而言，本病实证居多，虚证较少，亦有证情复杂，实中有虚，虚中有实，虚实夹杂者，需知常达变。临证需结合月经期、量、色、质，伴随症状，舌、脉等综合分析。

2.**治疗原则** 痛经的治疗，应根据证候在气、在血，寒热、虚实的不同，以止痛为核心，以调理胞宫、冲任气血为主，或补气，或活血，或散寒，或清热，或补虚，或泻实。具体治法分两步：经期重在调血止痛以治标，及时缓解，控制疼痛；平素辨证求因以治本。标本缓急，主次有序，分阶段治疗。

痛经在辨证治疗中，应适当选加相应的止痛药以加强止痛之功。如寒者选加艾叶、小茴香、肉桂、吴茱萸、桂枝；气滞者选加香附、枳壳、川楝子；血瘀者选加三七粉、血竭、莪术、失笑散；热者选加牡丹皮、黄芩等。

3.**分型论治**

（1）寒凝血瘀证：

主要证候：经前或经期，小腹冷痛拒按，得热痛减，或周期后延，经血量少，色暗有块；畏寒肢冷，面色青白；舌暗，苔白，脉沉紧。

证候分析：寒客胞宫，血为寒凝，瘀滞冲任，血行不畅，故经前或经期小腹冷痛；寒得热化，瘀滞暂通，故得热痛减；寒凝血瘀，冲任失畅，可见周期后延，经色暗而有块；寒邪内盛，阻遏阳气，故畏寒肢冷，面色青白。

治法：温经散寒，化瘀止痛。

方药：少腹逐瘀汤（《医林改错》）。

少腹逐瘀汤：肉桂　小茴香　干姜　当归　川芎　赤芍　蒲黄　五灵脂　没药　延胡索

若小腹冷痛较甚，加艾叶、吴茱萸散寒止痛；若寒凝气闭，痛甚而厥，四肢冰凉，冷汗淋漓，加附子、细辛、巴戟天回阳散寒；若伴肢体酸重不适，苔白腻，或有冒雨、涉水、久居阴湿之地史，乃寒湿为患，应酌加苍术、茯苓、薏苡仁、羌活以健脾除湿。

（2）气滞血瘀证：

主要证候：经前或经期，小腹胀痛拒按，月经量少，经行不畅，色紫暗有块，块下痛减，胸胁、乳房胀痛；舌紫暗，或有瘀点，脉弦涩。

证候分析：肝失条达，冲任气血郁滞，经血不利，"不通则痛"，故经前或经期小腹胀痛拒按；冲任气滞血瘀，故经量少，经行不畅，色暗有块；块下气血暂通，则疼痛减轻；肝郁气滞，经血不利，故胸胁、乳房胀痛。

治法：行气活血，化瘀止痛。

方药：膈下逐瘀汤（方见闭经）。

若肝气夹冲气犯胃，痛而恶心呕吐者，加吴茱萸、法半夏、陈皮和胃降逆；小腹坠胀不适或前后阴坠胀不适，加柴胡、升麻行气升阳；郁而化热，心烦口苦，舌红苔黄，脉数者，加栀子、郁金清热泻火。

（3）湿热蕴结证：

主要证候：经前或经期，小腹疼痛或胀痛不适，有灼热感，或痛连腰骶，或平时小腹痛，经前加剧，月经量多或经期长，色暗红，质稠或有血块；平素带下量多，色黄稠臭秽，或伴低热，小便黄赤；舌红，苔黄腻，脉滑数或濡数。

证候分析：湿热蕴结冲任，阻滞气血运行，经前或经期气血下注冲任，加重气血壅滞，故见小腹疼痛或胀痛，有灼热感，痛连腰骶，或平时小腹痛，经前加剧；湿热损伤冲任，迫血妄行，故见经量多，或经期长；血为热灼，故色暗红，质稠或有血块；湿热下注，伤于带脉，带脉失约，故带下量多，黄稠臭秽；湿热熏蒸，故低热，小便黄赤。

治法：清热除湿，化瘀止痛。

方药：清热调血汤（《古今医鉴》）加车前子、败酱草、薏苡仁。

清热调血汤：黄连　牡丹皮　生地黄　白芍　当归　川芎　红花　桃仁　延胡索　莪术　香附

若月经过多或经期延长者，酌加槐花、地榆、马齿苋以清热止血；带下量多者，酌加黄柏、樗白皮以清热除湿。

（4）气血虚弱证：

主要证候：经期或经后，小腹隐痛喜按，月经量少，色淡质稀；神疲乏力，头晕心悸，面色苍白，失眠多梦；舌质淡，苔薄，脉细弱。

证候分析：气血不足，冲任亦虚，经行之后，血海更虚，胞宫、冲任失于濡养，故经期或经后小腹隐隐作痛，喜按；气血两虚，血海未满而溢，故经量少，色淡质稀；气虚中阳不振，故神疲乏力；血虚则无以养心神，荣头面，故见头晕心悸，失眠多梦，面色苍白。

治法：益气养血，调经止痛。

方药：圣愈汤（《医宗金鉴·妇科心法要诀》）。

圣愈汤：人参　黄芪　熟地黄　白芍　当归　川芎

若月经夹有血块者，酌加蒲黄、五灵脂以活血止痛；若伴有经行便溏，腹痛严重者，可去当归，加茯苓、炒白术以健脾止泻；失眠多梦，心脾虚者，酌加远志、合欢皮、夜交藤，以养心安神；若伴畏寒肢冷，腰腹冷痛，可加肉桂、小茴香、艾叶散寒止痛。

（5）肝肾亏损证：

主要证候：经期或经后，小腹绵绵作痛，喜按，伴腰骶酸痛，月经量少，色淡暗，

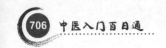

质稀；头晕耳鸣，面色晦暗，失眠健忘，或伴潮热；舌质淡红，苔薄白，脉沉细。

证候分析：肾气虚损，精血本已不足，经期或经后，血海更虚，胞宫、冲任失养，故小腹隐隐作痛，喜按，腰骶酸痛；肾虚冲任不足，血海满溢不多，故月经量少，色淡质稀；肾精亏虚，不能上荣头窍，故头晕耳鸣，面色晦暗，失眠健忘；肾水亏于下，肝木失养，则肝阳亢于上，故可伴潮热。

治法：补养肝肾，调经止痛。

方药：益肾调经汤（《中医妇科治疗学》）。

益肾调经汤：巴戟天　杜仲　续断　乌药　艾叶　当归　熟地黄　白芍　益母草

【预防调护】

（1）注意经期、产后卫生，以减少痛经发生。

（2）患者经期保暖，避免受寒。

（3）不可过用寒凉或滋腻的药物，忌服食生冷食物。

第二章　带下病

第一节　带下过多

带下量过多，色、质、气味异常，或伴全身、局部症状者，称为"带下过多"，又称"下白物""流秽物"等。

【病因病机】

带下过多系湿邪为患，而脾肾功能失常是发生的内在条件，感受湿热、湿毒之邪是重要的外在病因。任脉不固，带脉失约是带下过多的核心病机。

1. **脾虚**　饮食不节，劳倦过度，或忧思气结，损伤脾气，脾阳不振，运化失职，湿浊停聚，流注下焦，伤及任带，任脉不固，带脉失约，而致带下过多。

2. **肾阳虚**　素禀肾虚，或房劳多产，或年老体虚，久病伤肾，肾阳虚损，气化失常，水湿下注，任带失约；或肾气不固，封藏失职，阴液滑脱，而致带下过多。

3. **阴虚夹湿热**　素禀阴虚，或年老久病，真阴渐亏，或房事不节，阴虚失守，下焦复感湿热之邪，伤及任带而致带下过多。

4. **湿热下注**　素体脾虚，湿浊内生，郁久化热；或情志不畅，肝气犯脾，脾虚湿盛，湿郁化热，或感受湿热之邪，以致湿热流注或侵及下焦，损及任带，而致带下过多。

5. **湿毒蕴结**　经期产后，胞脉空虚，或摄生不慎，或房事不禁，或手术损伤，感染湿毒之邪，湿毒蕴结，损伤任带，而致带下过多。

【诊断依据】

1. **病史**　妇产科术后感染史，盆腔炎性疾病史，急、慢性宫颈炎病史，各类阴道炎病史，房事不节（洁）史。

2. **症状**　带下量多，色白或黄，或赤白相兼，或黄绿如脓，或混浊如米泔；质或清稀如水，或稠黏如脓，或如豆渣凝乳，或如泡沫状；气味无臭，或有臭气，或臭秽难闻；可伴有外阴、阴道灼热瘙痒，坠胀或疼痛，或伴尿频、尿痛等症状。

3.检查

（1）妇科检查：可见各类阴道炎、宫颈炎、盆腔炎性疾病的体征，也可发现肿瘤。

（2）辅助检查：①实验室检查：阴道炎患者阴道分泌物检查清洁度Ⅲ度或以上，或可查到滴虫、假丝酵母菌及其他病原体。急性或亚急性盆腔炎，血常规检查白细胞计数增高。必要时可行宫颈分泌物病原体培养、病变局部组织活检等。②B超检查：对盆腔炎性疾病及盆腔肿瘤有意义。

【辨证论治】

1.**辨证要点**　带下过多辨证要点主要根据带下的量、色、质、气味的异常及伴随症状、舌脉辨其寒热、虚实。临证时尚需结合全身症状及病史等进行全面综合分析，方能做出正确的诊断。同时需进行必要的妇科检查及防癌排查，以免贻误病情。

2.**治疗原则**　带下俱是湿证，故治疗以祛湿止带为基本原则。临证治法有清热解毒或清热利湿止带；健脾除湿止带；温肾固涩止带；滋肾益阴，除湿止带。因此，必须在辨证论治的基础上灵活应用。另外，还需配合中成药口服、中药制剂外洗、栓剂阴道纳药、中医特色疗法等，同时还可选用食疗进行预防调护，以增强疗效，预防复发。

3.**分型论治**

（1）脾虚证：

主要证候：带下量多，色白，质地稀薄，如涕如唾，无臭味；伴面色萎黄或白，神疲乏力，少气懒言，倦怠嗜睡，纳少便溏；舌体胖质淡，边有齿痕，苔薄白或白腻，脉细缓。

证候分析：脾气虚弱，运化失司，湿邪下注，损伤任带，使任脉不固，带脉失约，而为带下量多；脾虚中阳不振，则面色萎黄或白，神疲乏力，少气懒言，倦怠嗜睡；脾虚失运，则纳少便溏。

治法：健脾益气，升阳除湿。

方药：完带汤（《傅青主女科》）。

完带汤：人参　白术　白芍　山药　苍术　陈皮　柴胡　荆芥穗　车前子　甘草

若脾虚及肾，兼腰痛者，酌加续断、杜仲、菟丝子温补肾阳，固任止带；若寒湿凝滞腹痛者，酌加香附、艾叶温经理气止痛；若带下日久，滑脱不止者，酌加芡实、龙骨、牡蛎、乌贼骨、金樱子等固涩止带；若脾虚湿蕴化热，带下色黄黏稠，有臭味者，宜健脾除湿，清热止带，方选易黄汤（《傅青主女科》）。

（2）肾阳虚证：

主要证候：带下量多，色淡，质清稀如水，绵绵不断；面色晦暗，畏寒肢冷，腰背冷痛，小腹冷感，夜尿频，小便清长，大便溏薄；舌质淡，苔白润，脉沉迟。

证候分析：肾阳不足，命门火衰，封藏失职，阴液滑脱而下，故带下量多，色淡质清，绵绵不断；阳气不能外达，故畏寒肢冷；肾阳虚外府失荣，故腰背冷痛；肾阳虚胞宫失于温煦，故小腹冷感；肾阳虚上不温脾阳，下不暖膀胱，故大便溏薄，小便清长。

治法：温肾助阳，涩精止带。

方药：内补丸（《女科切要》）。

内补丸：鹿茸　肉苁蓉　菟丝子　潼蒺藜　肉桂　制附子　黄芪　桑螵蛸　白蒺藜　紫菀茸

若腹泻便溏者，去肉苁蓉，酌加补骨脂、肉豆蔻；若精关不固，精液下滑，带下如崩，谓之"白崩"，治宜补脾肾，固奇经，佐以涩精止带之品，方选固精丸（《仁斋直指方》）。

（3）阴虚夹湿热证：

主要证候：带下量较多，质稍稠，色黄或赤白相兼，有臭味，阴部灼热或瘙痒；伴五心烦热，失眠多梦，咽干口燥，头晕耳鸣，腰酸腿软；舌质红，苔薄黄或黄腻，脉细数。

证候分析：肾阴不足，相火偏旺，损伤血络，复感湿热之邪，伤及任带二脉，故带下量多，色黄或赤白相兼，质稠，有臭气，阴部灼热感；阴虚内热，热扰心神，则五心烦热，失眠多梦；腰为肾之府，肾阴虚则腰酸腿软。

治法：滋阴益肾，清热祛湿。

方药：知柏地黄丸（方见经间期出血）加芡实、金樱子。

若失眠多梦明显者，加柏子仁、酸枣仁以养心安神；咽干口燥甚者，加沙参、麦冬养阴生津；五心烦热甚者，加地骨皮、银柴胡以清热除烦。

（4）湿热下注证：

主要证候：带下量多，色黄或呈脓性，气味臭秽，外阴瘙痒或阴中灼热；伴全身困重乏力，胸闷纳呆，小腹作痛，口苦口腻；小便黄少，大便黏滞难解；舌质红，舌苔黄腻，脉滑数。

证候分析：湿热蕴结于下，损伤任带二脉，故带下量多，色黄或呈脓性，气味臭秽；湿热熏蒸，则胸闷，口苦口腻；湿热内阻中焦，脾失运化，清阳不升，则纳呆，身体困重乏力；湿热蕴结，瘀阻胞脉，则小腹作痛；湿热下注膀胱，可见小便黄少；湿邪

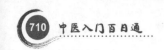

黏滞，阻滞肠腑，可见大便黏滞难解。

治法：清热利湿止带。

方药：止带方（《世补斋医书》）。

止带方：猪苓　茯苓　车前子　泽泻　茵陈　赤芍　牡丹皮　黄柏　栀子　川牛膝

若湿浊偏甚者，症见带下量多，色白，如豆渣状或凝乳状，阴部瘙痒，脘闷纳差，舌红，苔黄腻，脉滑数，治宜清热利湿，化浊止带，方用萆薢渗湿汤（《疡科心得集》）酌加苍术、藿香。

（5）湿毒蕴结证：

主要证候：带下量多，色黄绿如脓，或五色杂下，质黏稠，臭秽难闻；伴小腹或腰骶胀痛，烦热头昏，口苦咽干，小便短赤或色黄，大便干结；舌质红，苔黄腻，脉滑数。

证候分析：湿毒内侵，损伤任带二脉，故带下量多，色黄绿如脓，甚或五色杂下，秽臭难闻；湿毒蕴结，瘀阻胞脉，故小腹或腰骶胀痛；湿浊热毒上蒸，故口苦咽干；湿热伤津，则小便短赤，大便干结。

治法：清热解毒，利湿止带。

方药：五味消毒饮（《医宗金鉴》）加土茯苓、薏苡仁、黄柏、茵陈。

五味消毒饮：蒲公英　金银花　野菊花　紫花地丁　天葵子

若腰骶酸痛，带下臭秽难闻者，酌加贯众、马齿苋、鱼腥草等清热解毒除秽；若小便淋痛，兼有白浊者，酌加萆薢、萹蓄、虎杖、甘草梢以清热解毒，除湿通淋。

【预防调护】

（1）保持外阴清洁干爽，注意经期、产后卫生，禁止盆浴。

（2）经期勿冒雨、涉水和久居阴湿之地，以免感受湿邪，不宜过食肥甘或辛辣之品，以免滋生湿热。

（3）定期进行妇科普查，发现病变及时治疗。

第二节　带下过少

带下量少，甚或全无，阴道干涩，伴有全身、局部症状者，称为带下过少。

【病因病机】

本病主要病机是阴精不足，不能润泽阴户。其因有二：一是肝肾亏损，阴精津液亏少，不能润泽阴户；二是瘀血阻滞冲任，阴液不能运达阴窍，均可导致带下过少。

【诊断依据】

1. 病史　有卵巢早衰、双侧卵巢切除术后、盆腔放射治疗后、盆腔炎性疾病、反复人工流产术后、产后大出血，或长期使用抑制卵巢功能的药物等病史。

2. 症状　阴道分泌物过少，阴道干涩，甚至阴部萎缩；或伴性欲低下，性交疼痛；烘热汗出，心烦失眠；月经错后，经量过少，甚至闭经。

3. 检查

（1）妇科检查：阴道黏膜皱褶减少，阴道壁菲薄充血，分泌物极少，宫颈、宫体或有萎缩。

（2）辅助检查：①实验室检查：性激素测定，可见雌二醇（E2）明显降低，促卵泡生成素、促黄体生成素升高。②B超检查：可见双侧卵巢缺如或卵巢体积变小，或子宫萎缩，子宫内膜菲薄。

【辨证论治】

1. 辨证要点　本病辨证不外乎虚实二端，虚者肝肾亏损，常兼有头晕耳鸣，腰腿酸软，手足心热，烘热汗出，心烦少寐；实者血瘀津亏，常有小腹或少腹疼痛拒按，心烦易怒，胸胁、乳房胀痛。

2. 治疗原则　本病治疗重在补益肝肾，佐以养血化瘀等。用药不可肆意攻伐，过用辛燥苦寒之品，以免耗津伤阴，犯虚虚之戒。

3. 分型论治

（1）肝肾亏损证：

主要证候：带下量少，甚至全无，无臭味，阴部干涩或瘙痒，甚则阴部萎缩，性交涩痛；头晕耳鸣，腰膝酸软，烘热汗出，夜寐不安，小便黄，大便干结；舌红少津，少苔，脉沉细。

证候分析：肝肾亏损，阴液不充，任带失养，不能润泽阴道，发为带下过少；阴虚内热，灼津耗液，则带下更少，阴部萎缩、干涩灼痛或瘙痒；清窍失养，则头晕耳鸣；肾虚外府失养，则腰膝酸软；肝肾阴虚，虚热内生，则烘热汗出，夜寐不安，小便黄，大便干结。

治法：滋补肝肾，益精养血。

方药：左归丸（《景岳全书》）。

左归丸：熟地黄　山药　枸杞子　山茱萸　川牛膝　菟丝子　鹿角胶　龟甲胶

若阴虚阳亢，头痛甚者，加天麻、钩藤、石决明平肝息风止痛；心火偏盛者，加

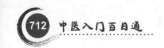

黄连、炒酸枣仁、龙骨清泻心火；皮肤瘙痒者，加蝉蜕、防风、白蒺藜祛风止痒；大便干结者，加生地黄、玄参、何首乌润肠通便。

（2）血瘀津亏证：

主要证候：带下量少，阴道干涩，性交疼痛；精神抑郁，烦躁易怒，小腹或少腹疼痛拒按，胸胁、乳房胀痛，经量少或闭经；舌质紫暗，或舌边瘀斑，脉弦涩。

证候分析：瘀血阻滞冲任，阴精不能运达阴窍，以致带下过少；无津液润泽，故阴道干涩，性交疼痛；气机不畅，情志不遂，故精神抑郁，烦躁易怒；肝经郁滞，则胸胁、乳房胀痛；瘀阻冲任、胞脉，故小腹或少腹疼痛拒按，甚则经量过少或闭经。

治法：补血益精，活血化瘀。

方药：小营煎（《景岳全书》）加丹参、桃仁、川牛膝。

小营煎：当归　白芍　熟地黄　山药　枸杞子　炙甘草

若大便干结者，加火麻仁、冬瓜仁润肠通便；下腹有包块者，加三棱、莪术以消癥散结。

【预防调护】

（1）及早诊断和治疗可能导致卵巢功能降低的原发病。

（2）及时治疗产后大出血，防止脑垂体前叶急性坏死。

（3）对卵巢病变尽量采用保护性治疗。

（4）调节情志，保持良好的心理状态。

（5）饮食有节，可适当增加豆制品饮食。

第三章　妊娠病

第一节　妊娠恶阻

妊娠早期，出现严重的恶心呕吐，头晕厌食，甚则食入即吐者，称为"妊娠恶阻"。

【病因病机】

本病的主要发病机制是冲气上逆，胃失和降。

《女科经纶·恶阻》认为"妊娠呕吐属肝夹冲脉之火冲上"。

【诊断依据】

1.**病史**　有停经史、早期妊娠反应，多发生在孕3个月内。

2.**症状**　频繁呕吐，厌食，甚至全身乏力，精神萎靡，全身皮肤和黏膜干燥，眼球凹陷，体重下降，严重者可出现血压下降，体温升高，黄疸，嗜睡和昏迷。

3.**检查**

（1）妇科检查：妊娠子宫。

（2）辅助检查：尿妊娠试验阳性，尿酮体阳性。为识别病情轻重，可进一步测定外周血红细胞计数、血细胞比容、血红蛋白、血酮体和血钾、钠、氯等电解质，必要时做血尿素氮、肌酐及胆红素测定，记录24小时尿量等。

【辨证论治】

1.**辨证要点**　本病辨证着重从呕吐物的性状及患者的口感，结合舌脉综合分析，辨其寒热、虚实。呕吐清水清涎，口淡者，多属虚证；呕吐酸水或苦水，口苦者，多属实证、热证；呕吐痰涎，口淡黏腻者，为痰湿阻滞；吐出物呈咖啡色黏涎或带血样物，则属气阴两亏之重证。

2.**治疗原则**　本病的治疗原则，以调气和中，降逆止呕为主。并应注意饮食和情

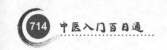

志的调节，忌用升散之品。

3. 分型论治

（1）胃虚证：

主要证候：妊娠早期，恶心呕吐，甚则食入即吐；脘腹胀闷，不思饮食，头晕体倦，怠惰思睡；舌淡，苔白，脉缓滑无力。

证候分析：孕后血聚于下以养胎元，冲气偏盛，胃气素虚，失于和降，冲气夹胃气上逆，则呕吐，或食入即吐；脾胃虚弱，运化失职，则脘腹胀闷，不思饮食；中阳不振，清阳不升，则头晕体倦，怠惰思睡。

治法：健胃和中，降逆止呕。

方药：香砂六君子汤（《名医方论》）。

香砂六君子汤：人参　白术　茯苓　甘草　半夏　陈皮　木香　砂仁　生姜　大枣

若脾胃虚寒者，酌加丁香、豆蔻以增强温中降逆之力；若吐甚伤阴，症见口干便秘者，宜去木香、砂仁、茯苓等温燥或淡渗之品，酌加玉竹、麦冬、石斛、胡麻仁等养阴和胃；若孕妇唾液异常增多，时时流涎者，古称"脾冷流涎"，原方可加益智仁、豆蔻温脾化饮，摄涎止唾。

（2）肝热证：

主要证候：妊娠早期，呕吐酸水或苦水；胸胁满闷，嗳气叹息，头晕目眩，口苦咽干，渴喜冷饮，便秘溲赤；舌红，苔黄燥，脉弦滑数。

证候分析：肝胆相表里，孕后冲气夹肝火上逆犯胃，胆热随之溢泄，故呕吐酸水或苦水，肝郁气滞，气机不利，故胸胁满闷，嗳气叹息；肝火上逆，故头晕目眩，口苦咽干；热盛伤津，故渴喜冷饮，便秘溲赤。

治法：清肝和胃，降逆止呕。

方药：加味温胆汤（《医宗金鉴》）。

加味温胆汤：陈皮　半夏　茯苓　甘草　枳实　竹茹　黄芩　黄连　麦冬　芦根　生姜

若呕甚伤津，五心烦热，舌红口干者，酌加石斛、玉竹以养阴清热；便秘者，酌加胡麻仁润肠通便。

（3）痰滞证：

主要证候：妊娠早期，呕吐痰涎；胸膈满闷，不思饮食，口中淡腻，头晕目眩，心悸气短；舌淡胖，苔白腻，脉滑。

证候分析：痰湿之体，或脾虚停饮，孕后血壅气盛，冲气上逆，夹痰饮上泛，故呕吐痰涎；膈间有痰饮，中阳不运，故胸膈满闷，不思饮食，口中淡腻；痰饮中阻，清阳不升，故有头晕目眩；饮邪上凌心肺，则心悸气短。

治法：化痰除湿，降逆止呕。

方药：青竹茹汤（《济阴纲目》）。

青竹茹汤：竹茹　陈皮　茯苓　半夏　生姜

若脾胃虚弱，痰湿内盛者，酌加苍术、白术健脾燥湿；兼寒者，症见呕吐清水，形寒肢冷，面色苍白，宜加丁香、豆蔻以温中化痰，降逆止呕；若夹热者，症见呕吐黄水，头晕心烦，喜食酸冷，酌加黄芩、知母、前胡。

【预防调护】

（1）患者应保持乐观愉快的情绪，避免精神刺激。

（2）饮食宜清淡、易消化，忌肥甘厚味及辛辣之品，鼓励禁食或少量多餐。

第二节　胎动不安

妊娠期阴道少量流血，时出时止，或淋沥不断，而无腰酸、腹痛、小腹坠胀者，称为胎漏。

【病因病机】

胎漏、胎动不安主要发病机制是冲任气血失调，胎元不固。而胎漏以气虚、血虚兼见血热、肾虚、血瘀更多见。

《诸病源候论·妇人妊娠病诸候》指出："胎动不安者，多因劳役气力或触冒冷热，或饮食不适，或居处失宜。"《济阴纲目·胎前门》补充了其发病原因并提出了胎漏主要治则，即"故胎动宜行气，胎漏宜清热"。《叶氏女科证治》据虚实寒热提出"胎寒不安""胎热不安""胎虚不安"的病因及治则。

【诊断依据】

1. **病史**　有停经史，或有早孕反应，常有人工流产、自然流产史，精神创伤史或素有癥瘕史，孕后不节房事史，过度劳累史，跌仆闪挫史等。

2. **症状**　胎漏主要为妊娠期间出现阴道少量流血，时出时止，或淋沥不断，而无腰酸、腹痛、小腹坠胀。胎动不安主要为腰酸、腹痛、小腹下坠，或伴有阴道少量出血。

3. **检查**

（1）妇科检查：子宫颈口未开，子宫大小与停经月份相符。

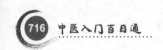

（2）辅助检查：①尿妊娠试验阳性。②血 HCG 定量测定。③B 超检查提示宫内妊娠，可见完整妊娠囊，或有原始心管搏动，或有胎心音或胎动存在，或伴有绒毛膜下出血。

【辨证论治】

1. 辨证要点　B 超提示胚胎存活者，根据腰酸、腹痛的性质及阴道流血的量、色、质及舌质、脉症，以分虚实、寒热、气血，积极对因安胎治疗。一般阴道流血，量少，色淡红，质稀薄，伴下腹隐痛，多属血虚；伴气短无力或少腹下坠者，多属气虚；伴腰膝酸软者，多属肾虚；下腹灼痛，阴道流血，量少，色深红，质稠，多属实热，或色鲜红，质薄，多属虚热；下腹灼痛，阴道流血，量少，或淋沥不尽，色暗红或赤白相兼，质黏稠，多属湿热；下腹刺痛，或胀痛，阴道少量流血，色暗红，舌暗红或青紫或有瘀斑，脉沉弦或沉涩，多属血瘀。

2. 治疗原则　本病以补肾固冲为治疗大法。并依据不同证型采用固肾、益气、养血、清热、利湿、化瘀等法。若经治疗阴道出血迅速控制，腰酸腹痛症状好转，多能继续妊娠。若发展为胎殒难留应下胎益母。但治疗过程中若有他病，应遵循治病与安胎并举的原则。

3. 分型论治

（1）肾虚证：

主要证候：妊娠期腰膝酸软，腹痛下坠，或伴有阴道少量流血，色淡暗，或曾屡孕屡堕；或伴头晕耳鸣，小便频数，夜尿多；舌淡，苔白，脉沉滑尺弱。

证候分析：胞络系于肾，肾虚则骨髓不充，故腰膝酸软；筋脉失于温蕴，则腹痛下坠；气不摄血，则有阴道少量流血；血失阳化，故血色淡暗；肾虚髓海不足，脑失所养，故头晕耳鸣；肾与膀胱相表里，肾虚则膀胱失约，故小便频数。

治法：固肾安胎，佐以益气。

方药：寿胎丸（《医学衷中参西录》）加党参、白术。

寿胎丸：菟丝子　桑寄生　续断　阿胶

若小腹下坠明显，加黄芪、升麻益气升提安胎；若大便秘结，加肉苁蓉、熟地黄、桑椹滋肾增液润肠。临证时结合肾之阴阳的偏虚，选加温肾（如补骨脂、狗脊）或滋阴（如女贞子、旱莲草）安胎之品。

（2）气血虚弱证：

主要证候：妊娠期，阴道少量下血，腰酸，小腹空坠而痛，或伴有阴道少量流血，色淡红，质稀薄；或神疲肢倦，面色白，心悸气短；舌质淡，苔薄白，脉滑无力。

证候分析：气虚冲任不固，提摄无力，故腰酸，小腹空坠而痛，阴道少量流血；气虚不化，则血色淡，质稀薄；气虚中阳不振，故神疲肢倦，气短懒言。

治法：益气养血，固冲安胎。

方药：胎元饮（《景岳全书》）。

胎元饮：人参　白术　当归　白芍　熟地黄　杜仲　陈皮　炙甘草

若阴道流血量多者，加乌贼骨以固冲止血；若气虚明显，小腹下坠，加黄芪、升麻益气升提，固摄胎元。

（3）血热证：

1）实热证：

主要证候：妊娠期腰酸、小腹灼痛，或伴有阴道少量流血，色鲜红或深红，质稠；渴喜冷饮，小便短黄，大便秘结；舌红，苔黄而干，脉滑数或弦数。

证候分析：热伏冲任，迫血妄行，故阴道流血；损伤胎气，故腰酸腹痛；血为热灼，伤及津液，故渴喜冷饮，小便短黄，大便秘结。

治法：清热凉血，固冲止血。

方药：阿胶汤（《医宗金鉴》）去当归、川芎。

阿胶汤：黑栀子　侧柏叶　黄芩　白芍　熟地黄　阿胶　当归　川芎

2）虚热证：

主要证候：妊娠期腰酸、小腹灼痛，或伴有阴道少量流血，色鲜红，质稀；或伴心烦不安，五心烦热，咽干少津，便结溺黄；舌红少苔，脉细数。

证候分析：阴虚内热，热扰冲任，损伤胎气，故腰酸腹痛；热伏冲任，迫血妄行，故阴道少量流血；热扰心神，故心烦不安。

治法：滋阴清热，养血安胎。

方药：保阴煎（方见月经过多）。

（4）血瘀证：

主要证候：宿有癥积，孕后常有腰酸，下腹刺痛，阴道不时流血，色暗红，或妊娠期不慎跌仆闪挫，或劳力过度，或妊娠期手术创伤，继之腰酸腹痛，胎动下坠或阴道少量流血；大小便正常；舌暗红，或有瘀斑，苔薄，脉弦滑或沉弦。

证候分析：癥积占据胞宫，或妊娠期跌仆闪挫，或妊娠期手术创伤致血离经，瘀血阻滞冲任胞脉，气血壅滞不通，故腰酸腹痛；血不归经，故阴道不时下血，色暗红；因无寒热，大小便正常。

治法：活血化瘀，补肾安胎。

方药：桂枝茯苓丸（《金匮要略》）合寿胎丸减桃仁。

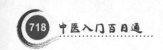

桂枝茯苓丸：桂枝　芍药　桃仁　牡丹皮　茯苓

（5）湿热证：

主要证候：妊娠期腰酸腹痛，阴道少量流血，或淋沥不尽，色暗红；或伴有低热起伏，小便黄赤，大便黏；舌质红，苔黄腻，脉滑数或弦数。

证候分析：素体湿热内蕴，或孕期不慎感受湿热之邪，湿热与血相搏，流注冲任，蕴结胞中，气血不得下达冲任以养胎，故腰酸腹痛；湿热扰血，故阴道少量流血，淋沥不尽；湿热绵延，故低热起伏；湿热下注，故小便黄赤，大便黏。

治法：清热利湿，补肾安胎。

方药：当归散（《金匮要略》）合寿胎丸去川芎、阿胶加茵陈。

当归散：当归　白芍　黄芩　白术　川芎

【预防调护】

1.胎漏经积极治疗后，大多可继续正常妊娠，分娩健康胎儿。

2.若安胎失败，均应尽快祛胎益母，随后积极查找原因。

第三节　胎萎不长

妊娠腹形小于相应妊娠月份，胎儿存活而生长迟缓者，称为"胎萎不长"。

【病因病机】

本病主要发病机制是父母禀赋虚弱，或孕后将养失宜，以致胞脏虚损，胎养不足，而生长迟缓。

《诸病源候论·妊娠胎萎燥候》指出："胎之在胞，血气资养，若血气虚损，胞脏冷者，胎则翳燥，萎伏不长。其状，儿在胎内都不转动，日月虽满，亦不能生，是其候也。而胎在内萎燥，其胎多死。"

【诊断依据】

1.**病史**　可伴有胎漏、胎动不安史，或有妊娠剧吐、妊娠期高血压、慢性肝肾疾病、心脏病、贫血或营养不良的病史，或孕期有高热、接触放射线史，或有烟酒、吸毒、偏食等不良嗜好等。

2.**症状**　妊娠中晚期，其腹形明显小于相应妊娠月份。

3.**检查**

（1）产科检查：宫底高度、腹围与孕期不符合，明显小于妊娠月份，宫高、腹围连续 3 周测量均在第 10 百分位数以下，或胎儿发育指数小于 –3。

（2）辅助检查：B 超测量头围与腹围比值（HC/AC）小于正常同孕周平均值的第 10 百分位数，胎儿双顶径增长缓慢、羊水过少、胎盘老化，或孕晚期每周测量体重增长不足 0.5kg，有诊断意义。彩色多普勒超声检查脐动脉舒张期末波缺失或倒置，提示有胎萎不长可能。

【辨证论治】

1. 辨证要点　辨证主要依据全身证候、舌苔、脉象等。

2. 治疗原则　治疗重在养精血，益胎元；补脾胃，滋化源。若发现畸胎、死胎情况时，则应下胎益母。

3. 分型论治

（1）气血虚弱证：

主要证候：妊娠腹形小于妊娠月份，胎儿存活；身体羸弱，头晕心悸，少气懒言，面色萎黄或苍白；舌质淡，苔少，脉细滑弱。

证候分析：孕后血虚气弱，则胎元失气血濡养而生长迟缓，故孕母腹形小于妊娠月份；气血亏虚肌体失于充养，故身体羸弱；血虚心脑失养，故头晕心悸；气虚阳气不布，故少气懒言；血虚气弱，肌肤失荣，故面色萎黄或苍白。

治法：补益气血养胎。

方药：胎元饮（方见胎漏、胎动不安）。

若兼气滞，酌加苏梗、砂仁理气行滞；大便秘结者，加玄参、肉苁蓉润肠通便。

（2）脾肾不足证：

主要证候：妊娠腹形小于妊娠月份，胎儿存活；头晕耳鸣，腰膝酸软，纳少便溏，或形寒畏冷，手足不温，倦怠无力；舌质淡，苔白，脉沉迟。

证候分析：脾肾不足，精血乏源，则胞脉失养，故胎不长养；肾虚则髓海不足，清窍失养，故头晕耳鸣；肾虚外府失养，故腰酸膝软；脾肾不足，故倦怠无力，纳少便溏；肾虚阳气不足，故形寒畏冷，手足不温。

治法：补益脾肾养胎。

方药：寿胎丸（方见胎漏、胎动不安）合四君子汤（《太平惠民和剂局方》）。

四君子汤：人参　白术　茯苓　炙甘草

（3）血热证：

主要证候：妊娠腹形小于妊娠月份，胎儿存活；口干喜饮，心烦不安，或颧赤唇红，手足心热，便结溺黄；舌质红，苔黄，脉滑数或细数。

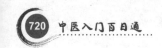

证候分析：血热伤胎，胎失濡养，故胎萎不长，腹形小于妊娠月份；热伤阴液或阴虚血热，津液不足，故口干喜饮；热扰心神，则心烦不安；虚热上浮，故颧赤唇红；阴虚内热，则手足心热，便结溺黄。

治法：滋阴清热，养血育胎。

方药：保阴煎（方见月经过多）。

若阴虚内热重者，可用两地汤加枸杞子、桑椹滋阴壮水以平抑虚火。

（4）血瘀证：

主要证候：妊娠腹形小于妊娠月份，胎儿存活，时有下腹隐痛或坠痛；肌肤无华；舌质暗红或有瘀斑，脉弦滑或沉弦。

证候分析：子宫宿有癥瘕，瘀血阻滞，气血运行受阻，胎元失养，胎儿生长发育受限，故妊娠腹形小于妊娠月份；癥积瘀血阻滞胞宫，故时有下腹隐痛或坠痛；瘀血阻滞，不能荣于肌肤，故肌肤无华。

治法：祛瘀消癥，固冲育胎。

方药：桂枝茯苓丸（方见胎漏、胎动不安）合寿胎丸（方见胎漏、胎动不安）。

【预防调护】

（1）忌烟、酒、吸毒，保持心情舒畅。

（2）加强营养，食用高热量、高蛋白、高维生素、叶酸、钙剂等营养丰富易于消化的食物。

（3）孕妇左侧卧位，增加子宫血流量，改善胎盘灌注。

第四章 产后病

第一节 产后腹痛

产后腹痛是指产妇在产褥期，发生与分娩或产褥有关的小腹疼痛，其中因瘀血引起的，称"儿枕痛""儿枕腹痛"。

【病因病机】

本病主要病机是气血运行不畅，不荣则痛，或不通则痛。

《景岳全书·妇人规》：产后腹痛，最当辨察虚实。血有留瘀而痛者，实痛也；无血而痛者，虚痛也。大都痛而且胀，或上冲胸胁，或拒按而手不可近者，皆实痛也，宜行之、散之；若无胀满，或喜揉按，或喜热熨，或得食稍缓者，皆属虚痛，不可妄用推逐等剂。《陈素庵妇科补解·产后众疾门》：产后腹痛，其证不一，有临产寒气入胞门，有产后余血未尽，有伤食，有新感客寒，有血虚，当审所因治之。

【诊断依据】

1. **病史** 好发于经产妇，可有难产、胎膜早破、产后出血（如顺产后、剖宫产后及引产后）等病史。

2. **症状** 表现为分娩 1 周以上，小腹疼痛仍不消失，或产后不足 1 周，但小腹阵发性疼痛加剧，或伴有恶露异常。

3. **检查**

（1）体格检查：可有子宫复旧不全。

（2）妇科检查：注意恶露的量、色、质、气味有无异常；有无伤口感染；宫颈口有无组织物嵌顿；盆腔有无触痛包块。

（3）辅助检查：①血液检查：必要时行血常规检查、分泌物培养，排除产褥感染的可能。②B 超检查：了解子宫复旧情况。

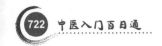

【辨证论治】

1. 辨证要点　根据腹痛性质和程度、恶露性状及伴随症状以辨虚实。一般实痛拒按，虚痛喜按。

2. 治疗原则　补血化瘀，调畅气血为主。虚者补而调之，实者通而调之，促使气充血畅，胞脉流通，则腹痛自除。根据产后多虚多瘀的特点，药贵平和，补虚不可碍实，泻实不可伤正，忌用攻下破血之品。

3. 分型论治

（1）气血两虚证：

主要证候：产后小腹隐隐作痛，数日不止，喜按喜揉，恶露量少，色淡红，质稀无块；面色苍白，头晕眼花，心悸怔忡，大便干结；舌质淡，苔薄白，脉细弱。

证候分析：冲为血海，任主胞胎。素体气血不足，因产耗气伤血，冲任血虚，子宫失养，不通则痛，或血少气弱，运行无力，血行迟涩，故小腹隐痛，喜揉按；营血亏虚，冲任血少，则恶露量少，色淡无块。血虚津亏，肠道失于濡养，故大便干结。

治法：补血益气，缓急止痛。

方药：肠宁汤（《傅青主女科》）。

肠宁汤　当归　熟地黄　阿胶　人参　山药　续断　麦冬　肉桂　甘草

若血虚津亏便秘较重者，去肉桂，加肉苁蓉、火麻仁润肠滋液通便；若腹痛兼有下坠感，为血虚兼气不足，加黄芪、白术益气升提；若腹痛喜热熨者，加吴茱萸、艾叶、小茴香、炮姜温阳行气，暖宫止痛。

（2）瘀滞子宫证：

主要证候：产后小腹疼痛，拒按，得热痛缓；恶露量少，涩滞不畅，色紫暗有块，块下痛减；面色青白，或伴胸胁胀痛；舌质紫暗，苔薄，脉沉紧或弦涩。

证候分析：产后百脉空虚，血室正开，寒邪乘虚入侵，寒凝血瘀，或胎盘、胎衣残留，或情志所伤，肝气郁滞，血行不畅，瘀滞冲任，胞脉不通，瘀血停留子宫，故小腹疼痛拒按；血得热则畅行，凝滞稍通，故得热痛减；血行不畅，气滞血瘀，恶露当下不下，故恶露量少，色紫暗有块；涩滞不畅，血块排出则瘀滞缓解，故腹痛暂缓。

治法：活血化瘀，温经止痛。

方药：生化汤（方见产后发热）加乌药、延胡索、川楝子。

若小腹冷痛、绞痛较甚者，酌加小茴香、吴茱萸以增温经散寒之功；若瘀滞较甚，恶露血块多，块出痛减，加五灵脂、炒蒲黄、延胡索增强化瘀止痛之效；若小腹胀痛，加香附、乌药、枳壳理气行滞；伴胸胁胀痛者，加郁金、柴胡疏肝理气止痛；伴气短乏力，神疲肢倦者，加黄芪、党参益气补虚。

（3）寒凝血瘀证：

主要证候：产后小腹冷痛，得热痛减，不喜揉按；恶露量少，色紫暗有块，面色青白，四肢不温；舌质暗淡，苔白，脉沉紧。

证候分析：产后感寒饮冷，寒邪客于胞中，血为寒凝，气血运行不畅，凝涩不通，故小腹冷痛；血得热则行，凝滞稍通，故得热腹痛暂缓；血凝胞中，故不喜揉按，恶露量少，色紫暗有块；寒凝血瘀，阳气被遏，不能宣达于表，故面色苍白，四肢不温。

治法：温经散寒，化瘀止痛。

方药：少腹逐瘀汤（方见痛经）。

【预防调护】

（1）本病多见于经产妇，故应做好计划生育工作。

（2）产妇在产后注意消除恐惧与精神紧张。

（3）注意保暖，忌食生冷寒凉食物。

第二节 产后发热

产后发热是指产褥期内，出现发热持续不退，或低热持续，或突然高热寒战，并伴有其他症状者。

【病因病机】

引起产妇发热的原因很多，而与本病关系密切的主要病因病机有感染邪毒，正邪交争；外邪袭表，营卫不和；阴血骤虚，阳气外散；败血停滞，营卫不通。

《诸病源候论》最早论述本病病因病机，提出产后发热病因有风邪、阴阳不和、寒伤、热伤、瘀血等。《陈素庵妇科补解·产后众疾门》有多篇产后发热专论，其论病因病机颇为全面，将病因分为外因、内因两大类，补充了蒸乳、伤食、劳伤肾气均可引起产后发热的病因病机，且针对不同病因，分别治之。

【诊断依据】

1. **病史** 素体虚弱，营养不良；孕期贫血、子痫、阴道炎，孕晚期不禁房事；分娩产程过长，胎膜早破，产后出血，剖宫产、助产手术及产道损伤或胎盘、胎膜残留，消毒不严，产褥不洁等；或产时、产后当风感寒，不避暑热，或情志不畅。

2. **症状** 产褥期内，尤其是新产后出现发热，表现为持续发热，或突然寒战高热，或发热恶寒，或乍寒乍热，或低热缠绵。

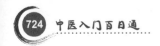

3. **检查**

（1）妇科检查：如外阴、阴道、宫颈创面或伤口感染，可见局部红肿、化脓或伤口裂开、压痛，脓血性恶露，气臭；若出现子宫内膜炎或子宫肌炎，则子宫复旧不良，压痛，活动受限；若炎症蔓延至附件及宫旁组织，检查时可触及附件增厚、压痛或盆腔肿物，表现出盆腔炎性疾病和腹膜炎的体征。

（2）辅助检查：①血液检查：血常规检查可见白细胞总数及中性粒细胞升高；血培养可发现致病菌，并做药敏试验。检测血清 C- 反应蛋白＞ 8mg/L（速率散射浊度法），有助于早期诊断产褥感染。②宫颈分泌物检查：分泌物检查或培养并做药敏试验，可发现致病菌。③B 超检查：有助于盆腔炎性肿物、脓肿的诊断。

【辨证论治】

1. **急症处理**　感染邪毒所致的产后发热，是产科危急重症，若治疗不当或延误治疗可使病情进一步发展，邪毒内传，热入营血，或热陷心包，甚则发展至热深厥脱危重之候。此时，应参照"产褥感染"，积极进行中西医救治：①支持疗法：加强营养，纠正水、电解质平衡紊乱，病情严重者或贫血者，多次少量输血或输血浆。②热入营血：治宜解毒清营，凉血养阴。以清营汤（《温病条辨》）加味，或用清开灵注射液滴注，以清热解毒，醒神开窍。③热入心包：治宜凉血托毒，清心开窍。清营汤送服安宫牛黄丸（《温病条辨》）或紫雪丹（《温病条辨》）。或醒脑静静脉滴注。④热深厥脱：急当回阳救逆，方用独参汤、生脉散（《内外伤辨惑论》）或参附汤。或用参附注射液肌内注射或静脉注射。此时病情复杂，势急症重，必须根据病情合西医治疗，给予足够的抗生素或糖皮质激素，纠正电解质紊乱，抗休克。若有盆腔脓肿，则切开引流。当病情稳定后，应检查原因，及时处理。

2. **辨证要点**　产后发热，应根据发热的特点、恶露、小腹痛等情况及伴随症状，综合分析明辨。若高热寒战，持续不退，恶露紫暗秽臭，小腹疼痛拒按，心烦口渴，舌红苔黄，脉数有力，多属感染邪毒；若恶寒发热，头痛身痛，苔薄白，脉浮，为外感发热；如正值盛夏炎热季节，高热多汗，口渴心烦，体倦少气，为外感暑热发热；寒热时作，恶露量少，色暗有块，小腹疼痛拒按，舌紫暗，脉弦涩，属血瘀发热；若低热不退，恶露量少，色淡，腹痛绵绵，头晕心悸，舌淡，苔薄白，脉细数，乃血虚发热。

3. **治疗原则**　本病的治疗总以扶正祛邪、调气血、和营卫为主。感染邪毒者，宜清热解毒，凉血化瘀；外感风寒者，宜扶正解表，疏邪宣肺；外感风热者，宜辛凉解表，肃肺清热；外感暑热者，宜清暑益气，养阴生津；血瘀发热者，宜活血化瘀，清热解毒；血虚发热者，宜补血益气，养阴清热。

4. 分型论治

（1）感染邪毒证：

主要证候：产后发热恶寒，或高热寒战，小腹疼痛拒按，恶露初时量多，继则量少，色紫暗，质如败酱，其气臭秽；心烦不宁，口渴喜饮，小便短赤，大便燥结；舌红，苔黄而干，脉数有力。

证候分析：新产血室正开，百脉俱虚，邪毒乘虚内侵，损及胞宫、胞脉，正邪交争，致令发热恶寒，高热寒战；邪毒与血相搏，结而成瘀，胞脉阻滞，则小腹疼痛拒按，恶露色紫暗；热迫血行则量多，热与血结则量少；热毒熏蒸，故恶露质如败酱，其气臭秽；热扰心神，则心烦不宁；热为阳邪，灼伤津液，则口渴喜饮，小便短赤，大便燥结。

治法：清热解毒，凉血化瘀。

方药：解毒活血汤（《医林改错》）加金银花、黄芩。

解毒活血汤：连翘　葛根　柴胡　枳壳　当归　赤芍　生地黄　红花　桃仁　甘草

若高热不退，烦渴汗多，尿少色黄，脉虚大而数，为热入气分，耗气伤津之候，应于上方加入石膏、北沙参、石斛或配合白虎汤加人参汤（《伤寒论》），以清热养阴生津；若症见壮热不退，下腹胀痛，痛而拒按，恶露不畅，秽臭如脓，大便燥结，苔黄而燥，脉弦数，此乃热毒与瘀血互结胞中，阳明腑实，治宜清热解毒，化瘀通腑，方用大黄牡丹汤（《金匮要略》）加蒲公英、败酱草、连翘；若正不胜邪，热入营血，高热不退，心烦汗出，斑疹隐隐，舌红绛，苔黄燥，脉弦细数，治宜清营解毒，凉血养阴，方用清营汤（《温病条辨》）加蒲公英、败酱草、紫花地丁以增清热解毒之功；若热入心包，持续高热，神昏谵语，甚则昏迷，面色苍白，四肢厥冷，脉微欲绝，热深厥深，治宜凉血解毒，清心开窍，方用清营汤（《温病条辨》）送服安宫牛黄丸（《温病条辨》）或紫雪丹（《温病条辨》）；若冷汗淋漓，四肢厥冷，脉微欲绝，为阴竭阳亡，生命垂危，急当回阳救逆，方用生脉散（《内外伤辨惑论》）、参附汤（《世医得效方》）。

（2）外感证：

1）外感风寒证：

主要证候：产后恶寒发热；头痛身疼，鼻塞流涕，咳嗽，无汗；舌淡，苔薄白，脉浮紧。

证候分析：产后元气虚弱，卫阳失固，腠理不实，风寒袭表，正邪交争，则恶寒发热，头痛身疼；肺与皮毛相表里，肺气失宣，则鼻塞流涕，咳嗽。

治法：养血祛风，散寒解表。

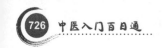

方药：荆穗四物汤（《医宗金鉴》）加苏叶。

荆穗四物汤：荆芥穗　防风　川芎　当归　白芍　熟地黄

2）外感风热证：

主要证候：产后发热，微汗或汗出恶风；头痛，咳嗽或有黄痰，咽痛口干，口渴，恶露正常，无下腹痛；舌红，苔薄黄，脉浮数。

证候分析：产后气血俱虚，卫外之阳不固，风热之邪袭表，热郁肌腠，卫表失和，故发热；风性开泄，卫表不固，则微汗或汗出恶风；风热上扰清窍，则头痛；肺失肃降，则咳嗽；风热之邪熏蒸清道，故咽痛口干；热邪伤津，则口渴；邪尚在表，未伤及胞宫气血，故恶露正常，无下腹痛。

治法：辛凉解表，疏风清热。

主方：银翘散（《温病条辨》）。

银翘散：金银花　连翘　竹叶　荆芥穗　牛蒡子　薄荷　桔梗　淡豆豉　甘草　芦根

若外邪客于少阳之半表半里，症见往来寒热，胸胁痞满，口苦，咽干作呕，舌苔薄白，脉弦，治宜和解表里，方用小柴胡汤（《伤寒论》）；若外感暑热者，症见身热多汗，口渴心烦，倦怠乏力，舌红少津，脉虚数，治宜清暑益气，养阴生津，方用清暑益气汤（《温热经纬》），并迅速改善居处环境，降温通风。

（3）血瘀证：

主要证候：产后乍寒乍热，恶露不下，或下亦甚少，色紫暗有块，小腹疼痛拒按；舌紫暗，或有瘀点、瘀斑，苔薄，脉弦涩有力。

证候分析：产后瘀血内阻，营卫不通，阴阳失和，则乍寒乍热；瘀血内停，阻滞胞脉，则恶露不下，或下也甚少，色紫暗有块；胞脉瘀阻不通，则腹痛拒按。

治法：活血祛瘀，和营除热。

方药：生化汤（《傅青主女科》）加牡丹皮、丹参、益母草。

生化汤：当归　川芎　桃仁　炮姜　炙甘草

（4）血虚证：

主要证候：产时、产后失血过多，身有微热；头晕眼花，心悸少寐，恶露或多或少，色淡质稀，小腹绵绵作痛，喜按；舌淡红，苔薄白，脉细弱。

证候分析：产后亡血伤津，阴血骤虚，阳无所依，虚阳越浮于外，则身有微热；血虚不能上荣清窍，则头晕眼花；血虚心神失养，则心悸少寐；气随血耗，气虚冲任不固，则恶露量多；血虚冲任不足，则恶露量少；气血虚弱，则恶露色淡质稀；血虚不荣，则小腹绵绵作痛，喜按。

治法：养血益气，和营退热。

方药：八珍汤（方见经行头痛）加枸杞子、黄芪。

若血虚阴亏者，症见午后热甚，两颧红赤，口渴喜饮，小便短黄，大便秘结，舌嫩红，脉细数，治宜滋阴养血清热，方用加减一阴煎（《景岳全书》）加白薇。

【预防调护】

（1）增强体质，产程中严格无菌操作。

（2）产褥期应避免感受风寒等外邪，多取半卧位，以利于恶露排出。

第三节　恶露不绝

产后血性恶露持续10天以上，仍淋沥不尽者，称为"产后恶露不绝"，又称"产后恶露不尽""产后恶露不止"。

【病因病机】

恶露出于胞中，乃血所化，而血源于脏腑，注于冲任。本病发病机制主要为胞宫藏泻失度，冲任不固，气血运行失常。

《诸病源候论·产后崩中恶露不尽候》明确了本病的病因病机为"风冷搏于血""虚损""内有瘀血"所致，对瘀血治疗提出"不可断之，断之终不断"的观点。《医宗金鉴·妇科心法要诀》提出根据恶露的色、质、气味辨虚实的原则。《傅青主女科·产后编》立加减生化汤为治。

【诊断依据】

1. **病史**　体质素弱；或产时感邪、操作不洁；或有产程过长、胎盘胎膜残留、产后子宫复旧不良等病史。

2. **症状**　产后血性恶露逾10天仍淋沥不止，或有恶臭味，可伴神疲懒言、气短乏力，小腹空坠，或伴小腹疼痛拒按。出血多时可合并贫血，严重者可致昏厥。

3. **检查**

（1）妇科检查：子宫复旧不良者，子宫较同期正常产褥子宫大而软，或伴压痛；胎盘残留者，有时可见胎盘组织堵塞于子宫颈口处。

（2）辅助检查：血象呈贫血或有炎性改变；超声检查或可发现宫腔内有残留物。

【辨证论治】

1. **辨证要点**　辨证应以恶露的量、色、质、气味等，并结合全身症状辨别寒热、虚实。如恶露量多，色淡，质稀，无臭气者，多为气虚；色红或紫，黏稠而臭秽者，多为血热；色暗有块，小腹疼痛者，多为血瘀。

2. 治疗原则 治疗应遵循虚者补之，瘀者攻之，热者清之的原则分别施治，并随证选加相应止血药以达标本同治。

3. 分型论治

（1）气虚证：

主要证候：产后恶露过期不止，量多，色淡红，质稀，无臭味；面色白，精神倦怠，四肢无力，气短懒言，小腹空坠；舌淡，苔薄白，脉缓弱。

证候分析：气虚统摄无权，冲任不固，则恶露过期不止，血量较多；血失气化，则色淡，质稀，无臭味；气虚中阳不振，则精神倦怠，四肢无力，气短懒言；中气不足，则小腹空坠；气虚清阳不升，则面色白。

治法：益气摄血固冲。

方药：补中益气汤（方见月经先期）加阿胶、艾叶、乌贼骨。

若症见恶露过期不止，腰膝酸软，头晕耳鸣者，此乃肝肾不足，酌加菟丝子、金樱子、续断、巴戟天等补肝肾，固冲任。

（2）血热证：

主要证候：产后恶露过期不止，量较多，色鲜红，质黏稠；口燥咽干，面色潮红；舌红苔少，脉细数无力。

证候分析：产后营阴耗损，虚热内生，或气郁化热，或感热邪，热扰冲任，迫血妄行，故恶露过期不止，量较多；阴虚热灼，则血色鲜红，质稠黏；虚热上浮，故面色潮红；阴液不足，则口燥咽干。舌红，苔少，脉细数无力，为阴虚内热之征。

治法：养阴清热，凉血止血。

方药：保阴煎（方见月经过多）加煅牡蛎、地榆。

若兼乳房、少腹胀痛，心烦易怒，恶露夹血块，口苦咽干，脉弦数者，此属肝郁血热之证，治宜疏肝解郁，清热止血，方用丹栀逍遥散（方见月经先期）加生地黄、旱莲草、茜草清热凉血止血。

（3）血瘀证：

主要证候：产后恶露过期不止，淋沥量少，或突然量多，色暗有块，或伴小腹疼痛拒按，块下痛减；舌紫暗，或有瘀点，苔薄，脉弦涩。

证候分析：瘀血阻滞冲任，新血不得归经，则恶露过期不止，淋沥量少，或突然量多，色暗有块；瘀血内阻，不通则痛，故小腹疼痛拒按；块下瘀滞稍通，故使痛减。

治法：活血化瘀，理血归经。

方药：生化汤（方见产后发热）加益母草、茜草、三七、蒲黄。

若兼口干咽燥，舌红，脉弦数者，酌加地榆、黄柏以清热止血；若气虚明显，伴小腹空坠者，加党参、黄芪补气摄血；若瘀久化热，恶露臭秽，兼口干咽燥，加紫草、马齿苋、蒲公英清热化瘀；若为胞衣残留者，视具体情况，可行清宫术，并配合中西药物治疗。

【预防调护】

（1）加强早期妊娠检查与孕期营养，提倡住院分娩。

（2）胎盘娩出后，及时检查是否完整，如有残留，立即清宫。

（3）产后注意休息，避免感受风寒。

第四节　产后自汗、盗汗

产妇于产后涔涔汗出，持续不止，动则益甚者，称为"产后自汗"；若寐中汗出湿衣，醒来自止者，为"产后盗汗"，统称为产后汗证。

【病因病机】

气虚、阴虚为本病主因。多由素体虚弱，产后耗气伤血，气虚腠理不密；或阴血骤虚，阳气外越，迫津外泄而致。

《金匮要略·妇人产后病脉证并治》已有"新产血虚，多汗出，喜中风，故令病痉"的论述，并把多汗视为产后三病的病因病机之一。《诸病源候论》中首立"产后汗出不止候"，指出其发病主要为产时伤血致"阴气虚而阳气加之，里虚表实，阳气独发于外"。《经效产宝·产后汗不止方论》以玉屏风散加味治疗，为后世奠定了治疗产后汗证的方药基础。

【诊断依据】

1. **病史**　注意询问患者平素体质情况，有无结核、贫血等慢性病史。

2. **症状**　产后出汗量过多或持续时间长。产后自汗者，白昼汗多，动则益甚；产后盗汗者，寐中汗出，醒后自止。

3. **检查**　产后盗汗疑有肺结核者，应进行肺部 X 线检查。

【辨证论治】

1. **辨证要点**　本病以产后出汗量多和持续时间长为特点。根据出汗发生时间之不同分自汗和盗汗。白昼汗多，动则尤甚为气虚自汗；寐中出汗，醒后即止为阴虚盗汗。

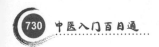

2. 治疗原则　治疗产后自汗、盗汗，气虚者，治以益气固表，和营止汗；阴虚者，治以益气养阴，生津敛汗。

3. 分型论治

（1）气虚证：

主要证候：产后汗出过多，不能自止，动则加剧；时有恶风身冷，气短懒言，面色白，倦怠乏力；舌质淡，苔薄白，脉细弱。

证候分析：产后伤血，气随血耗，腠理不密，卫阳不固，故自汗，恶风；动则耗气，故动则汗出加剧；气虚阳衰，故气短懒言，面色白，倦怠乏力。

治法：益气固表，和营止汗。

方药：黄芪汤（《济阴纲目》）。

黄芪汤：黄芪　白术　防风　熟地黄　煅牡蛎　茯苓　麦冬　大枣　甘草

若汗出过多，可加浮小麦、麻黄根、五味子固涩敛汗；若头晕心悸，唇甲苍白者，加党参、何首乌、阿胶益气养血。

（2）阴虚证：

主要证候：产后睡中汗出，甚则湿透衣衫，醒后即止；面色潮红，头晕耳鸣，口燥咽干，渴不思饮；或五心烦热，腰膝酸软；舌质红，苔少，脉细数。

证候分析：因产伤血，营阴耗损，阴虚生内热，热迫汗出，故产后睡中汗出，甚则湿透衣衫；醒后阳出于阴，卫表得固，故汗出可止；阴虚阳浮于上，故面色潮红，头晕耳鸣；虚热灼阴，津不上乘，故口燥咽干，渴不思饮；五心烦热，腰膝酸软为阴虚及肝肾所致。

治法：益气养阴，生津敛汗。

方药：生脉散（方见妊娠恶阻）加煅牡蛎、浮小麦、山茱萸、糯稻根。

若口燥咽干甚者，加石斛、玉竹生津滋液；五心烦热甚者，加白薇、地骨皮、生地黄、栀子滋阴清热除烦。

【预防调护】

（1）及时治以补虚敛汗。

（2）对于长期盗汗者，应借助胸部 X 线摄片等检查，排除结核病变。

（3）适寒温，慎起居，防外感。

第五节 缺 乳

哺乳期内，产妇乳汁甚少，或无乳可下，称为"缺乳"，又称"乳汁不足""乳汁不行"。

【病因病机】

缺乳的主要病机为乳汁化源不足，无乳可下；或乳汁运行受阻，乳不得下。

《诸病源候论》最早列有"产后乳无汁候"，其云："妇人手太阳、少阴之脉，下为月水，上为乳汁……既产则水血俱下，津液暴竭，经血不足者，故无乳汁也。"

【诊断依据】

1. **病史** 素体气血不足，或脾胃虚弱，或素性抑郁，或产后情志不遂，或产时、产后失血过多等。

2. **症状** 哺乳期乳汁甚少，不足以喂养婴儿，或乳汁全无。

3. **检查** 乳腺发育正常，乳房柔软，不胀不痛，挤出乳汁点滴而下，质稀；或乳房胀满而痛，挤压乳汁难出，质稠；或有乳腺发育不良者。此外，还应注意有无乳头凹陷和乳头皲裂造成的哺乳困难而致乳汁壅塞不通。

【辨证论治】

1. **辨证要点** 缺乳有虚实两端，如乳汁清稀，乳房柔软，属虚证，多为气血虚弱；若乳汁浓稠，乳房胀硬疼痛，属实证，多为肝郁气滞。

2. **治疗原则** 治疗以调理气血，通络下乳为主。虚者补益气血，实者疏肝解郁，均宜佐以通乳之品。

3. **分型论治**

（1）气血虚弱证：

主要证候：产后乳少，甚或全无，乳汁清稀，乳房柔软，无胀感；面色少华，倦怠乏力，神疲食少；舌质淡，苔薄白，脉细弱。

证候分析：气血虚弱，乳汁化源不足，无乳可下，故乳少或全无，乳汁清稀；乳汁不充，乳腺空虚，故乳房柔软，无胀感；气虚血少，不能上荣头面、四肢，故面色少华，倦怠乏力；阳气不振，脾虚失运，故神疲食少。

治法：补气养血，佐以通乳。

方药：通乳丹（《傅青主女科》）。

通乳丹：人参　黄芪　当归　麦冬　木通　桔梗　猪蹄

若食少便溏者，加炒白术、茯苓、炒扁豆健脾渗湿；头晕心悸者，加阿胶、白芍、何首乌养血安神。

（2）肝郁气滞证：

主要证候：产后乳少，甚或全无，乳汁浓稠，乳房胀硬、疼痛；胸胁胀满，情志抑郁，食欲不振；舌质正常，苔薄黄，脉弦或弦数。

证候分析：情志不舒，肝气郁结，气机不畅，乳络受阻，故乳汁少或全无；乳汁壅滞，运行受阻，故乳房胀满而痛，乳汁浓稠；肝经布胁肋，肝气郁结，疏泄不利，故胸胁胀满；肝气不疏，故情志抑郁；肝气犯胃，脾胃受累，故食欲不振。

治法：疏肝解郁，通络下乳。

方药：下乳涌泉散（《清太医院配方》）。

下乳涌泉散：柴胡　青皮　当归　白芍　川芎　生地黄　天花粉　白芷　穿山甲　王不留行　漏芦　通草　桔梗　甘草

若乳房胀痛甚者，酌加橘络、丝瓜络、香附以增理气通络，行气止痛之效；乳房胀硬疼痛，局部有热感，触之有块者，加蒲公英、夏枯草、赤芍、路路通以清热散结通络；若乳房红肿掣痛，伴高热恶寒，或乳房结块有波动感者，应按"乳痈"诊治。

【预防调护】

（1）孕期做好乳头护理，如发现乳头凹陷，要经常向外拉，并做好乳头卫生防护。

（2）提倡早期哺乳，定期哺乳，促进乳汁分泌。

（3）保持情绪乐观，心情舒畅，以利于乳汁排泄。

第五章　妇科杂症

第一节　不孕症

女子未避孕，性生活正常，与配偶同居 1 年而未孕者，称为不孕症。从未妊娠者为原发性不孕，《备急千金要方》称为"全不产"；曾经有过妊娠者继而未避孕 1 年以上未孕者为继发性不孕，《备急千金要 方》称为"断绪"。

【病因病机】

本病主要病机为肾气不足，冲任气血失调。

《女科经纶·嗣育门》引朱丹溪语："妇人久无子者，冲任脉中伏热也……其原必起于真阴不足，真阴不足，则阳胜而内热，内热则荣血枯。"《景岳全书·妇人规》曰："产育由于血气，血气由于情怀，情怀不畅则冲任不充，冲任不充则胎孕不受。"《傅青主女科·种子》言："妇人有身体肥胖，痰涎甚多，不能受孕者。人以为气虚之故，谁知是湿盛之故乎……而肥胖之湿，实非外邪，乃脾土之内病也。"

【诊断依据】

不孕症是一种生育障碍状态，可由多种原因导致。通过夫妇双方全面检查，寻找病因，是诊断不孕症的关键。

1. **病史**　询问患者年龄、婚史、同居时间、配偶健康状况、性生活情况、月经史及产育史，还需了解既往史及家族史，尤需注意有无结核、甲状腺疾病、糖尿病及盆腹腔手术史。

2. **症状**　未避孕，性生活正常，同居 1 年或曾孕育后未避孕 1 年以上而未孕。

3. **检查**

（1）体格检查：观察身高、体重、第二性征发育、体毛分布及有无溢乳等。

（2）妇科检查：注意内外生殖器，有无发育畸形、炎症及包块等。

（3）辅助检查：①卵巢功能检查：了解排卵及黄体功能状态，包括基础体温测定、B超监测排卵、子宫颈黏液结晶检查、子宫内膜活检、血清生殖内分泌激素测定等。②输卵管通畅试验：常用子宫输卵管碘液造影术、子宫输卵管超声造影术及核磁共振子宫输卵管影像术。③免疫因素检查：包括生殖相关抗体，如抗精子抗体、抗子宫内膜抗体等。④宫腔镜检查：了解宫腔情况，诊断宫腔粘连、黏膜下肌瘤、内膜息肉、子宫畸形等。⑤腹腔镜检查：用于盆腔情况的诊断，直接观察子宫、输卵管、卵巢有无病变或粘连，直视下可行输卵管亚甲蓝通液，了解输卵管通畅度，且检查与治疗可同时进行。

【辨证论治】

1. 辨证要点　主要根据月经、带下、全身症状及舌脉等综合分析，审脏腑、冲任、胞宫之病位，辨气血、寒热、虚实之变化。重视辨病与辨证相结合。

2. 治疗原则　治疗以温养肾气，调理气血为主。调畅情志，择"的候"而合阴阳，以利于受孕。

3. 分型论治

（1）肾虚证：

1）肾气虚证：

主要证候：婚久不孕，月经不调或停闭，量多或少，色淡暗质稀；腰酸膝软，头晕耳鸣，精神疲倦，小便清长；舌淡，苔薄白，脉沉细，两尺尤甚。

证候分析：肾气不足，冲任虚衰，不能摄精成孕，而致不孕；冲任不调，血海失司，故月经不调或停闭，量或多或少；肾主骨生髓，腰为肾之府，肾虚则腰酸膝软，精神疲倦；肾开窍于耳，脑为髓海，髓海不足，则头晕耳鸣；气化失常，则小便清长，经色淡暗质稀。

治法：补益肾气，调补冲任。

方药：毓麟珠（《景岳全书》）。

毓麟珠：当归　熟地黄　白芍　川芎　人参　白术　茯苓　炙甘草　菟丝子　杜仲　鹿角霜　川椒

若经来量多者，加阿胶、炒艾叶固冲止血；若经来量少不畅者，加丹参、鸡血藤活血调经；若心烦少寐者，加柏子仁、夜交藤养心安神；腰酸腿软甚者，加续断、桑寄生补肾强腰。

2）肾阳虚证：

主要证候：婚久不孕，初潮延迟，月经后期，量少，色淡质稀，甚至停闭，带下量多，清稀如水；腰膝酸冷，性欲淡漠，面色晦暗，大便溏薄，小便清长；舌淡，苔白，脉沉迟。

证候分析：肾阳不足，冲任虚寒，胞宫失煦，故婚久不孕；阳虚内寒，天癸迟至，冲任血海空虚，故初潮延迟，月经后期，甚至闭经；阳虚水泛，湿注任带，故带下量多，清稀如水；肾阳虚外府失煦，则腰膝酸冷，火衰则性欲淡漠；火不暖土，脾阳不足，则大便溏薄；膀胱失约，则小便清长；肾阳虚衰，血失温养，脉络拘急，血行不畅，则面色晦暗，经少色淡质稀。

治法：温肾助阳，调补冲任。

方药：温胞饮（《傅青主女科》）。

温胞饮：巴戟天　补骨脂　菟丝子　肉桂　附子　杜仲　白术　山药　芡实　人参

若小便清长，夜尿多者，加益智仁、桑螵蛸补肾缩小便；性欲淡漠者，加紫石英、肉苁蓉温肾填精；血肉有情之品如紫河车、龟甲、鹿茸等，具补肾阴阳，通补奇经之效，可适时加味。

3）肾阴虚证：

主要证候：婚久不孕，月经先期，量少，色红质稠，甚或闭经，或带下量少，阴中干涩；腰酸膝软，头晕耳鸣，形体消瘦，五心烦热，失眠多梦；舌淡或舌红，少苔，脉细或细数。

证候分析：肾阴亏虚，冲任血海匮乏，胞宫失养，故致不孕；精血不足，则月经量少，甚或闭经；阴虚内热，热迫血行，故月经先期；血少津亏，阴液不充，任带失养，阴窍失濡，故带下量少，阴中干涩；腰为肾之府，肾虚则腰膝酸软；阴虚血少，清窍失荣，血不养心，故头晕耳鸣，失眠多梦；阴虚火旺，故形体消瘦，五心烦热，经色红质稠。

治法：滋肾养血，调补冲任。

方药：养精种玉汤（《傅青主女科》）。

养精种玉汤：当归　白芍　熟地黄　山茱萸

若胁肋隐痛，两目干涩者，加女贞子、旱莲草柔肝养阴；面色萎黄，头晕眼花者，加龟甲、紫河车填精养血；五心烦热，午后潮热者，加地骨皮、牡丹皮、知母滋阴清热。

（2）肝气郁结证：

主要证候：婚久不孕，月经周期先后不定，量或多或少，色暗，有血块，经行腹痛，或经前胸胁、乳房胀痛；情志抑郁，或烦躁易怒；舌淡红，苔薄白，脉弦。

证候分析：肝气郁结，疏泄失常，冲任失和，故婚久不孕；气机不畅，血海蓄溢失常，故月经周期先后不定，量或多或少；气郁血滞，则经色暗，有血块；足厥阴肝经

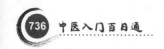

循少腹布胁肋，肝失条达，经脉不利，故经前胸胁、乳房胀痛；肝郁气滞，血行不畅，不通则痛，故经行腹痛；情怀不畅，郁久化火，故情志抑郁，或烦躁易怒。

治法：疏肝解郁，理血调经。

方药：开郁种玉汤《（傅青主女科》）。

开郁种玉汤：当归　白芍　牡丹皮　香附　白术　茯苓　天花粉

若痛经较重者，加延胡索、生蒲黄、山楂化瘀止痛；心烦口苦者，加栀子、夏枯草清泄肝热；胸闷纳少者，加陈皮、砂仁健脾和胃；经前乳房胀痛明显者，加橘核、青皮、玫瑰花理气行滞。

（3）痰湿内阻证：

主要证候：婚久不孕，月经后期，甚或闭经，带下量多，色白质黏；形体肥胖，胸闷呕恶，心悸头晕；舌淡胖，苔白腻，脉滑。

证候分析：素体脾虚，聚湿成痰，或肥胖之体，躯脂满溢，痰湿内盛，壅滞冲任，故婚久不孕；痰阻冲任、胞宫，气机不畅，故月经后期，甚或闭经；湿浊下注，则带下量多，质黏稠；痰浊内阻，饮停心下，清阳不升，则胸闷呕恶，头晕心悸。

治法：燥湿化痰，理气调经。

方药：苍附导痰丸（方见月经后期）。

若带下量多者，加芡实、金樱子固涩止带；胸闷气短者，加瓜蒌、石菖蒲宽胸利气；心悸者，加远志祛痰宁心；月经后期，闭经者，加丹参、泽兰养血活血通经。

（4）瘀滞胞宫证：

主要证候：婚久不孕，月经后期，量或多或少，色紫黑，有血块，可伴痛经；平素小腹或少腹疼痛，或肛门坠胀不适；舌质紫暗，边有瘀点，脉弦涩。

证候分析：瘀血内停，冲任阻滞，胞脉不通，故致不孕；冲任气血不畅，血海不能按时满溢，故月经周期延后，量少，色紫黑；瘀阻冲任，血不归经，则月经量多，有血块；血瘀气滞，不通则痛，故经行腹痛，或小腹、少腹疼痛，肛门坠胀不适。

治法：活血化瘀，止痛调经。

方药：少腹逐瘀汤（方见痛经）。

若小腹冷痛者，加吴茱萸、乌药温经散寒；经血淋沥不止者，加茜草、三七粉化瘀止血；下腹结块者，加鳖甲、炮山甲散结消癥。

【预防调护】

（1）遵循求子嗣之道，注意婚配等过程的健康注意事项。

（2）及时调节劳伤旧疾，为种子做好身体准备。

（3）调畅情志，利于阴阳交合。

第二节 盆腔炎性疾病

盆腔炎性疾病指女性上生殖道及其周围组织的一组感染性疾病，主要包括子宫内膜炎、输卵管炎、输卵管卵巢脓肿、盆腔腹膜炎。炎症可局限于一个部位，也可同时累及几个部位，以输卵管炎、输卵管卵巢炎最常见。盆腔炎性疾病大多发生在育龄期妇女，初潮前、绝经后或未婚者很少发病，若发生也往往是邻近器官炎症的扩散。严重的盆腔炎性疾病可引起弥漫性腹膜炎、败血症、感染性休克，甚至危及生命。

中医古籍无此病名记载，根据其症状特点，归属于"热入血室""带下病""妇人腹痛""癥瘕""产后发热"等范畴。

一、急性盆腔炎

【病因病机】

本病主要机制为湿、热、毒交结，邪正相争于胞宫、胞脉，或在胞中结块，蕴积成脓。

【诊断依据】

1. 病史 多有近期妇产科手术史；或经期产后摄生不慎，或房事不洁史；或慢性生殖器炎症史。

2. 症状 下腹部或全腹部疼痛难忍，高热伴恶寒或寒战，头痛，带下量多或赤白兼杂，甚至如脓血，可伴有腹胀、腹泻、尿频、尿急等症状。

3. 检查

（1）妇科检查：阴道可见脓臭分泌物；宫颈举痛或充血，或见脓性分泌物从宫颈口流出；子宫体可增大，压痛明显，附件区压痛明显，甚至触及包块；伴腹膜炎时，下腹部有压痛、反跳痛及腹肌紧张；盆腔脓肿形成位置较低者则后穹窿饱满，有波动感。

（2）辅助检查：①血常规检查：白细胞总数及中性粒细胞数增高。②血沉＞20mm/h。③宫颈管分泌物检查：可做病原体检测、培养及药敏试验。④B超检查：可见盆腔积液或包块。⑤后穹窿穿刺：若B超检查显示直肠子宫陷凹积液，穿刺抽出脓液即可确诊，穿刺物涂片检查或细菌培养可明确病原体。⑥腹腔镜检查：输卵管表面明显充血，输卵管管壁水肿，输卵管伞端或浆膜面有脓性渗出物。

4. 诊断标准（美国CDC诊断标准，2010年）

（1）最低标准：子宫压痛或附件压痛或宫颈举痛。

（2）附加标准：①口腔温度≥38.3℃。②子宫颈或阴道脓性分泌物。③阴道分泌物显微镜检查有白细胞增多。④红细胞沉降率升高。⑤ C- 反应蛋白水平升高。⑥实验室检查证实有宫颈淋病奈瑟菌或沙眼衣原体感染。

（3）特异性诊断标准：①子宫内膜活检组织学证实子宫内膜炎。②阴道超声或磁共振检查显示输卵管增粗，输卵管积液，伴或不伴有盆腔积液、输卵管或卵巢肿块。③腹腔镜发现 PID 征象。

【辨证论治】

1. 辨证要点 根据发热特点，下腹疼痛、带下异常等情况，结合全身症状、舌脉综合分析。辨证以热毒、湿毒、湿热证为主。

2. 治疗原则 本病以中西医结合治疗为主，西医以抗生素治疗为主，中医药治疗应以"急则治其标"为原则，治以清热解毒利湿，凉血行气止痛以祛邪泄实；合并癥瘕脓肿者，又当解毒消肿排脓，活血消癥散结。必要时采取手术治疗。

3. 分型论治

（1）热毒炽盛证：

主要证候：下腹胀痛或灼痛剧烈，高热，或壮热不退，恶寒或寒战，带下量多，色黄或赤白杂下，味臭秽；口苦烦渴，精神不振，或月经量多或崩中下血，大便秘结，小便短赤；舌红，苔黄厚或黄燥，脉滑数或洪数。

证候分析：感染热毒，直犯冲任胞宫，与气血搏结，正邪急剧交争，营卫不和，则下腹胀痛或灼痛剧烈，高热，或壮热不退，恶寒或寒战；热毒壅盛，损伤任带二脉，则带下量多，色黄或赤白杂下，味臭秽；热毒之邪迫血妄行，则月经量多或崩中下血；热毒炽盛，伤津耗液，则口苦烦渴，尿赤便结。

治法：清热解毒，凉血消痈。

方药：五味消毒饮（方见带下过多）合大黄牡丹汤（方见癥瘕）。带下臭秽者，加椿根皮、黄柏、茵陈清热利湿止带；腹胀满者，加厚朴、枳实以理气消胀；盆腔形成脓肿者，加红藤、皂角刺、白芷消肿排脓。

（2）湿毒壅盛证：

主要证候：下腹胀痛拒按，或伴腰骶部胀痛难忍，发热恶寒，或高热不退，带下量多，色黄绿如脓，味臭秽；月经量多，经期延长或淋沥不尽，口苦口腻，大便溏泄，小便短少；舌红，苔黄腻，脉滑数。

证候分析：湿毒之邪气客于冲任、胞宫，与气血相搏，则下腹胀痛拒按，或伴腰骶部胀痛难忍；邪正交争，互有进退，则发热恶寒，或高热不退；湿毒流注下焦，损伤任带二脉，则色黄绿如脓，味臭秽；湿毒扰及冲任，血海不宁，故月经量多，经期延长或淋沥不尽；湿毒内蕴，肠道传化失司，则大便溏泄，湿毒下注膀胱，则小便黄少。

治法：解毒利湿，活血止痛。

方药：银翘红酱解毒汤（《中医妇科临床手册》）。

银翘红酱解毒汤：忍冬藤　连翘　红藤　败酱草　牡丹皮　栀子　赤芍　桃仁　薏苡仁　延胡索　乳香　没药　川楝子

如高热兼恶寒者，加大青叶、柴胡解毒退热；便溏热臭者，加秦皮、黄芩、黄连清热利湿；便秘者，加大黄泄热通腑；带多色黄夹有脓血者，加贯众、马齿苋、地榆利湿解毒止血。

（3）湿热蕴结证：

主要证候：下腹胀痛，或伴腰骶部胀痛，发热，热势起伏或寒热往来，带下量多，色黄味臭；或经期延长或淋沥不止，口腻纳呆，小便黄，大便溏或燥结；舌红，苔黄厚，脉滑数。

证候分析：湿热客于冲任、胞宫，与气血相搏，则下腹部胀痛，或伴腰骶部胀痛；邪正交争，互有进退，湿遏热伏，则热势起伏或寒热往来；湿热蕴结下焦，损伤任带二脉，则带下量多，色黄味臭；湿热扰及冲任，血海不宁，则经期延长或淋沥不止；湿热内蕴，肠道传化失司，则大便溏或燥结；湿热下注膀胱，则小便黄。

治法：清热利湿，活血止痛。

方药：仙方活命饮（方见阴疮）去穿山甲、当归、皂角刺，加蒲公英、败酱草、薏苡仁、土茯苓。

若低热起伏者，加茵陈、柴胡以除湿清热；月经量多或淋沥不止者，加马齿苋、贯众、炒地榆利湿凉血止血；形成癥瘕者，加夏枯草、三棱、莪术等消肿散结，化瘀消癥。

二、盆腔炎性疾病后遗症

盆腔炎性疾病后遗症是盆腔炎性疾病的遗留病变，以往称为慢性盆腔炎，多是由于盆腔炎性疾病未能得到及时正确的治疗，迁延日久而来，临床缠绵难愈，以不孕、输卵管妊娠、慢性盆腔痛、炎症反复发作为主要临床表现，严重影响妇女的生殖健康和生活质量。根据发病部位及病理不同，可分为慢性输卵管炎与输卵管积水、输卵管卵巢炎及输卵管卵巢囊肿、慢性盆腔结缔组织炎。

中医古籍无此病名记载，根据其临床表现，归属于"癥瘕""妇人腹痛""带下病""月经不调""不孕症"等范畴。

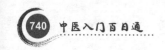
【病因病机】

本病病因较为复杂，但可概括为湿、热、瘀、寒、虚5个方面。湿热是本病主要的致病因素，瘀血阻遏为本病的根本病机。

【诊断依据】

1. **病史**　大多有盆腔炎性疾病发作史，或宫腔、盆腔手术史，或不洁性生活史。

2. **症状**　下腹部疼痛或坠胀痛，痛连腰骶，常在劳累、性交后及月经前后加重。可伴有低热起伏，易疲劳，劳则复发，带下增多，月经不调，不孕等。

3. **检查**

（1）妇科检查：子宫常后倾后屈，压痛，活动受限或粘连固定；宫体一侧或两侧附件增厚，或触及呈条索状增粗的输卵管，或触及囊性肿块，压痛；宫骶韧带增粗、变硬、触痛。

（2）辅助检查：①实验室检查：白带常规、BV、宫颈分泌物检测及血沉、血常规检查等可有异常发现。②B超检查：可有一侧或两侧附件液性包块。③子宫输卵管造影检查：输卵管迂曲、阻塞或通而不畅。④腹腔镜检查：盆腔粘连，输卵管积水、伞端闭锁。

【辨证论治】

1. **辨证要点**　盆腔炎性疾病后遗症主要是湿热毒邪残留于冲任、胞宫，与气血搏结，聚结成瘀。故以血瘀为关键，病情缠绵，证候虚实错杂。临证需结合全身症状及舌脉辨别寒热、虚实。一般而言，本病以实证或虚实夹杂证多见、纯虚证少见。

2. **治疗原则**　治疗以活血化瘀，行气止痛为主，配合清热利湿、疏肝行气、散寒除湿、补肾健脾益气等治疗。在内治法的基础上，配合中药直肠导入、中药外敷、中药离子导入等综合疗法，以提高临床疗效。

3. **分型论治**

（1）湿热瘀结证：

主要证候：少腹胀痛，或痛连腰骶，经行或劳累时加重，或有下腹癥块，带下量多，色黄；脘闷纳呆，口腻不欲饮，大便溏或秘结，小便黄赤；舌暗红，苔黄腻，脉滑或弦滑。

证候分析：湿热之邪蕴结冲任、胞宫，日久致气血瘀阻，或瘀久成癥，则致下腹胀痛，或痛连腰骶，或见下腹癥块；经行、劳累耗伤气血，正气受损，则病势加重；湿热下注，则带下量多，色黄；湿热内伤，则脘闷纳呆，口腻不欲饮，便溏或秘结，小便黄赤。

治法：清热利湿，化瘀止痛。

方药：银甲丸（《王渭川妇科经验选》）。

银甲丸：金银花　连翘　升麻　红藤　蒲公英　生鳖甲　紫花地丁　生蒲黄　椿根皮　大青叶　茵陈　琥珀末　桔梗

若湿邪甚，腹胀痛者，加茯苓、厚朴、大腹皮行气祛湿；带下多，黄稠如脓者，加黄柏、车前子、椿根皮清热利湿止带；便溏者，加白术、薏苡仁健脾燥湿。

（2）气滞血瘀证：

主要证候：下腹胀痛或刺痛，情志不畅则腹痛加重，经行量多有瘀块，瘀块排出则痛缓，胸胁、乳房胀痛，或伴带下量多，色黄质稠，或婚久不孕；舌紫暗或有瘀点，苔白或黄，脉弦涩。

证候分析：肝气郁结，气机不利，血行瘀阻，结于冲任、胞脉，故下腹胀痛或刺痛，经行量多有瘀块；肝失条达，肝经阻滞，故乳房胀痛；气血瘀结，带脉失约，故带下量多，色黄质稠；胞脉闭阻，不能摄精成孕，则婚久不孕。

治法：疏肝行气，化瘀止痛。

方药：膈下逐瘀汤（方见闭经）。

若下腹有包块者，加三棱、莪术活血消癥；若烦躁易怒，口苦者，加栀子、夏枯草疏肝清热；带下量多，黄稠者，加黄柏、薏苡仁、土茯苓利湿止带。

（3）寒湿瘀滞证：

主要证候：下腹冷痛或刺痛，腰骶冷痛，得温则减，带下量多，色白质稀；月经量少或月经错后，经色暗或夹血块，形寒肢冷，大便溏泄，或婚久不孕；舌质淡暗或有瘀点，苔白腻，脉沉迟或沉涩。

证候分析：寒湿伤及胞脉，血为寒湿所凝，冲任阻滞，血行不畅，故下腹冷痛或刺痛，腰骶冷痛；冲任阻滞，带脉失约，故带下量多；寒性凝滞，故月经量少或月经错后；寒湿伤阳，气血不畅，故形寒肢冷，大便溏泄，婚久不孕。

治法：祛寒除湿，化瘀止痛。

方药：少腹逐瘀汤（方见痛经）合桂枝茯苓丸（方见胎漏、胎动不安）。

若下腹冷痛较甚，加乌药、艾叶温经止痛；大便溏薄者，去当归，加炒白术、山药健脾利湿；带下量多、质稀者，加芡实、金樱子以化湿止带。

（4）气虚血瘀证：

主要证候：小腹隐痛或坠痛，缠绵日久，或痛连腰骶，或有下腹癥块，带下量多，色白质稀；经期延长或量多，经血淡暗，伴精神萎靡，体倦乏力，食少纳呆；舌淡暗，或有瘀点，苔白，脉弦细或沉涩。

证候分析：正气亏虚，血行不畅，瘀血内停，或积久成癥，故小腹隐痛或坠痛，痛连腰骶，或有下腹癥块；气虚不摄，水湿下注，故带下量多；气虚冲任不固，故经期延长或量多；久病脾失健运，气血耗伤，中气不足，故精神萎靡，体倦乏力，食少纳呆。

治法：益气健脾，化瘀止痛。

方药：理冲汤（《医学衷中参西录》）去天花粉、知母合失笑散（方见月经过多）。

理冲汤：生黄芪　党参　白术　生山药　天花粉　知母　三棱　莪术　生鸡内金

若下腹痛较甚，加延胡索、香附以行气止痛；湿盛者，加薏苡仁、萆薢以利湿；腹泻者，重用白术。

（5）肾虚血瘀证：

主要证候：下腹绵绵作痛或刺痛，痛连腰骶，遇劳累则加重，喜温喜按，头晕耳鸣，畏寒肢冷，或伴月经后期或量少，经血暗夹块，夜尿频多，或婚久不孕；舌暗淡，苔白，脉沉涩。

证候分析：肾气不足，血行不畅，瘀血内停，故下腹绵绵作痛或刺痛，痛连腰骶；肾阳不足，不能温煦全身，故喜温喜按，头晕耳鸣，畏寒肢冷；阳虚寒凝，血行不畅，故月经后期或量少；肾气虚衰，膀胱失约，故夜尿频多；肾虚瘀血阻滞胞脉，不能摄精成孕，则婚久不孕。

治法：温肾益气，化瘀止痛。

方药：温胞饮（方见不孕症）合失笑散（方见月经过多）。

若肾阳虚明显者，可选内补丸加减；腹痛较甚者，加延胡索、苏木活血化瘀止痛；夹湿者，加薏苡仁、苍术健脾燥湿。

【预防调护】

（1）急性炎症发作者应及时彻底治愈，避免转为慢性炎症。

（2）积极锻炼身体，增强体质。

（3）解除思想顾虑，增强治疗信心。

第三节　多囊卵巢综合征

多囊卵巢综合征（polycystic ovary syndrome，PCOS）是青春期及育龄期女性最常见的妇科内分泌疾病之一，以持续无排卵、雄激素过多和胰岛素抵抗为主要特征，并伴有生殖功能障碍及糖脂代谢异常。临床表现有月经紊乱、肥胖、多毛、痤疮、黑棘皮、不孕及孕后流产等。

中医学无此病名，根据其临床特征及表现，归属于"不孕""月经过少""月经后期""闭经""癥瘕"等范畴。

【病因病机】

本病主要是以脏腑功能失调为本，痰浊、瘀血阻滞为标，故临床表现多为虚实夹杂、本虚标实之证。其发病多与肾、脾、肝关系密切，但以肾虚、脾虚为主，加之痰湿、瘀血等病理产物作用于机体，导致"肾－天癸－冲任－胞宫"生殖轴功能紊乱而致病。

【诊断依据】

1. 病史 多起病于青春期，初潮后渐现月经稀发或稀少，甚则闭经，或月经频发、淋沥不尽等，渐可转为继发性闭经、不孕、肥胖、多毛等症状。

2. 症状

（1）月经失调：主要表现为月经稀发与闭经；也有表现为月经频发或淋沥不净等崩漏征象。

（2）不孕：主要与月经失调和无排卵有关，且妊娠也易出现不良妊娠结局。

3. 体征

（1）多毛：可出现毛发增粗、增多，尤以性毛为主，还可见口唇细须。亦有部分患者出现脂溢性脱发。

（2）痤疮：多见油性皮肤及痤疮，以颜面、背部较著。

（3）黑棘皮：常在阴唇、项背部、腋下、乳房下和腹股沟等皮肤褶皱部位出现对称性灰褐色色素沉着，呈对称性，皮肤增厚，质地柔软。

（4）肥胖：多始于青春期前后，其脂肪分布及体态并无特异性，常见腹部肥胖（腰围/臀围≥0.80），体重指数 BMI≥25。

4. 检查

（1）体格检查：常有多毛、痤疮及黑棘皮症等。

（2）妇科检查：外阴阴毛较长而浓密，可布及肛周、腹股沟及腹中线；阴道通畅；子宫体大小正常或略小；双侧或单侧卵巢增大，较正常卵巢大1~3倍，呈圆形或椭圆形，但质坚韧。也有少数患者卵巢并不增大。

（3）辅助检查：根据病史及临床表现疑似 PCOS 者，可行下列检查。

1）基础体温（BBT）：不排卵患者表现为单相型。

2）B 型超声检查：见双侧卵巢均匀性增大，包膜回声增强，轮廓较光滑，间质内

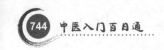

部回声增强。一侧或双侧卵巢各可见 12 个以上直径为 2~9mm 无回声区围绕卵巢边缘，呈车轮状排列，称为"项链征"。连续监测未见优势卵泡发育和排卵迹象。

3）内分泌测定：①血清雄激素：睾酮水平通常不超过正常范围上限 2 倍（如果 T 水平高于正常范围上限 2 倍，要排除卵巢和肾上腺肿瘤的可能）。雄烯二酮浓度升高，脱氢表雄酮（DHEA）、硫酸脱氢表雄酮（DHEAS）浓度正常或者轻度升高。性激素结合球蛋白（SHBG）低于正常值提示患者血清中睾酮水平增加。②血清 FSH、LH：卵泡早期血清 FSH 值偏低或者正常而 LH 值升高，LH/FSH ＞ 2。③血清雌激素：雌酮（E1）升高，雌二醇（E2）正常或者轻度升高，恒定于早卵泡期水平，无周期性变化，E1/E2 ＞ 1，高于正常周期。④血清催乳素（PRL）：部分患者可出现血清 PRL 水平轻度增高。⑤尿 17– 酮类固醇：正常或者轻度升高。正常时提示雄激素来源于卵巢，升高时提示肾上腺功能亢进。⑥葡萄糖耐量试验（OGTT）：测定空腹胰岛素水平及葡萄糖负荷后血清胰岛素最高浓度。注意结合糖尿病家族史。⑦促甲状腺素水平：排除甲状腺功能异常引起的高雄激素血症。

4）诊断性刮宫：月经前或者月经来潮 6 小时内行诊断性刮宫，子宫内膜呈增生期或增生过长，无分泌期变化。对 B 超提示子宫内膜增厚的患者或者年龄＞ 35 岁的患者应进行诊断性刮宫，以除外子宫内膜不典型增生或子宫内膜癌。

5）腹腔镜检查：镜下可见卵巢增大，包膜增厚，表明光滑，呈灰白色，有新生血管，包膜下显露多个卵泡，但无排卵征象（排卵孔、血体或黄体）。腹腔镜下取卵巢组织送病理检查，诊断即可确定。在诊断的同时可进行腹腔镜治疗。

【辨证论治】

1. **辨证要点**　本病为肾、脾、肝三脏功能失调为本，痰湿、血瘀为标，且二者互为因果作用于机体而致病，故临床以虚实夹杂证多见。辨证主要根据临床症状、体征与舌脉；辨治分青春期和育龄期两个阶段，青春期重在调经，以调畅月经为先，恢复周期为根本；育龄期以助孕为要。根据体胖、多毛、卵巢增大、包膜增厚的特点，临床常配以祛痰软坚、化瘀消癥之品治疗。

2. **治疗原则**　治疗以补肾治其本，健脾理气化痰，疏解肝郁泻火，活血化瘀调经治其标，标本同治。同时还应根据月经周期的不同时间和患者的体质情况辨证论治，选方用药。

3. **分型论治**

（1）肾虚证：

1）肾阴虚：

主要证候：月经初潮迟至，月经后期，量少，色淡质稀，渐至闭经，或月经延长，崩漏不止；婚久不孕，形体瘦小，面额痤疮，唇周细须显现，头晕耳鸣，腰膝酸软，手足心热，便秘溲黄；舌质红，少苔或无苔，脉细数。

证候分析：肾阴亏虚，精血不足，冲任亏虚，则天癸延迟不至，月经后期或量少，甚则闭经，亦不能凝精成孕；肾虚精亏血少，不能上荣清窍则头晕耳鸣，内不荣脏腑则腰膝酸软，手足心热，便秘溲黄。

治法：滋肾填精，调经助孕。

方药：左归丸（方见崩漏）去川牛膝。

若胁胀痛者加柴胡、香附、白芍疏肝解郁柔肝；若咽干，眩晕者，加玄参、牡蛎、夏枯草养阴平肝清热；若心烦，失眠者，加五味子、柏子仁、夜交藤养心安神。

2）肾阳虚：

主要证候：月经初潮迟至，月经后期，量少，色淡，质稀，渐至闭经，或月经周期紊乱，经量多或淋沥不尽；婚久不孕，形体较胖，腰痛时作，头晕耳鸣，面额痤疮，性毛浓密，小便清长，大便时溏；舌淡，苔白，脉沉弱。

证候分析：禀赋素弱，肾阳不足，天癸至而不盛，血海不满，则经行量少；腰为肾之外府，肾阳不足，外府失荣，则腰痛时作；膀胱失于温煦，气化不利，则小便清长，大便时溏。

治法：温肾助阳，调经助孕。

方药：右归丸（方见崩漏）去肉桂，加补骨脂、淫羊藿。

若患者肾阴亏虚，致肾阴阳两虚，恐其辛热伤肾，去肉桂、附子，加阿胶；兼有月经不至或愆期，为痰湿阻滞脉络所致，可加半夏、陈皮、贝母、香附以理气化痰通络；兼见少腹刺痛不适，月经有血块而块出痛减者，为血滞，可酌加桃仁、红花以活血行滞。

（2）脾虚痰湿证：

主要证候：月经后期，量少色淡，或月经稀发，甚则闭经，形体肥胖，多毛；头晕胸闷，喉间多痰，肢倦神疲，脘腹胀闷；带下量多，婚久不孕；舌体胖大，色淡，苔厚腻，脉沉滑。

证候分析：痰湿脂膜阻滞于冲任，气血运行受阻，血海不能按时满盈，则月经后期，量少，甚则闭经；痰湿内阻胞宫，则不能摄精成孕；脾虚痰湿不化，下注冲任，则带下量多；痰湿内困，清阳不升，浊阴不降，则头晕胸闷，喉间多痰；痰湿溢于肌肤，则形体肥胖；留滞于经髓，则肢倦神疲。

治法：化痰除湿，通络调经。

方药：苍附导痰丸（方见月经后期）。

若月经不行，为顽痰闭塞者，可加浙贝母、海藻、石菖蒲软坚散结，化痰开窍；痰湿已化，血滞不行者，加川芎、当归活血通络；脾虚痰湿不化者，加白术、党参以健脾祛湿；胸膈满闷者，加郁金、薤白以行气解郁。

（3）气滞血瘀证：

主要证候：月经后期量少或数月不行，经行有块，甚则经闭不孕；精神抑郁，烦躁易怒，胸胁胀满，乳房胀痛；舌质暗红或有瘀点、瘀斑，脉沉弦涩。

证候分析：情志内伤，或外邪内侵，气机郁结，冲任气血郁滞，经行不畅，则月经后期，量少有血块，或经闭不孕；情志伤肝，肝失条达，气机郁滞，则精神抑郁，心烦易怒，胸胁胀满，乳房胀痛。

治法：理气活血，祛瘀通经。

方药：膈下逐瘀汤（方见闭经）。

若经血不行者，可加牛膝、卷柏、泽兰等行血通经之品；若寒凝血瘀，见小腹凉，四肢不温者，酌加肉桂、巴戟天、石楠叶以温阳通脉。

（4）肝郁化火证：

主要证候：月经稀发，量少，甚则经闭不行，或月经紊乱，崩漏淋沥；毛发浓密，面部痤疮，经前胸胁、乳房胀痛，肢体肿胀，大便秘结，小便黄，带下量多，外阴时痒；舌红，苔黄厚，脉沉弦或弦数。

证候分析：肝气郁结，疏泄无度，则月经或先或后，或淋沥不止，或经闭不行；肝气郁结日盛不得发散，则经前胸胁、乳房、肢体肿胀；肝热内盛，则面生痤疮，便秘，小便黄。

治法：疏肝理气，泻火调经。

方药：丹栀逍遥散（方见月经先期）。

若湿热之邪阻滞下焦，大便秘结者，加大黄清理通便；若肝气不舒，溢乳者，加夏枯草、炒麦芽以清肝回乳；胸胁满痛者，加郁金、王不留行以活血理气；月经不行者，加生山楂、牡丹皮、丹参以活血通经；若肝经湿热而见月经不行，带下多，阴痒者，可选用龙胆泻肝汤。

【预防调护】

（1）多囊卵巢综合征病情复杂，缠绵难愈，多数患者病程较长。

（2）青春期表现月经稀发、闭经或崩漏，月经不能按时来潮；育龄期因为无排卵而影响生育。孕后容易流产，需早期治疗，孕期保胎治疗，及时观察胚胎情况，完善围生期的检查。

（3）生育后亦需长期治疗，防止发生糖尿病、子宫内膜癌、乳腺癌等。

第四节 子宫内膜异位症与子宫腺肌病

子宫内膜异位症简称内异症，是指具有生长功能的子宫内膜组织出现在子宫腔被覆内膜及宫体肌层以外的其他部位所引起的一种疾病。卵巢型子宫内膜异位症形成囊肿者，称为卵巢子宫内膜异位囊肿（俗称"巧克力囊肿"）。

子宫腺肌病是指子宫内膜腺体及间质侵入子宫肌层中，伴随周围肌层细胞的代偿性肥大和增生，形成弥漫病变或局限性病变的一种良性疾病，既往曾称为内在型子宫内膜异位症。少数子宫内膜在子宫肌层中呈局限性生长，形成结节或团块，称为子宫腺肌瘤。本病多发于 30~50 岁经产妇，约半数患者合并子宫肌瘤，15%~40% 合并内异症。

中医学古籍中没有"子宫内膜异位症"及"子宫腺肌病"的病名记载，根据其临床表现，可归属在"痛经""月经过多""经期延长""癥瘕""不孕"等病证中。

【病因病机】

本病主要病机为瘀血阻滞，多由于外邪入侵、情志内伤、房劳、饮食不节或手术损伤等原因，导致机体脏腑功能失调，气血失和，致部分经血不循常道而逆行，以致"离经"之血瘀积，留结于下腹，阻滞冲任、胞宫、胞脉、胞络而发病。

《灵枢·水胀》：石瘕生于胞中，寒气客于子门，子门闭塞，气不得通，恶血当泻不泻，衃以留止，日以益大，状如怀子，月事不以时下，皆生于女子，可导而下。《景岳全书·妇人规》：瘀血留滞作癥，唯妇人有之。其证则或由经期，或由产后，凡内伤生冷，或外受风寒……或忧思伤脾，气虚而血滞，或积劳积弱，气弱而不行，总由血动之时，余血未尽，而一有所逆，则留滞日积而渐以成癥矣。

【诊断依据】

（一）子宫内膜异位症

1. 病史 有进行性加剧的痛经病史，或有不孕史，或有剖宫产、人工流产术等手术史。

2. 症状

（1）疼痛：继发性、进行性加剧的痛经，疼痛部位固定不移，多位于下腹深部和腰骶部，可放射至会阴、肛门或大腿内侧。常于经前 1~2 天开始，经期第 1 天最剧，之后逐渐减轻。若直肠子宫陷凹及子宫骶韧带有病灶时可伴有性交痛、肛门坠胀感，经期加剧。疼痛程度与病灶大小不一定成正比，粘连严重的卵巢子宫内膜异位囊肿患者可能并无疼痛，盆腔内小的散在病灶可导致剧烈疼痛。若卵巢子宫内膜异位囊肿破裂时，可引起突发性剧烈腹痛，伴恶心、呕吐和肛门坠胀。

（2）月经异常：经量增多、经期延长或月经淋沥不净。

（3）不孕或流产：约50%的患者伴有原发性或继发性不孕，约有40%发生自然流产。

（4）其他：肠道内异症可见腹痛、腹泻或便秘，甚至周期性少量便血；膀胱内异症可在经期出现尿痛、尿频和血尿；呼吸道内异症可见经期咯血及气胸；瘢痕内异症可见瘢痕处结节于经期增大，疼痛加重。

3. 检查

（1）妇科检查：子宫多后倾固定，宫颈后上方、子宫后壁、子宫骶韧带或直肠子宫陷凹处可扪及硬性、触痛性结节，一侧或双侧附件可触及囊实性肿块，活动度差，有轻压痛。较大的卵巢内膜异位囊肿可扪及与子宫粘连的肿块，囊肿破裂时出现腹膜刺激征。若病变位于宫颈，可见宫颈表面有稍突出的紫蓝色小点或出血点，质硬光滑、有触痛。若病变累及直肠阴道隔，可在阴道后穹窿扪及隆起的小结节或包块。若病变累及腹壁切口、脐部等，在相应部位可触及结节性肿块。

（2）辅助检查：①血液检查：血清CA125、CA199、抗子宫内膜抗体（EMAb）测定可提高内异症的诊断率，并可作为药物疗效评价的参考指标。②影像学检查：B超检查有助于发现盆腔或其他病变累及部位的包块，了解病灶位置、大小和形状，对诊断卵巢内膜异位囊肿有重要意义。钡剂灌肠有助于发现直肠子宫陷凹及直肠阴道隔内异症病灶。必要时行盆腔CT及MRI检查。③腹腔镜检查：是目前内异症诊断的金标准。腹腔镜检查的最佳时间是月经干净后立即进行，可直接了解病灶范围和程度。

目前内异症的临床分期采用美国生育医学协会（ARSM）1997年第三次修订的rAFS分期标准，即经腹腔镜检查或剖腹探查确诊，对病灶的部位、数目、大小、深浅、粘连的范围和程度等进行评分。未行探查的临床分期可根据1990年中国中西医结合学会妇产科专业委员会第三届学术会议制定的盆腔内异症临床分期标准（以妇科双合诊、三合诊结合B超检查为主）。

轻度：①散在的病灶种植，卵巢触痛，正常大或略大，但无明显的内膜囊肿形成。②粘连轻微或不明显，子宫、卵巢均活动。

中度：①卵巢单侧或双侧有多个病灶，卵巢增大，或有小的内膜囊肿形成，但囊肿直径不超过3cm。②输卵管、卵巢有粘连。③有明显的散在病灶硬结，可触及触痛结节。

重度：①卵巢子宫内膜囊肿大于 3cm（单侧或双侧）。②盆腔粘连明显。③直肠子宫陷凹封闭，片状增厚，伴触痛结节。④病变累及直肠、膀胱，伴子宫固定不动（重度广泛性）。

（二）子宫腺肌病

1. 病史 有月经量多、进行性加剧的痛经病史；或有多次妊娠、反复宫腔操作、分娩时子宫壁创伤和慢性子宫内膜炎等病史。

2. 症状 主要表现为经量增多和经期延长，以及逐渐加剧的进行性痛经，多位于少腹正中，常在经前 1 周开始，至月经结束。可有不明原因的月经中期阴道流血、性欲减退等症状。部分患者可无任何临床症状。

3. 检查

（1）妇科检查：可见子宫呈均匀性增大或有局限性结节隆起，质硬，有压痛，经期子宫增大，压痛明显，月经后可缩小。合并内异症时子宫活动度较差。合并子宫肌瘤时，则依肌瘤的大小、数目、部位而异。双附件无明显异常。

（2）辅助检查：①血液检查：血清 CA125、CA199、EMAb 测定可协助诊断子宫腺肌病。②影像学检查：盆腔 B 超和 MRI 检查有助于子宫腺肌病的诊断及鉴别诊断。

【辨证论治】

1. 辨证要点 应根据疼痛发生的时间、性质、部位、程度、伴随症状、体征，结合月经的量、色、质及舌脉辨别寒热、虚实。

2. 治疗原则 以活血化瘀为治疗总则，根据辨证结果，分别佐以理气行滞、温经散寒、清热除湿、补气养血、补肾、化痰等治法。结合病程长短及体质强弱决定祛邪扶正之先后，病程短，体质较强，属实证，以祛邪为主；病程较长，体质较弱，多为虚实夹杂证，或先祛邪后扶正，或先扶正后祛邪，亦可扶正祛邪并用。还应结合月经周期不同阶段治疗，一般经前宜行气活血止痛，经期以理气活血祛瘀为主，经后兼顾正气，在健脾补肾的基础上活血化瘀。同时注意辨病与辨证相结合，以痛经为主者重在祛瘀止痛；月经不调或不孕者要配合调经、助孕；癥瘕结块者要散结消癥。

3. 分型论治

（1）气滞血瘀证：

主要证候：经前或经期小腹胀痛或刺痛，拒按，甚或前后阴坠胀欲便，经行量或多或少，或行经时间延长，色暗有血块，块下而痛稍减，盆腔有包块或结节；经前心烦易怒，胸胁、乳房胀痛，口干便结；舌紫暗或有瘀斑、瘀点，苔薄白，脉弦涩。

证候分析：素性抑郁，肝失条达，气血郁滞，冲任二脉不利，导致经血不畅。不

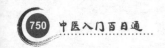

通则痛,故经前或经期小腹胀痛或刺痛;肝郁气滞,入络不畅,故胸胁、乳胀痛。

治法:理气活血,化瘀止痛。

方药:膈下逐瘀汤(方见闭经)。

若疼痛剧烈,加乳香、没药、三棱、莪术活血止痛;痛甚伴有恶心呕吐者,加半夏、白芍柔肝和胃止痛;月经量多夹块者,去桃仁、红花加生蒲黄、三七、益母草化瘀止血;肛门坠胀,便结者,加制大黄化瘀通腑;前阴坠胀者,加柴胡、川楝子理气行滞。

(2)寒凝血瘀证:

主要证候:经前或经期小腹冷痛或绞痛,拒按,得热痛减,经行量少,色紫暗有块,或经血淋沥不净,或见月经延后,盆腔有包块或结节;形寒肢冷,或大便不实;舌淡胖而紫暗,有瘀斑、瘀点,苔白,脉沉迟而涩。

证候分析:寒邪凝滞于胞宫、冲任,导致气血运行受阻,故经前或经期小腹冷痛或绞痛,且拒按;寒得热则化,血行渐畅,故得热痛减;寒凝血瘀,冲任不调,则月经延后,经色紫暗有块;寒邪盛于内,阳气被遏,则形寒肢冷。

治法:温经散寒,化瘀止痛。

方药:少腹逐瘀汤(方见痛经)。

若恶心呕吐者,加吴茱萸、半夏、生姜温胃止呕;腹泻者,加肉豆蔻、藿香、白术健脾止泻;腹痛甚,肢冷出汗者,加川椒、制川乌温中止痛;阳虚内寒者,加人参、附子、淫羊藿温补脾肾。

(3)湿热瘀阻证:

主要证候:经前或经期小腹灼热疼痛,拒按,得热痛增,月经量多,色红质稠,有血块或经血淋沥不净,盆腔有包块或结节,带下量多,色黄质黏,味臭气;身热口渴,头身肢体沉重刺痛,或伴腰部胀痛,小便不利,便溏不爽;舌质紫红,苔黄而腻,脉滑数或涩。

证候分析:湿热之邪,盘踞冲任、胞宫,气血失畅,湿热与血热胶结,故小腹灼热疼痛;湿热扰血,故血稠有块;湿热壅遏下焦,稽留难祛,则带下量多色黄,便溏不爽。

治法:清热除湿,化瘀止痛。

方药:清热调血汤(方见痛经)加败酱草、红藤。

若经行质稠,量多夹块者,加贯众、生蒲黄清热化瘀止血;下腹疼痛,有灼热感,带下黄稠者,加黄柏、土茯苓清热除湿。

（4）气虚血瘀证：

主要证候：经期腹痛，肛门坠胀不适，经量或多或少，或经期延长，色暗淡，质稀或夹血块，盆腔有结节或包块；面色淡而晦暗，神疲乏力，少气懒言，纳差便溏；舌淡胖，边尖有瘀斑，苔薄白，脉沉涩。

证候分析：素体虚弱或久病伤正气，气不足则无力推动血行，渐成瘀血内阻。不通则痛，故经期腹痛，肛门坠胀；经色暗淡，质稀或夹血块，乃气虚瘀血之象；气虚则见面淡而晦暗，神疲乏力，少气懒言；脾气亏虚则纳差便溏。

治法：益气活血，化瘀止痛。

方药：血府逐瘀汤（《医林改错》）加党参、黄芪。

血府逐瘀汤：桃仁　红花　当归　生地黄　川芎　赤芍　柴胡　枳壳　甘草　桔梗　川牛膝

若腹冷痛甚者，加艾叶、小茴香、吴茱萸、附片、干姜以温经止痛；腰腿酸软者，加续断、桑寄生补肝肾，强筋骨。

（5）肾虚血瘀证：

主要证候：经前或经期腹痛，月经先后无定期，经量或多或少，色暗有块，盆腔有结节或包块；腰膝酸软，腰脊刺痛，神疲肢倦，头晕耳鸣，面色晦暗，性欲减退，夜尿频；舌质暗淡，苔白，脉沉细涩。

证候分析：肾气亏损，无力推动血行，则血行迟滞，故经前或经期腹痛；腰为肾之外府，肾气虚故见腰膝酸软，气虚血瘀内阻见腰脊刺痛；肾开窍于耳，肾气虚则头晕耳鸣，面色晦暗。

治法：补肾益气，活血化瘀。

方药：归肾丸（方见月经过少）加桃仁、生蒲黄。

若经行淋沥不净，加茜草、乌贼骨化瘀止血；小腹冷痛喜温，畏寒肢冷者，加补骨脂、肉桂、艾叶温肾助阳；若颧红唇赤，手足心热者，加地骨皮、鳖甲养阴清热。

（6）痰瘀互结证：

主要证候：经前或经期小腹痛，拒按，盆腔有包块或结节，月经量多，有血块，带下量多，色白质稠；形体肥胖，头晕，肢体沉重，胸闷纳呆，呕恶痰多；舌紫暗或边尖有瘀斑，苔腻，脉弦滑或涩。

证候分析：痰瘀结于下腹，气血运行不畅，则腹痛拒按，经行有血块；痰湿下注，故带下量多，质稠；气机不利，故胸闷纳呆。

治法：化痰散结，活血化瘀。

方药：苍附导痰丸（方见月经后期）加三棱、莪术。

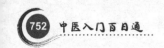

若脾胃虚弱，正气不足者，加党参、黄芪、白术健脾益气；胸脘痞闷食少者，加山楂、神曲、鸡内金消积导滞；腰痛者，加续断、桑寄生补肾强腰。

【预防调护】

（1）子宫内膜异位症是目前临床难治性妇科疾病，防止复发是临床急需解决的问题。

（2）中医药治疗子宫内膜异位症可减少复发的可能性，但要注意治病不伤正。

第三篇　中医儿科常见病诊治

第一章 肺脏病证

第一节 感 冒

一、概念

感冒是小儿时期常见的外感性疾病之一，临床以发热恶寒、头痛鼻塞、流涕咳嗽、喷嚏为特征，又称伤风。感冒可分为两种，普通感冒为冒受风邪所致，一般病邪轻浅，以肺系症状为主，不造成流行；时行感冒为感受时邪病毒所致，病邪较重，具有流行特征。

本病发病率占儿科疾病首位，除了4~5个月以内小儿较少发病外，可发生于任何年龄的小儿。本病一年四季均可发病，以冬春季节多见，在季节变换、气候骤变时发病率高。小儿患感冒，因其生理病理特点，易于出现夹痰、夹滞、夹惊的兼夹证。

西医学将感冒分为普通感冒和流行性感冒，后者即相当于中医学时行感冒。

二、病因病机

小儿感冒的病因有外感因素和正虚因素。主要病因为感受外邪，以风邪为主，常兼杂寒、热、暑、湿、燥等，亦有感受时行疫毒所致。外邪侵犯人体，是否发病，还与正气之强弱有关，当小儿卫外功能减弱时遭遇外邪侵袭，则易于感邪发病。

感冒的病变脏腑在肺，随病情变化，可累及肝脾；外邪经口鼻或皮毛侵犯肺卫。肺司呼吸，外合皮毛，主腠理开阖，开窍于鼻。皮毛开合失司，卫阳被遏，故恶寒发热，头痛身痛。咽喉为肺之门户，外邪上受，可见鼻塞流涕，咽喉红肿；肺失清肃，则见喷嚏咳嗽。风为百病之长，风邪常兼夹寒、热、暑、湿等病因为患，病理演变上可见兼夹热邪的风热证、兼夹寒邪的风寒证及兼夹暑湿的湿困中焦等证。

肺脏受邪，失于清肃，津液凝聚为痰，壅结咽喉，阻于气道，加剧咳嗽，此即感冒夹痰。小儿脾常不足，感受外邪后往往影响中焦气机，减弱运化功能，致乳食停积不化，阻滞中焦，出现脘腹胀满、不思乳食，或伴呕吐、泄泻，此即感冒夹滞。小儿神气怯弱，感邪之后热扰肝经，易导致心神不宁，生痰动风，出现一时性惊厥，此即感冒夹惊。

体禀不足，卫外功能不固之小儿，稍有不慎则感受外邪，久之肺脾气虚、营卫不和，或肺阴不足，更易反复感邪，屡作感冒、咳嗽、肺炎等病症，称为反复呼吸道感染儿。

三、诊断依据

（1）发热恶寒、鼻塞流涕、喷嚏等症为主，多兼咳嗽，可伴呕吐、腹泻，或发生高热惊厥。

（2）四时均有，多见于冬春季节，常因气候骤变而发病。

（3）血白细胞总数正常或减少，中性粒细胞减少，淋巴细胞相对增多，单核细胞增加。

四、辨证论治

（一）辨证要点

感冒辨证可从发病情况、全身及局部症状着手。冬春季节多风寒、风热及时行感冒，夏秋季节多暑邪感冒，发病呈流行性者为时行感冒。感冒日久或反复感冒则多为正虚感冒。除常证外，辨证时还应结合辨别夹痰、夹滞、夹惊的兼证。

（二）治疗原则

感冒的基本治疗原则为疏风解表。因小儿为稚阴稚阳之体，发汗不宜太过，以免耗损津液。小儿感冒容易寒从热化，或热为寒闭，形成寒热夹杂之证，单用辛凉汗出不透，单用辛温恐助热化火，常取辛凉辛温并用。感冒若单用解表法易汗出后复热，应据证情合用清热解毒、清暑化湿、化痰消食、镇惊息风等治法。体质虚弱者不宜过于发表，或采用扶正解表法。反复呼吸道感染患儿应在感冒之后及时调理，改善体质，增强免疫力。

（三）分证论治

1.风寒感冒

证候：恶寒发热，无汗，头痛，鼻塞流涕，喷嚏，咳嗽，喉痒，舌偏淡，苔薄白，脉浮紧。

分析：风寒外束，卫表不和。肌表为寒邪所束，经气不得宣畅，故发热无汗，恶寒头痛；风邪犯肺，肺气失宣，故喉痒、喷嚏咳嗽；苔薄白，脉浮紧为风寒征象。

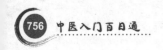

治法：辛温解表。

方药：荆防败毒散、葱豉汤加减。常用药：葱白、苏叶、豆豉解表发汗，荆芥、防风疏风散寒，杏仁、前胡肃降肺气，桔梗开肺利咽，甘草调和诸药。

表寒重，恶寒发热加羌活、白芷祛风解肌；咳甚加白前、紫菀降肺止咳；痰多加半夏、陈皮燥湿化痰。

2. 风热感冒

证候：发热重，恶风，有汗或无汗，头痛，鼻塞流脓涕，喷嚏，咳嗽，痰黄黏，咽红或肿，口干而渴，舌质红，苔薄白或黄，脉浮数。

分析：风热外袭，肺卫不利。感受风热或寒从热化，腠理开泄，发热重而有汗出；风热上乘，肺气失宣故咳嗽流涕，痰黏，咽红或肿；热易伤津，口干而渴；舌红苔薄黄，脉浮数皆风热征象。

治法：辛凉解表。

方药：银翘散或桑菊饮加减。常用药：金银花、菊花、连翘清热解表，薄荷、牛蒡子疏风散热、宣肺利咽，豆豉发表除烦，桔梗、前胡宣肺化痰。

表热证候明显者，选银翘散；咳嗽症状较重者，选桑菊饮。咳甚痰黄加黛蛤散、前胡清肺化痰；咽红肿甚加山豆根、土牛膝根清咽解毒；高热便秘加生大黄、全瓜蒌通腑泄热。

3. 暑邪感冒

证候：发热无汗，头痛鼻塞，身重困倦，咳嗽不剧，胸闷泛恶，食欲不振，或有呕吐泄泻，舌质红，苔黄腻，脉数。

分析：暑邪夹湿，束表困脾。暑邪外袭，卫表失宣则见高热、无汗；湿遏肌表则身重困倦；暑湿困于中焦，故胸闷泛恶，食欲不振，或呕吐泄泻；舌红苔腻为暑湿之征象。

治法：清暑解表。

方药：新加香薷饮加减。常用药：香薷发汗解表化湿，金银花、连翘解暑清热，藿香、佩兰祛暑利湿，厚朴、白豆蔻、扁豆花化湿和中。

热甚心烦加黄连、淡豆豉、栀子；泛恶呕吐加竹茹、半夏；身重困倦苔腻加鲜荷梗、荷叶、佩兰、西瓜翠衣。

4. 时行感冒

证候：全身症状较重，壮热嗜睡，汗出热不解，目赤咽红，肌肉酸痛，或有恶心呕吐，或见疹点散布，舌红苔黄，脉数。

分析：疫毒侵袭，火热燔炽。疫毒袭表，故壮热嗜睡，肌肉酸痛；上焦热炽，故目赤咽红；邪伏中焦故恶心呕吐；舌红苔黄，脉数均为热盛之象。

治法：疏风清热解毒。

方药：银翘散合普济消毒饮加减。常用药：银花、连翘清热解毒，荆芥、羌活辛温疏邪，山栀、黄芩清肺泄热，板蓝根、贯众、蚤休泄热解毒，薄荷辛凉发散。

如症见高热恶寒，脘痞恶心、头痛纳呆，苔如积粉，为时邪夹秽浊疫气，侵于膜原。治宜透达膜原，辟秽化浊。方选达原饮加味。常用药：槟榔、草果、厚朴、知母、白芍、甘草、黄芩、柴胡、板蓝根。

五、其他疗法

（一）药物外治

香薷、柴胡、厚朴、扁豆花、防风各 30g，银花、连翘、豆豉、鸡苏散、石膏、板蓝根各 50g。煎水 3000mL，沐浴，每日 1~2 次。用于暑邪感冒。

（二）针灸疗法

（1）针刺风池、合谷、大椎、风门、肺俞；中等刺激，不留针，用于风寒感冒。

（2）针刺大椎、曲池、鱼际、外关、少商；中等刺激，不留针，用于风热感冒。

六、预防护理

（一）预防

（1）注意体格锻炼，多做户外活动，增强体质。

（2）注意随气候变化增减衣服，尤其气温骤变时。勿长期衣着过暖。

（3）冬春感冒流行时，少去公共场所，避免感染。

（二）护理

患病期间，多饮开水，给予易消化食物。高热患儿及时物理降温。做好口腔护理。

第二节　咳　嗽

一、概念

凡因感受外邪或脏腑功能失调，影响肺的正常宣肃功能，造成肺气上逆作咳，咯吐痰涎的，即称"咳嗽"。本证相当于西医学所称的气管炎、支气管炎。古代关于本证的认识较为全面，从临床症状、病机、治则到方药均有详细记载。目前咳嗽在临床上发病率较高，冬春季节及寒温不调之时尤为多见，多发生于幼儿。咳嗽作为一个症状，可见于诸多疾病中，当咳嗽以突出主症出现时，方可称谓咳嗽，若是其他外感、内伤疾病中出现咳嗽症状，则不属于本病证。

二、病因病机

形成咳嗽的病因主要是感受外邪，以风邪为主，肺脾虚弱是其内因。病位主要在肺脾。

感受外邪主要为感受风邪。小儿冷暖不知自调，风邪致病，首犯肺卫。肺主气，司呼吸，肺为邪侵，壅阻肺络，气机不宣，肃降失司，肺气上逆，则为咳嗽。风为百病之长，常夹寒夹热，而致临床有风寒、风热之别。

内伤病因小儿脾虚生痰，上贮于肺，致肺之清肃失司而发为咳嗽。或禀赋不足，素体虚弱，若外感咳嗽日久不愈，进一步耗伤气阴，发展为内伤咳嗽。

小儿咳嗽病因虽多，但其发病机制则一，皆为肺脏受累，宣肃失司而成。外感咳嗽病起于肺，内伤咳嗽可因肺病迁延，也可由他脏先病累及于肺所致，其病理因素主要为痰。外感咳嗽为六淫之邪，侵袭肺系，致肺气壅遏不宣，清肃之令失常，痰湿滋生。内伤多为脾虚生痰，痰阻气道，影响肺气出入，致气逆作咳。若小儿肺脾两虚，气不化津则痰湿更易滋生。若痰湿蕴肺，遇感引触，转从热化，则可出现痰热咳嗽。小儿禀赋不足，素体虚弱，若外感咳嗽日久不愈，可耗伤气阴，发展为肺阴耗伤或肺脾气虚之证。

三、诊断依据

（一）诊断要点

（1）咳嗽为主要症状，多继发于感冒之后，常因气候变化而发生。

（2）好发于冬春季节。

（3）肺部听诊两肺呼吸音粗糙，或可闻及干啰音。

（4）X线摄片或透视检查，示肺纹理增粗。

（二）鉴别诊断

临床须与顿咳作鉴别。两者均以咳嗽为主症，但咳嗽多为声咳；顿咳以阵发性痉挛性咳嗽，咳后有鸡鸣样吼声，并吐出痰涎，病程迁延日久为特征。

四、辨证论治

（一）辨证要点

咳嗽辨证，主要区别外感咳嗽、内伤咳嗽。外感咳嗽往往病程短，伴有表证，多属实证。内伤咳嗽，发病多缓，病程较长，多兼有不同程度的里证，常呈由实转虚的证候变化。

（二）治疗原则

本病证的治疗，应分清邪正虚实及外感内伤。外感咳嗽一般邪气盛而正气未虚，治宜疏散外邪，宣通肺气为主，邪去则正安，不宜过早使用苦寒、滋腻、收涩、镇咳之药，以免留邪。内伤咳嗽，则应辨明由何脏累及，随证立法。痰盛者化痰以宣肃肺气，依痰热、痰湿之不同，分别予以清热化痰或燥湿化痰。后期以补为主，分别以润肺滋阴与健脾补肺为法。

（三）分证论治

1. 外感咳嗽

（1）风寒袭肺证：

证候：咳嗽频作，咽痒声重，痰白清稀，鼻塞流涕，恶寒少汗，或有发热头痛，全身酸痛，舌苔薄白，脉浮紧，指纹浮红。

分析：风寒束肺，肺气失宣。肺主卫表，司开阖，风寒犯肺，肺气失宣，则见咳嗽频作，喉痒声重；风寒外束，腠理闭塞，故而发热恶寒；风寒外袭，经气不畅，见全身酸痛；舌苔薄白、指纹浮红为邪在表之象。

治法：散寒宣肺。

方药：金沸草散加减。常用药：金沸草顺气止咳，荆芥发散风寒，细辛温经散寒，前胡、半夏降气化痰，茯苓利水。

寒邪较重，加炙麻黄辛温宣肺；咳甚加杏仁、桔梗、枇杷叶止咳下气；痰多加橘皮、茯苓化痰理气。

（2）风热犯肺证：

证候：咳嗽不爽，痰黄黏稠，不易咯出，口渴咽痛，鼻流浊涕，伴有发热头痛，恶风，微汗出，舌质红，苔薄黄，脉浮数，指纹红紫。

分析：风热犯肺，肺失清肃。肺开窍于鼻，风热犯肺，肺失清肃，气道不宣，故咳嗽不爽，鼻流浊涕；肺主皮毛，风热束表，客于皮毛，疏泄失司，故发热头痛，恶风微汗出；肺热上熏于咽，则咽痛；舌苔薄黄、脉浮红，为风热邪在肺卫之象。

治法：疏风肃肺。

方药：桑菊饮。常用药：桑叶、菊花疏散风热，薄荷、连翘辛凉透邪、清热解表；杏仁、桔梗宣肺止咳，芦根清热生津，甘草和中。

气粗，口渴加生石膏、天花粉清热生津；肺热重加黄芩清肺；咽红肿痛加土牛膝根、玄参利咽消肿；咳重加枇杷叶、前胡清肺止咳；痰多加浙贝母、瓜蒌涤痰止咳。

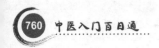

2. 内伤咳嗽

（1）痰热咳嗽证：

证候：咳嗽痰黄，稠黏难咯，面赤唇红，口苦作渴，或有发热、烦躁不宁，尿少色黄，舌红苔黄腻，脉滑数，指纹色紫。

分析：痰热内蕴，肺失清肃。外感风热化火入里，炼液成痰，痰随气逆，故咳嗽痰多，稠黏难咯；气火上升，里热熏蒸故面红唇赤，口苦作渴，烦躁不宁；舌红苔黄腻，脉滑数，指纹紫是痰热之象。

治法：清肺化痰。

方药：清宁散加减。常用药：桑白皮、前胡、瓜蒌皮、葶苈子肃肺降逆，茯苓、浙贝母、车前子祛痰镇咳，黄芩、鱼腥草清肺解热，甘草和中。

痰多色黄，稠黏咯吐不爽加竹沥、胆南星、海浮石清肺化痰；胸胁疼痛加郁金、川楝子理气通络；心烦口渴加栀子、黄连、竹叶清心除烦。

（2）痰湿咳嗽证：

证候：咳嗽重浊，痰多壅盛，色白而稀，胸闷纳呆，苔白腻，脉濡。

分析：痰湿中阻，肺失宣降。脾胃滋生痰湿，上贮于肺，则咳嗽痰壅，色白而稀；痰湿中阻，气机失畅，则胸闷纳呆；苔白腻，脉濡为痰湿内停之象。

治法：燥湿化痰。

方药：二陈汤合三子养亲汤。常用药：陈皮、半夏理气化痰，茯苓、甘草健脾化湿，苏子、莱菔子、白芥子肃肺化痰。

湿盛加苍术、厚朴燥湿健脾，宽胸行气；咳甚加杏仁、百部、枇杷叶降肺化痰止咳；胸闷呕吐加陈皮、枳壳理气宽胸。

（3）阴虚咳嗽证：

证候：干咳无痰，或痰少而黏，不易咯出，口渴咽干，喉痒声嘶，手足心热，或咳嗽带血，午后潮热，舌红少苔，脉细数。

分析：正虚邪恋，肺阴受损。阴虚则内热，故见午后潮热，手足心热，热伤肺络，见咳嗽带血；阴液受伤，无以上承，故口渴咽干；阴虚生燥，见干咳无痰，喉痒声嘶。

治法：滋阴润肺，兼清余热。

方药：沙参麦冬汤加减。常用药：南沙参清肺火、养肺阴，麦冬、玉竹清热润燥，天花粉、生扁豆清胃火、养胃阴，桑叶宣肺，生甘草清火和中。

咳嗽痰黏加川贝母、炙枇杷叶、海浮石豁痰止咳；咳甚痰中带血加茅根、藕节炭、蛤粉、炒阿胶清肺止咳；阴虚发热加地骨皮、白薇、生地黄、石斛养阴清热。

（4）气虚咳嗽证：

证候：咳而无力，痰白清稀，面色苍白，气短懒言，语声低微，喜温畏寒，体虚多汗，舌质淡嫩，脉细少力。

分析：肺气不足，余邪未解。肺为气之主，肺虚则气无所主而咳嗽无力，气短懒言，声音低微；肺气虚弱，卫外不固，见喜温畏寒多汗；肺虚及脾，水湿不能运化，故痰白清稀；舌淡苔白，脉细无力为气虚之象。

治法：健脾补肺，益气化湿。

方药：六君子汤加味。党参补气益胃，白术、茯苓健脾化湿，甘草和中养胃，陈皮、半夏燥湿化痰。

气虚甚者加黄芪、黄精益气补虚；汗出形寒加生姜、大枣调和营卫；咳甚痰多加杏仁、川贝母、炙枇杷叶化痰止咳；纳呆加焦山楂、神曲和胃导滞。

五、其他疗法

（一）药物外治

丁香、肉桂各 3g，共为末；温水调敷肺俞穴，固定；每日换 1 次，用于气虚咳嗽。

（二）针灸疗法

体针取穴：①天突、曲池、内关、丰隆。②肺俞、尺泽、太白、太冲。每日取 1 组，两组交替使用，每日 1 次，10~15 次为 1 个疗程，中等刺激，或针后加灸；用于气虚咳嗽。

六、预防护理

（一）预防

加强锻炼，增强抗病能力。注意气候变化，防止受凉，特别秋冬季节，注意胸、背、腹部保暖，以防外感。

（二）护理

注意保持室内空气流通，避免煤气、尘烟等刺激。咳嗽期间，适当休息，多饮水，饮食宜清淡，避免腥、辣、油腻之品。

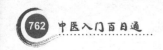
第三节 哮 喘

一、概念

哮喘是小儿时期的常见肺系疾病，以发作性喉间哮鸣气促，呼气延长为特征，严重者不能平卧。哮指声响，喘指气息，临床上哮常兼喘。本病包括了西医学所称喘息性支气管炎、支气管哮喘。本病发作有明显的季节性，以冬季及气温多变季节发作为主，年龄以1~6岁多见。95％的发病诱因为呼吸道感染，发病有明显的遗传倾向，起病愈早遗传倾向愈明显。

古代医籍对哮喘记载甚多，金元之前，多列入喘门，《丹溪心法·喘论》首先命名为"哮喘"。

二、病因病机

本病的发病原因既有内因，又有外因。内因责之于痰饮内伏，与肺、脾、肾三脏有关，外因主要为感受外邪，接触异气。

小儿肺脏娇嫩，脾常不足，肾常虚。肺虚则卫外失固，腠理不密，易为外邪所侵，邪阻肺络，气机不利，津液凝聚为痰；脾主运化水谷精微，脾虚不运，生湿酿痰，上贮于肺；肾气虚弱，不能蒸化水液而为清津，上泛为痰，聚液成饮。痰饮留伏与肺、脾、肾三脏功能失常有关，尤其责之于肺、脾两脏。外因以外感六淫为主，六淫之邪，冬春多为风寒、风热，或秋季乍冷乍热，外邪乘虚入侵而诱发。邪入肺经，引动伏痰，痰阻气道，肺失肃降，气逆痰动而为哮喘。

此外，若接触异气，如异味、花粉、煤烟、羽毛等，或嗜食酸咸甜腻，也能刺激气道，影响肺的通降功能而诱发哮喘。精神失调和过度疲劳也是小儿哮喘的重要诱因。

哮喘的病位主要在肺，其主要发病机制为痰饮内伏，遇外来因素感触而发，反复不已。发作时，痰随气升，气因痰阻，相互搏结，阻塞气道，气机升降不利，以致呼气不畅，气息喘促，咽喉哮吼痰鸣。邪蕴肺络，肺气壅塞不畅，胸部窒闷。肺气不宣，致心血瘀阻，可致肢端、颜面出现发绀。邪盛正衰，气阳外脱，可见额汗、肢冷、面色白、脉微等喘脱危候。

由于感邪的不同，体质的差异，所以又有病性上寒热的区别及转化。哮喘反复发作，肺气耗散，寒痰伤及脾肾之阳，痰热耗灼肺、肾二阴，则可由实转虚。在平时表现肺、脾、肾等脏气虚弱之候，如正气来复，内饮蠲化，病有转机，发作可渐减少而趋康复。若痰饮不除，脏气虚弱未复，哮有夙根，触遇诱因又可引起哮喘再次发作，反复发作，致使正气衰减，疾病迁延，缠绵难愈。

三、诊断依据

（一）诊断要点

（1）常突然发病，发作之前，多有喷嚏、咳嗽等先兆症状。发作时不能平卧，烦躁不安，气急，气喘。

（2）有诱发因素，如气候转变、受凉受热或接触某些过敏物质。

（3）可有婴儿期湿疹史或家族哮喘史。

（4）肺部听诊，两肺满布哮鸣音，呼气延长。哮喘如有继发感染或为哮喘性支气管炎，可闻及粗大湿啰音。

（5）血象检查：支气管哮喘，白细胞总数正常，嗜酸性粒细胞可增高；伴肺部感染时，白细胞总数及中性粒细胞可增高。

（二）鉴别诊断

哮喘需与肺炎喘嗽相鉴别。哮喘以咳嗽、气喘、呼气延长为主症，多数不发热，两肺听诊以哮鸣音为主；肺炎喘嗽以发热、咳嗽、痰壅、气急、鼻煽为主症，多数发热，两肺听诊以湿啰音为主。

四、辨证论治

（一）辨证要点

哮喘临床分发作期与缓解期。发作时哮吼痰鸣，喘急倚息，以邪实为主。咳喘痰黄，身热面赤，口干舌红为热性哮喘；咳喘畏寒，痰多清稀，舌苔白滑为寒性哮喘。缓解期哮喘已平，出现肺、脾、肾三脏不足，以正虚为主。辨别哮喘虚实可从病程长短、全身症状轻重来区别，气短多汗，易感冒多为气虚；形寒肢冷面白，动则心悸为阳虚；消瘦乏力、盗汗面红为阴虚。

（二）治疗原则

本病的治疗，发作期当攻邪以治其标，分辨寒热虚实、寒热夹杂分别随证施治。缓解期治以扶正，调其脏腑功能。由于哮喘的病因复杂，采用多种疗法综合治疗，除口服药外，雾化吸入、敷贴、针灸疗法，以及配合环境疗法、心身疗法可增强疗效。

（三）分证论治

1. 发作期

（1）寒性哮喘：

证候：咳嗽气喘，喉间有痰鸣音，痰多白沫，形寒肢冷，鼻流清涕，面色淡白，恶寒无汗，舌淡红，苔白滑，脉浮滑。

分析：风寒外束，痰湿阻肺。风寒在表，故恶寒无汗，鼻流清涕；痰湿内阻，阳气不能宣畅，故面色淡白；湿痰阻络，气道受阻，故咳嗽气喘，吐白沫痰；痰气相搏，喉间可闻及哮鸣音。

治法：温肺散寒，化痰定喘。

方药：小青龙汤合三子养亲汤加减。常用药：麻黄、桂枝宣肺散寒，细辛、干姜温肺化饮，白芥子、苏子、莱菔子行气化痰，白芍、五味子敛肺平喘。

咳甚加紫菀、款冬花化痰止咳；哮吼甚加地龙、僵蚕化痰解痉；气逆者，加代赭石降气；便秘者，加全瓜蒌通腑涤痰。

（2）热性哮喘：

证候：咳嗽哮喘，声高息涌，咯痰稠黄，喉间哮吼痰鸣，胸膈满闷，身热，面赤，口干，咽红，尿黄便秘，舌质红，苔黄腻，脉滑数。

分析：外感风热，引动伏痰。痰热蕴阻，肺气失肃，故咳嗽哮喘，声高息涌，咯痰黄稠；外感风热，故身热面赤，咽红口干。

治法：清肺化痰，止咳平喘。

方药：麻杏石甘汤加味。常用药：麻黄、生石膏宣肺清热，杏仁、葶苈子、桑白皮泻肺降逆，苏子化痰，生甘草调和诸药。

喘急者加地龙、胆南星涤痰平喘；痰多者，加天竺黄、竹沥豁痰降气；热重者加虎杖、栀子清热解毒；便秘者，加全瓜蒌、大黄降逆通腑。

（3）外寒内热：

证候：恶寒发热，鼻塞喷嚏，流清涕，咯痰黏稠色黄，口渴引饮，大便干结，舌红，苔薄白，脉滑数。

分析：表寒未清，内已化热。风寒在表故见恶寒发热，打喷嚏，流清涕；口渴引饮，吐痰黏稠色黄，便秘为里有痰热之象。

治法：解表清里，定喘止咳。

方药：大青龙汤加减。常用药：麻黄、桂枝、生姜温肺平喘，生石膏清里热，生甘草和中，白芍、五味子敛肺。

热重者，加黄芩、鱼腥草清肺热；咳喘哮吼甚者，加射干、桑白皮泄肺热；痰热明显者，加地龙、僵蚕、黛蛤散、竹沥清化痰热。

（4）肺实肾虚：

证候：病程较长，哮喘持续不已，动则喘甚，面色欠华，小便清长，常伴咳嗽、喉中痰吼，舌淡苔薄腻，脉细弱。

分析：正虚邪恋，虚实夹杂。痰热阻肺，肺气失宣，故咳嗽、喉间痰吼；肾虚不纳，故病程迁延，哮喘反复，动则喘甚。

治法：泻肺补肾，标本兼顾。

方药：射干麻黄汤合都气丸加减。常用药：麻黄、射干平喘化痰，半夏、款冬、紫菀清肺化痰，细辛、五味子敛汗平喘，山茱萸、熟地黄益肾，怀山药、茯苓健脾化痰。

动则气短难续，加胡桃肉、紫石英、诃子摄纳补肾；畏寒肢冷，加补骨脂、附片行气散寒；痰多色白，屡吐不绝者，加白果、芡实补肾健脾化痰；发热咯痰黄稠，加黄芩、冬瓜子、金荞麦清泄肺热。

2. 缓解期

（1）肺脾气虚：

证候：气短多汗，咳嗽无力，常见感冒，神疲乏力，形瘦纳差，面色苍白，便溏，舌淡，苔薄白，脉细软。

分析：肺卫不固，脾运失调。肺主表，卫表不固故多汗，易感冒；肺主气，肺虚则气短，咳嗽无力；脾主运化，脾虚运化失健故纳差，便溏，失于充养则形瘦。

治法：健脾益气，补肺固表。

方药：人参五味子汤合玉屏风散加减。常用药：人参、五味子补气敛肺，茯苓、白术健脾补气，黄芪、防风益气固表，百部、橘红化痰止咳。

汗出甚加煅龙骨、煅牡蛎固涩止汗；痰多加半夏、天竺黄化痰；纳谷不香加神曲、谷芽消食助运；腹胀加木香、枳壳理气；便溏加山药、扁豆健脾。

（2）脾肾阳虚：

证候：面色㿠白，形寒肢冷，脚软无力，动则气短心悸，腹胀纳差，大便溏泄，舌淡，苔薄白，脉细弱。

分析：脾肾两虚，摄纳无权。脾虚失运则见腹胀纳差，大便溏泄。肾虚失纳，见面色㿠白，形寒肢冷，脚软无力，动则气短。

治法：健脾温肾，固摄纳气。

方药：金匮肾气丸加减，常用药：附子、肉桂温肾补阳，山茱萸、熟地黄补益肝肾，怀山药、茯苓健脾，胡桃肉、五味子、白果敛气固摄。

虚喘明显加蛤蚧、冬虫夏草补肾敛气；咳甚加款冬花、紫菀止咳化痰；夜尿多者，加益智仁、菟丝子补肾固摄。

（3）肺肾阴虚：

证候：面色潮红，咳嗽时作，甚而咯血，夜间盗汗，消瘦气短，手足心热，夜尿多，舌红，苔花剥，脉细数。

分析：肺肾两亏，阴虚内热。久病肺肾两亏，故消瘦气短，咳嗽时作，夜尿多；阴虚内热，故面色潮红，夜间盗汗，手足心热。

治法：养阴清热，补益肺肾。

方药：麦味地黄丸加减。常用药：麦冬、百合润养肺阴，五味子益肾敛肺，熟地黄、枸杞子、山药补益肾阴，丹皮清热。

盗汗甚加知母、黄柏清热敛汗；夜间呛咳加百部、北沙参养阴止咳；咯痰带血加阿胶、白芍养阴止血；潮热加青蒿清虚热。

五、其他疗法

（一）药物外治

白芥子、延胡索各 21g，甘遂、细辛各 12g，共研细末，分成 3 份，每隔 10 天使用 1 份。

用时取药末 1 份，加生姜汁调稠如 1 分钱币大，分别贴在肺俞、心俞、膈俞、膻中穴，贴 2~4 小时揭去。若贴后皮肤发红，局部出现小疱疹，可提前揭去。贴药时间为每年夏天的初伏、中伏、末伏 3 次，连用 3 年。

（二）针灸疗法

发作期，取定喘、天突、内关。咳嗽痰多者，加膻中、丰隆。缓解期，取大椎、肺俞、足三里、肾俞、关元、脾俞。每次取 3~4 穴，轻刺加灸，隔日 1 次。在好发季节前做预防性治疗。

六、预防护理

（一）预防

（1）重视预防，避免各种诱发因素，适当进行体格锻炼，增强体质。

（2）注意气候影响，做好防寒保暖工作，冬季外出应戴口罩。尤其气候转变或换季时，要预防感冒诱发哮喘。有外感病证要及时治疗。

（3）发病季节，防止活动过度和情绪激动，以免诱发哮喘。

（二）护理

（1）居室宜空气流通，阳光充足。冬季要暖和，夏季要凉爽通风。避免接触特殊气味。

（2）饮食宜清淡而富有营养，忌进生冷油腻、辛辣酸甜以及海鲜鱼虾等可能引起过敏的食物，以免诱发哮喘。

（3）注意心率、脉象变化，防止哮喘大发作产生。

第二章 脾胃病证

第一节 口 疮

一、概念

口疮是指以口腔内黏膜、舌、唇、齿龈、上腭等处发生溃疡为特征的一种小儿常见的口腔疾患。口疮发生于口唇两侧者，又称燕口疮；满口糜烂，色红作痛者，又称口糜。本病相当于西医学口炎。任何年龄均可发生，以2~4岁的小儿多见；一年四季均可发病。可单独发生，也常伴发于其他疾病之中。小儿口疮一般预后良好；若失治、误治，体质虚弱，可导致重症，或反复发作，迁延难愈。

《素问·至真要大论》已有"火气内发，上为口糜"的记载，《诸病源候论·口疮候》亦有"小儿口疮，由血气盛，兼将养过温，心有客热熏上焦，令口生疮也"的论述，指出心经热盛，发生口疮。《小儿卫生总微论方·唇口病论》说："风毒湿热，随其虚处所着，搏于血气，则生疮疡……若发于唇里，连两颊生疮者，名曰口疮；若发于口吻两角生疮者，名曰燕口。"指出本病是由感受风毒湿热所致，由于发病部位不同，而有口疮与燕口疮之称。

二、病因病机

小儿口疮，多由风热乘脾，心脾积热，虚火上炎所致。主要病变在脾与心，虚证常涉及肾。风热乘脾者，因外感风热之邪，外袭于肌表，内乘于脾胃。脾开窍于口，胃络于齿龈，风热毒邪侵袭，引动脾胃内热，上攻于口，使口腔黏膜破溃，发为口疮。若夹湿热，则兼见口腔糜烂。

心脾积热者，因调护失宜，喂养不当，恣食肥甘厚腻，蕴积生热；或喜吃煎炒炙煿，内火偏盛，邪热内积心脾，循经上炎口腔，发为口疮。

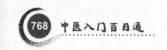

虚火上炎者，因小儿"肾常虚"，若久患热病，或久泻不止，津液亏耗，肾阴不足，水不制火，虚火上浮，熏灼口舌，发生口疮。

三、诊断依据

（一）诊断要点

（1）齿龈、舌体、两颊、上腭等处出现黄白色溃疡点，大小不等，甚至满口糜烂，疼痛流涎。

（2）外感引起者，初起有时可见口腔疱疹，继则破溃成溃疡，常伴发热，颌下淋巴结肿大。

（3）发病多与发热疾患或饮食失调有关。

（4）血象可见白细胞总数及中性粒细胞增高，或正常。

（二）鉴别诊断

鹅口疮多发生于初生儿或体弱多病的婴幼儿，口腔黏膜上出现白屑而不是溃疡，周围有红晕，疼痛不明显。

四、辨证论治

（一）辨证要点

1.**辨轻重** 口疮轻者仅见口腔出现溃疡点，妨碍哺乳进食，饮食时可因疼痛出现哭闹。重者发热、烦躁、啼哭不安，或见呕吐、腹泻等症。

2.**辨虚实** 凡起病急，病程短，口腔溃烂及疼痛较重，局部有灼热感，或伴发热、尿黄便干者，多属实证。以心火偏盛为主者，舌体溃疡较多；以脾胃积热为主者，口颊黏膜、上腭、齿龈、口唇等处溃疡较多。起病缓，病程长，口腔溃烂及疼痛较轻，兼有神疲、颧红者，多为虚证，病变脏腑以肾为主。

（二）治疗原则

实证治宜清热解毒，泻心脾之火。虚证治宜滋阴降火，引火归原。均应配合外治疗法。

（三）分证论治

1.**风热乘脾证**

证候：以口颊、上腭、齿龈、口角溃疡为主，甚则满口糜烂，或为疱疹转为溃疡，周围焮红疼痛拒食，烦躁不安，口臭，涎多，小便短黄，大便秘结，或伴发热，咽红，舌红，苔薄黄，脉浮数。

分析：本证多为外感引起，外感风热邪毒，内引脾胃之热，上熏口舌，故发为口疮。火热熏灼，故疼痛拒食，烦躁不安；热灼肠胃，津液受劫，故大便秘结、小便短黄；兼有风热表证，故发热，咽红，舌红，苔薄黄，脉浮数。

治法：疏风清热解毒。

方药：凉膈散加减。常用药：黄芩、金银花、连翘、栀子清热解毒，大黄通腑泻火，竹叶清心除烦，薄荷升散郁火、外解表热，甘草和中解毒。

发热、恶风、咽红，加牛蒡子、土牛膝根、桔梗；咳嗽加杏仁、前胡。大便不实，去大黄，加生石膏、玄参、赤茯苓。

2. 心火上炎证

证候：舌上、舌边溃疡较多，色红疼痛，心烦不安，口干欲饮，小便短黄，舌尖红，苔薄黄，脉数。

分析：舌乃心之苗，手少阴之经通于舌。心火炽盛，热毒循经上炎，故发为口疮，色红疼痛。心火内盛，津液受劫，故心烦不安，口干欲饮，小便短黄。舌尖红，苔薄黄，脉数，均为心火炽盛之象。

治法：清心泻火。

方药：泻心导赤汤加减。常用药：黄连泻心火，生地凉心血，竹叶清心除烦，木通导热下行，甘草调和诸药。

心烦不安加连翘、灯心清心泻火除烦；口干欲饮加生石膏、芦根、天花粉清热生津；小便短黄加车前子、茯苓、滑石利尿泄热。

3. 虚火上炎证

证候：口舌溃疡或糜烂，稀散色淡，不甚疼痛，反复发作或迁延难愈，神疲颧红，口干不渴，舌红，苔少或花剥，脉细数。

分析：婴儿体禀虚弱，肾阴不足，水不制火，虚火上浮，故见口舌溃疡或糜烂，不甚疼痛，神疲颧红，口干不渴；舌红，苔少或花剥，脉细数，均为阴虚火旺之象。

治法：滋阴降火。

方药：知柏地黄汤加减。常用药：六味地黄丸滋阴补肾，知母、黄柏清热降火，佐牛膝引火下行。

若久泻之后，脾肾大虚，无根之火上浮，而见口舌生疮，神疲面白，大便溏薄，舌淡苔白者，改用理中汤加肉桂以温补脾肾，引火归原。

五、其他疗法

（一）单方验方

（1）一枝黄花、大青叶各30g。每日1剂，水煎，分3~4次服。用于口疮实证。

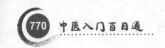

（2）大青叶、鲜生地黄、生石膏（先煎）、芦根各 30g，玄参、赤芍药、丹皮各 10g，生甘草 3g，每日 1 剂，水煎，分 3~4 次服。用于口疮实证伴发热者。

（二）外治法

（1）野菊花、金银花、薄荷、连翘、板蓝根各 10g，玄参 15g，加水 1 000mL 煎沸。待温后含漱，每次至少含漱 3 分钟，每日 3~5 次。用于口疮实证。

（2）新鲜鸡蛋煮熟取黄，文火煎出蛋黄油，外敷溃疡面上。实证、虚证均可用，用于溃疡日久不敛者更佳。

（3）吴茱萸粉 5g，陈醋适量调成糊状，临睡前敷两足涌泉穴，翌晨去除。用于虚火上炎证。

六、预防护理

（一）预防

（1）保持口腔清洁，注意饮食卫生，餐具应经常消毒。

（2）食物宜新鲜、清洁，不宜过食辛辣炙煿及肥甘厚腻之品。

（3）初生儿及小婴儿口腔黏膜娇嫩，清洁口腔时，不应用粗硬布帛拭口，动作要轻，以免损伤口腔黏膜。

（二）护理

（1）对急性热病、久病、久泻患儿，应经常检查口腔，做好口腔护理，防止发生口疮。

（2）根据辨证施护原则，选用适当中药煎剂频漱口。

（3）饮食宜清淡，给予半流质饮食，避免粗硬食品。

（4）用推拿法按摩萎软肢体，防止肌肉萎缩。

第二节 泄 泻

一、概念

泄泻是以大便次数增多，粪质稀薄或如水样为特征的一种小儿常见病。西医称泄泻为腹泻，发于婴幼儿者称婴幼儿腹泻。本病以 2 岁以下的小儿最为多见。虽一年四季均可发生，但以夏秋季节发病率为高，秋冬季节发生的泄泻，容易引起流行。

小儿脾常不足，感受外邪，内伤乳食，或脾肾阳虚，均可导致脾胃运化功能失调而发生泄泻。轻者治疗得当,预后良好。重者泄下过度,易见气阴两伤,甚至阴竭阳脱。久泻迁延不愈者,则易转为疳证或出现慢惊风。

二、病因病机

小儿泄泻发生的原因,以感受外邪,内伤饮食,脾胃虚弱为多见。其主要病变在脾胃,因胃主受纳腐熟水谷,脾主运化水谷精微,若脾胃受病,则饮食入胃,水谷不化,精微不布,清浊不分,合污而下,致成泄泻。故《幼幼集成·泄泻证治》说:"夫泄泻之本,无不由于脾胃。盖胃为水谷之海,而脾主运化,使脾健胃和,则水谷腐化而为气血以行荣卫。若饮食失节,寒温不调,以致脾胃受伤,则水反为湿,谷反为滞,精华之气不能输化,乃致合污而下降,而泄泻作矣。"

感受外邪小儿脏腑娇嫩,肌肤薄弱,冷暖不知自调,易为外邪侵袭而发病。外感风、寒、暑、湿、热邪均可致泻,唯无燥邪致泻之说,盖因脾喜燥而恶湿。其他外邪则常与湿邪相合而致泻,故前人有"无湿不成泻""湿多成五泻"之说。由于气候的因素,一般冬春多为风寒(湿)致泻,夏秋多暑湿(热)致泻。小儿暴泻以湿热泻最为多见。

内伤饮食小儿脾常不足,运化力弱,饮食不知自节,若调护失宜,哺乳不当,饮食失节或不洁,过食生冷瓜果或不消化食物,皆能损伤脾胃,而发生泄泻。故《素问·痹论》说:"饮食自倍,肠胃乃伤。"伤食泻既可单独发生,更多于其他泄泻证候中兼见。

脾肾阳虚、脾虚致泻者,一般先耗脾气,继伤脾阳,日久则脾损及肾,造成脾肾阳虚。肾阳不足,火不暖土,阴寒内盛,水谷不化,并走肠间,而致澄澈清冷,洞泄而下的脾肾阳虚泻。

由于小儿具有"稚阴稚阳"的生理特点,以及"易虚易实,易寒易热"的病理特点,且小儿泄泻病情较重时,利下过度,又易于损伤气液,出现气阴两伤,甚至阴伤及阳,导致阴竭阳脱的危重变证。若久泻不止,土虚木旺,肝木无制而生风,可出现慢惊风;脾虚失运,生化乏源,气血不足以荣养脏腑肌肤,久则可致疳证。

三、诊断依据

(一)诊断要点

(1)大便次数增多,每日超过3~5次,多者达10次以上,呈淡黄色,如蛋花汤样,或黄绿稀溏,或色褐而臭,可有少量黏液。或伴有恶心,呕吐,腹痛,发热,口渴等症。

(2)有乳食不节、饮食不洁或感受时邪病史。

（3）重症腹泻及呕吐严重者，可见小便短少，体温升高，烦渴神疲，皮肤干瘪，囟门凹陷，目眶下陷，啼哭无泪等脱水征，以及口唇樱红，呼吸深长，腹胀等酸碱平衡失调和电解质紊乱的表现。

（4）大便镜检可有脂肪球或少量白细胞、红细胞。

（5）大便病原体检查可有致病性大肠杆菌或病毒检查阳性等。

（二）鉴别诊断

痢疾大便稀，有黏冻或脓血，便次增多且里急后重，腹痛明显。大便常规检查红细胞、白细胞均多，可找到吞噬细胞；大便培养有痢疾杆菌生长。

四、辨证论治

（一）辨证要点

1.**辨病因**　不同的病因可导致不同的证型，以及不同的大便性状。一般大便稀溏夹乳凝块或食物残渣，气味酸臭，或如败卵，多由伤乳伤食所致。大便清稀多泡沫，色淡黄，臭气不甚，多由风寒引起。水样或蛋花汤样便，量多，色黄褐，气臭秽，或见少许黏液，腹痛时作，多是湿热所致。大便稀薄或烂糊，色淡不臭，多食后作泻，是为脾虚所致。大便清稀，完谷不化，色淡无臭，多属脾肾阳虚。

2.**辨轻重**　大便次数一般不超过10次，精神尚好，无呕吐，小便量可，属于轻证。泻下急暴，次频量多，神萎或烦躁，或有呕吐，小便短少，属于重证。若见皮肤干枯，囟门凹陷，啼哭无泪，尿少或无，面色发灰，精神萎靡等，则为泄泻的危重变证。

3.**辨虚实**　泄泻病程短，泻下急暴，量多腹痛，多属实证。泄泻日久，泻下缓慢，腹胀喜按，多为虚证。迁延日久难愈，泄泻或急或缓，腹胀痛拒按者，多为虚中夹实。

（二）治疗原则

泄泻治疗，以运脾化湿为基本法则。实证以祛邪为主，根据不同的证型分别治以消食导滞，祛风散寒，清热利湿。虚证以扶正为主，分别治以健脾益气，补脾温肾。泄泻变证，分别治以益气养阴、酸甘敛阴、护阴回阳、救逆固脱。本病除内服药外，还常使用外治、推拿、针灸等法治疗。

（三）分证论治

（1）伤食泻：

证候：大便稀溏，夹有乳凝块或食物残渣，气味酸臭，或如败卵，脘腹胀满，便前腹痛，泻后痛减，腹痛拒按，嗳气酸馊，或有呕吐，不思乳食，夜卧不安，舌苔厚腻，或微黄。

分析：本证常有乳食不节史。乳食不节，损伤脾胃，运化失常，故泻下稀便夹有不消化的乳凝块或食物残渣；食滞中焦，气机不利则腹胀腹痛；泻后积滞见减，气机一时得畅，故见泻后腹痛暂时减缓；乳食内腐，浊气上冲，胃失和降，嗳气酸馊，或有呕吐；舌苔厚腻，或微黄，大便酸臭，或如败卵，不思乳食，夜卧不安，皆为乳食积滞之证。

治法：消食导滞。

方药：保和丸加减。常用药：山楂、神曲、莱菔子消食化积导滞，陈皮、半夏理气降逆，茯苓健脾渗湿，连翘清解郁热。

腹胀腹痛加木香、厚朴、槟榔理气消胀止痛；呕吐加藿香、生姜和胃止呕。

（2）风寒泻：

证候：大便清稀，中多泡沫，臭气不甚，肠鸣腹痛，或伴恶寒发热，鼻流清涕，咳嗽，舌淡，苔薄白。

分析：调护失宜，感受风寒，寒邪客于肠胃，寒凝气滞，中阳被困，运化失职，故见大便清稀，粪多泡沫，臭气不甚；风寒郁阻，气机不得畅通，故见肠鸣腹痛；恶寒发热，鼻流清涕，咳嗽，舌淡，苔薄白，均为风寒外袭之象。

治法：疏风散寒，化湿和中。

方药：藿香正气散加减。常用药：藿香、苏叶、白芷、生姜疏风散寒、理气化湿，大腹皮、厚朴、陈皮、半夏温燥寒湿、调理气机，苍术、茯苓、甘草、大枣健脾和胃。

大便稀，色淡青，泡沫多，加防风炭以祛风止泻；腹痛甚，里寒重，加木香、干姜以理气止痛、温中散寒；夹有食滞者，去甘草、大枣，加焦山楂、神曲消食导滞；小便短少加泽泻、猪苓渗湿利尿；表寒重加荆芥、防风以加强解表散寒之力。

（3）湿热泻：

证候：大便水样，或如蛋花汤样，泻下急迫，量多次频，气味秽臭，或见少许黏液，腹痛时作，食欲不振，或伴呕恶，神疲乏力，或发热烦闹，口渴，小便短黄，舌红，苔黄腻，脉滑数。

分析：湿热之邪，蕴结脾胃，下注肠道，传化失司，故泻下稀薄如水样，量多次频；湿性黏腻，热性急迫，湿热交蒸，壅阻胃肠气机，故泻下急迫，色黄而臭，或见少许黏液，腹痛时作，烦闹不安；湿困脾胃，故食欲不振，甚或呕恶，神疲乏力；若伴外感，则发热；热重于湿，则口渴；湿热下注，故小便短黄；舌红，苔黄腻，脉滑数，均为湿热之征。

治法：清热利湿。

方药：葛根黄芩黄连汤加减。常用药：葛根解表退热、生津升阳，黄芩、黄连清解胃肠之湿热，甘草调和诸药，共具解表清肠、表里双解之功。

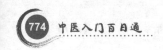
热重于湿，加连翘、马齿苋、马鞭草清热解毒；湿重于热，加滑石、车前子、茯苓、苍术燥湿利湿；腹痛加木香理气止痛；口渴加生石膏、芦根清热生津；夏季湿浊中阻加藿香、佩兰芳化湿浊；呕吐加竹茹、半夏降逆止呕。

（4）脾虚泻：

证候：大便稀溏，色淡不臭，多于食后作泻，时轻时重，面色萎黄，形体消瘦，神疲倦怠，舌淡苔白，脉缓弱。

分析：脾胃虚弱，清阳不升，运化失职，故大便稀溏，色淡不臭，时轻时重；脾胃虚弱，运纳无权，故多于食后作泻；泄泻较久，脾虚不运，精微不布，生化乏源，气血不足，故面色萎黄、形体消瘦、神疲倦怠、舌淡苔白、脉缓弱。

治法：健脾益气，助运止泻。

方药：参苓白术散加减。常用药：党参、白术、茯苓、甘草益气补脾，山药、莲肉、扁豆、薏仁健脾化湿，砂仁、桔梗理气和胃。

胃纳不振，舌苔腻，加藿香、陈皮、焦山楂以芳香化湿，理气消食助运；腹胀不舒加木香、枳壳理气消胀；腹冷舌淡，大便夹不消化物，加干姜以温中散寒，暖脾助运；久泻不止，内无积滞者，加肉豆蔻、诃子、石榴皮以固涩止泻。

（5）脾肾阳虚泻：

证候：久泻不止，大便清稀，完谷不化，或见脱肛，形寒肢冷，面色㿠白，精神萎靡，睡时露睛，舌淡苔白，脉细弱。

分析：久泻不止，脾肾阳虚，命门火衰，不能温煦脾土，故大便清稀，完谷不化；脾虚气陷，则见脱肛；肾阳不足，阴寒内生，故形寒肢冷，面色㿠白，精神萎靡，睡时露睛，舌淡苔白，脉细弱。

治法：补脾温肾，固涩止泻。

方药：附子理中汤合四神丸加减。常用药：党参、白术、甘草健脾益气，干姜、吴茱萸温中散寒，附子、补骨脂、肉豆蔻、五味子温肾暖脾、固涩止泻。

脱肛加炙黄芪、升麻升提中气；久泻不止加诃子、石榴皮、赤石脂收敛固涩止泻。

五、其他疗法

（一）针灸疗法

（1）针刺法：取足三里、中脘、天枢、脾俞。发热加曲池，呕吐加内关、上脘，腹胀加下脘，伤食加刺四缝，水样便多加水分。实证用泻法，虚证用补法，每日1~2次。

（2）灸法：取足三里、中脘、神阙。隔姜灸或艾条温和灸，每日1~2次。用于脾虚泻、脾肾阳虚泻。

（二）推拿疗法

运脾土、推大肠、清小肠各 100 次，摩腹 3 分钟，揉天枢、揉龟尾、推七节骨各 100 次，捏脊 3~5 遍。发热加退六腑、清天河水，偏寒湿加揉外劳宫 100 次，偏湿热加清大肠 100 次，偏伤食加推板门 100 次，偏脾虚加揉足三里。

六、预防护理

（一）预防

（1）注意饮食卫生，食品应新鲜、清洁，不吃变质食品，不要暴饮暴食。饭前、便后要洗手，餐具要卫生。

（2）提倡母乳喂养，不宜在夏季及小儿有病时断奶，遵守添加辅食的原则，注意科学喂养。

（3）加强户外活动，注意气候变化，及时增减衣服，防止腹部受凉。

（二）护理

（1）适当控制饮食，减轻胃肠负担，吐泻严重及伤食泄泻患儿可暂时禁食 6~8 小时，以后随着病情好转，逐渐增加饮食量。忌食油腻、生冷及不易消化的食物。

（2）保持皮肤清洁干燥，勤换尿布。每次大便后，宜用温水清洗臀部，并扑上爽身粉。防止发生红臀。

（3）密切观察病情变化，防止发生泄泻变证。

第三节　食　积

一、概念

食积是因小儿喂养不当，内伤乳食，停积胃肠，脾运失司所引起的一种小儿常见的脾胃病证。临床以不思乳食，腹胀嗳腐，大便酸臭或便秘为特征。食积又称积滞。与西医学消化不良相近。本病一年四季皆可发生，夏秋季节，暑湿易于困遏脾气，发病率较高。小儿各年龄组皆可发病，但以婴幼儿多见。常在感冒、泄泻、疳证中合并出现。脾胃虚弱，先天不足以及人工喂养的婴幼儿容易反复发病。少数患儿食积日久，迁延失治，脾胃功能严重受损，导致小儿营养和生长发育障碍，形体日渐羸瘦，可转化成疳，故前人有"积为疳之母，无积不成疳"之说。《诸病源候论·小儿杂病诸候》所记载的

"宿食不消候""伤饱候"是本病的最早记载。其后《活幼心书》和《婴童百问》又分别提出了"积证"和"积滞"的病名。

《保婴撮要·食积寒热》说："小儿食积者，因脾胃虚寒，乳食不化，久而成积。"明确指出了小儿食积的发生原因。

二、病因病机

本病的病因主要是乳食内积，损伤脾胃。病机为乳食不化，停积胃肠，脾运失常，气滞不行。食积可分为伤乳和伤食。伤于乳者，多因乳哺不节，食乳过量或乳液变质，冷热不调，皆能停积脾胃，壅而不化，成为乳积。伤于食者，多因饮食喂养不当，偏食嗜食，饱食无度，杂食乱投，生冷不节，食物不化；或过食肥甘厚腻、柿子、大枣等不易消化之物，停聚中焦而发病。正所谓"饮食自倍，肠胃乃伤"。

乳食停积中焦，胃失和降，则呕吐酸馊不消化之物；脾失运化，升降失常，气机不利，出现脘腹胀痛，大便不利，臭如败卵；或积滞壅塞，腑气不通，而见腹胀腹痛，大便秘结之症。此属乳食内积之实证。

食积日久，损伤脾胃，脾胃虚弱，运纳失常，复又生积，此乃因积致虚；亦有先天不足，病后失调，脾胃虚弱，胃不腐熟，脾失运化，而致乳食停滞为积，此乃因虚致积。二者均为脾虚夹积、虚中夹实之候。

三、诊断依据

（一）诊断要点

（1）乳食不思或少思，脘腹胀痛，呕吐酸馊，大便溏泄，臭如败卵或便秘。

（2）烦躁不安，夜间哭闹，或有发热等症。

（3）有伤乳、伤食史。

（4）大便检查，有不消化食物残渣或脂肪球。

（二）鉴别诊断

厌食为喂养不当，脾运失健所致。除长期食欲不振，厌恶进食外，一般无嗳气酸腐，大便酸臭，脘腹胀痛之症。

四、辨证论治

（一）辨证要点

1. 辨伤乳、伤食　母乳喂养或牛奶喂养的婴儿发病者为伤乳，呕吐或大便中可见较多的乳凝块；普通饮食的幼儿发病者为伤食，多有较明显饮食不节史，呕吐物或大便中可见较多的食物残渣。

2.辨虚实　病程短，脘腹胀痛拒按，或伴低热，哭闹不安，多属实证；病程较长，脘腹胀满喜按，神疲形瘦，多属虚中夹实证。

（二）治疗原则

乳食内积之实证以消食导滞为主。脾虚夹积之虚中夹实证以健脾消食，消补兼施为法，积重而脾虚轻者，宜消中兼补法；积轻而脾虚甚者，则用补中兼消法，扶正为主，消积为辅，正所谓："养正而积自除。"

食积的治疗，除内服药外，推拿及外治疗法亦常运用。

（三）分证论治

1.乳食内积

证候：乳食不思，食欲不振或拒食，脘腹胀满，疼痛拒按；或有嗳腐恶心，呕吐酸馊乳食，烦躁哭闹，夜卧不安，低热，肚腹热甚，大便臭秽，舌红苔腻。

分析：乳食内积，气机郁滞，故脘腹胀满，疼痛拒按；胃肠不适，则夜卧不安，烦躁哭闹；中焦积滞，胃失和降，气逆于上，则乳食不思，食欲不振或拒食，嗳腐恶心，呕吐酸馊乳食；腐秽壅积，脾失运化，则大便秽臭；中焦郁积化热，则有低热，肚腹热甚；舌红苔腻为乳食内积实证之象。

治法：消乳消食，化积导滞。

方药：消乳丸或保和丸加减。常用药：山楂、神曲、莱菔子、麦芽消食化积，陈皮、香附、砂仁理气消滞，茯苓、半夏健脾化湿、消胀除满，连翘清解郁积之热。

脘腹胀满疼痛加厚朴、枳实行气消滞宽中；便秘加木香、槟榔消积导滞，重者暂加大黄通腑；呕吐甚者，加姜竹茹清胃降逆止呕；低热、舌红、苔腻微黄，加胡黄连消积清热。

2.脾虚夹积

证候：神倦乏力，面色萎黄，形体消瘦，夜寐不安，不思乳食，食则饱胀，腹满喜按，呕吐酸馊乳食，大便溏薄、夹有乳凝块或食物残渣，舌淡红，苔白腻，脉沉细而滑。

分析：脾胃虚弱，中气不运，不能化生精微变为气血，濡养机体，则见神倦乏力，面色萎黄，形体消瘦，唇舌色淡；脾胃虚弱，运纳失职，乳食积滞，气机不畅，故不思乳食，食则饱胀，腹满喜按，上则呕吐酸馊乳食，下则大便溏薄酸臭夹不消化物；胃不和则卧不安；苔白腻，脉沉细而滑，皆为脾虚夹积所致。

治法：健脾助运，消补兼施。

方药：健脾丸加减。常用药：党参、白术健脾益气，山楂、神曲、麦芽消食导滞，

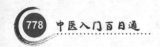

枳实、陈皮理气消胀，虚实兼顾，消补并施。

苔腻、纳呆，加藿香、砂仁化湿醒脾；舌淡、腹胀、便溏，加炮姜、厚朴、苍术温中运脾。

五、其他疗法

（一）饮食疗法

（1）白萝卜 500g，切成细丝挤出汁，炖热后内服。每日 1 剂，分 2 次服，用于食肉过多而致的食积。

（2）槟榔 10g，金橘 3 个。二味打碎入锅，水煎 20 分钟，取汁加白糖适量调味；每日数次，代茶饮，用于小儿食积兼有气滞者。

（二）推拿疗法

推揉板门 100 次，清大肠 100 次，揉按中脘 100 次，分推腹阴阳 50 次，摩腹 2 分钟，揉按足三里 100 次，推七节骨 100 次，推脊 10 次，捏脊 3~5 次。乳食内积者，加掐四缝 10 次，拿肚角 3~5 次，或配合刺四缝。脾虚夹积者，加补脾土 100 次，运水入土 100 次。

六、预防护理

（一）预防

（1）提倡母乳喂养，乳食宜定时定量，不应过饥过饱。食品宜新鲜清洁，不应过食生冷、肥腻之物。

（2）随着年龄的增长，逐渐添加相适应的辅助食品，不应偏食、杂食，合理喂养。

（3）平时应保持大便通畅，养成良好的排便习惯。

（二）护理

（1）饮食、起居有时，不吃零食，纠正偏食，少吃甜食，更不要乱服滋补品。

（2）呕吐者可暂禁食 3~6 小时，或给予生姜汁数滴，加少许糖水饮服。腹胀者揉摩腹部，可用粟米饭焦锅巴，研细粉，每次 5~10g，每日 2 次，用糖开水冲调服，有助运消食之功。

第三章　心肝病证

第一节　汗　证

一、概念

汗证是指不正常出汗的一种病证，即小儿在安静状态下，日常环境中，全身或局部出汗过多，甚则大汗淋漓。多发生于 5 岁以下小儿。

汗是由皮肤排出的一种津液。汗液能润泽皮肤，调和营卫，清除废秽。小儿由于形气未充，腠理疏薄，在日常生活中，若因天气炎热，或衣被过厚，或喂奶过急，或剧烈运动，都较成人容易出汗，若无其他疾苦，不属病态。小儿汗证有自汗、盗汗之分。睡中出汗，醒时汗止者，称盗汗；不分寤寐，无故汗出者，称自汗。盗汗多为阴虚，自汗多为阳虚。但小儿汗证往往自汗、盗汗并见，故在辨别其阴阳属性时还应考虑其他证候。本节主要讨论小儿无故自汗、盗汗，至于因温热病引起的出汗，或属重急病阴竭阳脱、亡阳大汗者均不在此例。

小儿汗证，多属西医学自主神经功能紊乱，而维生素 D 缺乏性佝偻病及结核感染，也常以多汗为主症，临证当注意鉴别，及时明确诊断，以免贻误治疗。反复呼吸道感染小儿，表虚不固者，常有自汗、盗汗；而小儿汗多，若未能及时拭干，又易于着凉，造成呼吸道感染发病。

二、病因病机

汗是人体五液之一，是由阳气蒸化津液而来。如《素问·阴阳别论》所说："阳加于阴，谓之汗。"心主血，汗为心之液，阳为卫气，阴为营血，阴阳平衡，营卫调和，则津液内敛。反之，若阴阳脏腑气血失调，营卫不和，卫阳不固，腠理开阖不利，则汗液外泄。小儿汗证的发生，多由体虚所致。其主要病因为禀赋不足，调护失宜。

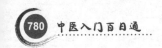

　　小儿脏腑娇嫩，元气未充，腠理不密，所以容易出汗。若先天禀赋不足，或后天脾胃失调，肺气虚弱，均可致自汗或盗汗。肺主皮毛，脾主肌肉，肺脾气虚，表虚不固，故汗出不止。

　　营卫为水谷之精气，化生血脉，行于经隧之中为营气，其不循经络而直达肌表，充实于皮毛分肉之间为卫气，故有营行脉中，卫行脉外之论述。正常状态下，营卫之行不失其常。

　　若小儿营卫之气生成不足，或受疾病影响，或病后护理不当，营卫不和，致营气不能内守而敛藏，卫气不能卫外而固密，则津液从皮毛外泄，发为汗证。

　　气属阳，血属阴。小儿血气嫩弱，若大病久病之后，气血亏损；或先天不足，后天失养的体弱小儿，气阴虚亏。气虚不能敛阴，阴亏虚火内炽，迫津外泄而为汗。

　　小儿脾常不足，若平素饮食甘肥厚腻，可致积滞内生，郁而生热。甘能助湿，肥能生热，蕴阻脾胃，湿热郁蒸，外泄肌表而致汗出。

　　由此可见，小儿汗证有虚实之分，虚证有肺卫不固、营卫失调、气阴亏损，实证则为湿热迫蒸。

三、诊断依据

　　（1）小儿在安静状态下，正常环境中，全身或局部出汗过多，甚则大汗淋漓。

　　（2）寐则汗出，醒时汗止者称盗汗；不分寤寐而出汗者称自汗。

　　（3）排除维生素 D 缺乏性佝偻病、结核感染、风湿热、传染病等引起的出汗。

四、辨证论治

（一）诊断要点

　　汗证多属虚证。自汗以气虚、阳虚为主；盗汗以阴虚、血虚为主。肺卫不固证多汗以头颈胸背为主；营卫失调证多汗而不温；气阴亏虚证汗出遍身而伴虚热征象；湿热迫蒸证则汗出肤热。

（二）辨证原则

　　汗证以虚为主，补虚是其基本治疗原则。肺卫不固者益气固卫，营卫失调者调和营卫，气阴亏虚者益气养阴，湿热迫蒸者清化湿热。除内服药外，尚可配合脐疗等外治疗法。

（三）分证论治

1.肺卫不固证

　　证候：以自汗为主，或伴盗汗，以头部、肩背部汗出明显，动则尤甚，神疲乏力，面色少华，平时易患感冒。舌淡，苔薄，脉细弱。

分析：本证主要见于平时体质虚弱的小儿。阳主卫外而固密，肺主皮毛，肺卫不固，津液不藏，故汗出。头为诸阳之会，肩背属阳，故汗出以头部、肩背明显。动则气耗，津液随气泄，故汗出更甚。气阳不足，津液亏损，故神疲乏力，面色少华。肺卫失固，腠理不密，外邪乘袭，故常易感冒；舌质淡，脉细弱为气阳不足之象。

治法：益气固表。

方药：玉屏风散合牡蛎散加减。常用药：重用黄芪益气固表，白术健脾益气，防风走表御风、调节开阖，牡蛎敛阴止汗，浮小麦养心敛汗，麻黄根收涩止汗。

脾胃虚弱，纳呆便溏者加山药、炒扁豆、砂仁健脾助运；汗出不止者，于每晚睡前用龙骨、牡蛎粉外涂，以敛汗潜阳。

2. 营卫失调证

证候：以自汗为主，或伴盗汗，汗出遍身而不温，恶寒怕风，不发热，或伴有低热，精神疲倦，胃纳不振；舌质淡红，苔薄白，脉缓。

分析：本证多为表虚者，病后正气未复，营卫失和，卫气不能外固，营阴不能内守，津液无以固敛，故汗出遍身，恶寒怕风，或伴低热；肺脾受损，故精神疲倦，胃纳不振。舌淡红，苔薄白，脉缓均为营卫失调之象。

治法：调和营卫。

方药：黄芪桂枝五物汤加减。常用药：黄芪益气固表；桂枝温通卫阳，配芍药敛护营阴，生姜、大枣调和营卫，助黄芪以固表；浮小麦、煅牡蛎收敛止汗。

精神倦怠、胃纳不振、面色少华加党参、怀山药健脾益气；口渴、尿黄、虚烦不眠者加酸枣仁、石斛、柏子仁养心安神；汗出恶风，表证未解者，用桂枝汤祛风解表。

3. 气阴亏虚证

证候：以盗汗为主，也常伴自汗，形体消瘦，汗出较多，神萎不振，心烦少寐，寐后汗多，或伴低热，口干，手足心灼热，哭声无力，口唇淡红，舌质淡，苔少或见剥苔，脉细弱或细数。

分析：多见于急病、久病、重病之后失于调养，或素体气阴两虚，故形体消瘦；气虚不能敛阴，阴虚易生内热，迫津外泄，故汗出较多；汗为心液，汗出则心血暗耗，血虚则心神不宁，故神萎不振，心烦少寐，寐后汗多，或伴低热；气阴亏损故哭声无力；口唇淡红，舌质淡，脉细弱，均为气阴不足之象；苔少或见剥苔，脉细数，则为阴亏之征。

治法：益气养阴。

方药：生脉散加减。常用药：人参或党参益气生津，麦冬养阴清热，五味子收敛

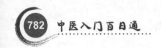

止汗，生黄芪益气固表，瘪桃干收敛止汗。

精神困顿，食少不眠，不时汗出，面色无华，为阳气偏虚，去麦冬，加白术、茯苓益气健脾固表；睡眠汗出，醒则汗止，口干心烦，容易惊醒，口唇淡红，为心脾不足，脾虚血少，心失所养，可用归脾汤合龙骨、牡蛎、浮小麦补养心脾，益气养血，敛汗止汗。

4. 湿热迫蒸证

证候：自汗或盗汗，以头部或四肢为多，汗出肤热，汗渍色黄，口臭，口渴不欲饮，小便色黄，色质红，苔黄腻，脉滑数。

分析：脾胃湿热蕴积，热迫津液外泄，故自汗或盗汗；头为诸阳之会，脾主四肢，故头部或四肢汗多；湿热郁蒸，故口臭、口渴不欲饮；小便色黄，舌质红，苔黄腻，脉滑数，均为湿热之象。

治法：清热泻脾。

方药：泻黄散加减。常用药：石膏、栀子清泄脾胃积热，防风疏散伏热，藿香化湿和中，甘草调和诸药，再加麻黄根、糯稻根敛汗止汗。

尿少、色黄加滑石、车前草清利湿热；汗渍色黄甚者加茵陈、佩兰清化湿热。

五、其他疗法

（一）外治疗法

（1）五倍子粉适量，温水或醋调成糊状，每晚临睡前敷脐中，用橡皮膏固定，用于盗汗。

（2）龙骨、牡蛎粉适量，每晚睡前外扑，用于自汗、盗汗，汗出不止者。

（二）饮食疗法

（1）黑豆煮烂，每日适量食之，有健脾固表之功。

（2）鸭血糯米适量，煮烂食之，有补血和营之功。

六、预防护理

（一）预防

（1）进行适当的户外活动和体育锻炼，增强小儿体质。

（2）注意病后调理，避免直接吹风。

（3）加强预防接种工作，积极治疗各种急、慢性疾病。

（二）护理

（1）注意个人卫生，勤换衣被，保持皮肤清洁和干燥，拭汗用柔软干毛巾或纱布擦干，勿用湿冷毛巾，以免受凉。

（2）汗出过多致津伤气耗者，应补充水分及容易消化而营养丰富的食物。勿食辛辣、煎炒、炙烤、肥甘厚味。

（3）室内温度、湿度要调节适宜。

第二节　紫　癜

一、概念

紫癜亦称紫斑，以血液溢于皮肤、黏膜之下，出现瘀点、瘀斑，压之不褪色为其临床特征，是小儿常见的出血性疾病之一。常伴鼻衄、齿衄，甚则呕血、便血、尿血。本病属血证范畴，中医古籍中所记载的"葡萄疫""肌衄""斑毒"等病证，与本病有相似之处。

本病包括西医学的过敏性紫癜和血小板减少性紫癜。过敏性紫癜发病年龄多为3~14岁，尤以学龄儿童多见，男性多于女性，春季发病较多。血小板减少性紫癜发病年龄多为2~5岁，男女发病无差异，其死亡率约1%，主要致死原因为颅内出血。

二、病因病机

紫癜以病在血分为主，有虚实之分。外因为外感风热之邪，湿热挟毒蕴阻于肌表血分，迫血妄行，外溢皮肤孔窍，以实证为主。内因为素体心脾气血不足，肾阴亏损，虚火上炎，血不归经所致，以虚证为主。

由于小儿稚阴稚阳，气血未充，卫外不固，外感时令之邪，六气皆从火化，蕴郁于皮毛肌肉之间。风热之邪与气血相搏，热伤血络，迫血妄行，溢于脉外，渗于皮下，发为紫癜。邪重者，还可伤其阴络，出现便血、尿血等。若血热妄行，瘀积肠络，可致剧烈腹痛。挟湿留注关节，则可见局部肿痛，屈伸不利。

若小儿先天禀赋不足，或疾病迁延日久，耗气伤阴，均可致气虚阴伤，病情由实转虚，或虚实夹杂。气虚则统摄无权，气不摄血，血液不循常道而溢于脉外；阴虚火炎，血随火动，渗于脉外，均可致紫癜反复发作。

人体血生于脾，藏于肝，源于肾而主于心，血在脉中周而复始循环流行，依赖于心之推动，脾之统摄，肝之贮藏。若心、肝、脾功能受损，血行不循常道而外溢肌肤，重则吐衄便血。综上所述，本病外因为外感风热，内因为气阴亏虚。早期多为风热伤

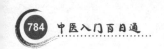

络，热迫血行，属实证；后期由实转虚，或虚实并见，多为气虚失摄，阴虚火炎。病位多在心、肝、脾、肾。

三、诊断依据

（一）诊断要点

本病发病多较急，出血为其主症。除皮肤、黏膜出现紫癜外，常伴鼻衄、齿衄、呕血、便血、尿血等。出血严重者，可见面色苍白等血虚症状，甚则发生虚脱。

（二）鉴别诊断

应注意鉴别本病是过敏性紫癜还是血小板减少性紫癜。

1.过敏性紫癜 发病前可有上呼吸道感染或服食某些药物、食物等诱因。紫癜多见于下肢伸侧及臀部、关节周围。为高出皮肤的鲜红色至深红色丘疹、红斑或荨麻疹，大小不一，多呈对称性，分批出现，压之不褪色。可伴有腹痛、呕吐、血便等消化道症状，游走性大关节肿痛及血尿、蛋白尿等。血小板计数，出血、凝血时间，血块收缩时间均正常。应注意定期复查尿常规，常有镜下血尿、蛋白尿。

2.血小板减少性紫癜 皮肤黏膜见瘀点、瘀斑。瘀点多为针头样大小，一般不高出皮面，多不对称，可遍及全身，但以四肢及头面部多见。可伴有鼻衄、齿衄、尿血、便血等。严重者可并发颅内出血。血小板计数明显减少。出血时间延长，血块收缩不良，束臂试验阳性。

四、辨证论治

（一）辨证要点

根据起病、病程、紫癜颜色等辨虚实。起病急、病程短，紫癜颜色较鲜明者多属实；起病缓，病情反复，病程缠绵，紫癜颜色较淡者多属虚。伴有发热、恶风、咽红等风热表证者为风热伤络；伴有烦闹口渴，便秘尿赤，甚则鼻衄、齿衄、便血、尿血者为血热妄行；伴有神疲乏力，头晕心悸，食欲不振者为气不摄血；伴有低热盗汗、手足心热、舌红少津者为阴虚火炎。

要注意判断病情的轻重。以出血量的多少及是否伴有肾脏损害或颅内出血等作为判断轻重的依据。凡出血量较少者为轻症；出血严重伴大量便血、血尿、明显蛋白尿，或头痛、昏迷、抽搐等均为重症。

（二）治疗原则

本病的治疗，实证以清热凉血为主；虚证以益气摄血、滋阴降火为主。临证须注意证型之间的相互转化或同时并见。治疗时宜分清主次，统筹兼顾。

过敏性紫癜早期多为风热伤络，血热妄行，常兼见湿热痹阻或热伤胃络，后期多见阴虚火炎。血小板减少性紫癜急性型多为血热妄行，慢性型多为气不摄血或阴虚火炎。

（三）分证论治

1. 风热伤络证

证候：起病较急，全身皮肤紫癜散发，尤以下肢及臀部居多，呈对称分布，色泽鲜红，大小不一，或伴痒感，可有发热、腹痛、关节肿痛、尿血等，舌质红，苔薄黄，脉浮数。

分析：风热之邪外感，内窜血络则皮肤紫癜散发；热为阳邪，故紫癜色泽鲜明，风盛则有痒感；风热与湿邪相搏，结于关节，郁于肠间，则关节肿痛，腹部疼痛；风热灼伤下焦血络，则可见尿血。舌红，苔薄黄，脉浮数为风热之象。

治法：疏风散邪。

方药：连翘败毒散加减。常用药：薄荷、防风、牛蒡子疏风散邪，连翘、山栀、黄芩、升麻清热解毒，玄参、桔梗养阴清热，当归、赤芍、红花养血活血。

皮肤瘙痒加浮萍、蝉蜕、地肤子祛风止痒；腹痛加甘草缓急和中；关节肿痛加三七、牛膝活血祛瘀；尿血加小蓟、白茅根、藕节炭凉血止血。

2. 血热妄行证

证候：起病较急，皮肤出现瘀点、瘀斑，色泽鲜红，或伴鼻衄、齿衄、呕血、便血、尿血，血色鲜红或紫红。同时并见心烦、口渴、便秘，或伴腹痛，或有发热，舌红，脉数有力。

分析：热毒壅盛，迫血妄行，灼伤络脉，血液外渗，故见皮肤瘀点、瘀斑，色泽鲜红；血随火升，上出清窍则鼻衄；胃络受损则齿衄；邪热损伤胃肠脉络则腹痛；呕血、便血；热毒下注膀胱则尿血；发热、心烦、口渴、便秘均为热毒内盛、血分郁热之象。舌红、脉数有力是血分热盛之征。

治法：清热解毒，凉血止血。

方药：犀角地黄汤加味。常用药：犀角（用水牛角代）清心凉血，生地黄凉血养阴，丹皮、赤芍活血散瘀，紫草、玄参凉血止血，黄芩、生甘草清热解毒。

伴有齿衄、鼻衄者加炒栀子、白茅根凉血解毒；尿血加大蓟、小蓟凉血止血；大便出血加地榆炭、槐花收敛止血；腹中作痛重用白芍、甘草缓急止痛。若出血过多，突然出现面色苍白，四肢厥冷，汗出脉微者，为气阳欲脱，急用独参汤或参附汤回阳固脱；若气阴两衰者，则用生脉散以救阴生津，益气复脉。

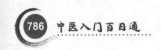

3. 气不摄血证

证候：发病缓慢，病程迁延，紫癜反复出现，瘀斑、瘀点颜色淡紫，常有鼻衄、齿衄，面色苍黄，神疲乏力，食欲不振，头晕心慌，舌淡苔薄，脉细无力。

分析：久病不愈，气虚不能摄血，故紫癜反复出现；气血不足，脾虚失健则面色苍黄，神疲乏力，食欲不振；出血过多，血虚心失所养，故头晕心慌；舌淡苔薄，脉细无力为气血虚弱之征。

治法：健脾养心，益气摄血。

方药：归脾汤加减。常用药：党参、白术、茯苓、甘草健脾益气，合黄芪、当归补气生血，配远志、酸枣仁、龙眼肉养血宁心，佐木香醒脾理气补而不滞，生姜、大枣调和脾胃。

出血不止加云南白药、蒲黄炭、仙鹤草、阿胶（烊化冲服）以和血止血养血；神疲肢软，四肢欠温，畏寒恶风，腰膝酸软，面色苍白者为肾阳亏虚，加鹿茸、淡苁蓉、巴戟天以温肾补阳。

4. 阴虚火炎证

证候：紫癜时发时止，鼻衄齿衄，血色鲜红，低热盗汗，心烦少寐，大便干燥，小便黄赤；舌光红，苔少，脉细数。

分析：阴虚火旺，灼伤血络，故紫斑时发时止；伤及阳络则齿衄、鼻衄；阴虚火旺则心烦少寐，低热盗汗；阴津亏耗则大便干燥，小便黄赤；舌光红，苔少，脉细数为虚火内炽之象。

治法：滋阴降火，凉血止血。

方药：大补阴丸加减。常用药：熟地黄、龟板滋阴潜阳以制虚火，黄柏、知母清泻相火，猪脊髓、蜂蜜填精润燥。

鼻衄、齿衄者加丹皮、白茅根、焦栀子以凉血止血；低热者加银柴胡、地骨皮、青蒿以清虚热；盗汗加煅牡蛎、煅龙骨、浮小麦以敛汗止汗。

五、其他疗法

（一）针灸疗法

（1）主穴：曲池、足三里。备穴：合谷、血海。先刺主穴，效果不好加刺备穴。有腹痛加刺三阴交、太冲、内关。用于过敏性紫癜。

（2）取穴八髎、腰阳关。艾炷隔姜灸。每穴灸45分钟，每日1次。用于气不摄血证。

（3）先针膈俞、脾俞，呈45°角向脊柱方向斜刺，快速进针，捻转提插，得气后留针 5 分钟，继针血海、三阴交，直刺得气后留针 30 分钟。每日 1 次，15 天为 1 个疗程。用于气不摄血证和阴虚火炎证。

（二）饮食疗法

（1）黄花鱼鳔 200g，旱莲草 60g。置砂锅内，加水慢火炖 1 天，时时搅拌，防止烧焦，使鱼鳔全部炖化，去渣。分 4 次服，每日 2 次，连服数剂。用于血热妄行证和阴虚火炎证。

（2）枸杞子 10~15g，红枣 10 枚，党参 15g，鸡蛋 2 个，放砂锅同煮。蛋熟后去蛋壳取蛋，再煮片刻，食蛋饮汤。1 日或隔日 1 次，连服 1 周。用于气不摄血证。

（3）羊骨粥，生羊胫骨 1~2 根，敲碎，加水适量煮 1 小时，去渣后加糯米适量，红枣 10~20 枚，煮稀粥。每日 2~3 次分服。用于气不摄血证和阴虚火炎证。

六、预防护理

（一）预防

（1）积极参加体育活动，增强体质，提高抗病能力。

（2）过敏性紫癜要尽可能找出引发的各种原因。积极防治上呼吸道感染，控制扁桃体炎、龋齿、鼻窦炎，驱除体内各种寄生虫，不吃容易引起过敏的饮食及药物。

（3）对血小板减少性紫癜，要注意预防呼吸道感染、麻疹、水痘、风疹及肝炎等疾病，否则易于诱发或加重病情。

（二）护理

（1）急性期或出血量多时，要卧床休息，限制患儿活动，消除其恐惧紧张心理。

（2）避免外伤跌仆碰撞，以免引起出血。

（3）血小板计数低时，要密切观察病情变化，防止各种创伤与颅内出血。

（4）饮食宜清淡，富于营养，易于消化。呕血、便血者应进半流饮食，忌硬食及粗纤维食物。忌辛辣刺激食物。血小板减少性紫癜患儿可多吃带衣花生仁、红枣等食物。

第三节　儿童多动综合征

一、概念

儿童多动综合征又称"轻微脑功能障碍综合征"（MBD），是儿童时期一种较常见的行为异常性疾患。患儿智力正常或接近正常，以难以控制的动作过多，注意力不集中，情绪不稳，冲动任性，并有不同程度学习困难为临床特征。本病男孩多于女孩，好发年龄 6~14 岁，国内外文献报道，占学龄儿童的 5% ~10%。发病与遗传、环境、产伤等有一定关系。

本病预后良好，绝大多数患儿到青春期逐渐好转而痊愈。

本病在古代医籍中无专门记载，根据患儿神志涣散、多语多动、冲动不安的特征，可归入"脏躁""躁动"证中；又由于其智能正常或接近正常，活动过多，思想不易集中而导致学习困难，故又与"健忘""失聪"证有关。20 世纪 80 年代以来，国内开始研究对本病的中医治疗，取得较好的临床疗效，且无毒性及副作用。治疗以调整阴阳平衡为根本原则，并应注意适当延长治疗时间，以提高和巩固疗效。

二、病因病机

先天禀赋不足，产时或产后损伤，或后天护养不当，病后失养，忧思惊恐过度等为主要发病原因。

本病病位涉及心肝脾肾，病理性质为本虚标实，阴虚为本，阳亢、痰浊、瘀血为标。

《素问·生气通天论》说："阴平阳秘，精神乃治"，人的精神情志活动正常，有赖于人体阴阳平衡。而人的行为变化，又常呈阴静阳躁，动静平衡必须阴平阳秘才能维持。因此，阴阳平衡失调为本病的主要发病机制。

小儿稚阴稚阳，先天禀赋不足，后天失于调护，稍有感触，即易阴阳偏颇，阴虚阳亢，阳动无制。心主血藏神，心阴不足，则心火有余，而现心神不宁，多动不安；肝体阴而用阳，其志怒，肝肾阴虚，肝阳上亢，则致注意力不集中，性情冲动执拗；脾为至阴之脏，性静，脾失濡养，则静谧不足，兴趣多变，言语冒失，心思不定，不能自控；肾为先天之本，肾精不足，脑海不充则神志不聪而善忘。

三、诊断依据

（1）7 岁以前起病，病程持续半年以上。

（2）注意力涣散，上课时思想不集中，坐立不安，喜欢做小动作，活动过度。

（3）情绪不稳，冲动任性，动作笨拙。

（4）学习成绩不稳定，但智力正常或近于正常。

（5）体格检查动作不协调，如翻手试验、指鼻试验和指指试验阳性。

（6）排除其他精神发育障碍性疾病。

四、辨证论治

（一）辨证要点

本病病情有轻重之别。轻者多动多语，侵扰他人，烦躁不宁，不听命令，不守纪律；重者惹是生非，打架斗殴，不知危险，任性冒失，易发生意外，不但直接影响学习，甚至导致少年犯罪，成为社会问题。

本病辨证，当审其虚实，并结合脏腑辨证。多动多语，神思涣散，动作笨拙，遇事善忘，思维较慢，形瘦少眠，面色少华为虚证之象。伴易怒，五心烦热，口干唇红，颧红盗汗为肝肾阴虚，伴面黄不泽，身疲乏力，纳呆便溏为心脾两虚。多动任性，易于激动，口干喜饮，胸闷脘痞，唇红口臭，小便黄赤混浊，舌苔黄腻，为实证之象，多为湿热内蕴，痰火扰心所致。有产伤、脑外伤，伴舌紫面暗，脉涩者，为正虚夹瘀或痰瘀互结。

（二）治疗原则

治疗以调和阴阳为根本治则。肝肾阴虚者，治以滋阴潜阳；心脾两虚者，治以补益心脾；痰火内扰者，治以清热涤痰。虚实夹杂治以攻补兼施，急则治其标，缓则治其本，或标本兼顾。治疗时要注意安神益智，常配入远志、石菖蒲、龟板、龙骨等药。除服药外，还应注意心理方面的疏导，医师、家长、老师密切配合，耐心教育。

（三）分证论治

1. 肝肾阴虚证

证候：神思涣散，烦躁多动，冲动任性，难以自控，睡眠不安，遇事善忘，五心烦热，口干唇红，形体消瘦，颧红盗汗，大便干结，舌红少津，苔少，脉弦细数。

分析：肝肾阴虚，水不涵木，肝阳上亢，则神思涣散，烦躁多动，冲动任性，睡眠不安，遇事善忘；阴精不足，肌体失养则形体消瘦；虚热内蒸，耗津伤液，而见五心烦热，口干唇红，颧红盗汗，大便干结。舌红少津，苔少，脉弦细数为阴虚之象。

治法：滋养肝肾，潜阳定志。

方药：杞菊地黄丸加减。常用药：熟地黄、山茱萸、山药、枸杞子滋肾养肝，菊花、丹皮、白蒺藜平肝潜阳，青龙齿、远志、龟板宁神定志。

暴躁多动，哭闹毁物加龙胆草、山栀、青黛平肝泻火；不寐健忘加酸枣仁、柏子仁、益智仁安神益智；夜寐盗汗加浮小麦、龙骨、牡蛎敛汗固涩；大便秘结加火麻仁润肠通便。

2. 心脾两虚证

证候：神思涣散，多动不安，动作笨拙，情绪不稳，头晕健忘，思维缓慢，面色

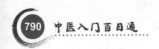

萎黄，神疲乏力，多梦少寐，食欲不振，大便溏泄，舌淡苔白，脉细弱。

分析：心主神明，脾主思，心脾两虚，气血不足，心脑失养，故神思涣散，多动不安，动作笨拙，情绪不稳，头晕健忘，思维缓慢；气血两虚，肌肤失养，则神疲乏力，面色萎黄；脾失健运则纳差便溏。舌淡苔白，脉细弱为气血不足之象。

治法：补益心脾，养血安神。

方药：归脾汤合甘麦大枣汤加减。常用药：炙甘草、党参、白术、黄芪益气健脾，当归、大枣、龙眼肉、淮小麦补益心血，茯神、酸枣仁、远志安神定志。

思想不集中加益智仁、龙骨养心敛神；夜寐不安加五味子、夜交藤养血安神；记忆力差，动作笨拙，舌苔厚腻者，加半夏、陈皮、九节菖蒲化痰开窍。

3. 痰火内扰证

证候：神思涣散，多语哭闹，任性多动，易于激动，胸闷脘痞，喉间痰多，夜寐不安，目赤口苦，小便黄赤，大便秘结，舌质红，苔黄腻，脉滑数。

分析：湿热内蕴，痰火内扰，心失所主，故神思涣散，多语哭闹，任性多动，易于激动；肝火偏旺，故夜寐不安，目赤口苦；痰热内蕴，则胸闷脘痞，喉间痰多，小便黄赤，大便秘结。舌质红、苔黄腻、脉滑数为痰热之象。

治法：清热涤痰，安神定志。

方药：黄连温胆汤加减。常用药：半夏、陈皮、枳实、茯苓化痰行气，胆南星、天竺黄、竹茹清化痰热，黄连、丹皮、连翘清热泻火，石菖蒲、郁金、珍珠母安神定志。

食欲不振，胸闷恶心加莱菔子、谷麦芽、苏梗行气消积助运；大便秘结加礞石、玄明粉、生大黄泻火通便；面色晦暗，舌有瘀斑，脉涩，有产伤及外伤史，加桃仁、红花、川芎活血散瘀。

五、其他疗法

（一）针灸疗法

1. **体针**　主穴内关、太冲、大椎、曲池。配穴：注意力不集中配百会、四神聪、大陵；活动过多配安神、安眠、心俞；情绪不稳，烦躁不宁配神庭、膻中、照海。用泻法，不加灸，每天或隔天1次，10次为1疗程。年龄较大者可改用电针。每次针刺后即用梅花针叩刺背部夹脊、膀胱经、督脉，叩至皮肤潮红为度，心俞、肾俞、大椎等穴要重点叩刺。

2. **耳针**　主穴肾。配穴：皮质下、脑干、兴奋点。随症加减穴：健忘多梦加心，食欲不振加脾，急躁易怒加肝。浅刺不留针，每日1次。也可用王不留行籽压穴，操作方法：耳郭局部用 75% 酒精消毒后，将王不留行籽 1 粒，粘在 0.5~0.6cm 大小的方形胶布上，再将胶布贴在所需穴位上，用手指按压胶布每次 1~2 分钟，使局部有明显胀、热、痛等感觉为止。并嘱家长每日按压不少于 3 次，左右耳交替，每周换王不留行籽 2 次。15 次为 1 个疗程，疗程间休息 2 周。

（二）推拿疗法

（1）取小指末节螺纹面、食指末节螺纹面，医者以拇指分别由指根向指尖方向直推小指、食指螺纹面，反复 100~500 次。通过补肾经、清肝经，由此达到滋肾阴，潜肝阳之功。

（2）取拇指末节螺纹面、中指末节螺纹面。医者以拇指向掌根方向直推拇指末节螺纹面，旋推中指末节螺纹面。对心脾气虚者有一定疗效。

六、预防护理

（一）预防

（1）加强围生期保健，防止妊娠期疾病及产伤，不得近亲婚配。

（2）出生后注意饮食调理，增强体质。

（3）努力营造一个和谐、温馨的家庭和社会环境。

（4）合理安排作息时间，养成良好的生活及学习习惯。

（二）护理

（1）对待患儿要循循善诱，耐心教导，调其情志，切不可歧视、打骂。

（2）给予患儿良好的教育和正确的心理疏导，不可在精神上施加压力，以免引起对立情绪。

（3）饮食宜清淡而富有营养，忌多食甜品及肥腻辛辣之品。

第四节　惊　风

一、概念

惊风是小儿时期常见的一种急重病证，以临床出现抽搐、昏迷为主要特征。又称"惊厥"，俗名"抽风"。任何季节均可发生，一般以 1~5 岁的小儿为多见，年龄越小，发病率越高。其证情往往比较凶险，变化迅速，威胁小儿生命。所以，古代医家认为惊风是一种恶候。如《东医宝鉴·小儿》说："小儿疾之最危者，无越惊风之证。"《幼科

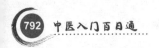

释谜·惊风》也说:"小儿之病,最重惟惊。"

惊风的症状,临床上可归纳为八候。所谓八候,即搐、搦、颤、掣、反、引、窜、视。八候的出现,表示惊风已在发作。但惊风发作时,不一定八候全部出现。由于惊风的发病有急有缓,证候表现有虚有实,有寒有热,故临证常将惊风分为急惊风和慢惊风。凡起病急暴,属阳属实者,统称急惊风;凡病势缓慢,属阴属虚者,统称慢惊风。

本病西医学称小儿惊厥。其中伴有发热者,多为感染性疾病所致,颅内感染性疾病常见有脑膜炎、脑脓肿、脑炎、脑寄生虫病等;颅外感染性疾病常见有高热惊厥、各种严重感染(如中毒性菌痢、中毒性肺炎、败血症等)。不伴有发热者,多为非感染性疾病所致,除常见的癫痫外,还有水及电解质紊乱、低血糖、药物中毒、食物中毒、遗传代谢性疾病、脑外伤、脑瘤等。临证要详细询问病史,细致体格检查,并做相应实验室检查,以明确诊断,及时进行针对性治疗。

二、病因病机

急惊风病因以外感六淫、疫毒之邪为主,偶有暴受惊恐所致。

外感六淫,皆能致痉。尤以风邪、暑邪、湿热疫疠之气为主。小儿肌肤薄弱,腠理不密,极易感受时邪,由表入里,邪气旺盛而壮热,热极化火,火盛生痰,甚则入营入血,内陷心包,引动肝风,出现高热神昏、抽风惊厥、发斑吐衄,或见正不胜邪,内闭外脱。若因饮食不节,或误食污染有毒之食物,郁结肠胃,痰热内伏,壅塞不消,气机不利,郁而化火。痰火湿浊,蒙蔽心包,引动肝风,则可见高热昏厥,抽风不止,呕吐腹痛,痢下秽臭。

小儿神气怯弱,元气未充,不耐意外刺激,若目触异物,耳闻巨声,或不慎跌仆,暴受惊恐,使神明受扰,肝风内动,出现惊叫惊跳,抽搐神昏。

总之,急惊风的主要病机是热、痰、惊、风的相互影响,互为因果。其主要病位在心肝两经。小儿外感时邪,易从热化,热盛生痰,热极生风,痰盛发惊,惊盛生风,则发为急惊风。

三、诊断依据

(1)突然发病,出现高热、神昏、惊厥、喉间痰鸣、两眼上翻、凝视,或斜视,可持续几秒至数分钟。严重者可反复发作甚至呈持续状态而危及生命。

(2)可有接触传染患者或饮食不洁的病史。

(3)中枢神经系统感染患儿,脑脊液检查有异常改变,神经系统检查出现病理性反射。

（4）细菌感染性疾病，血常规检查白细胞及中性粒细胞常增高。

（5）必要时可做大便常规及大便细菌培养、血培养、摄胸片、脑脊液等有关检查。

四、辨证论治

（一）辨证要点

1. 辨表热、里热　昏迷、抽搐为一过性，热退后抽搐自止为表热；高热持续，反复抽搐、昏迷为里热。

2. 辨痰热、痰火、痰浊　神志昏迷，高热痰鸣，为痰热上蒙清窍；妄言谵语，狂躁不宁，为痰火上扰清空；深度昏迷，嗜睡不动，为痰浊内蒙心包，阻蔽心神。

3. 辨外风、内风　外风邪在肌表，清透宣解即愈，若见高热惊厥，为一过性证候，热退惊风可止；内风病在心肝，热、痰、惊、风四证俱全，反复抽搐，神志不清，病情严重。

4. 辨外感惊风，区别时令、季节与原发疾病　六淫致病，春季以春温伏气为主，兼夹火热，症见高热、抽风、昏迷，伴吐衄、发斑；夏季以暑热为主，暑必挟湿，暑喜归心，其症以高热、昏迷为主，兼见抽风；若痰、热、惊、风四证俱全，伴下痢脓血，则为湿热疫毒，内陷厥阴。

（二）治疗原则

以清热、豁痰、镇惊、息风为治疗原则。痰盛者必须豁痰，惊盛者必须镇惊，风盛者必须息风，然热盛者皆必先解热。由于痰有痰火和痰浊的区别；热有表里的不同；风有外风、内风的差异；惊证既可出现惊跳、嚎叫的实证，亦可出现恐惧、惊惕的虚证。因此，豁痰有芳香开窍，清火化痰，涤痰通腑的区分；清热有解肌透表，清气泄热，清营凉血的不同；治风有疏风、息风的类别，镇惊有清心定惊，养心平惊的差异。

（三）分证论治

1. 风热动风证

证候：发热骤起，头痛身痛，咳嗽流涕，烦躁不宁，四肢拘急，目睛上视，牙关紧闭，舌红苔白，脉浮数或弦数。

分析：风热之邪郁于肌表，正邪相争则发热身痛；风邪上扰清空则头痛；风邪犯肺则咳嗽流涕；风热之邪扰于心包则烦躁不宁；热盛扰动肝风则四肢拘急，目睛上视，牙关紧闭；风热在表则舌红苔白，脉浮数；犯于心肝则脉弦数。

治法：疏风清热，息风止痉。

方药：银翘散加减。常用药：金银花、连翘、薄荷疏风清热，防风、蝉蜕、菊花祛风解痉，僵蚕、钩藤息风定惊。另加服小儿回春丹以清热定惊。

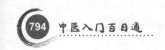

喉间痰鸣者，加竹黄、瓜蒌皮清化痰热；高热，便秘、乳蛾红肿者，加大黄或凉膈散釜底抽薪。以往有高热惊厥史患儿，在感冒发热初起，宜加服紫雪散以防惊厥发作。

2. 气营两燔证

证候：起病急骤，高热烦躁，口渴欲饮，神昏惊厥，舌苔黄糙，舌质深红或绛，脉数有力。

分析：感受疫疠之邪，邪毒传变迅速，故起病急骤；邪在气分，则高热烦渴欲饮；热迫心营，则神昏惊厥。舌绛苔糙，脉数有力为气营两燔之象。

治法：清营凉血，息风平肝。

方药：清瘟败毒饮加减。常用药：连翘、石膏、黄连、黄芩、栀子、知母清气透热，生地黄、水牛角、赤芍、玄参、丹皮清营凉血，羚羊角、石决明、钩藤息风平肝。

神志昏迷加石菖蒲、郁金，或用至宝丹、紫雪丹息风开窍；大便秘结加生大黄、芒硝通腑泄热；呕吐加半夏、玉枢丹降逆止吐。

3. 邪陷心肝证

证候：高热烦躁，手足躁动，反复抽搐，项背强直，四肢拘急，口眼相引，神识昏迷，舌质红绛，脉弦滑。

分析：邪热炽盛，故高热不退；热扰心神，则烦躁不安；内陷心包则神识昏迷；邪陷肝经，肝风内动则项背强直，四肢拘急，口眼相引。舌质红绛，脉弦滑为邪热内陷心肝之象。

治法：清心开窍，平肝息风。

方药：羚角钩藤汤加减。常用药：羚羊角、钩藤、僵蚕、菊花平肝息风，石菖蒲、川贝母、广郁金、龙骨豁痰清心，竹茹、黄连清化痰热。同时，另服安宫牛黄丸清心开窍。

热盛加生石膏、知母清热泻火；便干加生大黄、玄明粉泻热通便；口干舌红加生地黄、玄参养阴生津。

4. 湿热疫毒证

证候；起病急骤，突然壮热，烦躁谵妄，神志昏迷，反复惊厥，呕吐腹痛，大便腥臭，或夹脓血，舌质红，苔黄腻，脉滑数。

分析：饮食不洁，湿热疫毒蕴结肠腑，则见壮热烦躁，呕吐腹痛，大便脓血；邪毒迫入营血，直犯心肝，则神明无主，肝风内动，可见谵妄神昏，反复惊厥。舌红苔黄，脉滑数为湿热疫毒炽盛之象。

治法：清化湿热，解毒息风。

方药：黄连解毒汤加味。常用药：黄芩泻上焦之火，黄连泻中焦之火，黄柏泻下焦之火，山栀通泻三焦之火，导火下行，四药合用，苦寒直折，泻火解毒。白头翁、秦皮清肠化湿，钩藤、石决明平肝息风。

舌苔厚腻，大便不爽加生大黄、厚朴清肠导滞，泻热化湿；窍闭神昏加安宫牛黄丸清心开窍；频繁抽风加紫雪丹平肝息风；呕吐加玉枢丹辟秽解毒止吐。

5. 惊恐惊风证

证候：暴受惊恐后突然抽搐，惊跳惊叫，神志不清，四肢欠温，舌苔薄白，脉乱不齐。

分析：小儿神怯胆虚，易受惊吓。惊则气乱，恐则气下，气机逆乱，引动肝风，则神昏抽搐，四肢欠温，脉乱不齐。

治法：镇惊安神，平肝息风。

方药：琥珀抱龙丸加减。常用药：琥珀、朱砂、金箔镇惊安神；胆南星、天竺黄清化痰热；人参、茯苓、怀山药、甘草益气扶正；菖蒲、钩藤、石决明平肝息风开窍。

抽搐频作加止痉散息风止痉；气虚血少者加黄芪、当归、白芍、酸枣仁益气养血安神。

五、其他疗法

（一）针灸疗法

1. **体针** 惊厥取穴人中、合谷、内关、太冲、涌泉、百会、印堂。高热取穴曲池、大椎、十宣放血，痰鸣取穴丰隆，牙关紧闭取穴下关、颊车；均采用中强刺激手法。

2. **耳针** 取穴神门、皮质下。强刺激。

（二）推拿疗法

高热，推三关、透六腑、清天河水；昏迷，捻耳垂，掐委中；抽痉，掐天庭、掐人中、拿曲池、拿肩井。急惊风欲作时，拿大敦穴、拿鞋带穴；惊厥身向前屈，掐委中穴；身向后仰，掐膝眼穴；牙关不利，神昏窍闭，掐合谷穴。

六、预防护理

（一）预防

（1）平时加强体育锻炼，提高抗病能力。

（2）避免时邪感染。注意饮食卫生，不吃腐败及变质食物。

（3）按时预防接种，避免跌仆惊骇。

（4）有高热惊厥史患儿，在外感发热初起时，要及时降温，服用止痉药物。

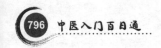

（二）护理

（1）抽搐时，切勿用力强制，以免扭伤骨折。将患儿头部歪向一侧，防止呕吐物吸入。将纱布包裹压舌板，放在上下牙齿之间，防止咬伤舌体。

（2）保持安静，避免刺激。密切注意病情变化。

第四章 肾脏病证

第一节 小儿水肿

一、概念

小儿水肿是指体内水液潴留，泛溢肌肤，引起面目、四肢甚至全身浮肿，小便短少的一种常见病证。根据其临床表现分为阳水和阴水。阳水多见于西医学急性肾小球肾炎，阴水多见于西医学肾病综合征。小儿水肿好发于 2~7 岁的儿童。阳水发病较急，若治疗及时，调护得当，易于康复，预后一般良好；阴水起病缓慢，病程较长，容易反复发作，迁延难愈。

小儿水肿的发病，阳水多于成人，总的疗效预后亦好于成人。

古代医籍关于水肿的记载颇多。《内经》就有"肺水""脾水""肾水""风水""皮水"等记载。以后历代医家多有阐述，至元代朱丹溪将水肿分为"阳水"和"阴水"两类。《内经》提出的"开鬼门，洁净府"，即发汗、利小便，为治疗阳水确立了治疗大法。

二、病因病机

本病的发生，外因为感受风邪、水湿或疮毒入侵，内因主要是肺、脾、肾三脏功能失调。由于小儿感受风热、风寒，或患乳蛾、丹痧、疮疡病后，加之禀赋不足或素体差异，内、外因相合导致水液代谢异常，水湿潴留发为水肿。

感受风邪，风为百病之长，常兼夹热、寒、湿邪，从口鼻或皮毛侵犯肺经，使肺失宣降，通调水道失职，风遏水阻，不能下输膀胱，风水相搏，流溢肌肤，发为水肿，是为"风水"。

湿热内侵肌肤患有疮疡疖痈、丹痧疹毒，由风毒则内归于肺，由湿毒则内归于脾。

风湿热毒外袭肌表，内归肺脾，肺失通调，脾失运化，水湿内停，泛溢肌肤，引起水肿。肺脾气虚肺脾不足，亦是发生水肿的重要因素。盖肺为水之上源，有通调水道之功，且水由气化，气行则水行；脾为土脏居中焦，有运化水湿之能，为水之堤防，脾健则水湿自能运化。小儿有肺常不足、脾常不足的生理病理特点。若素体不足，肺虚通调失职，气不化水，脾虚运化失权，土不制水，以致水不归经而横溢肌肤，产生水肿。

脾肾阳虚肾为水脏，与膀胱互为表里，为水之下源，主温煦和蒸化水液。若小儿素体不足，肾常虚，或水湿内侵，影响脾阳运化，脾虚及肾，命门火衰，无以温化水湿从膀胱而去，所谓关门不利则聚水发生水肿，是为阴水。

在本病的发展过程中，若水气内盛，上逆凌心射肺，产生心悸、气急暴喘；或邪毒逆陷心肝，出现昏迷、抽搐；甚则水毒闭阻，上则头痛呕恶、口中气秽，下则尿少尿闭，以致神昏、惊厥。此三者均为水肿之危重变证，多见于阳水，水毒内闭则也见于阴水后期。

综上所述，外感风邪，内传于肺，或疮毒入侵，内归肺脾，多见于阳水；若阳水日久，损伤肺脾，则由实转虚，肺脾气虚；或禀赋不足，脾肾阳虚，则多见于阴水。不论阳水、阴水，其病变部位主要在肺、脾、肾，变证可涉及心肝。其病机可概括为"其标在肺，其制在脾，其本在肾"。

三、诊断依据

1. 阳水

（1）病程短，病前1~4周常有乳蛾、脓疱疮、丹痧等病史。

（2）浮肿多由眼睑开始，逐渐遍及全身，皮肤光亮，按之随手而起，尿量减少，甚至尿闭。部分患儿出现肉眼血尿，常伴血压增高。

（3）严重病例可出现头痛、呕吐、恶心、抽风、昏迷，或面色青灰、烦躁、呼吸急促等变证。

（4）实验室检查，尿常规镜检有大量红细胞，可见颗粒管型和红细胞管型，尿蛋白增多。

2. 阴水

（1）病程较长，常反复发作，缠绵难愈。

（2）全身浮肿明显，呈凹陷性，腰以下肿甚，皮肤苍白，甚则出现腹水、胸水，脉沉无力。

（3）实验室检查，尿常规蛋白显著增多。

四、鉴别诊断

小儿水肿在临床上应区别是急性肾小球肾炎，还是肾病综合征，对于指导治疗和了解预后是有重要意义的。

急性肾小球肾炎简称急性肾炎，是一组由不同病因所致的感染后免疫反应引起的急性弥漫性肾小球炎性病变，临床以血尿、少尿、水肿和高血压为主要表现。

肾病综合征简称肾病，是由于肾小球滤过膜的通透性增高，导致大量血浆白蛋白从尿中丢失而引起的一种临床症候群，以大量蛋白尿、低白蛋白血症、高脂血症和不同程度水肿为其特征。

五、辨证论治

（一）辨证要点

1.辨阴阳虚实 凡起病急，病程短，水肿以头面为重，皮肤光亮，按之即起者多为阳水，属实；起病缓慢，病程长，水肿以腰以下为重，皮肤色暗，按之凹陷难起者多为阴水，属虚或虚中夹实。

2.辨常证、变证 凡见水肿，尿少，精神食欲尚可者，为常证。水肿见有尿少、胸满、咳喘、心悸，或见神昏谵语、抽风痉厥，甚则见有尿闭、恶心呕吐、口有秽气、衄血者，均为危重变证。

（二）治疗原则

水肿治疗，以通利水道为基本法则。阳水属实，应以祛邪为主，治以发汗利尿，清热解毒等法；阴水属虚，治以扶正祛邪，健脾宣肺，温阳利水。如阳水由实转虚，应配合培本扶正之法；阴水复感外邪，则应注意急则治标，邪去方治其本。出现重危变证，当审因立法，积极采用中西医结合疗法抢救。

（三）分证论治

1.风水相搏证

证候：水肿大都先从眼睑开始，继而四肢，甚则全身浮肿，来势迅速，颜面为甚，皮肤光亮，按之凹陷即起，尿少或有尿血，伴发热恶风，咳嗽，咽痛，肢体酸痛，苔薄白，脉浮。

分析：风性向上，善行而数变，故浮肿先见于头面，继而四肢，来势迅速，肌肤浮肿，按之凹陷即起，是为风水之象；肺失通调，水聚肌肤则小便短少；风夹湿热蕴结下焦，邪伤血络，故见尿血；发热恶风、咽痛身痛、咳嗽，均为风热上受，肺失清肃所致；舌苔薄白，脉浮为风邪之征。

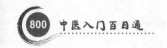

治法：疏风利水。

方药：麻黄连翘赤小豆汤加减。常用药：麻黄发散风寒、宣肺利水，连翘清热解毒，赤小豆利水消肿，三者为主药；配杏仁、桑白皮、车前子宣肺降气、利水消肿，生姜、大枣调和营卫，甘草调和诸药。

表寒重加防风、荆芥、桂枝祛风散寒解表；表热重加金银花、浮萍辛凉清热解表；尿少、水肿甚者，加泽泻、茯苓、猪苓利水消肿；尿血加白茅根、大蓟、小蓟凉血止血；咽痛、咳嗽，加土牛膝根、牛蒡子、蝉蜕清热解毒，宣肺利咽止咳；若头痛目眩，去麻黄，加浮萍、钩藤、菊花、决明子平肝潜阳。

2. 湿热内侵证

证候：面肢浮肿或轻或重，小便黄赤短少或见尿血，常患有脓疱疮、疖肿、丹毒等疮毒，烦热口渴，大便干结，舌红，苔黄腻，脉滑数。

分析：湿热或疮毒内侵，留注三焦，水道通调失职，水湿泛溢肌肤而成水肿。湿热下注故小便黄赤短少；热伤血络则尿血；烦热口渴，大便干结，乃热重于湿或疮疡热毒所致。舌红，苔黄腻，脉滑数，皆为湿热之象。

治法：清热解毒，淡渗利湿。

方药：五味消毒饮合五皮饮加减。常用药：金银花、野菊花、蒲公英、紫花地丁、天葵子清热解毒，桑白皮、生姜皮、大腹皮、茯苓皮利水消肿，陈皮理气和中。

高热口渴加生石膏、知母清热生津；大便干结加大黄泄热通腑；皮肤疮毒加苦参、白鲜皮清热解毒；小便灼热短黄加黄柏、车前子清下焦湿热以利尿；尿血加大蓟、小蓟，并服琥珀粉，以清热凉血止血。

3. 肺脾气虚证

证候：浮肿不著，或仅见面目浮肿，面色少华，倦怠乏力，纳少便溏，小便略少，易出汗，易感冒，舌质淡，苔薄白，脉缓弱。

分析：本证常出现在病程较长者中，或出现在阳水后期，或出现在阴水初期。正气不足，肺脾气虚，邪少虚多，故浮肿不著，或仅见面目浮肿；面色少华，倦怠乏力，舌质淡，苔薄白，脉缓弱，均为气虚之征；脾虚运化失职，则纳少便溏；肺虚卫表失固，则易出汗，易感冒。

治法：益气健脾，利水渗湿。

方药：参苓白术散合玉屏风散加减。常用药：党参、黄芪、白术、山药、莲子补气益肺以固表，健脾以利湿，薏仁、茯苓健脾利湿，砂仁醒脾开胃，防风配黄芪、白术益气祛风固表，甘草调和诸药。

食少便溏加苍术、焦山楂运脾消食以止泻；脘痞腹胀加陈皮、半夏理气宽中消胀。

若小便清长，四肢欠温，加附子、桂枝温阳通经；镜下血尿加益母草、丹皮活血止血；水肿明显，去山药、莲子、砂仁，加桑白皮、泽泻、大腹皮、车前子利水消肿。

4. 脾肾阳虚证

证候：全身浮肿，以腰腹下肢为甚，按之深陷难起，畏寒肢冷，面白无华，神倦乏力，小便少，大便溏，舌淡胖，苔白滑，脉沉细。

分析：脾肾阳虚，水液失于气化和温运，以致水湿内停，外溢肌肤，因湿性趋下，则见全身浮肿，以下肢腰腹为甚，按之凹陷难起；肾阳不足，气化不利，水液不得下泄，故小便量少甚或无尿；脾阳不足，运化失职，则大便溏；阳气不足，失于温煦，精微不足，失于充养，故畏寒肢冷，面色无华，神倦乏力；舌淡胖，苔白滑，脉沉细，均为脾肾阳虚之候。

治法：温肾健脾，化气利水。

方药：真武汤加减。常用药：附子、补骨脂温肾壮阳以化气行水，白术、茯苓健脾利水，白芍、生姜和营温中。

偏于脾阳虚者，加苍术、党参、干姜温阳助运；偏于肾阳虚者，加仙灵脾、肉桂温肾壮阳；神疲气短乏力，加党参、黄芪补气益肾健脾；水肿较甚，尿少，加猪苓、泽泻、大腹皮、桂枝化气利水；久病夹瘀，加丹参、水蛭活血化瘀。

五、其他疗法

（一）药物外治

（1）紫皮大蒜1枚，蓖麻子60粒。共捣糊状，分两等份，分别敷于双腰部及足心，包扎固定；每2日换药1次，7次为1个疗程；用于阳水。

（2）商陆100g，麝香1g，葱白或鲜生姜适量。将商陆研极细末，每次取药末3~5g，葱白1根，捣烂成糊状，取麝香粉0.1g，放入脐内，再将调好的药糊敷在上面，盖上油纸、纱布，胶布固定；每日换药1次，一般3~5天见效，7天为1个疗程；用于腹水。

（二）饮食疗法

（1）乌鱼1条，赤小豆30g，不加食盐，煮熟后食用。用于阴水。

（2）薏苡仁、赤小豆、绿豆各30g，粳米100g。如常法煮粥服食。用于水肿脾虚夹湿者。

六、预防护理

（一）预防

（1）锻炼身体，增强体质，提高抗病能力。

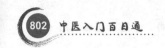
（2）预防感冒，保持皮肤清洁，彻底治疗各种皮肤疮毒。

（二）护理

（1）发病早期应卧床休息，待血压恢复正常，其他症状明显减轻或消失，可逐渐增加活动。

（2）水肿期应限制钠盐及水的摄入，早期少尿和高度水肿的患儿，应暂时忌盐，至小便增多，水肿渐消，可给予低盐饮食。

（3）肾炎或肾病时，应尽量避免使用对肾脏有损害的药物。

（4）密切观察患儿水的进出量、血压、水肿、神志等情况，早期发现水肿变证。

第二节　遗　尿

一、概念

遗尿是指 3 岁以上的小儿不能自主控制排尿，经常睡中小便自遗，醒后方觉的一种病证。婴幼儿时期，由于形体发育未全，脏腑娇嫩，"肾常虚"，智力未全，排尿的自控能力尚未形成；学龄儿童也常因白天游戏玩耍过度，夜晚熟睡不醒，偶然发生遗尿者，均非病态。

本病发病男孩高于女孩，部分有明显的家族史。病程较长，或反复发作，重症病例白天睡眠也会发生遗尿，严重者产生自卑感，影响身心健康和生长发育。

遗尿的文献记载，最早见于《内经》，如《灵枢·九针》："膀胱不约为遗溺。"明确指出遗尿是由于膀胱不能约束所致。《诸病源候论·小儿杂病诸候》亦云："遗尿者，此由膀胱虚冷，不能约于水故也。"以后历代医家多有阐述。现代医学通过 X 线诊断，发现某些顽固性遗尿的患儿与隐性脊柱裂有关，这类患儿治疗困难。

二、病因病机

《素问·经脉别论》云："饮入于胃，游溢精气，上输于脾，脾气散精，上归于肺，通调水道，下输膀胱。"说明了饮食入胃，经消化后，其中精微散布到脾，由脾上输于肺，通过肺的宣发肃降，使水道通畅，而体内多余的水分，则下输至膀胱成为尿，然后排出体外，这是水液代谢的过程。《素问·灵兰秘典论》云："膀胱者，州都之官，津液藏焉，气化则能出矣。"又云："三焦者，决渎之官，水道出焉。"且肾主水，与膀胱互为表里，膀胱的气化有赖于肾气充足温煦。由此可见，尿液的生成与排泄，与肺、脾、肾、三焦、膀胱有着密切关系。遗尿的发病机制虽主要在膀胱失于约束，然与肺、脾、肾功能失调，以及三焦气化失司都有关系。其主要病因为肾气不固、脾肺气虚、肝经湿热。

肾气不固是遗尿的主要病因，多由先天禀赋不足引起，如早产、双胎、胎怯等，使元气失充，肾阳不足，下元虚冷，不能温养膀胱，膀胱气化功能失调，闭藏失职，不能制约尿液，而为遗尿。

脾肺气虚素体虚弱，屡患咳喘泻利，或大病之后，脾肺俱虚。脾虚运化失职，不能转输精微，肺虚治节不行，通调水道失职，三焦气化失司，则膀胱失约，津液不藏，而成遗尿。若脾虚失养，心气不足，或痰浊内蕴，困蒙心神，亦可使小儿夜间困寐不醒而遗尿。

肝经湿热平素性情急躁，所欲不遂，肝经郁热，或肥胖痰湿之体，肝经湿热蕴结，疏泄失常，且肝之经络环阴器，肝失疏泄，影响三焦水道的正常通利，湿热迫注膀胱而致遗尿。

此外，亦有小儿自幼缺少教育，没有养成夜间主动起床排尿的习惯，任其自遗，久而久之，形成习惯性遗尿。

三、诊断依据

（1）发病年龄在3周岁以上。
（2）睡眠较深，不易唤醒，每夜或隔天发生尿床，甚则每夜遗尿数次者。
（3）尿常规及尿培养无异常发现。
（4）X线检查，部分患儿可发现隐性脊柱裂，或做泌尿道造影可见畸形。

四、辨证论治

（一）辨证要点

遗尿日久，小便清长，量多次频，兼见形寒肢冷、面白神疲、乏力自汗者是为虚寒；遗尿初起，尿黄短涩，量少灼热，形体壮实，睡眠不宁者属于实热。虚寒者多责之于肾虚不固、气虚不摄、膀胱虚冷；实热者多责之于肝经湿热。

（二）治疗原则

本病治疗，虚证以温肾固涩，健脾补肺为主；实证以泻肝清热利湿为主，配合针灸、激光、外治等法治疗。

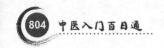

（三）分证论治

1. 肾气不固证

证候：睡中经常遗尿，甚者一夜数次，尿清而长，醒后方觉，神疲乏力，面白肢冷，腰腿酸软，智力较差，舌质淡，苔薄白，脉沉细无力。

分析：肾气虚弱，膀胱虚冷，不能制约，故睡中经常遗尿，且尿量多而清长；肾虚真阳不足，命门火衰，故神疲乏力，面白肢冷；腰为肾之府，骨为肾所主，肾虚故腰腿酸软；肾主髓，脑为髓之海，肾虚脑髓不足，故智力较差；舌质淡，苔薄白，脉沉细无力，均为肾气不足、下元虚寒之象。

治法：温补肾阳，固涩小便。

方药：菟丝子散加减。常用药：菟丝子、肉苁蓉、附子温补肾阳，五味子、牡蛎益肾固涩缩小便，鸡内金消食助运以利发挥温肾固涩止遗之效。可合缩泉丸协同发挥其效。

神疲乏力，纳差便溏，加党参、白术、茯苓、山楂益气健脾和中助运；智力较差者，加人参、菖蒲、远志补心气，开心窍。

2. 脾肺气虚证

证候：睡中遗尿，少气懒言，神倦乏力，面色少华，常自汗出，食欲不振，大便溏薄，舌淡，苔薄，脉细少力。

分析：脾肺气虚，三焦气化不利，膀胱失约，故睡中遗尿；脾肺气虚，输化无权，气血不足，不能上荣于面，故面色少华；不能荣养神、濡养肢体，故神倦乏力；肺气虚则少气懒言，常自汗出；脾气虚则食欲不振，大便溏薄；舌淡苔薄，脉细少气，均为气虚之象。

治法：益气健脾，培元固涩。

方药：补中益气汤合缩泉丸加减。常用药：黄芪、党参、白术、炙甘草益气健脾、培土生金，升麻、柴胡升举清阳之气，当归配黄芪调补气血，陈皮理气调中，益智仁、山药、乌药温肾健脾固涩。

常自汗出，加煅牡蛎、五味子潜阳敛阴止汗；食欲不振，便溏，加砂仁、焦神曲运脾开胃，消食止泻；痰盛身肥，加苍术、山楂、半夏燥湿化痰；困寐不醒，加石菖蒲、麻黄醒神开窍。

3. 肝经湿热证

证候：睡中遗尿，尿黄量少，尿味臊臭，性情急躁易怒，或夜间梦语磨牙，舌红，苔黄或黄腻，脉弦数。

分析：肝经湿热，蕴伏下焦，耗灼津液，迫注膀胱，故睡中遗尿，尿黄量少，尿味臊臭；肝经有热，肝火偏亢，故心情急躁易怒；肝火内扰心神，故梦语磨牙；舌红，苔黄腻，脉弦数，均是肝经湿热之象。

治法：泻肝清热利湿。

方药：龙胆泻肝汤加减。常用药：龙胆草、黄芩、栀子清泻肝火，泽泻、木通、车前子清利膀胱湿热；当归、生地黄养血滋阴，配柴胡疏调肝气以柔肝；甘草调和诸药。

夜寐不宁加黄连、竹叶、连翘清心除烦；尿味臊臭重，舌苔黄腻，加黄柏、滑石清利湿热。

若痰湿内蕴，困寐不醒者，加胆星、半夏、菖蒲、远志清化痰湿，开窍醒神。若久病不愈，身体消瘦，舌红苔少，脉细数，虽有郁热但肾阴已伤者，可用知柏地黄丸，滋肾阴，清虚火。

五、其他疗法

（一）药物外治

（1）五倍子、何首乌各 3g，研末；用醋调敷于脐部，外用油纸、纱布覆盖，胶布固定；每晚 1 次，连用 3~5 次；用于遗尿虚证。

（2）连须葱白 3 根，生硫黄末 3g，先将葱白捣烂，硫黄末捣匀为膏，睡前置药膏于脐部，外用油纸、纱布覆盖，胶布固定；每晚 1 次，晨起除去，7 天为 1 个疗程；用于遗尿虚证。

（二）针灸疗法

1.**针刺**　取穴夜尿点（在小指掌面第二指关节横纹中点处），每次留针 15~20 分钟。每日或隔日 1 次，7 次为 1 个疗程。

2.**耳针**　主穴：遗尿点（在肾点与内分泌点之间，食道点下方）；配穴：肾点、皮质下；每次留针 30 分钟，每日或隔日 1 次。

六、预防护理

（一）预防

（1）自幼儿开始培养按时和睡前排尿的良好习惯。

（2）积极预防和治疗能够引起遗尿的疾病。

（二）护理

（1）对于遗尿患儿要耐心教育引导，切忌打骂、责罚，鼓励患儿消除怕羞和紧张情绪，建立起战胜疾病的信心。

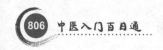

（2）每日晚饭后注意控制饮水量。

（3）在夜间经常发生遗尿的时间前，及时唤醒排尿，坚持训练 1~2 周。

第三节　五迟、五软

一、概念

五迟是指立迟、行迟、语迟、发迟、齿迟；五软是指头项软、口软、手软、足软、肌肉软，均属于小儿生长发育障碍病证。西医学上的脑发育不全、智力低下、脑性瘫痪、佝偻病等，均可见到五迟、五软证候。五迟以发育迟缓为特征，五软以痿软无力为主症，两者既可单独出现，也常互为并见。多数患儿由先天禀赋不足所致，病情较重，预后不良；少数由后天因素引起者，若症状较轻，治疗及时，也可康复。

古代医籍有关五迟、五软的记载颇多，早在《诸病源候论·小儿杂病诸候》中就记载有"齿不生候""数岁不能行候""头发不生候""四五岁不能语候"。《小儿药证直诀·杂病证》云："长大不行，行则脚细；齿久不生，生则不固；发久不生，生则不黑。"记载了五迟的某些典型症状。《张氏医通·婴儿门》指出其病因是"皆胎弱也，良由父母精血不足，肾气虚弱，不能荣养而然"。《活幼心书·五软》指出："头项手足身软，是名五软。"并认为："良由父精不足，母血素衰而得。"《保婴撮要·五软》指出："五软者，头项、手、足、肉、口是也。……皆因禀五脏之气虚弱，不能滋养充达。"有关其预后，《活幼心书·五软》明确指出："苟或有生，譬诸阴地浅土之草，虽有发生而畅茂者少。又如培植树木，动摇其根而成者鲜矣。由是论之，婴孩怯弱不耐寒暑，纵使成人，亦多有疾。"

二、病因病机

五迟、五软的病因主要有先天禀赋不足，亦有属后天失于调养者。先天因素父精不足，母血气虚，禀赋不足；或母孕时患病、药物受害等不利因素遗患胎儿，以致早产、难产，生子多弱，先天精气未充，髓脑未满，脏气虚弱，筋骨肌肉失养而成。后天因素小儿生后，护理不当，或平素乳食不足，哺养失调，或体弱多病，或大病之后失于调养，以致脾胃亏损，气血虚弱，筋骨肌肉失于滋养所致。

五迟、五软的病机总为五脏不足，气血虚弱，精髓不充，导致生长发育障碍。肾主骨，肝主筋，脾主肌肉，人能站立行走，需要筋骨肌肉协调运动。若肝肾脾不足，则筋骨肌肉失养，可出现立迟、行迟；头项软而无力，不能抬举；手软无力下垂，不能握举；足软无力，难以行走。齿为骨之余，若肾精不足，可见牙齿迟出。发为血之余、肾之苗，若肾气不充，血虚失养，可见发迟或发稀而枯。言为心声，脑为髓海，若心气不足，肾精不充，髓海不足，则见言语迟缓，智力不聪。脾开窍于口，又主肌肉，若脾气不足，则可见口软乏力，咀嚼困难；肌肉软弱，松弛无力。

三、诊断依据

（1）小儿2~3岁还不能站立、行走为立迟、行迟；初生无发或少发，随年龄增长头发仍稀疏难长为发迟；牙齿届时未出或出之甚少为齿迟；1~2岁还不会说话为语迟。

（2）小儿半岁前后头项软弱下垂为头项软；咀嚼无力，时流清涎为口软；手臂不能握举为手软；2~3岁还不能站立、行走为足软；皮宽肌肉松软无力为肌肉软。

（3）五迟、五软之症不一定悉具，但见一两症者可分别做出诊断。还应根据小儿生长发育规律早期发现生长发育迟缓的变化。

（4）可有母亲孕期患病用药不当史；产伤、窒息、早产史；养育不当史；或有家族史，父母为近亲结婚者。

四、辨证论治

（一）辨证要点

1. 辨脏腑　立迟、行迟、齿迟、头项软、手软、足软，主要在肝肾脾不足；语迟、发迟、肌肉软、口软，主要在心脾不足。

2. 辨轻重　五迟、五软并见，病情较重；五迟、五软仅见一两症者，病情较轻。

（二）治疗原则

五迟、五软属于虚证，以补为其治疗大法。根据证型不同，分别施以补肾养肝，健脾养心。本病一般用散剂、膏剂等中成药剂长期服用，并宜配合教育训练等法缓图进步。

（三）分证论治

1. 肝肾亏损证

证候：筋骨萎弱，发育迟缓，坐起、站立、行走、生齿等明显迟于正常同龄小儿，头项萎软，天柱骨倒，舌淡，苔少，脉沉细无力。

分析：肝肾不足，不能荣养筋骨，筋骨牙齿不能按期生长发育，故见立迟、行迟、齿迟、头项软之症。

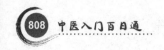
治法：补肾养肝。

方药：加味六味地黄丸加减。熟地黄、山茱萸滋养肝肾，鹿茸温肾益精，五加皮强筋壮骨，山药健脾益气，茯苓、泽泻健脾渗湿，丹皮凉血活血，麝香活血开窍。

齿迟者，加紫河车、何首乌、龙骨、牡蛎补肾生齿；立迟、行迟者，加牛膝、杜仲、桑寄生补肾强筋壮骨；头项软者，加枸杞子、菟丝子、巴戟天补养肝肾。

2. 心脾两虚证

证候：语言迟钝，精神呆滞，智力低下，头发生长迟缓，发稀萎黄，四肢萎软，肌肉松弛，口角流涎，咀嚼吮吸无力，或见弄舌，纳食欠佳，大便多秘结，舌淡苔少，脉细。

分析：心主神明，言为心声，心气虚弱，故语言迟钝，精神呆滞，智力低下。心主血，脾生血，发为血之余，心脾两虚，血不荣发，故发迟难长，发稀萎黄。脾主四肢肌肉，开窍于口，摄取精微化生气血，脾虚生化乏源，气血不荣脏腑肌肤，故见四肢萎软，手足失用，肌肉松弛无力，口流清涎，咀嚼吮吸无力，纳食欠佳，大便多秘结。弄舌乃智力不聪之征，舌淡苔少，脉细，为心脾两亏，气血虚弱之象。

治法：健脾养心，补益气血。

方药：调元散加减。常用药：人参、黄芪、白术、山药、茯苓、甘草益气健脾，当归、熟地黄、白芍、川芎补血养心，石菖蒲开窍益智。

语迟失聪加远志、郁金化痰解郁开窍；发迟难长何首乌、肉苁蓉养血益肾生发；四肢萎软加桂枝温通经络；口角流涎加益智仁温脾益肾固摄；纳食不佳加砂仁、鸡内金醒脾助运。

五、其他疗法

1. 灸法 灸足踝各 3 壮，每日 1 次，用于肝肾亏损证。灸心俞、脾俞，各 3 壮，每日 1 次，用于心脾两虚证。

2. 耳针 取心、肾、肝、脾、皮质下、脑干，隔日 1 次。用于五迟、五软。

六、预防护理

（一）预防

（1）大力宣传优生优育知识，禁止近亲结婚。婚前进行健康检查，以避免发生遗传性疾病。

（2）孕妇注意养胎、护胎，加强营养，按期检查，不滥服药物。

（3）婴儿应合理喂养，注意防治各种急、慢性疾病。

（二）护理

（1）重视功能锻炼，加强智力训练教育。

（2）加强营养，科学调养。

（3）用推拿法按摩萎软肢体，防止肌肉萎缩。

第四篇　中医外科常见病诊治

中医外科学是以中医药理论为指导，研究外科疾病发生、发展及其防治规律的一门临床学科。中医外科学历史悠久，内容丰富，包括疮疡、乳房疾病、瘿、瘤、岩、皮肤及性传播疾病、肛门直肠疾病、泌尿男性生殖系疾病、周围血管和淋巴管疾病及外科其他疾病等。历史上，金刃刀伤、跌仆损伤、耳鼻喉眼口腔等疾病曾属于外科范畴，随着医学发展，以上疾病先后分化归属于有关专科。

外科疾病的病因大致有外感六淫、情志内伤、饮食不节、感受特殊之毒、外来伤害、劳伤虚损、痰饮瘀血脓毒等因素。

其中六淫邪毒均能化热生火，故疮疡发生以"热毒""火毒"最为常见。情志内伤所致外科疾病大多发生在乳房、胸胁、颈部两侧等肝胆经循行部位，患处肿胀，或软如馒，或坚硬如石，常皮色不变，可伴精神抑郁、急躁易怒、喉间梗塞等症状。饮食不节，恣食膏粱厚味、醇酒炙煿或辛辣刺激之品，易致痈、有头疽、疔疮、内痔、粉刺、酒齄鼻等疾病发生。劳伤虚损可致流痰、瘰疬、脱疽、下肢筋瘤等病症发生。痰饮瘀血脓毒可致瘰疬、乳核、乳癖、肢体结节肿块、流痰、气瘿、肉瘿、石瘿、气瘤、肉瘤、骨瘤、肠痈、肠结、肾岩、乳岩等恶性肿瘤，以及一些囊肿性病变，如甲状腺囊肿、腱鞘囊肿、坐骨结节囊肿等。此外，跌仆损伤、沸水、火焰、寒冻、金刃竹木创伤、虫兽伤等可直接伤害人体，导致瘀血流注、水火烫伤、冻伤、外伤染毒、虫兽伤等外伤性疾病，或发生破伤风、手足疔疮、脱疽、疫疔、虫咬皮炎等。

临证时，中医外科学强调辨病与辨证相结合，先辨病后辨证；局部辨证与全身辨证结合，以局部辨证为主。外科疾病治疗方法分内治和外治两类。内治法基本与内科相同，但其中有透脓、托毒等法，及结合某些外科疾病应用某些比较独特的方药；外治法中的外用药物、手术疗法和其他疗法中的引流、垫棉、挂线等法为外科独有。一般说来，大部分外科疾病必须外治与内治并重，相辅相成，以增强疗效。

一、疖

疖指发生在肌肤浅表部位、范围较小的急性化脓性疾病。临床特点：色红、灼热、疼痛，突起根浅，肿势局限，范围多小于3cm，易脓、易溃、易敛。据病因、证候不同，可分有头疖、无头疖、蝼蛄疖、疖病等。本病相当于西医学的疖、头皮穿凿性脓肿、疖病等。

（一）病因病机

感受暑湿热毒，内郁湿火与外感风邪搏结；或暑湿引起的痱子搔抓后破伤染毒而成。儿童头部疖肿处理不当、疮口过小引起脓毒潴留，或搔抓染毒致脓毒旁窜，在头顶皮肉较薄处易蔓延、窜空而成蝼蛄疖。消渴或习惯性便秘等慢性疾病者，阴虚内热，或

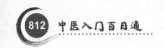

脾虚便溏，更易染毒发病，反复发作，缠绵难愈，发为疖病。

西医学认为疖是单个毛囊及其所属皮脂腺或汗腺的急性化脓性炎症，常扩展到皮下组织，常见的致病菌为金黄色葡萄球菌或白色葡萄球菌。

（二）诊断要点

1. **临床表现** 局部皮肤红肿疼痛，可伴有发热、口干、便秘、苔黄、脉数等症状。

（1）有头疖：患处皮肤上有一红色结块，范围小于 3cm，灼热疼痛，突起根浅，中心有一脓头，出脓即愈。

（2）无头疖：皮肤上有一红色结块，范围小于 3cm，无脓头，表面灼热，触之疼痛，2~3 天化脓，溃后多迅速愈合。

（3）蝼蛄疖：多发于儿童头部。临床常见两种类型：一种是坚硬型，疮形肿势小，根脚坚硬，溃破出脓而坚硬不退，疮口愈合后还会复发，常为一处未愈，他处又生；一种是多发型，疮大如梅李，相联三五枚，溃破脓出而不易愈合，日久头皮窜空，如蝼蛄串穴之状。不论何型，局部皮厚且硬者较重，皮薄成空壳者较轻。若无适当治疗则迁延日久，可损及颅骨，如以探针或药线探之，可触及粗糙的骨质，必待死骨脱出，方能收口。

（4）疖病：好发于项后发际、背部、臀部。几个到几十个，反复发作，缠绵不愈。也可在身体各处散发疖肿，一处将愈，他处续发，或间隔周余、月余再发。患消渴病、习惯性便秘或营养不良者易患本病。

2. **辅助检查** 必要时可进行血常规、血糖、免疫功能等方面的检查。

（三）治疗

1. **辨证论治**

（1）热毒蕴结证：

证候：好发于项后发际、背部、臀部。轻者疖肿有一两个，多则可散发全身，或簇集一处，或此愈彼起；伴发热、口渴、溲赤、便秘；舌苔黄，脉数。

治法：清热解毒。

方药：五味消毒饮加减。

常用金银花、野菊花、紫背天葵、紫花地丁、蒲公英。热毒盛者加黄连、栀子；大便秘结者加生大黄；疖肿难化加僵蚕、浙贝母。

（2）暑热浸淫证：

证候：发于夏秋季节，以小儿及产妇多见。局部皮肤红肿结块，灼热疼痛，根脚很浅，范围局限；可伴发热、口干、便秘、溲赤等；舌苔薄腻，脉滑数。

治法：清暑化湿解毒。

方药：清暑汤加减。

常用连翘、天花粉、赤芍、滑石、车前子、金银花、泽泻等。疖在头面部加野菊花、防风；疖在身体下部加黄柏、苍术；大便秘结者加生大黄、枳实。

（3）体虚毒恋，阴虚内热证：

证候：疖肿常此愈彼起，不断发生。或散发全身各处，或固定一处，疖肿较大，易转变成有头疽；常伴口干唇燥；舌质红，苔薄，脉细数。

治法：养阴清热解毒。

方药：仙方活命饮合增液汤加减。常用白芷、贝母、赤芍、当归、皂角刺、天花粉、乳香、没药、金银花、麦冬、玄参、五味子等。口干唇燥者加芦根。

（4）体虚毒恋，脾胃虚弱证：

证候：疖肿泛发全身各处，成脓、收口时间均较长，脓水稀薄；常伴面色萎黄，神疲乏力，纳少便溏；舌质淡或边有齿痕，苔薄，脉濡。

治法：健脾和胃，清化湿热。

方药：五神汤合参苓白术散加减。

常用茯苓、车前子、金银花、紫花地丁、白扁豆、白术、茯苓、桔梗、人参、砂仁、山药、薏苡仁等。脓成溃迟加皂角刺、川芎。

2. 外治疗法

（1）初起小者用千捶膏盖贴或三黄洗剂外搽；大者用金黄散或玉露散，以金银花露或菊花露调成糊状敷于患处，或紫金锭水调外敷；也可用鲜野菊花叶、蒲公英、芙蓉叶、龙葵、败酱草、丝瓜叶取其一种，洗净捣烂敷于患处，每天1~2次，或水煎每日外洗2次。

（2）脓成宜切开排脓，九一丹、太乙膏盖贴；深者可用药线引流。脓尽用生肌散、白玉膏收口。

（3）蝼蛄疖宜做十字形切开，如遇出血，用棉垫加多头带缚扎以压迫止血。若有死骨，待松动时用镊子钳出。可配合垫棉法，使皮肉粘连而愈合。

3. 其他疗法

（1）中成药：六应丸或六神丸，成人每次10粒，每日3次，吞服；儿童减半量；婴儿服1/3量。

（2）西医治疗：病情较重者应使用抗生素治疗。糖尿病者须口服降血糖药物或注射胰岛素控制血糖。

（三）预防与调护

注意个人卫生；少食辛辣炙煿助火及肥甘厚腻之品，患疖时忌食鱼腥发物，保持

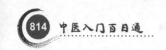

大便通畅；患消渴病等应及时治疗；体虚者应积极锻炼身体，增强体质。

二、乳痈

乳痈是发生在乳房部的最常见的急性化脓性疾病。其临床特点是乳房结块，红肿热痛，溃后脓出稠厚，伴恶寒发热等全身症状。好发于产后 1 个月以内的哺乳妇女，尤以初产妇为多见。相当于西医学的急性化脓性乳腺炎。

（一）病因病机

肝郁胃热，或夹风热毒邪侵袭，引起乳汁淤积，乳络闭阻，气血瘀滞，热盛肉腐成脓；或妊娠期胎气上冲，结于阳明胃络，色红者多热，色白者气郁兼胎旺。

（二）诊断要点

初起乳房局部肿胀疼痛，乳汁排出不畅，或有结块。伴恶寒发热，头身疼痛，或胸闷不舒，纳少泛恶，大便干结等。成脓期乳房结块逐渐增大，疼痛加重，或焮红灼热，同侧腋窝淋巴结肿大压痛。伴壮热不退，口渴喜饮，便秘溲赤。7~10 天成脓。若初起大量使用抗生素或过用寒凉中药致乳房局部结块质硬，迁延数月难消。本病可发展为乳发、乳疽、乳漏。

辅助检查血常规、C 反应蛋白（CRP）、脓液培养等检查有助于明确病情。B 超检查有助于确定脓肿形成与否和脓肿的位置、数目和范围。

（三）治法

1. 辨证论治

（1）肝胃郁热证：

证候：乳房肿胀疼痛，结块或有或无，皮色不变或微红，排乳不畅；伴恶寒发热，头痛骨楚，胸闷呕恶，纳谷不馨，大便干结等；舌质红，苔薄白或薄黄，脉浮数或弦数。

治法：疏肝清胃，通乳消肿。

方药：瓜蒌牛蒡汤加减。

常用瓜蒌仁、牛蒡子、天花粉、黄芩、陈皮、栀子、连翘、皂角刺、金银花、青皮、柴胡、生甘草等。乳汁壅滞者，加鹿角霜、漏芦、王不留行、路路通等通络下乳；恶露未净者，加当归、益母草等养血活血。

（2）热毒炽盛证：

证候：乳房肿痛加重，结块增大，皮肤焮红灼热，继之结块中软应指，或脓出不畅，红肿热痛不消；伴壮热不退，口渴喜饮，便秘溲赤；舌质红，苔黄腻，脉洪数。

治法：清热解毒，托里透脓。

方药：五味消毒饮合透脓散加减。

常用金银花、野菊花、紫花地丁、蒲公英、当归、生黄芪、皂角刺、连翘、白芷、天花粉、陈皮。热甚者，加生石膏、知母清热除烦。

（3）正虚邪滞证：

证候：溃后乳房肿痛减轻，脓液清稀，淋沥不尽，日久不愈，或乳汁从疮口溢出；伴面色少华，神疲乏力，或低热不退，纳谷不馨；舌质淡，苔薄，脉细。

治法：益气和营，托毒生肌。

方药：托里消毒散加减。

常用党参、川芎、当归、白芍、白术、金银花、茯苓、白芷、皂角刺、甘草、桔梗、黄芪。漏乳者，加山楂、麦芽回乳。

（4）气血凝滞证：

证候：乳房结块质硬，微痛不热，皮色不变或暗红，日久不消；舌质正常或瘀暗，苔薄白，脉弦涩。

治法：疏肝活血，温阳散结。

方药：四逆散加鹿角片、桃仁、丹参等。

常用柴胡、赤芍、鹿角片、桃仁、制香附、丹参、益母草、路路通、甘草等。

2. 外治法 初起因乳汁淤积局部肿痛者可予手法按摩。皮肤红热明显者，用金黄散或玉露散或双柏散，加冷开水或金银花露调敷；或鲜菊花叶、鲜蒲公英、仙人掌单味适量捣烂外敷；或金黄膏或玉露膏外敷。皮色微红或不红者，用冲和膏外敷。成脓宜切开排脓。

注意：及早处理，以消为贵。注重疏络通乳，避免过用寒凉药物。积极配合使用多种外治法。

（四）预防与调护

及早纠正乳头内陷。妊娠后期常用温水清洗乳头，或用75%酒精擦洗；注意乳头和乳儿口腔清洁，每次哺乳后排空乳汁，防止淤积；忌食辛辣之品，不过食膏粱厚味；保持心情舒畅，起居适宜；体温超过38.0℃，或乳汁色黄时停止哺乳，用吸奶器吸尽乳汁或手法推拿排空乳汁。

三、乳癖

乳癖是乳腺组织的既非炎症也非肿瘤的良性增生性疾病。其临床特点是单侧或双侧乳房疼痛并出现肿块，乳痛和肿块与月经周期及情志变化密切相关。乳房肿块大小不等，形态不一，边界不清，质地不硬，活动度好。本病好发于25~45岁的中青年妇女，其发病率约占乳房疾病的75%，是临床上最常见的乳房疾病。本病相当于西医学的乳

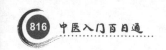

腺增生病。有研究发现，本病有一定的癌变倾向，尤其是有乳癌家族史的患者更应引起重视。

（一）病因病机

情志不遂，久郁伤肝，或受到精神刺激，急躁易怒致肝气郁结，气机阻滞于乳房，经脉阻塞不通，不通则痛，引起乳房疼痛；肝气郁久化热，热灼津液为痰，气滞、痰凝、血瘀，即可形成乳房肿块。或因肝肾不足，冲任失调，使气血瘀滞；或脾肾阳虚，痰湿内结，经脉阻塞而致乳房结块、疼痛、月经不调。

（二）诊断要点

1. 临床表现 发病年龄多在 25~45 岁。城市妇女的发病率高于农村妇女。社会经济地位高或受教育程度高、月经初潮年龄早、低孕产状况、初次怀孕年龄大、未哺乳和绝经迟的妇女为本病的高发人群。乳房疼痛以胀痛为主，可有刺痛或牵拉痛。疼痛常在月经前加剧，经后疼痛减轻，或疼痛随情绪波动而变化，痛甚者不可触碰，行走或活动时也有乳痛。乳痛主要以乳房肿块处为甚，常涉及胸胁部或肩背部。

有些患者还可伴有乳头疼痛和作痒，乳痛重者影响工作或生活。乳房肿块可发生于单侧或双侧，大多位于乳房的外上象限，也可见于其他象限。肿块的质地中等或硬韧，表面光滑或呈颗粒状，活动度好，大多伴有压痛。肿块的大小不一，直径一般为1~2cm，大者可超过 3cm。肿块的形态常可分为以下数种类型：①片块型：肿块呈厚薄不等的片块状、圆盘状或长圆形，数目不一，质地中等或有韧性，边界清，活动度良好。②结节型：肿块呈扁平或串珠状结节，形态不规则，边界欠清，质地中等或偏硬，活动度好，亦可见肿块呈米粒或砂粒样结节。③混合型：有结节、条索、片块、砂粒样等多种形态肿块混合存在者。④弥漫型：肿块分布超过乳房 3 个象限以上者。乳房肿块可于经前期增大变硬，经后稍见缩小变软。个别患者可伴有乳头溢液，呈白色或黄绿色，或呈浆液状。乳房疼痛和乳房肿块可同时出现，也可先后出现，或以乳痛为主，或以乳房肿块为主。患者常伴有月经失调、心烦易怒等症状。

2. 辅助检查 辅助检查 乳房超声检查、钼靶 X 线摄片有助于诊断和鉴别诊断。对于肿块较硬或较大者，可考虑做组织病理学检查。

（三）治法

止痛与消块是治疗本病之要点。根据具体情况进行辨证论治。对于长期服药而肿块不消反而增大，且质地较硬，边缘不清，疑有恶变者，应手术切除。

1. 辨证论治

（1）肝郁痰凝证：

证候：多见于青壮年妇女，乳房肿块，质韧不坚，胀痛或刺痛，症状随喜怒消长；

伴有胸闷胁胀，善郁易怒，失眠多梦，心烦口苦；苔薄黄，脉弦滑。

治法：疏肝解郁，化痰散结。

方药：逍遥蒌贝散加减。

常用柴胡、郁金、当归、白芍、茯苓、瓜蒌、半夏、贝母等。乳房胀痛明显者，加延胡索、川楝子、八月札；心烦易怒者，加栀子、牡丹皮、黄芩等。

（2）冲任失调证：

证候：多见于中年妇女，乳房肿块月经前加重，经后减缓，乳房疼痛较轻或无疼痛；伴有腰酸乏力，神疲倦怠，月经失调，量少色淡，或闭经；舌淡，苔白，脉沉细。

治法：调摄冲任，和营散结。

方药：二仙汤合四物汤加减。

常用仙灵脾、仙茅、当归、知母、丹参、象贝、半夏、夏枯草、香附、郁金等。肿块较硬者，加生牡蛎、海藻、莪术等；伴有乳头溢液者，加白花蛇舌草、黄芩、蒲公英等；月经不调、腰膝酸软者，加菟丝子、女贞子、益母草等。

2.**外治疗法**　阳和解凝膏掺黑退消或桂麝散盖贴；或用大黄粉以醋调敷。过敏者忌用。

3.**其他疗法**　针灸疗法，常用穴位有乳根、膺窗、膻中、期门、内关等，以开郁结、调气血、止疼痛等；按摩疗法，按揉行间达太冲，或自乳头向下直接按推至期门穴36次，并压期门穴上轻揉72次。

（四）预防与调护

保持心情舒畅，情绪稳定；适当控制脂肪类食物的摄入；及时治疗月经失调等妇科疾患和其他内分泌疾病；对发病高危人群要重视定期检查。

四、乳岩

乳岩是指发生在乳房部的恶性肿瘤，包括西医学的乳腺癌、乳腺肉瘤、恶性叶状肿瘤等。本节主要论述乳腺癌。临床特点是乳房肿块质地坚硬，凹凸不平，边界不清，推之不移，按之不痛，或乳头溢血，晚期可见溃烂凸如泛莲或菜花。未曾生育或哺乳的女性，月经初潮早或绝经晚的女性，及有乳腺癌家族史的女性，其发病率相对较高。男性乳腺癌较少发生。

（一）病因病机

情志失调、饮食失节、冲任不调或先天禀赋不足等因素使机体阴阳失调、脏腑失和而致使经络阻塞，痰瘀互结于乳房发病。

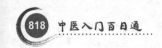

（二）诊断要点

1. 临床表现　发病年龄一般在 40~60 岁，绝经期妇女发病率相对较高。乳腺癌可分为一般类型乳腺癌及特殊类型乳腺癌。

（1）一般类型乳腺癌：常为乳房内触及无痛性肿块，边界不清，质地坚硬，表面不光滑，不易推动，常与皮肤粘连呈现酒窝征，个别可伴乳头血性或水样溢液。后期随癌肿逐渐增大，产生不同程度疼痛，皮肤可呈橘皮样水肿、变色；病变周围可出现散在的小肿块，状如堆栗；乳头内缩或抬高，偶可见皮肤溃疡。晚期出现乳房肿块溃烂，疮口边缘不整齐，中央凹陷似岩穴，有时外翻似菜花，时渗紫红色血水，恶臭难闻。癌肿转移至腋下及锁骨上时，可触及散在、质硬无痛的臖核，以后渐大，互相粘连，融合成团。逐渐出现形体消瘦、面色苍白、憔悴等恶病质貌。

（2）特殊类型乳腺癌：①炎性癌：临床少见，多发于青年妇女，半数发生在妊娠或哺乳期。起病急骤，乳房迅速增大，皮肤肿胀，色红或紫红，发热，但无明显肿块。转移甚广，对侧乳房常不久即被侵及，并很早出现腋窝部、锁骨上淋巴结肿大。本病恶性程度极高，病程较短，常于 1 年内死亡。②湿疹样癌：临床较少见，发病占女性乳腺癌的 0.7%~3%。早期临床表现似慢性湿疮，乳头和乳晕的皮肤发红，轻度糜烂，有浆液渗出，有时覆盖着黄褐色的鳞屑状痂皮。病变的皮肤甚硬，与周围分界清楚。多数患者感到奇痒，或有轻微灼痛。中期为数年后病变蔓延至乳晕以外皮肤，色紫而硬，乳头凹陷。后期表现为溃后易于出血，逐渐乳头蚀落，疮口凹陷，边缘坚硬，乳房内也可出现坚硬肿块。

2. 辅助检查　超声检查、钼靶 X 线摄片和磁共振等影像学检查是诊断乳腺癌的重要参考。典型的乳腺癌影像在超声检查可见实质性占位病变，形状不规则，边缘不齐，光点不均匀，血流丰富；钼靶摄片可见病变部位致密的肿块影，形态不规则，边缘呈现毛刺状或结节状，密度不均匀，或有不规则簇状钙化影；磁共振检查除观察肿块形态外，造影剂的使用更增加了影像诊断的准确性。病理检查是乳腺癌的最终确诊的依据。

（三）治法

1. 辨证论治

（1）肝郁痰凝证：

证候：乳房部肿块皮色不变，质硬而边界不清；情志抑郁，或性情急躁，胸闷胁胀，或伴经前乳房作胀或少腹作胀；苔薄，脉弦。

治法：疏肝解郁，化痰散结。

方药：神效瓜蒌散合开郁散加减。

常用瓜蒌、当归、白芍、柴胡、白术、茯苓、郁金、香附等。疼痛明显者，加乳香、没药。

（2）冲任失调证：

证候：乳房结块坚硬；经期紊乱，素有经前期乳房胀痛，或婚后从未生育，或有多次流产史；舌淡，苔薄，脉弦细。

治法：调摄冲任，理气散结。

方药：二仙汤合开郁散加减。

常用仙茅、仙灵脾、知母、黄柏、白术、茯苓、柴胡等。肿块坚硬者加莪术、石见穿、蜂房、半枝莲等。

（3）正虚毒盛证：

证候：乳房肿块扩大，溃后愈坚，渗流血水，不痛或剧痛；精神萎靡，面色晦暗或苍白，饮食少进，心悸失眠；舌紫或有瘀斑，苔黄，脉弱无力。

治法：调补气血，清热解毒。

方药：八珍汤加减。

常用黄芪、白术、茯苓、当归、熟地黄、白芍、甘草等，酌加半枝莲、白花蛇舌草、石见穿等清热解毒之品。肿块溃破出血者加茜草、仙鹤草等；心悸失眠者加五味子、川芎、麦冬、灵芝等。

（4）气血两亏证：

证候：多见于癌肿晚期或手术、放化疗后，患者形体消瘦，面色萎黄或白，头晕目眩，神倦乏力，少气懒言；术后切口皮瓣坏死糜烂，时流渗液，皮肤灰白，腐肉色暗不鲜；舌质淡，苔薄白，脉沉细。

治法：补益气血，宁心安神。

方药：人参养荣汤加味。

常用人参、黄芪、白术、白芍、当归、熟地黄、远志、五味子等，酌加半枝莲、龙葵、白花蛇舌草等清热解毒之品。

（5）脾虚胃弱证：

证候：手术或放化疗后食欲不振，神疲肢软，恶心欲呕，肢肿倦怠；舌淡，苔薄，脉细弱。

治法：健脾和胃。

方药：参苓白术散或理中汤加减。

常用黄芪、党参、白术、茯苓、干姜、甘草等。恶心呕吐者加半夏、竹茹；胃脘胀满者加八月札、莱菔子；便溏者加薏苡仁、怀山药等。

除以上几种常见类型外，还可见到放化疗后胃阴虚出现口腔糜烂、牙龈出血等症者，治宜清养胃阴，方用益胃汤加减。

2. 外治法 适用于有手术禁忌证，或已远处广泛转移不适宜手术者。初起用阿魏消痞膏外贴；溃后用海浮散或红油膏外敷；坏死组织脱落后改用生肌玉红膏、生肌散外敷。

3. 其他疗法

（1）手术仍是乳腺癌治疗的首选方法，近年来手术范围渐趋缩小，辅助采用化疗、放疗可进一步提高疗效。正确掌握适应证、合理治疗依然十分重要。

（2）内分泌治疗和靶向治疗，分别适用于 ER、PR 阳性和 Her-2 阳性患者。前者主要有雌激素拮抗剂、芳香化酶抑制剂、LH-RH 类似物等。后者目前主要采用曲妥珠单抗治疗。

（四）预防与调护

推广和普及乳房自我检查；重视乳腺癌高危人群的定期检查；积极治疗乳腺良性疾病。

四、石瘿

石瘿是指瘿病肿块坚硬如石者，属恶性病变。其特点是结喉处结块，坚硬如石，高低不平，推之不移。本病相当于西医学的甲状腺癌。

（一）病因病机

情志内伤，肝脾气逆，痰湿内生，气滞则血瘀，瘀血与痰湿凝结，上逆于颈部而成。亦有由肉瘿等日久转化而来。手术或病变转移复发等可耗伤正气，导致虚损。西医学认为本病的发生与遗传、核辐射、自身免疫功能失调、高碘饮食等因素有关。

（二）诊断要点

1. 临床表现 多见于 30~40 岁女性，多为颈前结喉处单个肿块，质地坚硬如石，表面凹凸不平，推之不移。若肿块压迫，可引起呼吸或吞咽困难、声音嘶哑等症。容易出现颈淋巴结转移。少数患者原有其他瘿病。

2. 辅助检查 甲状腺同位素扫描显示甲状腺肿物为冷结节；超声和 CT 检查显示甲状腺肿物质地不均，内有沙粒样钙化，边缘不清。穿刺细胞学或活组织病理检查可确诊。

（三）治法

1. 辨证论治

（1）痰瘀内结证：

证候：颈部结喉处肿块坚硬如石，高低不平，推之不移；颈部憋闷或疼痛，全身症状可不明显；舌暗红，苔薄黄，脉弦。

治法：解郁化痰，活血消坚。

方药：海藻玉壶汤合桃红四物汤加减。

常用海藻、当归、木香、青皮、白花蛇舌草、三棱、莪术、山慈菇、夏枯草、石见穿、黄药子等。

（2）瘀热伤阴证：

证候：结喉处肿块坚硬，或伴有颈部他处发现转移性结块；口干咽燥，声音嘶哑，咳嗽少痰，形倦体瘦；舌紫暗，或见瘀斑，脉沉涩。

治法：化瘀散结，和营养阴。

方药：通窍活血汤合养阴清肺汤加减。

常用川芎、桃仁、红花、生地黄、麦冬、玄参、象贝母、牡丹皮、白芍、莪术、山慈菇、露蜂房等。

（3）气阴两虚证：

证候：颈前结节有或无；神疲气短，心慌心悸，口干咽燥；舌红，少苔，脉细弱。

治法：益气养阴，扶正固本。

方药：生脉饮加味。

常用党参、麦冬、五味子、沙参、黄芪、黄精、当归、白芍、丹参、夏枯草、半夏、白花蛇舌草等。

2. 其他疗法

（1）中成药：可配合小金丹及夏枯草制剂口服。

（2）手术治疗：一旦确诊，宜早期手术切除。

（3）术后 ^{131}I 治疗有清除残留甲状腺及病灶的作用。

（4）TSH 抑制治疗：术后需终身服用左甲状腺素，以预防甲状腺机能减退及抑制甲状腺癌复发。

（四）预防与调护

避免接触放射线物质；积极治疗良性甲状腺病，预防癌变；定期检测甲状腺功能、甲状腺 B 超、甲状腺球蛋白等；避免劳累和情志过极，保持心情舒畅。

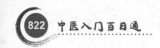

五、外痔

外痔是指发生于肛管齿线之下的痔。多由肛缘皮肤感染，或痔外静脉丛破裂出血，或反复感染、结缔组织增生，或痔外静脉丛扩大曲张而成。特点是自觉肛门坠胀、疼痛，有异物感。由于临床症状、病理特点及其过程不同，可分为炎性外痔、血栓性外痔、结缔组织性外痔、静脉曲张性外痔四种。

（一）炎性外痔

由于肛缘皮肤破损或感染，使其局部产生红肿、疼痛的外痔，称为炎性外痔。其常由饮食不节，醉饱无时，恣食肥腻，过食辛辣，内蕴热毒，外伤风湿或破损染毒等致气血、湿热结聚肛门，冲突为痔。

1.**诊断**　多因过食辛辣、饮烈性酒、腹泻、便秘、手术等因素而诱发。起病时肛缘皮肤突然肿胀疼痛，伴肛门异物感，排便、坐位、行走甚至咳嗽等动作时均可加重疼痛。检查可见肛缘皮肤肿胀明显、光亮、色淡红或淡白，触痛明显，内无硬结。

2.**治疗**　内治、外治相结合。

辨证论治多为湿热蕴结证，可见肛缘肿物肿胀、疼痛，咳嗽、行走、坐位均可使疼痛加重；便干，溲赤；舌质红，苔薄黄或黄腻，脉滑数或浮数。治法以清热、祛风、利湿为主。方药选择止痛如神汤加减。常用秦艽、桃仁、皂角子、苍术、防风、黄柏、当归尾、泽泻、槟榔、熟大黄。便秘者加大黄、槟榔等；溲赤者加木通、滑石等。

外治疗法：熏洗法，以药物加水煮沸，先熏后洗，或用毛巾蘸药液趁热湿敷患处，冷则更换。具有活血止痛、收敛消肿等作用。常用药物如五倍子汤、苦参汤等；外敷法，将药物敷于患处。具有消肿止痛、收敛止血、祛腐生肌等作用。常用药物如九华膏、黄连膏、消痔膏（散）等。

其他疗法：远红外、微波或超短波治疗；外痔反复发炎或痔体较大影响行走者，可考虑手术治疗，可采用外痔切除术。

（二）血栓性外痔

血栓性外痔是指痔外静脉破裂出血，血液凝结于皮下，血栓形成而致的圆形肿物。其特点是肛门部突然剧烈疼痛，并有暗紫色肿块。其常由内热血燥，或便时努挣，或用力负重，致使肛缘皮下的痔外静脉破裂，血溢脉外，瘀积皮下而致血栓形成。

1.**诊断**　好发于干燥季节，患者以中年男子占多数，病前有便秘、饮酒或用力负重等诱因。起病时肛门部突然剧烈疼痛，肛门缘截石位3、9点处可见暗紫色圆球形肿块，排便、坐下、走路甚至咳嗽等动作时均可加重疼痛。检查可见在肛缘皮肤表面隆起一暗紫色圆形结节，界限清楚，质地韧，可移动，触痛明显。

2.**治疗**　血栓较小者可给予外治疗法，佐以内治；血栓较大者可手术剥离治疗。

辨证论治为血热瘀阻证，可见肛缘肿物突起，肿痛剧烈难忍，肛门坠胀疼痛，局部可触及硬结节，其色暗紫；伴便秘，口渴，烦热；舌紫，苔淡黄，脉弦涩。治法以清热凉血，消肿止痛为主。方药选用凉血地黄汤加减。常用生地黄、当归尾、槐角、地榆、黄芩、黄连、升麻、荆芥、赤芍、枳壳、天花粉、生甘草。肿块较硬时可加桃仁、红花；便秘时加大黄、槟榔。

外治疗法：熏洗法、外敷法同炎性外痔。

其他疗法：可采用血栓剥离术。

（三）结缔组织性外痔

结缔组织性外痔是由急、慢性炎症反复刺激，使肛缘的皮肤增生、肥大而成，痔内无曲张静脉丛。肛门异物感为其主要症状。常见于炎性外痔、血栓性外痔、陈旧性肛裂、湿疹等反复发作，或内痔反复脱垂或妊娠分娩，负重努挣，导致邪毒外侵，湿热下注，使局部气血运行不畅，筋脉阻滞，瘀结不散，日久结缔组织增生肥大，结为皮赘。

【诊断治疗】

1.**诊断**　肛门边缘处赘生皮瓣，逐渐增大，质地柔软，一般无疼痛，不出血，仅觉肛门有异物感，偶有染毒而肿胀时才觉疼痛，肿胀消失后赘皮依然存在。若发生于截石位6、12点处的外痔，常由肛裂引起；若发生于3、7、11点处的外痔，多伴有内痔；若呈环状或花冠状的，多发生于经产妇。

2.**治疗**　无临床症状者不需要内治与外治，只有反复发炎、肿胀明显时才考虑手术治疗。当外痔染毒发炎肿痛时，可外用熏洗法，如苦参汤加减；或外敷消痔膏、黄连膏等。参见炎性外痔外治法。对反复发生炎症或赘皮较大影响清洁卫生者，可考虑手术治疗。外痔切除术操作方法参见炎性外痔。

（四）静脉曲张性外痔

静脉曲张性外痔是痔外静脉丛发生扩大、曲张，在肛缘形成圆形或椭圆形的柔软团块。以坠胀不适感为主要表现。多因Ⅱ、Ⅲ期内痔反复脱出，或妊娠分娩，负重努挣，腹压增加，致使筋脉横解，瘀结不散而成。若湿与热结，聚于肛门，则肿胀疼痛。

1.**诊断**　发生于肛管齿线以下，局部有圆形或椭圆形肿物，触之柔软，平时不明显，在排便或下蹲等腹压增加时肿物体积增大，并呈暗紫色，便后或经按摩后肿物体积缩小变软。一般无疼痛，仅有坠胀不适。若便后肿物不缩小，可致周围组织水肿而引起疼痛。有静脉曲张性外痔的患者多伴有内痔。

2.**治疗**　无临床症状者不需要内治与外治。若破损染毒、继发感染者可考虑对症治疗。辨证分型有湿热下注证，可见便后肛门缘肿物隆起不缩小，坠胀感明显，甚则灼

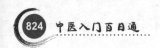

热疼痛或有滋水；便干，溲赤；舌红，苔黄腻，脉滑数。治法以清热利湿，活血散瘀为主。方药选用萆薢化毒汤合活血散瘀汤加减。常用萆薢、当归尾、牡丹皮、牛膝、防己、木瓜、薏苡仁、秦艽、赤芍、桃仁、大黄、川芎、苏木、枳壳、瓜蒌仁、槟榔。

1.**外治疗法** 肿胀明显时可用苦参汤熏洗，黄连膏外敷。

2.**其他疗法** 彻底治疗应做静脉丛剥离切除术。

第五篇　中医皮肤科常见病诊治

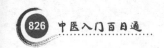

皮肤病是指发生于人体皮肤、黏膜及皮肤附属器的疾病。皮肤病，是中医外科学的重要内容之一，其包括的内容十分广泛，本节仅介绍部分常见病。

第一节　蛇串疮

一、概念

蛇串疮是一种皮肤上出现成簇水疱，呈带状分布，痛如火燎的急性疱疹性皮肤病。因皮损状如蛇行，故名蛇串疮；因每多缠腰而发，故又称缠腰火丹。清代《外科大成·缠腰火丹》称此症"俗名蛇串疮，初生于腰，紫赤如疹，或起水疱，痛如火燎"。以成簇水疱，沿一侧周围神经做带状分布，伴刺痛为临床特征。多见于成年人，好发于春秋季节。相当于西医的带状疱疹。

二、病因病机

本病多为情志内伤，肝郁气滞，久而化火，肝经火毒，外溢肌肤而发；或饮食不节，脾失健运，湿邪内生，蕴而化热，湿热内蕴，外溢肌肤而生；或感染毒邪，湿热火毒蕴结于肌肤而成。年老体虚者，常因血虚肝旺，湿热毒盛，气血凝滞，以致疼痛剧烈，病程迁延。

三、诊断依据

一般先有轻度发热、倦怠、食欲不振，以及患部皮肤灼热感或神经痛等前驱症状，但亦有无前驱症状即发疹者。经 1~3 天后，患部发生不规则的红斑，继而出现成簇的粟粒至绿豆大小的丘疱疹，迅速变为水疱，聚集一处或数处，排列成带状，水疱往往成批发生，簇间隔以正常皮肤。疱液透明，5~7 天后转为混浊，或部分破溃、糜烂和渗液，最后干燥结痂，再经数日，痂皮脱落而愈。少数患者，不发出典型水疱，仅仅出现红斑、丘疹，或大疱，或血疱，或坏死；岩瘤患者或年老体弱者可在局部发疹后数日内，全身发生类似于水痘样皮疹，常伴高热，可并发肺、脑损害，病情严重，可致死亡。一般在发疹的局部，常伴有臖核肿痛。

皮疹多发生于身体一侧，不超过正中线，但有时在患部对侧，亦可出现少数皮疹。皮损好发于腰肋、胸部、头面、颈部，亦可见于四肢、阴部及眼、鼻、口等处。

疼痛为本病的特征之一，疼痛的程度可因年龄、发病部位、损害轻重不同而有所差异，一般儿童患者没有疼痛或疼痛轻微，年龄愈大疼痛愈重；头面部较其他部位疼痛剧烈；皮疹为出血或坏死者，往往疼痛严重。部分老年患者在皮疹完全消退后，仍遗留神经疼痛，持续数月之久。

本病若发生在眼部，可有角膜水疱、溃疡，愈后可因瘢痕而影响视力，严重者可引起失明、脑炎，甚至死亡。若发生在耳部，可有外耳道或鼓膜疱疹、患侧面瘫及轻重不等的耳鸣、耳聋等症状。此外，少数患者还可有运动麻痹、脑炎等。

病程在儿童及青年人，一般 2~3 周，老年人 3~4 周。愈后很少复发。

四、辨证论治

（一）内治法

1. 肝经郁热证

证候：皮损鲜红，疱壁紧张，灼热刺痛；伴口苦咽干，烦躁易怒，大便干或小便黄；舌质红，苔薄黄或黄厚，脉弦滑数。

辨证分析：肝气郁结，气郁化火，外炎肌肤，故皮损鲜红，疱壁紧张；气滞湿热郁阻，则灼热刺痛；肝为刚脏，肝经郁热，肝胆火盛则烦躁易怒；口苦咽干、大便干、小便黄、舌质红、苔黄、脉弦滑数均为热盛之象。

治法：清肝火解热毒。

方药：龙胆泻肝汤加紫草、板蓝根等。

若发于面部，加菊花以平肝解毒，引药上行；大便干结者，加生大黄以通腑泻下；疼痛剧烈者，加川楝子、延胡索以疏肝理气止痛。

2. 脾虚湿蕴证

证候：皮损颜色较淡，疱壁松弛，疼痛略轻。伴食少腹胀，口不渴，大便时溏；舌质淡，苔白或白腻，脉沉缓或滑。

辨证分析：饮食不节，脾虚湿蕴，湿阻气机；蕴滞肌肤，故见皮肤起丘疱疹或水疱；湿盛于热则皮疹色较淡，疱壁松弛，疼痛略轻；脾失健运则食少腹胀，便溏；口不渴、舌质淡、苔白或白腻、脉沉缓或滑均为湿盛之象。

治法：健脾利湿。

方药：除湿胃苓汤加减。

皮损继发感染者可加蒲公英、连翘清热解毒。

3. 气滞血瘀证

证候：皮疹消退后局部疼痛不止；舌质暗，苔白，脉弦细。

辨证分析：湿热毒邪虽退，但气血凝滞未解，不通则痛，故皮疹消退疼痛不止；

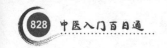

舌质暗、苔白、脉弦细均为气滞血瘀之象。

治法：理气活血，重镇止痛。

方药：桃红四物汤加制香附、延胡索、莪术、珍珠母、生牡蛎、磁石等。

若夜寐不安者，加酸枣仁以宁心安神；年老体虚者，加黄芪、党参以益气抗邪。

（二）外治法

（1）初起用玉露膏外敷；或外搽双柏散、三黄洗剂、清凉乳剂（麻油加饱和石灰水上清液充分搅拌成乳状）外涂；或鲜马齿苋、玉簪叶捣烂外敷。

（2）水疱破后，用四黄膏或青黛膏外涂；有坏死者，用九一丹换药。

（3）若水疱不破，可用三棱针或消毒针头挑破，使疱液流出，以减轻疼痛。

五、预防与调摄

（1）保持局部干燥、清洁，注意休息。

（2）忌食辛辣肥甘厚味。

第二节　癣

一、概念

癣有广义、狭义之分。广义者是指皮肤增厚，伴有鳞屑或有渗液的皮肤病。如牛皮癣、奶癣等。狭义之癣，系指发生在表皮、毛发、指（趾）甲的浅部真菌病。本节所叙述的某些疾病如鹅掌风、秃疮、紫白癜风等，虽未以癣命名，但属西医浅部真菌病的范畴。《诸病源候论·癣候》云："癣病之状，皮肉隐胗如钱文，渐渐增大，或圆或斜，痒痛，有匡郭。"本病因其发生部位的不同，而名称各异。临床上常见的癣病有：发于头部的白秃疮、肥疮，发于手部的鹅掌风，发于足部的脚湿气等。癣病具有长期性、广泛性、传染性的特征，它一直是皮肤病防治工作的重点。

二、病因病机

由于生活、起居不慎，外感湿、热、虫、毒，或相互接触传染，感染浅部真菌，诸邪相合，郁于腠理，淫于皮肤所致。发于上部者，多兼风邪，而发为白秃疮、肥疮、鹅掌风等；发于下部者，多为湿盛，而发为脚湿气等。风热偏盛者，则多表现为发落起疹、瘙痒脱屑；湿热盛者，则多渗液流滋、瘙痒结痂；郁热化燥，气血失和，肌肤失养，则皮肤肥厚、燥裂、瘙痒。

三、诊断依据

1. 白秃疮　相当于西医的白癣。

多见于儿童，尤以男孩为多。病变初起，头皮覆盖有圆形或不规则形的灰白色鳞屑的斑片，小者如豆，大者如钱，日久蔓延，扩大成片。毛发干枯，容易折断，易于拔落，而不疼痛，多数在离头皮 0.2~0.8cm 处头发自行折断，长短参差不齐。在接近头皮的毛发干外围，常有灰白色菌鞘围绕，自觉瘙痒。发病部位以头顶、枕部居多，但发缘处一般不被累及。青春期可自愈，新发再生，不留瘢痕。

2. 肥疮　相当于西医的黄癣。

多见于农村，好发于儿童，流行地区成人亦可发生。其特征是黄癣痂堆积。癣痂呈蜡黄色，肥厚，富黏性，外观呈蝶形，边缘翘起，中央微凹，毛发从中贯穿，有特殊的鼠尿臭。除去黄癣痂，其下为鲜红湿润糜烂面。头发干燥，失去光泽，散在脱落，日久痊愈后，留下萎缩性瘢痕。自觉瘙痒，病程慢性，多从儿童期开始，持续到成人。少数糜烂化脓，常致附近出现臀核肿痛。

3. 鹅掌风　相当于西医的手癣。

男女老幼均可染病，以成年人多见。多数单侧发病，也可染及双手。以掌心或指缝水疱或掌部皮肤角化脱屑、水疱为皮损特点。水疱散在或簇集，不断蔓延，瘙痒难忍。水疱破后干枯，叠起白皮，中心向愈，四周继发疱疹。并可延及手背、腕部，若反复发作，可致手掌皮肤肥厚，枯槁干裂，疼痛，屈伸不利，宛如鹅掌。病情迁延，反复发作，每于夏天起水疱，病情加剧，在冬天则枯裂疼痛加重。

4. 脚湿气　相当于西医的足癣。

多见于成人，儿童少见。发病季节性明显，夏秋病重，冬春病减。脚湿气以皮下水疱、趾间浸渍糜烂、渗流滋水、角化过度、脱屑等为特征。临床上可分为水疱型、糜烂型、脱屑型。但常以一两种皮肤损害为主。

（1）水疱型：为成簇或分散的皮下水疱，有瘙痒感，数天后水疱吸收隐没，叠起白皮。

（2）糜烂型：多见于第3、4趾缝间。表现为趾间潮湿，皮肤浸渍发白，除去白皮，基底呈鲜红色，剧烈瘙痒。此型易并发感染。

（3）脱屑型：多见于足趾间及足底等处，皮肤角化过度，干燥，粗糙，脱屑，皲裂。多见于老年患者。

5. 圆癣　相当于西医的体癣。

发于阴股部位的称为阴癣（股癣）。主要见于青壮年及男性，多夏季发病。好发于面部、躯干及四肢近端。皮损呈圆形，或多环形，类似钱币状，为边界清楚、中心消退、外周扩张的斑块。四周可有针头大小的红色丘疹及水疱、鳞屑、结痂等。

6. 灰指甲 相当于西医的甲真菌病。

初起甲床微痒，继之则指（趾）甲变色，甲板高低不平，失去光泽，逐渐增厚，或蛀空而残缺不全或变脆，常与甲床分离。轻者只有 1~2 个指（趾）甲受损，重者所有指（趾）甲皆受传染，一般无自觉症状，少数有轻度瘙痒。

四、辨证论治

（一）内治法

一般不需内治，如合并化脓性感染者，宜清热利湿解毒，用萆薢渗湿汤合五神汤加减。

（二）外治法

1. 白秃疮、肥疮 可采取拔发疗法：其方法为剪发后每天用 0.5% 的明矾水或热肥皂水洗头，然后在病灶处敷药再用薄膜盖上，包扎固定。每天如上法换药 1 次。敷药 1 周头发比较松动时，即用镊子将病发连根拔除（争取在 3 天内拔完）。拔发后继续薄涂原用药膏，每天 1 次，连续 2~3 周。

2. 鹅掌风、脚湿气

1. 糜烂型 可选用 1∶1 500 高锰酸钾溶液、3% 硼酸溶液或二矾汤浸泡 15 分钟，次以皮脂膏或雄黄膏外搽。

2. 脱屑型 可选用以上软膏外搽，浸泡剂浸泡。

3. 灰指甲 每日以小刀刮除病甲变脆部分，然后用棉花蘸 2 号癣药水或 30% 冰醋酸浸涂。或采用拔甲疗法。

4. 圆癣 可选用 1 号癣药水、2 号癣药水、复方土槿皮酊等外搽。但阴癣不宜选用刺激性过强的外用药物。

5. 紫白癜风 密陀僧散外用干扑，或用 2 号癣药水，或 10% 土槿皮酊外搽。

五、预防与调摄

（1）注意个人、家庭及集体卫生，加强公共场所的管理。

（2）对患者早发现，早治疗。对患癣病的动物要及时处理，消灭传染源。

第三节 瘾 疹

一、概念

瘾疹是一种皮肤出现红色或苍白风团，时隐时现的瘙痒性、过敏性皮肤病。《医宗金鉴·外科心法要诀》云："此证俗名鬼饭疙瘩，由汗出受风，或露卧乘凉，风邪多中表虚之人。初起皮肤作痒，次发扁疙瘩，形如豆瓣，堆累成片，日痒甚者，宜服秦艽牛蒡汤，夜痒重者，宜当归饮子服之。"本病以皮肤上出现瘙痒性风团，发无定处，骤起骤退，消退后不留任何痕迹为临床特征。一年四季均可发病，老幼都可罹患，有15%~20%的人一生中发生过本病。临床上可分为急性和慢性，急性者骤发速愈，慢性者可反复发作。中医古代文献又称风疹块、风疹等。本病相当于西医的荨麻疹。

二、病因病机

本病总因禀赋不耐，人体对某些物质过敏所致。可因卫外不固，风寒、风热之邪客于肌表；或因肠胃湿热郁于肌肤；或因气血不足，虚风内生；或因情志内伤，冲任不调，肝肾不足，而致风邪搏结于肌肤而发病。

三、诊断依据

皮肤上突然出现风团，色白或红或正常肤色；大小不等，形态不一；局部出现，或泛发全身，或稀疏散在，或密集成片；发无定时，但以傍晚为多。风团成批出现，时隐时现，持续时间长短不一，但一般不超过 24 小时，消退后不留任何痕迹，部分患者一天反复发作多次。自觉剧痒、烧灼或刺痛。部分患者，搔抓后随手起条索状风团；少数患者，在急性发作期，出现气促、胸闷、呼吸困难、恶心呕吐、腹痛腹泻、心慌心悸。急性者，发病急来势猛，风团骤然而起，迅速消退，瘙痒随之而止；慢性者，反复发作，经久不愈，病期多在 1~2 个月以上，甚至更久。

四、辨证论治

（一）内治法

1. 风热犯表证

证候：风团鲜红，灼热剧痒，遇热则皮损加重；伴发热恶寒，咽喉肿痛；舌质红，苔薄白或薄黄，脉浮数。

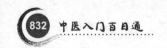

辨证分析：风热之邪客于肌肤，外不得透达，内不得疏泄，故风团鲜红、灼热，遇热则皮损加重；风盛则剧痒；营卫不和则发热恶寒；风热壅肺即咽喉肿痛；舌红、苔薄黄或薄白、脉浮数为风热犯表之象。

治法：疏风清热止痒。

方药：消风散加减。

2. 风寒束表证

证候：风团色白，遇风寒加重，得暖则减，口不渴；舌质淡，苔白，脉浮紧。

辨证分析：白色主寒，风性瘙痒，风寒外袭，营卫不和，故风团色白，皮肤瘙痒；寒性阴冷，故皮损得热则减，遇寒加重；阴津未伤，故口不渴；舌质淡、苔白、脉浮紧为风寒束表之象。

治法：疏风散寒。

方药：桂枝汤或麻黄桂枝各半汤加减。

3. 血虚风燥证

证候：风团反复发作，迁延日久，午后或夜间加剧；伴心烦易怒，口干，手足心热；舌红少津，脉沉细。

辨证分析：血虚日久则肌肤失养，化燥生风，风气搏于肌肤，故风团、瘙痒反复迁延日久；津血同源，血虚亦致阴血不足，虚火内生，故伴心烦易怒，口干，手足心热；虚热内扰阴分则午后或夜间症状加剧；舌红少津、脉沉细为血虚津伤、虚热内生之象。

治法：养血祛风润燥。

方药：当归饮子加减。

（二）外治法

（1）香樟木、蚕沙各 30~60g，煎水外洗。

（2）炉甘石洗剂外搽。

五、预防与调摄

（1）尽可能找出病因并去除之。

（2）禁食辛辣、鱼腥等物。

（3）避风寒，调情志，慎起居。

第四节 牛皮癣

一、概念

牛皮癣是一种患部皮肤状如牛项之皮，厚而且坚的慢性瘙痒性皮肤病。在中医文献中，因其好发于颈项部，故称为摄领疮；因其缠绵顽固，故亦称为顽癣。《诸病源候论·摄领疮候》云："摄领疮，如癣之类，生于项上痒痛，衣领拂着即剧，是衣领揩所作，故名摄领疮也。"《外科正宗·顽癣》云："牛皮癣如牛项之皮，顽硬且坚，抓之如朽木。"本病以皮肤局限性苔藓样变，伴剧烈瘙痒为临床特征。好发于青壮年。慢性发作，时轻时重，多在夏季加剧，冬季缓解。相当于西医的神经性皮炎。

二、病因病机

初起多为风湿热之邪阻滞肌肤，或颈项多汗，硬领摩擦等所致；病久耗伤阴液，营血不足，血虚生风生燥，肌肤失养而成；血虚肝旺，情志不遂，郁闷不舒，或紧张劳累，心火上炎，以致气血运行失职，凝滞肌肤，每易成诱发的重要因素，且致病情反复发作。

总之，情志内伤、风邪侵袭是本病发病的诱发因素，营血失和、经脉失疏、气血凝滞为其病机。

三、诊断依据

（一）诊断要点

好发于颈部、肘部、骶部及小腿伸侧等处。常呈对称性分布，亦可沿皮神经分布呈线状排列。

皮损初起为有聚集倾向的多角形扁平丘疹，皮色正常或略潮红，表面光泽或覆有菲薄的糠皮状鳞屑，以后由于不断地搔抓或摩擦，丘疹逐渐扩大，互相融合成片，继之则局部皮肤增厚，纹理加深，互相交错，表面干燥粗糙，并有少许灰白色鳞屑，而呈苔藓样变，皮肤损害可呈圆形或不规则形斑片，边界清楚，触之粗糙。由于搔抓，患部及其周围可伴有抓痕、出血点或血痂，其附近也可有新的扁平小丘疹出现。

自觉阵发性奇痒，被衣摩擦与汗渍时更剧，入夜尤甚，搔之不知痛楚。情绪波动时，瘙痒也随之加剧。因瘙痒可影响工作和休息，患者常伴有失眠、头昏、烦躁症状。

本病病程缓慢，常数年不愈，反复发作。

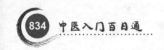

临床上按其发病部位、皮损多少分为泛发型和局限型两种。局限型，皮损仅见于颈项等局部，为少数境界清楚的苔藓样肥厚斑片；泛发型，分布较广泛，好发于头、四肢、肩腰部等处，甚至泛发全身各处，皮损特点与局限型相同。

（二）鉴别诊断

1. 慢性湿疮　多有皮肤潮红、丘疹、水疱、糜烂、渗出等急性湿疮的发病过程，皮损以肥厚粗糙为主，伴有出疹、水疱、糜烂、渗出，边界欠清，病变多在四肢屈侧。

2. 皮肤淀粉样变　多发在背部和小腿伸侧，皮肤为高粱米大小的圆顶丘疹，色紫褐，质较硬，密集成群，角化粗糙。

3. 白疕　皮损基底呈淡红色，上覆以银白色糠秕状鳞屑，剥去后有薄膜现象和点状出血。

四、辨证论治

（一）内治法

1. 肝郁化火证

证候：皮损色红，伴心烦易怒，失眠多梦，眩晕心悸，口苦咽干；舌边尖红，脉弦数。

辨证分析：情志内伤，肝郁气滞，郁久化火，肝胆火盛，熏蒸肌肤，故见皮损色红；火热内扰则心悸，心烦易怒，失眠多梦；胆气循经上溢则口苦；津为火灼则咽干；舌红、脉弦数为肝经化火之象。

治法：清肝泻火。

方药：龙胆泻肝汤加减。

2. 风湿蕴肤证

证候：皮损呈淡褐色片状，粗糙肥厚，剧痒时作，夜间尤甚；苔薄白或白腻，脉濡而缓。

辨证分析：风湿之邪蕴结于肌肤，经络失疏，局部气血凝滞，肌肤失养，故皮损呈淡褐色片状，粗糙肥厚；风盛则痒；扰于阴分则夜间尤甚；苔薄白或白腻、脉濡而缓为风湿蕴肤之象。

治法：疏风利湿。

方药：消风散加减。

3. 血虚风燥证

证候：皮损灰白，抓如枯木，肥厚粗糙似牛皮；伴心悸怔忡，失眠健忘，女子月经不调；舌淡，脉沉细。

辨证分析：血虚生风化燥，肌肤失养，故皮损灰白，抓如枯木，肥厚粗糙似牛皮；血虚，心神失养，故心悸怔忡，失眠健忘；女子以血为用，血虚经血乏源，故月经不调；舌淡、脉沉细为血虚之象。

治法：养血祛风润燥。

方药：四物消风饮或当归饮子加减。

（二）外治法

以止痒为原则。

（1）皮损较薄者，外涂2号癣药水、斑蝥醋、百部酊、土槿皮酊等，每天数次。

（2）皮损较厚者，外涂润肤膏、黑油膏、藜芦膏等，每天数次。

五、预防与调摄

（1）忌食烟、酒或辣椒等刺激性食物，禁用手搔抓及热水烫洗。

（2）内衣宜穿棉布制品，不宜穿过硬的衣服，以免刺激皮肤。

（3）保持心情舒畅，避免精神刺激。

第五节　粉　刺

一、概念

粉刺是一种毛囊、皮脂腺的慢性炎症性皮肤病。因典型皮损能挤出白色半透明状粉汁，故称之粉刺。《医宗金鉴·外科心法要诀·肺风粉刺》云："此证由肺经血热而成，每发于面鼻，起碎疙瘩，形如黍屑，色赤肿痛，破出白粉汁，日久皆成白屑，形如黍米白屑，宜内服枇杷清肺饮，外敷颠倒散。"本病以皮肤散在性粉汁、丘疹、脓疱、结节及囊肿，伴皮脂溢出为临床特征。好发于颜面、胸、背部。多见于青春期男女。相当于西医的痤疮。

二、病因病机

素体阳热偏盛，加之青春期生机旺盛，营血日渐偏热，血热外壅，气血郁滞，蕴阻肌肤，而发本病；或因过食辛辣肥甘之品，肺胃积热，循经上熏，血随热行，上壅于胸面。若病情日久不愈，气血郁滞，经脉失畅；或肺胃积热，久蕴不解，化湿生痰，痰瘀互结，致使粟疹日渐扩大，或局部出现结节，累累相连。

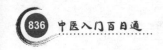

三、诊断依据

好发于颜面，亦可见于胸背上部及肩胛部等处，典型皮损为毛囊性丘疹，多数呈黑头粉刺，周围色红，用手挤压，有小米或米粒样白色脂栓排出，少数呈灰白色的小丘疹，以后色红，局部发生小脓疱，破溃后痊愈，遗留暂时性色素沉着或有轻度凹陷的瘢痕。有时形成结节、脓肿、囊肿等多种形态损害，愈后留下明显疤痕，皮肤粗糙不平，伴有油性皮脂溢出。

一般无自觉症状或稍有瘙痒，若炎症明显时，可引起疼痛或触痛。病程缠绵，往往此起彼伏，有的可迁延数年或十余年，一般到 30 岁左右可逐渐痊愈。

四、辨证论治

（一）内治法

1. 肺经风热证

证候：丘疹色红，或有痒痛；舌红，苔薄黄，脉浮数。

辨证分析：肺经风热，壅阻于肌肤，故丘疹色红，或有痒痛；舌红、苔薄黄、脉浮数为肺经风热之象。

治法：清肺散风。

方药：枇杷清肺饮加减。

2. 湿热蕴结证

证候：皮损红肿疼痛，或有脓疱；伴口臭，便秘，尿黄；舌红，苔黄腻，脉滑数。

辨证分析：饮食不节，过食辛辣肥甘，湿热蕴结，熏蒸肌肤，故皮损红肿疼痛，或有脓疱；湿热蕴结肠胃，故口臭，便秘；尿黄、舌红、苔黄腻、脉滑数为湿热蕴结之象。

治法：清热化湿。
方药：枇杷清肺饮合黄连解毒汤加减。

3. 痰湿凝结证

证候：皮损结成囊肿；或伴有纳呆，便溏；舌淡胖，苔薄，脉滑。

辨证分析：脾失健运，化湿生痰，痰湿凝结于肌肤，故见皮损结成囊肿；中焦不运则纳呆，便溏；舌淡胖、苔薄、脉滑为痰湿凝结之象。

治法：化痰健脾渗湿。
方药：海藻玉壶汤合参苓白术散加减。

（二）外治法

（1）颠倒散、鹅黄散等，茶水调搽。

（2）三黄洗剂、颠倒散洗剂、痤疮洗剂等外搽。

五、预防与调摄

（1）经常用温水、硫黄肥皂洗脸，以减少油脂附着面部堵塞毛孔。

（2）禁止用手挤压皮损，以免引起感染。

（3）少食油腻、辛辣及糖类食品，多吃新鲜蔬菜、水果，保持大便通畅。

第六节　酒齇鼻

一、概念

酒齇鼻是一种主要发生于面部中央的红斑和毛细血管扩张的慢性皮肤病。因鼻色紫红如酒齇故名酒齇鼻。《外科大成·酒兹鼻》云："酒兹鼻者，先由肺经血热内蒸，次遇风寒外束，血瘀凝滞而成，故先紫而后黑也。治须宣肺气化滞血，使营卫流通，以滋新血，乃可得愈。"本病以颜面部中央的持续性红斑和毛细血管扩张，伴丘疹、脓疱、鼻赘为临床特征。多发生于中年，男女均可发病，尤以女性多见。西医亦称之为酒齇鼻。

二、病因病机

由肺胃积热上蒸，复遇风寒外袭，血瘀凝结而成；或嗜酒之人，酒气熏蒸，复遇风寒之邪，交阻肌肤所致；近年来发现90%以上患者在皮损处可找到毛囊虫（螨），因此，认为其发生与毛囊虫寄生有关。

三、诊断依据

皮损以红斑为主，好发于鼻尖、鼻翼、两颊、前额等部位，少数鼻部正常，而只发于两颊和额部，依据临床症状可分为三型。

1. 红斑型　颜面中部，特别是鼻尖部，出现红斑，开始为暂时性，时起时消，寒冷、进食辛辣刺激性食物及精神兴奋时红斑更为明显，以后红斑持久不退，并伴有毛细血管扩张，呈细丝状，分布如树枝。

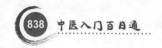

2. 丘疹脓疱型　病情继续发展时，在红斑基础上出现痤疮样丘疹或小脓疱，但无明显的黑头粉刺形成。毛细血管扩张更为明显，如红丝缠绕，纵横交错，皮色由鲜红变为紫褐，自觉轻度瘙痒，病程迁延数年不愈。极少数最终发展成鼻赘。

3. 鼻赘型　临床少见，多为病期长久者，鼻部结缔组织增殖，皮脂腺异常增大，致鼻尖部肥大，形成大小不等的结节状隆起，称为鼻赘，且皮肤增厚，表面凹凸不平，毛细血管扩张更加明显。

四、辨证论治

（一）内治法

1. 肺胃热盛证

证候：红斑多发于鼻尖或两翼，压之褪色；常嗜酒，便秘，饮食不节，口干口渴；舌红，苔薄黄，脉弦滑。多见于红斑型。

辨证分析：肺开窍于鼻，足阳明胃经起于鼻旁，肺胃热盛上蒸，故红斑多发于鼻尖或两翼，压之褪色；饮食不节，嗜酒炙煿，皆能助火化热，热盛津伤则口干、口渴；肺与大肠相表里，肺气不宣，肠腑传导失司则便秘；舌红、苔薄黄、脉弦滑为肺胃热盛之象。

治法：清泄肺胃积热。

方药：枇杷清肺饮加减。

2. 热毒蕴肤证

证候：在红斑上出现痤疮样丘疹、脓疱，毛细血管扩张明显，局部灼热；伴口干，便秘；舌红绛，苔黄。多见于丘疹脓疱型。

辨证分析：热毒炽盛，充斥络脉，蕴结肌肤，故局部灼热，在红斑上出现痤疮样丘疹、脓疱，毛细血管扩张明显；热毒耗损阴津，故口干、便秘；舌红绛、苔黄为热毒蕴肤之象。

治法：凉血清热解毒。

方药：凉血四物汤合黄连解毒汤加减。

3. 气滞血瘀证

证候：鼻部组织增生，呈结节状，毛孔扩大；舌略红，脉沉缓。多见于鼻赘型。

辨证分析：肺胃积热不解，上冲熏蒸鼻面日久，故见毛孔扩大；复感外邪，瘀结于肌肤，致经络阻隔，气血瘀滞，故鼻部组织增生呈结节状；舌略红、脉沉缓为气滞血瘀之象。

治法：活血化瘀散结。

方药：通窍活血汤加减。

（二）外治法

（1）鼻部有红斑、丘疹者，可选用一扫光或颠倒散洗剂外搽，每天3次。

（2）鼻部有脓疱者，可选用四黄膏或皮癣灵外涂，每天2~3次。

（3）鼻赘形成者，可先用三棱针刺破放血，再用颠倒散外敷。

五、预防与调摄

（1）避免过冷、过热刺激及精神紧张。

（2）忌食辛辣、酒类等刺激性食物。

（3）保持大便通畅。

（4）平时洗脸水温要适宜，避免冷、热水及不洁物等刺激。